NOUVELLE BIBLIOTHÈQUE
DE
L'ÉTUDIANT EN MÉDECINE
PUBLIÉE SOUS LA DIRECTION DE
L. TESTUT
Professeur à la Faculté de Médecine de Lyon.

MALADIES DES VIEILLARDS

PRÉCIS

DES

MALADIES DES VIEILLARDS

PAR

ADRIEN PIC

Professeur à la Faculté de Médecine de Lyon,
Médecin des Hôpitaux.

AVEC LA COLLABORATION DE

S. BONNAMOUR

Ancien interne des Hôpitaux de Lyon,
Chef de laboratoire à la Faculté de Médecine.

PRÉFACE DU PROFESSEUR BOUCHARD

Avec 80 figures dans le texte.

PARIS

OCTAVE DOIN ET FILS, ÉDITEURS

8, PLACE DE L'ODÉON, 8

1912

A Monsieur le Professeur BOUCHARD

Membre de l'Académie des Sciences.

Cher et éminent Maître,

Ce sont vos leçons magistrales sur les maladies par ralentissement de la nutrition, sur les auto-intoxications, qui ont le plus contribué à m'éclairer sur les difficiles problèmes de pathologie générale que soulève l'étude de la sénilité.

Permettez donc que je vous dédie ce précis, en témoignage de profonde et respectueuse reconnaissance.

A. PIC.

PRÉFACE DU PROFESSEUR BOUCHARD

Mon cher ami,

Vous êtes le jeune maître de la pathologie des vieillards et, pour présenter votre livre, vous choisissez un vieillard qui vous a transmis les enseignements d'un maître plus vieux, de Charcot.

Vous dites à vos jeunes lecteurs que la vieillesse est facile à porter quand il ne s'y joint pas le fardeau définitif légué par des maladies qu'on aurait pu éviter ou guérir.

Vous leur montrez la broncho-alvéolite préparant, dès l'enfance, la sclérose pulmonaire sénile; la toux forçant le cœur et conduisant à la dilatation et à la faiblesse cardiaques; les écarts de régime, une indigestion provoquant la dyspepsie de toute la vie, sans compter le foie scléreux de la vieillesse.

Vous leur dites excellemment bien d'autres choses.

Ils y puiseront des raisons de prudence et de modé-

ration bonnes pour tous, bonnes pour eux surtout : car les médecins meurent jeunes ou vieillissent prématurément. Or, en dépit des économistes, l'homme veut devenir vieux et rester vieux longtemps, sans souffrances et sans lourdes incommodités. Il en trouvera le secret dans votre livre.

BOUCHARD.

Octave DOIN ET FILS, Éditeurs, 8, place de l'Odéon, Paris, 6e.

NOUVELLE BIBLIOTHÈQUE

DE

L'ÉTUDIANT EN MÉDECINE

PUBLIÉE SOUS LA DIRECTION

DE

L. TESTUT

Professeur à la Faculté de médecine de Lyon.

PAR MM. LES PROFESSEURS ET AGRÉGÉS

ABADIE (de Bordeaux), ANCEL (de Nancy), ARNOZAN (de Bordeaux),
AUBAGNEUR (de Lyon), BOISSON (de Lyon),
BORDIER (de Lyon), BOULUD (de Lyon), BOURSIER (de Bordeaux),
CADE (de Lyon), CARLE (de Lyon), J. CARLES (de Bordeaux),
CASSAET (de Bordeaux), CAUSSE (de Lyon),
CAVALIÉ (de Bordeaux), COLLET (de Lyon), J. COURMONT (de Lyon),
P. COURMONT (de Lyon), DENUCÉ (de Bordeaux), DUBREUILH (de Bordeaux),
FORGUE (de Montpellier), GALLAVARDIN (de Lyon), GANGOLPHE (de Lyon),
HÉDON (de Montpellier),
HERRMANN (de Toulouse), HUGOUNENQ (de Lyon), L. IMBERT (de Marseille),
JACOB (du Val-de-Grâce), LAGRANGE (de Bordeaux),
LAMARQUE (de Bordeaux), LANGLOIS (de Paris), LANNOIS (de Lyon),
LE DANTEC (de Bordeaux), LESIEUR (de Lyon), LYONNET (de Lyon),
MAYGRIER (de Paris), MONGOUR (de Bordeaux), MOREAU (de Lyon),
A. MOREL (de Lyon), NOVÉ-JOSSERAND (de Lyon),
PATEL (de Lyon), PAVIOT (de Lyon), PIC (de Lyon), PIÉCHAUD (de Bordeaux),
M. POLLOSSON (de Lyon), POUSSON (de Bordeaux), RÉGIS (de Bordeaux),
RICHE (de Montpellier), RIEUX (de Lyon), SCHWAB (de Paris), TESTUT (de Lyon),
THOINOT (de Paris), TOUBERT (de Paris), TOURNEUX (de Toulouse),
VERDUN (de Lille), VIALLETON (de Montpellier), WEILL (de Lyon).

Cette bibliothèque est destinée avant tout, comme son nom l'indique, aux étudiants en médecine : elle renferme toutes les matières qui, au point de vue théorique et pratique, font l'objet de nos cinq examens de doctorat.

Les volumes sont publiés dans le format in-18 colombier (grand in-18), avec cartonnage, toile et tranches de couleur. Ils comporteront de 400 à 1.300 pages et seront illustrés de nombreuses figures en noir ou en couleurs.

Le prix des volumes variera de 6 à 12 francs.

La Nouvelle Bibliothèque de l'Étudiant en Médecine comprend actuellement (le nombre pourra en être augmenté dans la suite) soixante-cinq volumes, qui se répartissent comme suit :

VOLUMES PARUS :

Anatomie descriptive (Précis d'), par L. Testut, professeur d'anatomie à la Faculté de médecine de Lyon, 7ᵉ édit., 1 vol. de 840 pages.   9 fr.

Anatomie topographique (Précis d'), par L. Testut, professeur d'anatomie à la Faculté de médecine de Lyon, et O. Jacob, médecin-major de l'armée, professeur au Val-de-Grâce, 4ᵉ édition, 1 vol. de 560 pages. . . . . 7 fr.

Art de formuler (Précis de l'), par B. Lyonnet, médecin des hôpitaux de Lyon, et B. Boulud, pharmacien des hôpitaux de Lyon, 1 vol. de 400 pages . . . . 6 fr.

Auscultation et de Percussion (Précis d'), par E. Cassaët, professeur agrégé à la Faculté de médecine de Bordeaux, médecin des hôpitaux, 2ᵉ édition, 1 vol. de 800 pages avec 208 figures, dont 104 en couleurs, dans le texte. . . . . 10 fr.

Bactériologie (Précis de), par J. Courmont, professeur d'hygiène à la Faculté de médecine de Lyon, médecin des hôpitaux, 4ᵉ édition, 1 vol. de 1.150 pages avec 449 figures, dont 104 en couleurs, dans le texte. . . . . 12 fr.

Chimie physiologique et pathologique (Précis de), par L. Hugounenq, professeur de chimie à la Faculté de médecine de Lyon, 2ᵉ édit. 1 volume de 612 pages, avec 111 figures dans le texte, dont 14 tirées en couleurs, et 6 planches chromolithographiques hors texte. 9 fr.

Chirurgie d'armée (Précis de), par J. Toubert, professeur agrégé au Val-de-Grâce, 1 volume de 550 pages, avec 234 graphiques ou figures dans le texte, dont 104 tirés en couleurs . . . . 8 fr.

Chirurgie infantile (Précis de), par T. Piéchaud, 2ᵉ édition revisée par M. Denucé, professeur de clinique chirurgicale infantile et orthopédie à la Faculté de médecine de Bordeaux, chirurgien des hôpitaux, 1 vol. de 1.050 pages avec 219 figures dans le texte. 10 fr.

Consultations médicales (Précis de), par X. Arnozan, professeur de clinique à la Faculté de médecine de Bordeaux, médecin des hôpitaux, 1 volume de 480 pages. . . . . 7 fr.

Dermatologie (Précis de), par W. Dubreuilh, professeur agrégé à la Faculté de médecine de Bordeaux, médecin des hôpitaux, 3ᵉ édition, 1 volume de 550 pages, avec figures dans le texte. . . . . . 7 fr.

Diagnostic médical et de Séméiologie (Précis de), par Pavior, professeur agrégé à la Faculté de médecine de Lyon, médecin des hôpitaux, 1 vol. de 1250 pages avec 57 figures dans le texte.   12 fr.

Dissection (Précis de) (Guide de l'étudiant aux travaux pratiques d'Anatomie), par P. Ancel, professeur d'anatomie à la Faculté de médecine de Nancy, 1 volume de 330 pages avec 71 figures dans le texte, dont 47 en couleurs . . . . 6 fr.

Embryologie humaine (Précis d'), par F. Tourneux, professeur d'histologie à la Faculté de médecine de Toulouse, 2ᵉ édit. 1 volume de 600 pages, avec 248 figures dans le texte, dont 59 tirées en couleurs . . . . 9 fr.

Gynécologie (Précis de), par A. Boursier, professeur de clinique des maladies des femmes à la Faculté de médecine de Bordeaux, chirurgien des hôpitaux, 2ᵉ édition, 1 vol. de 1.160 pages avec 311 figures dans le texte . . . . 12 fr.

Hématologie et de Cytologie (Précis d'), par Bezu, médecin-major de l'armée, répétiteur à l'Ecole du service de santé militaire. 1 vol. de 950 pages, avec 157 figures dans le texte et 8 planches en couleurs hors texte . . . . 10 fr.

Histologie (Précis d'), par F. Tourneux, professeur d'histologie à la Faculté de médecine de Toulouse, 2ᵉ édition. 1 volume de 1.050 pages, avec 537 figures, dont 99 en couleurs, dans le texte . . . . 12 fr.

Hygiène publique et privée (Précis d'), par J.-P. Langlois, professeur agrégé à la Faculté de médecine de Paris, 4ᵉ édition. 1 vol. de 650 pages avec 79 figures dans le texte . . . . 8 fr.

Législation et d'Administration militaires (Précis de), par le docteur A. Boisson, médecin-major à l'Ecole du service de santé militaire à Lyon. 1 volume de 672 pages, avec 26 figures dans le texte et une planche chromolithographique hors texte. . . 8 fr.

Maladies du cœur et de l'aorte (Précis des), par P. Gallavardin, médecin des hôpitaux de Lyon. 1 vol. de 900 pages avec 203 figures, dont une partie en couleurs, dans le texte . . . . 10 fr.

Maladies de l'estomac et de l'intestin (Précis des), par Cade, médecin des hôpitaux de Lyon, 1 volume de 1.020 pages, avec 162 figures dans le texte et 2 planches en couleurs hors texte. 12 fr.

Maladies du foie (Précis des), par Ch. Moncoux, professeur agrégé à la Faculté de médecine de Bordeaux. 1 volume de 636 page avec 75 figures dans le texte. . . . . 8 fr.

Maladies des oreilles, du nez, du pharynx et du larynx (Précis des), par R. Lannois, professeur adjoint à la Faculté de médecine de Lyon, médecin des hôpitaux. 2 vol. formant 1.700 pages avec 443 figures dans le texte. . . . . 18 fr.

Maladies des reins (Précis des), par Jacques CAULES, médecin des
hôpitaux de Bordeaux. 1 volume de 660 pages, avec 93 figures
dans le texte et 4 planches en couleurs hors texte . . . . . 8 fr.

Maladies vénériennes (Précis des), par V. AUGAGNEUR, ancien professeur de clinique des maladies cutanées et syphilitiques, et
M. CAULE, chef de laboratoire de la clinique des maladies cutanées et syphilitiques de la Faculté de médecine de Lyon. 1 volume
de 700 pages avec 57 figures dans le texte et 16 planches chromolithographiques hors texte. . . . . 10 fr.

Maladies des vieillards (Précis des), par A. PIC, professeur à la
Faculté de médecine de Lyon, médecin des hôpitaux et S. BONNA-
MOUR, chef de laboratoire à la Faculté de Médecine de Lyon. 1 vol.
de 900 pages avec 80 figures dans le texte. . . . . 10 fr.

Maladies des voies urinaires (Précis des), par A. POUSSON, professeur
à la Faculté de médecine de Bordeaux, chirurgien des hôpitaux,
3e édition. 1 volume de 1.120 pages, avec 318 figures dans le
texte dont 25 tirées en couleurs . . . . 12 fr.

Matière médicale (Précis de), par H. CAUSSE et B. MOREAU, professeurs agrégés à la Faculté de médecine de Lyon. 1 vol. de
800 pages avec 150 figures dans le texte et 4 planches en couleurs
hors texte . . . . 9 fr.

Médecine infantile (Précis de), par E. WEILL, professeur de clinique
des maladies des enfants à la Faculté de médecine de Lyon,
médecin des hôpitaux, 3e édition. 2 volumes formant 1.500 pages,
avec 100 figures en noir et en couleurs dans le texte et 16 planches
en couleurs hors texte . . . . 18 fr.

Médecine opératoire (Précis de) (Manuel de l'Amphithéâtre), par
M. POLLOSSON, professeur de médecine opératoire à la Faculté de
médecine de Lyon, 3e édition, 1 volume de 420 pages, avec 157 figures
dans le texte . . . . 6 fr.

Obstétrique (Précis d'), par CH. MAYGRIER, professeur agrégé à la
Faculté de médecine de Paris, accoucheur de la Charité, et
A. SCHWAB, ancien interne des hôpitaux, ex-chef de clinique
d'accouchement à la Faculté de médecine de Paris, 1 volume de
1.325 pages avec 526 figures, dont une partie en couleurs, dans le
texte . . . . 12 fr.

Opérations d'urgence (Précis des), par M. GANGOLPHE, professeur
agrégé à la Faculté de médecine de Lyon, chirurgien en chef de
l'Hôtel-Dieu. 1 volume de 450 pages, avec 138 figures en noir et
en couleurs dans le texte. . . . . 7 fr.

Ophtalmologie (Précis d'), par F. LAGRANGE, professeur agrégé à la
Faculté de médecine de Bordeaux, chirurgien des hôpitaux, 3e édit.
1 vol. de 870 pages, avec 310 figures en noir et en couleurs dans
le texte et 5 planches en couleurs hors texte . . . . 10 fr.

Orthopédie (Précis d'), par Nové-Josserand, professeur agrégé à la Faculté de médecine de Lyon, chirurgien des hôpitaux, 1 vol. de 600 pages avec 266 figures dans le texte et 8 planches en photogravure hors texte. . . . . 8 fr.

Parasitologie humaine (Précis de) (parasites animaux et végétaux, bactéries exceptées), par P. Vuroux, professeur de zoologie médicale et pharmaceutique à la Faculté de médecine de Lille, 1 vol. de 750 pages, avec 310 fig. et 4 planches en couleurs hors texte.   8 fr.

Pathologie exotique (Précis de), par A. Le Dantec, professeur de pathologie exotique à la Faculté de médecine de Bordeaux, 3ᵉ édition entièrement revisée, 2 volumes formant 1.850 pages, avec 234 figures, dont une partie en couleurs, dans le texte et 3 planches en couleurs hors texte. . . . . 18 fr.

Pathologie externe (Précis de), par E. Forgue, professeur de clinique chirurgicale à la Faculté de médecine de Montpellier, 5ᵉ édition, 2 volumes formant 2.400 pages avec 750 figures en noir et en couleurs dans le texte. . . . . 25 fr.

Pathologie générale (Précis de), par Paul Courmont, professeur agrégé à la Faculté de médecine de Lyon, médecin des hôpitaux, 2ᵉ édition, 1 volume de 1.200 pages, avec 121 figures dans le texte . 12 fr.

Pathologie interne (Précis de), par F.-J. Collet, professeur à la Faculté de médecine de Lyon, médecin des hôpitaux, 6ᵉ édition, 2 volumes formant 1.840 pages avec 256 figures, dont 46 en couleurs dans le texte et 4 planches en couleurs hors texte . . . . 18 fr.

Physiologie (Précis de), par E. Hédon, professeur de physiologie à la Faculté de médecine de Montpellier, 6ᵉ édition, 1 volume de 720 pages, avec 198 figures dans le texte. . . . . 8 fr.

Physique biologique (Précis de), par H. Bordier, professeur agrégé à la Faculté de médecine de Lyon, 2ᵉ édit., 1 volume de 650 pages, avec 288 figures dans le texte, dont 20 tirées en couleurs, et une planche chromolithographique hors texte. . . . . 8 fr.

Physique biologique (Précis de Manipulation de) (Guide de l'étudiant aux travaux pratiques de physique biologique), par H. Bordier, 1 volume de 325 pages, avec 82 figures dans le texte . . . . . 5 fr.

Psychiatrie (Précis de), par E. Régis, professeur de clinique psychiatrique, à l'Université de Bordeaux, 4ᵉ édition, 1 volume de 1.226 pages, avec 90 figures et 6 tracés dans le texte. . . . 12 fr.

Technique chimique (Précis de), à l'usage des Laboratoires médicaux (Guide de l'étudiant et du praticien dans les recherches de chimie, de physiologie et de clinique), par A. Morel, professeur agrégé à la Faculté de médecine de Lyon, 1 vol. de 800 pages avec 160 fig. dans le texte et 2 planches hors texte. . . . . 9 fr.

Technique histologique et embryologique (Précis de) (Guide de l'étudiant aux travaux pratiques d'histologie), par L. VIALLETON, professeur d'histologie à la Faculté de médecine de Montpellier, 2ᵉ édit. 1 vol. de 480 pages, avec 86 figures dans le texte et 12 planches en couleurs hors texte . . . . 9 fr.

Thérapeutique (Précis de), par X. ARNOZAN, professeur de clinique médicale à la Faculté de médecine de Bordeaux, médecin des hôpitaux. 3ᵉ édit., 2 vol. formant 1.250 p , avec fig. dans le texte. 15 fr.

Thérapeutique chirurgicale (Précis de), par L. IMBERT, professeur de clinique chirurgicale à l'École de médecine de Marseille. 1 volume de 950 pages avec 292 figures dans le texte . . 10 fr.

VOLUMES EN COURS DE RÉDACTION OU D'IMPRESSION

Anatomie pathologique (Précis d'), par G. HERRMANN, professeur à la Faculté de médecine de Toulouse . . . . 1 vol.

Chirurgie journalière (Précis de), par M. PATEL, professeur agrégé à la Faculté de médecine de Lyon. . . . . 1 vol.

Chirurgie opératoire (Précis de), par E. FORGUE, professeur à la Faculté de médecine de Montpellier et V. RICARD, professeur agrégé à la même Faculté . . . . 1 vol.

Consultations chirurgicales (Précis de), par E. FORGUE, professeur de clinique chirurgicale à la Faculté de médecine de Montpellier . . . . 1 vol.

Consultations gynécologiques (Précis de), par X. . . . . . 1 vol.

Déontologie médicale (Précis de), par L. THOINOT, professeur à la Faculté de médecine de Paris. . . . . 1 vol.

Hydrologie médicale (Précis d'), par X. ARNOZAN, professeur à la Faculté de médecine de Bordeaux et LABARQUE, ancien chef de clinique à la même faculté. . . . . 1 vol.

Maladies de l'appareil respiratoire (Précis des), par F.-J. COLLET, prof. à la Faculté de médecine de Lyon, médecin des hôpitaux . 1 vol.

Maladies des Dents et de la Bouche (Précis des), par CAVALIÉ, professeur agrégé à la Faculté de médecine de Bordeaux . 1 vol.

Maladies du système nerveux (Précis des), par ABADIE, professeur agrégé à la Faculté de médecine de Bordeaux. . . . . . 2 vol.

Médecine journalière (Précis de), par X. . . . . 1 vol.

Médecine légale (Précis de), par L. THOINOT, professeur à la Faculté de médecine de Paris . . . . 1 vol.

Microscopie clinique (Précis de), par LESIEUR, professeur agrégé à la Faculté de Médecine de Lyon. . . . . 1 vol.

INTRODUCTION

Le précis que nous soumettons aujourd'hui à l'appréciation du public est depuis longtemps annoncé. L'excuse
de notre long retard est dans la difficulté, je dirai presque,
quelque invraisemblable que cela paraisse, dans la nou-
veauté du sujet, qui a été telle que, chemin faisant, nous
avons rencontré toute une série de questions inexplorées
ou mal connues, sur lesquelles nous n'avons pu nous
faire une opinion personnelle qu'après une série de travaux
d'approche de longue haleine, faute de documents antérieurs existant dans la littérature médicale.

Le traité de Durand-Fardel, en France, celui de Geist
en Allemagne, datent d'une époque antérieure à toutes
les découvertes scientifiques qui ont révolutionné la médecine. Le traité de Charcot est demeuré inachevé. L'encyclopédie publiée récemment sous la direction de Schwalbe,
le manuel de Rauzier, annoncé après le nôtre et paru
avant, ne sont conçus ni dans le même esprit ni suivant le même plan que le présent ouvrage. Notre livre ne
fait donc nullement double emploi avec ceux de nos
devanciers.

Je me suis proposé en effet de bien préciser, plus nettement qu'on ne l'avait fait jusqu'à ce jour, ce qui, chez le
vieillard, est fonction de l'involution sénile elle-même, et
ce qui, chez lui, est le fait des maladies surajoutées à
cette involution régressive; en second lieu, parmi ces
maladies surajoutées, quelles sont celles auxquelles la
vieillesse imprime un caractère particulier. Ce problème,
toujours délicat à résoudre, s'est posé d'abord en ce qui
concerne la sénilité en général, puis à propos de chaque
appareil, de chaque organe, de chaque maladie ou lésion
et a nécessité de ma part et de celle de mes élèves des travaux personnels déjà parus depuis plusieurs années et utilisés dans ce précis : je citerai en particulier mes études
et celles de mes élèves sur une série de points concernant
la pathologie sénile du cœur, sur l'athérome et l'artériosclérose, les adhérences pleurales, le traitement de la
pneumonie et des affections broncho-pulmonaires aiguës,
la réceptivité vaccinale aux différents âges, ainsi que sur
les troubles médullaires des athéromateux. Chacun de
mes collaborateurs dans ces divers travaux, de même que
chacun de mes anciens internes de l'hospice du Perron,
qui ont tous contribué à enrichir ma collection d'observations, voudront bien prendre une large part, très méritée,
dans les remerciements que je leur adresse ici collective-
ment.

* *

C'est également, pour moi, un devoir bien agréable à
remplir que de signaler ici tout ce que je dois aux travaux

de maîtres éminents que j'ai, chemin faisant, largement mis à contribution : tels, les idées directrices émanant des leçons magistrales du professeur Bouchard sur la pathologie générale, les travaux d'anatomie pathologique générale du professeur R. Thirial et de son école, sur le cœur et sur les poumons, les travaux pleins de vues suggestives du professeur Bard sur les cardiopathies, l'asystolie et les formes cliniques de la tuberculose pulmonaire ; telles les vues initiatrices du professeur Pierret, sur le rôle des infections et des intoxications en psychiâtrie, les vues personnelles et si profondément vraies du professeur Poncet sur la tuberculose, idées qui trouvent des applications multiples dans la pathologie sénile, comme dans celle de l'adulte ; telles enfin les découvertes du professeur Marie et de ses élèves sur le cerveau sénile. C'est à l'école de tels maîtres, ou dans leurs publications, qu'il m'a été donné d'étudier bon nombre des problèmes soulevés par la pathologie sénile ; puissent les pages que l'on va lire en avoir gardé comme un reflet scientifique.

* *

Ce précis devait initialement être mon œuvre exclusive ; je l'ai commencé seul et en ai tracé les grandes lignes ; j'ai recueilli tous les documents sur lesquels il est basé, et qui sont une longue série d'observations personnelles avec autopsies et examens histologiques, recueillis dans mon service de l'hospice de vieillards et d'incurables du Perron, près Lyon.

Mais le temps pressant, j'ai dû prier M. Testut de m'autoriser à m'adjoindre un collaborateur. Notre choix s'est tout naturellement porté sur mon ancien élève et ami, le Dr Bonnamour, auteur de nombreux travaux personnels remarqués, et qui, dès l'origine de mes travaux sur la pathologie sénile, m'avait aidé de sa compétence déjà grande en médecine ainsi qu'en technique histologique. Par cette collaboration de tous les instants, il a acquis à ma reconnaissance des droits imprescriptibles, que je suis heureux d'affirmer ici.

Dès lors, notre œuvre est devenue commune, et il n'est pas une ligne écrite par l'un qui n'ait été revue par l'autre ; mais nous avons tenu à conserver à chacun de nous, sous l'unité de direction, l'individualité dans l'exécution. C'est pourquoi, tout en prenant l'un et l'autre la responsabilité de toute l'œuvre, nous signalons ici ce qui a été, dans l'ouvrage écrit en commun, la part contributive personnelle de chacun de nous.

Gardant pour moi seul les parties relatives aux sujets qui ont fait plus particulièrement l'objet de mes études personnelles, j'ai signé les articles relatifs à la sénilité en général, aux maladies du cœur, du péricarde, de l'endocarde, des vaisseaux, aux maladies des bronches, des poumons et des plèvres, aux maladies des méninges et du cerveau, aux maladies qualifiées névroses et aux psychoses de la sénilité. M. Bonnamour a rédigé tout ce qui a trait aux maladies de la moelle, des nerfs et des organes des sens, aux maladies générales et infectieuses, aux maladies génito-urinaires, syphilitiques et cutanées, aux maladies de l'appareil locomoteur, ainsi qu'aux maladies du tube digestif et de ses annexes.

* *

De la lecture de notre précis se dégagera, nous l'espérons du moins, cette conclusion, que nous n'avons pas fait œuvre inutile, au point de vue scientifique pur, en appelant l'attention des médecins sur l'intérêt biologique de l'étude de l'involution régressive de l'être humain, et des modifications consécutives de ses réactions morbides; au point de vue clinique, en montrant la haute complexité des problèmes de diagnostic soulevés par l'étude de la pathologie sénile; au point de vue thérapeutique enfin, en cherchant à dégager, à propos des maladies de chaque organe, les lignes directrices qui peuvent guider le médecin dans la lutte qu'il a journellement à soutenir contre la sénilité, ainsi que contre les maladies et les complications qui viennent si fréquemment en aggraver les conséquences.

* *

Il est de la plus élémentaire justice de notre part, de proclamer, au début de cet ouvrage, l'immense dette de reconnaissance que nous avons contractée envers M. le professeur Testut. C'est à lui que revient l'idée première d'une étude sur les maladies des vieillards. Après avoir bien voulu nous compter parmi les collaborateurs de cette collection déjà célèbre à laquelle il a attaché son nom, il ne nous a ménagé ni son temps, ni sa peine, pour nous guider de ses conseils bienveillants et éclairés. Nous ne l'oublierons jamais.

Messieurs Doin ont droit, eux aussi, à nos remerciements les plus sincères pour leur extrême obligeance, pour leur patience inépuisable souvent mise à contribution, ainsi que pour le soin remarquable qu'ils ont apporté à l'exécution typographique, fidèles en cela à la renommée de leur maison.

Adrien Pic.

Lyon, le 4 mai 1911.

PRÉCIS

DES

MALADIES DES VIEILLARDS

LIVRE PREMIER

CONSIDÉRATIONS GÉNÉRALES
SUR LA SÉNILITÉ

Le vieillard est un être humain parvenu à la troisième phase de son cycle évolutif, la phase régressive. Mais les trois étapes successives d'accroissement, d'état et de régression, qui caractérisent ce cycle, ont des limites très variables, en ce qui concerne du moins les frontières de la seconde et de la troisième période. Aussi importe-t-il de fixer tout d'abord les limites de ce que nous entendrons par vieillesse et par sénilité. Nous étudierons ensuite les différentes phases de cette involution régressive : l'âge présénile, la vieillesse proprement dite, le grand âge et la décrépitude sénile. Nous terminerons dans un dernier chapitre par quelques notions sur l'hygiène du vieillard normal.

ARTICLE PREMIER

DÉFINITION ET LIMITES DE LA SÉNILITÉ

La variabilité, l'insaisissabilité du premier début de cette phase régressive expliquent les grands écarts entre les dates admises par les divers auteurs pour le commencement de la vieillesse. Hippocrate la faisait débuter à cinquante-six ans ; Daubenton à soixante-trois ans ; Flourens à soixante-dix ans.

D'une façon générale, on admet avec Ch. Robin que la vieillesse proprement dite commence après soixante ans ; pour nos statistiques hospitalières, nous avons choisi une limite, toute conventionnelle d'ailleurs, un peu plus élevée, et nous n'avons compté comme vieillards que des sujets d'au moins soixante-cinq ans.

Cette grande variabilité dans le début assigné à la vieillesse, tient à l'âge très variable auquel les divers sujets acquièrent l'ensemble des attributs de la vieillesse ; c'est à cet ensemble d'attributs que l'on réserve le nom de sénilité. La sénilité est plus ou moins précoce ; parfois même elle est prématurée ; mais alors elle est pathologique, étant liée à l'évolution sourde ou évidente d'une maladie constitutionnelle produisant au point de vue anatomique et physiologique des phénomènes régressifs analogues à ceux qui sont normaux dans la vieillesse. Chez l'adulte, la sénilité est un phénomène anormal. Chez le vieillard au contraire, ce qui est anormal, c'est l'absence de sénilité.

La sénilité est fonction de l'involution sénile, nommée et décrite pour la première fois par Canstatt, et dont le seuil commence à la cessation des fonctions de reproduction : la ménopause chez la femme en est la première manifestation. Toutefois, il y a souvent un très grand écart entre cette primordiale apparition de la sénescence de l'être et l'éclosion des autres attributs de la sénilité : il est nombre de femmes chez lesquelles, la ménopause ayant été précoce, la vieillesse tarde encore beaucoup à apparaître ; inversement, il est nombre d'hommes qui conservent la puissance virile et la faculté de reproduction bien au delà de soixante-cinq ans, alors que par ailleurs ils ont beaucoup des caractères de la sénilité.

Il n'en est pas moins vrai qu'il est impossible de ne pas reconnaître que c'est à partir d'une période correspondant à la ménopause de la femme, que se manifestent pour la première fois, chez l'homme comme chez la femme, les premières manifestations de la déchéance de l'être.

Ainsi comprise, l'involution sénile peut se diviser en trois périodes : l'involution présénile, la vieillesse proprement dite, et le grand âge.

ARTICLE II

AGE PRÉSÉNILE

La phase présénile a chez la femme un début fixe, la ménopause. Chez l'homme, son début est moins net, la vie génitale, chez lui, s'étendant généralement bien au delà de l'âge où se produit la ménopause chez la femme ; et cependant, à un âge correspondant ou à peu près, existe, semble-t-il, pour l'homme, un cap difficile à doubler, c'est l'*âge critique* de l'homme. Il est donc nécessaire d'envisager cette phase présénile séparément chez la femme et chez l'homme ; nous étudierons ensuite les caractères communs aux deux sexes.

§ I. — AGE PRÉSÉNILE CHEZ LA FEMME

La ménopause, ou cessation des règles, correspond à la perte de la fonction d'ovulation, et s'accompagne d'une involution sénile toute particulière des organes génitaux, annexes et utérus (voir utérus sénile).

La diminution, puis la perte des sécrétions internes de l'ovaire et du corps jaune en particulier, la suppression de l'émonctoire toxique périodique qu'est le flux cataménial, s'accompagnent souvent — non toujours — de troubles considérés autrefois surtout comme réflexes, plutôt aujourd'hui comme circulatoires ou toxiques ; ces troubles sur lesquels on a insisté outre mesure jusqu'à en faire pour la femme un épouvantail, sont assurément moins fréquents et moins graves qu'on ne l'a dit ; leur réalité, dans certains cas, ne peut néanmoins être contestée. Ils se manifestent surtout par des troubles nerveux (phénomènes hystériques, neurasthéniques), ou psychiques (névrose d'angoisse, confusion mentale hallucinatoire avec excitation maniaque, folie maniaque dépressive, délire de préjudice présénile, etc.), ou circulatoires (propension aux affections vasculaires, urétrorrhagies, artérites, varices, aortites), ou cardiaques telles que myocardites ; CLÉMENT a décrit autrefois sous le nom de *cardiopathies de la ménopause* des troubles cardiaques qui semblent avoir en effet l'époque de la ménopause comme cause prédisposante, sinon efficiente. Toutefois, il faut se garder d'admettre *de plano* cette étiologie, et l'on doit rechercher attentivement l'état des vaisseaux, des émonctoires, qui peut donner l'explication des phénomènes dans lesquels la ménopause n'intervient qu'à titre de cause prédisposante, et encore pas toujours ; il sera plus utile pour la malade de déceler une urémie latente, une artériosclérose au début que de se contenter du terme vague de congestion liée à la ménopause.

§ 2. — L'AGE CRITIQUE CHEZ L'HOMME

Comme chez la femme, la pathologie de l'âge critique chez l'homme comporte un substratum anatomique, dans lequel les modifications des testicules sont prépondérantes.

Il est bien vrai que la zoospermie continue chez 70 p. 100 des sujets à s'exercer normalement jusqu'à soixante ans ; mais si, avec VALLETEAU DE MOUILLAC, on examine la glande interstitielle du testicule, laquelle donne la mesure de la puissance génitale de l'homme, on constate à partir de cinquante ans, une pigmentation des cellules de cette glande ; cette pigmentation, à laquelle s'associe un certain degré de sclérose, marque incontestablement le début de l'involution sénile de la glande.

Comme chez la femme, le trouble physiologique apporté à l'être se manifeste tout d'abord par des manifestations nerveuses, qui paraissent bien conditionnées par la diminution de la fonction génitale.

A ce point de vue, deux catégories d'hommes sont à considérer : chez les uns, qui avaient été des *génitaux*, la diminution de la virilité amène une dépression profonde, un état de tristesse et d'hypochondrie analogue à celui que l'on observe chez la femme à l'âge critique. « Ils ont regardé, dit VALLETEAU DE

Mouillac, cette perte de leur virilité comme le signe de leur déchéance, de leur entrée dans la vieillesse, comme une mise au rancart. »

Chez les autres, qui n'ont jamais été des sexuels accentués, la diminution de la puissance virile passe en quelque sorte inaperçue ; et cependant « cet homme devient triste, ne se sent plus le même, il n'a plus de spontanéité dans ses actes ; souvent il reste sombre ou taciturne au milieu de sa famille ; parler est pour lui un effort ; il ne s'intéresse plus aux choses de son ménage, à ses enfants ; tout lui est indifférent. Ces tristesses s'interrompent de temps en temps pour être remplacées par des bouffées d'irritabilité, de nervosité, de surexcitation, qui sont tout aussi inattendues et qui n'ont pas plus de cause que ses tristesses. Sa femme, ses enfants ne le reconnaissent plus, son caractère a changé. »

En dehors des phénomènes nerveux, c'est aussi à cette période transitoire de la vie, que, de même et plus encore que chez la femme, des troubles circulatoires se produisent ; c'est la période où le tempérament apoplectique se manifeste ; c'est la période du début des aortites, des artérites ; mais ici, comme plus haut, de nombreuses réserves sont à formuler, sur la part respective de l'âge et de toute une série d'autres causes dans la production de ces troubles.

Ainsi, M. de Fleury en 1910, a attiré l'attention sur la fréquence, à l'époque du « retour d'âge » chez l'homme, d'un complexus symptomatique caractérisé par la coexistence de troubles digestifs, respiratoires, hépatiques, rénaux, circulatoires, sexuels, nerveux, avec des troubles généraux de la nutrition. Dans ce complexus, il nous semble qu'il faut faire un départ entre les troubles des glandes à sécrétion interne, sous la dépendance directe de l'involution présénile, et d'autres éléments variables suivant les cas : soit des phénomènes nerveux décrits par Bouchard comme caractéristiques de la dilatation de l'estomac ou des maladies par ralentissement de la nutrition, soit des phénomènes signalés par Dieulafoy comme caractéristiques de l'insuffisance rénale au début, soit des signes de début de l'artério-sclérose, soit enfin des symptômes nerveux décrits par

Pierret comme liés à une insuffisance de fonctionnement du tube digestif, de ses annexes, ou de l'émonctoire rénal. Faire de tous ces symptômes disparates, l'expression directe du « retour d'âge chez l'homme » serait exagéré; il nous paraît plus rationnel de penser que ces cas ont trait à des sujets chez lesquels, avec l'involution des organes génitaux et des diverses autres glandes, ont coïncidé des troubles de divers ordres, sans lien direct bien précis avec cette involution, mais la coïncidence de celle-ci a été la cause occasionnelle de leur mise en évidence et de la défaillance brusque et simultanée des forces physiques et des facultés psychiques. En résumé, une analyse critique sévère peut seule permettre de distinguer des phénomènes inhérents à l'involution présénile elle-même, les symptômes qui peuvent lui être épisodiquement associés.

§ 3. — CARACTÈRES COMMUNS
AUX DEUX SEXES

Telles sont les caractéristiques masculine et féminine de l'âge de transition.

Dès lors, la présénilité, dans l'un et l'autre sexe, se manifestera de plus en plus clairement, quoique très graduellement, par l'apparition d'une série de manifestations avant-coureurs qui ne sont en somme que des sénescences partielles : les cheveux deviennent rares, cassants et tombent; c'est la *calvitie présénile*; — en général, mais non toujours, ce phénomène est précédé par la *canitie*, c'est-à-dire par le blanchissement du poil, quelle qu'ait été sa couleur primitive. Ces manifestations du côté des cheveux, de la barbe, sont parmi les plus irrégulières; parfois elles se produisent en pleine activité vitale, même à la prime jeunesse; il n'en est pas moins incontestable que ce soit là une manifestation de sénilité toute locale et prématurée, et que dans la généralité des cas (nous ne parlons pas des albinos ni des *mèches* familiales) la raréfaction et le blanchissement des cheveux ne soient un début de manifestation de l'involution sénile. — Les phanères, d'une façon générale, sont d'ailleurs des témoins irrécusables de la puissance nutritive du sujet : il en est ainsi des ongles : de même que la maladie infectieuse a ses sillons (*sillons transversaux* de PIERRET), de même la sénilité a les siens, mais ils sont longitudinaux : ce sont des cannelures rectilignes, parallèles au grand axe de l'ongle, qui apparaissent à un âge variable, mais rarement avant la quarantième année.

Les signes oculaires sont également très précoces : c'est d'abord la *presbyopie* qui apparaît normalement à l'âge de quarante-trois ans, avec demi-dioptrie, et qui progresse ensuite avec l'âge, chez les emmétropes du moins ; à cet âge les myopes ont leur anomalie congénitale corrigée, pour un temps, par cette presbyopie physiologique. C'est en outre, le *gérontoxon* ou *arc sénile périkératique*.

C'est en général déjà entre quarante et cinquante ans que se manifestent les premières atteintes séniles du système nerveux : anatomiquement, le poids de l'encéphale commence à diminuer, les cellules nerveuses présentent un début de surcharge pigmentaire, véritable involution sénile (MARINESCO). Fonctionnellement, si l'intelligence persiste et peut même, longtemps encore, posséder sa puissance créatrice, s'il est vrai que bien des auteurs n'ont commencé à produire qu'après la quarantaine, il n'en subsiste pas moins que certaines des facultés intellectuelles commencent à baisser, la mémoire des noms propres en particulier ; la faculté d'assimilation de notions nouvelles (mathématiques, langues vivantes, par exemple) est souvent notablement diminuée.

Vers la même époque, la quantité d'acide carbonique exhalée par les poumons diminue (ANDRAL et GAVARRET), la force musculaire commence à fléchir (VAURIN), cependant que le tissu adipeux infiltre les interstices musculaires, les replis séreux, le tissu cellulaire sous-cutané, tandis que les fibres musculaires de la vie de relation, celles du cœur même parfois, commencent à présenter sinon de l'atrophie sénile, tout au moins un degré plus ou moins accusé de surcharge graisseuse. A cette période, le poids du corps atteint généralement son maximum : c'est à cette période que l'obésité et toute la série des maladies par ralentissement de la nutrition si bien décrites par BOUCHARD s'observent avec la plus haute fréquence : c'est aussi l'âge du relâchement (*habitus corporis laxus*) des tissus fibreux et des ptoses viscérales, qui se produisent plutôt à la deuxième période de l'âge présénile, lorsqu'à la tendance à l'obésité du début commence à se substituer une tendance inverse à l'amaigrissement, avant-coureur de la maigreur de la période sénile.

A cette même période enfin débute souvent aussi l'artério-sclérose qui vient ajouter ses manifestations à celles qui sont fonction de l'âge lui-même.

ARTICLE III

VIEILLESSE PROPREMENT DITE

Quelque flou que soit le début de la vieillesse, à sa période confirmée, elle présente à considérer un habitus général, des altérations anatomiques, des aptitudes réactionnelles spéciales, normales et pathologiques.

1° Habitus général. — Il est peu de chose à ajouter à la description générale qu'en a tracée CHARCOT.

« Vous connaissez tous, dit-il, l'aspect extérieur du vieillard : cette peau sèche et ridée, ces cheveux rares et grisonnants, cette bouche privée de dents, ce corps voûté et ramassé sur lui-même... »

C'est là l'*habitus corporis strictus* des anciens ; il est propre à la période d'état de la vieillesse.

Ces modifications correspondent à une atrophie générale de l'individu : QUETELET a montré que la taille diminue et que le poids du corps s'amoindrit ; le poids commence à diminuer à soixante ans, et à quatre-vingts ans l'homme a perdu 6 kilogrammes en moyenne. L'amaigrissement est d'ailleurs un phénomène évident.

La peau est comme translucide, avec parfois une teinte vieil ivoire ; à son travers, on aperçoit nettement les veines qui la sillonnent de bleu, et font une saillie anormale, ainsi que les

tendons eux-mêmes, dont on distingue bien la couleur nacrée à la
face antérieure de l'avant-bras par exemple. Le derme a perdu

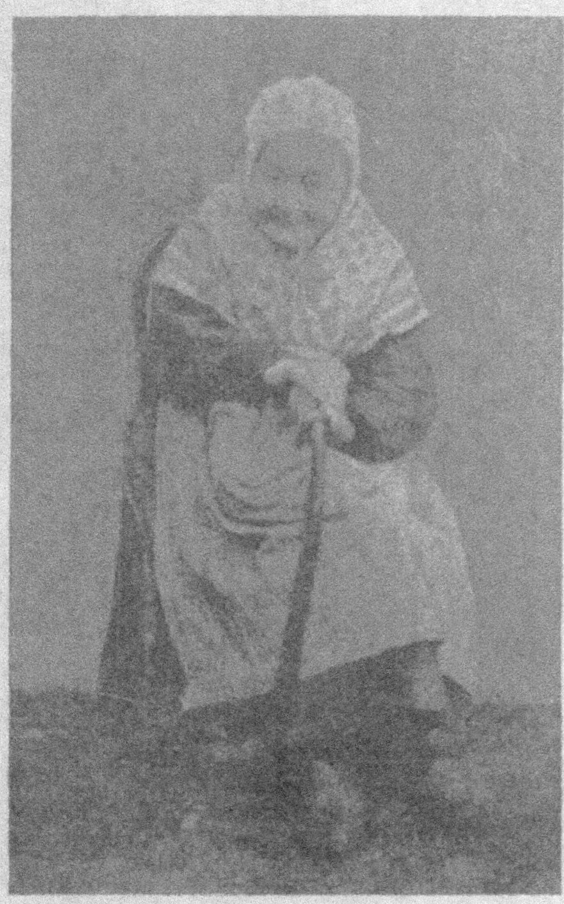

Fig. 1.
Vieille femme de 102 ans.

son élasticité : aussi lorsqu'on fait un pli à la peau, ce pli persiste un certain temps : c'est le *pli cachectique* ; par cette explo-

1.

ration, on se rend compte en même temps de la minceur du tégument externe.

2° Modifications anatomiques. — L'amaigrissement révélé par l'habitus extérieur trouve son explication anatomique dans la disparition du tissu adipeux au niveau du tissu sous-cutané, des replis séreux tels que l'épiploon, le mésentère, et des espaces interorganiques d'une façon générale. Cette disparition explique en partie la transparence de la peau. Il s'y ajoute la participation de la peau à l'atrophie généralisée des éléments parenchymateux, où qu'ils se trouvent : muscles de la vie de relation, cerveau, moelle épinière, organes des sens, poumons, rate, ganglions lymphatiques.

A l'atrophie s'ajoute la pigmentation, l'infiltration graisseuse ou calcaire de certains éléments. Il n'est d'ailleurs pas prouvé que dans la vieillesse absolument normale la prolifération du tissu conjonctif comble les vides laissés par l'atrophie des épithéliums : la sclérose nous paraît toujours pathologique, ainsi que l'artériosclérose (v. ce mot) en particulier. Mais il n'en est pas moins vrai que l'appareil circulatoire participe, au premier chef, à l'involution sénile : les veines augmentent de volume (*veinosité* de CANSTATT) et perdent leur souplesse et leur élasticité ; les vaisseaux capillaires s'atrophient ; la musculature vasculaire et cardiaque participe à l'amyotrophie générale, quoi qu'on en ait dit (voyez cœur sénile).

Tous les faisceaux musculaires de la vie animale et de la vie de relation en effet se remplissent de granulations graisseuses (PAGET, CH. ROBIN).

Les villosités et les glandes s'atrophient dans le tube digestif.

La cellule nerveuse présente de très bonne heure des signes histologiques d'involution (MARINESCO).

Les parois des artérioles du cerveau sont remplies de granulations graisseuses.

Chimiquement le tissu nerveux perd beaucoup de graisse : l'eau et le phosphore au contraire y augmentent (BIBRA et SCHLOSSBERGER).

Le ganglion lymphatique, ce témoin de la lutte des cellules blanches contre l'infection, est altéré chez le vieillard : ZACHAROW a décrit la transformation du ganglion en un tissu cellulo-

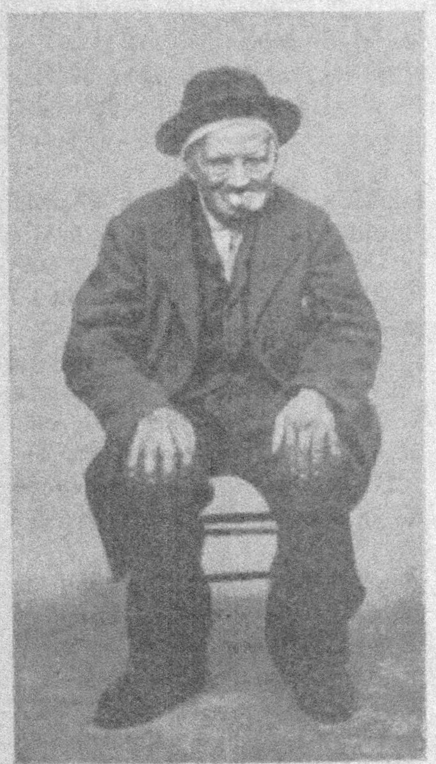

Fig. 2.

Centenaire de Montmélian, âgé de 101 ans.

graisseux, sous l'influence de l'âge. F. BEZANÇON et M. LABBÉ ont vu à leur tour que chez le vieillard le système lymphatique s'atrophie de plus en plus.

Cette atrophie scléreuse des ganglions est comparable à

celle que PILLIET a décrite dans la rate des vieillards, et établit un rapprochement entre les deux organes.

Le sang lui-même est modifié dans sa constitution. L'atrophie des glandes vasculaires sanguines entraine un certain degré d'anémie ; celle des ganglions lymphatiques, un changement dans la formule leucocytaire : proportionnellement, comme l'a montré JOLLY, les polynucléaires (issus de la moelle osseuse), deviennent plus nombreux que chez l'adulte, eu égard aux lymphocytes, qui ont leur origine dans les ganglions.

3° Modifications des aptitudes réactionnelles, normales et pathologiques. — Les modifications structurales des tissus solides ou liquides de l'organisme ont pour corollaires des troubles fonctionnels qui se manifestent à l'état normal et dans les maladies.

Et d'abord, la nutrition est profondément troublée dans ses actes élémentaires ; l'atrophie des épithéliums a pour conséquence directe un trouble profond dans l'assimilation, qui résulte de la diminution du « *pouvoir d'amorce* » de ces cellules, ce pouvoir étant la plus haute caractéristique de la substance vivante, d'après SABATIER. Parallèlement, la désassimilation est entravée.

L'atrophie glandulaire entraine la diminution des sécrétions correspondantes, sueurs, sécrétions gastro-intestinales ; les urines elles-mêmes sont diminuées de quantité ; leur teneur en urée baisse ; MONI a montré que la proportion des éléments complètement oxydés baisse par rapport à celle des éléments incomplètement oxydés. PAULISOW l'a expliqué en montrant que l'appétit des cellules organiques pour l'oxygène diminue dans la sénilité. L'excrétion de l'acide urique se fait par décharges et non d'une façon continue ; la quantité en vingt-quatre heures n'est que de 0gr,48. La toxicité urinaire est diminuée peut-être par le fait d'un très léger degré d'insuffisance rénale.

L'altération des glandes vasculaires sanguines entraine une anémie qui est presque constante à un certain degré chez le vieillard, mais qui prend parfois une intensité extrême. Chez l'homme, l'anéantissement graduel des fonctions génitales peut

faire défaut plus ou moins longtemps, quoiqu'il soit d'ailleurs
la règle.

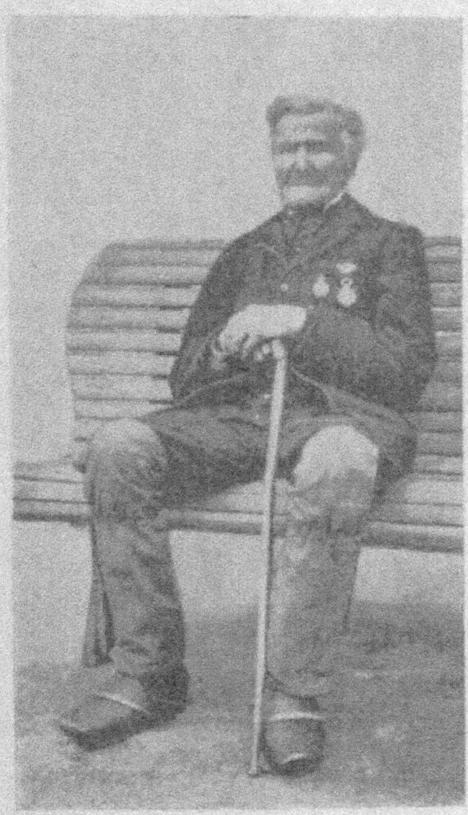

Cliché E. Lesueur, Tournon.

Fig. 3.

Victor Baillot, dernier survivant de Waterloo, photographié
en 1897, dans sa 105e année.

La diminution plus ou moins marquée des forces musculaires
est constante.

La diminution de force des mouvements, d'intensité des sécrétions glandulaires, de nombre des globules sanguins devrait

entraîner théoriquement une certaine diminution de la température centrale ; les recherches thermométriques de CHARCOT n'ont pas confirmé cette vue de l'esprit, mais ont montré un plus grand écart que chez l'adulte entre la température rectale qui est égale à celle de l'adulte, et la température axillaire qui serait proportionnellement plus basse.

Des troubles dans la cérébration, dans les fonctions médullaires, résultent des altérations histologiques de l'axe cérébro-spinal.

En résumé, un moindre fonctionnement s'observe dans le domaine des divers appareils constitutifs de l'organisme humain, ainsi que nous le verrons ultérieurement en étudiant chaque appareil en particulier. Par conséquent, anatomiquement, la sénilité peut se résumer d'un mot, atrophie, et physiologiquement d'un autre, méiopragie.

Ce sont là les lésions purement séniles.

En outre, les prépathies antérieures, remontant plus ou moins haut dans la vie, quelquefois jusqu'au premier âge et même jusqu'à la période intra-utérine, comme c'est le cas pour les influences héréditaires ou même ancestrales, ces prépathies déterminent parmi les organes touchés par la sénilité celui dont la défaillance sera au maximum, et dont la lésion imprimera une caractéristique anatomo-clinique particulière à la sénilité. C'est par le fait de ces influences combinées de la sénilité et des prépathies que la sénilité évoluera soit suivant le type cardiaque, cardio-pulmonaire ou pulmonaire, soit suivant le type rénal, soit suivant le type cérébro-spinal, et que la mort se produira par le cœur, le poumon, le cerveau, la moelle ou les reins.

En outre, la vieillesse, au point de vue pathologique, agit comme le ferait une diathèse. On connaît la définition de BOUCHARD : « La diathèse est un trouble permanent des mutations nutritives qui prépare, provoque et entretient des maladies différentes comme formes symptomatiques, comme siège anatomique, comme processus pathogénique. » La vieillesse est tout cela, quelque physiologique qu'elle soit.

En effet, les atrophies anatomiques, les méiopragies fonctionnelles des éléments épithéliaux, glandulaires, musculaires, vasculaires, concourront à modifier les aptitudes réactionnelles vis-à-vis des agents morbifiques ; en d'autres termes, l'âge imprimera un cachet particulier à toute une série de lésions ou de maladies ; d'une façon générale, chez le vieillard, les réactions sont moins vives, moins franches, d'où une marche plus insidieuse et plus torpide des diverses maladies. Modifications dans la vitalité des éléments épithéliaux tissulaires, modifications dans la crase sanguine et lymphatique, altération des glandes à canal excréteur et des glandes vasculaires sanguines, concourront, dans des limites encore mal précisées, à diminuer les moyens de défense de l'organisme. D'une part, fréquence des maladies par ralentissement de la nutrition ; d'autre part, pour toutes les maladies, insidiosité plus grande dans les symptômes, gravité plus grande de l'évolution, en seront les conséquences naturelles.

L'étude de ces maladies ainsi modifiées par la sénilité est d'autant plus importante que ce sont elles qui sont peut-être les causes de mort les plus fréquentes chez le vieillard.

ARTICLE IV

GRAND AGE

La troisième période ou grand âge est encore plus conventionnelle que les autres ; on peut la faire débuter aux environs de quatre-vingt-dix ans et elle comprend tous les sujets qui approchent de la centaine ou la dépassent.

Le fait d'atteindre ou de dépasser cent ans, si l'on en croit FONTENELLE et plusieurs auteurs, est loin de constituer une anomalie ; ce serait plutôt le fait des individus normaux d'atteindre cette limite suprême, attendu que, pour avoir la durée normale d'un mammifère, il faudrait multiplier par 5 le nombre d'années s'étendant entre la naissance et la soudure des épiphyses, ce qui, pour l'homme, donnerait au moins cent ans.

Si l'on en excepte les récits fabuleux bibliques ou mytholo-

giques, qui sont empreints au moins d'exagération, il semble
bien que l'on puisse admettre que l'homme ait pu atteindre et
même dépasser cent cinquante ans, dans quelques cas excep-

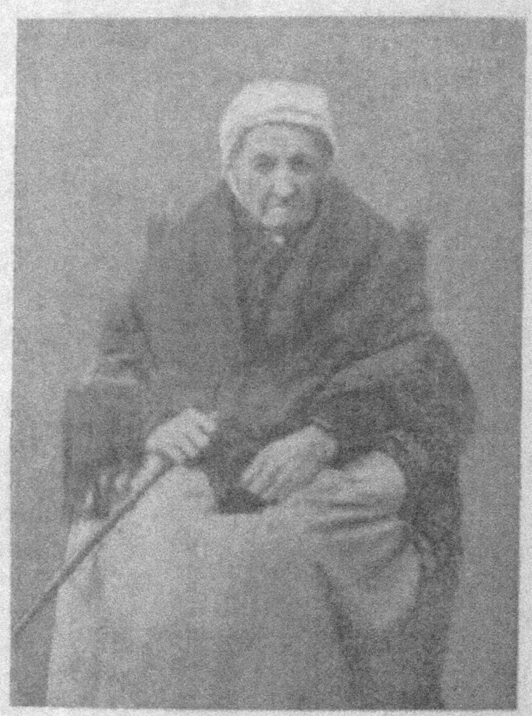

Fig. 1.
Mⁿᵉ veuve B..., âgée de 105 ans.

tionnels ; au delà de deux cents ans, tout nous semble apocryphe.
Comme authentiques, nous pouvons citer deux cas relatés par
HELLER, celui d'un homme mort à cent cinquante-deux ans, celui
d'un autre à cent soixante-neuf ans ; HELLER assigne d'ailleurs
comme extrême limite connue la deux centième année. D'après
une statistique officielle russe de l'année 1850 (C. R. de l'assem-

blée nationale du 7 octobre 1855), il y avait, cette année-là, aux
confins de la Livonie, un vieillard de cent soixante-huit ans qui
avait vu sept souverains sur le trône des tzars; il parlait de la ba-
taille de Poltava, en 1769, où il s'était battu dans les rangs russes.

Le cas authentique le plus récent est celui du receveur des
postes anglaises TAYLOR qui, né en 1764, mourut en 1898, à cent
trente-quatre ans.

Sans parler de ces cas presque phénoménaux et qui éveillent
le scepticisme, les centenaires proprement dits ne sont pas aussi
rares qu'on le croit, puisqu'aux États-Unis, en 1800, il y avait
3.981 personnes de plus de cent ans. (Voir J. FIXOT, *la Philoso-
phie de la longévité*).

Le centenaire est en général un *beau vieillard*, malgré que sa
taille ait diminué, que sa colonne soit généralement voûtée ;
mais l'intelligence est généralement conservée, la sensibilité et
les sens spéciaux sont plus ou moins intacts, la motricité est
conservée ainsi que les fonctions digestives, et même, exceptionnellement, chez l'homme, les fonctions de reproduction : on aurait
vu des vieillards de plus de cent ans avoir des enfants (?) L'intellect en tout cas, est souvent indemne. THÉOPHRASTE enseignait
encore à plus de cent ans ses maximes mémorables sur les caractères. CHEVREUL, mort à cent cinq ans, travaillait encore dans son
laboratoire à la veille de sa mort. La vieille femme dont nous
reproduisons la photographie (fig. 1) peut être prise comme type
physique : bien que courbée et marchant appuyée sur son bâton,
elle vaquait encore aux soins du ménage, son intelligence était
demeurée nette, ainsi que l'atteste la vivacité du regard. Physiquement, chez les trois centenaires que nous avons pu observer
directement, nous avons été frappés par l'abondance des rides,
particulièrement au visage, ce qui donne à la peau l'aspect de
l'écorce d'une pomme reinette flétrie ; au lieu des simples plis
habituels longitudinaux, il y en a une série qui entrecroisent les
premiers et dessinent sur le visage un véritable réseau. *Anatomiquement*, ces grands vieillards ne présentent pas d'altérations
parenchymateuses et glandulaires nettement plus accusées que
les vieillards de soixante-cinq à quatre-vingt dix ans, il est même
habituel de leur trouver des organes se rapprochant plus du

type de santé, sauf l'altération terminale, souvent récente, qui a causé directement la mort. La plupart des centenaires n'ont jamais ou presque jamais été malades : ils n'ont pas ajouté à l'usure des organes les mille intoxications ou toxi-infections auxquelles ont succombé les autres ; à l'autopsie, on ne trouve même parfois aucune lésion capable d'expliquer la mort ; tel était le cas du fameux Thomas Parre autopsié par l'illustre Harvey. Une syncope due à l'affaiblissement du cœur a dans ces cas été la cause probable de la mort.

C'est dans le grand âge que l'on observe le plus souvent la vraie « *mort naturelle par vieillesse* » dont on parle beaucoup, mais que l'on observe bien rarement. C'est de celle-là que parle Boy-Teissira en écrivant : la mort naturelle par vieillesse est douce, calme, sereine ; c'est l'épuisement du coefficient de résistance vitale.

ARTICLE V

DÉCRÉPITUDE SÉNILE

On a décrit sous le nom de *décrépitude sénile*, de *cachexie sénile*, de *marasme sénile*, un degré ultime de la vieillesse, qui ne correspond pas à une phase déterminée de l'existence, mais qui est comme une complication pouvant survenir à la deuxième ou à la troisième phase de la sénilité ; pour le dire tout de suite, elle est exceptionnelle dans le très grand âge, et s'observe plutôt dans la sénilité proprement dite, ce qui nous fait révoquer en doute *a priori* sa production sous l'influence de la seule sénilité ; les autopsies que nous avons faites nous ont permis de vérifier cette induction ; chez tous les vieillards profondément amaigris et cachectiques que nous avons observés *post mortem*, le diagnostic de cachexie sénile simple a dû être réformé ; en dehors de l'âge avancé, il y avait une cause profondément cachectisante que n'avait pas su dépister l'examen clinique : ici c'était un néoplasme latent ; là, un athérome très prononcé ; ailleurs, une myélite interstitielle ou une désintégration lacunaire, ayant confiné les malades au lit ; ailleurs enfin, et le plus souvent peut-être, une tuberculose sénile cachectisante restée latente pendant toute la durée de son évolution.

ARTICLE VI

CAUSES DE LA SÉNILITÉ — MOYENS DE L'ÉVITER

Nous pouvons déjà conclure de ce qui précède que les individus de l'espèce humaine *involuent* plus ou moins rapidement. Il y aurait intérêt à chercher les causes de cette plus ou moins grande rapidité d'involution, de façon à la retarder si possible ; le secret de la longévité serait trouvé. Il est évident que l'on ne peut songer à arrêter l'involution à proprement parler, qui est fonction du temps et de la vie même de l'être ; mais de ce que nous venons de voir et plus encore de ce que nous verrons ultérieurement résulte la notion très nette que ceux qui *brûlent les étapes* de la vie sont ceux qui, aux causes normales d'affaiblissement croissant de l'énergie vitale, ont ajouté l'action adultérante des poisons ou des toxiques autochtones ou hétérochtones. Parmi les substances nocives susceptibles de hâter l'apparition de la sénilité, Metchnikoff a dernièrement mis en lumière le rôle des auto-intoxications digestives.

ARTICLE VII

HYGIÈNE DU VIEILLARD

Il résulte de l'étude de la vieillesse une *hygiène conservatrice* qui est le seul remède que nous puissions proposer pour favoriser la longévité.

Il est d'abord, malheureusement, certaines conditions sociales qui influent incontestablement sur la durée de la vie : à 70 ans, d'après la statistique de Casper, il subsiste 235 riches contre 117 pauvres ; et à 90, 15 riches contre 4 pauvres. Toujours d'après le même auteur, les professions influent beaucoup sur la durée de la vie :

Les théologiens vivent en moyenne.	65,1 ans.
— marchands	—	—	61,4 —
— employés	—	—	61,7 —
— agriculteurs	—	—	61,6 —
— militaires	—	—	59,5 —
— avocats	—	—	58,9 —
— artistes	—	—	57,3 —
— professeurs	—	—	56,9 —
— médecins	—	—	56,8 —

Ces conditions sociales ou professionnelles n'influent d'ailleurs inégalement sur la durée de la vie, que parce qu'elles permettent inégalement l'observation des règles hygiéniques capitales, que l'on peut ranger sous trois chefs : *repos, aération, alimentation.*

1° **Repos**. — Les heures de repos, les heures de loisir et les heures de travail devraient être parfaitement réglées, et il n'est pas douteux que la fameuse règle socialiste des trois 8 ne corresponde à l'idéal de l'avenir ; dans tous les cas la règle des 8 heures de sommeil devrait être toujours suivie. Une vie uniquement sédentaire est presque aussi mauvaise qu'une vie de surmenage ; un exercice musculaire journalier est indispensable, dans des proportions modérées. Les excès sexuels doivent être évités.

2° **Aération**. — La bonne aération des logements est une condition de vie ; et il n'est pas douteux que les campagnes menées sous l'influence des hygiénistes contre les logements insalubres, ne se chiffrent dans quelques années par une augmentation de la durée moyenne de la vie et par de plus nombreux cas de longévité. Les professions agrestes, la vie à la campagne sont plus conservatrices de la vie humaine que l'existence dans l'air méphitique ou confiné des villes, des usines ou des cités ouvrières.

Il importe de lutter contre les tendances casanières d'un grand nombre de vieillards d'ailleurs solides ; il importe de les diriger

dans la lutte contre cette cryesthésie sénile qui est si fréquente
et qui est fonction du mauvais fonctionnement de la peau et
du système vaso-moteur ; il ne faut pas les laisser se surcharger
de vêtements lourds et épais, mais leur recommander plutôt des
vêtements à la fois légers, souples et chauds. Les fonctions
cutanées seront utilement stimulées par les frictions sèches, le
massage ; et même, si le vieillard a eu à l'âge adulte l'heureuse
habitude de l'hydrothérapie, il faudra bien se garder de la lui
interdire.

3° **Alimentation**. — C'est peut-être le chapitre le plus important. En ce qui concerne les aliments, on est d'accord sur plusieurs des principes posés dès le XVIII° siècle par HUFELAND :
la sobriété doit être la règle primordiale. « Il faut sortir de
table avec la faim », disaient justement nos pères ; en outre, il
faut se garder de lire ou d'étudier en mangeant ; manger très lentement, bien mâcher et bien insaliver ; prendre ses repas à heure
fixe, celui du soir étant le moins abondant.

En ce qui concerne la composition des aliments, on est moins
d'accord : les uns permettent la viande, les autres conseillent
un régime surtout ou exclusivement végétarien. Le régime végétarien pur serait irrationnel ; mais un régime dans lequel entrent
simultanément des végétaux, du laitage, des œufs, du beurre, des
fromages, est assurément recommandable parce que c'est un
régime relativement peu toxique. Beaucoup de centenaires s'en
sont tenus à ce régime, au moins durant les dernières années.
Dans tous les cas, il est préférable, pour les vieillards, de s'abstenir
de viande le soir, et d'en manger en quantité modérée à midi.
L'abstention de substances très toxiques comme champignons,
truffes, conserves, etc., devra être absolue en raison de la presque
constante insuffisance latente des divers émonctoires.

En ce qui concerne les boissons, la meilleure boisson pour
tous les âges, mais surtout pour le vieillard, c'est l'eau pure ou
le lait : le lait est le vin du vieillard, a-t-on dit ; en réalité, l'eau
aux repas est souvent mieux tolérée que le lait. Il n'est pas
douteux que les boissons alcooliques ne favorisent encore la
sclérose si fréquente dans un degré avancé, et que l'action

toxique de l'alcool même dilué ne soit, dans une certaine mesure, à redouter à un âge où les organes destructeurs de poisons ne suffisent plus qu'imparfaitement à leur tâche.

D'ailleurs beaucoup de centenaires, et parmi eux l'illustre CHEVREUL, n'avaient jamais bu que de l'eau.

Bien entendu, le tabac, sous toutes ses formes, doit être sérieusement proscrit.

En résumé, la modération en tout et une absolue sobriété sont à la base de l'hygiène de tous les âges et de celle du vieillard en particulier ; elle évite les maladies :

Modicus cibi, medicus sibi ;

elle conserve l'intelligence en permettant le sommeil réparateur, et c'est avec raison que l'on peut répéter avec l'école de Salerne :

Ut sis nocte levis, sit tibi cœna brevis.

METCHNIKOFF a voulu pousser plus avant dans cette voie et rechercher quelle était l'alimentation qui, en diminuant au maximum les intoxications digestives, serait susceptible, suivant lui, de reculer au maximum l'échéance fatale. C'est dans les ferments lactiques, qui modèrent les putréfactions intestinales, qu'il pense trouver les auxiliaires les plus précieux dans cette voie. Qu'ils soient employés sous forme de képhir, de lait caillé par la *maïa bulgare*, de yoghourt, ou simplement à l'état de culture de ferments lactiques, ces corps agissent comme antiseptiques ; leur usage prolongé serait susceptible de retarder l'apparition de la sénilité. On a, à ce sujet, prétendu qu'il y avait un grand nombre de centenaires dans une région de la Bulgarie où le yoghourt constitue l'aliment essentiel. En tout cas, ce sont là des faits intéressants et qui contribuent à prouver, avec ceux que l'on connaissait déjà, que le régime des vieillards doit être aussi hypotoxique que possible.

LIVRE II

MALADIES DE L'APPAREIL CIRCULATOIRE

La vieillesse est la période de la vie où l'on observe presque exclusivement les altérations athéromateuses et artérioscléreuses, c'est-à-dire d'origine artérielle, du cœur, du péricarde et des vaisseaux. C'est par exception que les lésions de ces organes, contractées dans l'âge adulte, permettent d'atteindre un âge avancé. De plus, la sénilité, par suite de la défaillance générale de tout l'organisme, imprime à ces maladies un certain nombre de caractères que nous ferons ressortir à propos de l'étude de ces différentes cardiopathies artérielles, des péricardites et symphyses du péricarde, des myocardites, et de l'asystolie.

CHAPITRE PREMIER

MALADIES DU CŒUR

Les maladies du cœur chez le vieillard sont très difficiles à individualiser, car il est malaisé de différencier les lésions qui tiennent à la sénilité, et celles qui dépendent des maladies quelconques antérieures, infections ou intoxications, qui peuvent être si nombreuses dans la vie d'un individu, et dont chacune peut jouer un rôle dans les altérations du myocarde que l'on constatera dans l'âge avancé.

C'est à titre exceptionnel qu'on peut observer des endocardites aiguës chez le vieillard, sous l'influence du rhumatisme articulaire aigu, de la grippe, de la typhoïde, de la scarlatine, de la variole, de l'érysipèle ; ces maladies sont elles-mêmes rares chez lui, et la sénilité n'imprime pas à leur aspect clinique de modalités spéciales ; nous en dirons autant de la tuberculose, qui, dans plusieurs de nos observations du Perron, a été l'origine d'endocardites subaiguës avec asystolie progressive.

Quant aux lésions valvulaires de l'enfance ou de l'âge adulte, elles sont rarement compatibles avec une survie assez prononcée pour que le sujet atteigne un âge avancé ; nous en avons cependant observé quelques cas ; mais en dehors de la coexistence d'une faiblesse myocardique, liée à l'âge et entraînant peut-être une évolution plus rapide de l'asystolie une fois déclarée, nous n'avons rien observé de spécial ; — d'ailleurs, comme le dit très bien RAUZIER, ces faits sont rarement purs, et à l'autopsie on s'aperçoit qu'une induration scléro-calcaire d'origine athéromateuse, liée à une aortite coexistante, s'est souvent surajoutée à l'ancienne cicatrice endartéritique.

Pour ces diverses raisons, nous estimons qu'une description des cardiopathies valvulaires d'origine endocarditique serait déplacée dans un Précis des maladies des vieillards.

Aussi, laissant franchement de côté toutes les maladies du cœur qui sont communes à tous les âges, nous n'envisagerons, après avoir cherché à individualiser le type du cœur sénile proprement dit, que celles qui ont pour base primordiale la sénilité, et la maladie la plus fréquente de la vieillesse, l'artério-sclérose.

ARTICLE PREMIER

COEUR SÉNILE

Le cœur sénile a été diversement décrit par les auteurs ; mais nous croyons que ces divergences sont dues à ce que l'on n'a pas tenu assez compte des lésions concomitantes des autres organes qui peuvent le modifier. Nous chercherons surtout à dégager le type du cœur sénile pur en dehors de toute autre altération.

1° Modifications anatomiques. — Les modifications anatomiques sont, les unes d'ordre macroscopique, les autres d'ordre microscopique.

a. *Modifications macroscopiques.* — ENGEL, PEACOCK, BÉCLARD admettaient que le cœur des vieillards était atrophié. Cette opinion est, au contraire, généralement remplacée aujourd'hui, par l'opinion contraire. CLENVENNING, FRIEDREICH, BIZOT ont, en effet, démontré, par des statistiques concluantes, que le cœur fait exception à la règle générale d'après laquelle, dans l'âge avancé, les organes sont généralement diminués de volume ; seul de tous les muscles, le cœur s'hypertrophie chez le vieillard. Tandis qu'entre trente et cinquante ans, le cœur a, chez l'homme, une longueur de 97 millimètres, une largeur de 108 millimètres, une épaisseur de 38 millimètres, et que ces chiffres sont respectivement, chez la femme du même âge, de 94, 100 et 33 —, chez l'homme de cinquante à soixante-dix ans, ils s'élèvent à 105, 119 et 41, et chez la femme aux mêmes âges, à 105, 105 et 36 millimètres.

À la coupe, les parois du ventricule droit sont généralement amincies en même temps que la cavité est agrandie ; il s'agit donc de dilatation ; au ventricule gauche, c'est au contraire de l'hypertrophie.

Les pesées aboutissent aux mêmes résultats en montrant (CLENVENNING) un poids moyen de 312 grammes chez les hommes et de 286 grammes chez la femme ; il y a donc un accroissement moyen de 20 à 30 grammes sur le poids normal chez l'adulte.

La capacité du cœur subit une augmentation parallèle : de 254 centimètres cubes chez l'adulte masculin et 220 centimètres cubes chez la femme adulte, elle passe à 277 centimètres cubes pour l'homme et 229 centimètres cubes pour la femme.

Cette augmentation, en quelque sorte paradoxale, tient à ce que le cœur sénile n'est, pour ainsi dire jamais, un cœur normal ; il est altéré dans son myocarde, dans ses valvules ; ou bien il est gêné dans son péricarde ; ou encore, sans être altéré lui-même, il a pour annexes un appareil vasculaire altéré : pour l'une ou l'autre de ces raisons, ou pour plusieurs à la fois, le travail du cœur est augmenté ; et, en raison d'une règle très

générale bien connue, il s'hypertrophie et souvent se dilate consécutivement.

Dans ces lésions multiples, endo- ou péricardiques, myocardiques ou vasculaires, il est incontestable que la sénilité joue
un rôle ; mais, quant à le préciser, la chose est, pour le moment
du moins, impossible. Les auteurs qui ont voulu faire, par
exemple, de telle ou telle espèce de myocardite, le type du cœur
sénile normal, n'ont guère entraîné la conviction des autres
observateurs. En fait, le cœur sénile pur nous paraît être anatomiquement un cœur un peu dilaté et hypertrophié, aux parois
flasques, s'étalant sur la table d'amphithéâtre, et parfois de coloration feuille morte.

Il faut remarquer que, en augmentant de volume, le cœur
sénile n'échappe pas autant qu'on pourrait le croire à la règle
générale de l'atrophie parenchymateuse dans la vieillesse ; si l'on
pouvait observer un cœur sénile absolument pur, qui n'eût pas
eu à lutter contre des vaisseaux altérés dans leur tonicité, il
serait probablement atrophié ; en d'autres termes, cette hypertrophie n'est pas fonction de la sénilité, elle l'est plutôt des
lésions qui lui sont associées dans la plupart des cas. L'histologie va d'ailleurs nous montrer qu'il ne s'agit pas d'une hypertrophie véritable de la fibre musculaire.

b. *Modifications microscopiques.* — Histologiquement, l'hypertrophie ne porte pas sur les faisceaux musculaires, sur les fibres-
cellules du cœur, mais sur les espaces interfasciculaires ou
périvasculaires, sous forme d'une prolifération du tissu conjonctif, sclérose interstitielle un peu particulière à laquelle Boy-
Teissier a voulu assigner des caractères pathognomoniques et
un nom, celui de *xérose* ; c'est une sclérose diffuse, et non exclusivement déterminée par la distribution vasculaire ; le tissu conjonctif prolifère là où il se trouve et gêne la contractilité des
fibres-cellules, elles-mêmes souvent en voie de dégénérescence
granulo-graisseuse ; souvent encore, ces fibres sont dissociées
par désintégration du ciment des traits scalariformes d'Eberth ;
c'est la segmentation myocardique de LANDOUZY et RENAUT ;
ce serait pour eux la caractéristique histologique du cœur sénile ;
elle est fréquente, mais ne paraît pas constante ; nous la retrou-

verons d'ailleurs et l'étudierons en détail au chapitre des myocardites.

2° Modifications physiologiques, étude clinique — Cliniquement, se retrouve ce paradoxe d'un cœur à la fois gros et faible, si bien expliqué par les lésions histologiques, qui viennent de nous montrer que l'augmentation de volume est due au tissu de soutènement et non à l'élément noble, et qu'en outre celui-ci est altéré.

Le cœur sénile, à la main qui palpe, donne la sensation d'un choc diffus et étalé, avec localisation très difficile de la pointe, avec des battements plus nettement perceptibles à l'appendice xiphoïde qu'à la pointe ; au doigt qui percute, la notion d'une matité relative augmentée ; à l'écran du radiographe, la vision d'une ombre augmentée, couchée sur le diaphragme, et d'ailleurs mobile ; à l'oreille qui ausculte, l'impression d'un premier bruit sourd, un peu prolongé, parfois avec tendance au galop, surtout au niveau des cavités droites ; parfois aussi avec un souffle doux, mésosystolique, sus-apexien, évidemment extracardiaque ; parfois encore avec un souffle très doux mais variable, sans harmonique surajoutée, se propageant peu dans l'aisselle ; souvent aussi avec un souffle d'un timbre plus cinglant à l'appendice xiphoïde ; le premier est un souffle temporaire d'insuffisance mitrale fonctionnelle, le second un souffle d'insuffisance tricuspidienne également relative ; l'un et l'autre étant susceptibles de diminuer ou de disparaître sous l'influence du repos ou des tonicardiaques. Le pouls radial est petit, mais souvent de tension assez forte en dehors des périodes hyposystoliques, où la faiblesse de la tension est un des signes avant-coureurs de l'augmentation imminente de la faiblesse du cœur. Souvent, même dans les périodes de latence, existe un peu de gonflement des veines de la base du cou, lesquelles sont d'autant plus saillantes que les muscles du cou sont plus amaigris et les téguments plus translucides ; si la dilatation du cœur survient, c'est du pouls veineux, précurseur de l'asystolie vraie, à laquelle le cœur sénile peut aboutir sans aucune autre lésion cardiaque surajoutée.

Dans ce tableau clinique, aussi schématisé que possible, et

réduit autant que faire se peut aux caractères du cœur sénile le plus pur, on devine déjà l'atteinte du myocarde ; cette atteinte s'affirme s'il s'y surajoute de l'arythmie, celle-ci étant liée le plus souvent à l'existence d'un certain degré de myocardite interstitielle (voy. *myocardites*). Mais souvent aussi s'y superposent des signes cardio-valvulaires ou péricarditiques. Et ainsi, il apparaît très nettement que le cœur sénile pur est rare, que le plus souvent, aux lésions musculaires fonction de la sénilité se surajoutent, en des proportions diverses, des lésions dépendant de l'atteinte du myocarde ou des séreuses cardiaques et qui sont, elles-mêmes, dans une certaine mesure, sous la dépendance de la sénilité, parce qu'elles sont plus fréquentes dans la sénilité qu'aux autres âges ; la sénilité en effet accumule les causes infectieuses ou toxiques qui sont à la base de ces divers processus. Fonctionnellement, la symptomatologie, au premier abord, paraît muette ; cependant, en y regardant de près, c'est celle du *cœur faible* : les symptômes sont moins cardiaques qu'à distance. Il est rare que les vieillards appellent l'attention sur leur cœur ; quelques-uns cependant se plaindront de palpitations, ou d'une gêne précordiale sourde, vaguement douloureuse ou angoissante, quelque chose comme un degré très atténué de l'angor ; mais il s'agira bien plutôt de vertiges ou de tendances lipothymiques ou syncopales, de dyspnée d'effort ; dans cette dyspnée, une série complexe de causes intervient ; tel vieillard aura en même temps de l'emphysème, des adhérences pleurales, de la bronchite chronique, de la sclérose rénale ; mais, même en cas de lésions complexes, le rôle du cœur affaibli est prépondérant ; témoin ces râles fixes de congestion ou d'œdème aux deux bases, qui démontrent irréfutablement l'existence d'une méiopragie cardiaque.

C'est encore à l'affaiblissement sénile du cœur, plus qu'à toute autre cause, qu'il faut attribuer le défaut de résistance de l'organisme du vieillard soit aux maladies infectieuses en général, soit surtout à celles de ces maladies qui gênent plus particulièrement le fonctionnement du myocarde par suite du siège maximum ou unique de leurs lésions entre les deux cœurs : telles surtout les bronchites, bronchopneumonies, telle par-dessus tout la pneumonie lobaire aiguë, dont la gravité croissante avec l'âge est expliquée en majeure partie par l'état du cœur. Il existe donc un cœur sénile pur, en dehors des lésions qui lui sont fréquemment associées ; ce cœur sénile a des lésions et des manifestations peu évidentes, mais incontestables ; et c'est d'ailleurs la coexistence de ces lésions de pure sénilité qui donne aux lésions valvulaires, endocarditiques ou artérielles, chez le vieillard, une allure clinique particulière, ainsi que nous le verrons plus bas pour les cardiopathies artérielles.

Le cœur sénile, en résumé, a pour caractéristique essentielle une variété particulière de méiopragie, liée à une faiblesse progressive du cœur en général, et du myocarde en particulier.

En somme, il résulte de l'étude anatomo-clinique que nous venons de présenter que, au point de vue anatomique, le *cœur sénile pur* serait un cœur atrophique, mais que dans la pratique, on a affaire presque constamment à un cœur sénile mixte, avec lésions associées, et par le fait de ces lésions, devenu hypertrophique.

Cœur sénile pur et cœur sénile mixte ont un caractère commun, qui est la dominante morbide du syndrôme, la faiblesse du myocarde. Ce qui différencie le cœur sénile pur du cœur sénile mixte, c'est l'existence d'obstacles intra ou extra-cardiaques surajoutés, et ce qui différencie entre elles les diverses formes de cœur mixte hypertrophique, c'est précisément la nature même de ces obstacles intrinsèques ou extrinsèques, provoquant dans le cœur des lésions ou des réactions pathologiques variables avec les causes qui leur ont donné naissance.

3° Diagnostic en général. — Le diagnostic est à faire avec les lésions cardiaques, valvulaires, endo ou péricardiaques, ou encore myocarditiques, et sera exposé avec chacune de ces lésions ; ou enfin avec les lésions de l'appareil pulmonaire. Aucune de ces lésions n'est d'ailleurs exclusive du cœur sénile ; la coexistence est la règle, à un âge avancé.

4° Pronostic en général. — Si le vieillard est soumis à une bonne hygiène, évite tout surmenage, toute cause d'infection ou d'intoxication, la vie peut se prolonger longtemps encore après l'apparition des premiers signes du cœur sénile pur ; mais si l'une de ces causes et surtout une maladie infectieuse à détermination respiratoire survient, les phénomènes cardiaques s'accusent et peuvent entraîner la mort, brusquement par syncope, ou rapidement avec les signes d'une dilatation aiguë du cœur et d'une asystolie progressive (voy. plus bas *asystolie*).

5° Déductions thérapeutiques. — La thérapeutique est ici, de pure prophylaxie : le vieillard qui sans être ni catarrheux, ni rénal, ni bronchitique, sans avoir en résumé aucune cause évidente de dyspnée, a le souffle court, devra être tenu pour suspect de méiopragie myocardique ; on devra lui recommander d'éviter tout surmenage, tout effort brusque, toute ascension rapide ; — il devra éviter d'introduire dans son alimentation toute substance susceptible d'augmenter les fermentations gastro-intestinales. S'il survient une cause de défaillance vraie du cœur, le traitement est celui des cardiopathies ; il sera exposé plus bas.

Enfin, chez tout vieillard atteint d'une maladie quelconque, infectieuse ou autre, on doit toujours surveiller avec la plus grande attention le cœur, même s'il paraît indemne, à première vue, de toute altération.

ARTICLE II

CARDIOPATHIES VALVULAIRES ARTÉRIELLES

Les cardiopathies valvulaires artérielles sont ainsi nommées parce que la lésion orificielle y est subordonnée à une lésion généralisée à tout l'arbre artériel, l'athérome et l'artériosclérose. Avant de passer à l'étude de chacune d'elles en particulier, nous devons étudier, dans une vue d'ensemble, les caractères qui leur sont communs.

§ 1. — CARDIOPATHIES ARTÉRIELLES EN GÉNÉRAL

La fréquence dans la vieillesse, la nature des lésions qui les occasionnent, et surtout leur évolution bien particulière, sont autant de points communs à toutes ces cardiopathies artérielles.

1° Étiologie, fréquence. — De la très grande fréquence de l'athérome à un âge avancé découle un fait qui domine toute la cardiopathologie sénile, à savoir la très grande fréquence des cardiopathies valvulaires artérielles, eu égard à la rareté des cardiopathies valvulaires d'origine endocarditique. On pourrait très justement paraphraser le mot célèbre de CAZALIS en disant : « le cœur a l'âge de ses artères », tellement il est fréquent de constater avec un athérome artériel, une ou des cardiopathies valvulaires sous sa dépendance.

Sur 117 malades, hommes ou femmes, âgés de plus de soixante ans, dont nous avons pu prendre l'observation et faire l'autopsie dans notre service de l'hospice du Perron, 94 fois nous avons trouvé des lésions d'athérome généralisé ; dans 54 cas, ces lésions s'étaient bornées aux vaisseaux ; mais 40 fois elles avaient entraîné une lésion de même nature au niveau du cœur. Dans un hospice de vieillards, les cardiopathies artérielles existent donc chez plus du tiers des malades, envisagés en général [1].

Si l'on considère uniquement les vieillards athéromateux, on peut dire que dans près de la moitié des cas, l'athérome artériel s'est étendu jusqu'aux orifices valvulaires et les a lésés.

Les causes sont celles de l'athérome en général (voy. p. 143) : causes toxiques, causes infectieuses parmi lesquelles la syphilis, la tuberculose occupent la première place.

Quant à savoir sous quelle influence un athérome de l'aorte envahit les valvules, il est difficile de le préciser ; cependant, peut-être le surmenage, les fatigues et les émotions jouent-ils un rôle ; certains poisons, tels que la nicotine et surtout l'agent pathogène de la syphilis, ont une prédilection pour les orifices du cœur, pour l'orifice aortique en particulier.

2° Anatomie pathologique. — Les lésions des cardiopathies artérielles apparaissent manifestement, à l'autopsie, comme la simple propagation intra-cardiaque du processus d'artérite chronique qui est à la base de l'athérome.

[1] Pic. *Les déterminations mitro-aortiques de l'athérome*, Société méd. des hôp. de Lyon, janvier 1902. — Rir. *Du syndrome mitro-aortique chez les athéromateux*, Th. Lyon. 1901.

Toutefois, ce que nous savons du mode souvent très variable de répartition de l'athérome dans les divers territoires vasculaires de l'organisme, nous explique que parfois on pourra constater avec des artères périphériques normales, des lésions athéromateuses du cœur et des gros vaisseaux.

Les épaississements, les plaques gris jaunâtre indurées, athéromateuses, les incrustations calcaires, se rencontrent sur les valvules comme sur l'aorte ; seuls les pertes de substances, les exulcérations superficielles, les ulcères athéromateux sont exceptionnels au niveau des valvules, où le processus est plutôt sclérosant et déformant, qu'ulcéro-formatif. Le processus peut se localiser aux valvules, à leur anneau d'insertion, ou encore intéresser les deux à la fois.

Au microscope, les lésions sont celles de l'athérome, avec les différences commandées par la disposition anatomique particulière aux régions envahies.

Les lésions de la première partie de la crosse se propagent à l'anneau et aux valvules des sigmoïdes, puis de là, par l'infundibulum préaortique, à la grande valve de la mitrale.

Au niveau de chaque orifice, la lésion, suivant la disposition des valves, peut produire de l'insuffisance ou du rétrécissement de l'orifice correspondant, ou encore les deux lésions à la fois.

3° Symptomatologie. — Parmi les symptômes, les uns sont dus au processus artéritique général, les autres à la localisation de ce processus aux valvules du cœur.

A. Signes d'artérite. — Ces signes nous sont bien connus : ce sont ceux de l'athérome généralisé. Radiales dures et roulant sous le doigt en même temps que sinueuses, temporales flexueuses, pour ne parler que des artères le plus fréquemment explorées ; augmentation de la matité préaortique basilaire, surélévation des sous-clavières (voy. *Athérome*) ; parfois signes d'aortite (voy. ce mot). Un ou plusieurs de ces signes peuvent d'ailleurs faire défaut, en raison de l'inégale répartition de l'athérome sur les divers points de l'arbre artériel.

Aux signes d'artérite s'ajoutent des troubles circulatoires

divers, fonction de la localisation variable de cette artérite : ce sont des signes périphériques (accès de pâleur, crampes, claudication intermittente), des signes cardiaques (accès d'angor), des signes abdominaux (crises douloureuses de l'artériosclérose abdominale), des signes cérébro-spinaux (vertige des artérioscléreux, claudication intermittente du cerveau ou de la moelle), des signes bulbaires (bradycardie, rythme couplé).

B. SIGNES DE DÉTERMINATION CARDIAQUE DE L'ATHÉROME. — Ces signes sont fonctionnels et physiques.

a. *Signes fonctionnels*. — Les signes fonctionnels sont sensiblement les mêmes, quelle que soit la variété de cardiopathie : c'est tout d'abord une légère dyspnée d'effort qui va croissant, et qui bientôt s'accompagne de palpitations et presque toujours d'un certain degré d'arythmie simple ou avec tachycardie ; le malade sent péniblement son cœur, et il lui semble qu'il soit à l'étroit dans sa poitrine : ce sont des signes de faiblesse croissante du myocarde, se manifestant directement par l'impossibilité du moindre effort, indirectement par la stase dans les divers territoires de circulation à sang rouge ou noir, les points primitivement touchés par la stase variant suivant les orifices atteints : subœdème, puis œdème vrai des membres inférieurs, signes de congestion œdémateuse des bases, de congestion cérébrale, de tuméfaction du foie, d'ascite, de congestion des reins.

Les troubles de la circulation périphérique sont naturellement variables suivant le siège de la lésion valvulaire, certaines de ces lésions produisant plutôt de l'anémie, telle l'insuffisance aortique, d'autres plutôt des congestions, telles les lésions mitrales.

Toutefois, ce qui frappe ordinairement dans l'état général, c'est plutôt la pâleur du visage, ce teint blême et jaunâtre que l'on trouve chez les cancéreux et les albuminuriques. Rarement, même lorsque les signes physiques sont ceux d'une lésion mitrale, le facies est violacé, cyanosé, comme chez le mitral d'origine endocarditique : l'influence de la nature du processus pathogénique initial, prime, semble-t-il, dans l'ensemble des phénomènes, l'influence de la localisation de ce processus.

Il est à noter que, malgré cette variabilité, la tension artérielle est toujours élevée, et le reste très longtemps jusqu'à la dernière période (HUCHARD).

b. *Signes physiques*. — Les signes physiques, par contre, sont essentiellement déterminés par le siège de la lésion, ainsi que nous le verrons en étudiant spécialement chaque lésion en particulier.

Toutefois, les bruits anormaux ont tous un caractère commun, qu'ils traduisent un rétrécissement ou une insuffisance orificiels, c'est d'avoir un timbre élevé, serratique, rude, que n'ont que rarement les souffles dus à des lésions endocarditiques. Mais ces nuances acoustiques seraient insuffisantes pour constituer des signes pathognomoniques, si l'on n'avait pas pour se guider les commémoratifs, l'état des vaisseaux, et la marche de l'affection.

4° **Évolution.** — L'évolution, en effet, est essentiellement différente de celle des affections valvulaires endocarditiques. Dans les affections valvulaires d'origine endocarditique, on peut distinguer quatre périodes : une *première période*, celle du processus aigu fébrile initial, de l'endocardite productrice de la lésion valvulaire ; puis une période silencieuse, pendant laquelle, la plaie étant cicatrisée, la lésion bien compensée est tolérée (*c'est la 2ᵉ période, période cicatricielle de* BARD) ; enfin, par suite de la défaillance du myocarde, momentanée ou non, apparaît la période des troubles cardiaques (3ᵉ *période, période d'hyposystolie*) qui, après plusieurs crises d'asystolie, aboutit à une asystolie définitive, irrémédiable et terminale (4ᵉ *période*). Dans les lésions valvulaires produites par l'athérome, l'inflammation initiale, intense, du début, fait défaut ; il n'y a que trois périodes, dont la première est une période silencieuse, de durée indéterminée, dans laquelle se forme lentement la lésion athéromateuse qui ne se révèle encore par aucun signe cardiaque et n'est décelable qu'à l'autopsie, si les malades succombent à une affection intercurrente ; — à une deuxième période, les signes physiques existent, en général, mais il n'y a encore pas ou presque pas de troubles fonctionnels ; ce sont ces vieillards athéromateux qui se déclarent très bien portants, et à l'examen systématique desquels on est tout étonné de découvrir l'existence d'un ou plusieurs bruits de souffle, doux ou rudes, parfois intenses, serratiques, quelquefois piaulants ou musicaux. Survienne chez ces malades un incident sérieux ou banal (pneumonie ou grippe, traumatisme parfois, par exemple), ils passent dans la troisième période qui est caractérisée par une asystolie rapidement progressive à crises subintrantes en quelque sorte, et qui sont rarement séparées par des périodes de mieux-être aussi nettes que dans la période d'hyposystolie des cardiopathies endocarditiques. A cette période, comme dans les asystolies des cardiopathies d'origine endocarditique, les souffles peuvent disparaître.

a. *Première période, silencieuse, de germination d'athérome*. — En somme, nous voyons au début des cardiopathies artérielles une longue période, dont la durée est impossible à préciser, et pendant laquelle le silence symptomatique est complet : pendant cette période, le processus athéromateux évolue sourdement, mais continuellement.

b. *Deuxième période, anatomique, de signes physiques sans troubles fonctionnels*. — Dans la seconde période, les lésions anatomiques se sont constituées, et les conséquences physio-pathologiques se sont produites localement, sans retentissement général apparent : les signes physiques existent, mais il ne semble pas y avoir encore de signes fonctionnels ; c'est que le myocarde a encore conservé la force de lutter contre les troubles hydrodynamiques entraînés fatalement par les lésions valvulaires déjà constituées : la lésion, comme on a pris l'habitude classique de le dire, est ou paraît bien compensée. Cependant, en cherchant bien, on découvre déjà une ébauche de détermination cardiaque.

Le malade, si on l'examine alors pour la première fois, nous raconte que, il n'y a que six mois, un an, rarement plus, il s'est aperçu d'un peu de dyspnée d'effort ; qu'auparavant, il se portait bien, n'avait pas eu de rhumatisme ; parfois il avoue une syphilis ancienne, souvent un alcoolisme habituel plus ou moins accentué ; souvent aussi on ne trouve rien autre que des déterminations multiples de tuberculose fibreuse. Cette anhélation s'est accompagnée de palpitations, de battements de cœur, de vertiges, qui sont allés en s'accentuant. En même temps, ou quelquefois un peu avant, est apparu le soir un peu d'œdème prétibial auquel le malade n'avait attribué aucune importance, quelque grande que fût sa valeur diagnostique et pronostique ; cet œdème demande d'ailleurs à être cherché, tellement souvent il est peu accentué.

La découverte d'un souffle organique précordial, chez des malades de ce genre, a alors une importance primordiale.

Dans d'autres cas, il est vrai, la maladie, latente au point de vue des signes fonctionnels, ne l'est pas moins au point de vue des signes physiques ; l'examen le plus minutieux ne révèle, en dehors des signes d'athérome aortique ou généralisé, qu'un peu d'assourdissement du premier bruit, ou un peu de prolongation, sans souffle à proprement parler. La découverte de la lésion valvulaire n'est qu'une trouvaille d'autopsie.

c. *Troisième période, d'asystolie progressive*. — La deuxième période dure tant que le muscle cardiaque est relativement intact, et se trouve à la hauteur de sa tâche, mais il arrive une époque où il faiblit, et alors se confirment, dans une troisième et dernière période, tous les symptômes d'une affection du cœur.

Les causes déterminantes de cette défaillance cardiaque échappent parfois ; souvent c'est une affection aiguë, grave parfois comme une pneumonie, plus souvent légère en apparence comme une grippe ; d'autres fois un incident d'un tout autre ordre, comme un traumatisme.

Parmi les prétendues cardiopathies traumatiques chez les vieillards, il en est beaucoup dans lesquelles le traumatisme n'a été que la cause provocatrice de l'asystolie chez un cardio-valvulaire athéromateux déjà lésé dans son cœur depuis longtemps, mais resté stationnaire à la deuxième période.

Dans les cas où la cause de défaillance du myocarde agit brutalement, comme un trauma, une maladie aiguë, le passage de la deuxième à la troisième période se fait brusquement par un accès subit d'étouffement avec palpitations ; cet accès se renouvelle chaque fois que le malade marche un peu vite ou se livre au moindre effort. Parfois le début a lieu dans la nuit : le malade est réveillé brusquement, au milieu de son sommeil, en proie à une dyspnée extrême. Dans d'autres cas, la transition se fait insensiblement, par la transformation lente en signes évidents des signes cardiaques latents qui existaient déjà à la deuxième période.

Quoi qu'il en soit, une fois constituée, cette troisième période se manifeste par tous les signes croissants de la faiblesse cardiaque, aboutissant rapidement à une asystolie vraie (Voy. *Asystolie*), mais à une asystolie rapidement progressive, avec des rémissions nulles ou rares, et toujours incomplètes.

d. Résumé. — En résumé, on peut dire qu'après une période latente, de durée variable, dès que la cardiopathie artérielle a manifesté sa présence par de la dyspnée, de l'œdème, des accès de pseudo-asthme, sa marche devient rapide. Parmi les observations que nous avons recueillies, il n'en est pas dans lesquelles le malade ait survécu plus d'un an, un an et demi après les premières manifestations des symptômes cardiaques ; exceptionnellement, dans un cas, la terminaison n'a eu lieu qu'au bout de trois ans et demi.

La mort, dans ces cas, a été quelquefois le fait de la marche progressive de la maladie aboutissant à l'asystolie terminale. Souvent la fin a été hâtée par une affection intercurrente, telle que l'œdème pulmonaire, la pneumonie, la congestion pulmonaire, dont l'évolution fatale a été favorisée par l'état de méiopragie cardiaque dans lequel se trouvait le malade du fait de son affection valvulaire.

Peut-être, l'évolution toujours progressive de la maladie tient-elle, au moins en partie, à la nature non pas seulement dégénérative, mais aussi subinflammatoire du processus artéritique causal ; il est bien évident, en effet, que, comme les lésions endocarditiques, les lésions athéromateuses des valvules sont soumises, quant à leur évolution, aux lois mises en évidence par BARD, dans ses travaux sur l'origine inflammatoire de l'asystolie.

Or, d'une part le processus athéromateux s'est bien rarement montré dans nos autopsies comme un processus éteint ; bien plus souvent, nous rencontrons en même temps que des plaques calcaires, de l'aortite aiguë récente et en évolution, et l'asystolie paraît faire partie d'un complexus inflammatoire généralisé à tout le système aortique, et tenant sous sa dépendance directe ou indirecte le processus cardiaque terminal.

D'autre part, un processus infectieux terminal de nature endocarditique est venu, dans plusieurs de nos observations, se surajouter à une lésion athéromateuse pour produire le syndrome asystolique terminal.

A ces causes, il faut ajouter la méiopragie des émonctoires, qui, par voie d'auto-intoxication, retentit sur le fonctionnement cardiaque : témoin entre autre, l'épreuve frappante de la chlorurie alimentaire. A cette période (VAQUEZ et DIGNE) une ration supplémentaire de sel (5 à 10 grammes), décèle une rétention relative, en provoquant une élimination intermittente ou retardée, et une insuffisance aiguë du cœur se manifeste alors par de la dyspnée, de l'œdème pulmonaire, de l'insomnie, de l'augmentation de poids (J. COURMONT); ces phénomènes rétrocèdent rapidement dès que l'on cesse l'expérience. Ce que fait l'expérimentation clinique, un incident spontané minime peut le produire : incident diététique assimilable à l'épreuve chlorurée, — incident lié à la fatigue musculaire ou à une émotion, — incident lié à une maladie infectieuse intercurrente.

On a alors affaire à une poussée de subasystolie ; le vieillard présente de la dyspnée, un peu d'œdème aux pieds et aux jambes, de l'oligurie avec une certaine quantité d'albumine, et une augmentation des urates ; aux bases des poumons, des râles d'œdème ; au cœur, de l'arythmie ; les bruits valvulaires anormaux, s'il y en avait au préalable, sont diminués de netteté, sauf au niveau de l'appendice xiphoïde où peut exister un galop, ou même un souffle systolique d'insuffisance fonctionnelle.

C'est la période troublée, période oscillante ou de subasystolie, période extrêmement courte chez le vieillard, et aboutissant rapidement à l'asystolie confirmée.

Insidiosité habituelle du début anatomique, brusquerie apparente du début clinique, évolution rapide de la maladie une fois déclarée, telles sont donc, le plus ordinairement, les grandes lignes de l'évolution clinique.

Voici, nous semble-t-il, comment on pourrait schématiquement reproduire, en un graphique, l'évolution comparée d'une cardiopathie endocarditique et d'une cardiopathie artéritique (fig. 5). En supposant que la ligne A B représente le fonctionnement normal du cœur, une lésion quelconque, en le mettant

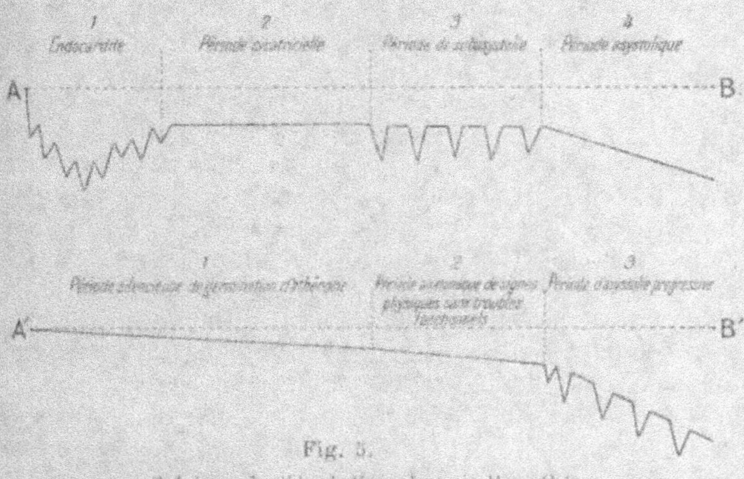

Fig. 5.

Schéma de l'évolution des cardiopathies.

AB, cardiopathie valvulaire endocarditique. — A'B', cardiopathie valvulaire d'origine athéromateuse (artéritique).

en état de méiopragie, produira des oscillations en dessous de cette ligne ; on aura donc une courbe négative descendant d'autant plus au-dessous de la ligne normale que le cœur sera plus éloigné de son fonctionnement normal. Dans ce schéma, la période de subasystolie, en ce qui concerne les cardiopathies artérielles, se confond avec le début de la période asystolique, tellement elle est courte, et tellement chaque poussée de subasystolie laisse après elle le cœur encore plus insuffisant.

5° Pronostic. — En présence d'une telle évolution de la maladie, le *pronostic* doit donc être réservé, même quand celle-ci est découverte à la deuxième période, pendant laquelle les signes physiques seuls sont constatables. Car, si la lésion val-

vulaire est bénigne en elle-même tant que le myocarde est sain,
on peut toujours redouter l'apparition prochaine des accidents
liés à la myocardite sénile, qui vient s'associer aux lésions
athéromateuses, ou qui serait peut-être sous la dépendance d'un
même processus endartéritique initial, suivant certains auteurs.
A *fortiori*, si l'affection est constatée à la période où elle se
manifeste par des troubles cardiaques fonctionnels, le pronostic
est grave ; car, nous l'avons vu, la mort arrive le plus souvent
dans le délai d'un an à un an et demi. On peut, dans tous les cas,
conclure avec ANDRAL, STOKES, VULPIAN, que les altérations du
myocarde ont une grande importance dans l'évolution des affections valvulaires du cœur d'origine athéromateuse. Mais dans
la production du complexus symptomatique et surtout du syndrome asystolique terminal, le rôle de la lésion valvulaire n'est
pas négligeable.

6° **Diagnostic**. — Il nous reste à examiner une dernière
question, celle du diagnostic. A la première période, nous
l'avons dit, on ne peut diagnostiquer que l'athérome vasculaire ;
rien n'indique encore la localisation valvulaire ; nous n'oserions
pas mettre sur le compte de cette lésion le changement de timbre
du premier bruit, souvent noté comme assourdi dans nos observations. A la deuxième période, le diagnostic résulte de la mise
en parallèle des signes physiques intracardiaques avec les signes
extracardiaques de l'athérome.

La grande difficulté du diagnostic résidera dans la question
de savoir si les souffles sont dus à une lésion valvulaire ou à
une insuffisance fonctionnelle (voy. *Insuffisance mitrale*). Dans
plusieurs cas, comme tout le monde, nous avons fait le diagnostic
d'insuffisance fonctionnelle, l'athérome ne nous paraissant pas
évident, ou une néphrite interstitielle antérieure nous faisant
supposer une dilatation cardiaque consécutive à une hypertrophie de TRAUBE ; dans 2 cas seulement, sur 117 observations,
nous avons trouvé en fait, à l'autopsie, une insuffisance mitrale
fonctionnelle. Quant à l'insuffisance aortique fonctionnelle, elle
est encore plus rare.

Le souffle étant supposé dû à une lésion valvulaire, ce sont les antécédents, l'étude de la tension artérielle, le tracé sphygmographique, l'examen direct ou radioscopique des vaisseaux et en particulier de ceux de la base qui permettront de soupçonner ou d'affirmer la nature athéromateuse de la lésion.

Le souffle est donc dû à une lésion valvulaire athéromateuse ; cette lésion atteint-elle alors un ou plusieurs orifices, et lesquels ? L'analyse des bruits de souffle, dans laquelle nous ne voulons pas entrer, permettra ce diagnostic.

A la troisième période, un seul diagnostic sera possible, celui d'asystolie chez un vieillard ; l'origine artérielle ne pourra plus qu'être soupçonnée par le fait des altérations vasculaires périphériques. Quant à la localisation de la lésion, souvent elle ne sera plus possible à cette période (voy. *Asystolie*).

Le *diagnostic clinique* d'une lésion cardio-vasculaire d'origine artérielle est en résumé difficile ; mais très épineux aussi peut être le diagnostic anatomique. De ce qu'on trouvera, à l'autopsie, une induration calcaire des valvules, on ne pourra pas conclure que l'athérome est la cause unique du processus, cet athérome ayant pu se surajouter à une endocardite préexistante.

7° Traitement. — Le traitement sera exposé avec celui de toutes les maladies du cœur en général.

§ 2. — RÉTRÉCISSEMENT AORTIQUE
D'ORIGINE ARTÉRIELLE

Le rétrécissement aortique d'origine athéromateuse est une cardiopathie valvulaire qui peut s'observer à l'âge adulte ; il n'en est pas moins vrai qu'il est infiniment plus fréquent chez le vieillard, où il se présente sous deux formes, le rétrécissement aortique proprement dit, sigmoïdien ou périsigmoïdien, et le rétrécissement sous-aortique, observé, celui-ci, presque exclusivement chez le vieillard. L'un et l'autre ne sont que des propagations intra-cardiaques d'une aortite chronique.

1° Anatomie pathologique. — Le rétrécissement aortique peut être *sigmoïdien* ou *sous-aortique*.

a. *Rétrécissement aortique sigmoïdien.* — Le rétrécissement aortique de la région sigmoïdienne peut intéresser les valvules elles-mêmes, ou l'anneau valvulaire.

Si ce sont les valvules qui sont lésées, on constate qu'elles présentent sur leurs bords libres ainsi que sur leurs faces, des indurations de consistance chondroïde, des épaississements scléreux, avec infiltration scléro-calcaire les transformant partiellement en un diaphragme rigide. Cependant, dans les cas purs, jamais les valvules ne sont complètement immobilisées : elles restent souples vers la lumière du conduit et restent par suite suffisantes ; le canal est donc diminué de calibre, mais les soupapes ont pu continuer à fonctionner, ainsi que le démontre l'épreuve de l'eau. Quelquefois les valvules sont plus ou moins soudées par leurs bords de façon à former un cône à base inférieure.

Si c'est la lésion de l'anneau fibreux qui est en cause, on constate qu'il est épaissi, induré, formant une sorte de bourrelet dur, noueux, enchâssé à la base des valvules ; celles-ci d'ailleurs peuvent être simultanément atteintes par le processus athéromateux.

b. *Rétrécissement sous-aortique.* — Le rétrécissement sous-aortique siège au niveau de l'infundibulum préaortique, limité en haut par le plancher sigmoïdien, en avant et à droite par la cloison interventriculaire, en arrière et à gauche par la grande valve, ou valve antéro-interne de la mitrale.

Vulpian, le premier (*Bull. de la Société anatomique,* 1868, p. 206), a bien décrit cette lésion : « En regardant du côté de l'aorte, dit-il, les valvules semblent saines, et l'on peut introduire sans résistance les deux doigts dans l'orifice aortique : les valvules ne sont ni rétrécies ni insuffisantes. Mais si l'on examine l'orifice aortique par son côté ventriculaire, on voit qu'au-dessous des valvules saines, là où finit la cloison interventriculaire, et au niveau de la valvule mitrale, il existe un épaississement des tissus qui cause un rétrécissement sous-valvulaire, siégeant au-dessous de l'anneau fibreux, et empêchant l'introduction des deux doigts. La portion préaortique du ventricule gauche, au lieu d'avoir la forme d'un entonnoir, a la forme d'un sablier dont l'isthme est constitué par la portion moyenne, sclérosée et rétractée, de la bande mitrale, se rapprochant ainsi de la cloison. Cette sclérose infundibulo-aortique se reconnaît bien en introduisant par la pointe du ventricule l'index et le médius accolés et en essayant de pénétrer dans l'aorte. Avant d'atteindre l'orifice aortique, à un centimètre environ au-dessous des sigmoïdes, on est arrêté. En ce point, si l'on ouvre l'origine de l'aorte, on trouve en arrière une altération scléreuse, une induration athéromateuse répondant à la base de la grande valve de la mitrale. En avant, l'hypertrophie de la cloison interventriculaire, sous forme d'un bourrelet volumineux, faisant saillie dans l'infundibulum aortique, vient parfois contribuer encore à rétrécir cet infundibulum. »

Cette lésion sous-aortique n'est pas absolument spéciale au vieillard : des processus endocarditiques pariétaux ont pu avoir une localisation identique et produire une atrésie sous-aortique ; mais l'origine athéromateuse en est beaucoup plus fréquente, et par suite c'est chez les vieillards qu'on rencontre proportionnellement le plus grand nombre de cas de cette cardiopathie. Sur 15 vieillards chez lesquels nous avons trouvé, à l'autopsie, des lésions aortiques dues à l'athérome, deux fois il existait du rétrécissement sous-aortique.

Rétrécissements aortique ou sous-aortique devraient, en vertu des lois ordinaires, entraîner de l'hypertrophie seulement en amont et plutôt de l'atrophie en aval ; or cela ne s'observe guère que dans les lésions endocarditiques ; — dans les athéromateuses, non seulement le ventricule gauche est hypertrophié, mais l'aorte elle-même est dilatée, non par le fait de la lésion valvulaire, mais par le fait de l'aortite chronique athéromateuse préexistant à la lésion valvulaire.

2° **Symptômes**. — On sait que le rétrécissement aortique est la plus simple des lésions valvulaires, au point de vue des signes physiques : une veine fluide se produisant au niveau de l'orifice aortique au moment où le cœur, en se contractant, chasse le sang du ventricule gauche dans l'aorte, il en résulte un souffle olosystolique, basilaire, à maximum dans l'angle cléido-sternal droit, avec propagation carotidienne.

Il ne nous paraît pas que la nature athéromateuse de la lésion, ni que la sénilité du sujet impriment à ce souffle pathognomonique des caractères spéciaux, en dehors d'une certaine rudesse et parfois d'un timbre musical dus à des rugosités vasculaires venant briser le courant sanguin. Mais les commémoratifs, l'examen de l'appareil vasculaire périphérique ou central feront faire le diagnostic. Nous signalerons en particulier la haute importance des signes de dilatation aortique, qui ne s'observeraient pas dans un rétrécissement endocarditique, et les signes fournis par l'étude sphygmographique du pouls radial, qui révèle un tracé de faible amplitude, régulier, avec un plateau symptomatique de la lésion artérielle. Le pouls est petit, régulier, serré, et longtemps de forte tension, tant à cause de l'hypertension de l'artério-sclérose initiale qu'à cause de l'hypertrophie du ventricule gauche, qui maintient la tension élevée dans toute l'étendue de l'arbre artériel.

Quant au rétrécissement sous-aortique, d'après une belle observation de HALLOPEAU publiée en 1869, à la *Société de Biologie*, il paraît se manifester par un souffle olosystolique, plus bas situé que celui du rétrécissement aortique proprement dit, avec son maximum au niveau du sternum, se prolongeant jusqu'au cou, mais en s'atténuant.

3° **Évolution**. — Rétrécissement aortique ou sous-aortique d'origine athéromateuse sont deux lésions compatibles avec un fonctionnement cardiaque moins défectueux que les autres cardiopathies ; — toutefois, étant donnée la marche habituellement progressive de l'athérome, la méiopragie cardiaque et l'asystolie progressive sont l'aboutissant commun de cette lésion comme des autres cardiopathies artérielles ; mais la marche est incontestablement plus longue que celle de toutes les autres, en raison probablement de la moindre importance des troubles hydrodynamiques.

Les phénomènes pulmonaires, les troubles viscéraux de stase sont beaucoup plus tardifs ; en revanche, on observe au maximum dans cette cardiopathie les troubles de la circulation encéphalique : du côté du cerveau, ce sont les troubles dus à

l'anémie cérébrale ; le vertige y est précoce et souvent très
pénible ; du côté du bulbe, l'anémie se traduit par du pouls lent
et parfois par une véritable maladie de Stokes Adams ; — si
dans le cœur lui-même le processus a intéressé les ouvertures des
coronaires, l'angor pectoris peut intervenir et parfois terminer dramatiquement la scène.

4° Pronostic. — Quoi qu'il en soit, le pronostic de cette cardiopathie est plus favorable que celui de la plupart des autres ;
l'un de nous suit depuis cinq ans un vieillard dont l'état reste
presque stationnaire, malgré qu'il ait traversé plusieurs crises
inquiétantes par l'intensité des vertiges et de la bradycardie.

5° Traitement. — Le traitement sera exposé avec celui des
autres maladies du cœur.

§ 3. — Insuffisance aortique
d'origine artérielle

L'insuffisance aortique est la lésion la plus fréquemment
observée parmi les déterminations cardiaques de l'athérome.
C'est également la mieux connue, parce que la plus anciennement individualisée.

1° Anatomie pathologique. — Depuis longtemps et surtout
depuis le mémoire de Tarier (1887), on divise les insuffisances
aortiques en deux grandes classes, constituées l'une par les
insuffisances endocarditiques, l'autre par les insuffisances d'origine athéromateuse, et l'on sait que les processus athéromateux
ont une détermination élective sur l'orifice aortique, les processus endocarditiques sur l'orifice mitral. Les premiers étant très
fréquents chez le vieillard, il s'ensuit que les insuffisances aortiques d'origine artérielle s'observent chez lui avec une assez
grande fréquence.

La lésion est constituée uniquement par l'extension aux
sigmoïdes du processus artéritique de la première portion de

l'aorte ; aussi Peter a-t-il pu écrire que dans cette variété d'insuffisance aortique, c'est l'aortite qui fait tout le mal ; Huchard a insisté plusieurs fois sur l'importance et la prédominance des lésions aortiques ; et pour Babu, cette variété d'insuffisance aortique constitue par cela même une *maladie de l'aorte*, bien plutôt que du cœur. Les tuniques aortiques, profondément atteintes par les lésions de l'aortite chronique (voy. ce mot) se laissent distendre, d'où résulte, comme l'a montré Babu, une extension en longueur et en largeur du vaisseau, une ectasie cylindroïde, sans véritable anévrysme.

Quant aux valvules, elles sont atteintes elles-mêmes par le processus artéritique, épaissies, rigides, déformées, indurées, calcifiées, adhérentes les unes aux autres et par suite dans l'impossibilité de remplir le rôle de soupapes occlusives, pendant la phase post-systolique de dilatation passive du cœur, au cours de la révolution cardiaque. L'épreuve de l'eau le démontre bien à l'autopsie. Toutefois, comme l'a montré Thirien, il est rare que cette insuffisance soit aussi large que dans la forme endocarditique.

Le cœur est dilaté et hypertrophié ; cette hypertrophie, qui porte surtout sur le ventricule gauche, est moindre que dans la forme endocarditique (Thirien). Cela résulte tant du moindre degré de l'insuffisance que de la mauvaise nutrition du myocarde, ses artères nourricières, les coronaires et leurs branches, étant atteintes, comme les artères viscérales en général, d'artériosclérose.

En somme, l'anatomie pathologique révèle un processus d'artérite généralisée avec participation de la première partie de l'aorte dans sa portion canaliculaire, comme dans sa portion valvulaire.

2° **Symptômes**. — L'insuffisance aortique n'a de spécial, chez le vieillard, que ce fait qu'elle est d'origine le plus souvent athéromateuse, et elle ne se différencie des insuffisances de même nature que par sa marche plus rapide vers l'asystolie terminale, en raison de l'atteinte plus profonde et plus précoce du myocarde.

Ses signes centraux (à l'inspection, parfois voussure ; à la percussion augmentation et allongement de la zone de matité

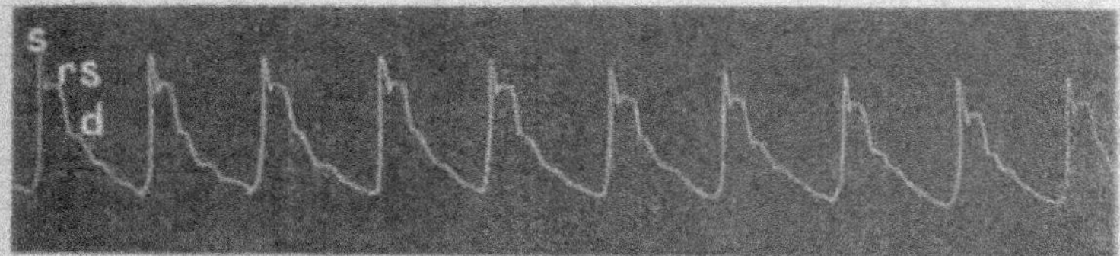

Fig. 6.
Insuffisance aortique artérielle, homme 65 ans (d'après GALLAVARDIN)

relative ; a la palpation, déviation en bas et en dehors du choc de la pointe, avec *choc en dôme* de BARD ; à la radioscopie, aug-

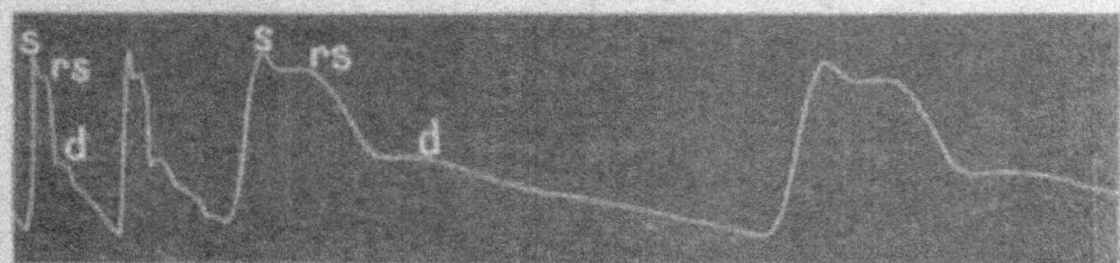

Fig. 7.
Insuffisance aortique artérielle, homme 72 ans (d'après GALLAVARDIN)

mentation et allongement en bas et à gauche de la portion de l'ombre cardiaque attribuable au ventricule gauche ; à l'auscul-

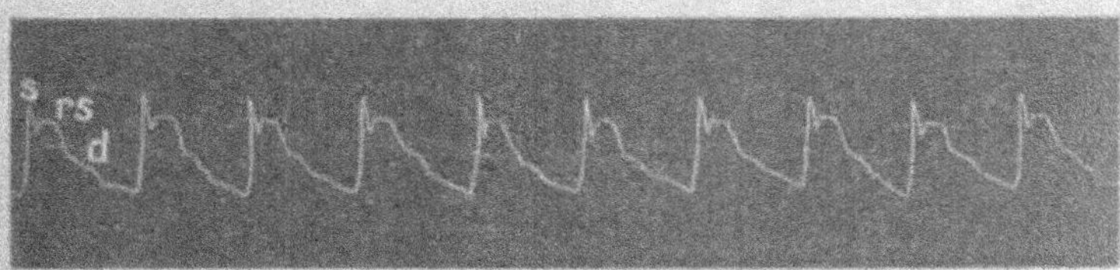

Fig. 8.
Insuffisance aortique artérielle, homme 63 ans (d'après GALLAVARDIN).

tation souffle diastolique aspiratif maximum au niveau du sternum, parfois même à sa pointe (TEISSIER) plutôt qu'au niveau de l'angle cléido-sternal droit) ; et ses signes périphériques (pouls bondissant (fig. 6 à 10) et dépressible de CORRIGAN, danse des artères de HOPE, frémissement vibratoire de SOULIER, pouls amyg-

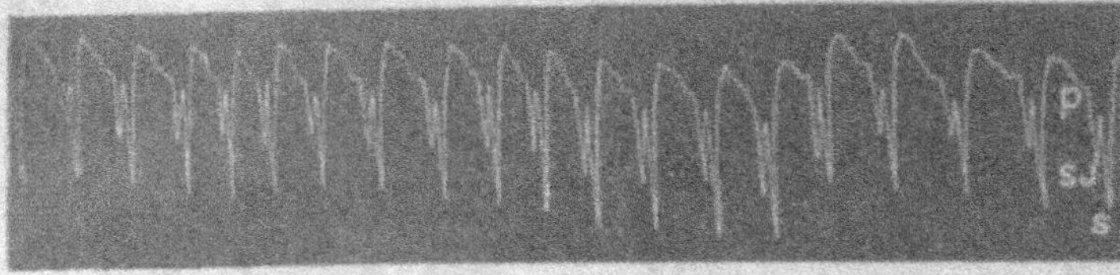

Fig. 9.

Insuffisance aortique artérielle, homme 65 ans (d'après GALLAVARDIN).

dalien de MÜLLER, double souffle intermittent crural de DUROZIEZ, pouls capillaire unguéal et frontal, pâleur générale) n'offrent pas de caractères spéciaux sous la dépendance de la sénilité.

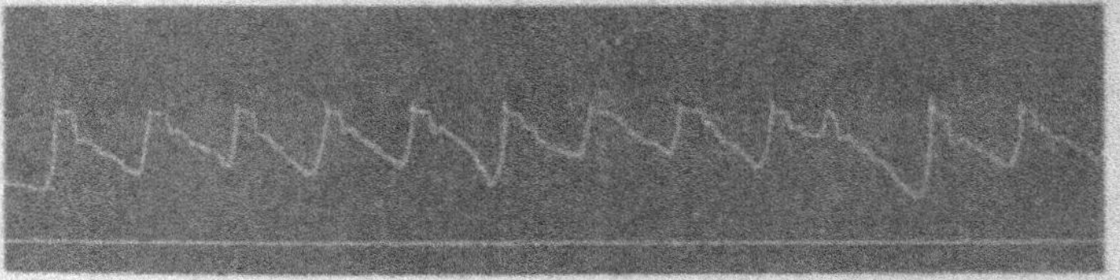

Fig. 10.

Insuffisance aortique artérielle, femme 74 ans.

Parmi les symptômes liés plus particulièrement à la nature artérielle de la maladie, nous signalerons les signes de dilatation de l'aorte : augmentation de la matité précordiale basilaire, battements rétrosternaux, surélévation des sous-clavières, inégalité fréquente du pouls, le gauche étant souvent moins fort que le droit ; intensité des troubles circulatoires viscéraux, du côté du cerveau (vertiges, éblouissements, battements pénibles dans le crâne), pulsations rétiniennes sensibles parfois pour le malade et souvent perceptibles à l'ophtalmoscope, hippus circulatoire de ROCH (de Genève) ; douleurs rétrosternales angineuses liées à la coronarite ; douleurs liées à l'aortite abdominale ; crises dyspnéiques liées à des coups d'œdème pulmonaire. L'association, assez fréquemment signalée chez l'adulte, du tabes à l'insuffisance aortique artéritique, est beaucoup plus rare chez le vieillard, chez qui beaucoup d'autres causes que la syphilis interviennent pour provoquer l'aortite initiale.

3° Évolution. — La *marche* est celle des cardiopathies artérielles séniles, avec cette différence que, ainsi qu'on le sait depuis MAURIAC pour toutes les insuffisances aortiques, cette cardiopathie expose plus que les autres à la mort subite ; ce fait est d'ailleurs moins fréquent qu'on ne l'a dit, et la grande majorité des malades évoluent, comme les autres cardiopathes artériels, vers l'asystolie progressive, sauf complications intercurrentes.

Il y a cependant, à cette évolution, quelque chose de spécial : il n'est pas exceptionnel d'assister, dans les services de vieillards, à l'éclosion d'une insuffisance aortique.

Au début, on ne constate que les signes d'une dilatation cylindroïde de l'aorte, avec clangor du second bruit à droite du sternum, indiquant la densification des parois du vaisseau, — en même temps que tous les autres signes physiques et radioscopiques de cette dilatation.

Les signes peuvent en rester là, et le malade succomber à une maladie intercurrente, mais souvent on entend se surajouter graduellement au clangor, puis le masquer, un souffle diastolique : on a alors affaire à une insuffisance aortique avec ectasie aortique ou « *maladie de Hodgson* », syndrome cardio-aortique qui constitue en somme la forme clinique la plus habituelle et la plus complète de l'insuffisance aortique chez le vieillard, l'ectasie aortique simple pouvant en être considérée comme un degré atténué.

4° Diagnostic. — Le diagnostic de l'insuffisance aortique en elle-même ne nous occupera pas.

Le fait même de constater une insuffisance aortique chez le vieillard plaide en faveur de la nature artérielle de cette lésion ; toutefois dans des cas exceptionnels, un vieillard peut avoir une endocardite.

En dehors des antécédents et de l'examen de l'aorte et des vaisseaux, on admet que dans l'insuffisance artérielle, le souffle diastolique est plus souvent précédé d'un souffle systolique d'aortite ; ce souffle diastolique lui-même serait plus râpeux que dans l'insuffisance endocarditique ; Taupier a montré que dans l'insuffisance athéromateuse seule on notait ce qu'il a étudié, après Henderson, sous le nom de retard du pouls carotidien sur le choc de la pointe ; — quant au double souffle de Duroziez, que Bard note comme habituellement absent dans l'insuffisance artérielle, nous ne l'avons jamais vu manquer chez nos vieillards, et nous avons pu constater qu'il en était de même dans toutes les observations publiées par Taupier en 1877 dans la *Revue mensuelle de médecine et de chirurgie* ; cet auteur déclare que le signe de Duroziez y est produit très facilement s'il n'y a pas trop d'œdème.

Le tracé sphygmographique indique la participation des artères à la lésion ; au lieu du crochet très élevé de la ligne d'ascension, caractéristique de l'insuffisance endocarditique, on aura un crochet à peine marqué, et suivi d'un plateau indiquant l'athérome, puis une ligne de descente brusque. La tension artérielle sera élevée non seulement dans les premières périodes, mais jusqu'à l'asystolie.

Il faut reconnaître que dans bien des cas l'évolution sera plus caractéristique que la symptomatologie pour dépister la nature artérielle de la cardiopathie (voy. ci-dessus, *Cardiopathies artérielles, évolution*, p. 34 et suiv.).

5° **Pronostic**. — Le pronostic, toujours sombre dans les cardiopathies artérielles, le sera plus encore chez le vieillard, parce que chez lui on aura à tenir compte de ce fait que les lésions viscérales d'origine artérielle seront aggravées par la coexistence de lésions profondes, d'origine directement sénile, des parenchymes eux-mêmes ; comme chez les adultes, on aura à craindre la mort par angor pectoris, par œdème pulmonaire, par embolie cérébrale, lorsque toutefois des accidents plus lents d'intoxication urémique par lésion artérielle des reins n'auront pas terminé la scène ; dans tous les cas, la marche sera fatale et rapide, si les accidents ci-dessus ne sont pas intervenus, vers l'asystolie terminale.

6° Traitement. — Le traitement sera exposé avec celui des cardiopathies en général.

§ 4. — RÉTRÉCISSEMENT MITRAL
DES ARTÉRIOSCLÉREUX

Le rétrécissement mitral d'origine artérioscléreuse constitue une des formes particulières de cette lésion valvulaire ; il est bien spécial à l'âge avancé, où l'on rencontre du reste rarement les autres formes de cette maladie, car, contractées dans l'enfance ou l'âge adulte, elles ne permettent guère le passage à la vieillesse.

1° Historique. — De tout temps on a connu l'existence anatomo-pathologique du rétrécissement mitral lié à l'athérome, mais son étude clinique est récente, et est due en grande partie à Huchard, qui l'a mise au point dans une communication faite en 1894, à Lyon, au premier congrès de médecine interne, et dont les conclusions sont demeurées classiques.

2° Anatomie pathologique. — Le rétrécissement pur de l'orifice mitral dans l'athérome est rare. Parmi les cas que l'on observe, les uns sont des rétrécissements portant sur l'anneau fibreux ; Visay en a autrefois publié un beau cas : le rétrécissement était produit par des dépôts de sel calcaire au niveau de l'anneau, bien que les valves de la mitrale fussent souples et suffisantes (la lésion correspond à peu près à ce que les anciens désignaient sous le nom d'os du cœur « *ossicula cordis* »). Dans les autres, avec l'altération de l'anneau peut coïncider une induration athéromateuse de la base ou de toute l'étendue des valvules. L'anneau d'insertion et les valvules dégénérées forment alors, dans leur ensemble, un anneau blanchâtre, dur, inextensible, de 4 à 5 millimètres d'épaisseur.

Le plus souvent, la dégénérescence athéromateuse porte au niveau des valvules, et principalement au niveau de la valve antérieure et interne de la mitrale ; les valvules sont épaissies, parcheminées, incrustées de sels calcaires et souvent rétractées. L'orifice mitral, rétréci dans son ensemble, prend la forme d'une boutonnière, d'une fente semi-lunaire indurée sur tout son pourtour. Il existe alors fréquemment un certain degré d'insuffisance en même temps que de rétrécissement.

Les lésions ne sont pas toujours aussi accentuées. La valve antérieure de la mitrale, qui dans tous les cas est atteinte, tandis que la petite valve est à peu près saine, présente des plaques d'athérome, parfois confluentes, parfois calcifiées, lui donnant une consistance parcheminée, produisant des rétractions, et par suite du rétrécissement de l'orifice.

En vertu des lois générales de l'hydrodynamique circulatoire, le cœur est dilaté, spécialement au niveau de l'oreillette gauche d'abord, de l'oreillette droite ensuite, et tous les organes, poumons, foie, reins, rate, cerveau, le cœur lui-même présentent au maximum les lésions dites cardiaques ; mais cela n'a rien de spécial au rétrécissement des artérioscléreux ; ce qui l'individualise davantage, ce sont les lésions d'artériosclérose dans les artères, dans les viscères et dans le cœur lui-même (*cardiosclérose de* Huchard). Plus que l'aspect des valvules elles-mêmes, ce sont ces lésions concomitantes qui donnent au rétrécissement mitral des artérioscléreux sa caractéristique anatomo-pathologique, et qui en font le vrai *rétrécissement mitral « sénile »*, suivant l'expression de Huchard, ce mot sénile se rapportant à l'âge des artères plutôt qu'à l'âge de l'individu lui-même.

3° **Symptômes**. — Le rétrécissement mitral des artérioscléreux est souvent latent. Il y a à cette latence des causes anatomo-cliniques et des causes dynamiques. La latence est d'abord commandée en effet par le siège anatomo-pathologique le plus habituel de la lésion, au niveau de la grande valve de la mitrale, ce qui ajoute souvent au rétrécissement mitral une autre lésion, comme un rétrécissement sous-aortique (voy. *Rétré-cissement aortique, insuffisance mitro-aortique*) venant compli-quer les signes physiques, et donner lieu à un gros bruit de souffle prolongé masquant les autres signes ; une autre raison anatomo-clinique de la latence, c'est que, soit par suite de la coexistence d'autres lésions, soit par suite de la cardiosclérose concomitante et de la faiblesse myocardique, le ventricule gauche serait souvent dilaté, avec tendance à l'élargissement de l'orifice auriculo-ventriculaire, d'après HUCHARD.

La latence résulte également de causes dynamiques : les signes physiques classiques du rétrécissement mitral (roulement diastolique à renforcement présystolique, dédoublement du second bruit, etc.) sont atténués par le fait même de l'existence d'autres lésions séniles : la tachycardie, fonction de la cardio-sclérose, fait souvent disparaître le roulement ou le souffle diastolique ainsi que son renforcement présystolique. L'existence fréquente d'une sclérose rénale et d'une hypertrophie du type TRAUBE peut entraîner la production d'un galop de POTAIN, lequel alors se surajoute au roulement présystolique, le masque ou même se confond avec lui ; enfin le dédoublement du deuxième bruit lui-même est ordinairement absent ; ce dédoublement résultant de la différence de tension pulmonaire et aortique, n'a plus de raison d'être lorsque la tension aortique est préala-blement élevée par le fait de la sclérose rénale. C'est pour le même motif que le retentissement pulmonaire à gauche du sternum n'est plus un signe important du rétrécissement mitral, le deuxième bruit droit étant également retentissant par le fait de l'hypertension aortique. Aussi faut-il avoir soin d'ajouter aux données classiques celles qui résultent des recherches de POTAIN, et qui ont montré l'importance de l'éclat parcheminé du premier bruit dans le diagnostic de l'état d'induration de la mitrale, lequel est à son maximum dans le rétrécissement, et de celles plus récentes de BARD qui nous ont fixés sur l'impor-tance de la palpation pour le diagnostic des cardiopathies et de l'atrésie mitrale en particulier ; la vibration mitrale est aussi intense dans le rétrécissement sénile que dans les autres formes, parce que l'induration y est également prononcée ; de même l'auscultation permet de percevoir fréquemment à distance, ou à travers plusieurs mains superposées, cette vibration ; enfin, lorsqu'avec ce rétrécissement coïncide une hypertrophie d'origine rénale, la seconde composante, valvulaire, du bruit de galop (BARD), a alors un éclat tout particulier ; — si d'autre part, au niveau d'un cœur présentant des signes intermédiaires entre ceux du rétrécissement mitral et ceux de l'hypertrophie d'origine rénale, on perçoit à distance une vibration sonore, on peut presque affirmer le rétrécissement mitral.

Il est juste de dire que lorsque sous l'influence du repos ou de la digitale, les battements du cœur se ralentissent, quelques-uns des signes classiques du rétrécissement mitral peuvent réapparaître.

Le pouls, au lieu d'être petit et de faible tension, est, au moins au début, petit, mais de tension forte ; parfois même il a plus les caractères du pouls aortique que du pouls mitral ; souvent aussi il est d'inégale force, ordinairement plus faible à gauche, quoique les deux pouls soient synchrones.

Les *signes fonctionnels*, loin d'être atténués par les coïncidences morbides, sont exagérés ; à ce point de vue, le rétrécissement mitral est peut-être la moins latente des cardiopathies artérielles : aux causes mécaniques de dyspnée, par gêne circulatoire dans le réseau pulmonaire, s'ajoutent des causes toxiques par le fait de l'insuffisance presque constante des reins, touchés en même temps que le cœur par l'artériosclérose. Dans d'autres cas, la dyspnée coïncidera avec une arythmie ou une tachyarythmie extrême, qui sont l'une et l'autre sous la dépendance de lésions de myocardite interstitielle d'origine vasculaire.

L'évolution vers l'asystolie progressive et fatale se fait donc rapidement, dès qu'ont apparu les premiers signes de l'insuffisance myocardique ; et encore le cours régulier de la maladie peut-il être interrompu, — et l'est-il souvent en fait, — soit par une poussée d'œdème pulmonaire, par un infarctus avec ou sans pleurésie, par une embolie cérébrale ; soit par un accès d'angine de poitrine, lorsque la sclérose a envahi les coronaires, ou encore par une affection aiguë intercurrente quelconque, surtout à détermination pulmonaire, susceptible de provoquer une défaillance brusque, souvent irrémédiable et définitive du muscle cardiaque.

4° Diagnostic. — Le diagnostic du rétrécissement mitral en lui-même ne nous arrêtera pas. Mais il faudra distinguer le rétrécissement mitral sénile ou rétrécissement mitral des artérioscléreux, du rétrécissement mitral infantile, ou congénital, dont PORAK et PIERRE TEISSIER ont montré les relations avec l'hérédo-tuberculose et du rétrécissement mitral juvénile ou de l'adulte, ordinairement d'origine rhumatismale. Pour le premier, l'absence de toute maladie infectieuse, l'existence de dyspnée d'effort dès l'enfance, la pureté de la lésion, ordinairement isolée, sans association d'insuffisance, l'ensemble des stigmates, pulmonaires ou autres, de l'hérédo-tuberculose, quelquefois les réactions biologiques (agglutination, etc.) de cette tuberculose mettent sur la voie du diagnostic. Il est d'ailleurs exceptionnel qu'une personne atteinte de rétrécissement mitral pur atteigne la sénilité. Le fait est moins rare pour le rétrécissement mitral endocarditique ; mais la notion de l'existence d'une maladie articulaire aiguë antérieure ou d'une autre maladie infectieuse se compliquant souvent d'endocardite, l'absence des signes d'athérome, l'association habituelle des signes d'insuffisance mitrale avec ceux du rétrécissement, mettront sur la voie du diagnostic.

Il est vrai que chez un vieillard, sur d'anciennes lésions endocarditiques, peut se greffer un processus athéromateux, et de ce fait, le diagnostic de la part contributive de l'endocardite ancienne et de l'athérome surajouté peut devenir extrêmement délicat, non seulement au point de vue clinique, mais même au point de vue anatomo-pathologique ; il se fera surtout par l'examen des vaisseaux, centraux et périphériques.

Enfin le diagnostic différentiel est souvent à faire, chez le vieillard, entre le rétrécissement mitral et une hypertrophie du cœur d'origine rénale. Il est vrai que parfois rétrécissement mitral et galop peuvent coïncider, ce qui complique encore ce diagnostic toujours extrêmement délicat. Au point de vue acoustique, le bruit de galop est plus bref, formé de deux composantes difficiles à séparer, mais cependant dissociables, la première musculaire sourde, la seconde plus claire, valvulaire (BARD); — dans le rétrécissement mitral, l'ensemble du bruit est plus roulant, l'éclat du premier bruit est plus intense, la vibration mitrale plus forte, se percevant souvent à distance, ce qui n'existe jamais dans le cœur de Traube; — l'examen des urines révélant une polyurie claire avec traces d'albumine, diminution de l'urée et des chlorures, retard de l'élimination rénale provoquée, parfois présence de cylindres, sera très important. L'étude de la tension artérielle ne sera que d'un médiocre secours, puisqu'au début de la cardiopathie artérielle elle est augmentée comme dans la néphrite chronique. La radioscopie enfin pourra rendre des services en montrant que l'hypertrophie porte plutôt sur le ventricule gauche dans le cœur de TRAUBE, sur les oreillettes dans le rétrécissement.

5° **Pronostic**. — Ce que nous avons dit de l'évolution et de la précocité des troubles circulatoires nous montre que dès que le rétrécissement mitral a commencé à se manifester, il évolue vers l'asystolie terminale aussi et plus vite que les autres cardiopathies artérielles.

6° **Traitement**. — Le traitement sera exposé avec le traitement des maladies du cœur en général.

§ 5. — INSUFFISANCE MITRALE D'ORIGINE ATHÉROMATEUSE

L'insuffisance mitrale pure ou associée aux autres lésions orificielles est la plus fréquente des cardiopathies artérielles du vieillard.

1° **Anatomie pathologique**. — Par sa valve antérieure et droite la valvule mitrale fait partie anatomiquement de la région préaortique; aussi n'est-il pas surprenant qu'elle en partage les vicissitudes pathologiques. Par suite, le processus athéromateux siégeant au niveau de la crosse aortique peut, après avoir envahi les nids de pigeon, ou souvent aussi en les respectant, envahir, pour ainsi dire par continuité de tissu, cette région de la mitrale et entraîner une rétraction de ce grand voile membraneux, d'où son insuffisance à fermer l'orifice auriculo-ventriculaire gauche pendant la systole du ventricule correspondant. Dans notre statistique, c'est cette lésion de la grande valve qui a été le plus souvent à l'origine de l'insuffisance mitrale ; mais il faut ajouter que dans 50 p. 100 de ces cas (voy. *Insuffisance mitro-aortique*), à l'insuffisance mitrale étaient associées une ou plusieurs autres lésions valvulaires. La lésion décrite par LANCEREAUX (1897) et considérée par lui comme la cause unique de l'insuffisance mitrale des artérioscléreux, s'observe aussi, mais beaucoup plus rarement ; elle consiste, d'après cet auteur, en une altération athéromateuse de la petite valve, qui est épaissie, indurée, rétractée ; le doigt insinué au-dessous d'elle perçoit dans son épaisseur même un noyau crétacé, lésion comparable à l'athérome artériel ; en même temps, la valvule mitrale est rétractée dans son ensemble tant par le fait de la lésion de la petite valve que par celui de la rétraction concomitante des muscles papillaires ; le ventricule gauche est généralement dilaté à sa base. La localisation de la lésion sur la petite valve s'expliquerait par le fait que cette valve est dépourvue de vaisseaux et que l'athérome se localiserait avec élection sur les organes dépourvus de vaisseaux. BARIÉ a déjà fait des réserves sur cette manière de voir, que ne confirment pas nos observations.

2° Symptômes. — Le souffle systolique de la pointe, avec propagation axillaire, présente un caractère plus serratique, plus vibrant que dans les insuffisances d'origine endocarditique ; mais ce sont là des caractères de plus ou de moins bien difficiles à affirmer, et, à tout prendre, de peu de valeur ; ce sont les signes extrinsèques, tels que ceux qui résultent de l'exploration des artères périphériques, de l'aorte, des viscères, de l'étude de la pression artérielle, qui permettront de faire le diagnostic de la nature athéromateuse de la lésion orificielle.

Quelquefois, nous l'avons vu, l'insuffisance coïncide avec un certain degré de rétrécissement ; mais, dans bien des cas, l'insuffisance est pure.

3º Évolution. — L'évolution est celle des cardiopathies artérielles et a été prise comme type de celles-ci dans notre description générale.

4º Diagnostic. — Le diagnostic de l'insuffisance mitrale en elle-même ne nous occupera pas.

Mais il importe de nous demander si en dehors des commémoratifs et de l'étude des vaisseaux, il y a possibilité de distinguer l'insuffisance organique d'origine athéromateuse, d'une insuffisance organique endocarditique et d'une insuffisance fonctionnelle.

Pour Huchard, dans les cardiopathies artérielles, l'arythmie précède le souffle, à cause de la myocardite scléreuse initiale ; nous avons eu l'occasion, cependant, de constater bien des fois l'absence de toute arythmie pendant quelques années, alors que le souffle systolique existait seul, et que les événements ultérieurs ont démontré la nature organique et athéromateuse de l'insuffisance. Il est rare, il est même exceptionnel que l'insuffisance endocarditique ne soit pas accompagnée de rétrécissement, tandis que dans l'insuffisance mitrale athéromateuse, la non-coïncidence d'une sténose est au moins aussi fréquente. Dans l'insuffisance athéromateuse, le caractère du souffle est souvent plus musical, plus piaulant, plus vibrant que dans l'insuffisance endocarditique ; le frémissement à la palpation est plus fréquent.

En faveur d'une insuffisance mitrale fonctionnelle plaidera le caractère plus doux, plus *large* du souffle, son timbre plus grave sans harmonique surajoutée ; le frémissement est moins fréquent ; souvent le souffle a été précédé par un galop, et si le malade s'améliore, sous l'influence de la digitale par exemple, le souffle s'atténue et disparaît, et quelquefois le galop réapparaît ; — un souffle organique s'atténue lorsque le myocarde fléchit, et se renforce en général, en devenant plus vibrant, sous l'influence de la digitale. Enfin le souffle organique se propage non seulement dans l'aisselle mais dans le dos, tandis que la propagation axillaire seule s'observe pour le souffle d'insuffisance fonctionnelle.

5° Pronostic. — Le pronostic est celui de toutes les cardiopathies artérielles, sans aggravation du fait de la localisation.

6° Traitement. — Le traitement est celui de toutes les cardiopathies artérielles.

§ 6. — INSUFFISANCE MITRO-AORTIQUE

Tous les auteurs qui se sont occupés des cardiopathies artérielles ont insisté sur leur fréquente complexité, leur association variable. Nous croyons intéressant d'en envisager les différentes modalités dans un chapitre d'ensemble, sous le titre d'insuffisance mitro-aortique, la réunion d'une insuffisance mitrale et d'une insuffisance aortique en constituant le type le plus fréquent.

1° Historique. — VULPIAN d'abord, le premier, a signalé la fréquence, chez le vieillard, de l'athérome de la grande valve de la mitrale, produisant, par suite de sa rétraction, un rétrécissement de l'infundibulum préaortique ; PETER, ensuite, a précisé davantage, en montrant qu'il est un point de la valvule mitrale qu'il a toujours trouvé, chez le vieillard, lésé et induré de plaques : c'est l'angle de jonction de la lame antérieure de la mitrale avec la paroi ventriculaire, au point où cette lame se rencontre avec la valvule sigmoïde la plus voisine, et qu'il appelle le *sinus mitro-sigmoïdien*. BARRAULT, dans son étude sur le rétrécissement sous-aortique, a montré qu'il peut être produit par des plaques athéromateuses siégeant au niveau du sinus mitro-sigmoïdien. HÉCHARD a mis en évidence la fréquence de l'altération simultanée de la grande valve de la mitrale et de l'infundibulum aortique chez les artérioscléreux ; WEBER et DECUY ont bien étudié la région mitro-aortique, et montré son autonomie au point de vue anatomique, histologique et pathologique. HALLOPEAU, MOUTARD-MARTIN, VINAY, DURAND-FARDEL, R. TRIPIER, ont publié une série d'observations dans lesquelles l'athérome avait atteint à la fois l'orifice aortique et l'orifice mitral, produisant de l'insuffisance ou du rétrécissement des deux orifices. Enfin, l'un de nous dans une série de mémoires et dans la thèse de son élève RIT a montré l'importance anatomo-clinique de la localisation mitro-aortique du processus athéromateux.

2° Anatomie pathologique. — Les lésions de la région mitro-aortique sont très fréquentes chez les athéromateux.

Cette fréquence découle avec évidence de notre statistique. Sur 117 malades, hommes et femmes, âgés de plus de soixante ans, dont nous avons pu prendre l'observation et faire l'autopsie, à l'hospice du Perron, 94 fois nous avons trouvé des lésions d'athérome généralisé ; dans 38 cas, ces lésions s'étaient bornées aux vaisseaux, mais 40 fois elles avaient entraîné une lésion de même nature au niveau du cœur. Or, sur ces 40 cas de cardiopathie athéromateuse, 7 fois seulement l'athérome s'était cantonné aux orifices valvulaires proprement dits, sans intéresser la région mitro-aortique. Voici dans les 33 autres cas, les lésions observées :

Athérome mitro-aortique sans lésions orificielles	8
Athérome mitro-aortique avec insuffisance mitrale	6
Athérome mitro-aortique avec insuffisance aortique	7
Athérome mitro-aortique avec rétrécissement sous-aortique	1
Athérome mitro-aortique avec insuffisance et rétrécissement de l'orifice mitral	2
Athérome mitro-aortique avec insuffisance mitrale et aortique	6
Athérome mitro-aortique avec insuffisance mitrale et rétrécissement sous-aortique	1
Athérome mitro-aortique avec insuffisance mitrale, rétrécissement et insuffisance aortiques	1
Athérome mitro-aortique, double lésion aortique et rétrécissement sous-aortique	1
TOTAL	33

La lésion valvulaire la plus fréquemment observée a donc été l'insuffisance mitrale, isolée ou associée (17 cas sur 25 lésions valvulaires) ; la lésion complexe la plus fréquente a été constituée par l'association d'une insuffisance mitrale avec une insuffisance aortique. (Bien entendu, nous ne comptons dans cette statistique comme lésions d'origine athéromateuse que des cas purs, où la lésion intracardiaque est manifestement d'ordre athéromateux et non ceux où la coexistence d'une endocardite chronique scléro-calcaire rend le départ difficile entre les deux processus d'endocardite d'une part, et d'athérome de l'autre.)

Dans les 33 observations où il y avait une lésion athéromateuse évidente de la région mitro-aortique, 6 fois seulement cette lésion mitro-aortique n'avait pas entraîné de lésion valvulaire de rétrécissement ou d'insuffisance, et 27 fois, elle avait produit une lésion valvulaire qui, après s'être révélée pendant la vie par les signes physiques habituels, avait été démontrée à l'autopsie par les procédés ordinaires, soit l'examen direct, soit l'épreuve de l'eau. Dans 19 cas, cette lésion était une insuffisance mitrale ou aortique, et dans 8 autres cas, il y avait coexistence de 2 ou de plusieurs lésions d'insuffisance et de rétrécissement.

En résumé, les autopsies nous montrent la grande fréquence, dans les cardiopathies athéromateuses, de la lésion de la région mitro-aortique, et en outre, dans tous ces cas, le point où le processus athéromateux paraissait avoir débuté, — parce que c'était là que la lésion paraissait la plus ancienne — siégeait au niveau de cette même région mitro-aortique, ou, plus spécialement encore, du sinus mitro-sigmoïdien. Il est, dès lors, logique d'admettre que cette lésion, apparemment la première en date, a conditionné les autres.

Les choses paraissent se passer de la façon suivante : au début, l'athérome mitro-aortique existe, mais demeure silencieux, puis la plaque s'étend, rétracte la valve antéro-interne de la mitrale et produit une insuffisance ou beaucoup plus rarement un rétrécissement, ou ces deux lésions; que si la lésion s'étend vers le haut, c'est à une insuffisance ou à un rétrécissement aortique que l'on aura affaire, ou encore à un rétrécissement sous-aortique ; on comprend sans difficulté qu'une seule et même lésion puisse produire à la fois les quatre et même les cinq lésions.

Complexité relativement fréquente des lésions valvulaires chez les athéromateux, telle est donc la principale conséquence anatomo-pathologique de la détermination vraiment fréquente du processus athéromateux sur la région mitro-aortique.

3° Symptômes. — Au point de vue *symptomatique*, ces conséquences se résument de même en la fréquente complexité des bruits de souffle perçus, à la région précordiale, chez les cardiopathes athéromateux, si bien que, s'il est vrai de dire avec Huchard, à propos du syndrome mitro-aortique, qu'il a trait à des malades qui sont des mitraux par le souffle et des aortiques par la maladie, on peut ajouter que, dans le cas fréquent de lésion complexe, ce sont des malades à la fois mitraux et aortiques par le souffle, quoique purement aortiques par la maladie.

Étant donné que nous connaissons déjà les signes fonctionnels et physiques de chaque lésion valvulaire, leur évolution, nous serons brefs sur la symptomatologie et l'évolution de ces lésions complexes. Au point de vue physique, c'est la coexistence de plusieurs souffles, ayant chacun les caractères bien connus de telle ou telle lésion orificielle athéromateuse, qui commande le diagnostic. L'association fréquente d'une lésion orificielle mitrale avec une lésion orificielle aortique donne lieu, dans bien des cas, à un souffle olosystolique, perçu à toute la région précordiale, avec deux maxima, l'un à la pointe, à timbre plus aigu, avec propagation axillaire, l'autre à la base à timbre plus rude et avec propagation carotidienne ; entre ces deux lieux de souffles, s'étend une zone intermédiaire où ils sont à peine perçus : c'est le caractère du *souffle mitro-sigmoïdien* de Vulpian, du *souffle en sablier* de Barnault, du *souffle mitro-aortique* de Huchard.

Plus simplement, nous dirons que dans le cas de lésion unique, le plus souvent il s'agira d'un souffle systolique à la pointe, symptomatique d'une insuffisance mitrale ; que dans le cas de lésion complexe, l'association la plus fréquente étant celle de l'insuffisance mitrale avec l'insuffisance aortique, on a, avec un souffle systolique à la pointe, un souffle diastolique à la base ; souvent aussi nous avons observé les signes périphériques d'une insuffisance aortique à l'exclusion des signes centraux (insuffisance aortique sans souffle) ; souvent cette insuffisance coïncidait avec des signes de dilatation de la première portion de l'aorte (*maladie de Hogdson*) ; la lésion la plus fréquente, ensuite, a été la coïncidence, avec une insuffisance mitrale, d'un rétrécissement aortique ou sous-aortique, et c'est dans ce cas que se perçoit le souffle systolique généralisé à toute la région précordiale, tel qu'il a été signalé par les observateurs qui nous ont précédés et que nous l'avons précisé plus haut (*souffle en sablier*).

Le timbre de ces souffles n'a rien de particulier ; cependant, à plusieurs reprises, nous avons insisté, au cours de nos observations sur le caractère serratique, parfois musical de ces bruits ; il s'agissait alors le plus souvent de rétrécissement très serré, avec incrustations calcaires.

Enfin, nous devons noter que les souffles peuvent ne pas exister, alors que, ultérieurement, l'autopsie révèle des lésions valvulaires incontestables ; l'absence de souffle tient probablement alors à la faiblesse des contractions cardiaques.

Le pouls, ainsi que l'a montré Huchard, offre des caractères particuliers dans les lésions mitro-aortiques : « il offre à la fois, par son irrégularité et la brusquerie de la ligne d'ascension avec crochet, les caractères du pouls mitral et du pouls aortique, quoique dans certains cas il soit absolument impossible de constater le moindre souffle d'insuffisance aortique, fonctionnelle ou organique ».

4° Évolution. — Quelle est, dans l'évolution d'une cardiopathie artérielle, la part revenant à la localisation mitro-aortique du processus ? Dans cette marche si spéciale des cardiopathies athéromateuses, nous ne méconnaissons pas qu'une part importante ne revienne, soit aux lésions du myocarde, soit aux lésions des divers viscères, mais ce que nous croyons, c'est que, dans ce complexus qu'est le cœur sénile, l'existence d'une lésion valvulaire n'est pas une quantité négligeable. Par suite des troubles hydrodynamiques qu'elle entraîne, cette lésion vient rendre plus pénible encore la tâche du myocarde, qui a déjà par ailleurs de nombreuses causes de méiopragie.

Le trouble dû à la lésion valvulaire sera, sauf exceptions bien connues pour quelques lésions qui paraissent jusqu'à un certain point se compenser (rétrécissement mitral et insuffisance aortique, rétrécissement et insuffisance aortique par exemple), d'une façon générale en proportion de la complexité de la lésion.

En fait, l'évolution vers l'asystolie terminale nous a paru en effet souvent plus rapide dans les lésions complexes que dans les lésions simples.

5° Pronostic. — Le pronostic doit être très réservé ; il dépend en grande partie de l'état du myocarde, mais aussi du degré de complexité plus ou moins grand de la lésion.

6° Diagnostic et traitement. — Pour le diagnostic et le traitement, voir *Cardiopathies valvulaires artérielles*.

ARTICLE III

MYOCARDITES

Les myocardites, ou inflammations du myocarde, se divisent en *aiguës* et en *chroniques*. Les myocardites aiguës n'offrent rien de spécial au vieillard et de ce fait nous retiendrons peu ; les myocardites chroniques, au contraire, d'une fréquence extrême dans la sénilité, méritent une étude toute spéciale.

§ 1. — MYOCARDITES AIGUES

L'inflammation aiguë du myocarde, ou myocardite aiguë, est une maladie de tous les âges, et même plutôt de la jeunesse ou de l'âge adulte, ses causes productrices, infections ou intoxications, étant moins fréquentes dans la vieillesse que dans les autres âges de la vie.

1° Étiologie. — Toutefois, il est juste de faire remarquer

que si, dans la défaillance cardiaque qui constitue le gros danger
des maladies infectieuses chez le vieillard, une part considérable
doit être faite aux altérations préétablies qui constituent le cœur
sénile, il n'en est pas moins vrai qu'un certain rôle doit être
attribué très fréquemment à des déterminations aiguës sur le
myocarde, les altérations antérieures constituant alors simplement pour le cœur une prédisposition morbide.

En fait, chez le vieillard plus encore que chez l'adulte, dans
beaucoup de maladies infectieuses, ou, pour mieux dire, dans
toutes, c'est la défaillance du cœur qui constitue le plus gros
danger, et cette défaillance se manifeste brusquement, même
lorsqu'au préalable, rien n'a appelé l'attention sur le cœur.
Dans la pathogénie de cette insuffisance cardiaque, il est difficile de préciser exactement la part qui revient à l'atteinte des
nerfs, et celle qui revient à l'atteinte du muscle ; mais on peut
affirmer que la part de celle-ci est, à coup sûr, la plus considérable.

En résumé, le cœur des vieillards obéit aux mêmes lois générales qui conditionnent les réactions morbides du cœur de
l'adulte, et c'est l'inflammation qui, chez le vieillard comme chez
l'adulte, est le plus souvent l'origine de l'asystolie. Nous ne dis-
cuterons pas la question de savoir quelle est, dans la lésion du
myocarde au cours des infections, la part respective de la dégénérescence, par imprégnation toxinienne, et de l'inflammation
proprement dite. Le premier mécanisme est à la base surtout
des manifestations précoces, le second des manifestations tardives.

2° **Symptômes**. — Les symptômes de la myocardite aiguë
au cours des pyrexies ne sont pas différents de ce qu'ils sont
chez l'adulte : l'assourdissement du premier bruit, l'égalisation
des silences et des bruits, entraînant la production du rythme
pendulaire (*rythme fœtal* de STOKES ou *embryocardie* de HUCHARD),
l'augmentation de la matité précordiale, l'hypotension artérielle,
la petitesse et l'irrégularité du pouls, sont les signes physiques
les plus évidents de la faiblesse du ventricule gauche ; la dyspnée,
la tachypnée, l'angoisse et la douleur précordiales, la tendance

aux lipothymies et aux syncopes en sont la traduction fonctionnelle la plus évidente.

§ 2. — MYOCARDITES CHRONIQUES

La myocardite chronique est l'inflammation chronique du myocarde.

1° Étiologie. — Les causes de la myocardite chronique sont multiples et d'ailleurs, pour beaucoup, encore mal élucidées.

Cette affection étant très fréquente chez le vieillard, on a pu soutenir, avec quelque apparence de raison, que la sénilité à elle seule était susceptible de la produire. Nous ne pouvons l'admettre, et nous ne considérons comme fonction directe de la sénilité que l'ensemble des phénomènes anatomo-cliniques que nous avons groupés sous le nom de cœur sénile (voy. ce mot).

La myocardite chronique n'est plus fréquente chez le vieillard que chez l'adulte, que parce que, avec l'âge, s'accumulent les causes infectieuses ou toxiques susceptibles de léser le myocarde : infections, toxi-infections, intoxications, telles sont en effet les causes principales des myocardites chroniques. Parmi les intoxications, l'alcoolisme, le tabagisme, le saturnisme sont parmi les plus fréquemment notées ; on a incriminé également l'abus de la viande dans l'alimentation. Parmi les auto-intoxications, la goutte, le diabète, le rhumatisme ont été incriminés. Parmi les infections, nous retrouvons les infections aiguës qui ont pu causer une myocardite infectieuse aiguë, susceptible, surtout chez le vieillard, de passer à la chronicité : telle, l'infection par les bacilles d'Eberth, de Löffler, par le pneumocoque, peut-être par le microbe de la grippe, etc.

Mais ce sont plutôt les infections d'emblée chroniques, telles que la syphilis et la tuberculose qui sont susceptibles de léser le myocarde ; la myocardite est alors, le plus souvent, d'emblée chronique. En ce qui concerne la syphilis, la chose est depuis longtemps admise ; pour la tuberculose, notre conviction a été faite par de nombreuses observations personnelles, où nous avons vu, en dehors de toute artériosclérose, une myocardite chronique se développer chez des tuberculeux avérés, sans qu'aucune autre cause eût pu être invoquée ; par d'autres cas, où la myocardite se manifestait sans cause apparente, chez des malades non tuberculeux cliniquement, mais chez lesquels les réactions biologiques (tuberculine, intradermo-réaction, agglutination), indiquaient une tuberculisation de l'organisme ; dans une autre série de cas, l'autopsie nous a montré, chez le même sujet, la coexistence, avec les lésions habituelles de la myocardite chronique, de toute une série de lésions ressortissant évidemment à la tuberculose, si bien que l'idée de l'origine tuberculeuse des lésions myocardiques s'imposait à l'esprit de l'observateur ; enfin, dans quelques cas, l'aspect des lésions elles-mêmes, ainsi que nous le verrons au chapitre de l'anatomie pathologique, plaidait en faveur de la nature originellement tuberculeuse des lésions inflammatoires.

2° Anatomie pathologique. — Le cœur, dans la myocardite chronique, est généralement augmenté de volume, par suite de l'hypertrophie de ses parois et de la dilatation de ses cavités ; — le poids, par suite, est accru, et atteint 4 à 700, parfois même 800 à 1000 grammes. Sa consistance est dure dans les régions atteintes ; sa couleur, dans ces régions, varie du gris jaunâtre au blanc nacré.

Par ordre de fréquence, les points les plus atteints sont les parois des ventricules, du gauche en particulier, le septum inter-ventriculaire, les piliers de la mitrale, la région de la pointe ; dans quelques cas, les lésions prédominent au niveau des oreillettes.

Les îlots de sclérose se présentent sous forme de stries, de bandes ou plus souvent d'îlots stellaires à bords festonnés qui paraissent s'insinuer par une série de fines ramifications arborisées entre les faisceaux musculaires voisins restés sains. Ils siègent sous l'épicarde ou à l'intérieur du myocarde.

Histologiquement ces îlots sont formés de tissu conjonctif à divers stades de son évolution ; entre les logettes circonscrites par le tissu conjonctif, les fibres musculaires présentent de la dégénérescence granulo-fragmentaire, puis de l'augmentation de la

striation longitudinale avec état fendillé ; enfin il peut se produire une sorte d'œdème protoplasmique, avec lacunes intra-
cellulaires (*état vacuolaire*) ; — quelquefois les cellules ont
présenté de la dégénérescence vitreuse, de la dégénération granulo-pigmentaire ou amyloïde. Pour RENAUT et MOLLARD, l'altération caractéristique de la myocardite sénile consisterait dans
une désintégration du ciment des traits scalariformes d'EBERTH,
d'où segmentation de la fibre musculaire; cette altération, d'ailleurs incontestable, n'a pas, pour la plupart des auteurs, l'importance que lui ont attribuée ces histologistes, et serait même,
pour quelques-uns, une lésion banale sans importance anatomo-
clinique. Quant à l'hypertrophie de la fibre musculaire décrite
par quelques auteurs dans la myocardite sénile, elle n'est pas
généralement admise.

Les lésions vasculaires sont fréquentes : ce sont celles de l'artériosclérose, avec endartérite, parfois oblitérante, et périartérite ; les veines ont présenté parfois de la périphlébite ; les lymphatiques un certain degré de stase.

La myocardite est souvent associée à des lésions d'une ou
des deux autres parties constituantes de la paroi cardiaque :
lésions de l'endocarde : plaques scléreuses opalines, plus ou
moins épaisses, de l'endocarde valvulaire ou pariétal ; plaques
laiteuses du péricarde. Plaques d'endocardite pariétale, et de
sclérose péricardique sont en rapport direct avec les foyers sus
ou sous-jacents de sclérose myocardique.

Suivant que les lésions sont localisées à telle ou telle portion
du myocarde, on a décrit des myocardites régionales et des
myocardites diffuses.

La subordination des diverses lésions entre elles est une des
questions qui a le plus passionné les histologistes du dernier
quart du XIXᵉ siècle.

Pour H. MARTIN, les scléroses myocardiques seraient d'ordre
dystrophique et d'origine artérielle : à la suite de l'oblitération
par endartérite oblitérante d'une artériole nourricière du myocarde, il se produirait une zone de moindre nutrition, à la périphérie du territoire de distribution de l'artériole oblitérée ; sous
cette influence, la fibre, élément noble, délicat, qui a besoin

pour vivre d'une circulation intense, disparaît ; le tissu conjonctif, d'une organisation plus résistante, plus vivace, prolifère, en prenant la place de l'élément parenchymateux.

Plus récemment, on a modifié cette théorie artérielle : la plaque de sclérose ne serait autre qu'une vieille cicatrice d'infarctus dans laquelle le tissu conjonctif aurait pris la place du tissu parenchymateux détruit par nécrobiose à la suite d'une oblitération vasculaire ; tandis que pour ZIEGLER, la nécrose porterait sur un bloc de fibres (*nécrose insulaire*), pour HÜBER elle se ferait cellule à cellule (*nécrose moléculaire*) ; pour VON LEYDEN, l'oblitération brusque produirait le ramollissement du tissu myocardique, l'oblitération lente, sa sclérose ; pour TRIPIER, l'oblitération des artérioles est bien le *primum movens* du processus, mais la théorie de la dystrophie ne suffit pas à expliquer la production de tissu conjonctif de nouvelle formation ; tout s'expliquerait, au contraire, par la notion de l'augmentation compensatrice de la circulation dans les artères voisines non oblitérées, qui, sous cette influence, fourniraient des éléments cellulaires en abondance, d'où formation de productions nouvelles, dites scléreuses.

Pour DEBOVE et LETULLE, RIGAL et JUHEL-RÉNOY, le *primum movens* serait la périartérite, qui au bout de quelque temps s'accompagnerait de l'inflammation du tissu conjonctif périvasculaire.

Pour BARD et PHILIPPE, RIBUL, le tissu conjonctif sous l'influence de causes diverses, prolifère là où il est, dans les espaces interfasciculaires comme dans les espaces périvasculaires, pour produire la myocardite chronique interstitielle primitive.

En réalité, le processus diffère suivant le type anatomo-pathologique considéré. A ce point de vue on peut reconnaître au moins quatre types anatomiques principaux de myocardite chronique sénile, dont deux d'origine vasculaire, et deux sans connexion apparente avec les lésions des vaisseaux.

A. MYOCARDITES D'ORIGINE VASCULAIRE. — Les myocardites d'origine vasculaire comprennent la myocardite scléreuse dystrophique, par endocardite oblitérante, ou sclérose du myocarde, ou cardiosclérose, dans laquelle l'oblitération vasculaire commande le processus, et la myocardite scléreuse hypertrophique d'origine périartéritique.

a. *Sclérose du myocarde, cardiosclérose.* — Dans la *cardiosclérose*, ainsi que l'a montré Huchard, le tissu scléreux est réparti par grandes nappes, et l'on trouve, disséminés au milieu de ces

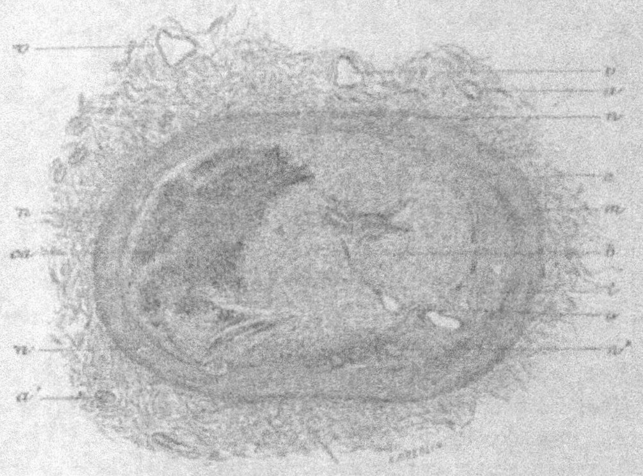

Fig. 11.

Coupe d'une coronaire athéromateuse oblitérée (d'après Huchard).

e, tunique externe. — m, tunique moyenne. — i, tunique interne. — b, bourgeonnement de la tunique interne. — o, vestiges de la lumière du vaisseau. — ca, masse calcaire déposée dans la couche profonde de la tunique interne. — va, vaisseaux néoformés pénétrant dans la tunique moyenne. — v', vaisseaux néoformés pénétrant dans la tunique interne. — ve, vaisseaux de la tunique externe. — ae', artérioles de la tunique externe dont l'une (a') est oblitérée.

champs de sclérose, des îlots de fibres musculaires, tantôt encerclées de toute part par le tissu scléreux, tantôt réunies par une partie de leurs bords au tissu musculaire voisin resté indemne. Enfin, plus caractéristique encore de cette forme que la disposition des îlots, est la présence au milieu d'eux d'une artériole atteinte d'endartérite, et à calibre rétréci ou oblitéré (fig. 11, d'après Huchard, *Cong. méd.* Lille, 1899, p. 35). Dans certains cas, où les nappes de tissu fibreux occupent toute l'épaisseur du myocarde, on a, sur quelques points, la reproduction

presque complète de la figure que nous donnons page 91,
comme représentant une cicatrice d'infarctus, de *myomalacia
cordis*; aussi est-ce de l'étude de faits analogues qu'est résultée
la théorie ci-dessus exposée de l'infarctus générateur de sclérose.

b. *Myocardite scléreuse hypertrophique périartérielle.* — Une
deuxième forme est constituée par la sclérose d'origine périar-

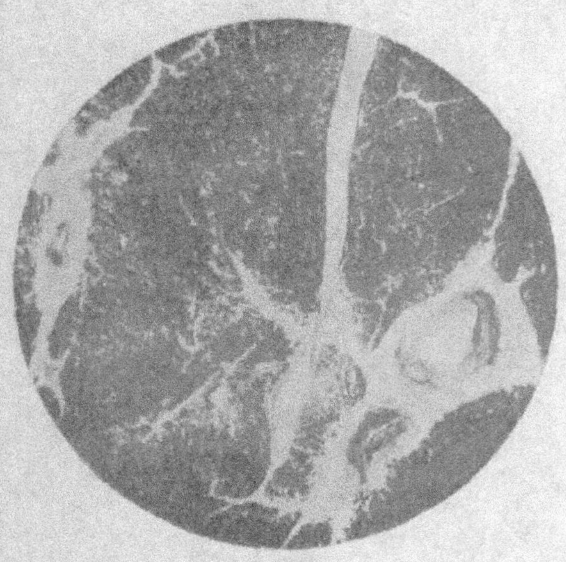

Fig. 12.
Myocardite scléreuse hypertrophique périartérielle.

térielle : la figure 12 en donne une bonne idée : dans ces cas, les
nappes de sclérose sont disposées autour et le long des parois
externes des vaisseaux, dont la lumière constitue en quelque
sorte l'axe des bandes de tissu fibreux; la périartère est entourée
d'une sorte de gaine conjonctive de nouvelle formation, de
laquelle se détachent une série d'arborisations fibrillaires s'insinuant entre les travées myocardiques, et devenant d'autant plus
minces et plus rares que l'on s'éloigne du vaisseau. Il s'agit, en
somme, d'une inflammation débutant autour des vaisseaux, et

se propageant excentriquement par rapport à leur axe. C'est la forme isolée par RIGAL et JUHEL-RÉNOY sous le nom de *myocardite scléreuse hypertrophique* ; il est probable que la même cause toxique qui produit la périartérite produit de l'hyperplasie musculaire ; toutefois il est classique d'admettre que l'augmentation

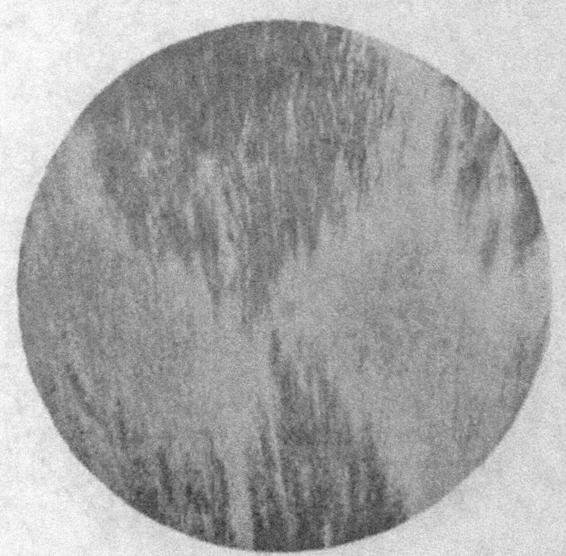

Fig. 13.
Myocardique scléreuse atrophique.

de volume du cœur tient plutôt au développement exagéré du tissu conjonctif.

B. MYOCARDITES NON VASCULAIRES. — Les myocardites non vasculaires par leur origine comprennent la myocardite scléreuse-atrophique et la myocardite interstitielle chronique.

a. *Myocardite scléreuse atrophique.* — Dans la myocardite dite myocardite scléreuse sénile, décrite encore par HUCHARD sous le nom de *cœur scléreux sénile*, la prolifération interstitielle est diffuse et consécutive à une dystrophie générale primitive (fig. 13).

L'épaississement porte uniformément sur le tissu conjonctif intra et périfasciculaire ; dans l'intervalle des fibres musculaires, le tissu conjonctif est remplacé par de véritables travées de tissu fibreux. Il n'y a pas d'endartérite oblitérante, mais le tissu conjonctif est épaissi tout autour des vaisseaux, comme partout ailleurs. C'est à cette prolifération générale et régulière du tissu conjonctif que Boy-Teissier a donné, à tort selon nous, le nom de *xérose*, pour la distinguer de la prolifération irrégulière des scléroses ; pour nous, il s'agit d'une lésion pathologique, d'une inflammation, ou plutôt d'une séquelle d'inflammations, qui fait partie de la pathologie sénile, mais non de la sénilité normale. Entre les trousseaux de tissu fibreux, les fibres cardiaques seraient atrophiées dans le voisinage des grands espaces conjonctivo-vasculaires, et hypertrophiées au centre des faisceaux musculaires (Huchard).

Cette forme ne mérite pas plus que les autres, le nom de sénile, n'étant pas plus qu'elles, fonction directe de la sénilité.

On doit la comparer, peut-être même l'identifier, à la lésion décrite par Demo sous le nom de *myofibrosis cordis*, qui consisterait dans un développement de plus en plus considérable, à mesure que le sujet avance en âge, du tissu conjonctif normal du cœur ; si bien que Demo, de même que Boy-Teissier pour sa xérose, admet que la « myofibrose sénile » peut constituer un processus normal.

A en rapprocher encore la forme décrite par Merklen (1899) sous le nom de *myocardite chronique atrophique* ; ce sont des cœurs sans hypertrophie avec amincissement relatif des parois, masqué par une adipose sous-péricardique et interstitielle notable, le système vasculaire étant relativement peu atteint. Au microscope, c'est une sclérose diffuse à prédominance sousendocardique, avec atrophie granulo-pigmentaire des fibres musculaires et dissociation segmentaire, avec endartérite et périartérite des petits vaisseaux.

Friedreich avait déjà fait remarquer que, par les progrès du processus myocarditique, les parois des ventricules peuvent s'amincir en même temps par la disparition du tissu conjonctif préexistant et par la rétraction du tissu conjonctif de nouvelle formation ; la tonicité du myocarde diminuant parallèlement, la cavité cardiaque se dilate par atrophie excentrique. Il y a donc bien des myocardites interstitielles séniles avec atrophie — sans parler des cas, très nombreux, où une atrophie sclérosante locale, par exagération du processus, peut coexister avec une hypertrophie générale du myocarde.

b. *Myocardite interstitielle chronique*. — Sans rapport direct avec les lésions vasculaires, sont aussi les formes de myocardite décrites par Barié et Philippe sous le nom de *myocardite interstitielle chronique* : à l'œil nu, ce sont des plaques d'aspect fibreux, se localisant surtout à la pointe, à la base du cœur, et aux points d'insertion des piliers dans les parois ventriculaires.

Histologiquement, la sclérose est constituée par du tissu conjonctif adulte, qui étouffe la fibre cardiaque, dont les lésions seraient purement atrophiques et dégénératives, régressives. Les vaisseaux présentent parfois un peu d'endartérite, mais pas plus qu'on ne doit en trouver normalement chez des gens déjà d'un certain âge, et, en tout cas, à un degré insuffisant pour expliquer la sclérose avancée. Par contre, la périartérite est souvent très accusée, mais c'est là, pour ces auteurs, une lésion qui n'est pas à proprement parler d'ordre vasculaire, car la périartère ou l'adventice appartient plus, pour eux, au tissu conjonctif ambiant qu'au vaisseau lui-même.

Enfin, dans ce groupe des myocardites non vasculaires, une place à part doit être faite, pour quelques auteurs, à la *myocardite segmentaire* de Renaut et Mollard (fig. 14), qui, pour d'autres, n'est qu'une lésion pouvant s'observer dans une série d'états morbides, et en particulier, parfois se superposer au processus de la myocardite chronique.

La caractéristique anatomique essentielle de cette variété de myocardite réside, ainsi que sa dénomination l'indique très bien, dans une segmentation du myocarde, par le fait de la désintégration du ciment des traits scalariformes d'Eberth ; il en résulte un aspect très particulier, dont la figure ci-jointe donne une très bonne idée (fig. 14).

Une question intéressante, mais impossible à résoudre pour le moment, serait celle de savoir quel est le déterminisme de

chacune de ces formes ; elles sont en rapport très probablement
non seulement avec la nature, mais aussi avec le mode d'action
plus ou moins rapide de l'agent pathogène : ainsi la figure (12) où
la périartérite est évidente, a trait probablement à une lésion tuberculeuse, celle (13) où il n'y a que de la sclérose, à la syphilis.

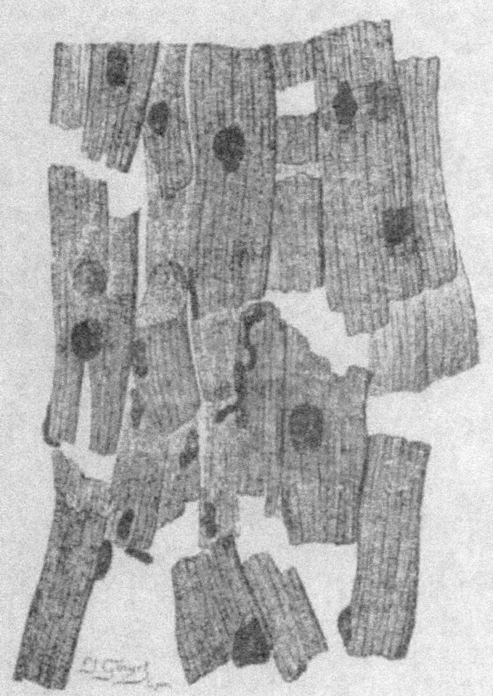

Fig. 14.
Myocardite segmentaire (d'après RENAUT).

Telles sont les formes anatomiques des myocardites primitives
généralisées. En outre, existent toute une série de myocardites
primitives localisées : sclérose de la cloison auriculo-ventriculaire, de la pointe du cœur, du nœud vital du cœur, du faisceau
auriculo-ventriculaire (maladie de Stokes-Adams, voir ce mot),
et également toute une série de myocardites secondaires : la

myocardite sous-endocarditique, sous-péricarditique (fig. 15), la myocardite veineuse (cœur cardiaque), la myocardite intersti-tielle du cœur rénal.

Le cœur cardiaque est un cœur volumineux et dilaté, surtout au niveau de ses cavités droites, avec des caillots anciens et adhérents ; l'agrandissement des cavités droites entraîne l'insuf-fisance tricuspidienne, et la gêne de la circulation veineuse dans

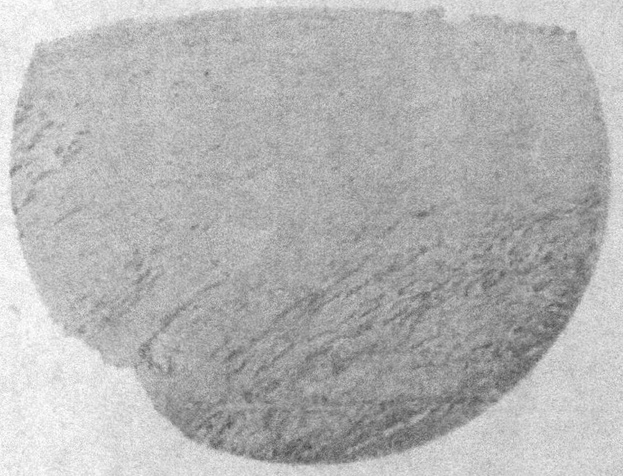

Fig. 15.
Sclérose du myocarde sous-péricarditique.

le cœur entier ; les veines sous-péricardiques et les capillaires eux-mêmes sont dilatés, comme distendus par une injection ; con-sécutivement il y a une prolifération du tissu conjonctif péri-vasculaire, avec œdème interfasciculaire, et dégénérescence va-cuolaire ou granulo-pigmentaire, ou encore segmentation des fibres musculaires.

3° Symptômes. — Les signes des myocardites chroniques sont fonctionnels et physiques.

Fonctionnellement, on note de la dyspnée, qui est d'abord une simple dyspnée d'effort, puis qui devient une dyspnée à la fois continue et paroxystique, les paroxysmes étant provoqués

par le moindre travail, le moindre effort un peu violent ou un
peu soutenu ; RABE a montré que parfois cette dyspnée pouvait
revêtir le type de Cheyne-Stokes.

Le second signe est constitué par les palpitations, qui ne font

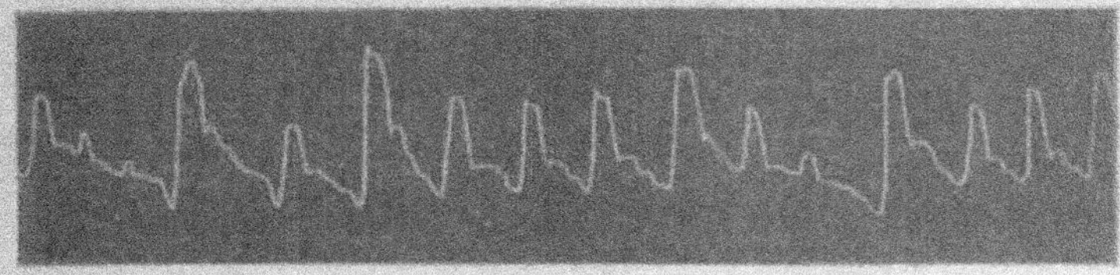

Fig. 16.
Myocardique chronique, femme 62 ans (d'après GALLAVARDIN).

presque jamais défaut ; elles surviennent d'abord par accès très
éloignés : le malade a brusquement la sensation pénible et
angoissante d'un arrêt du cœur, puis d'une reprise tumultueuse

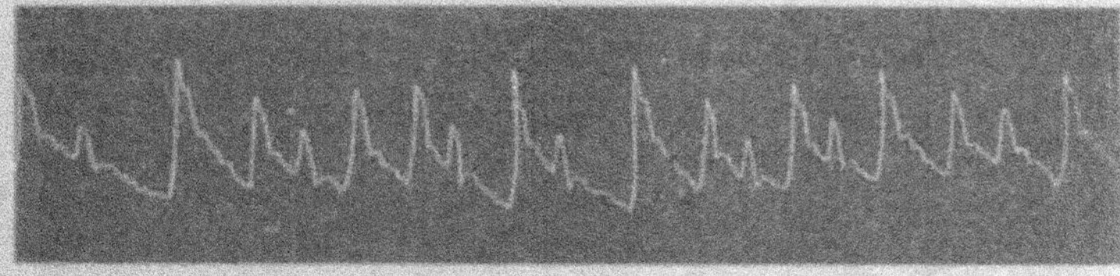

Fig. 17.
Myocardite chronique, homme 69 ans (d'après GALLAVARDIN).

et irrégulière, au moment de laquelle le cœur soulève la poitrine
à coups violents et précipités ; puis au bout de quelques secondes
à une minute, tout rentre dans l'ordre jusqu'à un nouvel accès ;
ces palpitations sont de plus en plus fréquentes, puis surviennent par crises, accompagnées en général de tachycardie, avec
exagération de l'angoisse et sensation de constriction thoracique.

Enfin la douleur précordiale est très fréquente ; sensation
pénible de dilatation du cœur ; douleur continue ou aiguë, parfois lancinante, spontanée et à la pression, au niveau de la paroi
précordiale.

Physiquement, on perçoit de l'hypertrophie du cœur : voussure précordiale, choc brusque d'abord, puis allant en s'atténuant ; augmentation de la matité précordiale à la percussion, de

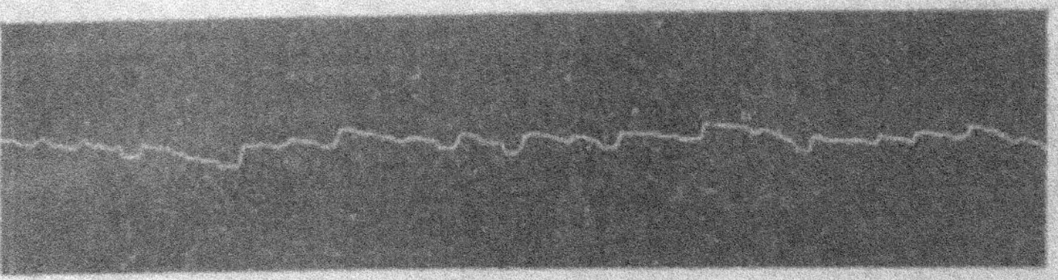

Fig. 18.
Myocardite chronique, homme 74 ans (d'après GALLAVARDIN).

l'ombre portée à l'écran radioscopique. A l'auscultation, dans une première période, le premier bruit peut être éclatant, avec résonnance un peu métallique, mais il ne tarde pas à devenir sourd, prolongé, presque soufflant ; à une période plus avancée,

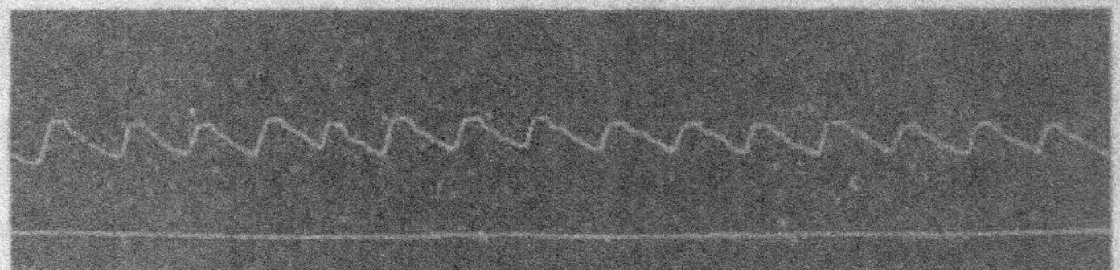

Fig. 19.
Myocardite, femme 66 ans.

ce peut être un véritable souffle par insuffisance fonctionnelle ; il y a d'ailleurs plus souvent qu'on ne le croit coexistence d'insuffisance organique par athérome des valvules (voy. *Insuffisance mitrale*, et plus bas, *Formes cliniques*).

L'arythmie est le signe objectif le plus frappant, quelquefois c'est le seul signe ; et dans beaucoup de nos observations il a été, en tout cas, le signe révélateur ; c'est une arythmie vraie : les pulsations sont inégales comme force, et elles sont inéquidistantes ;

parfois cependant, il semble y avoir une sorte de régularité dans l'alternance d'une série de pulsations régulières avec une série de pulsations irrégulières. Un certain degré de tachycardie permanente ou paroxystique s'associe fréquemment à l'arythmie. Pour nous, toutes les arythmies dites *séniles* sont pathologiques, et beaucoup sont fonction d'un certain degré de myocardite. Le pouls traduit les variations du rythme cardiaque, et est souvent instable (fig. 16 à 19).

4° Évolution. — Le début est souvent insidieux, remonte souvent chez la femme âgée, jusqu'à l'époque déjà lointaine de la ménopause, et se rattache, par là, à l'étude faite autrefois par CLÉMENT, des cardiopathies de la ménopause ; chez l'homme, le début est généralement plus tardif et coïncide avec les premières manifestations de la sénilité. Une fois constituée, la maladie évolue lentement, entrecoupée par des crises d'asystolie à répétition, avant d'arriver à la cachexie hydropique terminale. Chez les vieillards très avancés en âge, la maladie peut d'ailleurs brûler les étapes.

Bien entendu, à toutes les périodes de son évolution, le cours régulier de la maladie peut être interrompu par une complication : mort subite par syncope, par angine de poitrine, par rupture du cœur, par embolie cérébrale ; — complications rapides et même dramatiques, liées à de la congestion pulmonaire, à une poussée d'œdème aigu des poumons, ou encore à une infection secondaire des voies respiratoires, bronchopneumonie en particulier. Toute maladie aiguë est plus grave chez les myocarditiques que chez les vieillards valides.

L'évolution varie d'ailleurs suivant les formes cliniques.

5° Formes cliniques. — Parmi les formes cliniques admises par les classiques et par HUCHARD en particulier, il en est d'un peu artificielles qui sont basées sur la prédominance de tel ou tel symptôme : si la douleur prédomine, ce serait la *forme douloureuse ou sténocardique*, pouvant aboutir à l'angor pectoris; si l'arythmie est le phénomène dominant, c'est la *forme arythmique*, dans laquelle l'arythmie, angoissante et paroxystique, peut aboutir à une vraie folie du cœur, insensible à la digitale; si la rapidité des battements cardiaques est le fait le plus saillant, on a affaire à une *forme tachycardique*, où le chiffre des battements cardiaques peut atteindre et dépasser 140, et où la tachycardie peut être permanente ou paroxystique. Cette prédominance de la douleur, de la tachycardie, de l'arythmie, se rencontre, en réalité, dans des formes très différentes au point de vue de l'évolution et de la nature; elles ne constituent que des variétés dans les formes anatomo-cliniques qu'il nous reste à décrire.

La *myocardite chronique d'origine artérielle, cardiosclérose*, a servi de base à la description clinique de Huchard. Elle évolue en trois périodes, artérielle, cardio-artérielle, mitro-artérielle. Dans la première période, ce sont les signes d'hypertension artérielle, d'artériosclérose généralisée avec ou sans sclérose rénale qui dominent la scène; du côté du cœur, en particulier, il n'y a que des signes de méiopragie : un peu de dyspnée d'effort, quelques palpitations, quelques faux pas survenant de temps à autre.

Graduellement, ou brusquement, sous l'influence d'une maladie infectieuse quelconque, le vieillard passe dans la deuxième période, dite cardio-artérielle, dans laquelle l'arythmie et les palpitations, avec ou sans angoisse et douleur précordiale, dominent la scène, ainsi que la dyspnée qui devient continue, mais s'exaspère au moindre effort ; elle s'exagère quelquefois plus encore sous l'influence d'une congestion pulmonaire, d'une poussée d'œdème aigu du poumon, ou d'une attaque passagère d'asystolie, avant-coureur de la dernière période. L'examen physique des artères, de l'aorte en particulier, montre ici encore le rôle de la lésion artérielle. La tension artérielle, en dehors des phases d'hyposystolie, est encore au-dessus de la normale.

Enfin dans la troisième période, mitro-artérielle, un souffle d'insuffisance tricuspide et souvent mitrale s'est produit, la tension artérielle s'abaisse, la tension veineuse augmente, et le vieillard entre dans l'asystolie (Voy. ce mot).

La *myocardite scléreuse hypertrophique* nous paraît se confondre, cliniquement au moins, avec la *myocardite interstitielle chronique* de Bard et Philippe, et cette dernière forme a été très

fréquemment rencontrée par nous chez le vieillard. D'une
manière générale, la myocardite interstitielle chronique, d'après

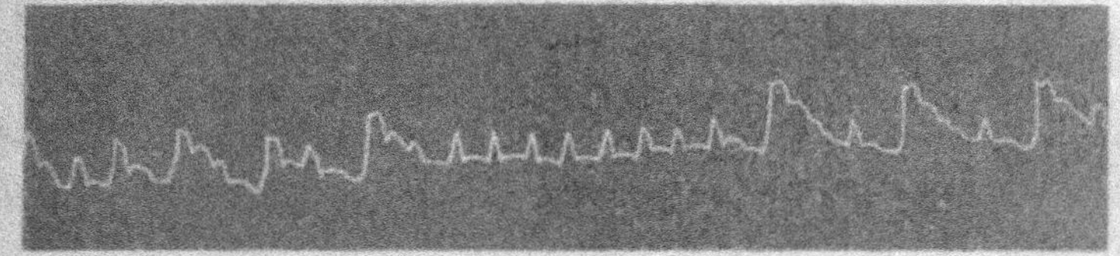

Fig. 20.
Myocardite chronique, arythmie en salves, homme 67 ans
(d'après GALLAVARDIN).

ces auteurs, évolue en trois périodes : période de latence,
période d'état, période d'asystolie.

Dans la période de latence, peu de phénomènes sont à noter,
sauf une arythmie passagère ; quelques palpitations, et quelques

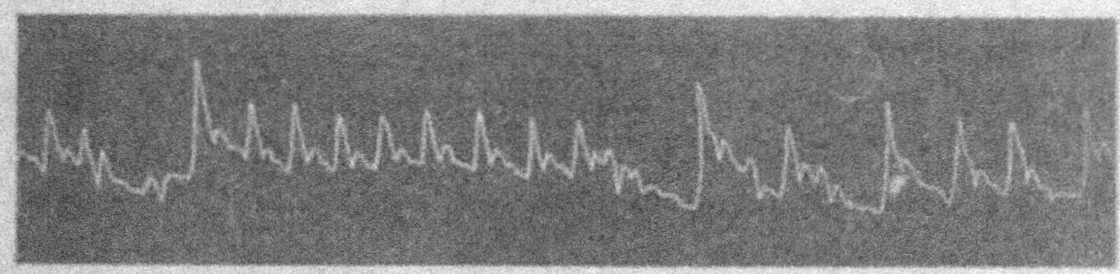

Fig. 21.
Myocardite chronique, arythmie en salves, homme 74 ans
(d'après GALLAVARDIN).

troubles subjectifs parmi lesquels un certain degré de dyspnée
d'effort est le plus évident.

A la période d'état, les divers procédés d'exploration concor-
dent pour démontrer l'existence d'un certain degré d'hypertrophie cardiaque, qui n'est jamais très accusée, et reste intermédiaire entre l'hypertrophie du mitral et celle de l'aortique.
L'arythmie est constante, mais elle est caractérisée non par des
faux pas, qui sont rares, mais par une véritable inégalité dans la
vitesse et l'amplitude des ondes ; souvent aussi, on a des « salves

de battements » c'est-à-dire 4 à 5 pulsations rapides et très rapprochées suivies de 4 à 5 pulsations plus lentes et plus distantes, de sorte que leur ensemble rappelle à l'oreille le bruit saccadé d'un « feu de salve » (fig. 20 et 21).

Les signes subjectifs sont, à cette période, ceux des myocardites en général.

Parfois il y a un souffle fonctionnel d'insuffisance mitrale ; la nature fonctionnelle du souffle résulte de son timbre et surtout de ce qu'il disparaît facilement par la digitale, et n'existe qu'avec l'œdème, l'anasarque et l'albuminurie d'origine cardiaque.

Il y a à cette période, de fréquentes crises d'œdème pulmonaire.

Enfin, des signes négatifs de la plus haute importance sont fournis par l'examen des artères, qui ne présentent ni l'hypertension ni les signes de l'athérome comme dans la forme précédente; il n'y a d'autre part pas de signes de néphrite interstitielle.

La période d'asystolie se caractérise par ses répétitions fréquentes : elle s'installe facilement, mais disparaît de même. Les souffles fonctionnels, l'albuminurie, l'oligurie, l'anasarque, sont l'apanage de cette période ultime.

La *myocardite atrophique* de MERKLEN, se manifeste par des signes banals de dilatation du cœur droit survenant chez un vieillard arythmique et artérioscléreux : dans un des cas qu'il a observés, il y avait de l'anasarque, de l'œdème pulmonaire, un cœur gros, un foie hypertrophié et douloureux, de la tachycardie arythmique, de l'hypotension artérielle.

La *myocardite segmentaire* a été cliniquement décrite par RENAUT, qui lui a assigné les symptômes suivants :

Pouls arythmique vrai multiforme, c'est-à-dire formé de pulsations inéquidistantes et inéquipotentielles ; arythmie paroxystique; tachycardie avec une certaine amplitude des pulsations ; affaiblissement des contractions cardiaques et du choc précordial ; augmentation de la matité précordiale, qui prend une forme rectangulaire ; assourdissement des bruits du cœur; souffle systolique mésocardiaque doux, sans harmonique surajoutée ; œdème latent prétibial, pâleur. — RENAUT décrit trois formes cliniques de la myocardite segmentaire : la forme latente, la forme arythmique sans souffle, la forme arythmique avec souffle mésocardiaque.

Pour RENAUT, ce serait là le véritable cœur sénile ; pour la plupart des auteurs, les symptômes ci-dessus décrits peuvent se rencontrer dans plusieurs variétés de myocardite ou de dégénérescence du cœur ; nous avons nous-même autopsié des vieillards qui, après avoir présenté un tableau clinique très sensiblement identique à cette description, présentaient l'une ou l'autre des autres variétés de myocardites scléreuses, avec ou sans association de segmentation myocardique. Celle-ci est une lésion anatomopathologique intéressante, à laquelle il semble prématuré d'attribuer une physionomie clinique univoque.

Telles sont les myocardites chroniques généralisées ; il y a en outre des *myocardites chroniques localisées* : la *myocardite auriculaire*, pour MENKLEN, se signalerait par la prédominance de l'arythmie ; la *myocardite localisée au faisceau de His* par le pouls lent permanent (voy. *Troubles du rythme cardiaque*), parfois par le syndrome de la tachycardie paroxystique (VAQUEZ) ; la *myocardite apexienne* par une faiblesse progressive du myocarde, de l'arythmie, avec cardiectasie, et insuffisance fonctionnelle, et par une évolution vers l'asystolie progressive ou une terminaison par la mort subite (HUCHARD).

En dehors des myocardites primitives, il y a des *myocardites secondaires : à des lésions du péricarde*, par exemple ; elles ne se manifestent pendant la vie, en dehors des signes de péricardite, que par de la faiblesse du premier bruit, de l'arythmie, quelquefois des phénomènes syncopaux ; — il y a des myocardites chroniques par propagation de lésions chroniques interstitielles de l'endocarde et qui, cliniquement, en dehors des signes d'endocardite, ont les mêmes symptômes que les myocardites sous-péricarditiques. — Une autre variété de myocardite chronique secondaire, c'est celle *qui succède* aux *cardiopathies valvulaires*, de quelque nature qu'elles soient : le cœur participant aux vicissitudes circulatoires de tout l'organisme, est chroniquement congestionné : c'est le cœur cardiaque, qui se produit plus rapidement chez le vieillard que chez l'adulte ; la lésion du myocarde est, on le sait, le grand facteur de gravité d'une cardiopathie et dans cette lésion, une part doit être faite à la congestion veineuse chronique. Cliniquement, il est presque impossible de faire le départ exact de ce qui revient à ces diverses lésions.

Il y a enfin des formes anatomo-cliniques qui sont dues à des associations morbides :

La *forme myo-valvulaire* de HUCHARD, est, pour nous, extrêmement fréquente. Nous avons vu, au chapitre des cardiopathies artérielles, que les lésions orificielles d'origine athéromateuse étaient plus fréquentes qu'on ne l'admettait autrefois ; leur association avec un certain degré de myocardite chronique est presque la règle chez le vieillard, aux symptômes de la myocardite se surajoutent ceux de l'athérome artériel et de la lésion valvulaire.

La *forme cardio-pulmonaire* est au moins aussi fréquente : ce sont ces vieillards emphysémateux, catarrheux qui, au bout d'un certain temps, présentent, outre des signes de faiblesse cardiaque, de l'arythmie simple ou de la tachy-arythmie.

Dans la *forme cardio-hépatique*, il s'agit de malades présentant, avec les signes habituels de la myocardite chronique, ceux d'une cirrhose cardiaque ; la sclérose de l'artère hépatique est probablement à la base du processus cirrhotique, comme la sclérose des coronaires et de leurs branches est à la base de la sclérose myocardique.

Enfin, dans la *forme cardio-rénale*, on a affaire à de vieux brightiques hypertendus qui présentent de l'hypertrophie du cœur avec galop de POTAIN, à laquelle se substitue graduellement de la faiblesse cardiaque avec arythmie.

Si, laissant de côté l'histologie et la pathologie générale, on se place au point de vue pratique de l'évolution, on distinguera, quelle que soit la variété anatomique observée, deux grandes classes de myocardites chroniques, séniles, les myocardites avec hypertension et les myocardites avec hypotension : lorsqu'on a affaire à une cardiosclérose ayant pour origine première une lésion artérielle, il y a deux périodes très nettes dans l'évolution de

la maladie, l'une artérielle ou précardiopathique, dans laquelle
les signes artériels seuls sont évidents ; une seconde myocardique, dans laquelle subsiste comme témoin de la période antérieure, des signes d'altération vasculaire et un certain degré
d'hypertension qui persiste encore jusqu'à un certain point pendant la période troublée, période de subasystolie, et ne disparait
que tardivement à la période d'asystolie ; ce sont les myocardites avec hypertension, qui sont des cardiopathies artérielles
à détermination musculaire, myocardique. — Dans d'autres
cas, les poisons accumulés par l'âge ou par les infections ont
frappé primitivement le muscle cardiaque sans intéresser ou en
intéressant au minimum les vaisseaux, les reins et les capsules
surrénales ; on a alors affaire à ces myocardites choniques avec
hypotension, si fréquentes chez le vieillard.

Au chapitre du traitement, l'importance pratique de cette
division générale des myocardites en deux grandes classes suivant qu'il y a ou non de l'hypertension au début du processus
morbide, sera bien mise en évidence.

Telles sont les classifications admises jusqu'ici ; mais elles
sont purement nosologiques ; actuellement, la médecine entre
dans une voie nouvelle, celle de la *classification pathogénique*, et
il est permis de rechercher dès maintenant si l'on ne peut entre-
voir une classification anatomo-clinique des myocardites chroniques séniles d'après ces bases :

Les commémoratifs seuls permettront d'incriminer la *syphilis*,
à moins que l'on ne dépiste quelque cicatrice à allure caractéristique ou que la réaction de Wassermann ne soit positive ; — ce
sont encore les commémoratifs qui permettront de faire remonter l'origine de la myocardite observée à telle ou telle *maladie
infectieuse* ; parmi ces maladies, il en est cependant une dont
on pourra parfois mettre en évidence le rôle, par la seule observation clinique, c'est la *tuberculose*, dont le rôle nous apparaît
aussi considérable pour la myocardite qu'il l'est pour l'athérome.

A ce point de vue, on peut distinguer plusieurs cas : l'imprégnation tuberculeuse du sujet a été à la base d'un athérome qui
à son tour a entraîné la production d'une myocardite ; alors on

retrouve dans l'histoire de la maladie les phases classiques décrites par Huchard; ou bien la détermination myocarditique n'a été précédée d'aucune phase artérielle nette ; ce sont en général, de vieux tuberculeux fibreux avec emphysème, chez lesquels à un moment donné, sans élévation préalable de la pression artérielle, ou avec abaissement de cette pression, se développent tous les signes de la myocardite avec dilatation et faiblesse du cœur. Dans un cas récent, ayant trait à un emphysémateux avec sclérose d'un des sommets, sans aucun signe pouvant faire penser à une poussée tuberculeuse pulmonaire, la coexistence de la séro-agglutination et de l'intradermo-réaction nous ont fait affirmer la nature tuberculeuse de la myocardite. Dans d'autres cas, des ganglions suspects, un rhumatisme à allures tuberculeuses, auront précédé les symptômes de la myocardite. Bien des cardio-pulmonaires de la catégorisation nosologique doivent rentrer dans cette classe pathogénique. — Y rentrent encore ces malades âgés qui, avec ou sans athérome préétabli, présentent, avec des signes de sclérose d'un des sommets pulmonaires, des signes de cirrhose hépatique, de néphrite et de myocardite interstitielles ; beaucoup de ces *scléroses parallèles* (Bard) donnent la preuve clinique, anatomo-pathologique, expérimentale, de leur nature originellement tuberculeuse.

6° Pronostic. — Les myocardites ne guérissent pas, mais peuvent subir de longs temps d'arrêt sous l'influence d'une hygiène et d'un traitement appropriés ; — l'asystolie est la terminaison habituelle, la mort subite est parfois observée.

7° Diagnostic. — Le diagnostic des myocardites chroniques sera à faire avec l'emphysème pulmonaire, avec les maladies des reins, avec les autres cardiopathies. Les signes particuliers à chacune de ces affections permettront de les dépister.

Toutefois on se rappellera la fréquence des associations morbides des myocardites avec l'une ou l'autre de ces affections.

Dans tous les cas, l'association des signes de faiblesse cardiaque avec des troubles du rythme appelleront l'attention sur la lésion du myocarde.

8° Traitement. — Le traitement sera exposé avec celui des cardiopathies en général.

ARTICLE IV

ARTÉRIOSCLÉROSE DES VAISSEAUX PROPRES DU CŒUR

La dégénérescence scléreuse ou calcaire des vaisseaux propres du cœur est susceptible d'entraîner des syndromes de divers ordres : d'abord, par insuffisance circulatoire temporaire, un syndrome douloureux, à évolution rapide et souvent dramatique, l'*angor pectoris*; — ensuite, par arrêt complet de la circulation, de véritables nécrobioses (*myomalacia cordis*, infarctus, anévrysmes, rupture du cœur); enfin, tant par troubles circulatoires, que par propagation du processus scléreux au myocarde et peut-être aussi par lésion myocarditique primitive, des phénomènes d'insuffisance cardiaque. Telle était du moins la classification pathogénique jusqu'ici admise, des phénomènes liés à l'artériosclérose des vaisseaux propres du cœur; nous verrons chemin faisant que la relation de causalité entre les lésions vasculaires et quelques-uns de ces syndromes est très discutée actuellement.

§ 1. — ANGOR PECTORIS

L'aortite chronique, en général, ne s'accompagne pas d'une douleur aiguë, mais seulement d'une sensation vague, de douleur rétrosternale plus ou moins fixe; de temps à autre, cependant, surviennent des accès dramatiques qui constituent les crises d'angor pectoris.

1° Symptômes. — Ces accès sont caractérisés par une douleur intense, excruciante, poignante, au niveau de la région précordiale, avec irradiations au bras gauche, parfois suspension de la respiration pendant l'acmé de la douleur, angoisse et

sensation pénible de mort imminente, de pause de la vie, avec
conservation intégrale de la lucidité d'esprit, avec impossibilité
de faire aucun mouvement ; si les accès surviennent pendant la
marche, le malade s'arrête comme cloué sur place, le facies
horriblement pâle avec une sueur froide et parfois une légère
cyanose ; puis, au bout de quelques secondes ou quelques
minutes, tout rentre dans l'ordre, la douleur s'évanouit ou s'atténue considérablement, le visage se recolore, et le sujet reprend
sa marche. Ces accès peuvent se renouveler fréquemment, et
aboutir à une sorte d'état de mal angineux.

Ils sont en général provoqués par la marche, et surtout la
marche contre le vent, par un effort, et surtout un effort des
bras, par une émotion vive.

Ils peuvent se terminer par le retour à la normale, mais en
général il y a récidive ; la mort est fréquente soit pendant
l'accès même, par syncope, soit consécutivement à une série
d'accès, par dilatation aiguë du cœur ou par œdème pulmonaire ; — ou encore les accès s'étant souvent répétés, le cœur se
laisse chroniquement distendre, surtout au niveau de ses cavités droites, il s'établit une asystolie progressive sans signes de
lésions valvulaires ou avec signes d'insuffisance fonctionnelle, et
le malade succombe dans la cachexie cardiaque, les attaques
d'angor ayant d'ailleurs disparu au fur et à mesure que s'éta-
blissait l'asystolie.

Telle est, dans ses grandes lignes, l'angine de poitrine, que
nous nous abstiendrons de décrire complètement ici, parce que,
bien que se présentant parfois chez le vieillard athéromateux,
elle est beaucoup plus rare que chez l'adulte et ne peut donc
être considérée comme fonction de la sénilité ; parce que,
d'autre part, ce syndrome est si tranché qu'il conserve son individualité clinique toujours semblable à elle-même, aux divers
âges de la vie.

2° **Pathogénie**. — Les relations pathogéniques avec l'artériosclérose des vaisseaux nourriciers du cœur paraissaient démontrées à la suite des travaux de HUCHARD sur la sténose coronarienne : étant donné l'athérome des coronaires, la circulation

était suffisante pour un petit travail, mais vint un travail exagéré, cette même circulation devenait insuffisante, c'était la claudication intermittente du cœur, base du processus angineux vrai, coronarien, un autre processus angineux, moins grave, étant consécutif à l'extension de l'inflammation de la périartère aux ramifications du plexus cardiaque : angine névritique, par opposition à la première, angine vasculaire.

Mais on remarqua que le pouls devrait cesser, tandis qu'il est à peine troublé, si la sténose coronarienne était la cause du processus : MERKLEN voulut substituer à la théorie coronarienne celle de la distension aiguë du cœur ; RONDOT, GILBERT et GARNIER attribuèrent le phénomène à de l'insuffisance rénale ; PAL, à une crise d'hypertension analogue à celles décrites par lui sous le nom de crises vasculaires, de *Gefässkrisen*. Pour BARD, les crises d'angor sont en rapport non pas avec les modifications permanentes de calibre des coronaires, mais avec les poussées congestives temporaires survenant au niveau de leurs embouchures dans l'aorte, principalement : ce n'est pas la sténose coronarienne, c'est la coronarite qui détermine l'angor. Il n'est pas douteux qu'il y ait là une grande part de vérité, les crises d'angor survenant plutôt à la première période de l'aortite thoracique, à un moment où l'inflammation est à son maximum, ou, plus tard, au moment des poussées aiguës qui jalonnent, ainsi que nous le verrons (voy. *aortite*), la marche progressive de l'aortite thoracique. Il n'en est pas moins vrai que le début et la terminaison brusques, l'allure paroxystique indiquent la participation du système nerveux, probablement par propagation de l'inflammation artérielle ; il est probable enfin qu'un élément spasmodique, la contracture des coronaires, intervient pour expliquer quelques-uns des phénomènes, et en particulier la mort, si fréquente, par syncope : l'élévation brusque de la tension, notée par REIT et KRAUTZ, par VAQUEZ, au moment des accès angineux, est en faveur de cette idée.

3° Diagnostic. — Le diagnostic de l'accès d'angor ne présente rien de spécial chez le vieillard.

4° Pronostic. — Le pronostic est plus grave encore que chez l'adulte : si la mort ne survient pas pendant la crise, l'évolution progressive vers l'asystolie définitive est presque fatale, à cause de la faiblesse initiale du myocarde.

5° Traitement. — Le traitement pendant l'accès est basé essentiellement sur l'emploi des inhalations de nitrite d'amyle. Ensuite c'est le traitement hygiéno-diététique et médicamenteux de l'aortite et des cardiopathies séniles avec hypertension, en insistant plus encore que dans les autres cas sur l'utilité du repos absolu, ainsi que du régime lacté mitigé ou du régime hypochloruré, pour peu qu'il y ait un certain degré d'insuffisance rénale latente.

§ 2. — MYOMALACIA CORDIS

Une complication plus indiscutable de la coronarite, c'est la *myomalacia cordis* ou infarctus du cœur ; cette lésion a pour cause habituelle, en effet, une thrombose d'une des branches des artères coronaires. La thrombose est consécutive à l'artérite chronique de la coronaire. Cette lésion n'est nullement exceptionnelle chez le grand vieillard athéromateux.

1° Description anatomique. — L'oblitération coronaire entraîne dans le myocarde des lésions à siège variable suivant le lieu de l'oblitération : si celle-ci siège au niveau de la coronaire antérieure, le myocarde sera altéré au niveau de la cloison interventriculaire et de la face antérieure du ventricule gauche; l'oblitération thrombosique de la coronaire postérieure produit la dégénérescence du ventricule droit et de la portion adjacente de la paroi postérieure du ventricule gauche.

Le siège le plus habituel de l'infarctus est au niveau des deux tiers inférieurs de la face antérieure du ventricule gauche.

L'infarctus consécutif à l'oblitération se présente soit sous la forme hémorragique, soit sous la forme nécrosique. Dans le premier cas, c'est l'apoplexie cardiaque, foyer de couleur rouge-brun, due à une hémorragie dans les interstices des fibres musculaires préalablement dégénérées par l'ischémie post-thrombosique.

La forme nécrosique, la plus fréquente, se révèle sous la forme de foyers jaunes ou de foyers roux.

Les foyers jaunes, situés au milieu des foyers roux, sont de

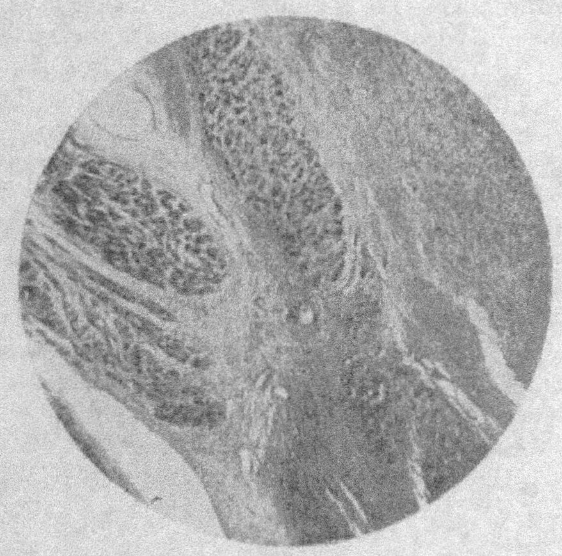

Fig. 22.
Myomalacia cordis.

vrais séquestres musculaires, contenant des fibres musculaires, tassées les unes contre les autres, sans élément cellulaire ni vaisseaux ; — dans d'autres îlots, les fibres présentent la dissociation segmentaire ou la dégénérescence pigmentaire ou graisseuse. Le tissu conjonctif périfibrillaire contient des amas de cellules lymphatiques dont quelques-unes présentent des granulations graisseuses, et ressemblent aux corpuscules de GLUGE.

Les foyers roux, entourant les foyers jaunes ou indépendants

d'eux, ont une couleur chocolat, une consistance molle, c'est de
la nécrose humide, dans laquelle le microscope décèle des alvéoles limités par du tissu conjonctif, et contenant du plasma
musculaire, des granulations graisseuses ou pigmentaires, des
cellules lymphatiques. C'est l'*état alvéolaire* de MARIE, *réticulaire*
de NICOLLE.

2° **Évolution**. — Tel est l'infarctus cardiaque à sa période
d'état. Ultérieurement, il peut évoluer dans deux directions différentes, vers la guérison ou vers la rupture.

a. *Cicatrisation des infarctus : plaques fibreuses, anévrysmes.* —
La guérison, c'est la cicatrisation, laquelle, comme dans tous
les autres viscères, se fait par la transformation fibreuse du tissu
nécrobiosé ; des cellules lymphatiques phagocytent les éléments
musculaires nécrobiosés, les cellules fixes du tissu conjonctif prolifèrent pour faire du tissu embryonnaire, d'abord, fibreux ensuite
et ainsi se forment dans le cœur ces *plaques fibreuses* formées de
trousseaux ondulés de fibres conjonctives adultes, avec de rares
cellules fixes ; ce sont les *callosités* de SCHWILEX, les *plaques
atrophiques* de LETULLE, uniques ou multiples, et dans ce dernier cas, disséminées ou confluentes; lorsqu'elles sont confluentes, elles en imposent pour de la sclérose cardiaque primitive, et ont été confondues, de fait, avec les myocardites interstitielles chroniques; leur histoire clinique est d'ailleurs encore
mal établie.

Si une plaque fibreuse est localisée à un point de la paroi du
cœur, mais, en ce point, atteint toute l'épaisseur de cette paroi,
celle-ci perd de ce fait, sa résistance élastique normale, et peut
se laisser passivement distendre par le sang : c'est l'*anévrysme
partiel* du cœur. Telle est du moins la pathogénie admise le
plus généralement, car on a renoncé à admettre que cet anévrysme était consécutif à une endocardite chronique, ou à une
symphyse localisée (RENDU) : de fait, au niveau de la callosité de la
paroi, le péricarde est souvent enflammé chroniquement, et ses
deux feuillets adhérents, mais il s'agit là d'une lésion consécutive
à celle du myocarde.

L'anévrysme siège de préférence au niveau de la pointe ou du

tiers inférieur du ventricule gauche. Son volume va d'une noisette à une orange ; il communique librement avec la grande
cavité du cœur, ou par un point rétréci (collet) ; en général, il
contient des caillots ; le péricarde est épaissi à ce niveau, l'endocarde est fibreux.

La paroi, mince, a la structure d'une plaque fibreuse, parfois
incrustée de sels calcaires, et offre périphériquement des
débris de fibres musculaires nécrosées, témoins de l'infarctus
initial.

Symptomatiquement, l'anévrysme peut être latent, sauf en ce
qui concerne les lésions causales pouvant se manifester par des
crises d'angor ou d'asystolie.

Cependant on a noté parfois l'un ou l'autre, ou plusieurs à la
fois des signes suivants : à l'inspection, une rétraction systolique
de la pointe, due à une symphyse contemporaine ; — à la percussion, de l'augmentation de la matité précordiale ; — à la palpation, de l'abaissement et de la déviation du choc de la pointe ; —
à l'auscultation, un souffle diastolique de la pointe indépendant
de toute insuffisance aortique, et dû au reflux diastolique du
sang de la cavité de l'anévrysme dans le ventricule ; — un cla-
quement diastolique éclatant ; — un bruit de souffle présystolique ; — un double souffle musical. Ces bruits vont en général
en diminuant d'intensité, puis disparaissent, au fur et à mesure
que la poche se remplit de caillots.

L'anévrysme entraîne la mort par rupture de la poche, par
embolie ; ou encore une asystolie à marche rapide, ou enfin
une crise d'angor ou d'œdème pulmonaire peut terminer la
scène.

b. *Ruptures du cœur*. — L'infarctus par oblitération d'une des
coronaires ou de l'une de leurs branches peut, avons-nous dit,
déterminer la rupture du cœur.

La rupture du cœur, en raison de ses causes, est une lésion
presque spéciale au vieillard.

La rupture se fait dans le territoire commandé par le segment
artériel oblitéré ; aussi le siège le plus fréquent est-il au niveau
de la partie moyenne et antérieure du ventricule gauche, ce qui
correspond à la fréquence de l'oblitération de la coronaire

gauche ; le ventricule droit sera intéressé si c'est la coronaire postérieure qui a été oblitérée.

La rupture est le plus souvent unique ; elle est complète ou partielle ; elle est punctiforme, linéaire, fissuraire ou irrégulière et sinueuse, parfois bifurquée en Y ou en V. Les bords sont déchiquetés et brun rougeâtre. Le trajet entre les deux orifices est direct, ou sinueux et oblique.

Le péricarde renferme toujours, lorsque la fente est complète, 200 à 500 grammes de sang.

Le myocarde, toujours altéré, présente soit de la dégénérescence graisseuse, soit de la dégénérescence granulo-pigmentaire avec thrombose des coronaires. Parfois on trouve à l'autopsie un anévrysme dont la paroi s'est rompue.

Cliniquement, c'est la mort, à peine précédée de quelques symptômes dramatiques. Il y a cependant trois degrés dans la brusquerie de ce dénouement.

C'est la mort foudroyante : le malade pousse un cri de douleur et d'effroi, souvent en portant la main à la région précordiale ; il pâlit, tombe en perdant connaissance et meurt immédiatement.

Ou bien c'est la mort rapide : après la douleur initiale, c'est une phase d'angoisse précordiale, avec irradiations douloureuses dans le dos ou les bras. Le malade pâlit et se cyanose, le pouls devient filiforme, puis la mort survient, au bout de quelques heures, soit brusquement dans une syncope, soit graduellement dans le collapsus algide.

Enfin, dans d'autres cas plus rares, la rupture semble se faire en plusieurs temps ; c'est alors la répétition, à quelques jours d'intervalle, de deux ou trois crises d'angoisse et de cyanose analogues à la précédente, et dont une ou deux sont suivies d'une accalmie relative de quelques heures à un ou deux jours.

Le traitement est sans aucune efficacité ; purement palliatif de la douleur, il se bornera à l'application de vessies de glace sur la région précordiale et à des injections d'éther.

La dégénérescence des tissus, l'altération des vaisseaux rend toute intervention chirurgicale illusoire, malgré les beaux résultats obtenus dans ces derniers temps par la chirurgie, dans les plaies du cœur d'origine traumatique.

ARTICLE V

INSUFFISANCE CARDIAQUE
DES ARTÉRIOSCLÉREUX

Dans le complexus décrit sous le nom de cœur sénile (voir ce mot) une part dans le mécanisme des symptômes doit sûrement être faite aux troubles circulatoires d'origine artéritique, mais une part plus considérable encore revient aux lésions séniles du myocarde.

Il existe au contraire une autre catégorie de vieillards chez lesquels les troubles généraux du fonctionnement cardiaque paraissent être sous la dépendance principale, sinon exclusive, des lésions vasculaires, par suite de la circulation cardiaque défectueuse, entraînant une mauvaise nutrition du myocarde, et par le fait de l'augmentation des résistances périphériques, due à l'athérome généralisé, et entraînant une fatigue exagérée, un surmenage du muscle cardiaque : c'est une cardiopathie artérielle sans myocardite proprement dite, et sans lésions valvulaires.

Ce syndrome a été bien étudié par Josué qui lui a décrit trois formes assez bien individualisées, sous les noms d'*insuffisance cardiaque latente*, d'*insuffisance cardiaque aiguë et provoquée*, et d'*insuffisance cardiaque chronique*.

1° Insuffisance cardiaque latente. — C'est une insuffisance cardiaque essentiellement *larvée*, c'est-à-dire offrant le masque d'autres affections, celles-ci n'étant en réalité que secondaires à la lésion cardiaque : le masque peut être pulmonaire ou rénal.

a. *Forme broncho-pulmonaire*. — Ce sont des vieillards atteints de bronchite avec congestion pulmonaire, présentant des râles sonores disséminés, et un ou plusieurs points de congestion fixe, le plus souvent basilaire, et se révélant par des zones obscures, subinales, avec râles sous-crépitants fins à l'inspiration, souffle léger à l'expiration ; la température est parfois normale, plus souvent irrégulière avec quelques poussées thermiques épisodiques ; le pouls est souvent régulier et bien frappé ; le cœur est augmenté de volume ; il s'agit le plus souvent d'ectasie droite, mais parfois aussi d'hypertrophie du ventricule gauche. Les urines sont foncées, rares, quelquefois au contraire d'abondance suffisante.

La nécessité de la médication digitalique démontre bien la réalité d'une cardiopathie primitive.

b. *Forme rénale.* — Le vieillard a des œdèmes, de la dypsnée, de l'oligurie et de l'albuminurie ; le pouls est régulier ; il y a un bruit de galop au niveau du cœur gauche. Le régime ne suffit pas à améliorer la situation ; il faut lui associer la médication digitalique.

2° Insuffisance cardiaque aiguë et passagère. — Brusquement, après une crise dyspnéique simple ou un coup d'œdème aigu du poumon ou une crise d'angor, après un surmenage, une émotion, une bronchite aiguë, des signes de dilatation aiguë du cœur droit se manifestent : cyanose, œdèmes rapidement progressifs, rapidité et faiblesse du pouls, dyspnée intense, râles de congestion aux bases, augmentation de la matité précordiale à droite du sternum, gonflement des veines du cou, hépatomégalie, reflux hépatique jugulaire. La mort peut survenir rapidement par syncope, ou graduellement, par affaiblissement progressif du cœur. Mais la guérison peut survenir, graduellement, par rétrocession de tous les symptômes ; seulement les rechutes sont fréquentes ; chacune d'elles laisse le cœur plus faible, et le malade finit par succomber aux progrès de l'asystolie chronique, et de la cachexie cardiaque des artérioscléreux.

3° Insuffisance cardiaque chronique. — Au fur et à mesure de la répétition des crises aiguës d'insuffisance cardiaque, la faiblesse cardiaque devient définitive et se manifeste par des signes cardio-vasculaires et par des signes viscéraux.

a. *Signes cardiaques*. — Dilatation du cœur, avec augmentation de la matité précordiale aussi bien à gauche qu'à droite ; contractions cardiaques rapides, inégales, irrégulières ; souvent souffles de dilatation.

b. *Signes vasculaires*. — En dehors des signes banals de l'athérome, pouls rapide, inégal, irrégulier ; stase veineuse généralisée, diminution de la tension artérielle et augmentation de la tension veineuse.

c. *Signes viscéraux*. — Bronchite et signes de congestion pulmonaire plus ou moins fixes, avec parfois signes d'infarctus ; urines rares, souvent hypochlorurées, quelquefois, mais non toujours albumineuses.

Graduellement, le malade s'amaigrit, se cachectise, tandis que les œdèmes et les épanchements (ascite, hydrothorax) s'installent à demeure ; la dyspnée est permanente, le pouls est filiforme, le cœur mou et sourd, le choc s'étalant en surface ; la cyanose est évidente ; il y a du délire cardiaque, parfois du Cheyne-Stokes.

Les ponctions et la digitale, ainsi que le régime lacté, efficaces au début, n'ont plus qu'une action temporaire ou presque nulle. C'est la *cachexie hydropique des artérioscléreux*, qui ne se différencie de la cachexie hydropique de BEAU, cachexie des cardiopathies valvulaires, que par la persistance des altérations vasculaires qui ont préexisté au processus morbide et par la fréquente importance, même à cette période, des troubles d'origine rénale

La mort, à cette période, peut survenir en effet par le fait d'un coma urémique, par suite de troubles liés à la fois au mauvais fonctionnement du cœur et des reins ; ou, enfin, la scène peut se terminer brusquement par la mort subite.

ARTICLE VI

ASYSTOLIE CHEZ LE VIEILLARD

Dans sa marche essentiellement chronique, la maladie du cœur, quelle que soit sa cause, évolue toujours vers un terme fatal.

qui est l'asystolie. Mais il y a, dans la rapidité de cette évolution, des différences capitales, tenant les unes à la nature de l'agent pathogène, les autres au terrain sur lequel il évolue.

1° Étiologie ; pathogénie. — Ainsi les microbes très infectants entraîneront, avec de l'endocardite infectieuse vraie, une marche rapide vers l'asystolie ; asystolie et endocardite initiale se rapprocheront dans le temps jusqu'à se confondre presque. A l'autre extrémité de l'échelle, nous trouvons des agents pathogènes causant une inflammation très aiguë, un incendie en quelque sorte de la séreuse endocardiaque, mais cette inflammation rétrocède également vite, laissant derrière elle non pas une *restitutio ad integrum*, mais une altération cicatricielle déformant l'endocarde spécialement au niveau des replis valvulaires ; l'endocardite valvulaire cicatricielle est constituée, mais l'asystolie ne surviendra qu'un certain temps, parfois longtemps après, lorsqu'une infection surajoutée aura provoqué la réinflammation de la cicatrice, ou une défaillance aiguë du cœur.

Entre ces deux types, il en est un intermédiaire, et beaucoup plus fréquent qu'on ne l'a cru jusqu'ici, dans lequel la phase inflammatoire initiale n'est jamais éteinte et se continue par un état subinflammatoire à poussées successives, donnant lieu à un syndrome analogue à celui que JOSSERAND et GALLAVARDIN ont individualisé sous le nom d'asystolie progressive des jeunes sujets.

Chez le vieillard, le premier et le second type sont exceptionnels ; nous avons de temps à autre rencontré le troisième ; il s'agissait de vieillards présentant des manifestations diverses d'origine évidemment tuberculeuse : scléroses pleuro-pulmonaires denses avec symphyse, d'origine tuberculeuse ; phtisies fibreuses de diverses formes ; péritonites chroniques ; arthopathies chroniques répondant au type du rhumatisme tuberculeux de PONCET ; la plupart avaient les réactions biologiques bacillaires (séro-diagnostic, intradermo-réaction), et l'autopsie démontrait jusqu'à l'évidence que partout la tuberculose apparaissait comme le *primum movens* du processus morbide ; chez plusieurs vieillards répondant à cette description, nous avons vu évoluer des asystolies progressives, à poussées successives, liées à l'existence d'une endocardite subaiguë, sans caractéristique bacillaire à l'autopsie, mais évidemment développée sous l'influence de la tuberculose ; dans quelques cas d'ailleurs, un noyau tuberculeux au niveau de la cloison interauriculaire ou au niveau du reflet du péricarde, constituait la signature de l'agent infectieux causal. — Dans ces cas, la persistance de l'asystolie tient à la nature subinflammatoire, toujours en évolution, du processus tuberculeux qui est à la base de l'endocardite. Ces cas, nous en convenons, sont d'ailleurs exceptionnels chez le vieillard, et constituent une forme d'asystolie tout à fait particulière.

En revanche, l'asystolie chez les vieillards revêt banalement un quatrième aspect, réalisé par les cardiopathies artérielles ; nous avons vu (Voy. *Cardiopathies artérielles*) que l'évolution de ces cardiopathies, après avoir été silencieuse pendant une première période de formation de la lésion artérielle, presque silencieuse, avec de très légers signes de mélopragie cardiaque, durant une deuxième période d'extension aux valvules du processus artéritique général, devenait brusquement évidente, dès que survenait à cette deuxième période une cause de défaillance cardiaque. Alors le malade entre de plain-pied dans la troisième période, dont l'unique caractéristique réside précisément dans une asystolie rapidement progressive avec peu ou point de rémissions. Chacune de ces rémissions laisse le myocarde plus affaibli et la ligne indiquant sur le graphique (Voy. fig. 5) la courbe de l'énergie cardiaque va constamment en baissant jusqu'à la défaillance extrême, au contraire de la courbe de l'asystolie des lésions endocarditiques, qui est susceptible de se relever après une crise jusqu'à un niveau presque aussi élevé que précédemment.

2° **Symptômes**. — En elle-même et en dehors de sa marche, l'asystolie a-t-elle chez le vieillard des caractères qui lui soient propres ?

Ces caractères se résument tous dans cette rapidité d'évolution même, due aux prépathies organiques : lésions antérieures des poumons (emphysème, sclérose, bronchite chronique, adhérences), déterminant et aggravant l'asystolie du type pulmonaire ; — troubles circulatoires d'origine artérioscléreuse aggravant les manifestations cérébrales de l'asystolie et transformant parfois le simple subdelirium en une véritable folie cardiaque ; — troubles circulatoires de l'estomac et de l'intestin, rendant les douleurs intestinales et les phénomènes gastriques parfois très prédominants ; — méiopragies rénales anciennes rendant plus grave l'insuffisance d'élimination urinaire conséquence de la congestion asystolique du rein, asystolie rénale ; — lésions artérioscléreuses du foie, facilitant et aggravant les crises d'asystolie hépatique ; — enfin lésions des coronaires et du cœur lui-même, entraînant des crises d'ischémie et des lésions myocardiques qui sont une aggravation et un appel pour les lésions du cœur cardiaque.

D'autre part, certaines complications de l'asystolie elle-même, comme les infarctus pulmonaires, les épanchements pleuraux sont encore plus graves chez les vieillards que chez les adultes asystoliques en raison des lésions du cœur sénile préexistantes, et de la moindre résistance du cœur à toute augmentation de son travail du fait d'une gêne surajoutée dans l'une ou l'autre des circulations.

Mais en dehors de ces considérations, l'asystolie est chez le vieillard, ce qu'elle est toujours : un complexus symptomatique lié à la défaillance du myocarde, au cours d'une cardiopathie antérieure, et se manifestant par une dilatation des cavités du cœur, des cavités droites en particulier, d'où la diminution générale de la tension artérielle, l'augmentation de la tension veineuse, la production de congestions viscérales passives, puis d'épanchements dans le tissu cellulaire et les séreuses, tandis que la faiblesse croissante du myocarde se manifeste au cœur lui-même, fonctionnellement par une dyspnée croissante, avec palpitations et cyanose, physiquement par la faiblesse du premier bruit, par une arythmie croissante, par l'atténuation des signes physiques préexistants, par l'apparition d'insuffisances fonctionnelles, à la mitrale (*période de mitralisation* des cardiopathies artérielles de Huchard), et surtout à la tricuspide. Cette dernière insuffisance s'accompagne de tous les signes des stases par dilatation du cœur droit : pouls veineux, pouls hépatique, oligurie, albuminurie et œdèmes, lesquels petit à petit s'installent à demeure, le tableau morbide arrivant graduellement, si une terminaison brusque n'est pas intervenue, à réaliser le complexus bien connu de la cachexie hydropique.

3° Pronostic. — Le pronostic de l'asystolie des vieillards est donc fatal.

4° Traitement. — Le traitement sera exposé au chapitre suivant.

ARTICLE VII

TROUBLES DU RYTHME CARDIAQUE
CHEZ LE VIEILLARD

Chez le vieillard comme aux autres âges de la vie, les troubles du rythme cardiaque sont divisibles en trois classes, suivant qu'il s'agit d'une accélération, d'un ralentissement, ou d'un trouble irrégulier du rythme cardiaque.

Les troubles du rythme cardiaque sont encore désignés sous le nom générique d'arythmie : dans ce cas, les deux premières variétés constituent les arythmies régulières, ou mieux allorythmies ; c'est-à-dire que les intervalles séparant deux pulsations restent égaux entre eux, mais sont anormalement raccourcis (tachycardies) ou anormalement allongés (bradycardies) ; la troisième variété seule, association irrégulière de trachycardie et de bradycardie, mériterait le nom d'arythmie vraie.

Cette distinction est plus théorique que pratique ; la clinique la vérifie bien pour les tachycardies, mais elle est beaucoup moins juste pour les bradycardies ; ou du moins, pour qu'elle s'applique intégralement à ce trouble du rythme, faut-il, avec Tripier, n'y faire rentrer que les bradycardies vraies, les bradycardies fausses se rapprochant beaucoup plus des arythmies.

Nous n'étudierons ici que les bradycardies ; les tachycardies et les arythmies, en ce qu'elles ont de particulier à la sénilité, ont été envisagées dans les chapitres de l'asystolie et des myocardites chez le vieillard.

§ 4. — BRADYCARDIES VRAIES

Le mot bradycardie signifie lenteur des pulsations cardiaques ; la bradycardie est vraie ou fausse ; dans celle-ci le pouls seul est lent, mais le cœur a un rythme qui, quoique anormal, n'est pas ralenti ; dans la bradycardie vraie, le pouls lent traduit fidèlement un ralentissement correspondant du cœur.

La bradycardie vraie peut être physiologique ou pathologique.

1° Bradycardie physiologique. — Certains sujets normaux ont le pouls ralenti toute leur vie. En dehors de ces cas rares, chez le vieillard comme chez l'adulte, des causes toutes temporaires peuvent produire de la bradycardie : tels, le passage de la station debout à la position horizontale ; — la raréfaction de l'air atmosphérique ; — le jeûne prolongé, etc.

2° Bradycardies pathologiques. — Les bradycardies pathologiques peuvent avoir leur origine dans un trouble du système nerveux central du cœur, lequel peut être lésé directement, comme dans l'augmentation de pression intra-cérébrale qui succède à la production d'un épanchement sanguin intra-cranien, ou à la formation d'un exsudat sous pression au cours de la méningite tuberculeuse, ou de l'évolution d'une tumeur cérébrale. Dans ces cas, le centre bulbaire du pneumogastrique est actionné directement.

Les centres nerveux peuvent être intéressés indirectement, par voie réflexe, au cours de troubles gastro-intestinaux (BARIÉ) ; au cours de l'évolution d'une psychose, telle, en particulier, que la mélancolie sénile (GRIESINGER) ; ou par l'intermédiaire d'une dépression artérielle brusque, consécutive à une thoracentèse ou à une paracentèse abdominale (Traube) ou encore à une hémorragie abondante (Eichhorst).

Dans une dernière série de faits, les centres nerveux intracardiaques ou le myocarde lui-même sont intéressés, par défaut ou par adultération toxique du milieu intérieur. Par défaut, dans le rétrécissement aortique où Traube a signalé la fréquence de la bradycardie, en la mettant sur le compte de l'anémie des coronaires. Par adultération toxique, dans l'empoisonnement par la digitale, par l'upas antiar, par la muscarine (poison de la fausse oronge), par les sels biliaires dans l'ictère chronique ; quant à la bradycardie du rhumatisme aigu et des convalescences des fièvres graves, elle s'observe chez le vieillard plus encore que chez l'adulte, et paraît fonction des lésions de dégénérescence du myocarde lui-même.

§ 2. — Fausses bradycardies

Les fausses bradycardies comprennent le rythme bigéminé digitalique et le pouls lent arythmique.

A) — Rythme bigéminé digitalique

Le rythme bigéminé digitalique est constitué par la succession très régulière, au cœur, d'une première pulsation normale, d'un grand silence anormalement raccourci, d'une deuxième pulsation normale, d'un grand silence anormalement allongé, suivi lui-même d'une seconde série de deux pulsations normales séparées elles-mêmes par un grand silence très court ; dans toutes ces pulsations, la durée du petit silence, la force de l'impulsion cardiaque, l'intensité du premier et du deuxième bruit, leur timbre, restent normaux. En d'autres termes, deux pulsations cardiaques se succèdent à intervalle très court, puis vient une longue pause, puis deux nouvelles pulsations cardiaques rapprochées et ainsi de suite. Quelquefois, au lieu de deux, on a trois pulsations très rapprochées, c'est le rythme trigéminé (fig. 24). Enfin, à chacune de ces pulsations correspond un soulèvement de la radiale, de sorte que le pouls traduit fidèlement l'allorythmie cardiaque, en donnant au doigt de l'observateur la sensation de deux chocs très rapprochés l'un de l'autre, puis vient un long intervalle, puis de nouveau deux chocs, et ainsi de suite. Le tracé sphygmographique traduit fidèlement ces sensations en

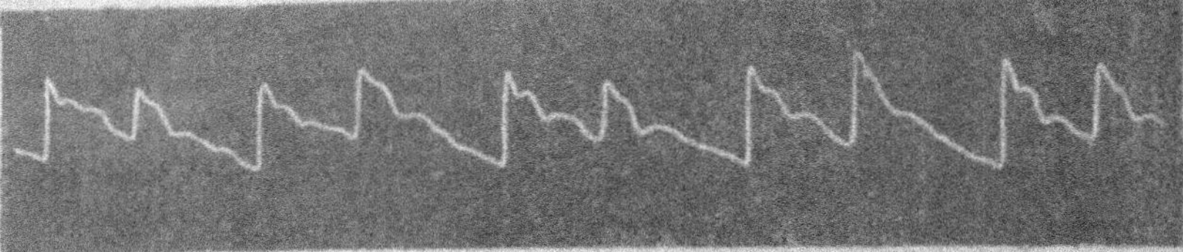

Fig. 23.
Rythme couplé avec pouls bigéminé (d'après Huchard).

montrant deux ascensions très rapprochées l'une de l'autre, puis une ligne horizontale, deux nouvelles ascensions, puis une ligne horizontale, et ainsi de suite (fig. 24). Ce tracé sphygmogradhique est d'ailleurs exactement correspondant au tracé cardiographique, si celui-ci a été pris en même temps.

Comme le fait observer Tripier, ce rythme est loin de se

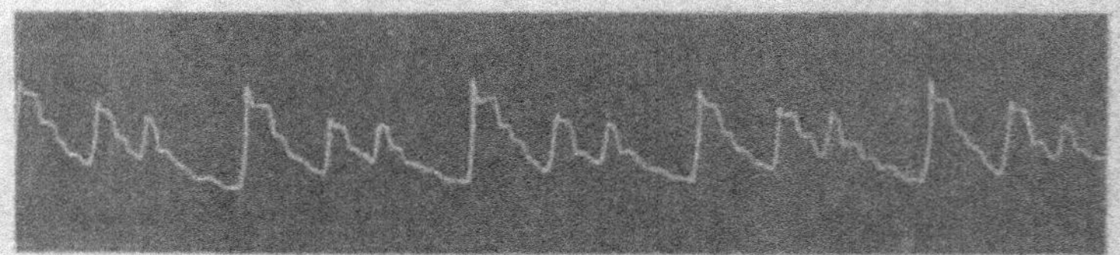

Fig. 24.
Myocardite chronique, rythme tricouplé, femme 72 ans
(d'après Gallavardin).

produire chez tous les cardiaques traités trop longtemps par la digitale ; il paraît exiger, pour sa production, une altération préalable du myocarde, laquelle se rencontre plus souvent chez les vieillards qu'à l'âge adulte. D'autre part, à cette bigémination peut succéder d'autres troubles du rythme cardiaque, une arythmie irrégulière, ou plus souvent un pouls lent arythmique du type de celui qui nous reste à décrire.

B) — Pouls lent arythmique ou permanent

Le pouls lent permanent, étant fréquent chez le vieillard, et reconnaissant souvent pour cause l'athérome, mérite de nous arrêter plus longuement. Nous insisterons plus spécialement sur les caractères que la sénilité lui imprime.

1° **Historique**. — Cette soi-disant « maladie du pouls lent permanent » décrite par ADAMS en 1827, mieux étudiée par STOKES en 1846, puis par HUTCHINSON, par ROSENTHAL, a été signalée à l'attention des cliniciens français par CHARCOT et son élève BLONDEAU (thèse de Paris, 1879), par TRUFFET (thèse de Lyon, 1880), par BARD et son élève FIGUET (thèse de Lyon, 1881), par HUCHARD, dans un grand nombre de publications; par TRIPIER (1883-1884), dans son mémoire sur les déviations du rythme cardiaque associées à l'épilepsie et à la syncope. Nous signalerons parmi les nombreux travaux consacrés à ce sujet ceux de LEPLAIVE, de COURTOIS-SUFFIT, de HIATZ, de BAROZZI, ceux de HUCHARD sur les formes frustes et associées (*Arch. gén. de médecine*, 1895).

Enfin, une nouvelle phase commence aujourd'hui, pour la pathogénie de cette curieuse affection, avec les recherches contemporaines sur le rôle des lésions du faisceau de His, bien exposé dans la thèse de DUMAS (Lyon 1908).

2° **Étiologie**. — L'âge avancé est une prédisposition signalée par de nombreux observateurs; incontestablement, la maladie de Stokes-Adams appartient à la pathologie sénile, les observations ayant presque toutes trait à des sujets de plus de cinquante ans, et quelquefois d'un âge beaucoup plus avancé, jusqu'à quatre-vingt-seize ans. Les observations des sujets au-dessous de cinquante ans sont exceptionnelles.

En fait le pouls lent est une affection de l'âge avancé, s'observant plus fréquemment chez l'homme, parce qu'il est une des multiples manifestations de l'athérome, et que celui-ci se rencontre plus souvent chez le vieil homme que chez la vieille femme. Bien entendu, toutes les causes hétéro ou autotoxiques signalées à l'origine de l'athérome se retrouvent ici : rhumatisme, alcoolisme, arthritisme, nous retiendrons surtout la syphilis et aussi la tuberculose.

Hirtz a invoqué l'anémie et le surmenage, pour l'explication de quelques cas.

3° **Symptômes**. — Le début du syndrome de Stokes-Adams est variable : il peut se faire brusquement, par un vertige, une syncope ; — ou se faire lentement par une série de petits vertiges qui incommodent à peine le malade ; — ou bien il peut être tout à fait insidieux : le malade souffre des diverses méiopragies fonction de l'artériosclérose, mais n'appelle pas l'attention sur son cœur ; ce n'est qu'un examen complet qui permet de se rendre compte de ce trouble si caractéristique, qui, à la période d'état, se manifeste par un ensemble de signes cardinaux et toute une série de symptômes secondaires.

Les signes cardinaux sont de trois ordres, concernant le pouls, le cœur et le système nerveux.

Le pouls est lent : il bat 50, 30, 25, 20, 18, 16 fois à la minute ; dans une de nos observations, nous trouvons noté à plusieurs reprises, le chiffre de 24 ; c'est aussi le chiffre noté, dans un cas tout récent, par G. Brouardel et Villaret. On cite même des cas où il n'y avait que cinq pulsations par minute.

Le pouls, en général, est régulier, égal, bien frappé ; sa lenteur en général, n'est modifiée ni par les mouvements, ni par l'état fébrile. La tension artérielle est généralement élevée ; quelquefois elle est normale ou abaissée.

Constamment on note du pouls veineux, et quelquefois on peut constater facilement que les pulsations veineuses sont en nombre double des pulsations artérielles.

Au cœur, ce qui frappe au premier abord c'est la longue durée des silences, qui en impose pour une bradycardie vraie ; mais en auscultant avec une grande attention, on perçoit dans ce silence un bruit faible, rappelant celui d'une contraction cardiaque perçue dans le lointain : c'est la *systole en écho de* Heguard, c'est une contraction cardiaque avortée pour Tripier ; en outre, le second bruit est spécialement retentissant ou même clangoreux, surtout à la base, ce qui indique de l'athérome de l'aorte avec dilatation. Ce rythme est, il vrai, loin d'exister constamment dans toute sa pureté ; de temps à autre, au cœur, au lieu d'un bruit faible succédant à un bruit fort, on entend deux, quelquefois trois bruits faibles ; à un autre moment, ce sera une succession irrégulière de bruits faibles et forts : on peut donc dire, avec Tripier et Devic, que peuvent se rencontrer chez le même malade, soit les diverses variétés de troubles rythmiques bradycardiques, soit les diverses arythmies irrégulières. Parallèlement, les pulsations radiales au lieu d'être comme précédemment régulières et bien frappées, mais anormalement distantes, deviennent inéquidistantes et inéquipotentielles. Le pouls revient même parfois à l'état normal, et Bard a fait remarquer qu'alors, souvent, le nombre des pulsations est assez exactement double de ce qu'il était auparavant. En résumé, il est loin de s'agir d'un pouls lent *permanent*, et le qualificatif de pouls lent *arythmique* est seul acceptable. Le passage de l'allorythmie à l'arythmie ou au rythme presque normal peut se faire insensiblement ou brusquement, et indépendamment de toute perturbation thérapeutique. Inversement, le retour graduel ou brusque de l'arythmie est fréquemment observé.

Les *symptômes nerveux* sont constitués par des vertiges, des syncopes, et souvent par des attaques apoplectiformes ou épileptiformes.

Les *symptômes accessoires* sont incertains : c'est une dyspnée plus ou moins marquée coïncidant avec le maximum de la bradycardie, ce sont des vomissements, des troubles de la vue, des bourdonnements d'oreille.

L'*état général* est celui des artérioscléreux, quelquefois avec un peu d'albuminurie, quelques œdèmes, de la céphalée, du prurit ; quelquefois ces phénomènes n'existent pas.

L'*état mental* est indemne de toute altération, ou bien il y a un certain degré de torpeur intellectuelle, souvent de l'amnésie ; la tristesse est souvent le fonds du caractère.

4° Évolution. — L'évolution est très variable ; cependant il est rare que les malades survivent plus de trois à cinq ans.

5° Pronostic. — Le pronostic est donc sombre ; la terminaison brusque, par syncope, est fréquente ; quelquefois le cœur, au lieu de s'arrêter subitement, faiblit graduellement, et la mort survient avec le syndrome de l'asystolie. POTAIN, cependant, admettait que la guérison est parfois possible. Bien entendu, nous ne parlons ici que du pouls lent dit vrai, et nullement du pouls lent fonctionnel ou dynamique de BARD, sur lequel nous reviendrons.

6° Anatomie pathologique. — Sous l'impression de la célèbre découverte des frères WENER, les anatomo-pathologistes ont d'abord exclusivement recherché les lésions susceptibles de ralentir le cœur par voie nerveuse, en d'autres termes d'actionner le système modérateur du cœur, c'est-à-dire les origines, la portion tronculaire ou la terminaison des pneumogastriques.

Les origines bulbaires du pneumogastrique peuvent être intéressées par des lésions organiques, telles que celles qui succèdent à un traumatisme de la colonne cervicale (ALBRATONE), à un rétrécissement du trou occipital (BOFFARD, LÉPINE), à l'évolution supérieure d'un tabes ou d'une sclérose en plaques, a la survenue d'une gomme syphilitique ou d'une pachyméningite, au cours d'une paralysie faciale avec lésion de plusieurs noyaux du bulbe (BRISSAUD).

De simples troubles dynamiques peuvent produire le même complexus : VAQUEZ a vu une contusion de l'épigastre produire du pouls lent, probablement, d'après lui, par choc du plexus solaire et réflexe bulbaire. Une intoxication à détermination bulbaire a souvent été incriminée : témoin DEBOVE faisant jouer au mal de Bright et à l'urémie un rôle primordial dans le déterminisme du phénomène. Mais c'est à un simple trouble circulatoire que la grande majorité des auteurs se sont arrêtés, surtout depuis les travaux de CHARCOT et BLONDEAU, appelant l'attention sur le rôle de l'ischémie bulbaire ; à l'autopsie de presque tous les malades de Stokes-Adams, la localisation de l'artériosclérose au niveau du bulbe suffit à expliquer son ischémie.

Jusqu'ici, tous les cas paraissaient donc cadrer avec un trouble lésionnel ou dynamique du système nerveux cardiaque central ou périphérique.

Depuis quelque temps, les lésions du myocarde ont surtout été mises en évidence ; en Allemagne, ASCHOFF et SCHMOLL, FAHR ; en Amérique, STENGEL, JELLICK, COOPER et OPHÜLS, ASHTON, NORRIS et LAWENSON ; en France, VAQUEZ et ESMEIN, ENRIQUEZ et AMBARD, G. BROCARDEL et VILLARET, ont appelé l'attention, soit d'une façon générale sur les lésions scléreuses du myocarde, soit plus spécialement, sur la lésion du faisceau de His, bandelette musculaire décrite par His junior en 1893 au troisième Congrès International de physiologie, tenu à Berne ; c'est un faisceau musculaire qui, parti de l'oreillette droite, se continue à travers le septum interventriculaire jusqu'aux muscles papillaires des ventricules ; aux autopsies, cette bandelette s'est montrée scléreuse, ou en voie de dégénérescence graisseuse, ou encore détruite par une gomme.

7° **Pathogénie**. — Comment ces diverses lésions peuvent-elles produire le *pouls lent* ?

Une première question préjudicielle est à résoudre.

S'agit-il d'une diminution réelle ou apparente du nombre des pulsations cardiaques ? L'existence de pulsations veineuses, en nombre double des pulsations cardiaques, montre bien, comme l'a dit THIRIER, que la diminution n'est qu'apparente. Dès lors, pour expliquer ce ralentissement apparent, trois théories ont été émises :

a. *Théorie de l'hémisystolie*, CHARCELLAY, VON LEYDEN ; le ventricule droit aurait deux systoles, pour une du ventricule gauche. Une variante est la théorie de la *systole alternante*, d'UNVERRICHT : il y aurait, accouplées, une contraction forte et une contraction faible des deux ventricules ; la forte du ventricule droit et la faible du ventricule gauche coïncident, et inversement.

b. *Théorie du rythme couplé*. — Pour THIRIER, les révolutions cardiaques sont toutes complètes, mais il y a alternance d'une révolution forte, perceptible à la fois à la radiale et aux veines du cou, avec une révolution faible, ne pouvant se transmettre à la radiale, mais suffisante pour produire du pouls veineux : il s'agit d'un accouplement de deux pulsations, l'une forte, l'autre faible, se succédant à intervalle très court ; puis suivies d'une pause ; c'est une simple variante du pouls bigéminé ; c'est un pouls bigéminé dans lequel les deux pulsations successives, au lieu d'être équipotentielles, sont très inégales comme valeur. La systole en écho serait le bruit de la contraction faible (Tripier et Devic, Bard et Figuer.)

c. *Théorie de la dissociation des rythmes auriculaire et ventriculaire.* — Chauveau, dès 1883 (*Lyon médical*) adopte cette explication au sujet d'un homme dont le pouls artériel était à 24, tandis que le pouls veineux était à 65. Il prouve qu'une excitation faible des pneumogastriques, insuffisante pour produire l'arrêt du cœur, est susceptible de produire cette dissociation. Cette interprétation, admise en 1893 par Vaquez et Bureau (*Société de biologie*), rencontre peu d'adeptes jusqu'à la découverte de His, et surtout jusqu'en 1905, époque où la médecine expérimentale vint, entre les mains de Erlanger (*Centralblatt für Physiologie*) et Hering (*Archiv. für die gesammte Physiologie*) montrer que l'on peut couper toute connexion entre les oreillettes et les ventricules, sans changer le rythme des ventricules, à la seule condition de respecter la bandelette de His. Inversement, la section seule de la bandelette de His produit le syndrome du pouls lent, complet, par le phénomène du bloc : la contraction cardiaque commence par l'oreillette, comme normalement, mais l'onde contractile se trouve comme bloquée à la base des ventricules, par suite de la disparition de cette commissure contractile auriculo-ventriculaire, dont l'intégrité apparaît comme la condition nécessaire et suffisante pour la progression de l'onde de l'oreillette jusqu'au ventricule. Si au lieu de détruire la bandelette, on la comprime, il se produit des troubles du rythme intermédiaires entre l'arythmie irrégulière et l'allorythmie de Stokes-Adams ; et cette arythmie se rapproche d'autant plus du pouls lent que la compression est plus intense, et, partant, se rapproche plus de la destruction, quant à ses effets. C'est ainsi que le rapport entre les auriculo et les ventriculosystoles, varie de 2/1, 3/1 et même 4/1, selon que la compression du faisceau de His est plus ou moins complète. Il y a plus : au syndrome cardiaque peut, chez l'animal, se surajouter le syndrome nerveux, lorsque la compression de la bandelette est assez forte pour entraîner le bloc complet du cœur, et son arrêt brusque : c'est l'état syncopal de la maladie de Stokes-Adams.

Enfin, fait déjà remarqué par Chauveau, dans les cas de pouls lent, l'atropine, la fatigue feraient accélérer le rythme auriculaire, mais nullement le rythme ventriculaire.

d. *Résumé.* — En résumé, quatre ordres de preuves, anatomiques (lésions de la bandelette), cliniques (pouls veineux auriculaire), physiologiques (action de l'atropine), et expérimentales (reproduction du syndrome par section de la bandelette) concourraient à démontrer l'origine myogène de la maladie de Stokes-Adams, par opposition à la théorie neurogène, généralement admise. Si l'observation, jusqu'ici unique, de G. Brouardel et Villaret, se confirme, on pourra ajouter un quatrième ordre de preuves, d'ordre radioscopique : chez leur malade, ces cliniciens ont constaté, à l'écran, l'existence, entre les systoles, rares et lentes, correspondant à un soulèvement de la radiale, de contractions auriculaires ne se traduisant pas par le passage à la radiale d'une ondée sanguine.

En somme, la tendance générale actuelle est de faire du rythme cardiaque régulier ou irrégulier une fonction du myocarde sain ou altéré, et l'on peut, de plus en plus, considérer le pouls lent permanent comme une simple forme clinique des arythmies, conditionnée par la localisation plus spéciale au faisceau de His de telle ou telle lésion du myocarde.

8° Diagnostic. — Le diagnostic est à faire avec toutes les bradycardies énumérées au début ; les commémoratifs, la recherche des systoles en écho et du pouls veineux seront caractéristiques.

Pour Bard, il ne faut pas confondre le pouls lent, vrai, lié à l'artériosclérose, avec le rythme couplé transitoire, relevant de troubles fonctionnels du système nerveux, et dont le pronostic serait considérablement moins grave (*Gazette hebdomadaire*, 3 mai 1896). Nous n'en avons pas observé d'exemple chez le vieillard.

9° **Traitement**. — Que l'on adopte la théorie bulbaire ou myocardique, le processus causal est l'artériosclérose dans la plupart des cas ; le traitement se confond donc avec celui de ce processus, avec ceci de particulier que, plus que jamais, il faut ménager le cœur, et surveiller les émonctoires. A ce dernier point de vue, DEBOVE a bien montré le rôle de l'urémie latente, dans beaucoup de cas de pouls lent ; ENRIQUEZ et AMBARD, tout dernièrement (*Semaine médicale*, 23 janvier 1907) ont bien montré qu'en cas de lésion myocarditique encore en évolution, le fait pour cette lésion de baigner dans un sérum hypertonique augmente sa gravité, en nuisant à la contractilité de la fibre musculaire ; si par la diète hypochlorurée ou la diète lactée, le sérum se rapproche de l'isotonie, les troubles diminuent, le pouls lent peut disparaître, et peut-être même par voie de conséquence, dans les cas récents, la lésion myocarditique serait-elle susceptible de s'amender. Le traitement ioduré à faible dose serait à recommander, si d'autre part la relative imperméabilité rénale ne commandait pas, à ce point de vue, une grande prudence. Si la syphilis paraît probable, un traitement spécifique actif pourra être tenté, sans grand espoir d'ailleurs. Il sera en somme plus efficace de soutenir la fibre cardiaque par le convallaria, le strophantus, la spartéine.

En cas de crises syncopales, les inhalations de nitrite d'amyle, et entre les crises, la trinitrine à l'intérieur pourront rendre des services. S'il y a arrêt du cœur, les injections de caféine et d'éther, ainsi que d'huile camphrée, seront les armes les plus fidèles.

En résumé, il faudra :

1° Mettre le malade au repos le plus complet, la tête basse, en lui défendant le moindre mouvement ;

2° Le soumettre au régime lacté intégral, ou tout au moins

au régime de déchloruration, surtout s'il y a des signes de méiopragie rénale ;

3° Agir directement sur le cœur par les toniques du myocarde, en excluant la digitale ;

4° Agir sur la lésion par l'iodure à petite dose s'il n'est pas contre-indiqué ; sur la tension artérielle par les nitrites ;

5° Essayer prudemment le traitement causal dans les cas de syphilis (traitement spécifique) ;

6° Parer aux accidents immédiats par les médicaments d'urgence en cas de faiblesse cardiaque imminente.

ARTICLE VIII

TRAITEMENT DES MALADIES DU CŒUR CHEZ LE VIEILLARD

Trois considérations dominent la thérapeutique des maladies du cœur chez le vieillard : en première ligne, c'est que toujours le muscle cardiaque est affaibli ; en second lieu, c'est que presque toujours les vaisseaux sont plus ou moins altérés, et ont perdu, dans une certaine mesure, les qualités qui en font pendant la jeunesse et à l'âge adulte des sortes de cœurs périphériques ; en troisième lieu, c'est que toujours les émonctoires sont un peu insuffisants.

Ces trois considérations sont applicables à toutes les cardiopathies, quelle que soit la localisation anatomique primitive de celles-ci, sur le muscle, l'endocarde ou les vaisseaux ; mais elles sont applicables au maximum, aux cardiopathies qui sont de beaucoup les plus fréquentes chez le vieillard, les cardiopathies artérielles.

§ 1. — TRAITEMENT DES CARDIOPATHIES VALVULAIRES

Dans les cardiopathies valvulaires datant de loin, l'atteinte, sous l'influence de l'âge, de la fibre musculaire cardiaque conduit rapidement à l'asystolie ; aussi les rares cardiaques qui ont atteint un âge un peu avancé succombent-ils en général rapidement. Les vieillards, plus rares encore, qui contractent une cardiopathie valvulaire, voient celle-ci s'aggraver rapidement du fait de l'asthénie sénile du myocarde.

En ce qui concerne les cardiopathies valvulaires, la thérapeutique s'inspirera de ces considérations en ne faisant pas, au point de vue médicamenteux, un fonds exclusif sur la digitale et ses succédanés, mais en s'adressant aussi, ensuite, aux médicaments ayant une action plus élective sur le muscle, comme le strophantus et ses succédanés, en accordant une plus grande importance à la diététique et aux médicaments diurétiques.

Quoi qu'il en soit, ces modifications sont trop légères pour motiver de notre part un chapitre spécial, et nous nous en référerons sur ce point aux traités ordinaires, pour envisager spécialement les cardiopathies séniles d'origine musculaire ou artérielle.

§ 2. — TRAITEMENT DES CARDIOPATHIES ARTÉRIELLES ET MUSCULAIRES

Le traitement des cardiopathies artérielles et musculaires est à envisager à un triple point de vue, hygiénique, diététique et médicamenteux.

A) — HYGIÈNE

L'*hygiène* des cardiaques séniles repose essentiellement sur cette nécessité où ils se trouvent de graduer leur activité à leurs forces ; ce sont des individus en état de méiopragie cardiaque, c'est-à-dire chez lesquels le cœur n'est capable que d'une activité diminuée eu égard à la normale ; il suffira donc à sa tâche en temps habituel ; mais vienne un surcroît de travail, il fléchira, et le malade tombera d'emblée dans la seconde période.

Toutes les causes de suractivité cardiaque, momentanée ou permanente, doivent donc être évitées.

Ainsi les efforts brusques, le soulèvement de fardeaux même peu lourds, la marche rapide, la course, l'ascension d'escaliers un peu hauts, doivent être soigneusement évités. Il en est de même du travail intellectuel prolongé, surtout dangereux chez les hypertendus ; car il a, la chose a été prouvée, pour conséquence immédiate une élévation de la pression artérielle. Les émotions elles-mêmes devraient être évitées, les mille ennuis de la vie ; on devrait s'efforcer de procurer au cardiopathe sénile la vie la plus calme possible ; et à ce titre l'hospitalisation dans un asile bien tenu donne souvent les meilleurs résultats, et on est frappé de la longue survie de ces vieillards dans ce milieu calme et reposant, exempt des mille heurts que présente la vie commune pour un pauvre vieux qui parfois n'est plus considéré à la maison que comme une bouche inutile. Les intoxications, et parmi elles la plus habituelle qui a une influence élective sur l'appareil cardiovasculaire, l'intoxication tabagique, doit être évitée ; cependant, si le tabac est devenu un excitant habituel, il faudra en conserver souvent une dose minima, dose tonique qui peut être considérée comme un excitant cardiaque habituel. C'est une question d'appréciation clinique très délicate.

Les causes de refroidissement subit doivent être évitées, d'abord parce qu'elles provoquent des vasodilatations centrales et perturbent le travail du cœur, ensuite parce qu'elles prédisposent aux déterminations infectieuses sur les voies respiratoires, lesquelles actionnent immédiatement, et défavorablement, le muscle cardiaque. Toute maladie infectieuse est susceptible d'aggraver rapidement la cardiopathie, parce qu'elle augmente le travail du cœur et parce qu'elle ajoute parfois une endocardite aiguë à la lésion initiale.

S'il est possible, on conseillera le séjour dans un climat à température égale : la région méridionale de la France, à une certaine distance de la côte, est à recommander pour l'hiver ; pour l'été, le séjour en pleine campagne, loin des fumées des villes, mais à une altitude très modérée, 4 à 500 mètres environ.

Un exercice modéré sera utile, mais il sera strictement réglé ; jamais le vieillard ne devra aller jusqu'à la sensation de fatigue : toujours la journée devra être entrecoupée par plusieurs heures de repos étendu ou demi-étendu. Bien entendu, dès que l'on constate chez un vieillard les moindres signes d'asthénie cardiaque, celle-ci fût-elle absolument latente, on doit lui interdire toute occupation fatigante.

B) — DIÉTÉTIQUE

L'hygiène sera complétée par la diététique.

Ce qu'on a dit du tuberculeux s'applique intégralement au cardiaque et surtout au cardiaque sénile : il doit entourer son estomac d'un soin pieux.

Depuis longtemps, on sait combien sont redoutables chez lui les excès alimentaires, et surtout les copieux repas du soir : ils peuvent provoquer l'apparition brusque de ces accidents réflexes d'origine gastro-hépatique, dont la cardiectasie aiguë peut être la manifestation d'autant plus rapide que le myocarde est préalablement plus affaibli.

Le cardiopathe devra donc plus que tous les autres vieillards, se conformer aux préceptes généraux que nous avons énoncés dans notre premier chapitre : manger lentement, bien mâcher ; repas à heure très régulière, composés d'aliments présentant le maximum de digestibilité et le minimum de toxicité. Mais il y a plus ; parmi les substances rentrant dans l'alimentation, il en est de plus nuisibles que d'autres ; l'alimentation carnée devra être réduite, les boissons alcooliques devront, en règle générale, être proscrites. Ceci est de notion ancienne, mais ce qui est d'acquisition récente et d'importance primordiale, c'est la nocivité du chlorure de sodium chez les cardiaques, nocivité qui découle des belles découvertes contemporaines du professeur WIDAL sur le rôle du chlorure de sodium dans l'équilibre moléculaire des liquides intra-organiques.

WIDAL et FROIN, MERKLEN, VAQUEZ et DIGNE ont par leurs travaux successifs, bien mis en évidence la genèse des accidents asystoliques chez les cardiaques, sous l'influence du régime chloruré. Dès la période latente des cardiopathies, il faudra se souvenir des applications pratiques de ces recherches, en recommandant aux malades d'avoir un régime alimentaire aussi peu chloruré que possible : le *régime lacto-ovo-végétarien* conviendra souvent ; toutefois, bien des vieillards ne tolèrent pas le lait aux

repas ; aussi nous sommes-nous souvent bien trouvés, à cette
période, de recommander comme boisson une eau très faiblement minéralisée (Évian, Vittel, Contrexéville, Martigny,
Amphion, Rochemaure, les Deux-Reines, Alet, etc.); comme
aliments carnés, de ne permettre qu'à midi un peu de viande
rôtie ou grillée, sans sel, additionnée d'un filet de citron, et pour
le reste un régime ovo-végétarien, avec fruits cuits ou fruits crus
très mûrs, laitage et entremets au lait et aux œufs ; le lait caillé
et spécialement le yoghourt (lait caillé par la maïa bulgare)
rendra les plus grands services en désintoxiquant le tube digestif
(Metchnikoff). Toutefois, à cette période, l'épreuve de la chloru-
ration alimentaire (voir plus bas) est parfois encore négative,
c'est-à-dire que l'ingestion supplémentaire de 5 à 10 grammes
de sel ne provoque aucun accident rénal ou cardiaque. Toutefois, la participation très fréquente du rein, touché, comme le
cœur, par l'artériosclérose, fait que dans la grande majorité des
cas, elle peut être dès alors nettement positive, surtout chez
ces hypertendus.

D'où une raison de plus pour éviter chez les cardiaques séniles,
et surtout chez les artériels même à la toute première période,
l'alimentation chlorurée.

C) — Traitement médicamenteux

Le traitement médicamenteux variera suivant qu'il s'agira
d'une cardie ou cardite primitive (cœur sénile, myocardite avec
hypotension) ou d'une cardite secondaire (cardiopathie artérielle,
myocardite par cardiosclérose avec hypertension).

1° Cardiopathies avec hypertension. — Dans les cardites
secondaires des hypertendus, à la période de latence, le traitement est celui de l'hypertension et de l'artériosclérose (voy. ces
mots) : les agents vasculaires et hypotenseurs (iodure de potassium ou de sodium, trinitrine, tétranitrate d'érythrol, extrait de
gui) en seront tous les frais. Le massage abdominal, la méca-
nothérapie, la cure de terrain ou cure d'Œatel, les courants de
haute fréquence, les bains carbo-gazeux de Royat, ou à domicile,

si utiles chez les artérioscléreux ordinaires, sont dangereux et par suite contre-indiqués chez les artérioscléreux avec signes de cardiopathie, même à la période de latence absolue.

Si aux phénomènes d'hypertension se joignent des phénomènes de sténocardie, le nitrite d'amyle en inhalations, la révulsion précordiale trouveront leurs indications ; s'il y a des phénomènes douloureux, ou des crises pénibles de tachycardie avec palpitations, les préparations à base de valériane ou même à base de bromure, et spécialement de bromure de strontium, rendront de grands services.

Bien entendu, dans le traitement de ces cardiopathies avec hypertension, le rôle de la méiopragie rénale ne devra jamais être perdu de vue ; et à ce titre les préparations iodurées seront souvent mal supportées : d'une façon générale, leurs avantages ont été très exagérés par Huchard et ses élèves, et une réaction en sens inverse se dessine actuellement.

2° Cardiopathies avec hypotension. — Dans les cardiopathies avec hypotension, le traitement variera suivant la période à laquelle le malade se trouvera.

A. À LA PREMIÈRE PÉRIODE. — A la première période, il faudra tonifier la fibre cardiaque, et en modérer l'excitabilité.

Parmi les toni-cardiaques, les plus utiles seront les préparations à base de strychnine d'une part, à base de spartéine de l'autre. Quand il sera indiqué d'aller vite, en cas de maladie aiguë, par exemple, il pourra être utile de les associer, dans une même injection sous-cutanée, comme dans la formule suivante :

> Sulfate de spartéine . . . . 50 centigrammes.
> Sulfate neutre de strychnine . . . . 1 centigramme.
> Eau distillée Q. S. pour . . . . 10 cent. cubes.

solution dont on pourra faire une fois ou même deux fois par vingt-quatre heures, une injection d'un centimètre cube.

Lorsque rien n'est menaçant, il sera toutefois utile préventivement de soutenir le cœur : depuis les recherches du professeur

Renaut, du professeur Albert Robin, on connaît les bons effets du strophantus, dont on donnera III gouttes, trois fois par jour, de teinture au vingtième pendant une semaine par mois ; on peut encore employer les granules d'extrait de strophantus (un milligramme, 1 à 4 par jour), ou de strophantine (1/10 de milligramme, 2 à 4 par jour).

Dans ces dernières années, les Allemands, en particulier, ont appelé l'attention sur l'utilité dans les cas d'insuffisance chronique du cœur, de très petites doses de digitale (0,05 centigr. *pro die* en une ou deux fois), très longtemps continuées. On mettrait ainsi le malade à l'abri des poussées ultérieures de subasystolie en maintenant à son myocarde un tonus suffisant. Cette méthode a été très peu usitée en France, où l'on s'accorde toutefois à reconnaître l'utilité préventive de la digitale chez les vieillards, dans le cas de maladie infectieuse et surtout de maladie des voies respiratoires surajoutée à la cardiopathie.

B. À la deuxième période d'hyposystolie ou de subasystolie. — A cette période oscillante, les deux grands groupes de cardiopathie avec hyper et avec hypotension, tendent à se confondre, la tension artérielle encore forte dans les périodes de fonctionnement relativement suffisant du cœur, venant à baisser pendant les phases d'insuffisance cardiaque. Dans le déterminisme de ces phases d'insuffisance, nous avons vu le rôle des poussées inflammatoires du processus initial, des inflammations surajoutées ; et, surtout dans les cardiopathies artérielles avec hypertension, l'épreuve de la chlorurie alimentaire nous a permis de mettre en évidence le grand rôle joué par la méiopragie des émonctoires et des reins en particulier.

Dans tous les cas, un traitement hygiéno-diététique univoque est à recommander : il est très simple, c'est le lit et le lait, qui, en l'espace de quelques jours, suffisent, en apparence du moins, à faire tout rentrer dans l'ordre. La réussite plus ou moins rapide de ce traitement donne même une mesure assez exacte du degré de la cardiopathie.

Mais bientôt cette intervention simple ne suffit plus ; les médicaments doivent intervenir. Ici encore, deux cas sont à

distinguer : cardiopathies primitives avec hypotension, cardiopathies artérielles, qui, même à la période dite cardio-artérielle,
s'accompagnent souvent encore d'hypertension, même pendant
les crises de subasystolie, ainsi que l'ont montré Huchard et
Merklen.

Dans les cardiopathies primitives à hypotension, et bien que
d'après la théorie classique, la digitale soit contre-indiquée
lorsque le myocarde est touché, les préparations à base de feuilles
de digitale seront souvent fort bien tolérées et très efficaces ; lorsqu'elles auront été continuées six jours, à dose décroissante, on
pourra en continuer l'action par l'*adonis vernalis* ou par le
convallaria maialis. L'*adonis vernalis* (en infusion de plante
entière à $\frac{4}{200}$, pour les vingt-quatre heures) aura souvent une
action sédative remarquable. Le *convallaria maialis* (2 à 4 gr.
d'extrait aqueux dans une potion de 150 gr.) aura des influences
régularisantes et diurétiques souvent remarquables ; son inconvénient est son action laxative et quelquefois drastique chez
quelques individus.

Adonis et convallaria s'accumulent beaucoup moins que la
digitale. La spartéine et la strychnine pourront rendre de grands
services ici encore, soit comme succédanés de la digitale, soit
pour en continuer les effets. Si la tension artérielle est encore
élevée, et cela se rencontre, nous l'avons vu, dans les cardiopathies artérielles, les préparations nettement hypertensives,
comme la digitale, devront être à cette période encore, maniées
avec prudence ; aussi devra-t-on essayer d'abord de l'action
combinée ou successive du strophantus sous ses diverses formes
et de la théobromine ou de ses succédanés (diurétine, théocine).
Un purgatif donné au début, facilite le plus souvent l'action du
médicament cardiotonique ou diurétique.

Toutefois, il peut arriver un moment où la digitale s'impose,
même dans l'insuffisance aortique, qui est celle des cardiopathies artérielles où l'augmentation de tension d'origine digitalique est le plus à redouter ; alors, ainsi que l'a montré récemment Todd[1] la teinture de veratrum viride peut être utile, par

1. Todd, *Thérap. gaz.*, 1909, n° 2.

son action vaso-dilatatrice et sédative. Associée à la digitale, cette substance en combat utilement les effets vaso-constricteurs tout en laissant subsister son action tonique ; on peut l'associer également à la strychnine ou au strophantus, en formulant, avec Todd :

Teinture de veratrum viride . . .	3 cent. cubes.
Poudre de digitale. . . . . }	àà 2 grammes.
— — scille . . . . }	
Nitrate de strychnine	3 centigrammes.
Poudre de gingembre	4 grammes.

M. s. a., pour 30 cachets : un toutes les 4, 8 ou 12 heures, suivant les besoins.

Le convallaria, suivant la méthode de CONSTANTIN PAUL nous a rendu les plus grands services à cette période ; la formule la meilleure est la suivante :

Extrait aqueux de convallaria malalis .	8 grammes.
Sirop d'écorces d'oranges amères . . .	50 —
Infusion de thym	150 —

Une cuillerée à soupe dans de l'eau sucrée ou de la tisane, une heure avant chacun des trois principaux repas.

Lorsqu'on a la chance de réussir à faire rétrocéder l'attaque de subasystolie, le repos et le régime lacté devront être continués une semaine encore ; si la diurèse s'est rétablie, si l'albumine a disparu, si le cœur s'est régularisé et renforcé, on peut essayer un retour graduel non pas à l'alimentation ordinaire mais à l'alimentation hypochlorurée, quitte à revenir en arrière si les moindres signes de défaillance cardiaque ou d'insuffisance urinaire réapparaissent : le dosage de l'albumine, plus encore celui de l'urée et des chlorures, plus simplement encore la notation journalière de la quantité des urines combinée avec la pesée (J. COURMONT) seront des guides précieux. Dans certains cas, avec la diète lactée il faudra combiner la réduction des liquides (1 litre 1/2 de lait en vingt-quatre heures au lieu de 3 litres à 3 litres 1/2). Dans d'autres, le régime lacté devra être précédé d'un régime achloruré (diète hydrique) de vingt-quatre heures, plus difficilement supporté d'ailleurs par les vieillards que par les adultes. Quand le lait est mal supporté, on peut le couper d'eau de chaux, d'eau de Vichy, d'une solution de chlorure de calcium, ou de tisane de céréales. Dans bien des cas, la tisane de céréales (formule de SPRINGER) nous a permis de supprimer le lait, grâce à sa vertu nutritive et à sa puissance diurétique que nous avons constatée depuis longtemps. — Si sous l'influence du retour à cette diète plus sévère, la mensuration quantitative et qualitative des urines donne de meilleurs résultats, on pourra revenir graduellement à un régime simplement hypochloruré, et ainsi de suite. Il sera d'ailleurs prudent de prescrire au malade systématiquement des cures préventives de lait et de lit à des dates fixées à l'avance, sans préjudice de celles qui seraient imposées par les circonstances.

C. A LA TROISIÈME PÉRIODE (ASYSTOLIE CONFIRMÉE). — Mais la deuxième période, période oscillante, est en somme très courte chez le vieillard ; il n'y a pas entre les périodes de subasystolie de retour au fonctionnement normal, parce que, en règle générale, que le processus soit d'ordre myocarditique ou artéritique, il continue sa marche progressive ; il en est de même, d'ailleurs, pour les rares endocardites évoluant chez le vieillard, qui sont dues à des infections lentement progressives comme la tuberculose, et non à des inflammations franches comme l'est, chez l'adulte, une scarlatine laissant après elle une cicatrice de bonne nature, nullement inflammatoire. C'est ce que nous avons montré personnellement, du moins pour les cardiopathies artérielles : après chaque poussée de subasystolie, l'insuffisance cardiaque augmente notablement, les poussées se rapprochent jusqu'à se confondre presque : c'est la période d'asystolie confirmée, carrefour où se rencontrent toutes les cardiopathies, quel qu'ait été leur point de départ : que la tension ait été initialement haute ou basse, elle est ici constamment abaissée, tandis que la tension veineuse est augmentée et que se produisent corrélativement les stases interorganiques et intraorganiques, ainsi que les épanchements consécutifs au trouble profond de l'hydraulique circulatoire.

En présence d'un asystolique et avant d'ordonner un traitement médicamenteux, la première chose à faire est, comme à la deuxième période, de lui ordonner le repos absolu au lit et la diète lactée intégrale. En même temps, il importe de pratiquer un examen méthodique soigneux, non seulement du cœur, mais aussi et peut-être plus encore de tous les viscères et spécialement des cavités séreuses, afin de dépister la présence de barrages circulatoires, c'est-à-dire d'épanchements dont la tension s'opposerait à l'action médicamenteuse, cardiotonique ou diurétique.

Un épanchement pleural, de quelque nature qu'il soit, consécutif à un hydrothorax, à un infarctus, ou à une pleurésie, doit immédiatement être évacué, et plus rapidement encore s'il siège à gauche que s'il siège à droite. Si l'épanchement est bilatéral, il faut commencer par le côté gauche, et le lendemain si le malade n'a pas d'accès d'oppression, le jour même si la dyspnée reste vive, évacuer le côté droit.

Il en est de même de l'épanchement ascitique ; il en est quelquefois, mais plus rarement de même, des œdèmes sous-cutanés qui parfois sont justiciables de l'application aseptique de tubes de Southey.

Des signes de compression cérébrale pourront nécessiter d'urgence la ponction lombaire.

Un gros foie, douloureux, indiquera fréquemment l'apposition préalable de sangsues sur la région hépatique.

Des signes de néphrite congestive avec oligurie ou anurie commanderont parfois l'application avant toutes choses de sangsues au niveau des deux triangles de J.-L. Petit. De la congestion pulmonaire intense avec dyspnée sera justiciable de ventouses sèches ou scarifiées aux deux bases.

Si le malade est très dyspnéique, cyanosé avec gonflement et stase dans les veines du cou, gonflement du foie, urines rares chargées en albumine et en urates, faciès bouffi, pouls imperceptible, cœur mou, bulles fines d'œdème qui des bases montent rapidement dans la direction des sommets, rien ne vaut comme coup d'attaque, une saignée immédiate de 250 à 300 grammes suivant la résistance du sujet ; ceci, chez les mitraux plutôt que chez les aortiques, chez les préséniles ou les vieillards entre soixante et soixante-dix, plutôt que chez les grands vieillards qui supportent moins bien les émissions sanguines ; mais il est tel homme, ancien cardio-artériel de soixante-cinq ans environ, encore pléthorique, et qui ne sera sauvé que par une saignée, lorsque celle-ci est bien indiquée.

Quoi qu'il en soit, les indications des émissions sanguines, relativement fréquentes chez les mitraux adultes, sont infiniment rares chez les vieillards, alors que les ponctions pleurales s'imposent avec une fréquence extrême, lorsqu'on sait bien dépister les moindres épanchements : 300 à 500 grammes évacués ont suffi souvent pour permettre aux cardiotoniques d'agir.

En raison de la faiblesse cardiaque, il sera utile de faire avant et après une ponction ou une saignée, une injection cardiostimulante comme une injection sous-cutanée de caféine ou d'huile camphrée ; dans le cas d'épanchement, la caféine a l'avantage d'avoir, outre son action stimulante, une action diurétique qui, après la ponction combinera son action à celle des autres diurétiques qui pourront être ordonnés.

Bien entendu, si l'on a des doutes sur l'existence de l'épanchement il faudra faire une ponction exploratrice préalable ; et nous dirons même que pour peu que l'on soupçonne, à l'aide d'un seul signe, la possibilité d'un épanchement même léger, à une base, chez un cardiaque, la ponction exploratrice s'imposera d'urgence et devra être suivie à bref délai, si elle est positive, d'une ponction évacuatrice : chez les cardiaques, il n'y a pas de thoracentèses d'opportunité, il n'y a que des thoracentèses d'urgence, quelle que soit la nature de l'épanchement.

Une pratique préalable généralement admise consiste encore à donner immédiatement à l'asystolique œdématié un purgatif drastique : lavement purgatif, eau-de-vie allemande, ou un purgatif salin ; — un ou deux lavements quotidiens en continueront l'action.

Les barrages sont levés, il faut en profiter pour agir énergiquement : dans l'immense majorité des cas, chez le vieillard comme chez l'adulte, c'est encore à l'infusion de feuilles de digitale à doses décroissantes, pendant six jours de suite, qu'il faudra, comme à la deuxième période, donner la préférence.

tout en continuant, bien entendu, diète lactée et repos au lit. Dans certains cas il faut aller plus vite, et la solution de digitaline cristallisée du Codex, au millième, dont on donnera cinquante gouttes, en les répartissant sur vingt-quatre heures, et en cessant ensuite pour une semaine au moins, pourra rendre de grands services.

Ultérieurement, on continuera l'effet de la digitale ou de la digitaline par l'administration, simultanée ou alternante, de la théobromine et du strophantus.

Mais il est des cas où le myocarde trop altéré ne réagit ni à la digitale ni à la digitaline ; il faudra alors d'emblée donner théobromine et strophantus, ces deux médicaments restant toujours plus indiqués dans les asystolies consécutives aux cardiopathies artérielles. Ou bien encore on pourra recourir parfois utilement à d'autres cardiotoniques, comme le convallaria.

Il est d'autres cas où la digitale est contre-indiquée, soit qu'il y ait des signes directs de coagulation intracardiaque, soit qu'il y en ait des signes indirects sous forme d'infarctus pulmonaire : alors l'adonis vernalis plus sédatif rendra des services. Dans quelques cas encore, il est indiqué de s'en tenir aux sédatifs, tels que la valériane, les préparations au bromure de strontium, pendant quelques jours ; parfois on peut combiner avec eux la réfrigération permanente de la paroi précordiale, mais cette méthode est moins bien supportée par le vieillard que par l'adulte ; et ultérieurement on pourra redonner prudemment, à doses minimes, la digitale ou ses succédanés.

Il faudra se souvenir avec HIRSCH que les contre-indications de la digitale chez le vieillard sont peut-être moins fréquentes qu'on ne le croyait autrefois. « Que l'on se dise bien, dit-il, que l'action utile de la digitale est beaucoup plus vraisemblable que son action nocive (embolie, hémorrhagie cérébrale). — NAUNYN disait : « Sans digitale, je ne pourrais être médecin ». Que l'on donne donc aussi de la digitale aux vieillards, lorsque c'est nécessaire ; mais que l'on ne perde pas de temps avec des préparations désuètes et inefficaces, telles que la teinture et le vinaigre de digitale : la meilleure préparation est sans contredit la poudre de feuilles. » Sauf les réserves formulées plus haut, nous acceptons entièrement cette manière de voir.

Quoi que l'on fasse, l'asystolie a chez le vieillard une marche si nettement progressive, que dès qu'elle est apparue, elle confine presque le malade au lit définitivement, et le réduit à la diète lactée intégrale et indéfinie. Quels que soient les efforts du thérapeute s'il a pu jusqu'ici sauver son malade de la mort, la période ultime arrive, période de cachexie cardiaque simple ou de cachexie hydropique. Alors tout se borne à une thérapeutique symptomatique, dont les injections d'éther, de caféine, d'huile camphrée, les ventouses, les inhalations d'oxygène, font tous les frais ; — parfois la situation est si lamentable qu'on se laisse aller à faire des injections de morphine, mais il faut être pénétré de leurs dangers, ne jamais les faire pures, mais associées à une injection stimulante comme l'injection d'éther. C'est à cette période pourtant que souvent encore l'évacuation utile d'un épanchement séreux ou sous-cutané a pu donner quelques jours de survie et une lueur d'espoir au malheureux agonisant ; — c'est à cette période que parfois des injections puissamment cardiotoniques comme les injections intraveineuses de strophantine cristallisée ont pu rendre des services.

CHAPITRE II

MALADIES DU PÉRICARDE

Les maladies du péricarde sont constituées exclusivement par les *péricardites*, lesquelles peuvent laisser à leur suite des séquelles définitives, sous forme d'adhérences des deux feuillets du péricarde, ou *symphyse cardiaque*. Cette dernière lésion a elle-même une individualité bien définie, ce qui nous conduit à étudier séparément les péricardites et les symphyses.

ARTICLE PREMIER

PÉRICARDITES

Il faut bien distinguer les péricardites sèches, chroniques, et les péricardites aiguës. Autant, chez le vieillard, sont rares les secondes, autant sont fréquentes les premières, ainsi que le fait remarquer HIRSCH dans le traité de SCHWALBE.

1° Historique. — Très fréquentes sont les péricardites sèches, plus ou moins étendues, mais en réalité elles datent souvent d'une période de la vie plus ou moins antérieure à la vieillesse. Quant aux péricardites aiguës, très longtemps elles ont été considérées comme exceptionnelles. RONNEAU, en 1882, LEJARD, en 1885, MOUISSET et BOUCHUT en 1909, en ont montré la fréquence relative.

En réalité, sans être exceptionnelles, elles sont *rares* ; FÉRÉ sur 134 autopsies n'a trouvé que 2 péricardites ; BAMBERGER en a observé 8 cas ; nous-mêmes sur 117 autopsies, nous en avons personnellement observé 3, toutes 3 d'origine tuberculeuse.

2° Étiologie et pathogénie. — Le péricarde est une *membrane séreuse*, et à ce titre il participe aux affinités pathologiques des organes de même nature répandus dans l'économie : toute une série d'infections, les unes aiguës, les autres chroniques, frappent ces membranes avec élection.

Les infections aiguës sont rares chez le vieillard : il en est ainsi du rhumatisme aigu, de la scarlatine, de la chorée ; l'érysipèle, la variole sont loin d'être exceptionnels ; la granulie des séreuses peut s'observer chez lui, ainsi que la localisation péricardique de toute une série de septicémies, parmi lesquelles la septicémie pneumococcique est peut-être la plus fréquemment observée en clinique ; parmi les infections chroniques, la tuberculose occupe le premier plan de celles qui sont susceptibles de produire simultanément au niveau des diverses séreuses périviscérales des poussées inflammatoires sèches, adhéso-formatrices ; les *périviscérites* sont généralement tuberculeuses ; et elles appartiennent, en somme, au grand groupe des tuberculoses fibreuses, si fréquentes dans l'âge avancé ; la péricardite sèche adhésive y figure à côté de la périhépatite, de la péricholécystite, de la pérityphlite ou de la périsigmoïdite adhésive, de la péricolite, de la pleurésie sèche, de la périsplénite et de la périgastrite, de la péritonite sèche diffuse, pour ne parler que des localisations les plus banales.

Le mal de Bright est parmi les causes fréquentes de déterminations séreuses, et parmi ces déterminations séreuses, la péricardite est presque banale, tellement elle est fréquente. Le plus souvent, il s'agit de péricardite sèche, mais fréquemment aussi il s'agit de péricardite exsudative, sans parler de la participation du péricarde, sous forme d'hydropéricarde, aux épanchements séreux généralisés qui caractérisent l'anasarque, si fréquente à la période terminale des néphrites chroniques des artérioscléreux. On a affaire, lorsqu'il s'agit de péricardites, à des altérations toxiques du péricarde. Il faut, en outre, remarquer que soit par l'intermédiaire de l'artériosclérose, soit directement, la tuberculose est susceptible de produire des néphrites chroniques scléreuses : Devic, Gallavardin et Rebatte en ont publié des exemples chez l'adulte ; en ce qui concerne le vieiltard, nous avons de nombreuses observations recueillies à l'hospice du Perron et dans lesquelles le rôle de la tuberculose a été incontestable.

Le *péricarde est une membrane de revêtement* et, par suite, participe à toutes les vicissitudes pathologiques de l'organe sous-jacent, le cœur. Celui-ci vient-il à s'enflammer au niveau de l'endocarde, au cours d'un rhumatisme, une réaction péricardique légère se produit, qui révèle l'incendie de la séreuse la plus profonde, c'est le signe de JOSSERAND; cette réaction péricardique, nous l'avons trouvée non seulement au début, mais dans le cours même des cardiopathies confirmées, et elle constitue pour nous le signe révélateur peut-être le plus précieux de l'état d'activité d'une lésion du myocarde ou de l'endocarde, ou de l'origine inflammatoire d'une asystolie (voy. *myocardite, asystolie*).

Une réaction péricardique n'est donc pas seulement, comme l'a bien vu JOSSERAND, le signal de début d'une cardiopathie, elle peut être aussi le signal d'alarme indiquant au clinicien une reviviscence de l'inflammation originelle, ou une continuation de cette inflammation, ou encore le début de la période terminale d'hypo puis d'asystolie. Dans certaines lésions plus spéciales au cœur sénile (voy. ce mot), la réaction péricardique est la règle : il en est ainsi dans les infarctus du myocarde avec myomalacia cordis, où une péricardite plastique ou avec épanchement séreux ou hémorrhagique, est fréquente.

Il n'est pas jusqu'aux lésions en activité des gros vaisseaux de la base qui ne puissent retentir sur le péricarde, pour en déterminer l'inflammation spécialement au niveau de son reflet, si bien qu'un frottement basilaire, s'ajoutant à d'autres signes, constitue parfois un élément à ne pas négliger dans la discussion du diagnostic, toujours si délicat, d'une aortite thoracique en évolution.

Le *péricarde*, enfin, *est un organe intrathoracique et intramédiastinique*, et à ce titre, offre une série de connexions pathologiques déterminées par ses rapports anatomiques : d'où des inflammations, dites par contiguïté ; ainsi toutes les lésions des poumons et des plèvres peuvent entraîner la production d'une

péricardite : telles, parmi les affections ordinairement aiguës,
la pneumonie, parmi les affections ordinairement chroniques,
la tuberculose et spécialement la sclérose pleuro-pulmonaire
d'origine tuberculeuse, qui peuvent déterminer, après envahissement du feuillet pariétal, une inflammation de la séreuse
dans son entier. Les anévrysmes de l'aorte, les cancers de l'œsophage, les tumeurs malignes du médiastin peuvent être le point
de départ d'une péricardite, de même que les collections purulentes intra-médiastinales, développées primitivement ou plutôt secondairement à des fusées purulentes d'origine cervicale
(phlegmon du cou, thyroïdites, etc.).

Quelle que soit leur origine, ces diverses péricardites peuvent
être aiguës ou chroniques, être sèches (partielles ou généralisées),
ou exsudatives, avec épanchement séreux, hémorragique ou
purulent. Les péricardites sèches sont généralement chroniques,
les exsudatives ordinairement aiguës.

Lorsqu'elles se développent primitivement, sans maladie
infectieuse antérieure, qu'elles sont, en apparence, *idiopathiques*,
comme le disaient les anciens, elles sont ordinairement tuberculeuses, comme les pleurésies de même espèce ; l'inflammation
de la séreuse peut être consécutive à un tubercule du péricarde
ou du myocarde, ou bien la détermination bacillaire s'est faite
sur la séreuse elle-même sous forme d'éruption granulique discrète et de réaction fibrino-plastique, puis exsudative. Il en est
ainsi pour les péricardites avec épanchement, qui sont les homo-
logues des pleurésies aiguës dites *a frigore*.

La péricardite aiguë sénile, lorsqu'elle ne donne pas la preuve
de sa nature urémique, pneumococcique ou autre, est en général tuberculeuse ; c'est là une notion bien établie par les travaux
de ROUSSEAU, de LEJARD, et surtout par le travail récent et
remarquable de MOUSSET et BOUCAUT. Il est d'ailleurs probable que, en réalité, la fréquence de la péricardite tuberculeuse
n'est pas beaucoup plus grande proportionnellement chez le
vieillard que chez l'adulte, comme ces auteurs eux-mêmes
semblent l'admettre : on ne tardera pas en effet à distraire des
péricardites aiguës dites rhumatismales de l'adulte, tout un
grand groupe qui est fonction de la tuberculose comme le sont

eux-mêmes un grand nombre de ces soi-disant rhumatismes
francs.

Quoi qu'il en soit, chez le vieillard, la tuberculose joue un
rôle prédominant dans la genèse des péricardites aiguës.

Si l'on se rappelle, d'autre part, que les péricardites sèches ne
sont souvent qu'une des multiples manifestations d'une périviscérite et que ces périviscérites sont le plus souvent d'essence
tuberculeuse, on reconnaîtra le rôle considérable de la tuberculose dans la genèse des péricardites, et spécialement des péricardites séniles.

3° Anatomie pathologique. — Elle n'offre rien de particulier dans la sénilité, sauf qu'en dehors des péricardites proprement dites, généralisées ou partielles, sèches ou exsudatives, on
trouve souvent chez le vieillard des *plaques laiteuses*, sortes
d'épaississements localisés, de forme souvent irrégulière, parfois carrée ou losangique, au niveau desquels le feuillet viscéral
présente une teinte opaline, porcelainée, *laiteuse* ; malgré l'avis
de BEAUXIEU, nous ne pouvons voir dans ces formations
« des troubles d'irritation nutritive dus à la sénilité ». Ce sont
toujours des reliquats de péricardites anciennes, localisées, en
rapport le plus généralement avec une inflammation du myocarde sous-jacent.

La péricardite, chez le vieillard, peut s'observer sous ses principales formes anatomo-pathologiques ; elle peut être sèche ou
exsudative.

Quant aux épanchements, ils peuvent être séreux, hémorrhagiques ou purulents.

Les épanchements séreux sont des exsudats ou des transsu-
dats.

Les exsudats, ou épanchements inflammatoires, péricarditiques, peuvent être spécifiques ou liés à des agents pathogènes
banals ; parmi les inflammations spécifiques, l'inflammation
tuberculeuse est la plus fréquente et se reconnaît au caractère
surtout lymphocytaire du culot de centrifugation, quelquefois à
la présence d'édifications tuberculeuses typiques dans les néomembranes. Les exsudats cancéreux sont plus rarement obser-

vés ; ce sont ordinairement des phénomènes réactionnels au décours d'un cancer du cœur ; les péricardites exsudatives syphilitiques sont encore plus rares chez le vieillard.

Les épanchements hémorragiques ressortissent le plus souvent à la tuberculose ou au mal de Bright ; il n'est pas rare qu'ils soient fonction d'un infarctus myocardique chez les vieillards athéromateux ; le cancer en est une cause moins fréquente ; plus rarement encore ils sont sous la dépendance d'une infection ou d'une dyscrasie hémorragipare, comme l'ictère grave, le purpura, la variole.

Enfin, les épanchements purulents s'observent au cours de la grippe, des endocardites infectieuses de causes diverses, des septicémies les plus variées, mais, par-dessus tout chez le vieillard, au cours des infections à pneumocoques.

4° Symptomes, diagnostic. — Tous les symptômes de la péricardite de l'adulte peuvent se retrouver chez le vieillard, et la sénilité n'imprime à aucun d'eux un aspect caractéristique.

Les péricardites sèches ont très peu d'histoire clinique, en dehors du signe de Josserand ou du véritable frottement révélateur ; fonctionnellement, parfois c'est le silence symptomatique absolu ; d'autres fois, un peu de douleur à la pression au niveau de la région précordiale ; parfois des accès angineux.

Les péricardites transsudatives elles-mêmes évoluent lentement, insidieusement, noyées en quelque sorte dans la phénoménologie de la maladie hydropigène.

Seules les péricardites exsudatives ont une évolution propre, à l'instar des maladies aiguës, de la pleurésie aiguë dite *a frigore*, par exemple, avec laquelle d'ailleurs elles peuvent parfois coïncider, ce qui complique singulièrement l'appréciation clinique.

Exceptionnellement ce tableau est celui de la péricardite aiguë de l'adulte si bien tracée par Potain, pour la péricardite dite rhumatismale. Ici, la nature tuberculeuse, nous l'avons dit, est aussi prouvée que pour la pleurésie aiguë, son homologue.

Mais, dans l'immense majorité des cas, la maladie évolue

sourdement, sournoisement et reste cliniquement latente jusqu'au dénouement fatal.

En reconstituant l'histoire du malade, on s'aperçoit qu'une dyspnée avec cyanose et petitesse du pouls, une douleur angoissante au niveau du cœur, de la dysphagie auraient pu mettre sur la voie du diagnostic et de la recherche des signes physiques habituels que l'on aurait probablement trouvés, tels qu'on les perçoit chez l'adulte. En somme, la latence habituelle de la péricardite sénile paraît due plutôt à la faiblesse des réactions fonctionnelles chez le vieillard qu'à l'inexistence réelle des signes physiques révélateurs, dont parfois d'ailleurs on a pu constater la réalité, et auxquels on a pu attribuer leur signification (matité, voussure précordiale, affaiblissement du choc de la pointe et des bruits ; souvent au début, frottement péricardique, qui disparaît au fur et à mesure que la matité absolue augmente et dépasse par en bas le choc de la pointe).

Dans d'autres cas, et MOUSSET et BOUCAUT en ont donné récemment un exemple remarquable, il est incontestable cependant que « l'inflammation du péricarde peut débuter et évoluer sans signes révélateurs précis : mais pour penser au diagnostic de péricardite, nous rappelons, disent ces auteurs, la valeur clinique d'une asystolie récente, périphérique et irréductible.

« Malgré le repos au lit, malgré la diète lactée, l'administration des diurétiques et des toniques cardiaques, l'état du malade ne s'améliore pas. Le médecin voit apparaître et augmenter les œdèmes. Les anamnestiques, l'examen clinique n'indiquent pas l'organe primitivement atteint ; c'est par élimination que l'attention doit se fixer sur le cœur. Cependant, l'auscultation de cet organe peut rester négative... »

5° Pronostic. — Le pronostic de la péricardite chez le vieillard est toujours grave ; celui de la péricardite avec épanchement est mortel, en raison de l'altération préalable des fibres myocardiques.

6° Traitement. — Le traitement n'offre rien de spécial, sauf que les tonicardiaques et les stimulants énergiques du cœur sont

encore plus indiqués que chez l'adulte ; l'âge ne contre-indique
pas la paracentèse, s'il y a lieu.

ARTICLE II

SYMPHYSE CARDIAQUE

La symphyse cardiaque est une lésion consistant dans l'adhérence des deux feuillets viscéral et pariétal du péricarde.

1° Anatomie pathologique. — Chose curieuse, la symphyse
chez le vieillard est notablement plus fréquente que la péricardite, bien que toutes les symphyses soient pour ainsi dire des
séquelles ou des satellites de péricardites. Mais celles qui ne sont
que des séquelles peuvent n'être observées qu'à un stade très
éloigné de la lésion originelle : celle-ci peut remonter à plusieurs
années antérieures.

L'adhérence entre les deux feuillets peut être lâche ou serrée,
partielle ou généralisée.

Selon que le point de départ de la lésion est dans le feuillet
viscéral ou dans le feuillet pariétal de la séreuse, on peut, à l'instar de la classification proposée par GRANCHER pour les symphyses
pulmonaires, diviser les symphyses péricardiques en symphyses
péricardo-viscérales et symphyses péricardo-pariétales.

a. *Symphyses péricardo-viscérales*. — Les symphyses péricardo-
viscérales sont souvent partielles, plus ou moins lâches et vélа-
menteuses, mais parfois aussi serrées, pseudo-ligamenteuses ; elles
ont pour point de départ manifeste une lésion du feuillet viscéral,
le feuillet pariétal étant peu ou pas modifié dans son aspect et
sa texture ; ce sont, en somme, des cicatrices consécutives à une
réaction péricardique intense au cours d'une inflammation cardiaque sous-jacente. L'inflammation du myocarde qui en a été
le point de départ immédiat est une lésion primitive de ce muscle (myocardite, infarctus du myocarde), ou une lésion de propagation d'une inflammation plus profonde, telle qu'une endocardite. Ce sont des symphyses cicatricielles dont la production

est commandée par la situation anatomo-topographique du péricarde, celle d'un sac séreux recouvrant un muscle, et partageant par suite, dans une certaine mesure, les vicissitudes pathologiques de ce muscle.

b. *Symphyses péricardo-pariétales.* — Les symphyses péricardo-pariétales, au contraire, sont déterminées par la place occupée par le péricarde, en anatomie générale, parmi les tissus de l'économie : c'est une séreuse, qui a les vicissitudes pathologiques des tissus de même ordre, et par suite, se rapproche de la plèvre, par exemple. Ce sont, ici, des inflammations primitives du péricarde, si le mot primitif s'entend par rapport au cœur, des manifestations de même ordre pouvant préexister ou coexister dans le reste de l'économie.

Les symphyses péricardo-pariétales sont ordinairement généralisées ; le maximum des lésions se trouve au niveau du feuillet pariétal, qui est considérablement épaissi, quelquefois cartilagineux ou calcaire : au microscope, on y découvre non seulement des travées fibrillaires de tissu conjonctif plus ou moins adulte, cicatriciel comme dans l'autre forme, mais des cellules rondes en abondance, témoins de la nature inflammatoire du processus.

Ce sont des *péricardites symphysaires*, suivant l'expression de L. GALLAVARDIN.

2° **Étiologie, pathogénie** — Des deux causes dominantes de la symphyse chez l'enfant et l'adulte, le rhumatisme et la tuberculose, la seconde est de beaucoup la plus importante chez le vieillard, chez qui le rhumatisme aigu est chose rare. Nous avons vu cependant souvent des symphyses chez de vieux tuberculeux fibreux présentant des ankyloses multiples, du morbus coxæ senilis, de la spondylose rhizomélique ou autres manifestations de même signification. Mais ce sont plutôt des symphyses partielles, péricardo-viscérales, consécutives à des endocardites ou des myocardites conditionnées elles-mêmes par le rhumatisme tuberculeux.

Les symphyses péricardo-pariétales, inflammatoires chroniques et primitives du péricarde, nous ont paru chez le vieillard être presque toujours tuberculeuses ; les quatre observations personnelles de notre collection, dont une a fait l'objet de la thèse d'un de nos élèves, DUMAINE[1] qui date de dix années, sur la symphyse cardiaque d'origine tuberculeuse, rentraient dans cette catégorie. La conclusion implicite du travail récent de MOUISSET et BOUCHUT est que leur opinion relative à la nature presque toujours tuberculeuse des péricardites primitives, s'applique aux symphyses. Ces symphyses primitives, sont en réalité, des tuberculoses plastiques et ankylosantes du péricarde.

Elles donnent la preuve de leur nature, au point de vue anatomique, non seulement par la coexistence fréquente de lésions tuberculeuses au niveau des poumons (loi de Louis) ou des ganglions trachéo-bronchiques, ou des plèvres, ou du péritoine, ou des organes génitaux (annexite tuberculeuse chez la femme, vieille hydrocèle avec pachy-vaginalite tuberculeuse chez l'homme, etc.) mais aussi par la présence au niveau du cœur, d'un tubercule (tubercule caséeux de l'oreillette dans un de nos cas) — ou même par l'existence d'édifications tuberculeuses typiques avec cellules géantes au niveau des fausses membranes (MOUISSET et BOUCHUT).

Le myocarde sous-jacent à la symphyse, s'il n'a pas été lésé primitivement, l'est dans tous les cas secondairement, et présente de la dégénérescence graisseuse ou de la myocardite interstitielle ; l'organe dans son entier est dilaté, présente de l'insuffisance fonctionnelle au niveau des orifices, en même temps qu'il réunit souvent tous les attributs du cœur cardiaque, de même que le foie, les reins, les poumons, le cerveau, la rate, les intestins présentent eux aussi l'ensemble des lésions de congestion chronique qualifiées de cardiaques.

La loi de non hypertrophie du cœur signalée par WEILL dans la symphyse tuberculeuse infantile, nous a paru chez le vieillard, peu applicable ; tous nos malades avaient le cœur gros ; celui du malade de MOUISSET pesait 780 grammes.

---

[1] DUMAINE. *La symphyse cardiaque d'origine tuberculeuse.* Th. Lyon, 1901.

3° Symptômes. — La symptomatologie de la symphyse cardiaque est toujours obscure, à tous les âges, mais plus encore chez le vieillard.

Nous ne pouvons que renvoyer aux traités classiques pour l'étude des signes physiques et fonctionnels :

Signes fonctionnels : dyspnée d'effort, sensation de plénitude et constriction thoracique, parfois avec palpitations ou même avec crises d'angor.

Signes physiques centraux : retrait systolique de la pointe, mouvement de roulis précordial, parfois bruits de galop, de rappel, de roulement, simulant des lésions valvulaires ; souffles d'insuffisance mitrale ou tricuspidienne ; fixité du choc de la pointe ; fixité des limites de la matité précordiale ; augmentation d'étendue de la matité précordiale relative ; fixité, à l'écran radioscopique, des limites de l'ombre portée du cœur, soit dans les mouvements du cœur, qui sont beaucoup moins perceptibles que normalement, soit dans les changements d'attitude.

Signes physiques périphériques : cyanose, collapsus veineux diastolique, gonflement inspiratoire des veines du cou, pouls paradoxal de KUSSMAUL (s'affaiblissant pendant les inspirations forcées, parfois se supprimant) ; tuméfaction du foie, battements hépatiques, reflux hépato-jugulaire, pouls veineux ; ensemble des signes d'une asystolie d'emblée et irréductible, ou tout au moins difficilement et incomplètement réductible ; fréquence de l'ascite.

Ces signes, comme on l'a dit souvent, sont trop nombreux pour être pathognomoniques ; la constatation certaine de l'un d'eux doit cependant éveiller l'attention, faire rechercher les autres, et admettre la possibilité de la symphyse, même si les autres font défaut.

Aucun de ces signes multiples ne demande de description spéciale chez le vieillard.

4° Formes cliniques. — Par contre, les formes cliniques ont chez lui quelque chose de spécial : elles se distinguent par ce fait que leur tableau est encore plus flou, plus indécis que chez l'adulte ou l'enfant.

A ce point de vue, on doit distinguer, chez le vieillard, des formes cliniques typiques, larvées et latentes.

a. *Forme typique.* — Dans la forme clinique typique, un ou plusieurs des signes énumérés plus haut sont facilement constatables ; l'existence d'une affection cardiaque, sans signes de lésion valvulaire, est évidente ; l'affection arrive rapidement au stade asystolique, le malade qui ne présentait que de l'oppression, voit sa dypsnée devenir intense ; la face se cyanose, les œdèmes apparaissent aux membres inférieurs et remontent rapidement jusqu'à l'abdomen, la stase veineuse étant de plus en plus marquée. La cachexie cardiaque s'aggrave de jour en jour ; la digitale, la caféine et les autres toni-cardiaques restent à peu près sans effets ou n'ont qu'un effet très temporaire.

b. *Forme larvée.* — Parmi les formes larvées, la plus fréquente est chez le vieillard, comme à tous les âges, celle qui a été bien individualisée, dès 1896, par Fr. Pick (de Prague) sous le nom de péricardite chronique évoluant sous la forme de cirrhose hépatique ou plus simplement de pseudo-cirrhose hépatique d'origine péricardique, bien étudiée ultérieurement par Mousset en 1899, et par son élève Bouravant. C'est ce qu'on désigne justement aujourd'hui sous le nom de syndrome de Fr. Pick (de Prague). Les signes cardiaques étant au minimum, les signes périphériques d'œdèmes, d'anasarque et surtout de congestion du foie avec ascite sont au maximum, si bien que l'on prend le malade pour un cirrhotique. Toutes les fois qu'une cardiopathie mal déterminée s'accompagne très précocement d'ascite avec gros foie, il faut suspecter la possibilité d'une symphyse : c'est la symphyse à symptômes ectopiques signalée par le professeur Weill chez les enfants, et dont Mousset et Bouchut ont donné à leur tour une remarquable observation chez le vieillard.

c. *Forme latente.* — Enfin, il est une forme vraiment *latente*, c'est celle sur laquelle insistent tous les classiques, et même dernièrement encore Gallavardin, en disant que « la latence absolue est la règle dans la symphyse des artérioscléreux, des emphysémateux ». Ces artérioscléreux, ces emphysémateux n'ont de symphyse que par l'intermédiaire des troubles nutritifs du myocarde, ou de déterminations locales de tuberculose à allure

rhumatismale ; ce sont des symphyses surtout péricardo-viscérales plus ou moins partielles et lâches ; lorsqu'une symphyse
est généralisée, elle est rarement latente au sens absolu du mot ;
la preuve en est que lorsqu'en présence d'une autopsie révéla-
trice de cette symphyse méconnue, on fait son examen de conscience, on retrouve presque toujours des signes qui auraient dû,
bien interprétés, permettre de soupçonner le diagnostic, en
éveillant l'attention sur le cœur, en l'absence des signes habituels de myocardite ou de lésions valvulaires.

5º Diagnostic. — Les détails que nous venons de donner
nous dispensent d'insister sur la difficulté du diagnostic.

Le diagnostic est difficile à tout âge, parce que nous ne possédons pas de signe pathognomonique de la symphyse ; il est plus
difficile chez le vieillard, parce que sont plus fréquentes à cet
âge qu'à tout autre, les lésions, comme les myocardites, qui
sont susceptibles d'amener une asystolie irréductible en dehors
de toute lésion valvulaire.

Le diagnostic de symphyse ne peut pour ainsi dire jamais être
affirmé, mais il pourra souvent être considéré comme probable,
ou au moins soupçonné, en recherchant un à un chacun des
signes, énumérés plus haut, et aussi par exclusion successive de
toutes les autres cardiopathies.

Il est évident que lorsqu'on a assisté à la scène de la péricardite, qu'après avoir entendu des frottements, on constate que
ceux-ci disparaissent en même temps que les bruits du cœur
s'assourdissent et que rien par ailleurs ne permet d'admettre la
possibilité d'un épanchement péricardique, on peut, on doit
rechercher la symphyse. Mais cette éventualité, qui se réalise
souvent chez l'enfant, est rare chez l'adulte, exceptionnelle chez
le vieillard : chez lui, ou la symphyse remonte à un processus
inflammatoire aujourd'hui éteint et dont les origines se perdent
dans des temps relativement reculés, ou bien l'inflammation
est de date récente ; mais évoluant à bas bruit, elle a passé
inaperçue du malade et du clinicien, qui en est réduit à l'observation des phénomènes actuels.

Nous avons montré, parmi les signes centraux et périphé-

riques, ceux qu'il fallait rechercher. Dans les formes dites latentes
elles-mêmes, il n'y a jamais, à tout prendre, absence complète
de manifestations cardiaques.

Parmi celles-ci, les plus constantes, d'après nos observations
personnelles, sont l'assourdissement des bruits du cœur, l'absence
du choc de la pointe, la petitesse et la dépressibilité du pouls,
la cyanose.

En somme, la symphyse cardiaque, bien que demandant
toujours à être cherchée, n'est jamais complètement latente ; ce
sont au moins les signes vagues d'une cardiopathie sans épithète.
La symphyse, en effet, ne peut exister longtemps sans gêner le
fonctionnement du cœur, d'où une cardiopathie secondaire,
myocarditique ou même valvulaire par insuffisance fonctionnelle, si toutefois le processus causal, rhumatismal ou tuberculeux, ou infectieux d'ordre banal, n'a pas atteint simultanément
le péricarde et l'endocarde valvulaire. Dans ces cas complexes, il
est éminemment difficile de dépister la symphyse sous les signes
plus éclatants de la cardiopathie valvulaire ; il est dans tous les
cas extrêmement difficile de faire, dans le tableau clinique, le
départ de ce qui est le fait de la symphyse et de ce qui est celui
des lésions sous-jacentes.

Très complexe également à préciser est le rôle, dans le déterminisme des phénomènes, de la symphyse proprement dite et
des brides ou adhérences péricardo-pleurales, péricardo-médias-
tines qui sont souvent associées à la symphyse cardiaque. Lui
sont souvent associées aussi, compliquant également le tableau
clinique, soit une symphyse pleurale, soit des périviscérites
diverses, soit encore ces diverses lésions simultanément, et ceci
plus souvent encore chez le vieillard que chez l'adulte.

Le *diagnostic de la cause* est parfois possible : l'existence d'attaques de rhumatisme, aigu, subaigu ou chronique, la coexistence de lésions valvulaires nettes, à type organique, sont en
faveur de la nature rhumatismale. Au contraire, l'absence de
rhumatisme, une hérédité très souvent suspecte, la présence
de stigmates de tuberculose, tels que des cicatrices d'adénites
suppurées cervicales, la coexistence de signes de tuberculose
pulmonaire ou pleurale, ou de tuberculose d'autres séreuses, ou

de périviscérites de nature suspecte, sont en faveur de la nature tuberculeuse de la symphyse. Il y a plus: chaque fois qu'une symphyse paraît, chez le vieillard, se développer primitivement, qu'on ne peut lui assigner de cause nette, il y a beaucoup de chances pour qu'elle soit tuberculeuse.

6° **Pronostic**. — Le pronostic est très différent suivant que l'on a affaire à l'une ou à l'autre des formes de symphyse : la forme péricardo-viscérale vaut ce que vaut la lésion viscérale initiale, et peut, étant cicatricielle, retentir au minimum sur le cœur; c'est une lésion cicatricielle, ce n'est pas une maladie du péricarde : ce sont ces cas qui donnent lieu à des « trouvailles d'autopsie ».

Dans la symphyse pariéto-péricardique, la lésion est en constante subactivité; le retentissement sur le cœur est précoce et constant, non seulement par gêne mécanique comme dans la forme précédente, mais encore et surtout par extension de l'inflammation au myocarde, et asystolie inflammatoire consécutive ; cette asystolie une fois déclarée ne rétrocède plus ou presque plus. Il faut enfin y ajouter les dangers inhérents à la nature du processus, qui peut toujours révéler sa nature tuberculeuse par une généralisation ou une extension de la tuberculose, sans compter encore que les localisations similaires, sur les autres séreuses par exemple ou les membranes d'enveloppe (capsule de Glisson, entre autres) peuvent contribuer pour une part à l'aggravation du pronostic.

La symphyse, en résumé, quelle que soit sa cause, est toujours grave chez le vieillard; et sa gravité est encore augmentée par ce fait que, lorsqu'elle est primitive, elle est presque toujours tuberculeuse.

7° **Traitement**. — Autant l'intervention thérapeutique révulsive est indiquée dans la péricardite en évolution, autant elle est nulle contre la symphyse constituée.

Le médecin ne dispose alors que de deux ordres de ressources : fortifier l'état général par la médication reconstituante; le myocarde par des tonicardiaques; — veiller à lutter contre les obstacles circulatoires à l'aide des diurétiques, et des ponctions aussi répétées qu'il le faut lors d'épanchements dans les cavités séreuses. On peut alors, en luttant pied à pied, reculer un peu le terme fatal.

Quant à l'intervention chirurgicale, qui consiste à cliver les deux feuillets du péricarde adhérents, et que l'on a désignée sous le nom de cardiolyse (Von Beck), elle nous paraît constituer une témérité irrationnelle : la symphyse cicatricielle est un processus de guérison, on risquerait de le réveiller ; la péricardite symphysaire recevrait un coup de fouet incontestable ; — plus défendable est l'opération de libération indirecte, par résection thoracique de décharge (Brauer, W. Danielson) et consistant dans la section et l'ablation partielle de la partie antérieure des 3°, 4°, 5°, 6° et 7° côtes gauches. Cette opération nécessitant de grands délabrements, nous paraît d'application très difficile chez le vieillard.

CHAPITRE III

MALADIES DES VAISSEAUX

L'altération des vaisseaux constituée par l'athérome et l'artériosclérose domine, on peut le dire, toute la pathologie sénile. L'étude de ces lésions doit donc être envisagée ici dans tous ses détails, d'autant plus que, ces dernières années, des données nouvelles sont venues éclairer quelque peu la pathogénie de ces affections. Nous étudierons aussi les *aortites* dont l'étude se confond sur bien des points avec l'athérome, et la gangrène sénile.

ARTICLE PREMIER

ARTÉRITE CHRONIQUE SÉNILE
ATHÉROME ET ARTÉRIOSCLÉROSE

L'inflammation chronique des artères, *artérite chronique*, est à la base d'un double processus, l'*athérome*, caractérisé essentiellement par la dégénérescence graisseuse et calcaire des parois artérielles qui intéresse surtout les artères de gros et de moyen calibre, et l'*artériosclérose*, caractérisée par la transformation fibreuse de ces parois, qui intéresse plutôt les artères de petit calibre ainsi que les artérioles nourricières des diverses parties constituantes de l'organisme. C'est donc, lorsqu'il est généralisé, un processus de la plus haute importance, puisque, d'une part, il est susceptible de troubler la circulation artérielle de tous les organes, de tous les tissus par l'intermédiaire d'une viciation dans l'apport nutritif assuré d'une façon ininterrompue par la circulation artérielle; parce que, d'autre part, le processus inflammatoire, lorsqu'il s'attaque aux artérioles nourricières d'un organe, est susceptible d'entraîner dans cet organe, par voie de continuité ou de contiguïté, des altérations anatomiques multiples : conséquences physiologiques et conséquences anatomiques du processus artéritique chronique concourent donc à troubler et à léser profondément l'organisme.

§ 1. — HISTORIQUE

L'artérite chronique envisagée dans ses deux aboutissants, l'artériosclérose et l'athérome, et spécialement dans ce dernier, plus anciennement connu, a eu son histoire liée, dès les origines, à l'étude de la sénilité. Sa fréquence apparut en effet telle à un âge avancé, que l'on crut d'abord qu'elle n'avait pas d'autre cause, et qu'elle caractérisait essentiellement le vieillissement, en ce qui concerne le tissu artériel. Ainsi, au XVIIIe siècle, RIOLAN voyait dans les « *ossicula* » des artères un procédé employé par la nature pour maintenir béants les vaisseaux à un âge où diminue la force contractile du cœur. De même, pour BOERHAAVE, l'ossification artérielle était l'aboutissant d'une évolution normale. Cependant LANCISI, CRELL, HALLER, MORGAGNI virent le caractère pathologique des lésions. Les travaux de l'école anatomo-pathologique du XIXe siècle montrent le rôle pathogénique de l'artérite chronique dans les lésions des artères elles-mêmes ainsi que dans celles des viscères qui en sont tributaires. Avec le XXe siècle, l'expérimentation s'empare de la question et s'efforce d'en fixer le déterminisme.

Il résulte de toutes ces recherches que l'artérite chronique peut se rencontrer à tous les âges, bien qu'elle soit infiniment plus fréquente à un âge avancé. Ainsi on a rencontré de l'athérome même chez des enfants; inversement, on a rencontré des vaisseaux absolument indemnes de toute altération à l'autopsie de grands vieillards. Il est donc désormais impossible de considérer l'athérome comme étant fonction de la sénilité.

Faut-il pour cela, rayer l'artériosclérose et l'athérome du cadre d'un traité des maladies des vieillards ?

Assurément non.

L'athérome, en effet, nous le verrons bientôt, reconnaît comme causes, les infections et les intoxications. Ces causes peuvent, accidentellement, lorsqu'elles sont très intenses, produire un athérome précoce ; mais, chez le vieillard, la seule durée de la vie accumule ces facteurs ; aussi l'immense majorité des vieillards présentent-ils des lésions vasculaires, à tel point que sur 100 malades au-dessus de soixante ans, cliniquement examinés, puis autopsiés à l'asile du Perron, dans 80 cas nous avons trouvé de l'athérome artériel.

Qu'est-ce donc que l'artérite chronique au point de vue anatomo-pathologique, quels sont ses causes, son mécanisme pathogénique, quels sont ses symptômes, quels sont ses effets au point de vue de la circulation et des divers viscères irrigués ; quel est son traitement hygiénique et médicamenteux ?

Telles sont les diverses questions que nous avons à envisager successivement.

§ 2. — ANATOMIE PATHOLOGIQUE

Les lésions diffèrent selon qu'on envisage les grosses et moyennes artères, et les petites artères ou artérioles.

1° Grosses et moyennes artères. — Les grosses et les moyennes artères, normalement, sur le cadavre, s'affaissent, vides de sang, et leur section offre la forme d'un disque biconcave, d'un ménisque aux bords arrondis, et d'une consistance élastique rénitente. Une artère athéromateuse rigide, ou semirigide, ne s'affaisse plus, contient parfois des coagulations sanguines ; sa section offre un aspect circulaire irrégulier et plus ou moins bosselé ; sa consistance est dure, irrégulière, donnant la sensation d'un tuyau fibreux dans lequel seraient enchâssées par places des plaques dures, qui à la pression donnent la sensation d'une coquille d'œuf facile à briser, avec un petit bruit sec ; la lumière en est très irrégulière, parfois agrandie par places, ailleurs rétrécie et parfois oblitérée. Les sections transversales, en série, donnent de meilleurs renseignements que l'exploration au stylet ou l'ouverture sur la sonde cannelée, pour la détermination du degré de leur perméabilité.

Le vaisseau, normalement souple, à paroi interne lisse, est transformé en un tube semi-rigide, de consistance ferme, quelquefois dure et cassante, d'aspect bosselé, avec des rétrécissements et des élargissements ; la palpation y révèle la présence d'épaississements multiples isolés ou confluents ; à la section, cette paroi crie sous les ciseaux, son épaisseur est augmentée, parfois diminuée ; une fois l'incision faite, on se trouve en présence d'une surface inégale, raboteuse, présentant en de nombreux points des plaques, les unes translucides et molles, (*plaques gélatineuses*) les autres jaunâtres et de consistance chondroïde (*plaques chondroïdes*), les autres dures, écailleuses (*plaques calcaires*) ; les bords

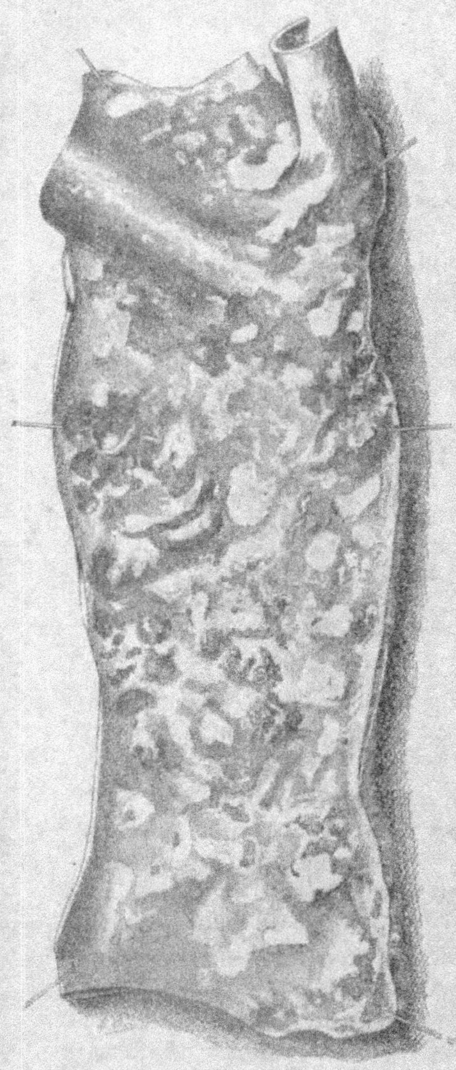

Fig. 23.
Aorte pavée.

de ces plaques arrivent parfois à se toucher, d'où le nom d'*artères parées* (fig. 25) ; ces bords sont les uns nets et taillés à pic, les autres insensibles ; au centre de la plaque, une dépression a permis de comparer vaguement son aspect à celui d'une pustule de variole ; ce centre parfois est occupé par un ulcère à bords déchiquetés et minces, sous lesquels parfois le sang a fusé très loin, en créant ainsi un anévrysme disséquant. Lorsque la paroi est intacte et qu'on incise au niveau d'une plaque, on tombe, lorsqu'il s'agit d'une plaque ancienne, sur un foyer rempli d'une bouillie (ἀθάρα) blanche, jaunâtre, analogue à du mastic de vitrier : c'est l'athérome, le foyer athéromateux, qui a donné son nom à toute la lésion.

On croyait autrefois à l'égale répartition des lésions sur tout l'arbre artériel, et l'on pensait pouvoir inférer de l'état des radiales à l'état des vaisseaux de tout le corps.

Il n'en est rien, et il y a dans la répartition des lésions de très grandes irrégularités : tel sujet a les radiales indurées, par exemple, qui aura l'aorte souple, ou inversement.

On a établi de nombreuses statistiques dans le but de rechercher la fréquence des lésions athéromateuses, suivant les différents départements de l'arbre artériel. Voici d'après Josué, les principales statistiques, où les artères sont rangées par ordre de fréquence des déterminations athéromateuses.

D'APRÈS LOBSTEIN

Crosse de l'aorte.	Bifurcation des carotides primitives.
Extrémité inférieure de l'aorte.	Carotides internes.
Aorte thoracique.	Artères cérébrales.
Artère splénique.	Carotides externes.
Aorte abdominale.	Artères thoraciques et abdominales.
Artères crurales et leurs branches.	Artères humérales.
Artères coronaires cardiaques.	Petites artères cérébrales.
Artères sous-clavières.	Artère pulmonaire.

D'APRÈS ROKITANSKY

Aorte ascendante.
Crosse de l'aorte.
Aorte thoracique.
Aorte abdominale.
Artère splénique.
Artères iliaques externes.
Artères fémorales.
Artères coronaires cardiaques.
Artères cérébrales.

Artères utérines.
Artères humérales.
Artères spermatiques.
Artères carotides primitives.
Artères hypogastriques.
Artère pulmonaire.
Exceptionnellement : artères mésentériques, cœliaque, coronaire stomachique, hépatique.

D'APRÈS HUCHARD

Crosse de l'aorte.
Aorte ascendante.
Artères coronaires cardiaques.
Aorte abdominale à sa bifurcation.
Aorte thoracique.
Artères rénales.
Artères temporales.
Artères de la base du cerveau.
Artères sous-clavières.

Artères carotides primitives.
Artères iliaques.
Artère splénique.
Artères humérales et radiales.
Artères fémorales.
Artères poplitées.
Artères vertébrales internes.
Petites artères du cerveau.
Artères bronchiques.
Artère pulmonaire.

Suivent la coronaire stomachique, les mésentériques, utérines et spermatiques.

En somme, la crosse de l'aorte, l'aorte thoracique et abdominale, les coronaires cardiaques, occupent, par ordre de fréquence, les premiers rangs.

PETER a voulu chercher la raison d'être de ces fréquences diverses de l'athérome suivant les points de l'arbre vasculaire, et a posé en principe que l'athérome était d'autant plus fréquent que l'artère considérée étant plus grosse, subissait un choc plus violent de la part de l'ondée sanguine (*loi des diamètres*), qu'elle était plus flexueuse et opposait par suite plus de résistance au cours du sang (*loi des courbures*), qu'elle présentait plus de saillies intérieures dans sa lumière (*loi des angles ou des éperons*), qu'elle était plus exposée à être comprimée par le choc du sang, contre une surface dure (*loi des violences extérieures*).

Toutes ces considérations ont leur importance, mais il ne faut pas leur attribuer une valeur trop absolue.

Au microscope, sous l'endothélium resté intact, on trouve une accumulation de cellules rondes (cellules embryonnaires, avec gros noyau et peu de protoplasma), et plus profondément des cellules plates, fusiformes ou étoilées, allongées dans le sens de l'artère, enfin des cellules musculaires bien dégénérées ; sur les *plaques jaunâtres* les cellules les plus profondes offrent des granulations jaunâtres.

Dans les *foyers athéromateux*, la paroi est identiquement formée de cellules rondes et fusiformes, d'une trame fibrillaire, mais au contact de la bouillie athéromateuse, ce tissu s'est transformé en lamelles conjonctives d'aspect vitreux avec quelques cellules musculaires lisses dégénérées. Quant à la bouillie elle-même, produit d'une véritable artério-nécrose, elle est formée de cholestérine, de corps granuleux, de débris cellulaires, de granulations graisseuses isolées ou agminées, de cristaux d'acides gras.

Les *plaques calcaires* sont constituées par une substance fondamentale fibrillaire, incrustée de phosphate et de carbonate de chaux, ainsi que des vestiges de cellules musculaires altérées et déformées ; jamais il n'y a de canalicules de Havers ni de formations vasculaires.

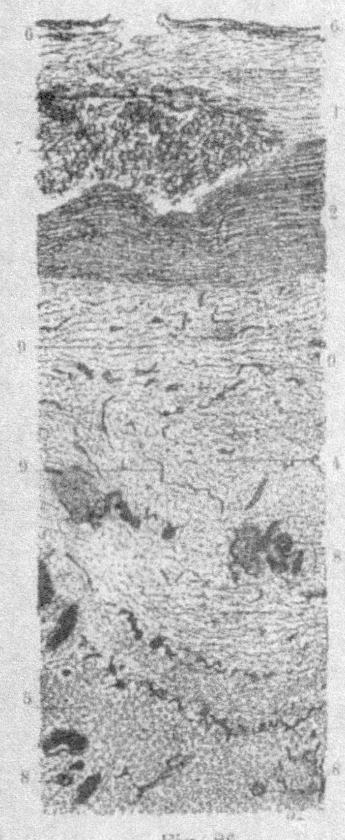

Fig. 26.

Athérome de l'aorte
(d'après THIRIER).

1, tunique interne épaissie et altérée. — 2, tunique moyenne altérée. — 3, tunique externe sclérosée et épaissie. — 4, tissu cellulo-adipeux. — 5, granulations graisseuses superficielles. — 6, foyer athéromateux au point d'élection. — 7, artère oblitérée. — 8, vaisseaux nouveaux.

Enfin les *plaques chondroïdes* se distinguent par des cellules rappelant celles du cartilage, mais sans capsules et enserrées par un tissu fibrillaire contenant parfois quelques fibres élastiques de nouvelle formation. Qu'il s'agisse d'un épaississement avec induration, d'un foyer de ramollissement athéromateux ou d'une plaque calcaire ou chondroïde, dans tous les cas, à la base de la lésion, du côté externe, la paroi profonde est constituée par la limitante élastique interne, dont les lésions ont une importance capitale.

Cette limitante (JORES, JOSUÉ), est elle-même très altérée : d'abord irrégulièrement plissée, elle éclate, se clive en quelque sorte en une série de feuillets plus ou moins fragmentés eux-mêmes ; c'est entre ces feuillets que se trouve la bouillie athéromateuse ; comme, théoriquement, la limitante élastique fait partie de la tunique moyenne, on peut dire que cette bouillie est située dans une dépendance de la tunique moyenne, plutôt que d'admettre avec les anciens auteurs qu'elle occupe la partie profonde de l'endartère.

La tunique moyenne offre des lésions plus inconstantes, mais de même genre que celles de la tunique interne : accumulation de cellules embryonnaires ou de tissu fibreux, spécialement autour des capillaires, d'où dissociation des fibres musculaires ; nous avons vu que la limitante élastique interne est dégénérée, fissurée, éclatée, clivée et fragmentée ; parfois elle pousse dans l'endartère des amas de fibres ou de grains élastiques. Enfin la tunique moyenne peut subir la dégénérescence hyaline de ses fibres musculaires avec tranformation fibreuse ultérieure ; des foyers de dégénérescence graisseuse et calcaire y sont souvent observés.

La tunique externe peut être indemne ; quelquefois elle est épaissie et le microscope y décèle une prolifération de cellules embryonnaires autour des vasa vasorum, ou une endartérite de ces petits vaisseaux nourriciers ; cette inflammation peut même atteindre les nerfs qui accompagnent les vaisseaux. La périartère elle-même est souvent enflammée, d'où un épaississement fibreux, qui entoure l'artère.

2° Artères du type aorte (type à tissu élastique prédominant). — Les lésions sont fondamentalement les mêmes que dans les artères moyennes et n'en diffèrent que par le fait de la différence de texture normale de ces artères, dans lesquelles la tunique moyenne est particulièrement épaissie, formée de fortes lames élastiques fenêtrées, unies entre elles par des lames plus minces et par des fibres élastiques circonscrites par le réseau élastique issu de cellules musculaires allongées, avec noyau en forme de bâtonnet; la tunique interne est de même très épaissie, a trois couches, et contient des

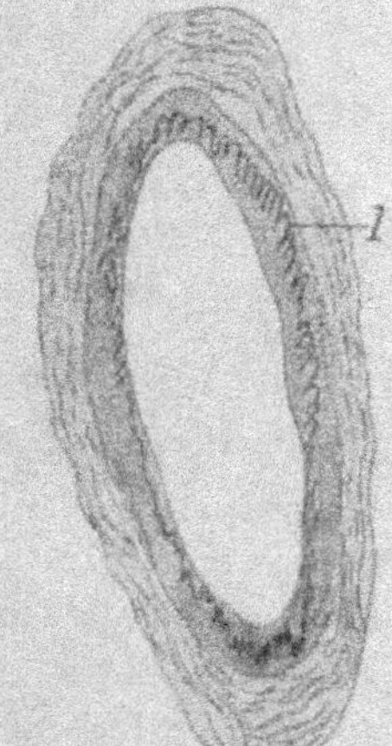

Fig. 27.

Vieillard athéromateux. Coupe d'une artériole voisine de l'artère sylvienne.

1, limitante élastique plissée irrégulièrement.

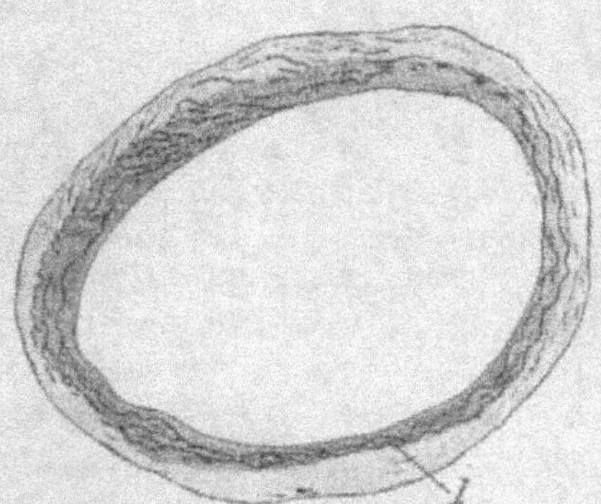

Fig. 28.

Vieillard athéromateux. Parésie spasmodique des artérioscléreux. Artériole du cerveau.

Désintégration de la lame élastique interne 1.

fibres et des lames élastiques, des cellules musculaires et du tissu connectif. Au niveau d'un *épaississement athéromateux*, on trouve un élargissement de toutes les couches de l'endartère ; quant aux lésions, elles sont élémentairement les mêmes que dans les petites artères : dégénérescence des fibres élastiques et des fibres musculaires, lésions de dégénérescence graisseuse. Les foyers de bouillie athéromateuse et les épaississements calcaires ont la structure que nous connaissons; mais les plaques calcaires sont souvent très épaissies; enfin, à distance du foyer, soit à son niveau, soit à une grande distance, existent des lésions de dégénérescence des fibres musculaires, dont le protoplasma est gonflé, œdémateux, parfois séreux.

3° Artérioles. — A l'œil nu, les parois paraissent épaissies, parfois à trajet sinueux. Au microscope, la limitante élastique interne est tantôt plissée irrégulièrement, parfois même interrompue par une véritable fragmentation, tantôt divisée et désintégrée en une série de lamelles plus ou moins abondantes et mal colorées. Cette altération, comme nous l'avons montré, peut constituer, dans certaines artérioles, la seule lésion de la paroi artérielle (fig. 27 et 28). Entre les lamelles élastiques se trouvent du tissu conjonctif et des cellules musculaires à grand axe parallèle à l'axe du vaisseau. La couche musculaire est généralement épaissie, parfois amincie.

En somme, il y a une hyperplasie nette des éléments musculaires et élastiques. En même temps existe un certain degré de dégénérescence, manifesté par la dégénérescence hyaline du tissu conjonctif, par l'altération des cellules musculaires dont le noyau se colore mal et le protoplasma présente des vacuoles. La présence de graisse collectée ou diffuse est également un signe de dégénérescence.

Toutefois, dans les petites artères, le processus fibroformatif l'emporte toujours de beaucoup sur le processus dégénératif : la fibroformation ne se fait pas seulement comme le voulaient GULL et SUTTON (théorie de l'artério-capillary fibrosis), aux dépens de l'adventice, mais encore et beaucoup plus aux dépens de la couche profonde de l'endartère, qui offre une accumulation de cellules embryonnaires, se transformant ensuite en cellules fixes du tissu conjonctif ; ces proliférations se font par places isolées, c'est l'*artériosclérose noueuse* ; si les plaques sont coalescentes, c'est l'*artériosclérose diffuse*. Si la vitalité du tissu fibreux est faible, il peut ensuite subir la dégénérescence calcaire, sur la sylvienne et les artérioles d'un certain calibre ; mais la fonte athéromateuse fait constamment défaut.

Dans les *artérioles capillaires*, la limitante élastique interne reste simple, mais ne présente plus son plissement normal ; les cellules musculaires, très dégénérées, ont un aspect cassant et plongent dans une substance réfringente ; des gouttelettes de graisse se remarquent en dedans de la limitante interne et autour ou dans les cellules musculaires. La couche musculaire est à la fois hyperplasiée et dégénérée.

4° Processus surajoutés à l'athérome. — Les principaux processus surajoutés consistent dans les *plaques gélatineuses*, *l'endartérite végétante* et les *nodules leucocytaires* (JOSUÉ).

a. *Plaques gélatineuses*. — Les plaques gélatineuses, bien qu'on l'ait contesté, constituent très probablement le premier degré de l'athérome ; elles indiquent un processus aigu, et tout porte à croire que ce processus aigu aurait évolué vers l'artérite chronique si le sujet avait survécu. Ces poussées aiguës sont très souvent, ainsi que nous le verrons ultérieurement, la cause de la mort.

b. *Endartérite végétante*. — Au niveau de vieux foyers athéromateux ouverts, on trouve parfois de grosses végétations polypiformes, jaune rosé, parfois ulcérées à leur extrémité ; il s'agit de poussées aiguës d'artérite localisée, par infection secondaire de foyers athéromateux ulcérés.

c. *Nodules leucocytaires*. — Ces nodules, d'après JOSUÉ, seraient en rapport non avec l'athérome, mais avec des infections et des intoxications subies par le malade, parfois au cours de la maladie terminale. Ils sont analogues à ceux que l'on voit dans les autres organes des mêmes sujets ; ils peuvent siéger soit dans la tunique externe, autour des vasa vasorum, soit dans l'épaisseur de la tunique moyenne.

L'absence de fibres élastiques dégénérées et granuleuses et au contraire la rupture simple de ces fibres permettent de différencier ces lésions de celles de l'athérome.

5° Rapports entre l'athérome et l'artériosclérose. — Il résulte très clairement, croyons-nous, de la description que nous venons de donner, que l'artérite chronique se caractérise anatomiquement au niveau des grosses comme au niveau des petites artères par la coexistence d'un double processus, l'un inflammatoire,

9.

hyperplasique, fibro et musculo formatif, l'autre dégénératif.

Seulement la prédominance du processus hyperplasique sur le processus dégénératif est en raison inverse du calibre des artères : sur les petites, le processus hyperplasique, fibro-formatif domine ; sur les grandes, c'est le processus dégénératif. Le processus artéritique chronique à prédominance hyperplasique, c'est l'artériosclérose ; le processus artéritique chronique à prédominance dégénérative, c'est l'athérome. Artériosclérose et athérome sont donc deux modalités évolutives de l'inflammation chronique des artères, modalités réactionnelles commandées par la diversité de structure des artères intéressées et non par une différence dans le processus initial. L'analyse histologique donne donc tort aux auteurs qui ont voulu soutenir la dualité des deux processus, athérome et artériosclérose, ou subordonner l'un à l'autre, alors qu'ils évoluent parallèlement, sous l'influence des mêmes causes. Les séparer dans une description serait illogique et constituerait une erreur nosographique.

Le lien entre ces deux processus a été diversement interprété ; pour H. Martin, ils seraient l'un et l'autre conditionnés par un trouble circulatoire, entraînant un défaut d'apport des éléments nutritifs, ce qui, au niveau du tissu conjonctif, produirait de la sclérose, et au niveau des éléments cellulaires, une altération nécrotique ; l'insuffisance circulatoire serait elle-même sous la dépendance d'une endartérite oblitérante des vasa vasorum. Nécrobiose et sclérose se produiraient l'une et l'autre au point le plus éloigné de l'oblitération artérielle : c'est la théorie de la *sclérose dystrophique*.

Plus tard, Brault donna l'explication suivante : l'inflammation commence ; puis, par suite de l'insuffisance de nutrition, cette inflammation, au lieu d'aboutir à la fibroformation, se termine par la nécrobiose et la formation des foyers athéromateux : c'est la *théorie inflammatoire*.

Ultérieurement, après Jores, Dmitrieff, Coplin, Josué, nous avons démontré[1] que, parmi les lésions constitutives de l'athé-

---

[1] Pic et Bonnamour. *Étiologie et pathogénie de l'artériosclérose.* Journal de physiologie et de pathologie générales, 1906.

rome, la première en date comme la plus constante était la dégénérescence de la limitante élastique ; c'est par elle que débute l'artérionécrose qui envahit ultérieurement les tissus voisins en les désagrégeant, tout en provoquant autour d'elle une inflammation éliminatrice ; cette inflammation elle-même évolue vers la dégénérescense graisseuse ou calcaire, ou vers la nécrobiose, en raison de l'insuffisance des apports nutritifs par suite de cette endartérite des vasa vasorum signalée par H. MARTIN et mise en évidence de nouveau par LUCIEN et PARISOT.

Dans les petites artères, comme dans les grosses, la lésion initiale est *l'elasticomalacie*, la lésion ultérieure est la fibroformation, à l'exclusion de la nécrobiose, peut-être parce que la moindre épaisseur du vaisseau permet, à toutes les étapes du processus, une suffisante nutrition des cellules de nouvelle formation.

KLOTZ, cité par JOSUÉ, a étudié le *mécanisme de la calcification* : pour lui, il se produirait d'abord de la dégénérescense graisseuse ; les graisses neutres se transformeraient en acides gras qui formeraient ensuite une combinaison mixte avec le carbonate de chaux ; enfin le carbonate de chaux resterait seul. Le phosphate de chaux pourrait remplacer le carbonate dans les combinaisons précédentes.

Telle est l'artériosclérose, que l'on peut observer chez l'adulte comme chez le vieillard. Aussi a-t-on pu dire de cette lésion, à très juste titre, que, bien que s'observant avec le maximum de fréquence chez le vieillard, elle n'était pas fonction directe de la sénilité. Ce serait une lésion para-sénile, dit RAUZIER, par opposition avec une autre, vraiment sénile, la *xérose artérielle* ou *artério-xérose* de BOY-TEISSIER. Au Congrès de Bordeaux de 1895, ce dernier auteur a fait, sur les artères séniles normales, une communication très remarquée, qui n'a tendu à rien moins qu'à édifier un type pathologique nouveau, sous la dépendance directe de l'involution sénile et qui consisterait essentiellement dans la prolifération du tissu conjonctif de soutènement partout où il se trouve. Ces lésions, généralisées à tout l'arbre artériel, seraient uniformément réparties dans les organes ; elles ne présenteraient pas le caractère inflammatoire, et offriraient une complète innocuité pour les tissus voisins qu'elles ne dissocient ou ne désorganisent nullement comme la sclérose vraie. De ce fait, les artérioles présenteraient un épaississement régulier et constant de leur adventice, une délamination de leur tunique contractile (dissociation et atrophie des fibres musculaires, intégrité de l'endartère).

Il est à remarquer que tous les auteurs, après Boy-Teissier, n'ont fait que reproduire textuellement ses descriptions, sans les discuter, il est vrai, mais aussi sans y ajouter aucun fait personnel les corroborant ; pour nous, nos nombreuses coupes histologiques d'artères séniles ne nous ont pas montré chez les vieillards un processus différent de ce qu'il peut être chez les adultes artérioscléreux, et la description de Boy-Teissier ne nous paraît pas conforme à la réalité des faits ; pour nous, toute sclérose est pathologique, et il n'existe aucun caractère spécial permettant de distinguer histologiquement l'artériosclérose du vieillard de celle de l'adulte.

§ 3. — ÉTIOLOGIE

Cliniquement, athérome et artériosclérose sont généralement associés, sans toutefois qu'il y ait de parallélisme absolu entre l'athérome, lésion des grosses artères, et l'artériosclérose, lésion des petits vaisseaux. Cette association est cependant assez fréquente pour qu'au point de vue étiologique, comme au point de vue clinique, on ne puisse envisager séparément athérome et artériosclérose, qui apparaissent comme des localisations différentes d'un même processus, celui de l'artérite chronique.

Pour nous rendre compte de la cause de ces lésions d'artérite chronique chez le vieillard, il faut nous en référer à l'étiologie de l'athérome à l'âge adulte.

Nous voyons notés parmi les antécédents des individus qui, à un âge peu avancé, offrent les lésions de l'athérome ou de l'artériosclérose, tantôt des troubles de la nutrition, comme l'arthritisme, l'obésité, la goutte, le rhumatisme chronique, des troubles digestifs, tantôt des intoxications, comme l'alcoolisme, le saturnisme, le tabagisme, tantôt des maladies infectieuses telles que la variole, la diphtérie, la fièvre typhoïde, la grippe, la scarlatine, le paludisme, le farcin. Enfin, la plupart des auteurs s'accordent à mettre en vedette l'influence pathogène considérable de la syphilis ; il est vrai que la syphilis est un facteur important de l'artérite chronique, banale, mais elle produit plutôt, comme l'a bien montré TRIPIER, une artérite spéciale, avec plaques gélatiniformes, et à prédominance élective sur la première portion de l'aorte et ses collatérales, telles que les coronaires. En revanche, parmi les maladies infectieuses chroniques, il en est une que la plupart des auteurs même contemporains, (HUCHARD, entre autres, dans son rapport au *Congrès de Genève sur l'artériosclérose*, 1908) laissent systématiquement et bien à tort, dans l'ombre, c'est la tuberculose. Depuis longtemps cependant on avait remarqué que l'artériosclérose était fréquente chez les tuberculeux même jeunes ; MEHNERT et BREGMANN la considéraient comme fréquente, mais ils l'attribuaient surtout à la fièvre persistante et aux troubles nutritifs. H. MARTIN et P. TEISSIER ont signalé la dureté spéciale des radiales chez certains tuberculeux jeunes. HUCHARD lui-même a observé deux exemples d'aortite et d'endartérite généralisées qui lui paraissent s'être développées sous l'influence de la tuberculose pulmonaire. Tout cela ne constituait que des faits d'exception. Nous avons repris nous-mêmes la question, dans un mémoire spécial, du *Journal de Physiologie* (1906), et avons passé au crible de la critique anatomo-clinique la plus serrée 600 observations de vieillards, avec 213 autopsies, dont 100 portaient sur de grands athéromateux.

Comme facteurs pathogènes, nous avons retrouvé toutes les causes ci-dessus mentionnées pour l'adulte, y compris, quoique plus rarement que chez l'adulte, la syphilis, mais en outre, dans 60 cas, la tuberculose nous a paru jouer un rôle plus ou moins considérable ; sur ces 60 cas, vingt fois environ, la tuberculose était incontestablement la cause efficiente *unique*.

Ainsi chez une femme de soixante-dix-sept ans, nous notons d'une façon expresse l'absence de paludisme, de syphilis, de rhumatisme et d'alcoolisme ; l'autopsie nous montre, avec un athérome généralisé, des cavernes cicatrisées, une symphyse pleurale double, et de volumineux ganglions trachéo-bronchiques nettement tuberculeux. Au lieu d'être rénales, les manifestations tuberculeuses peuvent être superficielles sans être pour cela moins caractéristiques ; ainsi, chez une vieille femme de quatre-vingt-sept ans, atteinte d'ostéomalacie, nous constatons, en dehors de l'athérome et d'une phtisie pulmonaire fibreuse, des lésions de périviscérite probablement tuberculeuse, périsplénite, péritonite sèche périappendiculaire. Chez ces grands athéromateux, la tuberculose n'a pas seulement été une découverte d'autopsie, elle s'est manifestée pendant la vie soit par des séquelles (emphysème, signes d'adhérences pleurales, etc.), soit par de véritables signes de tuberculose pulmonaire, témoin ce malade, âgé de soixante-quinze ans, chez lequel, avant que l'athérome fut manifeste, avant que nous ayons été appelés à examiner le malade, le chef de service avait fait noter : « tuberculose pulmonaire à marche lente ».

Chez quelques malades même, la tuberculose est si bien la dominante rationnelle de tout le complexus morbide, que l'idée de tout lui subordonner s'impose en quelque sorte à la simple inspection des lésions : tel le cas de cette femme âgée de soixante-quinze ans, chez laquelle, avec un athérome généralisé, nous trouvons une série de lésions dues toutes, d'une façon incontestable, à la tuberculose, telles que des cicatrices tuberculeuses confluentes des poumons avec symphyse pleurale, symphyse péricardique totale, sans rhumatisme antérieur, gros foyer tuberculeux du rein gauche.

Il y a mieux encore : dans quelques cas, et notamment dans notre observation n° 434 qui a trait à un homme de soixante-cinq ans, marchand forain, nous avons constaté l'existence, avec de l'athérome généralisé, d'une tuberculose pulmonaire fibreuse, d'une symphyse totale du péricarde, de lésions tuberculeuses avérées de l'appareil cardiovasculaire sous forme d'un tubercule de l'oreillette.

Ces quelques observations, choisies parmi les plus démonstratives, suffisent à montrer que dans bien des cas, au début de l'athérome, on ne peut mettre en évidence d'autres causes qu'une tuberculose des poumons ou d'un autre organe.

Si l'on observe, d'autre part, que les belles recherches du professeur PONCET et de son école ont montré que nombre de cas de rhumatisme chronique ressortissent à la tuberculose, ainsi que toute une série d'affections jadis rattachées à l'arthritisme, si l'on considère que l'arthritisme lui-même n'est souvent qu'une modalité de la résistance vitale luttant contre un bacille dont elle atténue la virulence et transforme, par suite, les manifestations morbides, on reconnaîtra que le rôle de la tuberculose dans l'étiologie de l'artérite chronique en est agrandi d'autant.

Il est toutefois un groupe de malades, adultes ou vieillards, chez lesquels les investigations les plus minutieuses n'arrivent pas à déceler de cause infectieuse ou toxique, mais alors on trouve le surmenage intellectuel, des émotions morales, ou le surmenage physique. Et ce qui semble démontrer le bien-fondé de ce rapport de cause à effet, c'est que le siège de la cause détermine la localisation de la lésion : ainsi les surmenés du bras, comme le manouvrier, feront leur athérome au niveau des radiales, et spécialement au niveau de la radiale droite ; les surmenés à la suite de grandes marches, feront de la claudication intermittente, comme les vieux chevaux, par suite de l'athérome des fémorales ; cette loi n'est cependant pas absolue : nous avons fait l'autopsie d'un professeur éminent, surmené du cerveau s'il en fut, qui avait de l'athérome partout, sauf au niveau des artères cérébrales.

En résumé, nos recherches personnelles nous ont permis de confirmer une fois de plus cette notion, aujourd'hui classique, qu'à la base de l'athérome et de l'artériosclérose on trouve soit des causes influençant directement le système nerveux, soit des infections, soit des auto ou des hétérointoxications ; elles nous ont permis, en outre, de prouver que parmi les infections artériosclérogènes il en est une, très voisine de la syphilis de par l'allure de ses manifestations, la tuberculose, qui occupe un rang très important.

Chez le vieillard, la seule durée de la vie accumule les facteurs pathogènes ; aussi l'immense majorité des vieillards présentent-ils des lésions vasculaires, à tel point que l'on a pu écrire (PETER) que l'athérome est la rouille de la vie. Il n'en est pas moins certain que certains vieillards sont indemnes, ou presque indemnes ; on ne peut donc considérer l'athérome comme fonction de la sénilité seule.

§ 4. — PATHOGÉNIE

Comment les causes ci-dessus mentionnées agissent-elles pour produire l'artérite chronique ? telle est la question que la méthode expérimentale a presque résolue dans ces quelques dernières années.

De Giovanni, en 1877, produit de l'athérome aortique par la section du sympathique chez le chien ; en 1889, Gilbert et Lion produisent cette lésion par l'injection de différentes cultures et toxines microbiennes chez le lapin ; en 1897, Boinet et Romary reproduisent expérimentalement des aortites aiguës par des injections de toxines ou de microbes divers, et des aortites chroniques par des intoxications expérimentales ; la même année, Mollard et Regaud, au cours d'expériences sur la myocardite diphtérique, signalent de l'athérome aortique chez deux de leurs animaux ; Rosenblatt, von Eiselsberg, constatent de l'athérome après la thyroïdectomie expérimentale.

Il est juste de dire que les recherches de Josué en 1903 marquent le début d'une ère nouvelle pour l'histoire de l'athérome expérimental, par la découverte de l'action athéromatogène remarquable d'une des substances vaso-constrictives les plus actives, l'adrénaline ; cet auteur voit que par des injections de III gouttes de la solution d'adrénaline à $\frac{1}{1000}$, répétées tous les deux jours, dans les veines de l'oreille de lapins de plus de 2 kilos, on arrive, au bout d'un certain nombre d'injections, a produire d'une façon certaine des lésions aortiques plus ou moins étendues rappelant en tout point, macroscopiquement et histologiquement, l'athérome de l'aorte de l'homme. Ces effets de l'adrénaline ont été confirmés par un grand nombre d'auteurs : Josserand, Lœper, Gouget, Baylac et Albarède, Pearce et Sauton, Fischer, Braun, Lœb et Githen, nous-mêmes. — Ultérieurement nous avons nous mêmes produit de l'athérome en faisant du saturnisme expérimental, d'autres ont utilisé l'acide urique (Boinet et Romary), ou divers produits d'origine alimentaire (Lœper), d'autres enfin, tels que Boveri, Baylac et Amouroux, Gouget, Adler et Hensel, Lesieur, ont produit de l'athérome avec de l'infusion et de la macération de tabac; d'autres encore avec la pyrocatéchine, le digalène, l'ergotinine, la théocine, la phloridzine, le chlorure de baryum ont obtenu des résultats analogues. Mais, tout compte fait, aucun toxique n'agit aussi sûrement que l'adrénaline : que l'on injecte l'adrénaline dans les veines, avec Josué, ou que l'on y fasse pénétrer de l'extrait de glandes surrénales, comme nous l'avons fait nous-mêmes, le résultat est identique : production de plaques calcaires au niveau de l'aorte, plaques dont la structure histologique est superposable à celle des plaques de l'athérome aortique spontané, chez l'homme.

Admettant que l'adrénaline agit ici comme le produit de sécrétion spécifique de la capsule surrénale, Josué a pensé que cet organe devait jouer un rôle, par suite de son hyperfonctionnement, dans la production de l'athérome. La pathogénie des accidents serait la suivante : l'hyperfonctionnement surrénal (hyperépinéphrie) produirait l'hypertension artérielle (Vaquez) et celle-ci engendrerait l'athérome artériel. De fait, Josué, Kalisko, Widal et Boidin, Galliard, ont signalé de l'hypertrophie des surrénales à l'autopsie d'athéromateux; Landau par contre, n'a rien trouvé d'anormal. Quoi qu'il en soit, il est indéniable que, à côté de l'adrénaline, une série d'autres agents infectieux, toxiques ou d'ordre nerveux sont susceptibles de provoquer l'athéromasie : or tous ces agents ont pour propriété d'être doués de propriétés vaso-motrices énergiques; ce fait, joint aux constatations anatomopathologiques démontrant l'existence des lésions initiales au niveau de la tunique moyenne et spécialement de son tissu élastique, ont conduit plusieurs auteurs, et nous-mêmes en particulier, à admettre que toutes les causes productrices d'athérome agissaient en produisant, par une série de variations dans le calibre des vaisseaux, un véritable surmenage du tissu élastico-musculaire d'où son hyperplasie et sa nécrose : c'est là l'origine de la *théorie mécanique*.

L'adrénaline, dans la production de l'athérome expérimental, n'agit pas tant comme sécrétion spécifique de la glande surrénale, que comme substance hautement hypertensive, susceptible d'être rapidement absorbée, de ne pas produire d'accoutumance, et d'amener des changements considérables et rapides, brusques même, dans l'état de la tension sanguine, d'où une action traumatisante, puis nécrosante sur le tissu élastique, suivie d'une inflammation réactionnelle consécutive.

Pour d'autres, et en particulier pour Lœper, les substances artériosclérogènes seraient des substances toxiques à action élective sur le tissu élastico-musculaire, et parmi ces toxiques de l'élément essentiel de la tunique moyenne, les uns seraient sclérosants, les autres nécrosants, d'où les processus parallèles de fibroformation et de nécrobiose associés, avec une prédominance d'ailleurs variable suivant qu'il s'agit des grosses ou des petites artères ; c'est la *théorie toxique* de l'athérome.

Les expériences de Desgrez et Chevalier, neutralisant l'action hypertensive de l'adrénaline par l'action hypotensive de la choline, celles, ensuite, de J. Teissier et Thévenot, montrant que l'addition de choline à l'adrénaline, tout en s'opposant à l'action hypertensive de celle-ci, n'empêche pas son action athéromatogène, ont évidemment fortifié la théorie toxique.

Il en est de même des recherches de Ferrannini, tendant à faire admettre une artériosclérose par hypotension. Aussi bien avons-nous toujours insisté non pas tant sur le rôle de l'hypertension que sur celui des variations de pression.

Il est juste de rappeler que, de par la clinique, Huchard dans ses publications successives avait appelé fortement l'attention sur le rôle de l'hypertension dans la pathogénie de l'artériosclérose et avait montré que toute une série d'intoxications conditionnaient l'hypertension par l'intermédiaire d'un spasme artériocapillaire.

Il faut enfin accorder une mention à la théorie de Thoma qui eut naguère (1889) un grand retentissement et d'après laquelle l'artériosclérose serait un processus essentiellement sénile : sous l'influence de la vieillesse, l'artère s'élargit, le cours du sang se ralentit ; pour rendre au cours du sang sa vitesse normale, la tunique moyenne s'épaissit et l'artère s'adapte à son contenu.

Cette théorie finaliste n'a eu qu'un succès éphémère, si bien qu'en dernière analyse il ne reste en présence à l'heure actuelle que deux théories, la théorie mécanique et la théorie toxique, nullement inconciliables, d'ailleurs. Le rôle des intoxications est incontestable, mais parmi les toxiques, ceux qui produisent le plus sûrement l'athérome sont ceux qui sont susceptibles soit directement, soit plutôt par l'intermédiaire du système nerveux sympathique (expériences de Giovanni, de Pic et Bonnamour) de produire de grandes variations de la pression sanguine ; parmi ces toxiques un grand rôle doit être accordé à l'adrénaline, la suractivité des surrénales ayant été démontrée anatomiquement chez beaucoup d'athéromateux, en dehors des expériences de laboratoire, presque toutes confirmatives des expériences initiatrices de Josué.

§ 5. — Symptomatologie

Jusqu'aux travaux de Josué on ne décrivait, à l'athérome et à l'artériosclérose, que des signes physiques et des signes fonctionnels ; cet auteur a ajouté un troisième ordre de signes, ce qu'il a appelé les *petits signes de l'artériosclérose*, par analogie avec les petits signes du brightisme, de Dieulafoy ; ce sont, en réalité des signes prémonitoires ou plutôt de début : nous distinguerons donc des symptômes de début de l'artériosclérose et des symptômes de l'artériosclérose à la période confirmée, comprenant des signes physiques et des signes fonctionnels.

A) — Signes de début de l'artériosclérose

Ils comprennent des troubles circulatoires, respiratoires, rénaux ; des troubles généraux, des troubles du système nerveux et des organes des sens.

1° Troubles circulatoires. — Ces troubles sont centraux et périphériques. Les troubles centraux ne sont pas rares ; ce sont des palpitations avec angoisse, survenant brusquement et disparaissant de même, à l'occasion des efforts ou sans cause immédiate apparente, plus souvent en plein repos, mais à la suite d'une période de surmenage relatif. On peut observer une tachycardie permanente paradoxale, ainsi que l'a montré Grasser (fig. 29) : elle est dite paradoxale, parce qu'elle est en contradiction avec les lois de Marey, selon lesquelles la fréquence

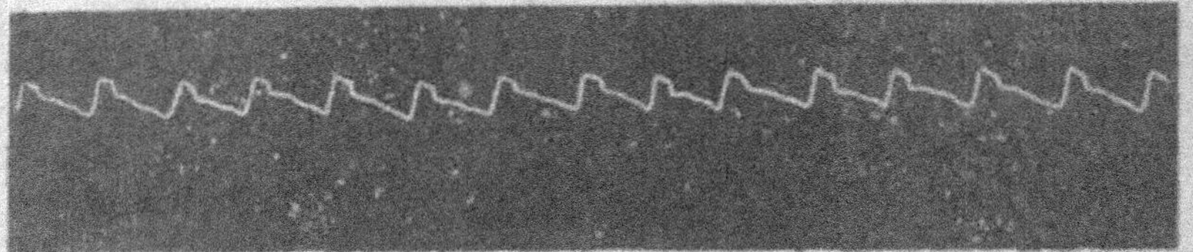

Fig. 29.

Tachycardie. Artériosclérose cardiorénale (d'après Huchard).

du pouls devrait toujours diminuer lorsque la tension artérielle augmente. Parmi les signes périphériques, l'hypertension artérielle, ainsi que l'a bien montré Huchard, est *en général*, mais non constamment, manifeste dès cette période.

Des épistaxis peuvent survenir dès cette période, sous la dépendance à la fois de l'hypertension et de l'altération locale des artères ; nous avons observé un cas, chez une dame de 75 ans, où l'examen très compétent du Dr Gabel nous permit d'éliminer toute lésion autre que l'altération vasculaire de cause générale ; l'épistaxis fut si abondante qu'elle nécessita un tamponnement ; trois mois après, la malade étant à la campagne, ne put être secourue à temps et succomba à l'abondance de l'hémorragie ; l'examen clinique le plus minutieux n'avait rien révélé, en dehors des signes *prémonitoires* de l'artériosclérose ; l'examen des urines avait été négatif.

Il est donc exagéré de prétendre avec les classiques que l'hémorragie en pareil cas, doit toujours être respectée, par crainte de l'hémorragie cérébrale ; c'est une question de degré.

L'*œdème prétibial* léger, vespéral, en dehors de cardiopathie nette, d'albuminurie, de varices, de tumeur pelvienne, de cachexie, est parfois un signe prémonitoire d'artériosclérose.

2° Troubles respiratoires. — En dehors de signes de cardiopathie, ou de néphropathie, une dyspnée d'effort légère appelle parfois l'attention sur un début d'artériosclérose.

Dès cette période peuvent aussi se manifester des accès de dyspnée paroxystique à allure asthmatique, qui sont fonction moins de l'artériosclérose que de la néphrite interstitielle conditionnée elle-même par cette artériosclérose ; ces accès sont souvent déterminés par un écart de régime, *dyspnée toxique*, *dyspnée ptomaïnique* de HUCHARD. D'une façon générale ces malades sujets aux dyspnées paroxystiques sont des emphysémateux, l'emphysème s'étant développé à la suite d'une bacillose fibreuse, ainsi que les scléroses des autres viscères et des artères elles-mêmes.

3° Troubles du système nerveux. — Il faut considérer les troubles du système nerveux central et périphérique, et les troubles des organes des sens.

a. *Troubles du système nerveux central*. — L'aptitude au travail est souvent diminuée ; le pouvoir de faire des acquisitions nouvelles et surtout la puissance créatrice du cerveau sont très diminués, il y a de l'amnésie passagère ; parallèlement s'observent des troubles psycho-moteurs, sous forme de dyslexie, de dysarthrie, d'embarras passager de la parole, de substitution d'un mot à un autre, d'embolophrasie ou de bégaiement, parfois de bredouillement, d'ânonnement, parfois encore de dysgraphie ; le malade sautera une ou plusieurs lettres d'un mot ou griffonnera parfois d'une façon illisible ; les lignes des caractères seront parfois un peu tremblées.

Les malades se plaindront de sensations anormales dans les membres et surtout dans les extrémités des membres : pesanteur, engourdissement, fourmillements, difficulté à les mouvoir, tous troubles en relation avec des anomalies de la circulation au niveau des centres rolandiques.

Le *vertige* est très fréquent comme signe de début, ainsi que l'a montré GRASSET : tantôt le malade a l'impression de se mouvoir, tantôt il voit les objets tourner ; le vertige peut être assez intense pour entraîner la chute, sans perte de connaissance ; il peut s'accompagner d'une sensation de vague indéfinissable, ou d'angoisse, parfois aussi de bourdonnements d'oreille, et l'examen de l'oreille s'impose alors pour faire le diagnostic avec le vertige de Ménière.

L'insomnie est très fréquente : le malade a généralement de la peine à s'endormir ; parfois le sommeil est agité, entrecoupé de subdelirium.

Tous ces phénomènes cérébraux peuvent se compliquer de sensations douloureuses : la céphalée est très fréquente, parfois pulsatile, souvent développée à la suite d'excès, de surmenage, parfois à la suite d'un effort mental même léger : c'est le signe de la *pensée douloureuse*. Ce mal de tête est continu ou paroxystique ; dans ce cas, comme l'a bien montré Huchard, et malgré que Josué ait soutenu le contraire, il revêt fréquemment le caractère migraineux ; nous en avons observé des cas incontestables ; c'est une migraine simple ou accompagnée.

Le caractère est souvent altéré, primitivement ou consécutivement aux divers troubles ci-dessus décrits : les malades deviennent tristes, irritables, émotionnables, préoccupés ; parfois au contraire ils sont somnolents et apathiques.

Un degré de plus, et on voit éclore chez eux un véritable *syndrome neurasthénique* (voy. l'article *Neurasthénie sénile*) : il faut se méfier de toute neurasthénie débutant après quarante-cinq ans, chez un sujet bien portant antérieurement et ne présentant aucun signe de syphilis, de paralysie générale, de tuberculose, de cancer ; ce peut être alors la première manifestation d'une artériosclérose cérébrale au début ; à cette période, la neurasthénie est encore curable, ainsi que l'a montré Homburger.

Très voisine de la neurasthénie, est la *névrose traumatique*, qui est plus fréquente et plus grave chez les artérioscléreux au début que chez les sujets sains : nous avons observé dans ces conditions, chez un homme de soixante-cinq ans, un cas de névrose traumatique avec amnésie rétroantérograde, et troubles hystériformes consécutifs, à la suite d'une chute de bicyclette.

b. *Troubles nerveux périphériques*. — Ce sont des névralgies diverses : névralgies du trijumeau, névralgies intercostales, sciatiques ; ce sont des douleurs mal localisées, continues et paroxystiques, siégeant dans la continuité des membres, sans douleurs à la pression, ni troubles objectifs de la sensibilité.

c. Troubles des organes des sens. — Du côté de l'ouïe, ESCAT a noté tantôt de la surdité sans vertige (*forme hypoacousique*), tantôt du vertige sans surdité (*forme vertigineuse*), tantôt de la surdité avec vertige associés (syndrome de Ménière). Dans tous ces cas, la localisation de l'artériosclérose a déterminé des lésions labyrinthiques.

L'arc sénile périkératique, la thrombose de l'artère centrale de la rétine, l'atrophie de la macula avec scotome central, l'atrophie circonscrite du nerf optique ont été notés ; ces phénomènes sont plus fréquents et plus accusés à une période plus avancée de l'artériosclérose (Voy. *Artériosclérose oculaire et œil sénile*).

4° Symptômes rénaux. — Dès les premières phases de l'artériosclérose, on peut observer des signes frustes ou nets d'insuffisance rénale, d'abord parce que l'artériosclérose, même au début, peut entraîner un léger degré de néphrite interstitielle d'origine artérielle, parce que, dans d'autres cas, une sclérose rénale indépendante évolue concurremment avec une artériosclérose ; enfin parce que, dans d'autres cas, c'est une néphrite qui a été l'origine du processus artérioscléreux ; car dans des cas incontestables, c'est la lésion du rein qui ouvre la scène, et l'artérite chronique paraît lui être consécutive.

5° Troubles généraux. — Si latente que soit encore, à cette période, l'artériosclérose, elle n'en entraîne pas moins déjà des troubles nets de la nutrition ; la fatigue est plus rapide, et s'accompagne de sensations pénibles ; le facies est tiré ; le visage a une expression de lassitude, d'abattement. Alors surviennent des troubles de l'assimilation, transformant en toxiques des substances bien assimilées jusque-là : c'est ainsi que chez certains sujets la viande, chez d'autres l'alcool ou le tabac, entraîneront des phénomènes d'intolérance gastrique ou nerveuse qui ne cesseront que par la suppression de la cause.

B) — PÉRIODE CONFIRMÉE DE L'ARTÉRIOSCLÉROSE

A la période confirmée, l'artérite chronique, en clinique, se révèle par des signes généraux et par des signes locaux.

1° Signes généraux. — Les signes généraux sont les uns des signes physiques, les autres des signes fonctionnels.

a. *Signes physiques*. — La simple palpation est susceptible, au niveau des artères superficielles, de nous donner des renseignements d'une approximation suffisante dans bien des cas. Chez un jeune homme sain, une artère superficielle se laisse déprimer à tel point, qu'en dehors de l'ondée de diastole de l'artère, on perçoit celle-ci difficilement ; ici, au contraire, elle offre une sensation de rénitence élastique, plus ou moins comparable à celle d'un tube de caoutchouc ; à un degré de plus, on la sent flexueuse, parsemée de dilatations moniliformes, au point le plus saillant desquelles la paroi a une consistance calcaire ; — plus tard, cette paroi est rugueuse, ratatinée, pierreuse par places ou dans son entier : c'est l'*artère en tuyau de pipe* des grands athéromateux. Ces altérations de texture de la paroi se sentent bien aux radiales, et accessoirement aux temporales, dont l'état flexueux est un signe précoce, souvent même le signe le premier en date.

Par suite de l'exagération de ces flexuosités, et de la mobilité de l'artère sur les plans sous-jacents, le pouls est parfois visible, les artères, au niveau de leurs courbures, présentant, au moment de l'ondée systolique, un déplacement angulaire comparable à celui d'un mouvement de sonnette. Il est utile de ne pas explorer seulement les deux artères radiales, ainsi qu'il est classique de le faire, mais de palper soigneusement les artères du bras, de l'aisselle ; il n'est pas rare de sentir et même de voir les flexuosités de l'humérale (fig. 30), de sentir les incrustations calcaires de la sous-clavière, de la fémorale, de la tibiale postérieure.

Le nombre des pulsations est normal ; le pouls est régulier, et généralement ample, sauf quand l'hypertrophie cardiaque est très marquée, auquel cas il devient dur et vibrant ; l'infiltration calcaire considérable des tuniques artérielles peut, inversement, dans des cas d'athérome avancé, rendre le pouls absolument imperceptible à l'exploration directe comme au sphygmographe ; avec ce dernier appareil, dans bien des cas il faut exagérer considérablement la pression du bouton pour obtenir seulement une ondulation du tracé.

Le pouls dans l'athérome, tout en étant synchrone des deux

côtés, est souvent inégal ; le plus souvent le pouls gauche est
plus faible que le droit, peut-être en raison de la précocité
des lésions athéromateuses au niveau de la cicatrice de l'embouchure du canal artériel, et de la diminution consécutive de la
lumière des collatérales, au niveau de leur naissance de l'aorte,
ce phénomène étant souvent très appréciable à l'origine de la
sous-clavière gauche.

GENDRIN a décrit un bruit de frottement appréciable au doigt

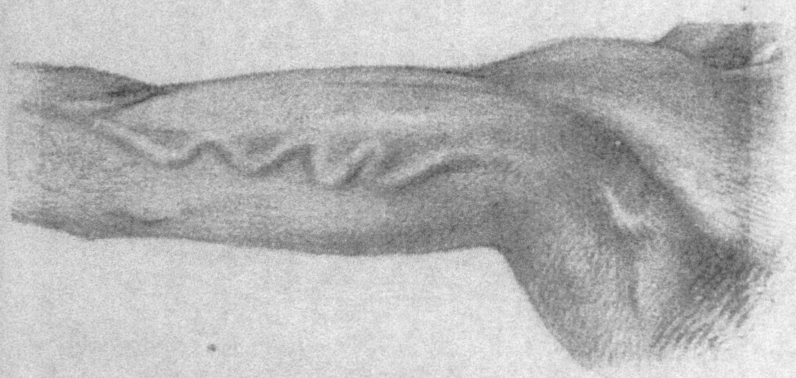

Fig. 30.
Athérome de l'artère humérale. L'artère est dilatée, saillante sous la
  peau, remarquablement sinueuse, animée de mouvements de reptation (d'après BERGE).

et au sthétoscope au niveau des artères chroniquement enflammées. LITTEN a insisté sur un frémissement cataire.

GOLRAT et TRIPIER ont décrit le double souffle crural dans
l'athérome, sans insuffisance aortique.

Quant à l'exagération du retard radial sur la pulsation cardiaque, TRIPIER et ROQUE ont démontré qu'au contraire l'ondée
systolique se propageait mieux dans les artères à tuyaux rigides
que dans les artères souples.

La radiographie a permis de rendre directement visibles les
artères incrustées de sels calcaires, et par suite imperméables
aux rayons de Rœntgen ; on peut, sur les bons clichés, distinguer

le double contour des artères, leurs flexuosités, leurs rugosités,
leurs divisions en branches terminales ou collatérales.

Marey a donné du pouls de l'athéromateux une description
sphygmographique parfaite : c'est une ascension brusque et assez
longue, parfois légèrement oblique ; puis un long plateau, hori-

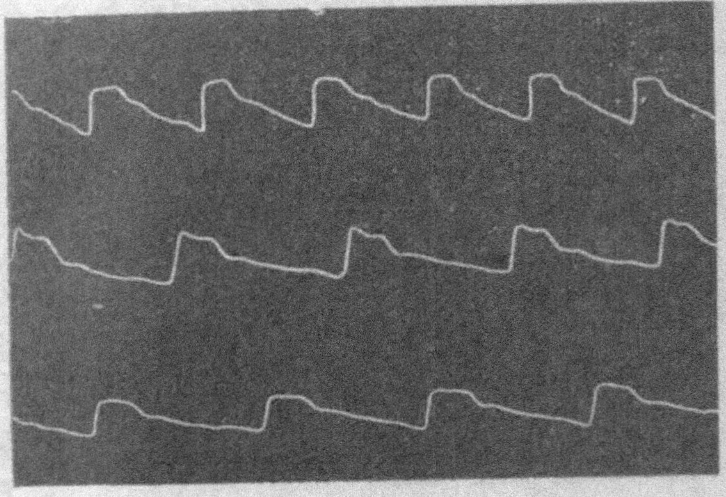

Fig. 31.
Pouls athéromateux. Sommet de la pulsation en plateau
(d'après Collet).

zontal ou légèrement ascendant ; enfin une descente oblique et
prolongée, sans dicrotisme (fig. 31).

L'étude de la pression artérielle, révèle dès le début, et souvent
avant même qu'aucune modification de résistance ne soit perceptible à la palpation la plus délicate, une augmentation de la
tension artérielle.

Il est difficile, en ce qui concerne le vieillard, de dire de
combien de centimètres de mercure la pression est élevée du
fait de l'athérome, puisque c'est précisément à la quasi-constance
de l'athérome chez le vieillard que tous les auteurs attribuent,
et avec raison, l'élévation habituelle de la tension artérielle

chez le vieillard, où, comme nous l'avons vu chez nos malades
la moyenne est de 22, au lieu d'osciller entre 17 et 21, comme
chez l'adulte sain. Ces chiffres donnés par POTAIN ont été confirmés par notre élève LONG, dans sa thèse sur la pression artérielle chez le vieillard[1]. Ils s'appliquent à la pression systolique.
La pression artérielle en effet, loin d'être constante, subit des
variations en rapport avec les moments de la révolution cardiaque : elle s'élève au maximum au moment de l'ondée lancée
dans l'arbre artériel par la systole ventriculaire (*pression maxima
ou systolique*), elle s'abaisse au minimum lors du maximum de
la diastole ventriculaire (*pression minima ou diastolique*).

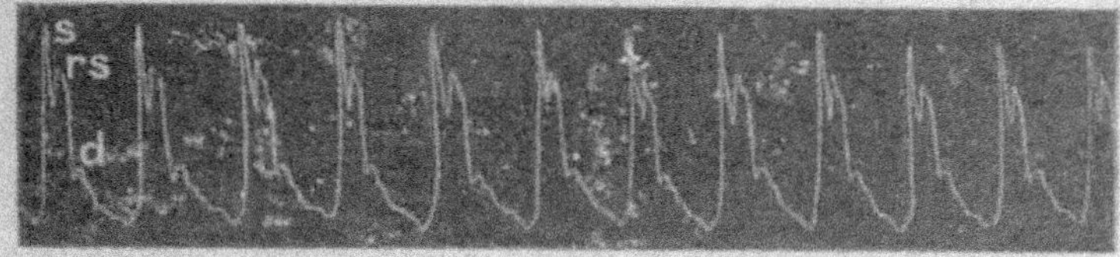

Fig. 32.

Homme 83 ans, athérome et hypertension sans insuffisance aortique,
ressaut systolique (d'après GALLAVARDIN).

Avec le sphygmomanomètre de RIVA-ROCCI modifié par RECKLIN-
GHAUSEN, on peut noter également la pression diastolique ; sur
cet appareil, on remarque que lorsqu'on commence à comprimer
l'air dans le manchon, le pouls commence à décroître, puis il
augmente d'intensité, puis il décroît de nouveau pour graduellement disparaître ; c'est en notant la pression au moment de la
disparition du pouls qu'on a le chiffre de la pression systolique ;
la pression diastolique correspond au contraire au moment où
le pouls, après avoir augmenté d'amplitude, décroît de nouveau.
Chez les artérioscléreux, la tension diastolique, comme la tension systolique, est plus élevée que normalement (la normale est
de 100 à 130 millimètres de Hg. pour la pression systolique, et

[1] LONG. *De la tension artérielle; ses modifications chez le vieillard*,
Th. Lyon. 1901.

de 80 à 100 millimètres pour la pression diastolique). Il en est de même de la pression artériocapillaire qui, mesurée avec l'anneau de Gaertner, donne des chiffres de 15 à 16, au lieu de 8 à 12, chiffres normaux.

Lorsque la tension est forte, le pouls est tendu, en fil de fer; il est souvent vibrant lorsque l'impulsion est systolique (fig. 32). Huchard a signalé que chez un individu normal passant de la station verticale au décubitus dorsal, le nombre des pulsations diminue de 6 à 8 chez les individus normaux; — il augmente chez les hypertendus, et diminue au contraire plus que chez les sujets normaux, chez les hypotendus.

L'hypertension peut, par elle-même, entraîner des accidents, sur lesquels Vaquez puis Pal ont bien insisté; ce sont de véritables crises d'hypertension excessive : ils ont décrit des cas d'amaurose progressive, d'hémianopsie homonyme sans lésions ophtalmoscopiques, et curables passagèrement par le nitrite d'amyle, de l'aphasie transitoire, des manifestations maniaques, des convulsions ; dans la pathogénie de ces phénomènes, une grande part doit, il est vrai, revenir à de l'urémie confirmée ou latente. Enfin la mort subite est considérée par Vaquez et Leroy comme pouvant être la conséquence de la seule hypertension : pour eux tout malade dont la tension dépasse 25 ou 26 au sphygmomanomètre de Potain est en danger de mort subite.

Au reste, l'hypertension n'est pas constante dans l'artériosclérose ainsi qu'on le croyait autrefois, et nous avons déjà vu que Ferranini a publié des observations d'artériosclérose avec hypotension. Le travail le plus considérable sur cette question des rapports de l'artériosclérose avec l'hypotension est celui de Gnœdel qui a mesuré la tension chez 520 artérioscléreux ; la conclusion qui ressort de cette étude si documentée est que la plupart des artérioscléreux avec hypertension sont en même temps des néphritiques, bien que, incontestablement, l'hypertension puisse exister dans l'artériosclérose en dehors de toute néphrite. En somme, pour Gnœdel, quand la tension est très élevée chez un artérioscléreux, on doit toujours songer à la participation des reins à l'affection vasculaire, et, d'après Josué, dans le cas où il n'y a rien aux reins, il faut encore songer à l'hyperépinéphrie, avant d'admettre l'hypertension primitive, telle qu'on la concevait naguère.

Quoi qu'il en soit, l'hypertension, pour inconstante qu'elle soit chez les artérioscléreux, n'en reste pas moins, pour Josué, un signe de grande valeur ; ce n'est pas un signe de certitude de l'artériosclérose, puisqu'elle peut exister en dehors d'elle, mais c'est un signe de présomption.

Pour J. Teissier, il faut distinguer de l'hypertension généralisée les *hypertensions partielles* ; il a constaté que pour une tension donnée à la radiale, la tension est moins élevée de 2 à la pédieuse et de 2 à 4 à la temporale. Ces hypertensions partielles, territoriales, ont une indépendance relative les unes des autres. L'hypertension radiale traduit l'aortite thoracique avec ou sans coronarite ; l'hypertension pédieuse, l'aortite abdominale, et l'hypertension temporale, l'artériosclérose cérébrale. Pour ce clinicien, la constatation d'une hypertension dans un territoire donné peut permettre de prévoir et, dans une certaine mesure, de prévenir des complications graves dans le même territoire.

Tels sont les signes physiques du côté des artères périphériques ; du côté des grosses artères centrales, de l'aorte en particulier, ce sont les signes de l'aortite chronique et de la maladie de Hogdson (Voyez ces mots).

b. *Signes fonctionnels.* — La dégénérescence athéromateuse de toutes ou de la plupart des artères de l'économie n'est pas sans altérer l'état général ; il est évidemment difficile de préciser ce qui, dans cet état général, revient au trouble de l'irrigation des tissus, et ce qui est dû aux intoxications, causes elles-mêmes de l'athérome. Quoi qu'il en soit, en fait, les athéromateux ont le facies jaunâtre, la peau flétrie, les extrémités froides. On a dit que c'était le facies sénile ; c'est le facies du vieillard malade mais non du vieillard sain ; et il paraît évident que si l'artériosclérose contribue à la sénilité, elle n'en est pas l'unique facteur.

2° **Signes locaux.** — Telle est l'artériosclérose dans sa phénoménologie, en somme restreinte. Bien différente serait la symptomatologie de ses localisations diverses, si l'on adoptait la théorie, naguère encore classique, d'après laquelle les déterminations multiples de l'artériosclérose commanderaient presque toute la pathologie viscérale chronique.

A l'heure actuelle, le départ n'est pas facile entre les scléroses autochtones des divers viscères et celles qui sont consécutives à l'inflammation chronique et sclérosante de leurs vaisseaux nourriciers.

La chose n'est cependant pas impossible, si l'on se borne à l'étude de l'altération des artères elles-mêmes, comme nous venons de le faire ; mais en vertu même de la fonction des vaisseaux à sang rouge, les conséquences de leurs altérations sont multiples.

Elles sont à étudier :

1° *Du côté des membres*, où la sclérose artérielle peut entraîner la *claudication intermittente*, la *gangrène sénile*, *l'asphyxie des extrémités ou maladie de Raynaud* ; où, pour quelques auteurs, elle a des liens avec la *maladie de Paget* et *l'ostéoporose sénile* (Voy., aux chapitres spéciaux, la description de chacun de ces syndromes et la discussion de leurs rapports avec l'artériosclérose) ;

2° *Du côté du cœur* ; à ce sujet il est classique de distinguer trois ordres de manifestations, les unes cardiaques, les autres cardio-rénales, les autres cardio-aortiques. Les manifestations cardiaques comprennent les palpitations, les arythmies, et parmi elles la maladie du pouls lent permanent et certaines variétés de tachycardie paroxystique, les cardiopathies artérielles et l'insuffisance cardiaque simple. Dans les manifestations cardio-aortiques, on comprend l'aortite thoracique et l'angor pectoris. Parmi les symptômes cardio-rénaux, il faut signaler la dyspnée, le rythme respiratoire de Cheyne-Stokes, l'œdème aigu du poumon ainsi que les œdèmes périphériques ;

3° *Du côté des reins*, il y a toute une série de phénomènes d'insuffisance rénale évidente ou latente qui viennent ajouter leur phénoménologie propre à celle de l'artériosclérose.

En ce qui concerne le cœur et le rein surtout, les discussions ont été nombreuses, sur la question de savoir la part à faire aux scléroses autochtones et aux scléroses d'origine artérielle ; on a évidemment, il y a peu d'années, exagéré beaucoup le rôle de l'artériosclérose ; et à côté de cardiopathies, de néphropathies d'origine artérielle, il est tout un groupe de scléroses dans lequel les lésions scléreuses ne sont nullement commandées par les lésions vasculaires; ce sont, comme l'a écrit Bard, des scléroses par lésion primitive du tissu conjonctif, coïncidant fréquemment dans plusieurs viscères à la fois, cœur, reins, foie, rate; dans ces cas de *scléroses viscérales parallèles*, le tissu conjonctif de la périartère participe à la sclérose de la gangue interstitielle dont il fait partie, sans la déterminer aucunement.

Toutes ces discussions trouveront leur place aux chapitres spéciaux de l'artériosclérose du cœur, des reins, du foie, de la rate.

4° *Du côté du système nerveux*, nous étudierons dans des chapitres spéciaux, en leurs lieu et place, les symptômes encéphaliques (Voy. *Artériosclérose cérébrale*), spinaux (Voy. *Artériosclérose médullaire*), nerveux périphériques (Voy. *Névrites périphériques des artérioscléreux*).

5° *Du côté du tube digestif*: les manifestations cliniques de l'artériosclérose stomacale et intestinale seront également l'objet de chapitres spéciaux.

Parmi ces divers symptômes, si variables, que nous retrouverons décrits en détail dans les chapitres les plus divers de ce précis, nous signalerons les plus constants, parmi les phénomènes liés aux localisations primordiales de l'artérite chronique: ce sont les manifestations plus ou moins frustes, mais presque constantes, d'ordre cardiaque, cardio-rénal ou cardio-aortique, qui par leur fréquence peuvent être des phénomènes révélateurs d'une artériosclérose déjà confirmée.

Parmi les signes cardiaques, la fréquence des palpitations a été de tous temps signalée; c'est à l'occasion d'un effort ou sans cause apparente, le plus souvent après une fatigue et non à l'occasion immédiate de cette fatigue, une sensation brusque, angoissante, d'arrêt du cœur, suivi d'une reprise tumultueuse, en coup de bélier; ces contractions violentes se reproduisent par séries, puis disparaissent en laissant seulement un peu de fatigue. L'arythmie est très fréquente chez les vieillards artérioscléreux, et quelquefois, comme le remarque Josué, sans grande importance pronostique: c'est une arythmie irrégulière, parfois une arythmie régulière, et alors, souvent une bradycardie à type Stokes-Adams, ou plus rarement ainsi que nous en observions dernièrement un exemple remarquable, ainsi que VAQUEZ en a publié une observation, des crises de tachycardie paroxystique.

Dans tous ces cas, la part contributive de la sclérose d'origine artérielle et de la sclérose autochtone du myocarde est le plus souvent discutable ; on trouvera ailleurs une très longue description des cardiopathies artérielles ainsi que de l'insuffisance cardiaque, celle-ci décrite au chapitre du cœur sénile pur ; car pour nous l'insuffisance cardiaque est plus fonction de la dégénérescence sénile de la fibre-cellule du cœur que de l'altération des vaisseaux nourriciers.

Les symptômes cardio-aortiques (douleurs et brûlures rétrosternales, phénomènes d'angor) quelque fréquents qu'ils soient dans l'artériosclérose généralisée, ne méritent pas de nous retenir ici (Voy. *angor pectoris*, *aortite thoracique*).

Les symptômes cardio-rénaux, par contre, méritent ici une mention spéciale, par suite de leur quasi-constance.

La *dyspnée* est parmi eux un phénomène banal, due le plus souvent aux lésions concomitantes du cœur et des reins ; dyspnée continue, ou plus souvent dyspnée d'effort ; parfois dyspnée paroxystique avec syndrome asthmatique, liée soit à la non-destruction de poisons alimentaires, *dyspnée ptomaïnique* de HUCHARD, soit à l'influence du froid et surtout du froid humide (JOSUÉ).

La *respiration de Cheyne-Stokes* tient soit à la localisation de l'artériosclérose sur les artères bulbaires, soit à sa détermination sur le myocarde, d'après les classiques ; mais en réalité, dans ce dernier cas, il s'agit souvent d'une myocardite interstitielle primitive, ou d'une inflammation myocardique à la suite d'une cardiopathie artérielle.

L'*œdème aigu du poumon*, que l'on admette la théorie rénale ou la théorie aortique, ou la théorie nerveuse, est incontestablement l'apanage très fréquent des artérioscléreux, lesquels ont de par leurs lésions aortiques, rénales ou névritiques, des raisons pour accumuler les causes de cet œdème qui rapidement met la vie en danger (Voy. *Œdème aigu du poumon*).

Enfin, pour des raisons analogues, les *œdèmes périphériques*, déjà fréquents à la période prémonitoire, sont presque constants à la période confirmée, non par suite des lésions artérielles elles-mêmes, mais par le fait des troubles cardiaques ou rénaux concomitants.

Enfin on a signalé des accès de fièvre chez les athéromateux ; ces accès de fièvre, lorsqu'ils sont épisodiques, coïncident avec la rupture d'une pustule athéromateuse dans le torrent circulatoire ; lorsqu'il s'agit d'un état subfébrile durant plusieurs jours, il indique généralement une poussée subaiguë venant donner un coup de fouet temporaire à la marche du processus artéritique chronique.

§ 6. — Formes cliniques

Les formes cliniques seront décrites avec l'organe dont la lésion prédominante commande le tableau clinique. C'est ainsi que l'artériosclérose à forme cardiaque, cardio-aortique, cardio-rénale, rénale, cérébrale, abdominale, la forme à localisation sur les membres trouveront leur description dans des chapitres spéciaux. Quant à la *forme cachectique* des auteurs, c'est une forme dans laquelle les phénomènes généraux sont au maximum, les phénomènes locaux au minimum ; l'habitus est celui d'une cachexie progressive, pseudo-cancéreuse. Le teint est pâle et cireux, la peau sèche et écailleuse, les rides accentuées, la maigreur considérable, l'œdème prétibial marqué. Même si, d'autre part, les signes d'artériosclérose centrale ou périphérique sont évidents, on ne peut admettre la seule artériosclérose et on pense à la coïncidence d'un cancer latent de l'estomac, par exemple, alors que l'autopsie vient ensuite démontrer que la sclérose artérielle seule était la cause du processus morbide.

La *forme surrénale* de l'artériosclérose, décrite par Josué, est parfois observée chez le vieillard athéromateux : chez lui, comme chez l'adulte, cette forme se manifeste essentiellement, en dehors des signes ordinaires de l'artériosclérose, par une hypertension artérielle continue, durant des mois et des années, par des manifestations rénales, par des crises d'œdème aigu du poumon, par de la glycosurie, par des signes de lésion aortique étendue et de grosse hypertrophie du cœur.

§ 7. — ÉVOLUTION

La marche de l'artériosclérose et de l'athérome est essentiellement chronique et torpide, et peut être divisée schématiquement en deux périodes successives, période prémonitoire ou latente, de germination du processus ; période confirmée ou évidente.

Il est des cas dans lesquels l'affection reste longtemps latente, et n'est découverte qu'à l'occasion d'un examen complet fait a cause d'une maladie aiguë, d'autres où c'est précisément une maladie aiguë qui, en donnant un coup de fouet au processus antérieurement latent, le rend évident ; enfin il est tel malade chez lequel une complication ressortissant directement a l'artérite chronique, comme une thrombose cérébrale, un accès d'angor pectoris, est le premier phénomène susceptible de donner l'éveil, et ceci à cause de l'inégale répartition du processus artéritique sur les divers territoires de l'arbre vasculaire.

La marche, sauf les complications brusques pouvant entraîner la mort, est lentement progressive, avec poussées subaiguës intercurrentes, mais n'est pas fatalement progressive et peut être entrecoupée par de longs temps d'arrêt, sauf quand se sont produites des lésions cérébrales cardiaques ou rénales, auxquels cas la mort est fatale, à plus ou moins brève échéance ; il faut également tenir un grand compte du surmenage et des maladies infectieuses intercurrentes, qui souvent sont des causes d'aggravation rapide du processus.

§ 8. — PRONOSTIC

Le pronostic varie essentiellement suivant le degré de généralisation, ou la localisation prédominante, de l'artérite chronique.

Dans bien des cas, des temps d'arrêt considérables peuvent être obtenus par une hygiène et un traitement appropriés.

§ 9. — DIAGNOSTIC

Le diagnostic est à faire à propos de chaque localisation viscérale, et sera exposé lors de l'étude de chacun des viscères en particulier.

§ 10. — TRAITEMENT

Il faut considérer dans le traitement de l'artériosclérose deux parties distinctes, le traitement de l'artériosclérose en général, et celui de ses déterminations viscérales.

Le premier seul nous occupera ici, car on trouvera le traitement des déterminations viscérales aux chapitres concernant chaque viscère en particulier ; c'est ainsi que l'on s'en référera aux chapitres *cardiopathies artérielles, cœur sénile, asystolie,* pour le traitement des déterminations cardiaques ; il en est de même pour le traitement des déterminations rénales, cérébrales ou autres.

Le traitement de l'artériosclérose en général est *prophylactique* ou *curatif.*

1° Traitement prophylactique — Le traitement prophylactique consiste à éloigner du sujet avancé en âge, et par suite enclin à l'artériosclérose, toutes les causes susceptibles d'augmenter, de précipiter l'usure vitale : les efforts de toute nature doivent être proportionnés aux forces ; les excès de toute sorte, excès de fatigue musculaire, de travail cérébral, de bonne chère, de boissons alcooliques, excès sexuels, doivent être formellement évités ; les émotions devraient être écartées s'il était possible, car ce sont des causes puissantes de variations brusques dans la tension sanguine ; les maladies infectieuses, les refroidissements seront très dangereux ; les toxiques artériels, comme le tabac, le café, le thé devront être évités, ou tout au moins on ne devra en faire usage qu'avec la plus grande modération.

2° Traitement curatif. — Le traitement curatif de l'artériosclérose une fois déclarée comprend des moyens hygiéno-diététiques et des médicaments.

A. Cure hygiéno-diététique. — Tout ce que nous venons de dire ci-dessus sur les moyens prophylactiques est à appliquer plus fermement encore s'il y a déjà des manifestations de l'artériosclérose. L'artérioscléreux est, dit Josué, un être fragile ; il faudra, en quelque sorte, capitonner son existence, la garantir contre les heurts et les infections ou les intoxications.

Souvent on aura à résoudre la question de la cessation ou de la continuation des affaires ; pour éviter dans la mesure du possible un gros choc moral toujours préjudiciable, il faudra conseiller plutôt de réduire les occupations que de les cesser, à moins qu'il n'y ait déjà des signes nets d'insuffisance d'un viscère important, comme le rein ou le cœur, auquel cas le repos s'impose.

Le régime alimentaire devra être aussi peu toxique que possible, mais varié, et comportera même de la viande rôtie ou grillée, au repas de midi ; on évitera sauces, épices, charcuterie, champignons, truffes, pâtisseries, choux, choux-fleurs, choux de Bruxelles ; on salera peu les aliments, sans se soumettre au régime achloruré si les reins sont encore indemnes.

On fera trois repas à heure régulière ; on mangera lentement, en bien mâchant. La dentition sera l'objet de soins particuliers ; un râtelier pourra être nécessaire ; à défaut et en cas d'insuffisance de la dentition, on se servira d'un masticateur.

La boisson sera exclusivement de la bonne eau pure, ou si l'on ne peut se procurer de bonne eau ordinaire, une eau faiblement minéralisée comme Évian, Thonon, Amphion, Les Deux-Reines, Alet, Contrexéville, Vittel. Le thé et le café seront interdits, et remplacés le cas échéant, après le repas, par une infusion aromatique (verveine des Indes, camomille romaine).

Le tabac, sous toutes ses formes, sera formellement proscrit, non seulement lorsqu'il y aura des phénomènes angineux, mais pour n'importe quelle manifestation de l'artériosclérose.

Le malade évitera les repas copieux, les soupes au pain trempé, les boissons trop abondantes. Toutefois le véritable régime sec est rarement recommandable, même chez les artérioscléreux obèses et pléthoriques. Il faudra, en général, se borner à prescrire un peu d'exercice musculaire régulier; d'une façon générale, d'ailleurs, un exercice à pied modéré est utile dans toutes les formes de l'artériosclérose : l'hydrothérapie tiède (demi-bains tièdes, douches tièdes) est à recommander : les bains de vapeur et les grands bains chauds sont dangereux.

Le massage et la gymnastique suédoise rendent des services.

Les fonctions intestinales doivent être surveillées et régularisées au besoin par de petits lavements, et de temps à autre par de légers laxatifs, comme une cuillerée à café de sel de Carlsbad le matin au lever.

Le sommeil doit être réparateur ; s'il est difficile ou troublé, un demi-bain tiède avant le souper ou une affusion tiède avant le coucher, ou plus simplement un pédiluve chaud avant le souper, seront utiles. Il est quelquefois indispensable de calmer l'excitabilité morbide par une préparation bromurée faible, telle qu'une cuillerée à soupe d'une solution de bromure de strontium à $\frac{10}{200}$, à prendre au milieu du souper, plusieurs jours de suite. Il ne faut utiliser qu'à son corps défendant, et le plus rarement possible, les hypnagogues comme le chloral, le sulfonal, le trional, le véronal, le bromidia.

Les artérioscléreux se trouveront bien d'éviter les grandes variations thermiques et les grandes variations barométriques ; l'été se passera à la campagne à une altitude modérée, n'excédant pas 6 à 800 mètres, l'hiver dans un climat doux, sec, à l'abri du vent et pas trop près de la mer : on recommandera Hyères, Grasse, Pau, les parties hautes de Menton (Garavan), de Nice (Cimiez), de Cannes (le Cannet), d'Alger (Mustapha supérieur) ; pour les saisons intermédiaires, automne, printemps, la Riviera suisse (Vevey, Clarens, Montreux, ou les localités les dominant de quelques centaines de mètres) sont très indiquées ; il en est de même des lacs italiens, lac Majeur (Pallanza,

Stresa, Baveno), lac de Come (Menaggio, Cernobbio, Bellagio).

En ce qui concerne les cures thermales, les artérioscléreux irritables bénéficieront de l'influence sédative des cures de Bourbon-Lancy, de Néris, en se rappelant toutefois que pour Piatot des signes mêmes légers de néphrite interstitielle au début contre-indiquent Bourbon-Lancy. Alors intervient l'indication des eaux de lixiviation, comme les eaux des Vosges (Vittel, Contrexéville, Martigny) ou de la Haute-Savoie (Evian, Thonon) ; Evian, par sa rapidité d'absorption et d'élimination, est spécialement indiquée. Là encore existent des contre-indications : c'est l'hyposystolie ou le début de la grande urémie.

On a fait grand bruit dans ces derniers temps des bains carbogazeux de Nauheim, de Royat ; ils peuvent rendre des services, à condition d'être très courts, et de ne pas être donnés s'il y a des signes d'insuffisance cardiaque ou rénale.

B) TRAITEMENT MÉDICAMENTEUX. — RUMPF, puis FERRIER, ont préconisé une cure de décalcification, RUMPF par un régime approprié et l'injection d'une limonade lactique, FERRIER par une limonade à acide inorganique ; mais SCHRÖTTER a montré les dangers de la méthode ; JOSUÉ a insisté sur ce fait que la calcification dans l'athérome est un processus de défense contre la rupture possible des artères altérées, et qu'il faut par conséquent respecter.

Pendant de longues années, l'iode et les iodures furent à la base du traitement de l'artériosclérose ; HUCHARD dans une série de publications retentissantes, s'en est fait le protagoniste. Après avoir accepté aveuglément ces affirmations *a priori*, la plupart des cliniciens se sont ressaisis, et ont vu que plus nombreuses étaient les contre-indications que les indications de la cure iodurée. Pour peu qu'il y ait, et la chose est fréquente, une très légère insuffisance rénale, l'iode est mal toléré, et les accidents d'iodisme apparaissent. En outre, parmi les artérioscléreux non suspects de lésions rénales, il en est encore qui néanmoins ont de l'idiosyncrasie vis-à-vis de l'iodure.

Enfin, chez les malades qui supportent bien ces préparations, les résultats obtenus n'apparaissent pas comme démonstratifs.

Dans tous les cas il faudra donner de très faibles doses, pas plus de 0gr,20 à 0gr,40 *pro die*, et donner de l'iodure de sodium, moins toxique que l'iodure de potassium. Des composés organiques de l'iode, comme l'iodone, l'iodalose, la saïodine, ont paru souvent être mieux supportés que les iodures ou la teinture d'iode.

On a beaucoup préconisé en Allemagne l'iodipine, combinaison de l'iode avec l'huile de sésame, que l'on emploie à l'intérieur, à raison d'une demi-cuillerée à café avant chaque repas (iodipine à 10 p. 100), ou en injections hypodermiques, à raison de deux injections par semaine, chacune de 10 centimètres cubes d'une solution à 25 p. 100.

Enfin l'iodothyrine a été employée, mais elle paraît dangereuse chez les artérioscléreux obèses.

TAUSZECK de Prague a eu en 1901 l'idée que l'artériosclérose serait consécutive à l'appauvrissement du sang en sels alcalins, et a recommandé des injections sous-cutanées d'un sérum artificiel contenant les sels du sérum sanguin, mais à un titre dix fois plus fort et en en supprimant les phosphates de chaux et de magnésie, tout en y ajoutant du sulfate de potasse.

Sa formule est la suivante :

Sulfate de soude.	0,44
Chlorure de sodium.	0,42
Phosphate de soude	0,15
Carbonate de soude.	0,20
Sulfate de potasse	0,40
Eau distillée et stérilisée Q. S. pour 100 centimètres cubes.	

Ultérieurement, TAUSZECK a donné une formule moitié moins concentrée ; la dose à injecter est de 2 à 5 centimètres cubes tous les deux jours.

LÉVI donne aussi le sérum en lavements ; ou par la bouche, alors sous forme de cachets.

Chlorure de sodium	10 grammes,
Sulfate de soude	1 —
Phosphate de chaux	} āā 0gr,75
Phosphate de magnésie	
Carbonate de soude.	0gr,40
Phosphate de soude	0gr,30

Mêlez et divisez en 30 cachets, 1 cachet par jour.

Les méthodes ci-dessus s'adressent à l'artériosclérose ou à l'athérome confirmés ; les suivantes visent l'hypertension prémonitoire de l'artériosclérose.

D'Arsonval, puis Moutier et Challamel, ayant proclamé que les courants de haute fréquence abaissaient la tension, de nombreux cliniciens espérèrent obtenir des résultats, à la suite de ces auteurs, contre l'hypertension des artérioscléreux ; Widal, Vaquez, firent dès le début des réserves sur la valeur de cette méthode ; Bergonié, André Broca et Ferrier, puis Josué ont conclu de leurs très nombreuses expériences que l'action de ces courants est variable et très inconstante ; c'est également ce que nous a montré notre expérience personnelle.

Quant aux médicaments, ce sont les corps de la série des nitrites qui fournissent les principaux agents de la médication vaso-dilatatrice.

Les inhalations de nitrite d'amyle (une ampoule de III à VI gouttes) sont utiles quand il faut agir vite, mais leur action dépressive dure peu.

La nitroglycérine ou trinitrine a une action plus lente, mais plus durable ; on ordonnera III gouttes, trois fois par jour, loin des repas, de la solution à $\frac{1}{100}$, ou encore la formule de Huchard :

> Solution alcoolique de trinitrine à 1/100 .   XXX gouttes.
> Eau distillée. . . . .   300 grammes.

Une cuillerée à soupe, 3 fois par jour, une heure avant chacun des 3 principaux repas.

Enfin, on a préconisé deux injections de un demi-centimètre cube, chaque jour, de la solution suivante :

> Solution alcoolique de trinitrine à 1/100 .   XL gouttes.
> Eau distillée. . . . .   10 grammes.

Le nitrite de soude à la dose de 0gr,10 à 0gr,20 par jour est recommandé par Huchard :

> Nitrite de soude . . . .   1 gramme.
> Eau distillée. . . . .   2 —
> Alcoolature de citron. . . . .   3 —
> Sirop simple. . . . .   100 —

1 à 4 cuillerées à café par jour.

Le tétranitrate d'érythrol ou tétranitrol se donne à la dose de 1 à 5 milligrammes, trois fois par jour, sous forme de gouttes d'une solution concentrée :

        Tétranitrol. 0gr,10
        Alcool à 60° . . . .   20 grammes.
X gouttes contiennent 1 milligramme.

On encore sous forme de pilules de 0,005 chacun.

C'est à René Gaultier que revient tout le mérite d'avoir découvert l'extrait de gui, remarquable médicament vaso-dilatateur, et fixé sa posologie.

Sa formule est la suivante :

        Extrait aqueux de viscum album. 0gr,50
        Excipient . . . .   Q. S.
Pour 25 pilules. Deux de ces pilules toutes les deux heures.

En ce qui nous concerne, nous avons observé quelques cas d'intolérance de ce médicament, d'ailleurs très puissant.

Pacis et Pal ont préconisé, comme hypotenseur, le rhodanate de soude ou rhodan, qui est souvent mal supporté. Enfin, récemment partant de ce principe que la silice détruirait les carbonates au sein de l'organisme, on a recommandé le silicate de soude, 1gr,50 à 3 grammes par jour (Decène, Scheffer).

Telles sont les médications qui peuvent enrayer la marche de l'artériosclérose à sa phase hypertensive, mais quand surviennent les accidents cardiaques ou rénaux, le repos absolu au lit, le régime lacté ou hypochloruré, les cardiotoniques ou les diurétiques entreront en scène, ainsi que nous le verrons dans les chapitres de ce livre consacrés aux déterminations rénales, cardiaques ou cardiorénales de l'artériosclérose et de l'athérome.

ARTICLE II

AORTITES

La suite de cette étude nous montrera que, dans la plupart des cas, il est bien difficile d'isoler, dans une symptomatologie viscérale, ce qui revient à la souffrance du viscère lui-même, et au trouble de la circulation.

Pour l'aorte cependant, l'importance du vaisseau donne une certaine individualité au tableau clinique.

L'aortite n'est, à tout prendre, que la localisation de l'artérite sur l'aorte. Étiologie, anatomie pathologique seront donc très comparables, ce qui nous permettra d'être bref.

1° Étiologie. — On divise communément les aortites en aiguës et chroniques.

En réalité, l'aortite est aiguë ou subaiguë; ce qu'on appelle aortite chronique n'est qu'une dégénérescence graisseuse, scléreuse ou calcaire, consécutive à des poussées d'aortite subaiguë, dont elle constitue en quelque sorte la cicatrice. C'est, en d'autres termes, de l'athérome de l'aorte. L'aortite chronique est une lésion, ce n'est pas une maladie : elle ne va jamais, lorsque c'est elle qui a entraîné la mort, sans une ou plutôt de multiples poussées d'aortite subaiguë manifeste, ce qui nous a fait écrire que l'athérome est un processus mixte, à la fois dégénératif et subinflammatoire.

De l'aortite aiguë, nous ne nous occuperons pas, car elle ne présente rien de spécial chez le vieillard, où elle est d'ailleurs rare, étant une détermination sur l'aorte de processus infectieux aigus ou suraigus comme l'érysipèle, les fièvres éruptives, les septicémies, tous processus rares à un âge avancé.

La vieillesse constitue au contraire une condition des plus favorables au développement de l'aortite subaiguë, et de l'athérome aortique, puisque BICHAT, suivant PERRA, déclare que sur 10 sujets de plus de soixante ans, 7 au moins présentent des incrustations calcaires de l'aorte.

Les hommes sont plus atteints que les femmes.

Les causes sont celles de l'athérome : infections, toxi-infections, intoxications.

L'aortite n'est fréquente chez le vieillard que parce que plus la vie dure, plus s'accumulent et se surajoutent ces multiples causes d'inflammation et de dégénérescence artérielles. Parmi ces causes, qui sont déjà connues, nous signalerons que la goutte, le saturnisme, le paludisme, et surtout la syphilis à sa période tertiaire paraissent avoir une prédilection, lorsqu'elles produisent de l'artérite, à la localiser sur l'aorte. Quant à l'alcoolisme, son action est probable, mais nullement aussi incontestable que celle de la syphilis. Il nous suffira de rappeler le rôle probable de la tuberculose, dans bien des cas.

2° Symptômes. — Les uns révèlent la dilatation de l'aorte et sa dégénérescence calcaire, ce sont des signes physiques. Les autres signalent les poussées phlegmasiques surajoutées à la lésion chronique ; ce sont les signes fonctionnels, les seuls qui soient des signes d'aortite à proprement parler.

a) *Signes physiques*. — Les *signes physiques* indiquent les uns *l'induration*, les autres *l'augmentation de volume* de l'aorte.

L'augmentation de volume nous est révélée par *l'inspection* et la *palpation* qui nous montrent l'élévation des sous-clavières, conséquence de l'agrandissement de la crosse ; — par la *percussion* qui dénote une augmentation notable de la zone de matité à la base du cœur, au niveau du manubrium ; si la matité dépasse le bord droit du sternum, il y a ectasie aortique ; — par la *palpation rétrosternale* qui permet de sentir le dôme aortique surélevé, en arrière de la poignée sternale, entre les deux sterno-mastoïdiens ; par la *radioscopie* qui montre l'augmentation des dimensions de la crosse.

L'induration de l'aorte est révélée surtout par l'auscultation, et dénotée spécialement par le changement d'éclat et de timbre du second bruit aortique, qui, d'abord plus intense, puis plus éclatant, prend enfin un timbre métallique, timbre clangoreux, ou *timbre de tabourka* (POTAIN). La simple accentuation du deuxième bruit indique l'hypertension, c'est le changement de timbre seul qui permet d'affirmer l'altération indurative de la paroi.

Indirectement, l'auscultation permet encore de se faire une idée de l'altération des parois, en nous faisant percevoir des lésions orificielles, rétrécissement ou insuffisance aortique, sous la dépendance des altérations de l'aorte. D'ailleurs un souffle systolique de la base n'indique pas toujours un rétrécissement de l'aorte, et peut tenir à de simples rugosités, si fréquentes dans l'athérome, ou encore à un rétrécissement relatif, l'aorte étant dilatée au-dessus de l'orifice aortique, d'où veine fluide et souffle.

Parfois on entend un double souffle ; c'est que, ou bien, avec les causes variables du souffle systolique ci-dessus décrit, coexistent celles d'un souffle diastolique, c'est-à-dire une insuffisance aortique organique, ou encore une insuffisance aortique relative, fonctionnelle, par dilatation de la zone d'insertion valvulaire, ce phénomène n'étant pas exceptionnel avec une dilatation de l'aorte ascendante. C'est précisément *cette coïncidence de la dilatation cylindrique de l'aorte d'origine athéromateuse avec une insuffisance aortique* qui porte *le nom de maladie de Hogdson*, du nom du premier observateur qui l'a décrite. Le double souffle est parfois mieux perceptible derrière le sternum qu'au niveau de la base même.

b. *Signes fonctionnels.* — Tels sont les signes physiques ; lorsque s'y surajoutent les *signes fonctionnels* suivants, tous les éléments de l'aortite sont réunis.

La *dyspnée* est le premier des signes ; ce peut être : 1° une *dyspnée d'effort* ; 2° une *dyspnée pseudo-asthmatique*, survenant la nuit, par crises de deux à quatre heures de durée ; 3° une dyspnée plus ou moins associée à des phénomènes *angineux*.

La *toux* est assez fréquente, quinteuse, s'accompagnant d'une expectoration sans caractères, ou mousseuse et rosée, s'il se surajoute de l'œdème pulmonaire, rouge noirâtre s'il se produit des infarctus, rouge vif s'il y a de la congestion pulmonaire.

La *douleur* est fréquente ; c'est une douleur continue, à forme de constriction sternale et thoracique, avec irradiations dans les bras, vers le cou ; ou paroxystique, et alors c'est de l'*angine de poitrine*.

L'inflammation aortique, par propagation à la périartère ou par voie réflexe, produit secondairement une série de phénomènes dus à la participation du grand sympathique ou du pneumogastrique ; symptômes digestifs, l'épigastralgie, les nausées, les vomissements, le tympanisme abdominal ; symptômes cardiaques, irrégularités du pouls ; symptômes cérébraux, vertige des artérioscléreux, dû probablement à un spasme réflexe des artères encéphaliques ; l'artériospasme est d'ailleurs souvent généralisé, témoin la pâleur des malades atteints d'aortite ; enfin l'irradiation nerveuse peut se faire du côté du phrénique et se manifester par des douleurs à la base du cou. La dilatation de l'aorte entraîne parfois, nous l'avons vu, l'insuffisance aortique par dilatation (maladie de Hogdson) ; elle s'accompagne alors d'allongement du vaisseau, de surélévation de l'origine des sous-clavières, de dilatation des collatérales.

3° Anatomie pathologique. — Les lésions sont de deux sortes : les unes chroniques, dégénératives, sont le reliquat d'infections antérieures, elles constituent la localisation, sur l'aorte, du processus athéromateux ; les autres sont des lésions inflammatoires actuelles.

Les lésions dégénératives sont des foyers athéromateux et des plaques calcaires, qui atteignent dans l'aorte de plus grandes dimensions que partout ailleurs. Les lésions ont leur maximum de fréquence et d'intensité vers la crosse, où l'embouchure du canal artériel est assez régulièrement le premier point atteint ; de là, les lésions rayonnent vers l'aorte thoracique et l'aorte abdominale, en se localisant de préférence au niveau des courbures et des éperons de bifurcation, au niveau de l'origine des collatérales, tous points très exposés au choc de l'ondée sanguine.

Le premier effet de cette dégénérescence est de diminuer l'élasticité et la tonicité de l'aorte qui se laisse dilater (fig. 33), et d'augmenter sa consistance : d'où sa transformation en un tube large et rigide, déformé, criant sous le scalpel, cassant à la pression, présentant des plaques calcaires jaunâtres et des foyers athéromateux ulcérés ou non ; ces plaques ou ces foyers pourront, par leur saillie dans la lumière du vaisseau, l'oblitérer (*aortite oblitérante*), ou encore oblitérer l'origine de collatérales importantes (coronaires, intercostales, sous-clavières, tronc brachio-céphalique) ; parfois elles sont le point de départ de concrétions calcaires en forme de stalactites, et recouvertes de caillots ; enfin, si quelques-unes se détachent partiellement ;

11.

le sang s'insinuant sous leur bord décollé peut produire un anévrysme disséquant.

Les lésions que nous venons de décrire sont chroniques, dégénératives ; lorsqu'un malade a succombé à ce qu'on est convenu d'appeler l'aortite chronique, constamment on trouve, en outre,

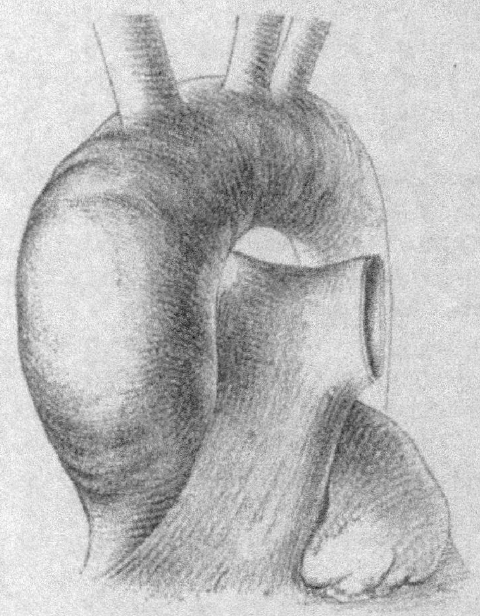

Fig. 33.

Aortite chronique. Dilatation cylindriforme de la crosse de l'aorte.
Aorte élargie transversalement, allongée verticalement, bosselée,
tendue, rigide, par incrustation de l'endartère (d'après BERGE).

d'autres lésions, celles qui caractérisent l'*aortite subaiguë* des classiques : ce sont des plaques d'inégale dimension, de consistance élastique, d'aspect gélatiniforme ou chondroïde, translucides, opaques ou légèrement jaunâtres, siégeant sur un point quelconque de la surface interne de l'aorte, ou plus particulièrement à l'origine des collatérales qu'elles entourent comme d'un bourrelet. Ces plaques sont au maximum au niveau de l'aorte ascendante ; leur histologie nous est déjà connue. A leur

niveau la tunique externe est rouge, congestionnée, parfois
ecchymotique par rupture vasculaire.

Tels sont les deux ordres de lésions sans lesquelles on ne peut
dire qu'il y ait aortite ; pour notre part nous avons trouvé des
dilatations aortiques athéromateuses sans phénomènes inflam-

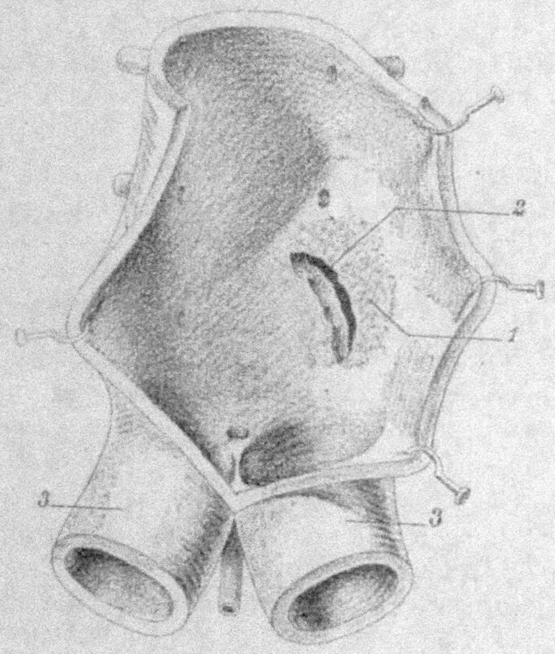

Fig. 34.

Rupture de l'aorte abdominale au niveau d'une plaque
d'aortite aiguë (d'après BERGE).

matoires, et encore ceci est-il exceptionnel ; mais jamais, lorsque
les malades avaient succombé avec le complexus clinique de
l'*aortite chronique* des auteurs, nous n'avons trouvé des lésions
athéromateuses isolées, sans phénomènes inflammatoires.

On peut donc dire que ces deux ordres d'altérations constituent les lésions essentielles, *sine qua non*, de la maladie.

En outre, il y a des lésions contingentes : la dilatation aortique peut s'accompagner d'insuffisance aortique fonctionnelle (maladie de Hogdson) ; les foyers athéromateux ou les plaques peuvent être l'origine d'embolies, ou encore de thrombose sur place ; thromboses ou embolies peuvent être le point de départ d'oblitération de l'aorte elle-même, de la sous-clavière gauche, du tronc brachio-céphalique, des coronaires. L'altération de l'aorte peut provoquer sa rupture, laquelle siège habituellement dans la première portion, immédiatement au-dessus des sigmoïdes.

4° Marche et terminaison. — L'évolution de l'aortite chronique est en général fatale. La mort peut survenir par suite d'angine de poitrine, d'œdème aigu du poumon, d'oblitération d'une grosse artère, de rupture de l'aorte (fig. 34), d'embolies artérielles ou viscérales, d'infarctus pulmonaires.

Enfin la mort peut être le résultat de scléroses viscérales associées : myocardite interstitielle, néphrite interstitielle avec urémie ; ou encore d'une congestion pulmonaire, ou d'une broncho-pneumonie par infection secondaire qui vient terminer la scène.

5° Diagnostic. — L'anévrysme de la crosse de l'aorte se manifeste par un second centre de battements et un second maximum de bruits, séparés par un intervalle des battements et des bruits du cœur ; dans l'ectasie simple de l'aorte, il peut y avoir un double centre de battements, mais ces battements ne sont pas expansifs ; enfin, les signes de compression viscérale, vasculaire ou nerveuse, si fréquents dans l'anévrysme, font défaut dans l'ectasie simple. GABEL a décrit les caractères spéciaux de la toux dans l'anévrysme : toux aboyante et rauque, toux de compression ; la radioscopie suffit souvent à trancher la question entre l'ectasie simple cylindrique de l'aortite chronique et l'ectasie sacciforme de l'anévrysme.

La dyspnée, la toux et les hémoptysies pourront en imposer pour une tuberculose pulmonaire ; les signes physiques positifs du côté de l'aorte, négatifs du côté des poumons, permettront le diagnostic.

Il n'y a pas, à notre avis, grande importance à faire le diagnostic avec l'angine de poitrine, celle-ci n'étant qu'une aortite à localisation spéciale.

6° **Traitement**. — Le repos physique, intellectuel et moral, s'impose ; en cas de poussée aiguë, le repos absolu, au lit, est de rigueur jusqu'à atténuation des phénomènes.

Le régime lacté intégral est indiqué dans les épisodes aigus si fréquents ; si ceux-ci cèdent, le régime lacté mitigé, s'il est supporté, donne les meilleurs résultats ; sinon on interdira du moins l'alcool pur ou dilué, de même que les épices, les sauces, les viandes de conserve ou les viandes faisandées. L'iodure de sodium, la trinitrine, formeront la base de la thérapeutique chimique.

Les douleurs commanderont, ainsi que le processus inflammatoire, la révulsion sous forme de teinture d'iode, de pointes de feu, et non de vésicatoires à cause de la fréquente altération concomitante des reins. Un cautère rendra quelquefois des services. On soutiendra le cœur par la caféine. On appliquera le traitement des complications : angine de poitrine, œdème pulmonaire.

Quoique la morphine ait quelques dangers, c'est quelquefois l'ultime ressource en présence de douleurs angineuses ; on en atténuera les inconvénients, tout en lui maintenant ses avantages, en l'associant par parties égales, à l'éther, en injections sous-cutanées.

ARTICLE III

GANGRÈNE SÉNILE

La gangrène sénile est encore appelée gangrène athéromateuse depuis que les recherches d'ALIBERT, FRANÇOIS, VIRCHOW, DESPAIGNET, SCHREIDER, VANLAIR, PITRES, récemment encore VERHOOGEN (1904) ont montré sa véritable origine.

Cependant on peut aussi observer chez les vieillards des gangrènes dues à des causes nerveuses ou à des causes générales.

1° **Étiologie**. — Les hommes surtout en sont atteints ; exceptionnelle avant quarante ans, elle devient commune après soixante.

Elle frappe surtout les membres inférieurs et plus particulièrement le pied et les orteils ; on peut la rencontrer cependant aux doigts, aux oreilles, au pénis comme RECLUS en a publié un cas chez un vieillard de quatre-vingt-cinq ans. Le plus souvent un seul membre est pris, mais dans quelques cas les deux pieds se sphacèlent, ou même les deux membres inférieurs (BERNARD et RUYSSEN) ; nous avons personnellement observé un cas de gangrène des quatre membres.

A côté de l'influence incontestable de la vieillesse, on note comme antécédents chez les malades la goutte, le rhumatisme, la syphilis, la tuberculose, l'alcoolisme, le tabagisme, la plupart des maladies infectieuses, c'est-à-dire toutes les maladies qui peuvent causer de l'endartérite chronique et produire de l'athérome, quel que soit le mécanisme de production de ce dernier. On comprend comment, lorsque cette altération se produit dans les vaisseaux des extrémités, peuvent se produire des embolies, des thromboses, l'arrêt de la circulation et la gangrène.

A côté de la gangrène athéromateuse, qui est la plus fréquente, on peut observer aussi chez le vieillard des gangrènes par embolie d'origine cardiaque, ou par thrombose au cours d'une artérite infectieuse, après la grippe par exemple.

Récemment FRIEDLANDER, WINIWARTER, HEIDENREICH, RIEDEL, WIDENMANN ont décrit une gangrène par *endartérite oblitérante* : la tunique interne du vaisseau s'épaissit et arrive à rétrécir la lumière qu'un processus de thrombose ne tarde pas à obstruer complètement. Cette forme ne semble être qu'une variété de l'athérome généralisé.

Chez les vieillards peuvent se voir aussi des gangrènes par *trouble d'innervation* succédant à des névrites d'origine vasculaire (JOFFROY et ACHARD), ou des gangrènes localisées au cours d'affections du système nerveux, de lésions cérébrales ou médullaires, surtout chez les sujets condamnés au décubitus dorsal. Elles siègent au talon ou au niveau du sacrum ou des fesses, où elles sont favorisées par le contact des matières fécales et de l'urine.

Enfin la gangrène, chez les vieillards, peut survenir par dyscrasie sanguine, au cours des infections graves, ou chez les diabétiques, les albuminuriques, etc.

2° Symptômes. — Dans une première période, le malade éprouve dans l'extrémité où la gangrène va se produire, au pied le plus souvent, des fourmillements, de la pesanteur, de l'engourdissement ; la sensibilité est diminuée ; la température est abaissée ; les pulsations artérielles du membre menacé, à la pédieuse ou à la tibiale postérieures, sont affaiblies ou même supprimées.

Puis, au bout d'un temps variable, apparaît sur le dos du gros orteil, sur le côté de l'ongle, ou au bout des autres orteils, une petite tache brune, parfois une phlyctène soulevée par un peu de sérosité ; l'épiderme s'exfolie, et laisse à nu le derme rouge foncé. Cette petite plaque, insensible à la piqûre, plus froide que les parties voisines, prend une coloration fleur de pêcher, puis brune, puis livide, puis tout à fait noire (RECLUS). La mortification gagne bientôt de proche en proche ; la zone noire s'agrandit.

La gangrène est alors confirmée et la partie mortifiée prend un aspect caractéristique : le bout de l'orteil est sec, dur ; il sonne sous le stylet qui le percute ; la peau raccornie devient semi-transparente ; aux limites du vif, elle se continue avec des téguments violacés ou vermeils ; plusieurs doigts peuvent être atteints, puis le dos du pied, la face plantaire, la jambe, et l'on cite des cas où le sphacèle est remonté jusqu'à la cuisse (RECLUS).

Cette forme sèche, à marche lentement envahissante, est la plus connue ; parfois le mal s'arrête, puis un sillon d'élimination se creuse, la partie sphacélée tombe et le moignon se cicatrise. Parfois, au contraire, la gangrène s'étend toujours, jusqu'à ce que le patient succombe à quelque complication ou au seul progrès de la maladie. Dans quelques cas rares, les foyers gangréneux sont multiples.

La gangrène sénile peut parfois prendre la forme humide : après la destruction de la couche cornée soulevée par de la sérosité, le derme reste mou et épais ; au-dessous dè lui, dans le tissu cellulaire, s'accumule un liquide d'odeur infecte ; le pied se sillonne de veines noires ou bleues. L'évolution en est alors très rapide ; des infections surajoutées se font au niveau des phlyctènes crevées ou du sillon d'élimination ; des phénomènes locaux et généraux graves se surajoutent à la gangrène, et le malade est emporté au milieu d'accidents de septicémie gangréneuse.

3° Pronostic. — La gangrène sénile est surtout grave par les altérations artérielles qu'elle révèle. Dans ses formes ordinaires, elle ne menace jamais la vie du malade, et se borne à la nécrose d'une phalange ou d'un orteil. Mais les récidives sont toujours à craindre.

4° Traitement. — Lorsque l'artériosclérose a frappé un membre inférieur, il faudra éviter tout ce qui pourra provoquer une plaque de sphacèle : les contusions, les souliers trop étroits, etc.

Lorsque la gangrène est confirmée, on condamnera le malade au repos, la jambe étendue. La partie sphacélée sera immergée une ou deux fois par jour dans des bains chauds, puis recouverte d'un pansement antiseptique.

Si les douleurs sont trop vives, si les phénomènes généraux apparaissent, s'il se produit des accidents septiques, il faudra amputer ; l'amputation devra se faire haut, à la cuisse le plus souvent, pour ne pas exposer à la récidive du sphacèle sur le moignon.

Delherm et Laquerrière viennent de préconiser récemment les courants de haute fréquence dans la gangrène sénile.

LIVRE III

MALADIES DE L'APPAREIL RESPIRATOIRE

Les maladies de l'appareil respiratoire se distinguent chez le vieillard par leur retentissement rapide sur l'état général, et sur le cœur en particulier, si bien que chez eux, comme on l'a dit, la lésion est aux poumons, mais le danger est au cœur.

Les altérations anatomiques et fonctionnelles des voies respiratoires sous l'influence de la sénilité expliquent la fréquence de leurs maladies dans l'âge avancé, la facilité du retentissement à leur niveau des maladies dyscrasiques, de même que la facilité de leur inflammation. S'il y a rarement comme chez l'enfant, des infections spécifiques comme la rougeole, la coqueluche, la diphtérie, c'est par contre le pneumocoque et le bacille de Koch qui jouent le plus grand rôle.

Nous distinguerons :

1° Les *maladies des fosses nasales* ;

2° Les *maladies de l'appareil broncho-pulmonaire* ;

3° Les *maladies des plèvres*.

CHAPITRE PREMIER

FOSSES NASALES

Les altérations des fosses nasales, des cornets, de la muqueuse pituitaire, et des cavités accessoires n'ont pas été étudiées chez le vieillard. Il est probable cependant que la muqueuse pituitaire participe, comme les autres muqueuses, à l'atrophie générale qui caractérise la sénilité. Les vaisseaux également doivent être le siège de lésions artérioscléreuses comme dans les autres parties de l'organe.

Les vieillards ne présentent pas de maladies particulières des fosses nasales. Le coryza n'a, chez eux, rien que de banal. Nous envisagerons seulement l'épistaxis.

ARTICLE UNIQUE

ÉPISTAXIS CHEZ LE VIEILLARD

L'épistaxis est une hémorragie due à une rupture vasculaire, ou plus souvent chez le vieillard à une transsudation sanguine du réseau vasculaire de la pituitaire.

1° Historique. — D'après les anciens auteurs, l'épistaxis serait rare chez les vieillards ; certains même niaient leur possibilité. TAUTIL (thèse Paris 1894) le premier a insisté sur sa fréquence dans l'âge avancé et sur ses caractères particuliers. Depuis, cette fréquence a été reconnue (PARISOT, PELLERIN) et on a discuté surtout sur son origine et sur l'opportunité de son traitement.

2° Étiologie. — L'épistaxis chez les vieillards se rencontre moins souvent que dans l'enfance ou l'adolescence ; mais elle est loin d'être exceptionnelle. TAUTIL en quelques mois en a réuni 11 observations. On la rencontrerait surtout chez les femmes (9 sur 11) contrairement à ce que l'on voit dans l'enfance.

Chez les hypertendus, elle se produit après un repas copieux, une marche contre le vent, un effort prolongé, etc., en un mot, après une cause quelconque d'élévation plus ou moins brusque de la tension artérielle. Elle serait plus fréquente pendant les mois d'hiver ; chez certains malades, il y aurait même une certaine périodicité, se reproduisant plusieurs années de suite, presque aux mêmes époques (MARTINET).

3° Symptômes. — L'épistaxis des vieillards arrive le plus souvent sans motif et surtout sans aucun malaise prémonitoire;

elle peut même se produire pendant le sommeil (TACTIL). Quelquefois cependant elle est précédée de quelques prodromes : une céphalalgie plus ou moins intense, un peu de somnolence, des éblouissements, une sensation de chaleur et de chatouillement dans les fosses nasales.

L'hémorragie apparaît toujours brusquement ; le sang s'écoule par une narine, rarement par les deux. Quelquefois il sort par l'orifice postérieur, quand le siège de l'hémorragie a lieu vers la partie postérieure des fosses nasales ou quand les malades sont couchés.

La quantité de sang est variable ; quelques épistaxis ne durent que peu de temps et sont très légères ; d'autres au contraire sont très abondantes et peuvent durer très longtemps. Quelques auteurs, et nous en avons vu un cas personnel chez une vieille dame de soixante-dix ans, ont rapporté des hémorragies nasales qui ont été mortelles par leur abondance excessive.

L'épistaxis reparaît très souvent après une accalmie momentanée. Ces retours peuvent être multiples et sans aucune régularité. Souvent l'hémorragie est regardée comme arrêtée quand un éternuement vient chasser les caillots et la fait reparaître.

Quelquefois malgré le tamponnement l'épistaxis continue. Dans ces cas, l'épuisement se produit vite, il survient de la pâleur, du refroidissement des extrémités, enfin une syncope arrive, le plus souvent mortelle. Cependant chez les vieillards cette terminaison serait rare ; chez les pléthoriques l'épistaxis a au contraire une heureuse influence, et TACTIL insiste sur le peu de conséquences graves, le peu de retentissement sur l'état général qu'avaient sur les vieillards qu'il a observés, des hémorragies abondantes et qui paraissaient inquiétantes ; la guérison était complète en huit et quinze jours.

L'épistaxis des artérioscléreux s'accompagne des signes habituels de l'hypertension artérielle. Il y a fréquemment de petites hémorragies sous-muqueuses ou sous-cutanées concomitantes, comme des hémorragies sous-conjonctivales, ou du purpura.

4° **Pathogénie**. — Chez les vieillards les maladies pouvant amener des épistaxis sont nombreuses. Indépendamment des lésions de la muqueuse nasale (polypes, épithéliomes, etc.) l'artériosclérose a été le plus souvent invoquée (PANAS). Les maladies du cœur et du foie peuvent être en cause. Le mal de Bright en est quelquefois aussi l'origine (LECORCHÉ, GAUCHER et HUCHARD, LAVERNY) et une épistaxis peut être le symptôme révélateur d'une néphrite interstitielle. D'une façon générale toutes les causes d'hypertension artérielle ou veineuse peuvent amener des hémorragies nasales (MARTINET) ; mais il faut toujours qu'il y ait une dégénérescence artérielle (ESCAT), ou des lésions veineuses, et GABEL a observé souvent chez les vieillards une circulation veineuse anormalement développée, une véritable tête de méduse au niveau de la base et du bord inférieur de la langue (ARMAND).

Cependant chez certains vieillards et surtout chez les vieilles femmes un examen aussi minutieux que possible ne révèle absolument rien. Dans ces cas on a incriminé un trouble de la nutrition des vaisseaux (HALLOPEAU). Un fait spécial c'est que ces hémorragies nasales seraient souvent héréditaires (SORRE, VERNEUIL, TAUTH).

5° Pronostic. — La plupart des auteurs regardent le pronostic des épistaxis des vieillards comme très sombre ; quelques-uns les présentent comme un signe avant-coureur d'une hémorragie cérébrale (CAZALIS, PORTAL, J. FRANCK, WATSON). Récemment DE CIGNA (de Gênes) a pu réunir 26 cas où des hémorragies nasales d'abondance variable ont précédé, dans un délai plus ou moins rapproché, l'apparition d'une hémorragie cérébrale. Pour d'autres au contraire (FORGUES et BONNET), ce serait un dérivatif, empêchant des ruptures vasculaires plus graves. TAUTIL n'a noté aucun accident, malgré des hémorragies très abondantes.

Malgré tout, le pronostic des épistaxis chez les vieillards demande des réserves, nous avons déjà rapporté le cas d'une dame morte au cours d'une épistaxis survenue sans cause appréciable.

6° Traitement. — Le traitement ne diffère pas de celui indiqué chez les jeunes sujets. On pratiquera de suite une injection d'ergotine. On essayera les moyens hémostatiques usités : eau de Pagliari, perchlorure de fer, coton à la ferripyrine, coton imbibé d'une solution d'antipyrine, de cocaïne, lavage à l'eau oxygénée, à l'eau chaude salée, etc. L'adrénaline sera proscrite chez les artérioscléreux à cause de son pouvoir hypertensif excessif.

On installera le patient dans une pièce fraîche, de 12 à 15°, dans un bon fauteuil, le buste relevé, le col libre de toute entrave à la circulation de retour, la tête légèrement inclinée en avant au-dessus d'un récipient *ad hoc* ; le corps chaudement enveloppé dans une robe de chambre ou des couvertures. On fera de la révulsion sur les membres inférieurs sous forme de sinapismes ou d'enveloppements sinapisés aux cuisses ou aux mollets, de bains de pied sinapisés, d'enveloppements chauds. On fera au contraire des applications froides sur la tête, compresses fraîches fréquemment renouvelées. Si la congestion céphalique paraissait menaçante, on n'hésiterait pas à appliquer sur la tête recouverte d'une épaisseur de flanelle une vessie de glace. Enfin le repos absolu sera prescrit, en même temps que le calme et le silence recommandés à l'entourage (MAATINET).

On pourra donner à l'intérieur de l'ergotine, de la digitale, de l'hamamelis, du chlorure de calcium (2 à 4 grammes). On essaiera également une cautérisation de la cloison.

Si par ces différents moyens, l'hémorragie ne s'arrête pas, on pratiquera un tamponnement antérieur, et si c'est nécessaire un postérieur. Les anciens auteurs rejetaient cette pratique comme pouvant amener des accidents cérébraux, et quelques-uns (VIGNE, th. Paris 1808) conseillaient même, contre les épistaxis des vieillards, « les saignées générale et locale à l'anus et quelquefois à la vulve ». Mais si chez des individus pléthoriques, artérioscléreux, hypertendus, de petites hémorragies doivent être respectées, il est certain qu'en cas d'épistaxis abondante, le tamponnement est la première intervention à pratiquer.

Enfin, pour empêcher le retour des épistaxis on instituera le traitement de la maladie causale. On soignera suivant les cas, le cœur, le foie ou les reins ; en cas d'hypertension, on fera agir la médication hypotensive, avec l'hygiène et la diététique que comporteront l'âge et l'état général avancé des malades.

CHAPITRE II

APPAREIL BRONCHO-PULMONAIRE

Les maladies de l'appareil broncho-pulmonaire sont les plus fréquentes que l'on rencontre dans l'âge avancé. La grande majorité des vieillards ont un catarrhe ; la plupart meurent de pneumonie.

Après avoir indiqué les modifications de l'appareil broncho-pulmonaire chez le vieillard, et les caractères du poumon sénile, nous décrirons la trachéo-bronchite, les bronchites aiguës et chroniques, la congestion pulmonaire, la pneumonie et la broncho-pneumonie, l'œdème pulmonaire, l'asthme et l'emphysème, et enfin la tuberculose pulmonaire sénile.

ARTICLE PREMIER

APPAREIL BRONCHO-PULMONAIRE
DU VIEILLARD

Les altérations séniles de l'appareil broncho-pulmonaire ont été étudiées par MAGENDIE (1821), HOURMANN et DECHAMBRE (1885), GEIST, CHARCOT, CORNIL et RANVIER.

1° Modifications anatomiques. — L'involution sénile manifeste ses effets, au niveau de l'arbre aérophore comme partout ailleurs, essentiellement par l'atrophie et les dégénérescences cellulaires : au niveau des bronches, l'épithélium cylindrique à cils vibratiles devient plus cubique, plus bas, perd ses cils ; — les cellules caliciformes intercalaires prennent au contraire un développement exagéré ; — les fibres musculaires dégénèrent et s'atrophient ; les fibres élastiques disparaissent graduellement aussi par atrophie ; les cartilages eux-mêmes sont modifiés dans leur texture : parfois ils se ramollissent, plus souvent au contraire ils s'ossifient (RANVIER).

L'altération du tissu élastique ne porte pas seulement sur celui des bronches, mais atteint aussi celui du parenchyme pulmonaire dont l'élasticité est généralement diminuée. La coloration rosée du poumon de l'adulte s'est transformée en une teinte noirâtre : les espaces inter-alvéolaires sont nettement dessinés par un réseau noir, paraissant tracé à l'encre de Chine, et qui est dû à la présence d'une certaine quantité de pigment noir (charbon), et ceci d'autant plus que les sujets ont habité des atmosphères enfumées (mines, usines, grandes villes, etc.).

Cette *anthracose physiologique* se manifeste par la présence de petits blocs de charbon dans les cellules et la paroi des alvéoles, dans les vaisseaux lymphatiques et les ganglions. L'endothélium alvéolaire serait desquamé par places, les cloisons infundibulaires atrophiées et percées de trous, d'après quelques auteurs ; mais ici, nous touchons à une lésion pathologique, l'emphysème, qui, bien que presque constante chez le vieillard, ne nous apparaît pas comme fonction directe de la sénilité (voy. *Emphysème pulmonaire*). Nous ferons cette remarque également et avec plus de force encore pour la sclérose, qui, ici comme toujours, est un processus pathologique, qu'elle siège au niveau du poumon (grains de plomb, etc.) ou des plèvres, sous forme de taches blanchâtres, soi-disant plaques de frottement, ou d'adhérences pleurales plus ou moins étendues. Toujours, ces néoformations conjonctives sont les séquelles d'inflammations antérieures de nature diverse, mais d'ailleurs dans l'immense majorité des cas de nature tuberculeuse (voy. *Tuberculose pulmonaire, adhérences pleurales*, etc.).

Quoi qu'il en soit, en dehors de toute lésion surajoutée, par le fait seul de l'atrophie de ses divers éléments constitutifs d'ordre ecto ou mésodermique, le poumon du vieillard perd du poids, et la statistique de GEIST est très explicite à ce sujet :

		Homme.	Femme.
Sujet de 65 à 85 ans. .	Poumon droit. .	570 gr.	400 gr.
— —	— gauche .	438 —	380 —
Sujet de 85 à 90 ans. .	Poumon droit. .	438 gr.	380 gr.
— —	— gauche .	350 —	358 —

A ces lésions autochtones essentielles s'ajoutent des lésions hétérochtones qui pour être, en somme, contingentes, n'en ont pas moins une importance considérable, parce qu'elles sont presque constantes d'une part, et parce que, d'autre part, elles sont grosses de conséquences pathologiques : ce sont des troubles circulatoires, par stagnation du sang, par suite des altérations séniles du cœur, des lésions du myocarde ou des valvules ; comme le fait remarquer Hoppe-Seyler dans son article du *Traité des maladies des vieillards* de Schwalbe, la stase de la grande circulation peut se faire sentir dans la trachée et dans les bronches moyennes, les artères bronchiques et la mammaire interne étant des branches de l'aorte, et leurs veines aboutissant à la grande circulation, la circulation alvéolaire ressortissant au contraire à la circulation de l'artère et des veines pulmonaires. Il est à considérer aussi que souvent le thorax est plus ou moins rigide, du fait de l'ossification des cartilages costaux, ou plus ou moins rétréci par une déformation vertébro-costale, telle que la cyphose ou la scoliose, si fréquentes à un âge avancé.

2° Modifications physiologiques. — A ces lésions anatomiques de déchéance correspondent, sinon des troubles fonctionnels proprement dits, du moins des aptitudes pathologiques spéciales : normalement, la défense du poumon contre les agents infectieux introduits par les voies respiratoires se fait partiellement par le jeu des cils vibratiles qui, par leurs mouvements centrifuges, tendent à éliminer les poussières, les microbes et tous corps étrangers ayant franchi les voies supérieures, partiellement par le jeu de la musculature thoracique, intrinsèque et extrinsèque, dont la collaboration énergique produit le phénomène de la toux expulsive et salutaire ; l'atrophie des muscles bronchiques, de même que celle des muscles thoraciques et abdominaux, rend la toux plus faible, partant moins utile ; le réflexe nécessaire à cette toux se produit lui-même moins facilement, par suite de la diminution de sensibilité des voies aériennes supérieures, laquelle n'est qu'un cas particulier de la diminution générale de sensibilité que l'on observe chez les vieillards, dont toutes les sensations externes sont, en général, plus ou moins émoussées.

La glotte elle-même ne se ferme pas dans l'acte de la toux avec la même force que dans l'âge adulte. Il en résulte que le poumon du vieillard est défendu moins bien que celui de l'adulte contre la pénétration des germes extérieurs, et par suite contre l'infection ; l'activité lymphatique elle-même est probablement diminuée.

Par suite, les corps étrangers, pathogènes ou non, pénètrent plus facilement, ils sont moins rapidement expulsés, et provoquent moins que chez l'adulte les phénomènes défensifs de phagocytose ; enfin, par le fait même des troubles presque permanents de vascularisation, la congestion, surtout au niveau des parties postéro-inférieures des poumons, et particulièrement lorsque pour une raison ou une autre il y a eu un décubitus prolongé, est menaçante.

Ces prédispositions morbides sont d'autant plus efficaces que les défenses d'avant-garde, constituées par les fosses nasales et par le cercle lymphatique péripharyngé, ont une activité moindre du fait de l'atrophie sénile. On a d'ailleurs remarqué que plus souvent que les adultes, les vieillards dorment la bouche ouverte, par suite, probablement, du défaut de tonicité des muscles élévateurs de la mâchoire inférieure, et ce fait annihile encore le rôle de défense constituée par les méandres, l'humidité des fosses nasales, ainsi que par le pouvoir bactéricide de leur mucus.

Défenses d'avant-garde et défenses de première ligne sont donc affaiblies ; celles de seconde ne le sont pas moins, constituées qu'elles sont par les processus de phagocytose qui ont leur siège dans les lymphatiques sous-muqueux et leurs aboutissants ganglionnaires dans le médiastin.

3° Modifications fonctionnelles, poumon sénile. — De l'ensemble de ces conditions anatomo-physiologiques, résulte un état de *méiopragie* qui constitue à lui seul toute la symptomatologie du poumon sénile.

La circulation de l'air y est diminuée, la quantité de l'air utilisable est moindre que normalement, le taux de l'air résiduel est augmenté. « Comme l'emphysémateux, a dit DEMANGE, le vieillard respire dans une sorte d'atmosphère confinée. » L'inspiration maxima, chez lui, ne fait entrer que 2 litres 65 d'air, au lieu de 3 litres 45, comme chez l'adulte (HUTCHINSON et SCHNEPF). De même, il y a rétention partielle de l'acide carbonique, dont l'élimination journalière n'est que de 808gr,80, d'après ANDRAL et GAVARRET, au lieu de 1072,80, qui est le chiffre correspondant pour l'âge adulte.

Insuffisance d'apport d'oxygène, diminution d'excrétion de l'acide carbonique, concourent avec la diminution de la musculature et de l'élasticité pulmonaire, avec la diminution de l'influx nerveux, ainsi qu'avec la faiblesse croissante du cœur, à rendre l'hématose plus précaire : le poumon ne suffit plus qu'à une tâche très restreinte ; survienne un effort à accomplir, il est au-dessous de sa tâche, et l'oppression apparaît, avec menace d'asphyxie.

En somme, les manifestations du poumon sénile sont plutôt en puissance que réellement existantes, et ne se manifestent guère que par un syndrome clinique virtuel ; c'est à peine si l'on peut admettre, comme le traduisant en clinique, ce catarrhe des vieux sur lequel insistent les auteurs allemands, et qui est déjà sur la limite de l'état normal et de l'état pathologique.

ARTICLE II

CATARRHE DES VIEUX

Par le fait des diverses conditions anatomo-physiologiques ci-dessus énumérées et concourant à diminuer les moyens de défense des voies aériennes moyennes contre les substances venues de l'extérieur, l'épithélium bronchique, dont la proportion relative en cellules caliciformes, cellules mucipares, est d'autre part augmentée, et dont la vascularisation est plus défectueuse, avec une tendance à la stase, réagit par une production exagérée de mucus. Celui-ci s'accumule pendant la nuit, et détermine, surtout au réveil et dans les premières heures de la matinée, l'expulsion plus ou moins pénible d'une expectoration muqueuse claire, consistant en cellules épithéliales, en leucocytes, en pigment noir et en granulations inorganiques, provenant de poussières de diverse nature ; des cellules de l'endothélium pulmonaire, plus ou moins surchargées de pigment, s'y rencontrent, en outre, d'une façon presque constante.

Ces crachats sont souvent déglutis avant d'arriver à l'extérieur. Une fatigue de la voix, un effort quelconque en déterminent l'expulsion après quelques secousses de toux.

L'examen des poumons révèle parfois l'existence de territoires où le murmure vésiculaire est passagèrement obscur ; vienne une secousse de toux, et il redevient clair ; ce phénomène, bien étudié par Hoppe-Seyler, paraît donc dû à l'oblitération momentanée d'une bronche de distribution par un peu de mucus. Parfois aussi il est donné de percevoir, spécialement aux parties postéro-inférieures des deux poumons, et au moment d'une forte inspiration succédant à un long repos, des bouffées de râles humides et fins, à caractère profond, et semblant se passer dans l'alvéole ; c'est ce qu'on a décrit sous le nom de râles de déplissement (Chapet). Dans les autres parties du poumon se perçoivent parfois quelques râles sibilants disséminés.

Ce catarrhe des vieux ne demande aucun traitement : il commande seulement de très grandes précautions pour éviter les infections surajoutées, la respiration dans une atmosphère poussiéreuse, ainsi que toute cause de refroidissement.

En somme, il s'agit d'un état intermédiaire entre l'état de santé et l'état de maladie du vieillard, état si fréquent qu'il a pu paraître, à tort, l'état normal du vieillard ; c'est un état sub-inflammatoire latent des bronches moyennes, prédisposant à l'inflammation proprement dite, aiguë ou chronique, de ces conduits.

ARTICLE III

TRACHÉO-BRONCHITE AIGUE DU VIEILLARD

La symptomatologie en est calquée sur celle de la trachéo-bronchite de l'adulte ; mais, ce qui l'individualise, c'est sa tendance évolutive vers l'envahissement des bronches capillaires, et, partant, sa gravité possible, et même fréquente. Chez le vieillard, les bronchites aiguës ont été particulièrement étudiées par Monnier (1894), et Saintoz (Th. Paris, 1896).

1° Étiologie. — Les causes sont prédisposantes, occasionnelles, efficientes.

Les causes prédisposantes ne sont autres que les altérations anatomiques du poumon sénile, diminuant sa résistance aux agressions venues de l'extérieur (voy. *Poumon sénile*).

Les causes occasionnelles sont, soit la pénétration de vapeurs irritantes, soit celle d'un corps étranger, soit l'action du froid. Ces trois principaux facteurs étiologiques ont un même résultat, qui est la congestion de l'arbre bronchique ; cette congestion résulte d'un effet vaso-moteur direct, dans le cas de corps étrangers ou de vapeurs irritantes, d'un mécanisme indirect, en cas d'action brusque du froid sur une partie du corps, d'où réflexe vaso-moteur anémiant les régions périphériques, congestionnant les parties centrales (muqueuse bronchique). Mais tout se bornerait à une simple irritation très passagère, si n'intervenait le troisième ordre de causes, les causes efficientes qui sont exclusivement de nature infectieuse : à l'état normal, l'arbre aérophore, par le fait même qu'il n'est, suivant l'ingénieuse remarque de Claude Bernard, qu'un prolongement intraorganique du milieu extérieur, contient normalement une quantité de bactéries de tout ordre, saprogènes et pathogènes, en quantité d'autant plus considérable qu'on en fait la recherche plus près du larynx ; car, au fur et à mesure que l'on descend, les cils vibratiles et l'action bactéricide du mucus, phagocytaire des leucocytes, ont accumulé contre eux leurs puissances défensives, éliminatrices ou destructrices. Mais, si le refroidissement ou toute autre cause a, tout en diminuant la force de résistance de l'organisme (paralysie des épithéliums vibratiles, paralysie des leucocytes, diminution générale de force de l'organisme, stupéfaction du système nerveux, chargé de régler les processus de défense, etc.), mis en train en quelque sorte (par la congestion vaso-motrice) le processus morbide, alors l'infection entre en jeu, les microbes, du rôle saprophytique où ils étaient restés jusqu'ici, devenant brusquement pathogènes ; peut-être aussi faut-il faire jouer un certain rôle à l'augmentation de virulence de ces agents, puisqu'il a été démontré pour quelques-uns d'entre eux, le pneumocoque entre autres, que leur virulence augmentait dans certaines saisons.

Quoi qu'il en soit du mécanisme intime, il est un fait certain, c'est que l'organisme sénile, par suite de sa débilitation, résiste moins que l'adulte à toutes ces causes : tel refroidissement qui chez l'adulte se traduirait par quelques éternuements ou tout au plus par un peu de trachéite (simple rhume), entraîne chez lui presque fatalement une trachéobronchite qui peut être grave, et ceci bien que la flore microbienne des bronches du vieillard soit sensiblement la même que celle des bronches de l'adulte : pneumocoques, staphylocoques, streptocoques, pneumobacilles de Friedländer ont été isolés, sans que d'ailleurs une symptomatologie spéciale semble jusqu'ici superposable à tel ou tel agent pathogène.

Ces germes sont d'ailleurs souvent associés, dans les inflammations des grosses bronches tout au moins. En dehors d'eux, d'autres agents pathogènes, connus ou inconnus, sont susceptibles d'inhiber d'une façon particulière le pouvoir de défense de la muqueuse respiratoire ; tels le bacille de la diphtérie, les agents pathogènes de la rougeole, de la variole, de la coqueluche ; tel, par-dessus tout, l'agent pathogène de l'influenza, dont une des principales manifestations, chez le vieillard surtout, est la bronchite ; c'est même la grande fréquence de cette bronchite, qui, chez le vieillard, fait la gravité de la grippe (voy. art. *Grippe*).

Bien entendu, les prépathies pneumoniques prédisposent aux poussées bronchitiques aiguës : tels l'emphysème, la bacillose pulmonaire chronique, la bronchite chronique. Y prédisposent presque autant les lésions chroniques, si fréquentes dans l'âge avancé, du cœur et des reins. Toute maladie, à sa période terminale, s'accompagne d'une accumulation de mucus dans les grosses bronches et la trachée ; c'est plutôt un état catarrhal avec parésie des puissances expiratrices, et stase sanguine, qu'une véritable bronchite, qui donne lieu au râle trachéal ultime, et ceci malgré l'appellation qui a fait fortune, parce qu'elle est de LAENNEC, de *bronchite des mourants*.

2° Anatomie pathologique. — L'anatomie pathologique n'a rien de spécial chez le vieillard : tuméfaction, rougeur, quelquefois ulcération de la muqueuse, qui est recouverte par un mucus épais et des débris épithéliaux ; les cellules caliciformes sont gonflées, les capillaires dilatés, et une infiltration leucocytaire manifeste existe dans la sous-muqueuse.

3° Symptomatologie. — Les symptômes sont tout d'abord ceux d'un simple « refroidissement », d'un « rhume » : gêne de la respiration nasale, douleur dans la région interorbitaire, sensation de cuisson et de brûlure dans les fosses nasales, crises d'éternuements fréquentes et prolongées, sensation générale de malaise, quelques frissonnements, très légère élévation de température. Ce sont les signes de la congestion et de l'obstruction des premières voies aériennes par une sorte d'œdème aigu congestif et diapédétique.

Quelques heures après, survient le stade d'exsudation, caractérisé par un écoulement séreux et irritant, produisant des excoriations du nez et de la lèvre supérieure ; bientôt ce catarrhe devient purulent ou muco-purulent, en même temps que s'amendent les symptômes les plus pénibles.

Dans une troisième phase, qui chez l'adulte manque souvent, tout se bornant au coryza ci-dessus décrit, le rhinopharynx se prend, la gorge devient sèche, le sujet se plaint d'une ardeur pharyngée et rétrosternale, la voix est voilée : c'est la phase de la laryngo-trachéite, du rhume proprement dit.

Dans une quatrième phase qui succède de très près à la troisième, chez le vieillard tout au moins, et qui peut se manifester d'emblée, il s'agit vraiment d'une bronchite proprement dite : « le rhume est tombé sur la poitrine ».

Les symptômes en sont moins accentués que dans l'âge adulte : la douleur rétrosternale est moins forte, la toux plus faible, parfois presque nulle. La dyspnée, par contre, est plus marquée : d'abord, parce que l'expulsion des mucosités se fait moins bien ; ensuite, à cause des lésions pulmonaires et cardiaques qui préexistent presque constamment, à un âge avancé. L'expectoration a le caractère catarrhal, d'abord rare, puis épaisse et muco-purulente, puis jaune verdâtre, à une période avancée, la *période de coction* des anciens. Les crachats sont d'ailleurs très fréquemment déglutis par le vieillard.

La fièvre est nulle ou peu élevée ; mais il y a toujours de l'anorexie et une grande faiblesse.

Les signes physiques sont nuls en ce qui concerne la percussion et la palpation ; à l'auscultation, le murmure vésiculaire est rude, l'expiration prolongée ; il y a des râles sibilants et ronflants disséminés, et fréquemment des râles muqueux aux régions postéro-inférieures des deux poumons. Les râles secs (sibilants et ronflants) sont plus abondants au début, les râles muqueux ou sous-crépitants à une période plus avancée.

Les râles secs dans la bronchite aiguë, simple, primitive, sont sensiblement aussi nombreux d'un côté que de l'autre, en haut qu'en bas ; la prédominance des râles d'un côté, ou en un point, doit mettre sur la voie de l'existence d'une vieille lésion antérieure à la bronchite, telle qu'une ancienne lésion bacillaire, qui a servi de point d'appel pour l'inflammation aiguë surajoutée, ou même faire suspecter la bronchite de n'être qu'une manifestation d'une lésion bacillaire latente.

4° **Évolution**. — L'évolution peut se faire vers la guérison, si l'expectoration s'établit franchement, ou au contraire vers la capillarisation ; alors, les petites bronches se prenant, la scène change rapidement : la dyspnée, la fièvre, la cyanose, la confluence des râles, leur finesse, donnent l'éveil, et on cherche et on trouve souvent tous les signes de la bronchite capillaire qui n'est qu'une des formes cliniques de la bronchopneumonie (voy. ce mot).

On peut observer aussi le passage à l'état chronique, dont la cause principale est la tuberculose.

5° Complications. — Des complications peuvent survenir, pour aggraver le tableau, en dehors de la capillarisation ; chez le vieillard, des lésions antérieures du cœur, des vaisseaux, des reins, font que ces organes sont susceptibles, au cours d'une bronchite aiguë, de manifester brusquement leur méiopragie ; l'agent pathogène de la bronchite (pneumocoque par exemple) peut encore être le point de départ de déterminations diverses, telle une pneumonie ; ou encore des efforts violents de toux, chez un vieillard artérioscléreux, ont pu déterminer une hémorragie cérébrale.

Dans tous les cas, toute bronchite aiguë est une maladie sérieuse chez le vieillard.

6° Pronostic. — Le pronostic est d'autant plus sombre que la bronchite est plus intense, les phénomènes infectieux plus accentués, ou que les poumons sont le siège de lésions antérieures comme de l'emphysème ou que le thorax est déformé. — Il est encore aggravé par la survenue de phénomènes indiquant des troubles graves de l'estomac et de l'intestin, ou une néphrite ou une défaillance cardiaque, ou encore et surtout une bronchopneumonie.

7° Diagnostic. — Le diagnostic se déduit de l'examen physique et de l'étude des expectorations. Il faut distinguer la bronchite primitive de la bronchite secondaire aux pyrexies, à une dothiénentérie par exemple ; la recherche attentive des signes cliniques de cette affection, le sérodiagnostic aideront à résoudre la question souvent ardue.

8° Traitement. — A la première période, lorsque le malade se présente avec le malaise général « du refroidissement », le coryza, la douleur rétro-sternale et la toux sèche, de la fièvre, il est indiqué de réchauffer le malade par une tisane chaude, au besoin par un grog léger, un peu de thé au rhum ou mieux encore une tasse de lait chaud sucré, pur, ou aromatisé de quelques gouttes de kirsch ou de rhum ; d'autre part, une révulsion immédiate sur la région sternale soulage le malade et peut-être s'oppose à l'extension en profondeur du processus inflammatoire : les cataplasmes sinapisés, les sinaplasmes, les papiers sinapisés (papiers Rigollot) remplissent le but ; nous n'avons jamais employé dans ce but, la compresse de PRIESSNITZ très recommandée par l'école allemande.

A la deuxième période, où l'expectoration est pénible, celle-ci est facilitée par les expectorants : la tisane pectorale, la décoction de racine de polygala, l'oxymel scillitique à la dose de 4 grammes dans une potion, le benzoate de soude, à la même dose, la terpine à raison de 0gr,40 dans une potion alcoolisée ; les anciens employaient beaucoup le tartre stibié ; son action dépressive le rend presque inutilisable chez le vieillard ; on lui préfère le kermès minéral, à condition de le donner à faible dose de la façon suivante :

<pre>
Kermès minéral. 0gr,15
Extrait de jusquiame 0gr,05
Looch blanc.   150gr
</pre>

(Agiter avant de s'en servir.)

Cette potion sera donnée par cuillerées à soupe de 2 heures en 2 heures.

Bien qu'elle ait moins d'inconvénients que le tartre stibié, cette préparation est quelquefois presque aussi mal supportée que lui par les vieillards débilités ; dans le même but de fluidifier les sécrétions, on a donné l'ipéca ou le kermès à doses très réfractées, sous forme de pastilles : ces préparations nous ont toujours paru augmenter encore d'une façon fâcheuse l'état catarrhal des voies digestives. Dans les cas où l'obstruction bronchique paraît constituer par elle-même un danger menaçant, nous n'hésitons pas cependant à donner l'ipéca à doses vomitives ; mais alors il s'agit de cas intermédiaires entre la bronchite des grosses bronches et la bronchite capillaire (V. plus bas, *Bronchopneumonie*). Si les quintes de toux, par les secousses qu'elles provoquent, ou par l'oppression qui les accompagne, déterminent de l'insomnie, les préparations à base de jusquiame, de belladone ou d'opium peuvent être utilisées, mais encore devra-t-on, à ce point de vue, être très circonspect chez le vieillard ; une action trop profondément dépressive pourrait, en nuisant à l'évacuation des sécrétions morbides, favoriser la descente de l'inflammation vers les bronchioles. Nous n'avons jamais, dans des cas de ce genre, été amenés à pratiquer les injections de morphine, préconisées par les auteurs allemands ; nous nous sommes en général contentés d'une préparation opiacée très faible, telle qu'un peu de sirop diacode (20 à 30 grammes dans une potion), quelques pilules de cynoglosse ; une petite dose d'extrait thébaïque (0^{gr},03 dans une potion), ou de sirop de codéine (15 à 20 grammes) ; la dionine à la dose de 0^{gr},02 à 0^{gr},03 nous a paru généralement bien supportée.

La fièvre ne nous a paru presque jamais mériter d'être traitée ; et, dans ces cas, c'est exclusivement aux préparations à base de quinine, peu antipyrétiques, mais réellement toniques, que nous avons eu recours.

A la troisième période, de maturation du catarrhe, il peut être indiqué de continuer la révulsion : les badigeonnages de teinture d'iode sont alors très indiqués. L'indication des balsamiques est alors formelle : la terpine, le baume de tolu, la créosote, de préférence en lavements (voy. *Traitement de la tuberculose pulmonaire*), ces dernières préparations plus spécialement indiquées si l'allure traînante de la suppuration bronchique arrive à rendre possible le passage de la bronchite à la chronicité ; — les préparations à base de gaïacol, comme le carbonate de gaïacol, ou celles à base de thiocol sont également bien tolérées.

Certaines prescriptions hygiéniques doivent être présentes à l'esprit du médecin aux prises avec une bronchite aiguë sénile ; dans les premiers jours, s'il y a la moindre fièvre surtout, le lit

est de rigueur ; ultérieurement, le séjour à la chambre est suffisant, et si la fièvre oblige le malade à garder le lit, il faut lui
recommander de changer souvent de position, de s'asseoir de
temps à autre sur son séant, de se tourner tantôt sur un côté,
tantôt sur l'autre ; QUINCKE a même recommandé de faire toujours lever les malades au moins une demi-heure par jour pour
éviter la congestion hypostatique, qui préparerait la voie à la
broncho-pneumonie.

Les malades ne doivent pas être trop couverts dans leur lit ;
il faut veiller à l'aération permanente de la chambre à coucher,
par des vasistas si possible, ou à défaut, par l'entrebâillement,
la nuit, de la fenêtre la plus éloignée du lit ; dans la journée,
lorsqu'il fait beau et chaud, une des fenêtres peut être largement ouverte, mais tout courant d'air doit être évité ; — il faut
fermer toute ouverture lorsqu'on procède aux soins de toilette ; —
le balayage à sec doit être interdit ; le malade doit expectorer
dans un crachoir qui sera désinfecté chaque jour par l'eau
bouillante ; il sera bon de faire vaporiser trois fois par jour dans
la chambre dix gouttes de teinture d'eucalyptus ou de quino-
léine, versées dans une casserole d'eau bouillante. La simple
décoction de feuilles d'eucalyptus peut d'ailleurs servir au même
usage. Les rideaux et tentures doivent être, dans la chambre,
réduits au strict minimum. Le malade devra peu parler et s'abstenir de recevoir les visites des personnes inutiles au soin de
sa maladie ; l'usage du tabac devra être interdit. L'alimentation
devra être légère, uniquement semi-liquide s'il y a de la fièvre,
c'est-à-dire à base de lait, de potages au lait, d'œufs délayés dans
le lait ou le potage, de tisanes ; s'il n'y a pas de fièvre, on peut y
ajouter des purées, un peu de viande sur le gril, quelques fruits
cuits. Une très petite dose de champagne ou de vin sucré est
quelquefois utile, momentanément, si le vieillard est débilité ;
si le cœur faiblit réellement, rien ne vaut l'huile camphrée,
la caféine ou même la digitale ; l'ergotine est également susceptible de rendre de grands services.

Le convalescent fera bien, si l'on est en hiver, en automne, ou
au printemps, de compléter sa cure par un séjour à la Riviera
ou aux lacs italiens, ou encore au bord du Léman ; si l'on est

en été, par un séjour de campagne ou mieux de montagne, à altitude moyenne (ne pas dépasser 900 a 1 000 mètres).

Certaines eaux minérales peuvent venir en aide utilement au thérapeute pour amener la guérison définitive d'une vieille bronchite (voy. plus bas *Bronchite chronique*).

ARTICLE IV

BRONCHITE CHRONIQUE

La bronchite chronique ou catarrhe chronique, est une des maladies les plus fréquentes, les plus banales même de l'âge avancé, à telles enseignes que Nocquart, cité par Durand-Fardel, a pu écrire que « le catarrhe pulmonaire est, en quelque sorte, la maladie obligée du vieillard ». Est-ce même une maladie ? ajoute Durand-Fardel, qui rappelle à ce sujet que d'anciens auteurs ont considéré le catarrhe pulmonaire comme fonction directe de la sénilité, en ce sens que son élément essentiel résiderait dans une hypersécrétion bronchique, supplémentaire en quelque sorte de « la transpiration cutanée, très affaiblie ou même à peu près éteinte chez les vieillards. » Nous verrons ce qu'il faut penser de cette explication humorale, qui n'a de scientifique que l'apparence.

Le catarrhe tient même une si large place dans la pathologie sénile, pour Durand-Fardel, qu'il ne lui consacre pas moins de 128 pages, sur 285 qui constituent dans son traité la deuxième partie, celle des maladies de l'appareil respiratoire. Cette proportion nous paraît exagérée, non que le catarrhe soit moins fréquent que ne l'a soutenu ce médecin, mais parce que Durand-Fardel, comme tous les anciens et même quelques contemporains, n'ont pas su suffisamment dégager de la bronchite chronique d'autres syndromes morbides, tels que l'asthme et l'emphysème, et n'ont pas su voir la subordination de la bronchite chronique à d'autres processus plus généraux.

1° Étiologie. — La bronchite aiguë, avons-nous dit, a une triple évolution possible (sauf complications) : la guérison, la

capillarisation, la chronicité. Les conditions qui sont susceptibles de transformer une bronchite aiguë en bronchite chronique sont intrinsèques ou extrinsèques à la bronchite aiguë
elle-même.

Parmi les conditions intrinsèques, favorisant le passage à la
chronicité, il en est une qui domine toutes les autres, c'est la
nature tuberculeuse de la bronchite aiguë ; et chose curieuse, ce
n'est souvent que l'évolution vers la chronicité de cette bronchite aiguë soi-disant franche qui affirmera en clinique sa nature
tuberculeuse, par une déduction *a posteriori* en quelque sorte.
Alors la bronchite chronique ne nous apparaît plus que comme
une des multiples formes cliniques de la tuberculose pulmonaire
chronique. D'autres infections, chroniques par nature, peuvent
conditionner la chronicité d'une bronchite : telles l'actinomycose,
la syphilis, le paludisme ; mais, d'une part, la fréquence de ces
processus n'est en aucune façon à comparer avec celle des processus tuberculeux, d'autre part, ces infections n'ont rien de
spécial chez le vieillard, au lieu que l'infection tuberculeuse
revêt presque toujours chez lui une allure spéciale, de par le
terrain sur lequel elle évolue. Enfin certaines bronchites chroniques sont fonction de traumatismes répétés, telles les pneu-
mokonioses, de nature anthracosique ou autre, au cours desquelles, à côté du processus parenchymateux, évolue presque
toujours un processus de bronchite chronique ; il est même plus
exact de dire que seul le processus bronchitique dépend directement de l'agent pathogène mécanique, la sclérose parenchymateuse étant, comme l'a montré anatomo-pathologiquement
R. Turpin, comme l'ont prouvé expérimentalement Claisse et
Durré, sous la dépendance d'une infection tuberculeuse surajoutée. Parmi les conditions extrinsèques tendant à faire évoluer vers la chronicité un processus bronchitique, il faut signaler
toutes les prépathies pulmonaires, primitives ou secondaires :
telles, surtout, les vieilles lésions tuberculeuses des sommets ;
ces lésions peuvent être depuis longtemps cicatrisées, et la bronchite chronique constitue alors comme la séquelle de leur première période d'activité ; ou bien il s'agit de tuberculose en
activité, et la bronchite n'est qu'une réaction canaliculaire d'un

processus primitivement parenchymateux. Parmi les tuberculoses qui s'accompagnent de bronchite chronique, les formes
fibreuses tiennent de beaucoup la première place. Tantôt ce sont
des formes fibreuses purement cicatricielles, tantôt et de beaucoup le plus souvent ce sont ces formes fibreuses lentement et
sournoisement évolutives que TRIPIER et BÉRIEL nous ont appris
à connaître ; les unes et les autres ont un autre satellite, l'emphysème, fonction en partie d'une réaction mécanique, à distance ; cette réaction est, elle-même, consécutive à un processus
oblitérant anatomiquement ou annihilant fonctionnellement un
certain territoire alvéolaire.

Emphysème et catarrhe chronique sont si étroitement unis
qu'ils paraissaient aux anciens constituer par leur association
un véritable complexus morbide autonome ; ses deux composantes, le catarrhe et l'emphysème, nous apparaissent maintenant comme étant conditionnées par un processus infectieux
chronique, lequel, dans l'immense majorité des cas, tout au
moins chez le vieillard, n'est autre que la tuberculose, dans
l'une ou l'autre de ses formes évolutives.

Ces deux conséquences de la tuberculose fibreuse, l'emphysème et le catarrhe, réagissent l'une sur l'autre : le catarrhe augmente, par voie mécanique, l'emphysème, et l'emphysème, par
les troubles vasculaires qu'il entraîne, augmente le catarrhe.

En dehors de la tuberculose, les tumeurs du médiastin, les
cardiopathies, surtout celles de la valvule mitrale, par les congestions hypostatiques qu'elles entraînent, le mal de Bright, par
les troubles cardiaques et les phénomènes toxiques qui en sont
la conséquence (bronchites albuminuriques), les intoxications
sont susceptibles de produire la bronchite chronique ; mais ces
causes n'ont rien de spécial au vieillard et, en outre, leur fréquence n'est pas à comparer avec celle de la tuberculose ; si
bien que, en pratique, on peut dire qu'un vieillard qui répond au
tableau classique si minutieusement décrit par les anciens du
« catarrhe chronique avec emphysème », n'est en réalité qu'un
vieux tuberculeux fibreux à forme bronchitique et avec emphysème secondaire. Aussi la question pourrait-elle se poser, de
savoir si dans un précis des maladies du vieillard, un chapitre

devrait être conservé pour la bronchite chronique, en dehors de la section consacrée à la tuberculose.

La réponse à cette question cependant ne nous semble pas douteuse, attendu que l'élément bronchitique, quelle que soit son origine première, acquiert parfois une telle importance, qu'il domine le tableau clinique, et que la tuberculose, lorsqu'elle est en jeu, ce qui est, nous le répétons, presque toujours le cas, n'a plus alors, semble-t-il, qu'une valeur pathogénique ; ce peu d'importance n'est, disons-le immédiatement, quelquefois qu'une apparence trompeuse, ainsi que nous le verrons plus clairement au chapitre du pronostic.

2° Anatomie pathologique. — Le conduit bronchique est congestionné, de couleur rouge violacé ; la muqueuse est épaissie, infiltrée de leucocytes, l'épithélium cilié a en grande partie disparu, alors que les cellules caliciformes ont augmenté de nombre ; en certains points, la muqueuse est ulcérée, ne présente plus à ce niveau qu'une couche de cellules rondes, analogues à une couche de bourgeons charnus ; ultérieurement la sous-muqueuse peut être remplacée par un véritable tissu conjonctif adulte, nodulaire, dissociant ou détruisant la musculature bronchique ; les cartilages sont ossifiés. Parfois on note des épaississements de la musculature et de la tunique élastique qui soulèvent la muqueuse sous forme de plis séparés par des dépressions, d'où une vague ressemblance avec l'aspect de la vessie dans l'hypertrophie prostatique (vessie à colonnes). A une période ultime se manifeste de l'atrophie des faisceaux musculaires, des glandes et des cartilages, et un relâchement du tissu élastique ; par suite l'ensemble des trois tuniques serait susceptible de se laisser distendre, d'où production de dilatations bronchiques, d'après les auteurs classiques. Nous croyons pour notre part, avec TALMER, à plus de spécificité dans les causes de la dilatation des bronches (voir ce mot).

Nous n'avons pas à décrire ici les lésions concomitantes, d'ailleurs constantes ou à peu près, de tuberculose fibreuse, d'emphysème, d'adhérences pleurales, non plus que les lésions bronchopneumoniques, qui ne sont pas moins constantes, lorsque la mort est survenue du fait même de l'inflammation bronchique ; on trouvera la description de ces lésions à chacun des chapitres les concernant en particulier.

Indépendamment des lésions de bronchite, la congestion des bases est la règle, mais tient plutôt à l'état de l'appareil circulatoire qu'à celui de l'appareil respiratoire lui-même.

3° **Symptômes**. — Les symptômes de la bronchite chronique, supposée pure, sont peu compliqués : les uns sont fonctionnels, les autres physiques.

a. *Symptômes fonctionnels*. — Les symptômes fonctionnels sont au nombre de deux, la toux et l'expectoration.

La toux existe surtout le matin au réveil ; parfois aussi elle se produit aux changements de position, ou lors d'un mouvement un peu brusque, ou encore à la suite d'une respiration un peu profonde, d'une parole un peu vive, d'une conversation à haute voix un peu prolongée. Souvent d'ailleurs, chez les vieillards débiles, elle est rare et faible en raison de la diminution de sensibilité des muqueuses, qui sont ainsi plus difficilement le point de départ du réflexe tussigène.

Les crachats, au début transparents, muqueux, filants, ne tardent pas à s'épaissir, à devenir muco-purulents, jaune verdâtre. Souvent aussi ils sont grisâtres, ou même franchement noirs, par suite de la coexistence d'un certain degré d'anthracose. Ils sont ordinairement peu adhérents au vase, mousseux, aérés au début, ultérieurement plus adhérents et plus visqueux pour quelques-uns, mais toujours la plus grande partie est, une fois dans le crachoir, mousseuse et demi fluide. A une période plus avancée, les crachats sont les uns mousseux, les autres plus franchement muco-purulents et moins aérés ; la masse des crachats plus liquides, surnage, et au fond du vase s'accumulent sous forme de nappe à limites indécises la couche muco-purulente, qui s'étire en longs filaments plus ou moins adhérents lorsqu'on incline le vase ; mais jamais l'adhérence n'est telle que, la partie liquide une fois décantée, on puisse retourner complètement le crachoir sans rien renverser, comme dans le cas d'hépatisation pneumonique ; jamais, non plus dans les bronchites chroniques simples, la démarcation entre la masse liquide et les crachats épais n'est assez nette pour que ceux-ci se présentent sous forme de disques bien isolés, comme dans l'expectoration nummulaire de la phtisie cavitaire.

L'expectoration est particulièrement abondante le matin au réveil, diminue dans la journée et reprend parfois après le repas du soir, comme le fait remarquer RAUZIER ; parfois aussi elle se produit aux changements de position, lors de mouvements un peu brusques, d'inspirations un peu profondes, de conversations un peu prolongées.

Au microscope on trouve du mucus, des globules de pus, des débris de l'épithélium bronchique, des cellules de l'alvéole pulmonaire, des cellules pigmentées.

b. *Signes physiques*. — Les signes physiques de la bronchite chronique simple sont ceux de la bronchite aiguë : la persistance indéfinie des mêmes signes, seule, fait faire le diagnostic de chronicité : les râles sibilants et ronflants disséminés, râles muqueux aux bases, un peu de rudesse du murmure vésiculaire, de l'expiration prolongée, une obscurité passagère du murmure en cas d'oblitération par le mucus des bronches de distribution, sont les seuls signes physiques révélateurs ; ils n'ont en eux-mêmes, on le voit, rien qui permette de les distinguer des signes de la bronchite aiguë.

L'*état général* souffre peu dans les bronchites chroniques simples ; cependant, du fait même de l'abondance de l'expectoration, le vieillard peut être épuisé et tomber dans une sorte de cachexie ; d'autre part, les crachats avalés si fréquemment troublent la digestion gastrique et intestinale, et peuvent ainsi compromettre la nutrition ; enfin le sommeil est souvent troublé par les quintes de toux, d'où augmentation de la fatigue générale.

La bronchite chronique, d'après les auteurs, serait apyrétique ; cependant il est bien rare que la température rectale ne révèle pas un état subfébrile, ou tout au moins des irrégularités thermiques ; la courbe n'est donc plus normale et régulière, sans parler des exacerbations momentanées dues aux poussées bronchitiques aiguës surajoutées au processus chronique.

Les *associations morbides* sont tellement la règle dans la bronchite chronique que l'on peut dire que le tableau que nous venons de tracer ci-dessus de la bronchite chronique pure est en quelque sorte une vue de l'esprit, une bronchite chronique n'existant presque jamais à l'état isolé.

Toujours on constate des signes plus ou moins nets du côté du parenchyme pulmonaire : la plus banale des coexistences, c'est celle de l'emphysème pulmonaire chronique, qui ne manque jamais lorsque la bronchite date de longtemps et qui d'ailleurs, très probablement, préexiste à elle dans l'immense majorité des cas, conditionné qu'il est comme elle, au début, par des scléroses pulmonaires, d'origine ordinairement tuberculeuse. Le tableau le plus banalement observé dans les cliniques de vieillards est celui de ce vieux tousseur, chez lequel coexistent, avec les signes de la bronchite chronique, ceux de l'emphysème et de la sclérose d'un sommet avec leurs manifestations fonctionnelles et physiques, signatures anatomo-cliniques d'un processus bacillaire fibreux arrêté ou en évolution (voir plus haut, au paragraphe de l'étiologie et de la pathogénie ; voir plus bas les signes de l'emphysème, de la tuberculose sénile à forme fibreuse). Ainsi, les modifications du son à la percussion sont en rapport avec l'emphysème ou la sclérose, et non avec la bronchite chronique ; quant aux râles muqueux des bases, leur abondance doit faire présumer que l'emphysème a déjà retenti sur le cœur droit, et que cette défaillance cardiaque se manifeste par de la congestion ou de l'œdème hypostatiques.

4° Formes cliniques. — A côté du type qui a servi de base à notre description, le catarrhe chronique muqueux ou muco-purulent, deux formes méritent d'être individualisées, le *catarrhe sec* de LAENNEC et le *catarrhe pituiteux* du même auteur, *bronchite séreuse* de RAUZIER.

a. *Catarrhe sec.* — Dans le *catarrhe sec*, qui est plus constamment encore que les autres formes associé à l'emphysème, l'expectoration rare, pénible, précédée d'une toux quinteuse, est formée presque exclusivement de crachats de mucus très visqueux, gluants ; c'est surtout le matin, à la suite d'efforts et de quintes de toux, que ces crachats sont expectorés ; alors, comme le décrit très bien Hoppe-Seyler, c'est au prix d'efforts violents que le vieillard parvient à grand'peine à les expulser, si bien qu'au cours de ces efforts réitérés, « les veines du visage et du cou sont turgescents, les joues et les lèvres deviennent bleuâtres, les yeux deviennent rouges et humides, leur pourtour gonflé. Les muscles du cou font une saillie anormale pendant ces efforts respiratoires et ces secousses de toux. Après l'expulsion des mucosités, la respiration devient enfin plus libre. Les mêmes phénomènes se reproduisent dans la journée dès que les accès de toux se reproduisent, à chaque mouvement un peu brusque, ou lors d'une respiration un peu profonde, du passage brusque du chaud au froid ou inversement : mais il est rare que ces accès diurnes soient aussi forts que ceux du matin. » A l'auscultation, les râles sibilants et ronflants, l'obscurité passagère et la rudesse du murmure sont les seuls signes afférents au catarrhe lui-même.

b. *Bronchite séreuse ou catarrhe pituiteux.* — Dans la *bronchite séreuse ou catarrhe pituiteux*, l'expectoration est abondante, fluide, aérée ; l'expectoration acquiert parfois des proportions considérables : c'est ce que Durand-Fardel appelait la *blennorrhée chronique.* « Je connais deux vieillards, dit Laennec[1], qui sont sujets à des flux abondants de cette espèce. L'un d'eux, plus que septuagénaire, expectore depuis dix à douze ans, tous les jours, dans deux accès phlegmorrhagiques, environ quatre litres d'un liquide incolore, filant et spumeux. L'autre rend tous les matins, par des vomissements faciles et qui se répètent à de courts intervalles pendant quelques heures, de trois à six litres d'un liquide tout à fait semblable à du blanc d'œuf mêlé à un tiers d'eau ; quoique âgé de plus de soixante ans, il se porte assez bien et peut se promener à pied pendant plusieurs heures. »

5° Marche et complications. — La bronchite chronique a une durée indéfinie et n'est pas susceptible, par elle-même, d'entraîner la mort, mais elle le peut d'abord par les associa-

[1] Laennec, *Traité de l'auscultation médiate*, 3e éd., 1831, t. I, p. 157.

tions morbides qu'elle présente d'une façon presque constante, en particulier avec l'emphysème, d'où un retentissement consécutif sur le cœur droit, ensuite par les complications qui se surajoutent au processus primitif : la plus simple est une poussée de bronchite aiguë, puis de bronchiolite et de bronchopneumonie ; si la poussée bronchitique se borne aux grosses et aux moyennes bronches, l'orage inflammatoire peut se calmer, mais la bronchite chronique reste, par la suite, plus accentuée, et l'existence en demeure plus précaire, soit par l'accentuation du catarrhe, soit du fait de l'augmentation de l'emphysème et de la fatigue cardiaque consécutive.

Au cours d'une bronchite chronique, peuvent survenir des symptômes de gangrène des extrémités bronchiques (*bronchite fétide, maladie de* BRIQUET) ou de bronchite pseudo-membraneuse, mais ces éventualités n'ont rien de spécial au grand âge ; nous renverrons pour leur description aux traités de médecine générale ; quant à la *dilatation des bronches,* c'est une maladie bien spéciale, qui rarement, quoi qu'en disent les classiques, apparaît comme complication de la bronchite chronique (voy. plus bas *Dilatation des bronches*).

La dyspnée, qui est fonction de l'emphysème et non de la bronchite, au lieu d'être continue ou de survenir à la suite d'un effort ou d'une quinte de toux, peut présenter une allure paroxystique, c'est la *bronchite asthmatique* de quelques auteurs, c'est le *catarrhe éosinophile* des auteurs allemands, l'*asthme humide* des anciens ; en réalité, il s'agit d'accès d'asthme venant compliquer un catarrhe chronique (voy. plus bas à l'article *Asthme*, les rapports de l'asthme avec la bronchite chronique, l'emphysème et la tuberculose).

Certaines complications sont inhérentes à la nature même de la bronchite chronique ; ainsi, les symptômes généraux ou physiques pourront faire penser à une tuberculisation chronique (phtisie ulcéreuse) ou aiguë (granulie) ; dans le premier cas, la marche de la température, le caractère nummulaire de l'expectoration, la cachexie et l'amaigrissement progressifs, mettront sur la voie du diagnostic ; bien entendu, l'examen bactériologique des crachats, leur inoculation, et les autres procédés habituellement employés en clinique ou dans les laboratoires viendront en aide au clinicien (voy. plus bas *Tuberculose pulmonaire*) ; dans le second cas, les signes physiques sont de peu de secours, ce sont ordinairement ceux du catarrhe suffocant, mais les hautes températures, la dyspnée et la cyanose ainsi que l'atteinte profonde de l'état général, quelquefois un état typhique avec absence des signes de dothiénentérie peuvent mettre sur la voie du diagnostic.

Les *hémoptysies* sont notées par tous les auteurs, même par les plus contemporains, comme faisant partie du tableau des bronchites chroniques non tuberculeuses ; en réalité, au cours d'une bronchite chronique, l'apparition du sang rouge dans les crachats est en faveur de la nature bacillaire de l'affection ; comme l'a montré TALREN, ces hémoptysies indiquent des poussées congestives péribacillaires, ce sont de véritables hépatisations aiguës tuberculeuses ; le thermomètre en fait foi pendant la vie, l'examen microscopique de l'alvéole après la mort. (Voy. plus bas, *Hémoptysies de la tuberculose*.)

Ces hémoptysies sont par suite graves en tant qu'indicatrices de la tendance évolutive du processus causal ; graves aussi peuvent-elles être par elles-mêmes, une perte de sang tant soit peu abondante étant toujours à redouter chez un vieillard débilité.

Quant à la terminaison par cachexie séreuse, c'est-à-dire par l'épuisement de l'organisme par la surabondance de flux catarrhal, la *phtisie pituiteuse* de CANSTATT, la *phtisie catarrhale* de BEAU, ce sont pour nous des formes de *phtisie* sans épithète, qui sont venues mettre en évidence la véritable nature d'un soi-disant catarrhe simple.

6° Diagnostic. — La simplicité des signes de la bronchite chronique entraîne la simplicité de son diagnostic.

Le diagnostic des associations morbides et des complications sera fait avec l'étude spéciale de chacune d'elles.

Le *diagnostic de nature* sera parfois délicat ; tous les auteurs s'accordent à reconnaître que le siège unilatéral ou apexien d'une bronchite chronique est en faveur de sa nature tuberculeuse.

Cela est incontestable. Mais il est non moins vrai d'ajouter que non seulement le sommet du lobe supérieur, mais aussi le sommet du lobe inférieur, est un point d'appel pour la localisation tuberculeuse, bronchitique ou autre ; d'autre part, toute bronchite chronique qui se localise, qui se fixe, est suspecte de tuberculose ; enfin il faut bien savoir que parmi les bronchites chroniques qui demeurent constamment généralisées, il en est encore un bon nombre qui, par ailleurs et ultérieurement, donnent la preuve indéniable de leur nature tuberculeuse.

Il faut enfin bien noter qu'en dehors des bronchites d'essence tuberculeuse, c'est-à-dire des formes bronchitiques de la tuberculose pulmonaire fibreuse, il est toute une immense catégorie de bronchites chroniques, la plus grande semble-t-il, qui ne sont autre que l'expression réactionnelle à distance, et d'ailleurs banale, d'un processus initialement spécifique, nous voulons dire à bacille de Koch : là, la tuberculose a été le primum movens du processus parenchymateux, mais le processus bronchitique est banal, comme cela se voit non seulement chez les tuberculeux fibreux, mais aussi chez des tuberculeux ordinaires, ainsi que Halberon l'a récemment démontré ; là, la tuberculose n'a plus qu'une valeur pathogénique, et le processus actuellement observé rentre dans les maladies simples du poumon, d'après la vieille classification de G. Sée ; il n'en est pas moins vrai que la tuberculose a été la cause initiale de l'agression première de l'organisme, et que sa cicatrice reste l'épine irritative qui a favorisé l'évolution chronique de l'inflammation bronchique ; et pour éteinte que soit en apparence cette tuberculose, enserrée qu'elle est dans les profondeurs d'un sommet scléreux ou d'un ganglion médiastinique crétacé, elle est quelquefois susceptible de reviviscences dangereuses, à l'occasion d'une *grippe,* d'une *poussée bronchitique banale* ; elle est même capable de faire de la vraie granulie. Ces cas sont, il est vrai, l'exception, et l'évolution plus ordinaire de ces bronchites chroniques se fait dans le sens d'une cardiopathie secondaire, par dilatation du cœur droit.

La tuberculose est donc, directement ou indirectement, la grande cause, la cause de beaucoup la plus importante des bronchites chroniques. On la mettra en évidence par la recherche des bacilles dans les crachats, et par les autres procédés de laboratoires : séro-diagnostic, intradermo ou cutiréaction, etc.

Les pneumoconioses en sont une autre : les antécédents, l'examen microscopique des crachats, comme l'a montré Virchow, qui y a trouvé des morceaux de charbon de bois, feront faire le diagnostic ; mais s'il y a de la cachexie, des signes d'ulcération, il faut se rappeler qu'au Congrès de Rome, R. Tripier a démontré l'existence d'édifications tuberculeuses typiques dans la paroi des cavernes dites anthracosiques : la phtisie anthracosique n'est autre que de la tuberculose vraie.

L'actinomycose se reconnaît au microscope, par la découverte du champignon radié[1]. Cette affection n'ayant rien de spécial au vieillard, nous ne la décrirons pas autrement.

Il est plus clinique de rappeler ici le rôle du mal de Bright et l'importance des bronchites albuminuriques de Lasègue, d'abord œdémateuses, puis muco-purulentes par infection secondaire, et souvent interrompues par le terrible coup d'œdème aigu pulmonaire si bien étudié par J. Teissier. L'étude chimique des urines, la découverte d'un bruit de galop au cœur, l'étude de la tension artérielle et de la perméabilité rénale mettront sur la voie du diasgnostic.

L'étude attentive du cœur, des vaisseaux, des antécédents, permettra de décider si la bronchite est le primum movens ou si elle est elle-même, ainsi que la congestion pulmonaire des bases, sous la dépendance d'une cardiopathie primitive, artérielle ou valvulaire ; la différenciation entre les cas de cœur primitif et de cœur secondaire est souvent, à une période avancée, très délicate (Voy. *Emphysème pulmonaire, cardiopathies secondaires*).

L'examen chimique des urines pourra parfois mettre sur la voie du diabète, lequel s'accompagne souvent de bronchite chronique ; cette bronchite est, du reste, le plus souvent, de nature tuberculeuse.

Chez les goutteux, l'analyse des urines peut permettre de soupçonner les relations d'une bronchite chronique avec l'uricémie ; là encore il faut souvent se méfier d'une tuberculose latente, surtout chez les goutteux asthéniques. L'un de nous a suivi plu-

[1] Pic, *Actinomycose pulmonaire*, Province médicale, 1896.

sieurs années autrefois un goutteux typique avec grands accès, qui, au décours de l'un de ses accès, présenta une bronchite intense avec congestion pulmonaire, qui en imposa pour de la « goutte remontée », mais la bronchite devenant muco-purulente et chronique, les râles muqueux devenant fixes à une base, nous fîmes examiner les crachats et l'on y trouva des bacilles. On sait que tout récemment Poncet a émis sur la nature de l'arthritisme l'hypothèse que l'ensemble des manifestations réunies sous ce nom, et parmi elles la goutte, n'étaient que des manifestations tuberculeuses atténuées, évoluant sur un terrain résistant.

L'examen du sang, la notion de la périodicité des exacerbations bronchitiques, les antécédents, la pierre de touche constituée par la quinine, permettront de reconnaître les bronchites chroniques liées au paludisme, d'autant plus difficiles à distinguer de celles qui procèdent de la tuberculose, que de Brun (de Beyrouth) a bien montré la coexistence fréquente, dans ces cas, d'une congestion chronique apexienne, le pneumo-paludisme du sommet.

7° Pronostic. — Le pronostic est sérieux chez les vieillards non seulement à cause de la longue durée, mais encore à cause de fréquentes complications dont les principales sont d'ordre infectieux (broncho-pneumonie, pneumonie, poussées tuberculeuses) ou d'ordre circulatoire (asystolie par dilatation du cœur droit).

8° Traitement. — Le traitement comprend la *prophylaxie* et la *thérapeutique* proprement dite.

a. *Prophylaxie.* — La prophylaxie est de la plus haute importance ; le vieillard doit éviter toute cause de refroidissement, toute contagion avec des personnes souffrant d'affections des voies respiratoires, telles que pneumonie, bronchopneumonie, grippe.

Les vieillards doivent, si possible, vivre à la campagne, se couvrir suffisamment, même en été, et traiter énergiquement leurs moindres coryzas.

De la notion de l'origine bacillaire de ces bronchites chroniques découle aussi une prophylaxie pour l'entourage de ces vieillards et surtout pour les enfants, chez lesquels, on peut quelquefois expliquer par ce voisinage, l'apparition de méningite bacillaire (WEILL).

b. *Thérapeutique*. — La thérapeutique a pour but de fluidifier les sécrétions et surtout de les tarir en agissant sur la muqueuse par les balsamiques, qui ont la propriété de s'éliminer avec prédilection au niveau de cette muqueuse. Les préparations au baume de tolu, au goudron, à la térébenthine, à la terpine, à l'eucalyptol sont parmi les plus employées.

Pour nous, en dehors des cas de bronchite albuminurique, où la diète lactée est indiquée, de bronchite diabétique où une diététique appropriée est de rigueur, de bronchite cardiaque où les toni-cardiaques sont seuls indiqués, nous nous sommes bien trouvés de tirer des déductions pratiques des notions théoriques que nous nous sommes efforcés de mettre en lumière sur la nature généralement tuberculeuse de la bronchite chronique. A ce titre, nous donnons la préférence, parmi les balsamiques, au plus efficace d'entre eux, la créosote ou ses succédanés, et nous employons de préférence la créosote en lavements, pour ménager l'estomac (voy. *Tuberculose pulmonaire*).

Au point de vue hygiénique, nous faisons coucher les malades, s'ils ont de la fièvre ; sinon, nous les laissons se lever ; — en hiver, nous leur recommandons un séjour dans le Midi, les vieillards ne supportant pas le froid ; en été, nous les envoyons à une altitude de 600 à 800 mètres ; au printemps et en automne, ou bien si un déplacement est impossible, nous leur recommandons simplement la pleine campagne. — En tout état de cause, l'aération permanente ou presque permanente de la chambre à coucher est de rigueur.

L'alimentation doit être réparatrice (voy. *Tuberculose pulmonaire*) ; — les farines de céréales et le jus de viande crue rendent de grands services, ainsi que les œufs et les purées.

La révulsion par la teinture d'iode, par les frictions alcooliques, rend des services.

L'iodure de potassium ou de sodium qui est ordinairement employé sans discernement, a des indications spéciales, dans le

catarrhe sec ou le catarrhe compliqué d'asthme ; encore faut-il
ne l'employer jamais qu'à petites doses, 0^{gr},20 à 0^{gr},50 par jour,
au milieu des repas, en prescrivant en même temps la diète
lactée mitigée, pour en favoriser l'élimination, en ne le prescrivant jamais qu'avec des périodes d'interruption complète. On
sait que l'iodure de potassium a une telle propriété congestion-
nante vis-à-vis des lésions tuberculeuses, qu'il en a été considéré
comme un réactif, presque à l'égal de la tuberculine. Toutefois,
lorsque les lésions sont depuis longtemps éteintes et n'ont plus,
comme nous le disions plus haut, qu'une valeur pathogénique, on
peut essayer l'effet fluidifiant, quelquefois utile, des préparations
iodurées ; mais encore faut-il surveiller attentivement le malade,
s'arrêter aux moindres menaces d'intolérance, à la moindre
ébauche d'ascension thermique ; bien entendu, l'abstention devra
être complète si des traces d'albumine ou l'épreuve du bleu ont
révélé une diminution de la perméabilité rénale.

Dans ces dernières années, on a proposé de substituer aux
préparations iodurées ordinaires des préparations à base d'iode
organique (iodipine, saiodine, iodone, iodalose, etc.).

Une cure hydrominérale peut être indiquée dans la bronchite
chronique, apyrétique, et lorsque rien ne permet de soupçonner
un processus tuberculeux encore en activité ; à ce titre, il est bon
de suspecter toute poussée bronchitique aiguë intercurrente,
quelque conditionnée qu'elle ait paru être par un refroidissement accidentel. Eaux-Bonnes, Cauterets, Amélie-les-Bains
sont souvent employées, ainsi qu'Allevard, Challes, Enghien, le
Mont-Dore. — Les eaux arsenicales, comme la Bourboule ou
Royat, sont souvent préférables, en s'adressant à l'élément infectieux latent, ou plutôt en fortifiant l'organisme dans sa lutte
contre l'infection.

ARTICLE V

CONGESTION PULMONAIRE

La congestion pulmonaire est de tous les âges, mais les altérations séniles, anatomiques et physiologiques des deux organes

qui la conditionnent essentiellement, cœur et poumon, entraînent forcément des modifications parallèles dans son aspect clinique chez le vieillard.

1° Description. — La congestion pulmonaire, d'après les classiques, est active ou passive, c'est-à-dire inflammatoire ou par stase.

a. Congestion pulmonaire active. — La congestion pulmonaire active, dans ses diverses variétés, n'est, en somme, qu'une modalité de l'infection pneumococcique.

Nous avons montré[1] que la septicémie pneumococcique pouvait se manifester par de la congestion simple, aux deux extrêmes de l'échelle de gravité de cette infection : dans les pneumococcies atténuées, symptômes locaux et symptômes généraux peuvent être également atténués ; on a affaire alors, soit à la *congestion pulmonaire idiopathique* de Woillez, soit à la *congestion pleuro-pulmonaire* de Potain, soit à la *fluxion de poitrine* de Dieulafoy, soit à la *spléno-pneumonie* de Grancher, de Mosny et Mallorel, toutes ces *maladies* n'étant en somme que des variétés de pneumococcie atténuée ; il est probable même qu'une critique sévère en réduirait le nombre ; quoi qu'il en soit, ces affections peuvent s'observer chez le vieillard, sans que la sénilité leur imprime d'ailleurs un cachet bien particulier.

Quant à la congestion pulmonaire de la septicémie pneumococcique, nous l'avons souvent observée chez le vieillard. Ici, avec des symptômes locaux très atténués, très difficiles à dépister, les symptômes généraux sont au maximum ; le vieillard est prostré, avec le teint plombé, il présente de la dyspnée sans expectoration ou avec une expectoration mousseuse, un peu gommeuse, dans laquelle cependant on trouve beaucoup de pneumocoques ; l'auscultation est presque négative, c'est à peine si l'on peut déceler en un point très limité des bouffées de râles crépitants sans souffle ; la température, toujours fébrile, décrit souvent de grandes oscillations qui s'accusent après que, au

---

[1] Pic et Bonnamour, *Formes cliniques des septicémies pneumococciques*. Archives générales de médecine, octobre 1908.

septième jour, s'est manifestée une ébauche très passagère de défervescence ; la mort peut se produire par collapsus cardiaque à toutes les périodes, ou, à une période plus avancée, à la suite de déterminations suppurées au niveau des poumons ou des plèvres, au niveau de l'endocarde, des méninges, ou d'autres points de l'économie.

L'autopsie montre un poumon congestionné, avec un exsudat fibrineux et catarrhal et plus de liquide que dans la pneumonie ordinaire. Mais le diagnostic est fait mieux encore pendant la vie, soit à l'aide de l'inoculation aux souris de parcelles de crachats, inoculations qui entraînent la mort rapide de l'animal avec des phénomènes septicémiques, et une profusion de pneumocoques dans le sang ; soit par l'hémoculture qui décèle dans le sang la présence de pneumocoques.

b. Congestions pulmonaires actives secondaires. — La congestion pulmonaire active peut survenir au décours d'une autre maladie au lieu de constituer, comme dans les cas précédents, toute la maladie.

Au cours de la grippe, de la fièvre typhoïde, du rhumatisme, ces congestions pulmonaires deutéropathiques sont très fréquentes ; les congestions pulmonaires grippales sont spécialement fréquentes et redoutables chez le vieillard ; sous l'influence de la grippe ou en même temps que les épidémies de grippe, le pneumocoque semble acquérir une virulence particulière ; aussi ces congestions pulmonaires grippales sont-elles souvent elles-mêmes chez le vieillard l'amorce, si elles n'en sont la manifestation directe, d'une de ces multiples pneumococcies dont nous venons de parler, et, qui plus est, des pneumococcies à forme lobulaire, c'est-à-dire des bronchopneumonies, cette cause si fréquente de la mort des vieillards au cours des épidémies d'influenza (voy. *Grippe*).

Enfin, on connaît le grand rôle de la congestion pulmonaire dans la marche de la tuberculose pulmonaire : « la congestion, voilà l'ennemi », disait PETER. La congestion peut être, dans ces cas, fonction de toxines tuberculeuses, ainsi que l'ont démontré surabondamment les injections de tuberculine ; mais elle est souvent aussi sous l'influence d'infections pneumococciques surajoutées, ainsi que l'a montré en particulier TUFFIER (voy. *Tuber-culose pulmonaire*). La congestion, dans la tuberculose sénile, ne mérite d'ailleurs pas une description spéciale. D'une façon générale, quelle que soit leur cause, les congestions pulmonaires sont plus graves chez le vieillard que chez l'adulte, d'abord parce qu'elles augmentent brusquement le travail d'un cœur déjà méiopragique et en peuvent provoquer la défaillance subite : les cas sont fréquents de ces vieillards qui, un peu « grippés » et fébricitants, présentent subitement une oppression vive, de la cyanose, et s'éteignent rapidement alors qu'à l'autopsie on ne trouve que de la congestion plus ou moins étendue : lorsqu'on ne peut expliquer la mort par l'étendue même de cette congestion, c'est que le cœur a brusquement faibli, et a manifesté sa défaillance, soit par une syncope immédiatement mortelle, soit par une dilatation aiguë ayant évolué rapidement vers la terminaison fatale.

c. *Congestions pulmonaires dites passives.* — Les poumons placés entre les deux cœurs, constituent par leur réseau capillaire un véritable lac sanguin, dans lequel la circulation est assurée surtout par l'énergie systolique du ventricule droit, mais aussi par la force d'aspiration diastolique du ventricule gauche. Que l'un ou l'autre des ventricules vienne à fléchir, ou, comme c'est le cas le plus fréquent, qu'ils fléchissent tous deux, la circulation sera moins active dans le lac intra-pulmonaire, il y aura des points morts, c'est-à-dire des points de stagnation. Ces points seront ceux dans lesquels l'action de la pesanteur contrebalancera au maximum les forces cardiaques de propulsion et d'aspiration, c'est-à-dire qu'ils se trouveront aux parties les plus déclives des poumons, en bas et en arrière ; la stagnation sera d'autant plus grande que le point de déclivité maxima ne variera pas, c'est le cas lorsque le vieillard garde le lit. A l'autopsie, les poumons sont gorgés de sang, mais leur densité n'est pas accrue, ils sont insufflables et surnagent. Au microscope il n'y a que du gorgement des capillaires par des amas de globules rouges, et pas d'exsudat intraalvéolaire.

Cliniquement, cette *congestion hypostatique simple*, type de la congestion passive, ne se manifeste que par les signes suivants :

dans les parties les plus déclives des poumons, c'est-à-dire en arrière et en bas, on constate un peu de submatité, un peu de diminution du murmure vésiculaire, avec persistance et même augmentation des vibrations thoraciques ; si l'on percute sous les clavicules, c'est-à-dire en haut et en avant, on a un son un peu skodique, parce qu'à ce niveau se produit un certain degré d'emphysème compensateur de la diminution de fonction des parties déclives où s'est produite la stase (TURBAN), et dont la situation topographique, dans le thorax, est diagonalement opposée. Pour TURBAN[1] le mécanisme de ces congestions ne serait pas aussi passif que nous venons de le dire ; pour lui, les phénomènes d'hyperémie pulmonaire « doivent être attribués, dans tous les cas, non pas seulement à des phénomènes de stase, mais en même temps à un apport augmenté du sang, en raison de l'hypertrophie des deux cœurs, toujours observée en pareille circonstance à des degrés variables. — C'est dans les cas où l'hypertrophie est peu accentuée et surtout limitée à l'un des deux cœurs que la circulation pulmonaire est le moins troublée ; tandis qu'elle l'est au plus haut degré lorsque l'hypertrophie est très prononcée, en portant sur les deux cœurs ».

Quoi qu'il en soit de la théorie, il est incontestable qu'en fait, le tableau clinique de la congestion hypostatique, tel que nous l'avons présenté ci-dessus, est plus schématique que réel. En fait, le plus souvent, on a affaire à des *cas mixtes*, cas de transition entre les congestions purement passives et les congestions actives. C'est le cas habituel, surtout chez les cardiaques : dans ces cas où la dyspnée d'effort est manifeste, et peut aboutir à la dyspnée permanente et l'orthopnée avec cyanose, on entend, en outre des signes précédents, des râles sous-crépitants, râles muqueux plus ou moins fixes, aux régions déclives ; ces râles, pour TURBAN, indiquent toujours un exsudat alvéolaire de nature inflammatoire, dont l'existence est démontrée par le microscope ; c'est le premier degré d'une inflammation chronique qui aboutit à la splénisation, puis à la sclérose pulmonaire d'origine cardiaque, véritable cirrhose pigmentaire, à travers

[1] TURBAN, *Études anatomo-cliniques*, p. 487, Paris, 1909.

fibreuses épaisses, infiltrées de granulations pigmentaires d'origine hématique. C'est le poumon cardiaque (voy. *Cardiopathies*) qui n'a rien de spécial chez le vieillard, si ce n'est que son apparition est plus précoce que chez l'adulte, à cause de la faiblesse sénile du myocarde, qui s'ajoute au surmenage causé par la cardiopathie elle-même. Quoiqu'il en soit, dès son premier stade, cette altération pulmonaire d'origine cardiaque, passivement congestive en apparence, se montre en réalité dès l'origine conditionnée par un processus inflammatoire ; la nature inflammatoire de ce processus n'ira qu'en s'accentuant au fur et à mesure de l'évolution des lésions.

2° Pronostic. — Comme pour les congestions actives, le *pronostic* des congestions passives ou mixtes est plus grave chez le vieillard que chez l'adulte ; c'est une des causes de mort habituelle dans les cardiopathies, soit directement, soit par l'intermédiaire des bronchopneumonies dont elles se compliquent fréquemment.

3° Traitement. — Les indications thérapeutiques fournies par les congestions pulmonaires, de quelque nature qu'elles soient, sont essentiellement celles des médications cardiotoniques ; pour les congestions hypostatiques, on recommandera de faire lever une ou deux heures le malade chaque jour si possible, de le faire changer autant que possible de position, s'il est alité. Dans tous les cas de congestion pulmonaire intense, quelle que soit leur cause, la dérivation à la surface du thorax, par des ventouses sèches ou scarifiées, est indiquée ; dans les cas graves, une saignée est souvent utile.

ARTICLE VI

PNEUMONIE LOBAIRE AIGUE DU VIEILLARD

Parmi les maladies communes à tous les âges, la pneumonie est une de celles qui, suivant les époques de la vie, offre un aspect des plus variables. En particulier, la sénilité lui imprime, dans la plupart des cas, un cachet bien spécial.

1° Étiologie, fréquence. — C'est d'ailleurs une maladie fréquente à un âge avancé, puisque sur 213 autopsies de sujets âgés de plus de soixante-cinq ans, nous avons constaté 55 fois l'existence d'une pneumonie, soit dans 25 p. 100 des cas ; on peut donc dire que, dans les asiles de vieillards, la pneumonie est la cause de la mort du quart des hospitalisés, et ajouter, avec Durand-Fardel, que « la pneumonie résume une grande partie de la pathologie de la vieillesse ». Non seulement elle est très fréquente, à cet âge, comme maladie primitive, mais elle constitue encore la complication la plus habituelle des maladies aiguës ou des maladies chroniques, que ces maladies aient pour siège l'appareil respiratoire ou tout autre système. Notre statistique confirme donc bien encore cette proposition de Cruveilhier : « La pneumonie est le fléau le plus redoutable de la vieillesse ». Cette proportion de 1/4 est en effet très élevée, en comparaison du chiffre de 1/10, qui, d'après Grisolle, exprimerait le nombre des décès par pneumonie chez les adultes. Verhoogen a, de même, insisté sur la grande fréquence de la pneumonie chez le vieillard ; sur 26 cas de pneumonie qu'il a observés, 11 s'étaient produits chez des vieillards. Le froid en est la cause ordinaire, les vieillards étant particulièrement sensibles aux refroidissements et aux changements de température. C'est du reste pendant l'hiver qu'ils sont le plus souvent atteints. Il va sans dire que le froid n'est ici qu'une cause prédisposante, qui agit en diminuant la résistance de l'organisme vis-à-vis du pneumocoque de Talamon et Fraenckel, lequel existe souvent à titre saprophytique, dans les cavités buccale, nasale, pharyngée, laryngée et bronchique du vieillard comme de l'adulte ; peut-être aussi le froid exalte-t-il la virulence du pneumocoque.

La découverte du pneumocoque a expliqué les cas de contagion, signalés depuis longtemps. On peut observer de véritables épidémies de pneumonie dans les hospices de vieillards.

2° Anatomie pathologique. — L'anatomie pathologique ne diffère pas de ce qu'elle est chez l'adulte.

D'après Louis[1], tandis que, chez l'adulte, la pneumonie siège le plus souvent à la base, chez le vieillard, elle est plus fréquente au sommet. Elle s'observerait plus souvent à droite qu'à gauche.

Durand-Fardel confirme cette donnée, mais ne confirme pas le fait avancé par Hourmann et Dechambre[2], à savoir que la pneumonie double serait fréquente chez le vieillard.

Les trois stades de l'engouement, de l'hépatisation rouge et de l'hépatisation grise sont superposables aux mêmes stades décrits chez l'adulte. Au stade de l'hépatisation rouge, la surface de section est quelquefois plane ; cet « *état planiforme* » serait dû à la pauvreté en fibrine de l'exsudat. Mais généralement l'hépatisation rouge des vieillards se distinguerait d'après Durand-Fardel, en ce que les granulations seraient plus grosses, moins friables, plus légères que celles de l'adulte, et gagneraient plus rarement le fond de l'eau, ce qui serait dû à la légèreté spécifique du poumon, due aux progrès de l'âge. Ces particularités ne nous ont pas paru évidentes, et lorsque l'hépatisation est franche, le poumon plonge droit au fond de l'eau, tout comme un poumon d'adulte atteint d'une semblable lésion.

Ce qu'il importe surtout de remarquer, c'est la rapidité avec laquelle, chez le vieillard, la pneumonie aboutit à l'hépatisation grise, laquelle, plus fréquemment que chez l'adulte, aboutit à la formation d'un véritable abcès pulmonaire (Moutard-Martin, Mercier).

La *réaction pleurale* nous a paru être la règle, soit sous forme d'exsudats pleuraux plus ou moins riches en fibrine, soit sous la forme plus rare d'épanchements.

Le sang a été examiné depuis longtemps ; Hourmann et Dechambre ont signalé autrefois la rareté de l'état couenneux du sang dans la pneumonie des vieillards.

3° Symptômes. — Les *prodromes* manquent le plus souvent.

---

[1] Louis, *Recherches sur les effets de la saignée*, 1835, p. 42.

[2] Hourmann et Dechambre, *Recherches cliniques sur la pneumonie des vieillards*, Archives générales de médecine, 1836, t. X, p. 293.

a. *Début.* — Le début, dans les deux tiers des cas, est mal déterminé ; dans l'autre tiers, il s'annonce par les phénomènes solennels de l'invasion pneumonique chez l'adulte : frisson, point de côté, vomissements, dyspnée, élévation brusque de la température, pouvant par leur réunion, constituer un syndrome presque pathognomonique. L'un ou l'autre de ces signes fonctionnels peut faire défaut ; parmi ceux-ci, c'est le frisson qui est le plus constant, puis le point de côté, puis la dyspnée ; parfois, ce n'est que parce que la température du malade est prise systématiquement que l'on s'aperçoit d'un changement dans son état ; rien, en dehors d'une hyperthermie subite, ne vient donner l'éveil.

b. *Période d'état.* — Exceptionnellement, les symptômes classiques, physiques et fonctionnels, de la pneumonie de l'adulte, sont au complet. Cependant, il est constant que certains vieillards font, à ce point de vue, des pneumonies classiques : c'est ce qu'on a appelé la *forme évidente* de la pneumonie sénile. Cette forme est réalisée surtout par les vieillards antérieurement bien portants : chez quelques-uns d'entre eux, les phénomènes d'éréthisme circulatoire sont même si accusés, que, après le début solennel, la toux apparaît, fréquente, quinteuse, pénible, sèche d'abord, puis avec l'expectoration visqueuse, non aérée, adhérente au vase, de couleur rouillée ; la dyspnée augmente, avec tachypnée et respiration superficielle ; les signes physiques se manifestent par l'apparition de la matité avec exagération des vibrations et résistance au doigt, des râles crépitants, du souffle tubaire, de la bronchophonie, cependant que la peau est chaude, sèche, la soif vive, les pommettes rouges tranchant avec le faciès plombé, les lèvres et les gencives fuligineuses, la langue sèche, rôtie, souvent noirâtre ; que les urines sont rares, foncées, chargées en urates et le plus souvent albumineuses. Toutefois, même dans cette forme presque adéquate à la pneumonie de l'adulte, des particularités sont à signaler, particulièrement du côté de la température. On connaît bien l'aspect caractéristique de la courbe thermique chez l'adulte, avec une ascension brusque, un plateau de 5 à 7 jours, puis une défervescence rapide ; cette courbe, qui est la règle chez l'enfant et l'adulte, est l'exception chez le vieillard, même faisant une pneumonie classique à tous autres égards. Après une ascension qui peut être brusque, mais qui est souvent moins rapide que chez l'adulte, la courbe, arrivée au fastigium, ne s'y tient pas, et il y a dès le deuxième jour, en général, une baisse de température, puis une série d'oscillations à 1/2 ou 1 degré

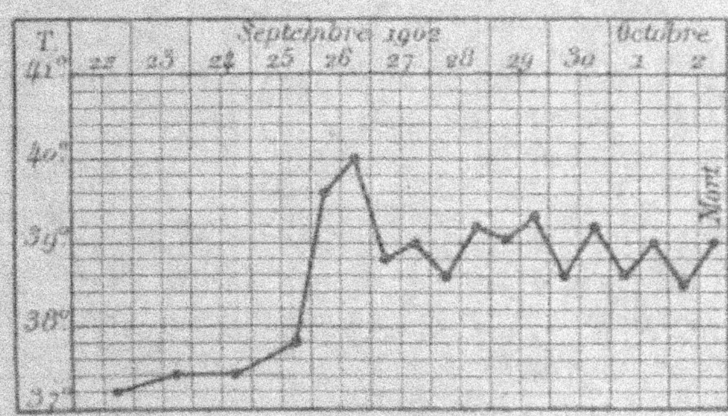

Fig. 35.

Hépatisation rouge, homme 65 ans.

au-dessous de la température initiale (fig. 35), et enfin une chute de température qui peut se faire en un temps, mais qui se fait plus souvent en plusieurs temps ou même en lysis.

c. *Période de terminaison.* — La terminaison peut se faire par la *guérison*. Alors, la défervescence est le témoin de l'heureuse issue du mal. En général, cette défervescence se fait moins brusquement que dans la pneumonie de l'adulte ; la chute en lysis est loin d'être exceptionnelle. La crise sudorale est généralement peu accentuée ; la crise urinaire est moins nette ; quoi qu'il en soit, cette crise peut s'accompagner de phénomènes de collapsus inquiétants et parfois mortels. Ces phénomènes font place à une élévation normale de la température, lorsque la guérison doit suivre.

Plus souvent le *passage à l'hépatisation grise* succède à la période d'état ; cette hépatisation, si souvent observée à l'amphithéâtre, n'est que rarement diagnostiquée, parce que sa marche est très rapide, et ses symptômes peu nets ; il est rare que chez le vieillard, cette évolution suppurative s'accompagne, avant la mort, d'une période de fièvre à grandes oscillations ; les crachats couleur jus de pruneaux sont eux-mêmes exceptionnels ; l'absence de la défervescence ou la réascension rapide de la

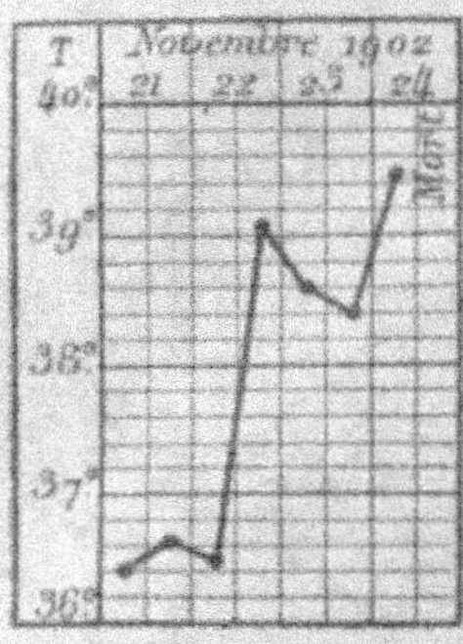

Fig. 36.

Hépatisation grise, femme 72 ans.

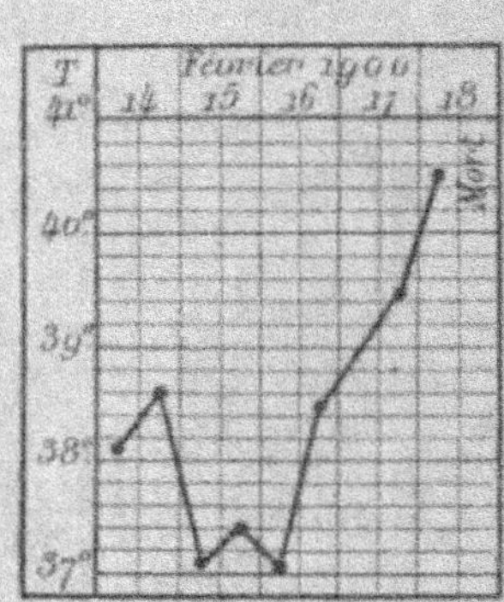

Fig. 37.

Hépatisation grise, homme 69 ans.

température (fig. 36 et 37), l'aggravation de l'état général en sont souvent les seuls symptômes.

4° Formes cliniques. — Nous venons de décrire la forme évidente de la pneumonie sénile.

Tout autre est l'évolution habituelle de la pneumonie chez les vieillards débilités soit par la sénilité même, soit, ce qui est fréquent, par quelque prépathie.

Le défaut ou l'insuffisance de réaction de l'organisme masque alors tout ou partie des symptômes habituels, ou leur imprime une physionomie particulière : il y a des *formes larvées*, il y a aussi des *formes semi-latentes* ou *complètement latentes*.

A. FORMES LARVÉES. — Une grippe ou une bronchite peuvent masquer la pneumonie, d'où deux formes larvées, une forme grippale et une forme bronchitique.

a. *Forme grippale*. — Un vieillard, jusque-là de santé pas-

sable, éprouve quelques frissonnements ; sa température monte
à 38° ou 39° ; il a un peu de toux, une légère accélération des mouvements respiratoires, de l'abattement, de la courbature générale ; à l'examen direct, on ne trouve pas de matité, mais seulement une respiration un peu rude, en un point, quelques râles
muqueux parfois variables dans les
efforts de toux ; on serait tenté de porter
le diagnostic de grippe, surtout s'il y a
alors une épidémie d'influenza ; toutefois la langue est sèche et rôtie, les urines
sont rares, hautes en couleur, souvent
albumineuses, le pouls est rapide, parfois arythmique ; on doit soupçonner la
pneumonie, que souvent d'ailleurs on
ne peut affirmer.

Elle existe cependant, et se révèle
parfois par une défervescence brusque,
plus souvent par une aggravation subite
des phénomènes (fig. 38), de la dyspnée,

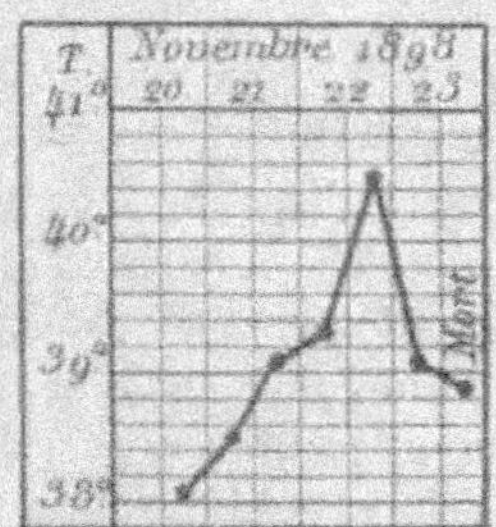

Fig. 38.
Engouement,
homme 70 ans.

de la cyanose ; et la terminaison fatale permettra de constater
une hépatisation à un stade déjà avancé.

b. *Forme bronchitique.* — Le vieillard est un vieil emphysémateux, sujet aux poussées de bronchite ; graduellement ou subitement, la toux devient plus fréquente, plus sèche, l'expectoration
parfois se supprime, parfois persiste, mais est un peu teintée ; la
peau devient chaude et sèche, la langue rôtie, les lèvres fuligineuses ; il y a de la tachypnée, de la cyanose, de la petitesse et de
l'irrégularité du pouls ; localement, on ne perçoit que des râles
sibilants et ronflants disséminés, des râles muqueux aux bases ;
toutefois, en un point, les râles sont un peu plus fixes, un peu
plus fins, il y a en ce même point un peu de submatité ; on hésite
à admettre la pneumonie, et cependant l'évolution ultérieure en
démontre l'existence.

B. FORMES SEMI-LATENTES. — Il s'agit de vieillards en général
plus ou moins déprimés ou cachectiques, de ramollis dans bien
des cas, ou de déments séniles ; un jour, on les trouve au lit, tous

soffant un peu, mais n'ayant aucun des signes fonctionnels ordinaires, si bien qu'on néglige de les examiner à fond, et on ne pense pas à la pneumonie, dans ces cas; si cependant l'état en s'aggravant commande l'attention, il est rare qu'à un moment donné n'apparaisse pas un foyer de râles crépitants ou un souffle plus ou moins net.

C. FORME AMBULATOIRE. — Enfin, il existe une *forme latente* qui serait mieux nommée *forme ambulatoire*, car il est probable qu'il n'existe pas de pneumonie absolument latente; il est certain que si l'on avait examiné les poumons de ces malades, si l'on avait pris leur température, on aurait trouvé quelque chose d'anormal; mais il est constant qu'il y a des vieillards qui ne se sont jamais alités, qui, s'étant levés comme d'habitude, ont pris une défaillance et sont morts brusquement ou rapidement, et qu'à l'autopsie on a trouvé des pneumonies. Ce sont les « morts subites » si fréquentes à la Salpêtrière d'après CHARCOT.

D. FORMES ALGIDES. — Il y a des *formes algides* de la pneumonie. CHARCOT a appelé l'attention sur ces faits. D'une façon générale, on a vu que les températures étaient moins élevées dans la pneumonie du vieillard que dans celle de l'adulte ; mais il y a des vieillards, qui, d'un bout à l'autre de la pneumonie, demeurent apyrétiques, ou même en hypothermie, avec de la tachypnée, de la faiblesse de la voix, de la cyanose, des sueurs froides, un pouls petit, filiforme et arythmique, et succombent aux progrès de l'asphyxie.

E. FORME DÉLIRANTE. — Le délire paraît constituer à lui seul toute la symptomatologie, le vieillard semble atteint de démence sénile. A l'autopsie, on trouve une pneumonie suppurée. C'est la forme délirante bien étudiée par GEOFFROY, élève de GRASSET (th. Montpellier, 1880).

F. FORME APOPLECTIQUE. — Dans d'autres cas, la pneumonie des vieillards prend la forme *apoplectique* (CHARCOT, VULPIAN, LÉPINE). Tantôt l'ictus marque le début de la maladie, tantôt il survient plus tardivement. Le malade présente une attaque avec ou sans hémiplégie; bientôt la mort survient dans le coma sans que le patient ait repris connaissance; ou bien le malade se réveille pour retomber dans un état comateux, qui le mène à l'issue fatale. A l'autopsie, on constate une pneumonie grise (LANDOUZY).

G. Pneumonie double. — La *pneumonie double* est relativement fréquente chez le vieillard, et en général mortelle. Elle peut se traduire sur la courbe par deux élévations thermiques, à moins, ce qui est fréquent, que les deux processus infectieux ne coïncident, auquel cas les deux courbes se confondent (fig. 39).

H. Pneumonie au cours d'autres maladies. — Telles sont les principales formes cliniques de la *pneumonie sénile*, liées à l'évolution de la maladie elle-même; d'autres formes sont conditionnées par des coïncidences morbides.

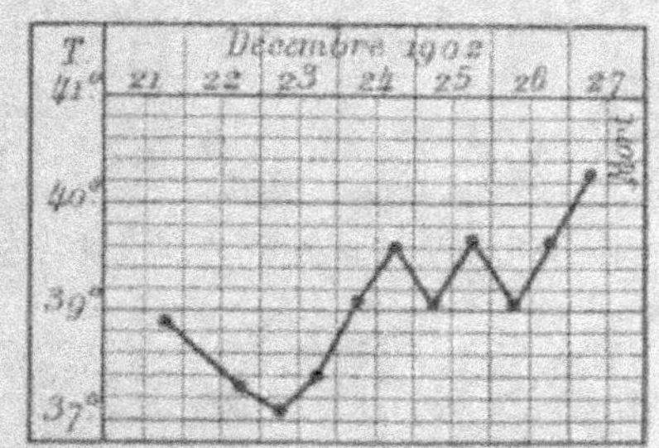

Fig. 39.
Pneumonie double, femme 68 ans.

Telle la *pneumonie des cardiaques*, qui s'accompagne en général de phénomènes asphyxiques très prononcés, et peut provoquer une asystolie à marche rapide : on sait combien sont fréquentes les cardiopathies valvulaires ou myocarditiques, chez les vieillards.

La pneumonie est également un mode de terminaison fréquent chez les *vieillards tuberculeux*; et tandis que les adultes atteints de cette affection font souvent une pneumonie normale sans grand retentissement sur la marche de la tuberculose, il est rare qu'une pneumonie intercurrente à une tuberculose sénile ne termine pas rapidement la scène.

Enfin, l'existence d'*emphysème* ou d'*adhérences pleurales* impriment également un cachet particulier à la pneumonie sénile, soit en aggravant les symptômes asphyxiques, soit en modifiant les signes physiques ; les adhérences, par exemple, atténuent ou même abolissent les vibrations thoraciques, et peuvent en inspirer pour un épanchement concomitant ; dans un cas, nous avons vu (cas rapporté dans la thèse de notre élève Louis, th. Lyon 1903), des adhérences pleurales au sommet de l'un des poumons donner aux bruits morbides un timbre cavitaire non justifié par la nature de la lésion, ainsi que nous le montra ultérieurement l'autopsie.

La pneumonie peut survenir chez un hémiplégique, et alors aggraver les signes de l'hémiplégie et faire retomber le malade dans le coma, si bien que l'on a pu croire à un nouvel ictus, alors qu'il s'agissait seulement de l'aggravation d'un état cérébral antérieur par une pneumonie intercurrente ; la mort est d'ailleurs l'issue presque fatale des cas de ce genre.

5° Complications. — La maladie, étant par elle-même beaucoup plus grave que chez l'adulte, ne laisse pas, dans la grande majorité des cas, aux complications le temps de se développer.

Il en est ainsi de toute cette longue série des déterminations extrapulmonaires du pneumocoque, si fréquentes aux autres âges de la vie, et si rares dans la sénilité. A part une parotidite à pneumocoques, il ne nous a été donné d'en observer aucune.

Les phénomènes cérébraux, délire, confusion mentale, délire de la convalescence, ont toujours été sous la dépendance de la maladie, et jamais sous celle d'une méningite. Peut-être les phénomènes cérébraux ont-ils été plus communs au cours des pneumonies du sommet.

Peut-être les pneumonies de la base se sont elles accompagnées plus fréquemment d'*ictère* que les pneumonies du sommet ; toutefois cet ictère est bien généralement admis aujourd'hui comme un témoin de l'infection et nullement comme le résultat de la propagation d'une inflammation de la base droite au foie.

6° Diagnostic. — Avec la grippe, la bronchite, la pneumonie, chez le vieillard, se différenciera plus par l'intensité des phénomènes généraux, de la dyspnée, de la tachypnée, par l'état de la circulation et de la température que par les signes physiques, qui peuvent manquer ou tout au moins tarder beaucoup.

La brusquerie du début, la localisation des signes, le caractère plus franchement inflammatoire de la maladie, l'adynamie moins profonde, la cyanose moins marquée, pourront souvent, en l'absence de signes physiques qui peuvent manquer, faire pencher le diagnostic pour la pneumonie plutôt que pour la broncho-pneumonie.

Avec la *pleurésie* le diagnostic est souvent difficile, à cause même des caractères peu caractéristiques de la courbe de la pneumonie sénile. La recherche attentive des signes physiques propres à la pleurésie : égophonie, souffle aigre, obscurité respiratoire, flot, pourra fixer le diagnostic. La coexistence déjà signalée d'une pleurésie compliquera beaucoup le problème. L'examen radioscopique, quand on pourra le faire, rendra de grands services dans ces cas complexes.

Lorsqu'une pneumonie survient chez un vieillard débilité, s'accompagne de torpeur cérébrale et même de coma, le diagnostic peut être difficile avec une apoplexie par hémorrhagie cérébrale ou ramollissement ; l'étude attentive des fonctions motrices, la recherche de l'inertie des membres d'un côté, des réflexes rotuliens, de la déviation des traits, pourra mettre sur la voie du diagnostic d'une lésion cérébrale en foyer ; inversement la tachypnée, la sécheresse de la langue feront penser à la pneumonie.

La coïncidence possible d'une hémiplégie avec la pneumonie (hémiplégie pneumonique de LÉPINE) devra d'ailleurs être présente à l'esprit.

7° **Pronostic.** — Le fait que la gravité de la pneumonie croît en raison directe de l'âge, nous paraît incontestable, si nous en croyons notre statistique personnelle. Pour BOULAY, au delà de 80 ans, elle serait un arrêt de mort. Toutefois, s'il faut en croire TALAMON, la gravité de l'affection ne serait pas proportionnelle à l'âge : tandis que, d'après lui, la mortalité pneumonique de l'adulte est de 16 p. 100, de cinquante à soixante-dix, elle monte à 47 et 54 p. 100, pour redescendre à 33,3 p. 100 de soixante-dix à quatre-vingts ans. Passé soixante-dix ans, la pneumonie serait donc moins grave qu'entre cinquante et soixante-dix, double décade qui constituerait une période de gravité maxima pour la pneumonie. En tout cas, il est incontestable qu'une pneumonie peut exceptionnellement, avoir une issue heureuse même chez des vieillards de l'âge le plus avancé, même au delà de quatre-vingts ans.

Le grand facteur de gravité de la pneumonie sénile, en dehors de l'âge lui-même, c'est l'état du cœur ; dans la pneumonie, comme on l'a souvent écrit et répété, la lésion est au poumon, le danger est au cœur ; or, les vieillards qui ont le cœur indemne sont l'exception. C'est pourquoi le *pronostic* doit être basé surtout sur l'étude du pouls, de ses caractères de fréquence, de régularité, d'amplitude ; lorsqu'il est à plus de 120 par minute, et surtout qu'il est petit et irrégulier, il faut être sur ses gardes, la gêne de la circulation droite et l'asphyxie qui en sera la conséquence sont imminentes.

En dehors de cette mort par *asphyxie*, par lésion cardiaque antérieure, une mort analogue peut être le fait d'un emphysème préexistant, d'adhérences pleurales, de déformation thoracique ; l'obésité, chez le vieillard, est très exceptionnellement en cause. En revanche, il est très rare que la mort soit la conséquence de déterminations extrapulmonaires du pneumocoque, ou paraisse être sous la dépendance de l'acuité même de l'infection.

On peut donc dire que ce que TALAMON a écrit pour l'adulte s'applique plutôt au vieillard : « dans l'immense majorité des cas, le diplocoque lancéolé est impuissant à déterminer la mort » à lui tout seul.

8ᵃ Traitement. — La saignée avec BROUSSAIS, l'alcool avec TODD, l'émétique avec JACCOUD, ont marqué les phases successives du traitement de la pneumonie à travers les âges écoulés. A l'heure actuelle, le procès est jugé : la pneumonie est une maladie cyclique que nulle médication ne peut juguler. On doit se borner à soutenir l'organisme dans la lutte ; d'abord en soutenant le malade, tout en favorisant l'élimination des toxines ainsi que des déchets fébriles, par le lait, qui doit être donné

largâ manu ; puis en favorisant encore la diurèse par des boissons abondantes telles que de la limonade, du bouillon, un peu
de tisane telle que du thé très léger ; — la question de l'alcool est
une des plus controversées à l'heure actuelle ; il sera en tout
cas, inutile, peut-être nuisible, d'en donner autant que le
recommandait l'école anglaise : 30 ou 40 grammes d'alcool
suffiront, dans une potion ; — en cas d'adynamie extrême, un
peu de vin de Champagne pourra rendre quelques services.
Mais il sera, à coup sûr, plus impérieux de soutenir le cœur
par la digitale à doses moyennes (0,30 à 0,40 de feuilles en infusion) et si le temps presse, par des injections sous-cutanées de
caféine (0,70 à 0,80 en vingt-quatre heures).

Il ne nous a pas paru que l'hyperthermie ait jamais, par elle-
même, constitué un danger chez nos malades ; la balnéation
froide est d'ailleurs généralement mal supportée par les vieillards pneumoniques ; la balnéation tiède elle-même, que nous
avons exceptionnellement essayée, ne nous a donné que des
insuccès, et a paru augmenter la tendance à l'asphyxie.

Villepelet (thèse de Paris, 1904), a vanté les avantages du
traitement de la pneumonie des vieillards par les enveloppements froids (compresse échauffante de Priessnitz) ; nous avons
pu nous-mêmes nous convaincre de l'efficacité fréquente de ce
mode de traitement et avons exposé nos idées dans la thèse de
notre élève Chatinières[1].

En Amérique, Cohen (*New-York médical Journal*, 12 mars 1904),
a insisté sur la valeur des inhalations d'oxygène, employées
avec persévérance dans la pneumonie sénile.

Les métaux colloïdaux, collargol en friction, électrargol,
électraurol en injections sous-cutanées ou intraveineuses,
introduits récemment en thérapeutique, pourront être employés,
quelquefois avec succès (Thiroloix).

Dans les cas graves, l'application aux vieillards de la méthode
de Fochier, c'est-à-dire la production d'un abcès de fixation par
l'injection sous-cutanée de 1 centimètre cube d'essence de téré-

---

[1] Chatinières. *Le traitement hydrothérapique dans la pneumonie*,
Th. Lyon, 1907.

benthine, nous a donné même chez les vieillards des succès véritablement inespérés [1].

Quant à la créosote, que l'école de Marseille a recommandée comme quasi-spécifique de la pneumonie des vieillards, nous ne saurions dire si les cas où nous l'avons employée ont été heureusement influencés par elle, de sorte que, tout compte fait, nous résumerons le traitement de la pneumonie sénile ainsi : lait, boissons, un peu d'alcool, un peu de quinine, surtout s'il y a un élément grippal, ventouses sèches s'il y a beaucoup d'oppression ; digitale et caféine, compresses de PRIESSNITZ si le point de côté est très violent, enfin et surtout, métaux colloïdaux et abcès de fixation dans les cas graves.

ARTICLE VII

BRONCHOPNEUMONIE

La bronchopneumonie, ou inflammation des bronchioles et des lobules pulmonaires, est une affection de tous les âges, mais avec une prédilection excessive pour les deux extrêmes de la vie, l'enfance et la vieillesse. Chez les vieillards, sa fréquence est grande, puisque sur 194 autopsies, nous avons trouvé 40 bronchopneumonies, soit 25 p. 100.

1° Étiologie et pathogénie. — La bronchopneumonie est, chez le vieillard, rarement primitive ; elle s'observe à titre d'épiphénomène, le plus souvent terminal, au cours des infections aiguës ou chroniques, soit des bronches, soit de tout autre point de l'organisme. Mais on peut dire que toujours, un foyer infectieux évident ou latent préexiste à l'éclosion de la bronchopneumonie.

Du côté des bronches, ce sera une bronchite aiguë ou chronique, avec ou sans dilatation des bronches, souvent une bronchite grippale, ou encore une tuberculose à marche quelconque ;

[1] TH. DETSCHEFF, Th. Lyon, 1909 ; PIC et BONNAMOUR, *Lyon médical*, 16 janvier 1910.

— ou bien des vieillards ont été frappés par un ictus apoplectique, ont présenté un peu de bronchite avec congestion des bases, et puis sont survenus les symptômes de bronchite ; — ou encore ce sont de vieux nerveux ou déments, avec des eschares ou des foyers de suppuration.

Les agents infectieux sont tantôt des pneumocoques, tantôt des streptocoques, des pneumobacilles de Friedlander, des coli, des proteus, c'est-à-dire soit des microbes toujours pathogènes, soit des saprophytes accidentellement devenus pathogènes sous l'influence, d'après Netter, des variations météorologiques, surtout au printemps et à l'automne.

Quel que soit l'agent causal de la bronchopneumonie, celle-ci est contagieuse ; les belles recherches de Bard sur la contagiosité de la bronchopneumonie secondaire à la rougeole de l'enfance, s'appliquent intégralement à la bronchopneumonie sénile ; aussi est-il rare, dans un hospice de vieillards, lorsqu'on n'a pu isoler les malades, de voir une bronchopneumonie rester isolée ; elle fait en général souche de toute une série de bronchopneumonies dans la même salle. Les vieillards antérieurement débilités ou malades paieront à cette épidémie un lourd tribut.

2° **Anatomie pathologique.** — Les altérations du poumon atteints de bronchopneumonie sont d'ordre anatomique et d'ordre histologique.

a. *Macroscopiquement*, les lésions sont le plus souvent bilatérales, ordinairement basilaires, et se manifestent par une densification du parenchyme pulmonaire, qui est plus résistant, mais crépite et ne va pas au fond de l'eau en beaucoup de points, tandis que, en d'autres, il est complètement hépatisé ; ces foyers d'hépatisation en îlots sont reconnaissables à l'inspection parce qu'ils font une légère saillie et ont une teinte noirâtre, davantage à la palpation, qui montre le poumon parsemé de noyaux durs, comme s'il était « rembourré de noisettes », et plus encore à la coupe qui montre l'existence au centre de parties noirâtres congestionnées, donnant à la coupe un sang noir, plus ou moins spumeux, d'îlots à bords élégamment festonnés, à coupe granuleuse, de coloration grise ou gris jaunâtre, bien visibles à jour frisant, et correspondant aux saillies dures notées à la palpation ; si l'on peut exciser un fragment de parenchyme au niveau précis de ces îlots, on constate qu'il va au fond de l'eau, c'est donc une hépatisation dont les limites festonnées correspondent, approximativement du moins, aux limites d'un lobule qu'elles rendent anormalement visible, ou plutôt d'un groupe de lobules, c'est une *hépatisation lobulaire*.

b. *Histologiquement*, on admet classiquement, surtout d'après des descriptions de poumons infantiles, que l'axe de la lésion est constitué par la bronchiole enflammée, et entourée comme par une virole, d'un nodule d'alvéoles lésés par contiguïté, et présentant à leur intérieur un exsudat fibrineux et catarrhal : c'est le *nodule peribronchique* de CHARCOT, lui-même encerclé par une zone où les alvéoles ne présentent que de la desquamation épithéliale avec congestion (splénisation). Comme bien des descriptions anatomo-pathologiques de CHARCOT, cette description était trop schématique ; petit à petit, à la notion de la broncho-pneumonie, ou pneumonie d'origine bronchique, s'est substituée celle de la pneumonie lobulaire, parce qu'on a cru reconnaître que c'était plutôt par continuité que par contiguïté que s'étendait le processus, et que, parmi les lobules, ceux qui s'hépatisaient n'étaient pas ceux qui étaient en contact avec la bronchiole malade, mais plutôt ceux qui étaient commandés par elle.

En réalité, comme l'a montré TRIPIER[1] et ceci est surtout applicable au vieillard, la systématisation est encore moins schématique : ni la cloison alvéolaire, ni la cloison interlobulaire ne sont des barrières pour le processus inflammatoire. En observant, avec cet anatomo-pathologiste, les choses telles qu'elles sont, on voit que les limites de la pneumonie lobulaire sont très imprécises : alvéolite, bronchite, connectivite, vasodilatation, exsudation fibrineuse et catarrhale forment par leur ensemble un bloc hépatisé dont la systématisation est plutôt par rapport à l'arbre vasculaire que par rapport à l'arbre aérophore.

---

[1] TRIPIER, *Traité d'anatomie pathologique générale*, Paris 1904 ; — *Études anatomo-cliniques*, Paris, 1909.

Dans l'alvéole, l'exsudat est fibrineux et catarrhal, la proportion de fibrine et de cellules endothéliales en dégénérescence granulo-graisseuse desquamées, ainsi que de globules rouges et de leucocytes, variant d'un alvéole à l'autre. Dans la bronchiole, épithélium desquamé ou en voie de desquamation, tuméfaction des glandes. Dans la bronche voisine, lésions de même nature, avec inflammation des cartilages, et épaississement de la sous-muqueuse. Dans les espaces connectifs interalvéolaires, interlobulaires, sous-pleuraux, exsudation cellulaire et même fibrineuse ; vaso-dilatation énorme, souvent avec extravasation ; globules rouges mêlés aux divers exsudats intra-alvéolaires ou extra-alvéolaires ; participation de la plèvre à l'inflammation.

Aspect cunéiforme de l'ensemble de la zone hépatisée, avec sommet tourné vers le hile, et base périphérique. Cette forme pyramidale, la congestion vasculaire, des figures de transition entre les infiltrations hémorrhagiques et les infiltrations fibrineuses et catarrhales, font penser à TRIPIER qu'il y a une analogie considérable au point de vue du mécanisme entre la pneumonie lobulaire et l'infarctus. Dans tous les cas, ses recherches paraissent bien avoir démontré que la topographie des lésions est commandée par la distribution des vaisseaux, plutôt que par celle des bronches.

Telle est la lésion primordiale constitutive de l'hépatisation lobulaire, ou lobulaire pseudo-lobaire lorsque l'atteinte d'une série de lobules arrive à hépatiser un lobe ; il y a toujours, dans ce cas, à la périphérie, quelques nodules erratiques qui font faire le diagnostic avec la pneumonie lobaire.

En outre, il y a des lésions réactionnelles : nous avons déjà signalé, au pourtour des alvéoles hépatisés, la splénisation ; plus loin sont des lobules en état d'atélectasie ; enfin d'une façon constante et généralement aux points symétriques à ceux qui sont le siège de la pneumonie lobulaire, de l'emphysème.

Telle est la bronchopneumonie à la période d'état, à la période de l'hépatisation rouge ; à celle de l'hépatisation grise, l'exsudat cellulaire prédomine sur l'exsudat fibrineux, et surtout l'exsudation hémorrhagique diminue ; cellules dégénérées et leucocytes constituent la majorité de l'exsudat ; — à cette même période peut se produire la suppuration lobulaire, désignée sous le nom de grains jaunes, petits blocs purulents bien visibles à la coupe, et consécutifs à la transformation franchement purulente de l'exsudat.

3° **Physiologie pathologique**. — Lésion primordiale de la bronche, hépatisation consécutive des alvéoles entourant la bronche : c'est la *théorie du nodule péribronchique* de CHARCOT.

Lésion primordiale de la bronche, hépatisation des alvéoles commandés par elle, c'est la *théorie de la bronchopneumonie lobulaire* actuellement admise.

Infarctus plus ou moins septique, c'est la théorie de TALPIER. Cet auteur nous paraît avoir bien mis en évidence la non-systématisation des lésions relativement aux bronchioles, leur ordination vis-à-vis des vaisseaux sanguins oblitérés.

En ce qui nous concerne, deux modalités nous paraissent exister à ce point de vue, celle de l'oblitération plus ou moins brusque par une embolie microbienne relativement grosse (foyer suppuré en quelque point de l'économie, eschare), ou bien embolie relativement petite, et oblitération plus graduelle.

Dans le premier cas, l'hépatisation se fait d'emblée ; dans le second cas, l'hépatisation est consécutive à de la bronchite : toute bronchite profonde, d'après la théorie de TALPIER, s'accompagnant d'alvéolite, l'exsudat alvéolaire, s'il n'est pas rapidement évacué, comme c'est le cas chez les vieillards débilités, comprime les vaisseaux voisins, y ralentit la circulation, y produit un barrage qui arrêtera les microbes introduits dans le sang par une maladie infectieuse ou venus de l'alvéole lui-même, où ils existaient tout d'abord à l'état saprophytique. La bronchopneumonie est donc bien toujours un processus d'ordre vasculaire, mais dans certains cas il est primitivement vasculaire, dans d'autres il ne l'est que secondairement, étant primitivement purement respiratoire. Ce dernier cas est fréquemment réalisé en clinique, ainsi que nous allons le voir.

4° **Symptomatologie**. — Cette dualité se poursuit en clinique. Dans une série de cas il s'agit de vieux emphysémateux avec catarrhe ; sous l'influence d'un coup de froid, d'une grippe, l'expectoration habituelle se supprime, ou dans tous les cas devient pénible ; de muco-purulente et aérée qu'elle était, devient franchement purulente et adhérente au vase ; la dyspnée augmente rapidement jusqu'à devenir angoissante ; c'est de l'orthopnée avec battements des ailes du nez, parfois avec tirage sus et sous-sternal ; la cyanose apparaît et augmente graduellement d'intensité.

Au point de vue physique, les râles ronflants et sibilants, existant antérieurement, persistent en augmentant considérablement de nombre et d'intensité ; ils se mélangent à des bruits de piaulement, de ronflement, de frottement, à des râles sous-crépitants de divers calibres, qui éclatent en bouffées de-ci de-là, à des bruits de souffle éminemment variables d'un jour à l'autre, en siège et en intensité ; ce mélange de bruits secs et humides, sonores ou étouffés, rudes ou musicaux, piaulants ou ronflants, chantants ou grondants, se calmant parfois pour réapparaître en bourrasque aux respirations suivantes, c'est le *bruit de tempête* de RÉCAMIER ; cet ensemble dramatique, fonctionnel et physique, c'est le *catarrhe suffocant* de LAENNEC, c'est la *bronchite capillaire*, mais une bronchite qui s'accompagne toujours de pneumonie lobulaire, c'est donc une simple variété de bronchopneumonie, à début et à prédominance bronchique, et dans laquelle la préexistence d'exsudats bronchiques et alvéolaires rétrécit encore le champ de l'hématose et exagère la dyspnée.

Dans d'autres cas, il s'agit d'un vieillard alité, pour fracture du col, à la suite d'une opération chirurgicale quelconque, ou porteur d'une eschare de décubitus ; sa peau devient chaude, sa langue sèche et rôtie, avec des pommettes un peu rouges ; une petite toux brève se manifeste, la dyspnée apparaît progressive, mais sans revêtir l'allure solennelle et angoissante de la forme précédente ; la sonorité thoracique est peu modifiée, parfois il y a de la submatité en quelques points où existe un certain degré d'obscurité respiratoire, avec bouffées de râles sous-crépitants très fins, trop nombreux sous le pavillon de l'oreille qui ausculte pour qu'ils ne se passent pas dans les bronches terminales ou les alvéoles ; dans cette forme plus que dans la précédente, sont souvent évidents les signes de lésions en foyers disséminés, se manifestant non seulement par des bouffées de râles, mais aussi par des points soufflants et submats disséminés, avec retentissement de la voix et de la toux, parfois même avec augmentation des vibrations : mais les signes bronchiques, pour être moins éclatants que dans la forme suffocante, n'en sont pas moins plus ou moins évidents, sous forme de sibilances ou de ronflements disséminés ; — ils peuvent cependant manquer ; de même, souffle et râles peuvent manquer, et l'hépatisation ne se révéler que par une ou plusieurs régions mates et obscures avec quelques râles fugaces : il faut ausculter journellement le malade pour les dépister en quelque sorte au vol. C'est la *bronchopneumonie à noyaux disséminés*. Dans d'autres cas, inversement, les points avec signes d'hépatisation sont plus nombreux, plus évidents, plus rapprochés, jusqu'à former par leur réunion une zone submate ou mate, avec exagération des vibrations, souffle, bouffées de râles sous-crépitants fins ; c'est la *bronchopneumonie pseudo-lobaire*.

La *pneumonie hypostatique* est en réalité une bronchopneumonie hypostatique : elle n'a de caractéristique que son siège et son étiologie, sa latence symptomatique plus grande que les variétés précédentes.

Dans toutes ces bronchopneumonies, trois signes, en dehors des signes d'auscultation, sont évidents : la dyspnée, l'atteinte profonde de l'état général, avec adynamie progressive, anorexie, sécheresse de la langue, parfois état typhique ; — et enfin la température qui s'élève graduellement, décrivant une série d'oscillations irrégulières ; — puis vient une ascension préterminale, ou bien au contraire une ébauche de défervescence du cinquième au septième jour, avec recrudescence, ceci à plusieurs reprises, et indiquant la formation d'un nouveau foyer ; cette marche particulière, irrégulière, prolongée et avec rechutes, est assez caractéristique de la bronchopneumonie à foyers multiples ; même dans la forme suffocante, les rechutes sont très fréquentes ; et ce sont souvent ces rechutes qui entraînent la mort.

Chez certains vieillards cependant, très cachectiques, du fait d'une tumeur maligne, d'un décubitus prolongé, d'un schock traumatique ou chirurgical, d'une auto-intoxication comme le diabète, la température peut manquer : c'est la *bronchopneumonie apyrétique* ; seules, alors, la dyspnée et l'aggravation de l'état général peuvent mettre sur la voie, et donner l'idée de rechercher, mais pas toujours de trouver, les signes d'auscultation plus ou moins caractéristiques que nous avons ci-dessus décrits.

Dans tous les cas, les urines sont foncées, rares, chargées en albumine et en urates.

5° Pronostic et évolution. — Soit à une première atteinte, soit à une rechute, la bronchopneumonie est le plus souvent mortelle, plus rapidement dans la forme suffocante, plus traîtreusement dans les autres formes ; dans les rares cas qui guérissent, la guérison est due à une intervention thérapeutique énergique, rapide, audacieuse même, ainsi que nous le verrons, et qui quelquefois est couronnée d'un succès évident.

Mais l'évolution est toujours irrégulière, souvent traînante, par poussées successives, vaguement cyclique, toutefois, dans chacune de ses poussées.

Lorsque la guérison arrive, elle n'est définitive qu'après une convalescence lente, pénible et traînante ; et encore une première atteinte paraît-elle avoir une action bien plus anaphylactique qu'immunisante ; il nous est arrivé, à plusieurs mois d'intervalle, d'avoir à soigner le même malade pour des poussées bronchopneumoniques identiques.

La guérison peut aussi n'être pas toujours complète ; au lieu de la *restitutio ad integrum*, on a quelquefois un noyau scléreux de bronchopneumonie chronique (voy. *Pneumonies chroniques*) ; ou bien l'emphysème préexistant reste considérablement augmenté ; des adhérences pleurales se sont formées ; une gêne permanente de l'hématose s'est constituée progressivement. Quelques mois plus tard, notre malade rentre à l'hôpital pour des phénomènes d'asystolie progressive par dilatation du cœur droit, auxquels il succombe.

Le pronostic est donc toujours grave ; dans chaque cas particulier, il se base sur l'intensité de la dyspnée, sur la température, sur les phénomènes généraux et par-dessus tout sur l'état du cœur.

6° Diagnostic. — La bronchopneumonie est une infection à détermination respiratoire, et à prédominance, au moins apparente, des symptômes sur les bronches ou sur le poumon.

Si les symptômes bronchiques prédominent (bronchite capillaire), le diagnostic sera à faire avec la simple bronchite : dans celle-ci, l'absence de râles très fins, la moindre intensité de la dyspnée, la fièvre très modérée, l'atteinte presque nulle de l'état général feront faire le diagnostic.

Si les symptômes parenchymateux prédominent, le diagnostic sera à faire avec la pneumonie : l'insidiosité plus grande du début, quelquefois impossible à préciser, parfois marqué par de petits frissonnements et de vagues points de côté, l'absence du frisson solennel et du point de côté angoissant caractérisent la bronchopneumonie ; jamais, dans celle-ci, la matité n'est aussi complète, la résistance au doigt aussi considérable, le souffle aussi tubaire, les râles aussi fins que dans la pneumonie franche.

Il faut toutefois se rappeler que la présence d'un emphysème antérieur peut voiler bien des signes locaux dans la pneumonie sénile.

La marche de la température est différente : dans la pneumonie, ascension brusque, à 40° ou plus, plateau aux environs ou un peu au-dessous de 40°, défervescence plus ou moins brusque, suivie du retour à la normale ou d'une reprise avec grandes oscillations en cas d'hépatisation grise ; dans la bronchopneumonie, ascension plus graduelle, marche plus irrégulière ; lorsqu'il y a plusieurs poussées, on retrouve toutefois, ébauché pour chacune d'elles, le cycle de sept jours environ commun à toutes les hépatisations : les phénomènes critiques, à la fin d'un septénaire, ne sont jamais aussi évidents.

Quant à l'état général, à l'albuminurie, l'oligurie, la sécheresse de la langue, la faiblesse et la rapidité du pouls, ce sont signes en général plus accentués dans la bronchopneumonie ; mais ce sont là des questions des plus ou des moins difficiles à apprécier, d'autant qu'il est telle pneumonie avec phénomènes septicémiques avérés, et par contre telle bronchopneumonie à noyau très limité restant pendant longtemps sans un retentissement considérable sur l'état général.

Si les symptômes généraux seuls frappent au premier abord, on pourra hésiter entre une bronchopneumonie et une fièvre typhoïde : mais, dans celle-ci, la fréquence des troubles digestifs, la langue caractéristique, le ballonnement du ventre, la diarrhée, le gargouillement iliaque, les taches rosées, la splénomégalie, la moindre intensité de la dyspnée feront, en général, faire le diagnostic ; toutefois il est des cas de bronchopneumonie avec abattement et état typhique très prononcé, de fièvre typhoïde avec peu de phénomènes abdominaux et beaucoup de phénomènes pulmonaires, où le diagnostic ne pourra être tranché que par la séro-réaction de WIDAL, et encore ce procédé de laboratoire ne donnera-t-il quelquefois un résultat positif qu'à une période déjà avancée de l'infection éberthienne.

7° Traitement. — Dans une bronchite chronique chez un emphysémateux, lorsqu'on voit approcher les phénomènes du catarrhe suffocant et même lorsque le catarrhe suffocant est déclaré, une première thérapeutique s'impose, comme pour les bronchites généralisées : désobstruer les bronches ; on peut espérer aboutir avant qu'à l'exsudat alvéolaire se soit ajouté l'arrêt de la circulation lobulaire, avant qu'à la « bronchite capillaire » des auteurs se soit surajoutée une hépatisation vraie ; un gramme et demi de poudre d'ipéca en trois prises, administrée avec de l'eau tiède, précédée et suivie d'une injection de 0,20 centigrammes de caféine, ou d'un centimètre cube d'huile camphrée, ont sauvé bien des malades chez lesquels le diagnostic de bronchite capillaire avait été fait par les médecins les plus expérimentés. Ensuite, on continuera l'évacuation des bronches non pas par le renouvellement de l'ipéca, moins encore par des préparations à base d'antimoine encore plus déprimantes, mais par de la terpine ou de l'oxymel scillitique.

Une hernie, une cardiopathie antérieure, un système vasculaire en trop mauvais état, seront des contre-indications de la médication vomitive ; mais chez des vieillards à vaisseaux peu altérés, à cœur en apparence sain, nous avons pu appliquer avec succès ce traitement, surtout entre soixante-cinq et soixante-quinze ans, mais parfois jusques et y compris l'âge de quatre-vingts ans.

Le plus souvent, malgré la désobstruction momentanée des petites bronches, la bronchopneumonie continue son évolution.

Le traitement de toutes les formes, catarrhe suffocant, bronchopneumonie lobulaire ou pseudo-lobaire se confond alors : il doit viser à la fois à décongestionner les poumons, soutenir le cœur, lutter contre la fièvre et les symptômes généraux.

Pour décongestionner les poumons, les ventouses sèches appliquées *larga manu* et fréquemment renouvelées, les cataplasmes sinapisés rendent les plus grands services.

Pour soutenir le cœur, les injections sous-cutanées de caféine, d'huile camphrée, de spartéine, de strychnine, d'ergotine même parfois rendent des services journaliers.

La digitale et surtout la digitaline (cinquante gouttes, réparties sur les vingt-quatre heures, de la solution de digitaline cristallisée au millième du codex), nous ont paru souvent avoir contribué à l'amélioration.

Contre la fièvre, il ne faut guère compter sur la quinine ; les antipyrétiques de la série aromatique comme l'antipyrine, le pyramidon, etc., sont trop hyposthénisants pour être employés dans une maladie aussi profondément déprimante que la bronchopneumonie.

La balnéothérapie sous forme de bains chauds ou froids, de bains sinapisés, si efficace dans la bronchopneumonie infantile, serait *dangereuse* chez les vieillards dont le cœur est *toujours* un peu lésé et dont les réactions thermiques se font mal ; l'expérience est d'accord avec la théorie pour contre-indiquer ici ce moyen thérapeutique, si puissant ailleurs.

Mais il nous reste, ainsi que l'un de nous l'a montré dans la thèse de son élève CHATINIÈRES [1], une ressource de premier ordre dans la réfrigération locale à l'aide de compresses froides ; c'est la compresse échauffante de PRIESSNITZ : on prend une large compresse de toile usagée, large bandage de corps pouvant faire une fois et demie le tour du corps, on la trempe dans de l'eau à

CHATINIÈRES, Thèse de Lyon, 1904.

16°C, on l'exprime en la tordant, on l'applique sur le thorax en l'enroulant, on la recouvre immédiatement d'une toile cirée souple et d'un molleton, le tout maintenu par des épingles anglaises ; on laisse la compresse une heure, on la renouvelle toute les trois heures chaque fois que la température atteint ou dépasse 38°5. On a ainsi un effet légèrement antipyrétique, mais profondément stimulant ; en même temps, on a un effet décongestionnant évident sur le parenchyme pulmonaire : la dyspnée diminue, les râles deviennent moins nombreux ; les points de côté, s'il y en a, disparaissent rapidement.

Enfin, il faut s'adresser à l'état général : les émonctoires doivent être surveillés ; le lait, aliment nutritif et diurétique, doit être le fond de l'alimentation ; toutes les heures une tasse de lait, toutes les demi-heures intercalaires une boisson aqueuse, telle qu'orangeade, citronnade, limonade, eau d'Evian avec sirop ; si le lait est mal toléré, tisane de céréales. — Un peu d'alcool pourra être utile, sans que soient indiquées les doses fantastiques des auteurs anglais ; une potion avec 20 ou 30 grammes de cognac vieux sera suffisante ; souvent même elle nous semble inutile ; en cas d'adynamie extrême, nous préférons l'action stimulante d'un peu de bon champagne. — Les évacuations intestinales devront être surveillées, la cavité buccale tenue très propre ainsi que toutes les parties du corps.

L'aération et l'humidification de l'atmosphère, une température égale et pas trop élevée dans la chambre, seront de rigueur. Mais avant tout, il faut se rappeler qu'un bronchopneumonique est toujours un infecté, un septicémique, primitif ou secondaire ; il importe de transformer, si possible, ce processus infectieux généralisé en un processus localisé ; c'est ici que se réalise l'intuition géniale de FOCHIER sur la haute portée de sa découverte au point de vue de la pathologie générale.

De nombreux cas ont déjà fortifié notre conviction sur ce point. En présence d'une bronchopneumonie, dangereux est d'atermoyer, il faut tout mettre en œuvre pour stimuler les défenses de l'organisme ; on peut essayer les frictions au collargol, les injections sous-cutanées ou intra-veineuses d'électrargol, les injections de nucléinate de soude suivant la méthode de

CHANTEMESSE, mais rien ne vaut la méthode de FOCHIER, des abcès de fixation, qui nous a donné parfois des succès inespérés ; aussi pouvons-nous poser en principe que sitôt le diagnostic porté il faut faire d'emblée une injection dans le tissu cellulaire de l'un des flancs, de 1 centimètre cube d'essence de térébenthine vieille ; si la réaction est négative, le pronostic est très sombre ; si elle est positive, si l'abcès se forme franchement, le pronostic est plus rassurant ; au fur et à mesure que se précisent les signes de la collection purulente, ainsi que nous l'avons montré personnellement[1], et dans la thèse de notre élève DETCHEFF[2], la température s'abaisse, le pouls diminue de fréquence, ainsi que les respirations, tandis qu'inversement la courbe de la diurèse décrit une ascension rapide, parfois avec tout le cortège des phénomènes critiques.

Accessoirement, nous avons employé simultanément les inhalations d'oxygène, suivant la méthode continue préconisée par WEILL ; c'est un moyen adjuvant de premier ordre et qui est susceptible de rendre les plus grands services.

En résumé, la bronchopneumonie reste une des maladies les plus graves, une des causes de mort les plus fréquentes dans la sénilité ; mais ce diagnostic n'est plus, comme autrefois, un arrêt de mort sans appel, et dans certains cas heureux, le médecin, s'il a agi avec décision et même avec audace, peut avoir la conscience intime d'avoir sauvé son malade d'une mort imminente.

ARTICLE VIII

ŒDÈME PULMONAIRE

L'œdème pulmonaire, essentiellement caractérisé par une transsudation séreuse dans les alvéoles pulmonaires, est, moins

---

[1] PIC et BONNAMOUR, *L'abcès de fixation dans le traitement des maladies broncho-pulmonaires aiguës*, Lyon médical, janvier 1910.

[2] DETCHEFF, *L'abcès de fixation dans les maladies broncho-pulmonaires aiguës*, Th. Lyon, juill. 1909.

encore que la congestion, l'apanage de la sénilité ; plus encore
que la congestion, il a été l'objet de très nombreux travaux bien
exposés dans les traités généraux ; nous ne faisons donc que le
signaler.

1° **Œdème chronique**. — L'œdème chronique est une des
multiples manifestations de l'asystolie arrivée à sa période
ultime ; il est plus précoce chez le vieillard cardiopathe que chez
l'adulte, parce que chez lui la faiblesse du myocarde est initialement plus grande, quelle que soit la lésion du cœur. Dans ces
cas, l'œdème chronique est l'homologue des épanchements mécaniques qui se produisent à cette période dans les cavités séreuses ;
— l'un de nous a montré dans la thèse de LOUIS [1], que l'existence
d'adhérences pleurales antérieures, en empêchant l'hydrothorax
de survenir, provoquait l'apparition précoce d'un œdème pulmonaire de remplacement. Ce phénomène s'observe avec son maximum de fréquence chez le vieillard, à cause de la grande fréquence, chez lui, des adhérences pleurales.

2° **Œdème pulmonaire aigu**. — L'œdème pulmonaire aigu,
si bien étudié par BOUVERET, HUCHARD, DIEULAFOY, au point de vue
clinique, RENAUT et HONORAT au point de vue histologique,
V. BACH, GROSSMANN, TEISSIER au point de vue pathogénique, est
fréquent chez deux groupes de malades, les aortiques et les
brightiques ; la fréquence des cardiopathies artérielles et des
néphrites interstitielles dans l'âge avancé impliquerait, *a priori*,
sa fréquence chez les vieillards ; cependant, du fait probablement
de l'atténuation de toutes les réactions morbides chez les séniles,
et de l'atténuation des réactions nerveuses en particulier, le coup
d'œdème nous a paru plus rare chez eux que chez les adultes.
Ses symptômes, son mécanisme, son anatomie pathologique
n'offrent rien de spécial ; nous signalerons seulement que, pour
TARTER, la présence d'un certain degré de desquamation endothéliale indique l'existence d'un processus inflammatoire se diffé-
renciant seulement des autres processus inflammatoires pulmo-

[1] J. LOUIS, Thèse de Lyon, 1901-1902, *Étude clinique sur les adhérences pleurales.*

naires par la pauvreté de l'exsudat en éléments cellulaires et sa richesse en liquide. Renaut avait déjà décrit l'œdème diapédétique ; la nature inflammatoire de l'œdème nous a paru évidente, en particulier, dans nombre de cas de cardiopathies artérielles ; les coups d'œdème coïncident alors avec des poussées inflammatoires d'artérite et de périartérite.

Le traitement lui-même n'offre rien de particulier : contre l'œdème chronique, les dérivatifs intestinaux (drastiques), les diurétiques et les cardiotoniques (voy. *Traitement des maladies du cœur*) ; contre l'œdème aigu, étant donnée la gravité immédiate du mal, la vieillesse ne sera pas une contre-indication au traitement héroïque, qui est la *saignée* d'urgence ; ce traitement sera d'autant moins contre-indiqué que, en règle générale, le coup d'œdème ne survient guère que dans la première partie de la vieillesse, de 60 à 70 ans, alors que la résistance générale organique est suffisante et la tension artérielle élevée ; on aura soin d'ailleurs de faire précéder et suivre la saignée d'une médication rapidement stimulante, telle qu'une injection de caféine ou d'huile camphrée. Quand, à la suite du traitement, l'orage inflammatoire sera calmé, ce sera celui de la maladie causale, cardio-artérielle, rénale ou cardio-rénale.

ARTICLE IX

ASTHME SÉNILE

Autrefois considéré comme une maladie essentielle, une névrose, l'asthme a vu son domaine se rétrécir depuis qu'ont été bien définies et étudiées les diverses dyspnées, en particulier celles de l'emphysème, de la phtisie fibreuse, des cardiopathies valvulaires ou artérielles, des malades atteints d'urémie latente ou confirmée.

Parmi les formes cliniques de l'asthme, celle désignée sous le nom d'asthme des vieillards plus particulièrement a vu son importance diminuée d'autant. En soumettant à la critique scientifique la plupart des observations réunies sous ce nom, il est rare de ne pas dépister sous ce vocable d'asthme l'une ou l'autre des dyspnées. Si, en d'autres termes, on a éliminé du cadre de l'asthme sénile tous les asthmes symptomatiques ou pseudo-asthmes, bien peu d'observations restent pour l'asthme sénile dit essentiel.

Par définition, l'asthme est une forme de dyspnée se caractérisant par des crises paroxystiques, avec dyspnée surtout expiratoire, ordinairement nocturnes, durant plusieurs heures, pendant lesquelles l'auscultation fait entendre des râles musicaux dans toute la poitrine, et qui se juge par une expectoration d'abord spéciale, perlée, puis abondante, mousseuse, aérée, dans laquelle on trouve certains éléments réputés caractéristiques, tels que les spirilles de CURSCHMANN, les cristaux de CHARCOT-LEYDEN, et des cellules éosinophiles, en même temps que les râles deviennent plus humides et se localisent aux bases ; c'est le signal de l'accalmie : le malade s'endort brisé, mais heureux de pouvoir enfin respirer librement, pleinement. La crise recommence souvent plusieurs jours de suite, à la même heure, et parfois les crises se succèdent très nombreuses et rapprochées, constituant une sorte d'état de mal.

La caractéristique différentielle de cet asthme essentiel avec les asthmes symptomatiques résiderait surtout dans ce que, dans les intervalles interparoxystiques, rien d'anormal ne subsisterait à l'appareil respiratoire, ni fonctionnellement ni physiquement ; de même, l'examen des divers organes, et en particulier des émonctoires rénaux serait négatif.

Prise à la lettre, cette dernière restriction ne se réalise presque jamais, même chez l'enfant ou l'adulte, à plus forte raison chez le vieillard ; aussi pouvons-nous dire que chez ce dernier tout au moins il n'y a que des asthmes symptomatiques, et même que c'est par un singulier abus de langage que ces dyspnées sont qualifiées du nom d'asthme.

Pour en être convaincu, il n'y a qu'à lire les pages que consacrent à l'asthme sénile les classiques, et DURAND-FARDEL en particulier :

« L'asthme chez les vieillards, dit DURAND-FARDEL, serait le symptôme d'une maladie organique, anévrysme du cœur, anévrysme de l'aorte, pleurésie chronique, etc. (Burton); — l'asthme serait un symptôme d'emphysème (Valleix); — l'asthme résulterait d'une sécrétion catarrhale particulière plus dense des bronches (Beau). »

« ... Les vieillards asthmatiques... sont catarrheux, tous emphysémateux, et presque tous, sinon tous, présentent à un certain degré ces lésions organiques signalées par Burton. Chez ces malades on n'est pas embarrassé pour trouver une cause de dyspnée; on en trouve même plusieurs, car il faut bien admettre que toutes ces causes se combinent en se favorisant mutuellement. ...La dyspnée est la conséquence de cet appareil morbide », mais une dyspnée essentiellement variable ; et parmi les causes que Durand-Fardel assigne aux exagérations de la dyspnée, il met en première ligne les variations thermiques : sous ces influences, la dyspnée s'exaspère, « et les vieillards disent alors qu'ils ont leur asthme ».

Abstraction faite des cardiaques, des urémiques, des malades atteints d'aortite, etc., cette description s'applique à ces vieux tuberculeux fibreux, emphysémateux et bronchitiques, dont la dyspnée plus ou moins permanente s'exaspère au moindre refroidissement, par suite de leur congestion bronchique et de l'exaspération consécutive du catarrhe ; il y a bien alors des crises analogues à celles de l'asthme, mais la respiration n'est jamais normale dans les intervalles ; tout ce que l'on peut dire, c'est que la dyspnée, d'ailleurs continue, prend, épisodiquement, le type asthmatique.

En résumé, comme le dit encore Durand-Fardel... « l'asthme des vieillards est ordinairement consécutif, et alors est-ce réellement de l'asthme?... Ce n'est donc ni chez les vieillards ni chez les malades atteints de lésions organiques qu'il faut étudier l'asthme. Peut-être même peut-on se demander si l'asthme vrai se rencontre chez les vieillards. »

La réponse à la question ne nous paraît pas douteuse : ce que les auteurs et le public appellent asthme des vieillards, ce n'est pas de l'asthme, et nous renvoyons pour sa description à ce que nous dirons de l'emphysème, du catarrhe bronchique, de la tuberculose fibreuse. Cependant des malades, asthmatiques dans leur jeunesse, vieillissent et peuvent demeurer asthmatiques ; mais le type de leur dyspnée change : elle n'est plus simplement paroxystique, mais elle devient à la fois continue et paroxystique : c'est qu'au syndrome neuro-respiratoire initial se sont surajoutées des lésions organiques qui le déforment ; ce qui, dans ce complexus, est fonction de l'âge, ce n'est pas l'asthme, ce sont, au contraire, les lésions permanentes qui viennent le compliquer : l'asthme, comme la migraine, est une maladie qui vieillit, et qui, en vieillissant, perd les caractéristiques qui à l'âge adulte en font un type si spécial de dyspnée. Ce n'est donc pas, nous le répétons, chez le vieillard qu'il faut étudier l'asthme, et une description complète de cette prétendue névrose ne saurait trouver place dans un précis où ne doivent être décrites que les maladies fonction de la sénilité.

ARTICLE X

EMPHYSÈME PULMONAIRE

Le mot emphysème pulmonaire (littéralement poumon insufflé) désigne, non pas une maladie, mais un état anatomique, toujours secondaire à des lésions, soit aiguës, soit chroniques, de l'appareil respiratoire.

1° Définition. — Cette lésion consiste essentiellement dans l'agrandissement des alvéoles. D'après les classiques, cet agrandissement se produirait dans deux cas, d'abord lorsqu'une portion du parenchyme pulmonaire étant imperméable à l'air, une autre portion se laisse distendre passivement comme pour offrir à l'hématose une surface anormalement développée, c'est l'emphysème supplémentaire ou vicariant ; ensuite, dans un second cas, par un trouble trophique particulier qui oblitérerait des vaisseaux, amincirait et perforerait les parois infundibulaires, les faisant communiquer toutes entre elles dans un même alvéole ou un même lobule.

Pour TALFIER, la première espèce seule aurait une existence

réelle ; la seconde ne serait pas prouvée. A *fortiori*, à notre avis, encore moins prouvée, est l'existence d'un *emphysème atrophique* spécial à la vieillesse, tel qu'il a été décrit par Déchambre. Il nous paraît incontestable que dans la sénilité, le processus générateur de l'emphysème est le même qu'à l'âge adulte. Ici, comme aux autres âges, le processus emphysémateux est toujours consécutif : l'emphysème primitif n'existe pas ; c'est une pure vue de l'esprit.

Bien que le mécanisme de l'emphysème soit le même à tous les âges, l'énorme fréquence de cette lésion dans la sénilité fait, de certaines formes au moins, une maladie presque propre au vieillard, et ceci pour des raisons qui vont découler naturellement de notre exposé anatomique et pathogénique.

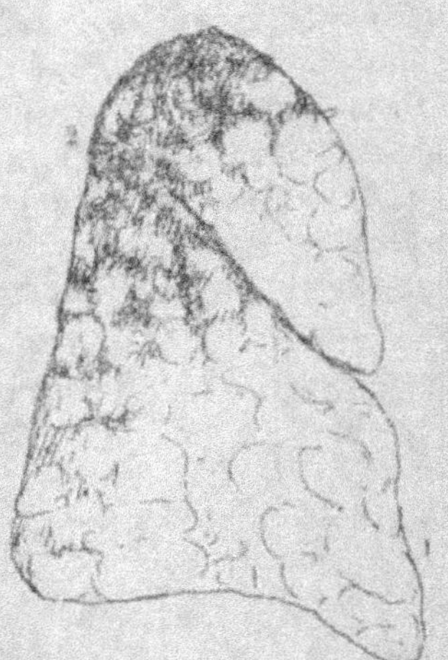

Fig. 40

Schéma montrant la disposition générale relative de l'emphysème 1 et de la sclérose 2 (d'après Béniel).

2° Anatomie pathologique, pathogénie. — L'anatomie pathologique démontre la coexistence constante, avec l'emphysème, de lésions évidemment antérieures à cet emphysème. Cette *loi*, qui résulte de l'ensemble des travaux contemporains, que nous avons vue, dans 79 autopsies, être constante, a été formulée surtout par R. Tripier. Elle mériterait d'être appelée *loi de Tripier*.

Le poumon emphysémateux se présente avec des aspects et des localisations différents suivant que l'emphysème est loin de la lésion originelle, ou qu'il coïncide avec elle.

S'il s'agit d'un emphysème éloigné de la lésion originelle, sa localisation est au point opposé à cette lésion : avec une lésion de la base, on a un emphysème de la région antéro-supérieure ; avec une lésion du sommet, on a un emphysème de la base, et spécialement au niveau des bords de cette base (fig. 40).

L'emphysème, dans ces cas, s'accompagne d'augmentation de volume du poumon : dès l'ablation de la cage thoracique, le poumon fait hernie hors de celle-ci; il apparaît comme insufflé, avec une coloration gris blanchâtre ; à la pression il donne une sensation de duvet élastique (LAENNEC), on a l'impression nette que l'organe est distendu par l'air ; on voit d'ailleurs celui-ci soulever la paroi en la distendant de proche en proche ; si l'on

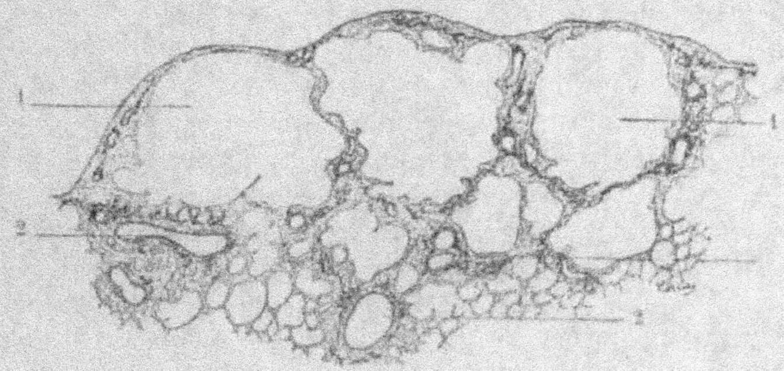

Fig. 41.

Coupe au travers d'un point d'emphysème mamelonné
(d'après BÉRIEL).

1, grosses vésicules emphysémateuses séparées par des bandes scléreuses
2, vaisseaux entourés de sclérose anthracosique.

presse plus fort entre deux doigts, les portions de parenchyme ainsi distendues éclatent avec un bruit sec, comme le ferait un ballon trop gonflé et se dégonflant brusquement ; par contre, la crépitation fine, normale, a disparu ; le poumon, parce que très mou, est difficile à couper ; sa coupe est sèche ; un morceau de parenchyme excisé surnage plus complètement que ne le fait le poumon normal ; à la périphérie, les lobules pulmonaires sont séparés par des lignes grisâtres plus accusées que normalement.

Au microscope, THIPIER a montré que les parois alvéolaires, bien loin d'être amincies, comme on l'enseignait jusqu'ici, sur la foi de DECHAMBRE, sont épaissies, mais elles sont étalées et leur concavité est plus prononcée que normalement ; leurs fibres élastiques sont volumineuses et nullement désagrégées ; leurs vaisseaux, bien loin d'être oblitérés, sont souvent gorgés de sang et entourés de bandes de sclérose avec de l'anthracose (fig. 41) ; les parois alvéolaires sont tapissées de cellules endothéliales à protoplasma clair et volumineux ; autour des bronches et des vaisseaux existent des fibres musculaires hypertrophiées. Çà et là existent quelques perforations alvéolaires, par le fait de la chute de quelques cellules endothéliales de part et d'autre de la cloison alvéolaire.

Si l'emphysème, coïncidant avec des lésions inflammatoires, siège au voisinage ou même au niveau de ces lésions, il prend un aspect tout autre : c'est l'emphysème bulleux ou vésiculaire ; ce sont des saillies bulleuses, multiples, accolées les unes aux autres, à paroi mince, translucide, comme soufflées et séparées les unes des autres par de profonds sillons ; chacune de ces bulles a l'aspect de la vessie natatoire d'un poisson ; il en est parfois de la grosseur d'un œuf de poule ou même du poing.

Ces lésions siègent surtout aux sommets, au niveau des bords antérieurs, au niveau de la languette du bord inférieur du poumon gauche.

Quelles sont les lésions parenchymateuses primitives qui ont conditionné l'emphysème ?

On peut poser en principe, avec Talyla, que toute altération pulmonaire susceptible de rétrécir notablement le champ de l'hématose s'accompagne d'emphysème vicariant.

Il en est ainsi des affections aiguës comme des affections chroniques : parmi les affections aiguës susceptibles d'entraîner la production de l'emphysème et pouvant s'observer chez le vieillard, nous citerons la pneumonie, la bronchopneumonie, l'infarctus, l'œdème pulmonaire, la coqueluche ; mais dans ces cas, l'âge n'imprime aucune modification anatomo-clinique au tableau morbide, sauf que l'emphysème une fois produit chez un vieillard, même au cours d'une maladie aiguë, ne rétrocède guère, tandis que la *restitutio ad integrum* est possible dans le jeune âge et peut-être même chez l'adulte.

Parmi les affections chroniques, nous citerons la syphilis pulmonaire avec ou sans dilatation des bronches (voy. ce mot), les tumeurs primitives ou secondaires du poumon, les inflammations pleurales chroniques, le pneumothorax, les pneumonies chroniques; mais ici encore l'âge ne modifie pas essentiellement le tableau morbide. Par contre, les rapports de l'emphysème avec la tuberculose méritent une étude toute particulière chez le vieillard, à cause de l'allure particulière que revêt cette tuberculose elle-même.

Toute tuberculose pulmonaire, a montré GRANCHER, a une double tendance, caséoformative et fibroformative; toute tuberculose pulmonaire, a montré d'autre part R. TRIPIER, s'accompagne d'emphysème. Mais, comme l'a montré BARD, dans chaque forme de tuberculose pulmonaire, la production d'emphysème est d'autant plus considérable que la tendance est plus marquée vers la fibroformation. C'est pourquoi l'emphysème est de plus en plus fréquent, à mesure qu'on s'élève en âge, parce que les tuberculoses séniles sont en grande majorité fibreuses. Chez ces vieux emphysémateux, la tuberculose remonte souvent très loin dans l'existence; les premières atteintes ont passé inaperçues; elles ont été latentes, parce que, soit du fait de l'organisme, soit du fait de l'agent virulent, elles étaient atténuées, et du fait de cette atténuation, plus fibro que caséoformatives. Mais chaque atteinte a laissé à sa suite un emphysème de plus en plus marqué, de plus en plus étendu.

Les lésions très rapidement ulcéreuses, comme la pneumonie caséeuse, la tuberculose à forme bronchopneumonique, évoluent trop vite pour que l'emphysème acquière une autonomie clinique.

Ce sont les formes fibreuses qui fournissent à l'emphysème le plus fort contingent. Parmi elles, HIRTZ en 1878, BARD en 1879, dans sa thèse inaugurale, ont bien mis en évidence le rôle de la phtisie fibreuse ordinaire; ces recherches sont devenues classiques et personne ne conteste plus le rôle de la phtisie fibreuse dans la genèse de l'emphysème (voy. *Phtisie fibreuse*). Mais à côté de ces cas, on admet encore l'existence d'une maladie particulière, autonome, l'emphysème avec catarrhe bronchique, qui ne ressortirait pas à la tuberculose. Dernièrement, HIRTZ lui-même insistait sur la dualité étiologique de l'emphysème pul-

monaire et paraissait admettre à côté de cet emphysème para-
tuberculeux, qu'il a été l'un des premiers à individualiser, un
emphysème d'origine bronchitique simple. Or, pour R. TRIPIER
et son élève BÉRIEL, quand on examine attentivement au microscope cet emphysème (fig. 42), soi-disant consécutif à de la
bronchite simple, on trouve non seulement de la bronchite, mais
des scléroses lobulaires disséminées, véritables bronchio-alvéolites tuberculeuses discrètes à évolution fibreuse d'emblée : toute

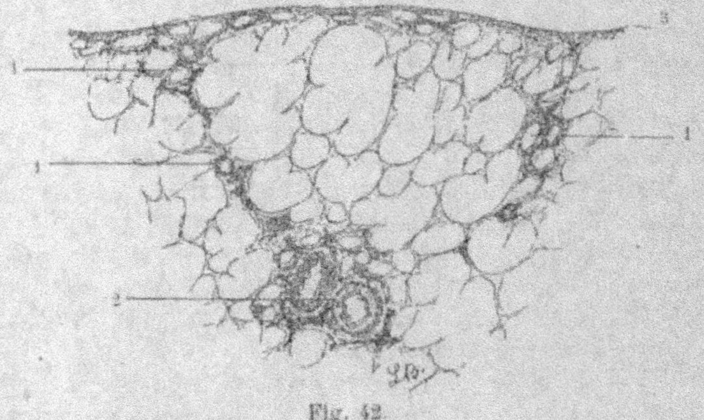

Fig. 42.

Schéma montrant la disposition locale relative de l'emphysème
et des productions inflammatoires (d'après BÉRIEL).

Les alvéoles emphysémateux sont situés dans la zone moyenne, les points atteints
par l'inflammation étant représentés par de petits alvéoles autour des vaisseaux (1. 1),
de l'axe broncho-vasculaire (2), et sous la plèvre (3).

bronchite qui dure s'accompagne d'alvéolite, laquelle, guérissant, laisse une cicatrice fibreuse.

Notre observation personnelle, qui date de douze années, nous
avait nous-mêmes amenés à cette conclusion que le soi-disant
« catarrhe et emphysème » n'est qu'une manifestation de la
phtisie fibreuse : en faisant l'analyse de nos 79 autopsies, nous
étions arrivés à la conviction que, en dehors des cas particuliers ci-dessus notés, l'emphysème chronique des vieillards est
constamment secondaire à des lésions scléreuses de nature indis-
cutablement tuberculeuse chez la plupart des sujets ; chez ceux-ci

on trouve, outre des îlots ou des bandes scléreuses, soit des
sortes de grains durs, ardoisés, soit de vrais tubercules crétacés; l'existence de ces tubercules incontestables à côté de lésions
scléreuses permet de penser que dans les cas plus rares où
celles-ci existent seules, elles sont également de nature tuberculeuse, bien que l'édification spécifique ne puisse être mise en
évidence.

C'était là l'opinion dominante de toute une série de cliniciens.
TRIPIER en démontrant, microscope en main, l'existence de scléroses alvéolaires d'origine tuberculeuse, a mis un fait inconte-
table à la place d'une hypothèse.

Quant à l'emphysème atrophique dit sénile, il ne mérite pas
de description particulière. Si dans certains cas, à l'autopsie, les
poumons, au lieu de faire saillie au dehors après l'ouverture du
thorax, restent ratatinés, cela tient à la prédominance de la
sclérose. En résumé, la tuberculose dans toutes ses formes est
productrice d'emphysème : au minimum dans les formes
caséeuses, au maximum dans les formes fibreuses, qu'il s'agisse
de phtisie fibreuse proprement dite ou de cette phtisie fibreuse
larvée, dite catarrhe avec emphysème. Ces deux formes de
phtisie fibreuse étant éminemment fréquentes chez le vieillard,
il en résulte, chez lui, une très grande fréquence de l'emphysème
lui-même.

3° Symptômes. — L'emphysème étant toujours associé à
une lésion pulmonaire, c'est par une véritable abstraction que
l'on décrit les symptômes de l'emphysème pur; il est cependant
utile de rechercher ce qui, dans le tableau clinique, est le fait de
cet emphysème.

Fonctionnellement, l'emphysème se manifeste par de la dyspnée
d'effort : en effet, quelque vicariant que soit son rôle premier, la détermination emphysémateuse ne tarde pas à devenir
excessive, le poumon après l'inspiration ne peut revenir que
très incomplètement sur lui-même, d'où dyspnée, d'autant plus
marquée qu'un effort exigerait une ventilation plus complète de
l'appareil pulmonaire.

Physiquement : à l'inspection, voussure thoracique ; le thorax

prend un aspect globuleux ; le cou souvent amaigri et enfoncé
entre les épaules, prend ainsi l'aspect du cou de tortue (RE-
NAUT) ; les creux sous-claviculaires sont diminués ou effacés ; les
espaces intercostaux sont élargis. A la palpation, les vibrations
thoraciques sont atténuées. A la percussion, la paroi est plus
élastique que normalement ; le son est plus élevé, plus tympanique, spécialement, comme l'a montré surtout TAPPIER, au
niveau des creux sous-claviculaires ; en avant, cette sonorité
exagérée voile la matité cardiaque. A l'auscultation, le murmure vésiculaire est diminué dans son intensité, l'inspiration
est humée, l'expiration prolongée.

A l'aide du pneumographe, on peut prendre le tracé respiratoire : qu'on ait affaire à un emphysémateux bacillaire, ou à un
emphysémateux dit constitutionnel, les tracés sont parfaitement comparables (HIRTZ).

Au spiromètre de DUROXT ou de JOAL, on constate qu'un
emphysémateux exempt de tare tuberculeuse appréciable à la
percussion et à l'auscultation, sans dilatation cardiaque, a une
capacité respiratoire de plus de 2500 centimètres cubes pour
une taille moyenne de 1ᵐ,65 (HIRTZ).

Quant au pneumatomètre de WALDENBURG, il indique, dès les
premières périodes de l'emphysème, une diminution de la force
d'expiration par rapport à la force d'inspiration. Au lieu du
rapport normal :

$$\frac{\text{Force d'expiration}}{\text{Force d'inspiration}} = \frac{160}{120}$$

on a, chez les emphysémateux, les valeurs suivantes :

$$\frac{\text{F. d'expiration}}{\text{F. d'inspiration}} = \frac{70}{140} \text{ ou } \frac{54}{120} \text{ ou } \frac{40}{110} \cdot$$

Plus simplement, la mensuration montre que l'ampliation
thoracique est très diminuée : d'après HIRTZ, la différence entre
le périmètre thoracique mesuré à la hauteur des mamelons,
après une inspiration forcée, et la même circonférence à la fin
de l'expiration forcée est de 7 centimètres en moyenne. Elle

s'abaisse dans l'emphysème, à 5, 4, 2 et même 1 centimètre à peine chez certains grands emphysémateux : Hirtz tient pour « mauvais emphysémateux » ceux qui donnent moins de 3 centimètres à ce genre de mensuration.

Enfin l'exploration aux rayons X montre que les mouvements respiratoires ont perdu beaucoup de leur amplitude et que la transparence thoracique est plus marquée au niveau des régions emphysémateuses.

Tels sont les signes de l'emphysème lui-même ; mais, nous le répétons, en clinique, comme en anatomie pathologique, il n'est jamais pur, mais toujours associé aux lésions qui l'ont conditionné, lésions tuberculeuses en l'espèce, puisque nous négligeons les cas exceptionnels signalés au début. Les signes surajoutés peuvent être des signes bronchitiques, parenchymateux ou pleuraux. Les signes bronchitiques consistent en des râles sibilants et ronflants disséminés, avec une tendance d'ailleurs à se fixer en un point plutôt qu'en un autre. Les signes parenchymateux varient : ce sont de simples râles muqueux, à prédominance basilaire variant suivant les efforts de toux ; ce peuvent être aussi, pour peu que la tuberculose évolue, de vrais craquements, c'est-à-dire des râles muqueux ayant un timbre un peu sec, à prédominance apexienne le plus souvent (apex du lobe supérieur ou du lobe inférieur), étant fixes, c'est-à-dire ne disparaissant pas dans les efforts de toux, et s'accompagnant d'un certain retentissement de la voix et de la toux qui les exagèrent ; une rudesse accentuée du murmure vésiculaire, une obscurité très marquée, une expiration très soufflante et prolongée, indiquent une lésion parenchymateuse, avec densification du parenchyme, dont l'expiration soufflante témoigne par-dessus tout. En percutant attentivement les sommets, on décèle d'ailleurs presque toujours un point où existe une certaine matité ; quelquefois il y a plusieurs points de matité : c'est la *matité en damier* décrite par certains auteurs dans l'emphysème et attribuée par eux à des points de condensation du parenchyme entre les îlots insufflés ; en réalité, il s'agit de points scléreux ou infiltrés. La radioscopie est d'ailleurs venue montrer que ces points mats étaient plus ou moins obscurs à l'écran.

Lorsque la tuberculose évolue, les mouvements respiratoires subissent une modification très appréciable, et le tracé se rapproche de celui de la tuberculose d'après HIRTZ. D'après le même auteur, au spiromètre, au lieu de 2500 centimètres cubes que l'on trouve pour un emphysémateux ordinaire, on ne trouve plus que 1800, 1700, 1500 centimètres cubes pour une moyenne de taille de 1ᵐ.60, chez les emphysémateux nettement tuberculeux.

L'emphysémateux, en dehors des périodes de bronchite, n'expectore pas ; la bronchite étant à peu près constante chez le vieillard, la toux et l'expectoration le sont aussi ; mais cette expectoration est purement muqueuse ou à peine muco-purulente au moment des poussées, et sans aucun des caractères de l'expectoration tuberculeuse habituelle. Et ce n'est pas là un des signes qui ont le moins contribué à faire révoquer en doute les relations de l'emphysème et de la tuberculose ; l'examen des crachats est lui-même généralement négatif au point de vue de la recherche des bacilles ; quelquefois dans ces cas, il est vrai, l'inoculation est positive ; si elle est négative, il reste encore la ressource de procédés de laboratoire, tels que la séro-réaction, l'oculo-réaction, la cuti et l'intradermoréaction, que nous avons vues souvent être positives au moment des crises, alors que toutes les autres recherches étaient demeurées sans résultats ; bien entendu, la survenue, rare, mais non exceptionnelle d'une hémoptysie au cours d'une poussée bronchitique lèvera les hésitations. La température ne s'élève que dans les crises, et encore reste-t-elle quelquefois normale.

4° **Évolution**. — L'histoire de l'emphysème sénile se perd pour le sujet dans les souvenirs les plus lointains ; volontiers le malade attribue son oppression à une grippe récente ; en réalité on s'aperçoit qu'il toussait « tous les hivers », « comme tout le monde », ajoute-t-il ; dès le début, une bronchite s'est produite ; dans la suite, ce sont toujours des bronchites qui ont jalonné l'extension du processus ; et au moment où le vieillard réclame des soins, c'est encore qu'une poussée de bronchio-alvéolite est venue aggraver sa situation déjà précaire. Ce sont ces poussées inflammatoires dans les espaces intercalaires soit aux lésions scléreuses préexistantes, soit aux lésions franchement tuberculeuses déjà établies, qui donnent lieu à ces signes physiques, obscurité, râles, etc., que d'aucuns ont attribués à l'emphysème. C'est à la faveur de ces poussées inflammatoires, bien plus que par l'extension de l'emphysème lui-même, que le champ de l'hématose se rétrécit plus ou moins vite, que le cœur droit se surmène, se dilate, et que le tuberculeux fibreux devient un cardiaque, et évolue, comme tel, vers l'asystolie terminale.

Cette évolution, en somme, est réservée, chez l'emphysémateux adulte, aux formes fibreuses évolutives, c'est-à-dire aux formes dans lesquelles la tuberculose, quelque atténuée que soit sa forme, est néanmoins subinflammatoire ; chez le vieillard, elle est le satellite obligé de toutes les formes de phtisie fibreuse, parce que, en dehors du processus pulmonaire, il faut tenir compte du cœur, des artères et que « tant vaut le cœur, tant valent les artères, tant vaudra l'emphysémateux » (HIRTZ).

5° Complications. — L'évolution peut d'ailleurs être troublée et généralement abrégée par des *complications* plus dramatiques, d'ordre mécanique comme le pneumothorax, d'ailleurs très rare chez le vieillard, à cause des adhérences préexistantes, d'ordre tuberculeux (pneumonie, bronchopneumonie, granulie tuberculeuse), fait encore rare, ou plutôt d'ordre infectieux banal, fait très fréquent chez le vieillard dont l'arbre aérophore est toujours, du fait de sa méiopragie (voy. *Poumon sénile*), en état d'imminence morbide : ce sont des pneumonies, des bronchopneumonies, toujours graves chez le vieillard, mortelles habituellement chez le grand emphysémateux ; parfois enfin des coups d'œdème aigu, surtout chez les emphysémateux brightiques ou certains scléreux.

Au-dessous de ces complications, les simples bronchites peuvent être très graves, et ceci par la raison découverte par TUFFIER, que toute bronchite profonde est en réalité une bronchioalvéolite ; chez le vieillard, le cœur étant faible, les exsudats demeurent, le catarrhe suffocant est constitué ; par la raison encore qu'elles surmènent le cœur et qu'elles aussi peuvent être une porte d'entrée pour la dilatation du cœur droit et l'asystolie.

A un degré moindre, ces bronchites profondes provoquent dans tous les cas une exagération de la dyspnée d'effort ; cette dyspnée peut prendre un type spécial, ressemblant plus ou moins au type classique de la dyspnée paroxystique, à prédominance expiratrice, qui constitue l'*accès d'asthme*, c'est la bronchite asthmatique des anciens auteurs ; on dit encore que ces vieillards ont « leur asthme » ; mais tous les auteurs ajoutent que l'asthme sénile n'a plus des caractères aussi tranchés que dans la jeunesse ou à l'âge adulte : les paroxysmes en sont moins violents, le calme est moins complet dans les périodes interparoxystiques. C'est, pour continuer à emprunter le langage encore naguère classique, un asthme symptomatique et non un asthme essentiel.

Aujourd'hui on sait que tous les asthmes sont symptomatiques ; on sait, depuis les travaux de LANDOUZY, que dans l'immense majorité des cas, l'asthme est d'origine tuberculeuse ; mais toutes les tuberculoses ne sont pas asthmatigènes ; ce sont plutôt les tuberculoses fibreuses, très probablement par l'intermédiaire d'une névrite du pneumogastrique, névrite toxique (DUMAREST), ou par compression d'origine ganglionnaire. Cependant l'asthme vrai est exceptionnel chez le vieillard, où la tuberculose fibreuse est monnaie courante, ainsi que l'emphysème. Les anciens ont donc eu raison de soigneusement distinguer entre l'asthme et l'emphysème, mais ils ont méconnu leurs rapports réciproques. Au Perron, nous avons recueilli plusieurs observations du type de la suivante : une vieille femme raconte que depuis sa prime jeunesse elle est « susceptible des bronches » ; elle a eu, de longues années durant, des accès d'asthme typiques, puis ces accès sont devenus moins nets, elle est devenue catarrheuse et emphysémateuse, mais chaque fois qu'elle « prenait froid », elle avait de nouveau des accès d'oppression terrible, à la fois permanente et paroxystique : dans les paroxysmes, de nouveau on constatait une allure asthmatique de la dyspnée ; cette femme succombant à une bronchopneumonie, nous trouvâmes un emphysème généralisé, de la tuberculose évidente et crétacée des sommets, avec adhérences localisées, de la bronchopneumonie, de la dilatation du cœur droit, et un des pneumogastriques nettement comprimé par un tissu scléreux de périadénite développée au niveau d'une vieille adénopathie trachéobronchique... Dans ces cas, comme dans d'autres analogues, que le retentissement nerveux de la tuberculose se soit fait par voie toxinienne ou par lésion anatomique, l'enchaînement des phénomènes a été le suivant : l'accès d'asthme a été contemporain des premières poussées de bronchio-alvéolite bacillaire ; son intensité est allée en diminuant au fur et à mesure que de l'emphysème vicariant se produisait autour des lésions sclérogènes initiales ; alors survient une période de tolérance qui s'étend parfois à tout l'âge adulte : le jeune homme qui a eu des accès d'asthme, présente un peu de dyspnée d'effort à peine appréciable ; mais quand le cœur diminue de force, que les bronchio-alvéolites augmentent de fréquence, la dyspnée s'installe à demeure et si une épine irritative est demeurée au niveau du pneumogastrique, elle tend à revêtir de nouveau une allure paroxystique, l'action vicariante de l'emphysème ne suffisant plus ; puis survient la dilatation du cœur droit, aboutissant commun de tous ces divers groupes de malades.

Ainsi l'asthmatique jeune devient un emphysémateux, lequel en vieillissant peut redevenir un pseudo-asthmatique sénile ; d'autre part, l'emphysème n'est pas une complication de l'asthme, mais un de ses modes de guérison, temporaire tout au moins, asthme et emphysème étant tous deux d'ailleurs des modalités de la tuberculose fibreuse, tuberculose en sourde évolution chez l'asthmatique, tuberculose cicatricielle chez l'emphysémateux simple, tel qu'on le rencontre souvent à l'âge adulte, mais presque jamais dans la vieillesse.

6° **Pronostic**. — L'emphysème, quelque compensateur qu'il soit au début, peut donc à la longue, en s'étendant, augmenter la gêne de l'hématose et le travail du cœur ; mais son pronostic est surtout commandé par les lésions causales ou surajoutées, ainsi que par l'état des artères et du cœur.

7° **Traitement**. — L'emphysème étant pour nous, comme pour

Bard, Tripier, une lésion compensatrice, nous ne voyons aucun avantage au traitement par l'air comprimé (d'ailleurs irrationnel en toute hypothèse). Il faut surtout éviter au vieillard les causes provocatrices des bronchio-alvéolites, c'est-à-dire les causes irritatives infectieuses, toxiques ou thermiques.

Chez quelques *jeunes* vieillards catarrheux et emphysémateux, nous avons avec succès appliqué la cure d'altitude, sans dépasser d'ailleurs 8 à 900 mètres. Mais dès que le cœur est un peu touché, il sera préférable d'envoyer les malades dans un climat doux et sec, loin des poussières et des fumées des villes ; c'est l'indication, en hiver, de la Riviera ou des stations analogues, à condition d'habiter un peu loin de la mer ; c'est l'indication, également, de Pau, de Saint-Jean-de-Luz. Il faudra dans tous les cas, ménager les forces du malade, lui ordonner une alimentation légère et réparatrice ; soigner les moindres bronchites. Pour les détails, nous ne pouvons que renvoyer au traitement des bronchites, une lésion anatomique comme est l'emphysème, ne comportant, à tout prendre, pas de traitement à proprement parler.

8° Rapports de l'emphysème avec la tuberculose. — Conséquences pratiques. — La conclusion nihiliste du paragraphe précédent n'est cependant pas la seule à tirer des notions acquises sur l'emphysème sénile. La façon nouvelle d'envisager les rapports de l'emphysème avec la tuberculose est grosse au contraire de conclusions pratiques.

Autrefois, emphysème et tuberculose étaient considérés comme antagonistes ; l'emphysème et la tuberculose étaient l'un comme l'autre des entités morbides opposées : l'emphysème constituait un brevet de longue vie, la tuberculose une condamnation à mort. L'emphysème était l'expression pulmonaire de la diathèse arthritique, laquelle était par définition réfractaire à la tuberculose. L'emphysème et la tuberculose étaient deux maladies constitutionnelles : l'un était l'expression de la constitution arthritique, l'autre celle de la constitution scrofuleuse ; dans d'autres nosologies, l'emphysème était apparenté à l'herpétisme, la tuberculose au lymphatisme. Origine, pronostic, évolution, parentés morbides, tout les opposait ; partout c'était l'antithèse.

Cependant, des cliniciens illustres, tels que Louis, Fauvel, Gairdner, Gaillard, Valleix savaient et avaient dit que parfois la tuberculose emprunte le masque de l'emphysème. C'est le mérite de Hirtz d'avoir, depuis 1878 jusqu'à ces derniers temps, démontré, par une série de documents irréfutables, signés de lui ou de ses élèves, que « tout malade emphysémateux doit être tenu pour suspect de tuberculose », que « l'emphysème est une réaction de défense antituberculeuse... consécutive à une dypsnée inspiratoire continue, ou intermittente comme dans l'asthme... » « L'emphysème pour Hirtz, comme l'asthme pour Landouzy est « fonction de tuberculose ». Toutefois il semble bien que Hirtz, tout en proclamant l'origine presque toujours suspecte de tuberculose de l'emphysème, admette encore un emphysème « pur », un emphysème anthracosique, etc., puisqu'il s'attache à en faire le diagnostic différentiel, et pose des règles différentes pour le traitement. La thèse de Bard, sur la phtisie fibreuse, marque également une date, en montrant que l'emphysème est le satellite surtout des tuberculoses fibreuses.

Enfin Tripier et son élève Bériel vont plus loin que Hirtz, et démontrent que tout emphysème est secondaire, que l'emphysème dit constitutionnel est une réaction d'origine tuberculeuse.

L'emphysème, engendré par la tuberculose, a réciproquement sur elle, une influence incontestable.

Lorsque l'emphysème a pris dans un poumon une grande extension, la germination tuberculeuse semble s'y faire moins facilement. C'est peut-être pour cette raison (Tripier) qu'une tuberculose ayant débuté à droite et le poumon gauche étant devenu emphysémateux secondairement, ce poumon gauche paraît ultérieurement résister mieux que le droit à la tuberculose, parce qu'il est emphysémateux. Cet emphysème, d'origine tuberculeuse, semble donc, *dans une certaine mesure*, s'opposer au développement ultérieur de cette tuberculose.

C'est à cela que se borne ce prétendu antagonisme de la tuberculose et de l'emphysème.

A un moment donné d'ailleurs, souvent la tuberculose n'a plus qu'une valeur anatomique ou pathogénique ; et le tuberculeux devenu un cardiaque, résiste de ce fait encore à la germination tuberculeuse ; l'antagonisme *évolutif* paraissant bien exister entre la tuberculose et les cardiopathies.

C'est, bien entendu, un faux antagonisme, un antagonisme apparent que celui qui résulte de ce fait, du reste incontestable, que l'emphysème superficiel voile les lésions tuberculeuses profondes et les fait paraître toujours moins profondes qu'elles ne le sont en réalité ; ceci surtout chez le vieillard où il n'est pas exceptionnel de voir à l'autopsie une caverne recouverte de lobules emphysémateux et qui n'avait, pour cette raison, donné aucun signe pendant la vie ; ainsi chez le vieillard, plus encore que chez l'adulte, faut-il, en matière de tuberculose, être toujours plus pessimiste que ne l'indique l'auscultation, en ce qui concerne l'étendue et surtout la profondeur des lésions.

Dans ces phénomènes d'auscultation plus ou moins voilés par l'emphysème, il n'y a évidemment pas à parler d'atténuation ; mais dans la marche torpide des tuberculoses avec emphysème considérable, il faut tenir compte, en revanche, de cette considération spéciale, d'après laquelle la marche torpide est plutôt le fait de l'atténuation originelle du virus ou de la résistance du terrain, que de la coexistence avec l'emphysème.

En résumé, bien loin d'être antagonistes, emphysème et tuberculose se rencontrent chez les mêmes vieillards et manifestent chez eux des réactions mutuelles qui ne sont pas sans importance au point de vue des symptômes, de l'évolution, du pronostic et même du *traitement*, tant de la tuberculose que de l'emphysème pulmonaire lui-même.

ARTICLE XI

DILATATION DES BRONCHES

Les auteurs les plus récents s'accordent pour affirmer que la dilatation des bronches est une maladie fréquente dans la vieillesse. Cette affirmation nous paraît gratuite. Pour notre part, nous l'avons observée très rarement chez le vieillard.

En réalité, la dilatation bronchique est une maladie de tous les âges, surtout fréquente, il est vrai, dans la seconde moitié de la vie, mais n'étant pas exceptionnelle dans la première moitié et même dans l'enfance.

Quoi qu'il en soit, cette maladie, bien individualisée, bien différente quoi qu'on en ait dit, du simple catarrhe avec emphysème, a une individualité clinique telle que la description qu'en donnent les traités généraux de pathologie interne s'applique intégralement aux cas qui se produisent chez les vieillards. Aussi, ne donnerons-nous pas de cette affection une description particulière, qui ne pourrait différer en rien de ce qui est bien connu depuis LAENNEC.

Nous dirons seulement que d'après nos observations personnelles, la dilatation bronchique du vieillard ainsi que la bronchite fétide ne font pas exception à la règle pathogénique générale posée par TRIPIER, à savoir que si l'on excepte quelques dilatations isolées, sans importance clinique, au cours de la tuberculose ou de scléroses simples, toute dilatation des bronches ou bronchite fétide proprement dite ressortissent à la syphilis des voies respiratoires, la première à la syphilis pulmonaire, parenchymateuse avec sclérose, la seconde à la syphilis bronchique avec gangrène superficielle. Nous avons personnellement fourni à BÉHIEL, pour sa thèse aujourd'hui classique, une observation qui nous a paru très démonstrative de cette manière de voir.

ARTICLE XII

TUBERCULOSE PULMONAIRE

L'opinion ancienne, d'après laquelle la tuberculose pulmonaire était considérée comme rare chez le vieillard, est, depuis quelques années, remplacée par une opinion moins exclusive : de divers côtés, les observations affluent pour démontrer soit par des statistiques, soit par des faits cliniquement bien étudiés, que, bien au contraire, dans la grande majorité des autopsies de vieillards, on trouve des traces incontestables de lésions tuberculeuses éteintes ou encore en activité.

Si, comme causes de mort, les secondes seules ont de l'importance, les premières au contraire peuvent n'être que des trouvailles d'autopsies, les malades ayant succombé à de tout autres affections que la tuberculose pulmonaire. Toutefois, il est bien certain que dans beaucoup de cas, quelque éteintes que soient ces lésions, et de quelque peu d'importance qu'elles soient en ce qui concerne le processus qui a entraîné la mort, elles n'en constituent pas moins des indices précieux sur la nature de divers incidents morbides mal expliqués jusque-là, et qui avaient traversé l'existence du vieillard ; bien plus, il arrive souvent qu'elles éclairent la nature de divers processus coexistant avec elles et qui, eux, ont été pour quelque chose, sinon pour tout, dans la production du syndrome morbide terminal. Il arrivera, par exemple, qu'une lésion morbide cicatricielle des sommets nous renseignera sur la nature de telle ou telle lésion du péricarde, du péritoine ou d'un autre organe, ne présentant d'autre part aucun signe pathognomonique de tuberculose.

La constatation chez le vieillard de vieilles lésions tuberculeuses guéries n'a donc pas qu'un intérêt statistique, elle a dans bien des cas un intérêt pathogénique de premier ordre.

Du reste, la notion des infections atténuées appliquée à la tuberculose a singulièrement restreint, dans ces dernières années, le cadre de ces tuberculoses cicatricielles, pour étendre celui des *tuberculoses à marche lente*, qui n'ont des lésions éteintes que l'apparence, mais qui, en réalité, sont fonction de processus subinflammatoires à évolution essentiellement chronique.

§ 1. — HISTORIQUE

Quoi qu'il en soit, envisagée d'une façon globale, la tuberculose pulmonaire était déjà considérée par LAENNEC[1] comme très

[1] LAENNEC, Traité de l'auscultation médiate, 2ᵉ édit., 1826, p. 1.

fréquente chez les vieillards. Prus [1], en 1840, publie une statistique de laquelle il résulte que chez les vieillards, la phtisie pulmonaire occasionne environ 1 mort sur 26 décès. Geist [2], sur 514 autopsies de vieillards, a noté 72 cas de tuberculose pulmonaire, soit 1 sur 7,13, répartis, au point de vue de l'âge, de la façon suivante :

```
23 cas de . . . . . . . . . . . . . . . . . . 55 à 65 ans.
27    —    . . . . . . . . . . . . . . . . . . 65 à 75 —
12    —    . . . . . . . . . . . . . . . . . . 75 à 85 —
 8    —    . . . . . . . . . . . . . . . . . . 85 à 95 —
```

Vulpian, cité par Mouneton [3], sur 130 autopsies de vieillards, note 19 cas de tuberculose pulmonaire, soit 1 sur 6,84.

Barié, dans une remarquable étude parue en 1895 et 1896, dans la *Revue de médecine*, et à laquelle nous devrons faire de nombreux emprunts, a lui-même recherché la fréquence de la tuberculose dans les hôpitaux de Paris. Des tableaux synoptiques très complets, concernant l'Hôtel-Dieu, la Charité, la Pitié, Lariboisière, Tenon, Saint-Antoine, Beaujon, Ivry et les Ménages, il résulte que pendant la période décennale de 1884 à 1893 « il est mort dans ces grands hôpitaux ou hospices de Paris, 2.202 vieillards de soixante à quatre-vingt-douze ans, par tuberculose pulmonaire », ces décès se décomposant en 1.604 pour les hommes, et 598 pour les femmes. Lorsqu'on les compare au chiffre total des décès, survenus à tout âge, et par des causes diverses, dans ces mêmes hôpitaux, pendant le même laps de temps (92.144), on voit que le pourcentage des décès par tuberculose pulmonaire sénile est de 2,293.

Nous croyons qu'une statistique basée sur les causes des décès est forcément très incomplète, beaucoup de cas passant inaperçus dans les hôpitaux eux-mêmes, un plus grand nombre restent insoupçonnés en ville, et un plus grand nombre encore se dissi-

---

[1] Prus, Mémoires de l'Académie royale de médecine, 1840.

[2] Geist, *Klinik der Greisenkrankheiten*, p. 346, Erlangen, 1860.

[3] Mouneton, *Essai sur la tuberculisation des vieillards*, Th. Paris, 1863, n° 123.

mulant sous des vocables euphémiques de bronchite, congestion pulmonaire, grippe, etc. Pour arriver à une notion exacte, nous n'avons tenu compte que des autopsies, laissant de côté même les cas cliniques les plus démonstratifs, mais où, par suite de causes diverses (départ, opposition, etc.), l'autopsie nous avait été impossible. Sur 194 autopsies de vieillards de plus de soixante-cinq ans, faites par l'un de nous, dans son service du Perron, de 1898 à 1903, nous trouvons dans 151 cas, notées des lésions tuberculeuses de tout ordre, cicatricielles ou évolutives ; c'est donc dans 77,83 p. 100 des cas, soit près de 80 p. 100 en chiffres ronds, que l'on constate des lésions tuberculeuses dans les poumons.

Sur ces lésions tuberculeuses de tout ordre, nous en avons compté 53 qui étaient des tuberculoses guéries, crétacées ou cicatricielles ; bien que, ainsi que nous l'avons montré plus haut, ces tuberculoses cicatricielles ne soient pas toujours innocentes, au point de vue pathogénique, des lésions qui ont causé la mort, nous les défalquerons, pour ne tenir compte que des tuberculoses évolutives, ayant dominé la scène morbide et entraîné directement la terminaison fatale ; il reste alors néanmoins le chiffre important de 98, ce qui donne, relativement à 194, un pourcentage de 50, 51 p. 100. Il est donc juste de dire, en résumé, que plus de la moitié des décès chez les vieillards ressortissent à l'une des multiples formes de la tuberculose pulmonaire ou pleuro-pulmonaire (tuberculose post-pleurétique, pneumonie pleurogène tuberculeuse, sans compter les pleurésies avec épanchement qui ne sont pas comprises ici et que l'on pourrait encore y ajouter à la rigueur) ; si l'on ajoute à ces faits les tuberculoses guéries ou cicatrisées, on obtient le chiffre énorme de 80 p. 100. Nous sommes loin, on le voit, avec ces chiffres irrécusables et irréductibles, du chiffre de 2,293 p. 100 de Bard, et même de celui de 13,8 p. 100 qui résulte de la statistique de Geist.

En résumé, la tuberculose est beaucoup plus fréquente qu'on ne l'a dit chez le vieillard. Dans près des trois quarts des cas, on trouve des tubercules dans les poumons des gens âgés, et chez près de la moitié des vieillards, la tuberculose a joué un rôle important dans la scène morbide préterminale.

Cette notion du rôle considérable de la tuberculose résulte de l'englobement par celle-ci de toute une série d'affections chroniques qui, jusqu'à ces derniers temps, étaient considérées comme des maladies simples du poumon, suivant la classification de G. Sée[1].

§ 2. — CLASSIFICATION, DIFFÉRENTES FORMES

La tuberculose, chez le vieillard plus encore que chez l'adulte, se présente en effet sous des formes très diverses, dont quelques-unes sont latentes ou même larvées. Mais aucune des formes observées chez le vieillard ne lui est spéciale, aussi pouvons-nous appliquer à la tuberculose sénile la meilleure et la plus complète des classifications, celle que le professeur Bard[2] a proposée dès 1899. Cette classification nous paraît être celle qui, de beaucoup, cadre le mieux avec les faits observés.

D'après cet auteur, on doit d'abord distinguer quatre grands groupes de tuberculoses : les formes parenchymateuses, interstitielles, bronchiques et post-pleurétiques.

Les formes parenchymateuses comprennent les formes abortives et les formes progressives, caséeuses, fibro-caséeuses et fibreuses. Les formes interstitielles ou granuliques et les formes bronchiques comprennent elles-mêmes quatre variétés, et les formes pleurétiques deux.

A) — FORMES PARENCHYMATEUSES

Dans cette forme de tuberculose pulmonaire, le bacille se développe dans le lobule et les édifications spécifiques sont régies dans leur distribution par la topographie des lobules eux-mêmes. Au point de vue de leur évolution, il faut distinguer, parmi ces formes, des *formes abortives* et des *formes progressives*.

---

[1] Germain Sée, Traité des maladies simples du poumon, Paris, 1886.
[2] Bard, *Formes cliniques de la tuberculose pulmonaire*, Rapport au Congrès de Montpellier, 1899.

1° Formes abortives. — Tandis que chez l'adulte on observe ces formes à la phase d'activité, chez le vieillard, en général, on les observe à la phase de cicatrisation ou mieux de cicatrice (53 observations personnelles sur 194 autopsies).

A. Symptômes. — C'est dire que cliniquement elles sont latentes et que pour leur trouver une phénoménologie clinique, il faut remonter très haut dans l'existence, ce qui est souvent impossible : si la chose est réalisable, on apprend que le malade a eu une affection qualifiée de bronchite aiguë ou de congestion pulmonaire, ou même de fluxion de poitrine, parfois même qu'au cours de cet incident respiratoire il a eu une hémoptysie, puis que tout est rapidement rentré dans l'ordre ; — il est exceptionnel que le malade raconte qu'il ait été soigné pour une affection de poitrine. En l'état, la lésion, pendant la vie, est absolument latente ; cependant, si systématiquement on examine les poumons, on trouve en un point, généralement à l'un des sommets, une sonorité un peu diminuée, des vibrations augmentées ou diminuées suivant que la plèvre est ou non intéressée, une respiration obscure ou soufflante, un peu de retentissement de la voix et de la toux, parfois quelques râles sous-crépitants ou quelques frottements localisés ; les symptômes fonctionnels et généraux étant d'ailleurs nuls, on ne prête généralement à l'existence de ces signes physiques qu'une attention très médiocre.

La radioscopie cependant, faite systématiquement, aurait pu montrer de l'opacité de l'un des sommets, opacité généralement en contraste avec l'exagération de translucidité du reste des poumons, à cause de l'emphysème ; c'est ce même emphysème qui voile les lésions sous-jacentes à l'examen clinique ordinaire et qui donne lieu, surtout dans les fosses sous-claviculaires, à quelques signes tels que de la sonorité exagérée, de l'obscurité du murmure, de l'inspiration humée et de l'expiration prolongée.

B. Anatomie pathologique. — A l'autopsie de ces vieillards, qui sont morts d'une affection quelconque, ordinairement sans lien aucun avec la tuberculose, on trouve au niveau des poumons et des sommets en particulier, des lésions cicatricielles qui peuvent se présenter sous plusieurs aspects. Les unes sont pleurales, les autres parenchymateuses.

a. *Cicatrices pleurales*. — Les *cicatrices pleurales* sont constituées par des épaississements pleuraux localisés, que l'on peut classer en trois variétés.

α) *Épaississements limités du sommet*. — Certains épaississements [1] sont limités au sommet du poumon et transforment la plèvre viscérale en une coque blanche ou grise épaisse de 1 à 2 millimètres sur une surface grande comme une pièce de 2 francs.

D'autres épaississements pénétrants forment dans le parenchyme une saillie plus ou moins marquée ; ces épaississements font corps avec la plèvre qu'ils paraissent doubler profondément ; la séreuse pariétale est en général intimement adhérente à leur niveau.

β) *Induration en masse du sommet*. — Le sommet est parfois coiffé par une *induration* en masse, sorte de carapace jaunâtre, *cartilaginiforme et nacrée*, vestige d'une ancienne pleurésie localisée ; cette altération est d'ailleurs rare. Ces diverses formations ne sont que peu ou pas pigmentées d'anthracose.

γ) *Points blancs de la plèvre*. — Il est extrêmement fréquent, chez le vieillard, de trouver sur la plèvre du lobe supérieur et même des parties latérales de petites taches blanches arrondies ou punctiformes, d'un diamètre de 1 ou 2 millimètres, parfois entourées d'une couronne anthracosique ; au palper, elles sont légèrement indurées et paraissent parfois reposer sur un nodule sous-pleural de la grosseur d'un grain de mil.

Ces taches signalées par LAENNEC, par CRUVEILHIER, ont été étudiées par EMPIS, CORNIL et BABÈS et surtout par TRIPIER et BÉRIEL, qui les ont divisées en deux sous-variétés suivant qu'il s'agit de taches avec ou sans saillies.

b. *Cicatrices parenchymateuses*. — Elles se présentent également sous des aspects très variés.

α) *Masses indurées du sommet*. — Ce sont de petits blocs sclé-

---

[1] BÉRIEL, Thèse Lyon, 1905, *La sclérose pulmonaire discrète d'origine tuberculeuse*.

reux sous-pleuraux, gris clair à la coupe, peu ou pas anthracosiques, à bords irréguliers ou légèrement frangés, rétractant
peu le parenchyme autour d'eux, et n'entraînant pas de déformation profonde de la plèvre.

β) *Cicatrices froncées des sommets.* — Ces lésions déterminent
à la surface du poumon des dépressions souvent profondes, et
rétractent considérablement le parenchyme voisin, lequel est
souvent boursouflé par de l'emphysème au pourtour des bandes
rétractiles. BÉRIEL leur décrit deux types, le lamellaire et le
nodulaire.

Les cicatrices froncées lamellaires correspondent à ce que
ROGÉE, dans son remarquable article des *Archives Générales de
médecine*, 1839, a décrit sous le nom de cicatrices. Ce sont des
bandes simples ou entrecroisées formées de lames de tissu
fibreux. Lorsqu'on examine bien ces cicatrices lamellaires, on
trouve, comme dans les secondes, des amas nodulaires. Ceux-ci,
caractéristiques de la seconde variété, où ils sont évidents,
sont les uns, des nodules purement fibreux, les autres des
nodules crétacés ou calcaires.

γ) *Cicatrices étoilées dans le parenchyme.* — Ces cicatrices sont
très fréquentes aux sommets ; elles sont très étoilées, envoyant
à la périphérie de nombreux prolongements ; elles sont généralement pigmentées.

δ) *Grains de plomb du parenchyme.* — TRIPIER et BÉRIEL dési-
gnent sous ce nom de petites masses dures, arrondies, fréquentes
au niveau des lobes supérieurs, quelquefois siégeant au niveau
du lobe inférieur, et toujours au milieu du parenchyme emphysémateux ; elles sont perceptibles à la main qui palpe,
beaucoup mieux qu'à l'œil qui regarde.

ε) *Masses ossiformes, ou os du poumon.* — DEVIC et PAVIOT ont
bien montré que ces masses dures, incrustées dans la substance
pulmonaire, avaient la structure de l'os.

En outre, quelle que soit la variété de la cicatrice, il est rare
qu'il n'existe pas en un point des poumons, en général loin du
point lésé, quelquefois à son niveau, un certain degré d'emphysème (voir *Emphysème*) ; cet emphysème est d'ailleurs beaucoup
moins accusé que dans les formes précédentes, car il est toujours

sensiblement parallèle, dans son extension, à l'étendue de la
surface pulmonaire primitivement lésée, et à la gêne qui en résulte
pour l'hématose.

2° Formes progressives. — Les formes progressives se divisent en trois grandes classes suivant qu'il s'agit de formes
caséeuses, fibro-caséeuses ou fibreuses.

La fréquence relative de ces trois grandes classes varie suivant
les âges : les formes caséeuses sont surtout fréquentes dans la
deuxième enfance et la jeunesse, les formes fibro-caséeuses sont
l'apanage banal de l'âge adulte, et les formes fibreuses se voient
avec une fréquence toute particulière dans la seconde moitié de
la vie et dans la sénilité. Toutefois, il n'est aucune des formes
appartenant aux deux premières classes qui n'aient été observées
chez le vieillard, à titre exceptionnel (11 observations personnelles seulement, *avec autopsie*).

A. FORMES CASÉEUSES. — Deux divisions principales : la forme
lobaire et la forme extensive.

a. *Tuberculose pulmonaire caséeuse lobaire ou pneumonie tuberculeuse, ou pneumonie caséeuse, ou fausse pneumonie franche
tuberculeuse* [1]. — La phtisie aiguë pneumonique chez les vieillards est caractérisée anatomiquement par la présence, dans une
partie de lobe ou dans un lobe entier, d'un vrai bloc d'hépatisation, non pas granuleux comme celui de la pneumonie lobaire
aiguë, mais plus lisse, avec une consistance molle et pâteuse, un
aspect caséeux ; la coloration gris jaunâtre du fond et sa striation par des bandes anthracosiques donnent à sa coupe une vague
analogie avec celle du fromage de Roquefort. La lésion est presque
toujours unilatérale et siège de préférence dans les lobes inférieurs
du poumon droit. Entre les points hépatisés, des parties de parenchyme restant normales ou sont congestionnées. Cette congestion donne au parenchyme une teinte lie de vin, sur laquelle
tranchent les granulations miliaires par leur coloration grisâtre.

[1] RIEL, *Fausse pneumonie franche tuberculeuse*. Thèse de Lyon,
1894.

Au microscope, la lésion consiste en granulations confluentes dans les alvéoles, à un point tel qu'elles ressemblent au moule fibrineux qui oblitère ceux-ci dans la pneumonie franche.

Cliniquement, l'allure de la maladie rappelle de très près la pneumonie lobaire aiguë ; quelques nuances pourtant les séparent. Le vieillard, depuis quelque temps, a perdu l'appétit, a maigri, perdu ses forces, parfois est devenu un peu anémique, lorsqu'on s'aperçoit qu'il a un peu de fièvre ; rapidement, en vingt-quatre ou quarante-huit heures, la température s'élève à 40 ou 41° ; ultérieurement, le plateau est moins net que dans la pneumonie franche ; il est parfois coupé par un ou des abaissements brusques, suivis bientôt d'un relèvement de la courbe. Le frisson initial et le point de côté peuvent manquer, si bien que le début est insidieux. La dyspnée est modérée. Les crachats ne sont point rouillés, mais de couleur brune, parfois striés de sang; ils ne renferment pas de pneumocoques, et en général pas de bacilles de Koch. Le champ de l'hématose étant très rétréci, la cyanose est généralement très marquée.

Les signes physiques sont souvent peu marqués, et rarement au complet ; souvent la sonorité est à peine atténuée, on n'entend pas de souffle, mais seulement des râles sous-crépitants vrais ; parfois cependant les signes physiques de la pneumonie sont au complet.

L'*evolution* se fait en moyenne en une huitaine de jours ; BARIÉ cite des cas suraigus où la terminaison fatale est survenue trois jours après le début des premiers symptômes.

La mort, est en effet, la *terminaison* constante de cette forme de tuberculose qui tue par asphyxie et par surmenage cardiaque en même temps qu'elle intoxique, avant même que le caséum dont elle obstrue les alvéoles ait eu le temps de se ramollir.

C'est là d'ailleurs une forme clinique rare. Nous n'en avons observé qu'un seul cas ; — sur 75 observations que publie BARIÉ, 3 seulement se rapportent à cette forme, que nous pouvons donc considérer comme tout à fait exceptionnelle chez le vieillard.

b. *Forme caséeuse extensive, phtisie galopante des vieillards.* — La phtisie galopante, ou phtisie subaiguë, est une tuberculose pulmonaire qui brûle les étapes, a dit GRANCHER, c'est-à-dire une tuberculose pulmonaire qui indure, puis ramollit et enfin ulcère le poumon en quelques semaines, deux à trois mois au plus, alors que la tuberculose pulmonaire chronique met de nombreux mois et souvent plusieurs années à atteindre le même résultat.

Anatomiquement cependant, cette forme n'est pas exactement superposable à la forme chronique, attendu qu'ici la nature exclusivement épithéliale du processus, là au contraire la participation du tissu conjonctif interlobulaire suffisent à différencier les deux formes, si distantes l'une de l'autre par leur évolution.

Le caractère extensif des lésions est essentiellement marqué par un début localisé au sommet, et par l'envahissement progressif de zones nouvelles.

Au moment de l'autopsie, dit BARD, les sommets sont en pleine fonte caséeuse, creusés de cavernes anfractueuses, les zones moyennes sont ramollies, les parties inférieures ne présentent que des grappes lobulaires caséeuses, irrégulièrement disséminées dans un parenchyme congestionné.

L'évolution clinique est très comparable à celle de la phtisie galopante de l'adulte ; on remarque chez un vieillard un amaigrissement considérable et rapide, survenant sans cause apparente ; puis survient un point de côté peu douloureux. Les signes physiques font d'abord défaut ; puis, lorsqu'ils se montrent, ce sont ceux d'une hépatisation ; on croit à l'existence d'une pneumonie légitime. Mais la défervescence ne se produit pas ; bien au contraire, le tracé est celui d'une fièvre hectique à grandes oscillations, le malade a une pâleur plombée, parfois un peu d'œdème malléolaire, quelquefois des signes de phlébite ; l'adynamie, la dyspnée, les sueurs vont croissant ; l'expectoration, de muqueuse et striée de sang qu'elle était au début, devient purulente, souvent nummulaire, et contient des bacilles en grande abondance. A la place des signes d'induration se perçoivent des râles cavernuleux, puis des râles caverneux, du souffle amphorique et l'ensemble des signes cavitaires. En quelques semaines, trois à six le plus souvent, la mort survient dans une adynamie extrême.

Cette forme, si fréquente chez l'adolescent et le jeune homme, est très rare chez le vieillard.

B. Formes fibro-caséeuses. — Elles se divisent en formes fibro-caséeuse extensive, fibro-caséeuse congestive, et cavitaire localisée.

a. *Forme fibro-caséeuse extensive.* — C'est la forme ulcéreuse chronique ; cette forme, essentiellement banale chez l'adulte, est rare, sans être exceptionnelle, chez le vieillard.

C'est à cette forme que s'applique le mieux la division classique en degrés : 1er degré, induration, 2e, ramollissement ; 3e, ulcération : à chacun de ces degrés ou phases anatomiques correspond plus ou moins exactement une période d'évolution clinique. Chacune de ces périodes peut d'ailleurs durer plusieurs mois ou plusieurs années. Chez le vieillard, le premier début remonte quelquefois très loin dans l'âge adulte ou même la jeunesse : tel malade a eu une bronchite à vingt ans, et depuis lors il tousse tous les hivers ; tel autre a eu vers quarante ans une affection qualifiée pneumonie, d'où date son mal actuel ; — en général, cependant, l'aggravation ne date que de quelques mois. Il est d'ailleurs exceptionnel que l'on fasse, chez le vieillard, le diagnostic à la première et même à la seconde période. En général, l'ulcération est déjà un fait accompli.

En somme, il s'agit d'un vieillard d'un âge relativement peu avancé, entre soixante et soixante-dix ans, ayant souvent une hérédité directe ou collatérale chargée, ayant eu souvent dans son enfance des manifestations strumeuses ou franchement tuberculeuses (ostéites, otites suppurées, etc.) — se présentant à l'examen dans un état de maigreur et d'anémie très prononcé, ayant souvent des troubles digestifs sous forme de diarrhée, et toussant depuis longtemps, au moins l'hiver ; il raconte que depuis quelques mois ou quelques années sa toux est plus fréquente ; actuellement elle est quinteuse, amène une expectoration muco-purulente ou puriforme, où le microscope décèle de nombreux bacilles ; parfois elle est striée de sang, mais rarement il y a de vraies hémoptysies.

Comme signes physiques, on note de la matité, à l'un des sommets, souvent aux deux, avec exagération des vibrations, souffle rude ou amphorique, râles sous-crépitants à timbre métallique ou vrais gargouillements ; plus bas, ce sont des râles caverneleux, puis des craquements humides; aux bases, ce sont des signes d'emphysème et de bronchite. L'association de ces signes d'emphysème et de bronchite avec les signes d'ulcération indique précisément que le tubercule a, suivant les points, évolué selon l'une ou l'autre de ses tendances, caséo-formatrice ou fibro-formatrice.

Des frottements en divers points indiquent souvent la participation des plèvres. La terminaison survient après une période de marasme sans nouvel incident. Le vieillard ne tousse ni ne crache plus, et s'éteint doucement.

Parfois un incident brusque, une pneumonie surajoutée, ou encore une hémoptysie foudroyante, par rupture de ce qu'on est convenu d'appeler anévrysme de Rasmüssen[1] vient terminer la scène.

Souvent encore il s'agit d'une bronchopneumonie terminale; quelques auteurs parlent de la possibilité d'un pneumothorax : Bard n'en a jamais observé, nous n'en connaissons nous-mêmes aucun cas chez le vieillard.

Sauf les modifications dues à ces incidents terminaux, la courbe thermique d'abord irrégulière, arrive à être celle d'une fièvre rémittente à grandes oscillations et à maxima vespéraux, symptomatique de la suppuration intra-pulmonaire.

L'*autopsie* montre à côté de cavernes, a côté de zones caséeuses ramollies, des bandes de sclérose plus ou moins épaisses, séparant les cavernes ou enkystant les zones caséeuses : souvent à l'extrême sommet, sont des blocs fibroïdes, indices d'une lésion de date très ancienne. En d'autres points, l'aspect est celui de la pneumonie caséeuse, sans aucune prolifération de tissu fibreux.

En descendant vers les parties inférieures, les points caséeux sont plus rares, disséminés dans un tissu congestionné. Leur contour festonné indique leur siège lobulaire. Les plèvres sont souvent adhérentes et symphysées.

Le cœur est petit, le foie gras, les intestins sont souvent le siège d'ulcérations tuberculeuses.

---

[1] On sait que pour R. Tripier il ne s'agit pas d'anévrysmes vrais, mais de sortes d'anévrysmes faux consécutifs.

b. *Forme fibro-caséeuse congestive.* — Tandis que l'évolution de la forme précédente est assez régulièrement progressive, celle-ci procède par poussées successives, séparées par des intervalles irréguliers, parfois assez éloignés les uns des autres, chacune de ces poussées étant marquée par une hémoptysie d'abondance variable. Souvent les malades sont entrés dans la tuberculose par une hémoptysie ; dès lors les signes de congestion, puis de ramollissement des sommets, ont été évidents puis se sont atténués ; — à chaque hémoptysie nouvelle correspond un orage inflammatoire, avec souffle plus ou moins accusé, râles humides nombreux ; puis tout se calme, les râles diminuent, mais il subsiste du souffle, de la bronchophonie, de l'exagération des vibrations. Lors d'une poussée nouvelle, les signes s'accusent encore, s'étendent en profondeur et en surface, et, en définitive, les signes arrivent à être très comparables à ceux de la forme fibro-caséeuse extensive. Parfois un des foyers se cicatrise, ce qui devient manifeste par la disparition des râles humides, par le caractère serratique du souffle, par l'obscurité du murmure vésiculaire coïncidant avec l'exagération des vibrations ; de sorte que l'on peut observer simultanément, des foyers cicatrisés et d'autres en pleine évolution.

Si l'on a soin de prendre la température de ces malades, on voit très nettement que l'ascension thermique, satellite de la poussée congestive, a une durée moyenne d'un septennaire ; avant d'être franchement rouges, les crachats sont souvent rouillés et adhérents au vase, la toux devient plus quinteuse, il y a des points de côté ; ces phénomènes, joints à l'exagération des signes physiques, du souffle et de la matité en particulier, donnent à cette poussée congestive une allure de pneumonie ; et de fait, pour TAPIER, ces hémoptysies congestives sont le fait d'une véritable pneumonie hémorrhagique, que le microscope met en évidence en montrant dans les alvéoles un mélange de globules rouges, de nodules fibrineux et de cellules endothéliales desquamées.

Tandis que, chez l'adulte, cette forme est souvent curable, chez le vieillard la gravité en est grande, et la marche vers l'issue fatale en est rapide, chacune des hémorrhagies successives étant le signal d'un affaiblissement rapide, en même temps que la preuve d'une aggravation du processus infectieux; la mort peut même survenir au milieu d'une hémorrhagie.

c. *Forme cavitaire localisée.* — Dans cette forme, une fois le caséum évacué, il subsiste une cavité qui peut rester stationnaire ou s'accroître, qui peut au contraire se cicatriser, mais qui, dans tous les cas, possède dès lors une certaine autonomie. Suivant l'une ou l'autre de ces trois évolutions consécutives, on les distingue en :

Forme cavitaire ulcéreuse ;

Forme cavitaire localisée stationnaire ;

Forme ulcéro-fibreuse cachectisante.

α) La *forme cavitaire ulcéreuse* nous a paru rare chez le vieillard ; il s'agit de cavernes dont la paroi suppure, ce qui provoque un agrandissement excentrique de la cavité ; pour Bard, il s'agit d'infections secondaires à poussées successives, se manifestant cliniquement par des signes cavitaires très localisés, en même temps que par une cachexie et une consomption progressives; une poussée tuberculeuse avec fièvre et quelquefois hémoptysie, peut d'ailleurs être l'occasion de la terminaison qui plus souvent survient par suite d'une pneumonie, ou plus souvent encore d'une bronchopneumonie surajoutée.

β) La *forme cavitaire localisée stationnaire* est le type de la caverne de guérison. C'est la *géode* de Cruveilhier ; c'est la *fistule cicatricielle* de Laënnec. Au point de vue clinique, c'est une forme absolument latente : les signes sont ceux des lésions secondaires, de la symphyse pleurale, de l'emphysème; ceux-ci peuvent même manquer, et la tuberculose, au point de vue clinique, être absolument latente; même à l'examen systématique le plus minutieux, aucun signe physique ne peut déceler l'existence d'une excavation. Ainsi, dans une de nos observations (n° 395) chez un homme de soixante-dix-huit ans, nous notons au sommet droit, en arrière, de la matité, de l'exagération des vibrations, une grande obscurité respiratoire, parfois quelques râles fixes à la fin de l'inspiration, une dépression notable des espaces intercostaux supérieurs, comparativement à la voussure des espaces inférieurs. Aux bases, existent des signes congestifs en relation avec une dilatation du cœur droit. L'expectoration est muco-purulente ; la toux est quinteuse ; la dyspnée très accusée. A l'autopsie, au sommet droit existe une petite caverne aux parois fibreuses ; un peu plus bas, au niveau de la plèvre viscérale, une grande cicatrice étoilée blanchâtre ; le reste du poumon est emphysémateux ; la base est congestionnée. Le poumon gauche présente des adhérences et de l'œdème à la base.

Comme on le voit, à part la lésion ulcéreuse, rien ne rappelle la tuberculose caséeuse, et toutes les lésions réactionnelles, immédiates ou à distance, sont déjà du domaine des formes fibreuses. En résumé, il s'agit d'un vestige d'une ancienne tuberculose ulcéreuse de l'adulte qui n'a plus que la valeur d'une indication pathogénique pour les séquelles à longue distance, et qui n'ajoute rien au tableau clinique de celles-ci ; les sécrétions étant nulles, aucune intoxication cachectisante n'en est la conséquence ; aussi ces cavernes desséchées sont-elles compatibles avec une longue survie. Comme l'écrit BARD, « cette forme constitue le passage des formes fibro-caséeuses aux formes fibreuses ; la caverne témoigne de l'existence antérieure d'une évolution caséeuse marquée, mais ce détail seul les sépare des formes fibreuses proprement dites ».

γ) La *forme ulcéro-fibreuse cachectisante*, individualisée également par BARD, correspond admirablement à la physionomie clinique de la plupart des vieux cavitaires. Ce sont des vieillards émaciés, aux téguments transparents et jaunâtres, à la peau chaude et sèche, à la dentition mauvaise, dans un état de cachexie et de misère physiologique des plus avancées. La langue est nette, souvent rouge et vernissée, le pouls est rapide et la dyspnée est médiocre ; de temps à autre, survient une petite toux sèche sans expectoration ; la température est nulle ou presque nulle, ou bien irrégulière, rémittente, à exacerbations le plus souvent vespérales, mais parfois avec un type inverse plus ou moins régulièrement accusé. L'auscultation, au premier abord, ne révèle que des signes banals : un peu d'emphysème, des ronchus disséminés, quelques râles muqueux aux bases ; cependant, il ne faudrait pas, de

ce fait que la lésion reste souvent insoupçonnée, qualifier
cette forme de vraiment latente; si, comme on doit toujours
le faire en présence d'un vieillard répondant à ce signalement,
on suspecte la tuberculose, si on scrute attentivement les
sommets, on trouve presque toujours au niveau de l'un d'eux,
de la matité, de l'exagération des vibrations, un souffle net
ou peu accusé; quelquefois il a un timbre amphorique qui
éveille l'attention; mais parfois aussi aux respirations ordinaires, on ne note que de l'obscurité; mais vient-on à faire
tousser le malade, ce qu'il ne faut jamais oublier, la toux
retentit avec un timbre creux, très particulier et parfois éveille
la production de râles à timbre un peu métallique; alors il ne
faut pas hésiter à affirmer l'excavation et à appliquer ce principe bien connu d'après lequel, en matière de tuberculose pulmonaire, les lésions réelles sont presque toujours plus avancées
que ne sembleraient l'indiquer les signes physiques. Cette règle
est plus particulièrement vérifiée chez le vieillard, à cause de
l'emphysème sus-jacent à la lésion tuberculeuse (voir emphysème).

En somme, en clinique, il s'agit d'un état cachectique très
marqué, persistant sans grande réaction, sans grande aggravation, pendant de longs mois, mais finissant, dit BARD, par
conduire à la mort par affaiblissement progressif; dans la plupart des cas, la fin de nos malades a été hâtée par une pneumonie ou une bronchopneumonie ultimes, ou encore par une
asystolie en relation avec une dilatation du cœur droit, causée
elle-même par l'évolution fibreuse de la lésion pulmonaire.

Il s'agit en effet d'une forme mixte dans laquelle l'élément
fibro-formateur occupe une place considérable. Anatomiquement
même, la sclérose domine, mais elle contient d'assez nombreuses cavernules suppurantes entourées de tissu fibroïde qui
les limite.

Dans ces formes, plus encore que dans les fibreuses pures, les
divers organes participent à la sclérose; il y a de la périviscérite
et de la sclérose polyviscérale, la prolifération du tissu conjonctif étant probablement due, pour une bonne part, aux résorp-
tions toxiniques d'origine pulmonaire.

C. Formes fibreuses. — Tandis que les types des formes précédentes doivent, pour la plupart, être recherchés parmi les malades adultes, ici il s'agit d'une manifestation de la tuberculose qui est de plus en plus fréquente à mesure que le sujet avance en âge, si bien qu'il semble que, dans le déterminisme de cette forme, l'âge du sujet joue un rôle important.

C'est la grande fréquence de ces formes qui, en ce qui concerne la fréquence de la tuberculose, rétablit l'équilibre entre les divers âges, au point de vue de leur atteinte par la tuberculose. A tout prendre, en effet, les formes ci-dessus étudiées, ainsi que les formes granuliques, sont rares chez le vieillard, de sorte que, à ne considérer qu'elles, comme on l'a fait jusqu'à ces dernières années, la tuberculose apparaît comme rare à un âge avancé; ce n'est que depuis qu'on a reconnu la nature tuberculeuse de ces lésions scléreuses, que l'écart entre l'âge adulte et l'âge sénile a disparu et que la proportion s'est renversée, au point qu'il ne nous semble nullement exagéré de prétendre que d'une façon générale et sous l'une quelconque de leurs formes évidentes ou larvées, les lésions tuberculeuses sont plus fréquentes chez le vieillard qu'à l'âge adulte.

Les formes fibreuses se divisent très naturellement en scléroses fibreuses denses et scléroses diffuses avec emphysème. De la troisième variété décrite par Bard, sous le nom de *pneumonie hyperplasique fibreuse tuberculeuse*, nous n'avons observé aucun cas. D'après Bard, « la lésion est caractérisée par une hépatisation lobaire, de coloration ardoisée, avec épaississement des travées interlobulaires et substitution au parenchyme de nappes fibroïdes... » La coexistence de lésions tuberculeuses nettes dans d'autres points des poumons ou en dehors d'eux peut seule mettre sur la voie du diagnostic.

L'évolution clinique est relativement rapide, la marche aiguë semblable à celle d'une pneumonie lobaire ou mieux encore à celle d'une congestion pulmonaire sclérosante qui n'est pas parvenue à se résoudre. Il est rare, d'ailleurs, que la forme de pneumonie hyperplasique soit isolée; elle survient plutôt à titre épisodique au cours de tuberculoses fibreuses anciennes.

a. *Forme fibreuse par sclérose dense*. — La *forme fibreuse par sclérose dense* est d'une fréquence extrême chez le vieillard, c'est l'ancienne *phtisie mélanotique* de BAYLE.

Anatomiquement, l'un des sommets du lobe ou plus rarement un poumon est transformé en un bloc dur, formé d'un tissu élastique, comme caoutchouté, à coupe lisse, très pigmenté si bien qu'il apparaît comme un bloc fibroïde ardoisé, ou comme un bloc noirâtre ou noir de jais d'anthracose, suivant le degré d'infiltration par le pigment mélanique. Dans la zone scléreuse, les bronches sont rouges, épaissies, atteintes d'inflammation chronique, souvent dilatées. Au niveau du bloc, les plèvres sont souvent adhérentes; à l'extrême sommet sont souvent des cicatrices crétacées ou calcaires; les bords antérieurs et les bases sont parfois le siège d'un emphysème d'ailleurs modéré.

Comme *signes physiques* on note, en un point, ordinairement à l'un des sommets, de la matité, de l'exagération des vibrations, de la respiration rude et soufflante, quelquefois du souffle aux deux temps à caractère tubaire élevé. Sauf le cas de bronchite surajoutée, pas de râles ni de craquements. Si la sclérose est moins dense, le souffle peut faire défaut et être remplacé par de la simple obscurité.

Une pareille lésion retentit en général sur le cœur droit, mais il est rare qu'elle aille jusqu'à produire l'asystolie. — Cette lésion reste donc à peu près latente très longtemps ; mais cependant la dyspnée augmente, la lésion progressant lentement par la continuation du travail subinflammatoire ; — souvent aussi une aggravation subite et rapidement mortelle vient interrompre le cours éminemment chronique de l'affection, c'est une poussée granulique un peu spéciale ; parfois enfin c'est la survenue d'une forme ulcéro-fibreuse cachectisante, d'une tuberculose à forme bronchique, ou encore d'une complication banale, de pneumonie, de bronchopneumonie, ou d'œdème pulmonaire.

b. *Forme fibreuse par sclérose diffuse avec emphysème*. — La forme de tuberculose fibreuse par sclérose diffuse avec emphysème est éminemment fréquente chez le vieillard : peuvent y rentrer 40 de nos observations, soit une proportion de 26,42 p. 100 des tuberculoses séniles ; soit une proportion de 20,61 p. 100

des causes de mort observées en général chez les malades que
nous avons pu suivre. Son individualisation en pathologie est
relativement récente ; elle comprend essentiellement les cas
qu'il y a une vingtaine d'années on classait sous la rubrique de
catarrhe pulmonaire, ou plutôt de catarrhe avec emphysème,
et que l'on croyait si bien pouvoir différencier de la tuberculose
pulmonaire, que l'on proclamait leur incompatibilité. Hirtz, le
premier en 1878, Bard ensuite, en 1879, s'inscrivirent en faux
contre cette théorie et soutinrent l'idée aujourd'hui généralement
admise que la tuberculose est productrice d'emphysème ; Bard
ajouta cette notion capitale que toutes les tuberculoses ne
s'accompagnent pas également d'emphysème, mais que ce sont
surtout les tuberculoses dans lesquelles des deux tendances primitives du tubercule, caséo-formatrice et fibro-formatrice, la
seconde prévaut ; ce sont ce qu'on a appelé depuis lui et avec
lui les tuberculoses fibreuses ; et pour Bard, ces tuberculoses
seraient fibreuses de par une qualité particulière au virus ; les
auteurs ultérieurs attribuent dans ce déterminisme plus d'importance au terrain, qui serait relativement réfractaire à la
tuberculose et transformerait un bacille virulent en un bacille
atténué, fibro-formateur, ainsi qu'aux circonstances extrinsèques qui permettraient à l'organisme de résister. Pour bien
des auteurs, ce serait le terrain arthritique qui, préexistant à
l'agression bacillaire, lui permettrait de transformer une infection destructive en une infection chronique, proliférative.

α) *Symptômes*. — Rien n'est plus difficile à préciser que le
premier début d'une tuberculose fibreuse avec emphysème. Les
malades, qui entrent, la plupart du temps, à l'hôpital pour une
poussée « bronchitique » aiguë, affirment d'abord qu'ils n'ont
jamais été malades, si ce n'est, depuis nombre d'années, un peu
d'oppression à la montée. Mais en leur faisant préciser mieux
leurs souvenirs, ils reconnaissent que, depuis longtemps, très
longtemps, ils sont sujets à s'enrhumer tous les hivers, à tousser le matin et à expectorer quelques crachats muqueux, perlés,
gris ou noirs, ou que leurs premiers malaises remontent à une
« grippe », à un « rhume prolongé », à un « rhume négligé », ou
plutôt encore à une « série de rhumes ». D'autres insistent sur

la toux fréquente, l'oppression temporaire à la suite de refroidissements. D'autres enfin, moins observateurs, disent qu'ils s'en rhumaient l'hiver « comme tout le monde ».

Quoi qu'il en soit, en l'état, des symptômes de deux ordres sont à noter, les uns constants, les autres épisodiques. Parmi les signes constants, les plus frappants sont les signes fonctionnels et physiques de l'emphysème plus ou moins accentué ; l'oppression permanente, ou la simple dyspnée d'effort suivant les cas, la sonorité exagérée, l'inspiration humée et l'expiration prolongée doivent être mises sur le compte de cette altération anatomique. Si l'on examine attentivement les malades, on découvre les stigmates d'une autre altération définitive, l'induration d'un des sommets, qui met sur la voie de la nature de l'emphysème : la sonorité y est diminuée, les vibrations y sont exagérées ou diminuées suivant que le poumon est ou non coiffé par des adhérences, la respiration y est rude et l'expiration soufflante. Quant aux signes épisodiques surajoutés, ils consistent en signes de bronchite aiguë ou chronique, de congestion ou d'œdème pulmonaire : lorsque des râles fixes existent au niveau du sommet induré, le diagnostic de nature s'impose ; mais, dans les autres cas, l'unilatéralité de la bronchite, la fixité des râles congestifs doivent être tenues pour très suspectes. Vienne à s'apaiser l'orage congestif, il subsiste les lésions d'emphysème et de sclérose, qui ont subi de ce fait une accentuation notable. — Pendant ces poussées, la congestion peut être telle que des hémoptysies peuvent survenir ; ce sont les « hémoptysies arthritiques » des anciens auteurs.

Une fois constituée, la maladie est donc caractérisée principalement par de l'oppression, qui, à l'occasion de la marche et des efforts, devient de la véritable dyspnée.

Cette dyspnée contraste avec ce qu'on observe dans les autres formes de tuberculose où la dyspnée est plutôt rare, en comparaison du rétrécissement du champ de l'hématose qui doit être causé par l'étendue des lésions. C'est que dans ce dernier cas, a dit POTAIN[1], « l'état général est très atteint, le malade est inca-

---

[1] POTAIN, *Cliniques de la Charité*, in Semaine médicale, p. 237, juillet 1890.

pable d'efforts et n'a généralement pas l'occasion de constater son insuffisance respiratoire ; l'emphysémateux, au contraire, conserve ses forces, il fait des efforts, et, dans ces tentatives, souffre de dyspnée ».

β) *Anatomie pathologique.* — Les plèvres sont en général épaissies, les deux feuillets sont adhérents entre eux ; cette symphyse est plus ou moins solide, marquée surtout au niveau des deux sommets ou de l'un d'eux.

Le parenchyme, au niveau des sommets, est le plus généralement le siège de ces lésions cicatricielles, crétacées, calcaires ou fibreuses que nous avons appris à connaître, ou encore d'une de ces scléroses dures, ardoisées, localisées, que nous venons d'étudier. Ces lésions cicatricielles se réduisent quelquefois à une plaque blanche, à une cicatrice rétractile, ou à un grain de plomb intra-parenchymateux, plus facile à sentir au doigt qu'à apercevoir sur la coupe.

Au niveau des sommets (en dehors des points qui peuvent être le siège de cicatrices), au niveau des bords antérieurs, et au pourtour de la base, existe un emphysème très étendu, généralisé (voy. *Emphysème*, p. 265) et dans quelques points même, un emphysème localisé sous forme de grosses bulles séparées par des brides scléreuses divisant le parenchyme en profonds sillons.

A la surface du poumon, on aperçoit sur la plèvre, lorsqu'elle n'est pas adhérente, des taches anthracosiques, qui, sur une coupe, apparaissent avec des bords festonnés et irréguliers comme ceux d'une « tache d'encre qui aurait été projetée un peu vivement » (BÉRIEL). Au palper, on voit que ces lignes noires correspondent à un fin relief. Au microscope, la trame de ces lignes pigmentées est formée par un tissu conjonctif fibrillaire à faisceaux un peu lâches, avec des cellules fixes allongées, et quelques cellules embryonnaires à gros noyau sans protoplasma visible. La présence de ces cellules rondes suffit à prouver la nature subinflammatoire de ces îlots pigmentés.

Les *vaisseaux* présentent pour la plupart de la sclérose périvasculaire sous forme de nodules ou de croissants ; au lieu de cette périartérite s'observe parfois de l'endartérite oblitérante,

nouveau témoin de la persistance de l'inflammation (TRIPIER,
Traité d'anatomie pathologique générale, p. 369).

Les *bronches* présentent également des signes d'inflammation
chronique : l'épithélium est souvent desquamé par places, la
paroi est infiltrée de cellules rondes, et la lumière contient un
exsudat d'origine à la fois bronchique et alvéolaire.

Quant à la sclérose, elle est moins prononcée dans l'atmosphère péribronchique que dans les tissus périvasculaires, ce qui
semble bien indiquer que ce n'est pas la lésion bronchique qui
conditionne tout le processus, comme on le croyait autrefois.

Les *alvéoles* eux-mêmes sont le siège de deux ordres de lésions[1],
les unes anciennes et définitives, les autres d'inflammation chronique. — Les lésions d'inflammation persistante alvéolaire consistent en ce que les parois sont épaissies par dilatation des capillaires ; leur cavité est plus ou moins comblée par des globules
rouges et des cellules libres, volumineuses, globuleuses, à protoplasma criblé de granulations noires isolées ou conglomérées
en amas ; ce sont les « cellules à poussière » des classiques. Si
le sujet est mort en période de catarrhe, et surtout en poussée
aiguë, il y a, en outre, beaucoup de cellules embryonnaires à
gros noyau ; s'il y a des lésions intenses de bronchite, et surtout de bronchite capillaire suppurée, les alvéoles contiennent
beaucoup de leucocytes polynucléaires ; en somme, il s'agit d'une
alvéolite chronique, avec poussées subaiguës. — Les altérations
permanentes consistent dans le remaniement emphysémateux de
la trame respiratoire. L'emphysème, au niveau des lobules, présente une répartition topographique inverse à celle des exsudats
inflammatoires ; de même que dans l'ensemble du poumon, « le
tissu est de plus en plus généralement emphysémateux à mesure
que l'on s'éloigne des points généralement scléreux, c'est-à-dire
à mesure que l'on se rapproche des bords antérieurs et des
bases ».

γ) *Évolution.* — L'évolution est aussi insidieuse, aussi chronique qu'a été le début.

Une fois constituée, la maladie a en effet une marche torpide

---

[1] BERIEL, *loc. cit.*

et très longue, sans que la progression des lésions entraîne une cachexie vraie ; toutefois, ces malades, au bout d'un certain temps, arrivent à être très maigres au niveau des membres, du cou et de la face, et cette maigreur contraste étrangement avec la voussure thoracique due à l'emphysème.

La maladie peut subir, du fait d'une poussée de bronchite ou de congestion pulmonaire, une accentuation qui, l'orage une fois calmé, laisse le mal plus manifeste ; la mort peut même survenir au cours de cette poussée aiguë, de même qu'elle peut être le résultat d'une généralisation granulique ; mais cette dernière terminaison est exceptionnelle. Dans l'immense majorité des cas, les malades succombent à l'évolution naturelle et fatale d'une complication cardiaque inéluctable lorsque la maladie dure, la dilatation du cœur droit, qui se révèle d'abord par quelques battements hépatiques, par un peu de cyanose des lèvres, des battements des jugulaires, par des râles fixes congestifs, aux deux bases, puis qui devient évidente par le cortège complet des signes physiques et fonctionnels de l'insuffisance tricuspidienne et de l'asystolie d'origine pulmonaire (voy. *Asystolie, dilatation du cœur droit*, p. 97).

Le malade qui était au début un « bronchitique », qui est devenu ultérieurement un « emphysémateux », est actuellement un cardiaque, dont la cardiopathie une fois installée ne rétrocède plus et aboutit au terme fatal, plus ou moins rapidement.

B) — FORMES INTERSTITIELLES OU GRANULIQUES

Ces formes, dont la lésion élémentaire est constituée par la granulation tuberculeuse plus ou moins typique, sont surtout fréquentes aux deux extrêmes de la vie, chez l'enfant et le vieillard ; mais, comme pour toutes les infections profondes, la puissance de l'agent infectieux est si grande qu'elle imprime à la maladie un caractère très comparable, malgré la diversité des âges. Cependant, certaines des formes cliniques de la granulie sont assez spéciales à l'âge avancé, mais l'aspect dramatique de cette affection est tel, qu'elle a été étudiée sous toutes ses formes,

et que bien peu de choses restent à ajouter au tableau classique
qu'en ont tracé les auteurs.

Les granulies se divisent en granulies proprement dites (*granulies généralisées de* Bard), granulies suppurées, granulies
migratrices et granulies discrètes, ces trois dernières variétés
et la granulie discrète en particulier ayant été isolées exclusivement par Bard et son élève Pallard. Les granulies proprement dites, ou granulies généralisées, mais qui sont, en réalité,
plus ou moins généralisées suivant les formes, constituent dans
le grand groupe des tuberculoses une classe à part, non seulement du fait de leur gravité qui est le plus souvent mortelle,
mais du fait de leur mécanisme hématogène ; ce sont des bacillémies, des septicémies bacillaires, consécutives à la pénétration massive dans le torrent circulatoire de bacilles de Koch
jusque-là enserrés dans leurs barrières épithéliales de défense ;
c'est dire que, avec Jaccoud, Trifier, et la plupart des contemporains, nous reconnaissons pour bien fondée la loi que
Jaccoud a dénommée *loi de Buhl*, et d'après laquelle une
granulie procède toujours d'un foyer tuberculeux antérieur,
évident ou caché.

Dans toutes nos autopsies, nous avons toujours pu mettre en
évidence l'existence d'un foyer tuberculeux d'ancienne date préexistant à l'éruption granulique et en ayant été le point de départ.

Les granulies proprement dites se divisent naturellement en
deux grandes classes, suivant qu'elles sont à prédominance des
symptômes généraux ou à prédominance des symptômes locaux ;
dans ce dernier cas, l'éruption granulique est quelquefois également généralisée ; mais plus souvent elle est localisée ou tout
au moins prédominante sur celui des organes qui a le plus manifesté sa souffrance.

**1° Granulies proprement dites, avec prédominance des
symptômes généraux** — Ces granulies comprennent les granulies à forme typhoïde, à forme de septicémie atténuée (*typho
bacillose de* Landouzy), à forme cachectique et à forme latente

A. Granulie a forme typhoïde. — Il s'agit d'un vieillard

dont la maladie a débuté insidieusement par un malaise général, de la courbature, de la céphalée. A l'entrée à l'hôpital, il
offre en général l'aspect typhique le plus accusé : prostration
absolue, parfois subdélirium ; langue et lèvres sèches et fuligineuses ; l'abdomen est tympanique, quelquefois rétracté, mais
la diarrhée est loin d'être la règle ; la constipation est plus fréquente ; on ne sent pas nettement de douleur iliaque, mais il y
a souvent du gargouillement ; en règle générale, les taches
rosées font défaut, mais la splénomégalie est fréquente. Parfois
il y a ou il y a eu des épistaxis. Souvent la raie méningitique
s'observe dès le début. La fièvre est constante, et offre parfois
un type continu rémittent tout à fait superposable au type
typhique. Plus souvent peut-être les écarts sont plus considérables entre les deux maxima, c'est le type intermittent ; celui-
ci peut offrir le type inverse. Le plus souvent la mort survient
par asphyxie ou avec des phénomènes méningitiques, quelquefois avec des signes de thrombose des sinus.

Le diagnostic se basera, pour éliminer la dothénientérie, sur
la plus grande fréquence du pouls, sur l'amaigrissement beaucoup plus prononcé et surtout beaucoup plus précoce dans la
granulie ; mais l'étude des signes physiques ne sera la plupart
du temps d'aucun secours, et dans bien des cas les divers procédés de laboratoire pourront seuls trancher la difficulté.

B. FORME DE SEPTICÉMIE ATTÉNUÉE. — C'est une variété de
forme latente, les signes sont les mêmes que dans la forme précédente, mais les phénomènes gastriques sont plus accusés, si
bien qu'on fait souvent le diagnostic d'embarras gastrique :
anorexie, quelquefois vomissements, parfois diarrhée, mais
l'apyrexie est absolue ou presque complète. L'amaigrissement
seul inquiète, car il peut être extrême, lorsque brusquement
surviennent des phénomènes méningitiques, suivis à brève
échéance par le coma et la mort.

C. FORME CACHECTIQUE. — C'est encore une variété de forme
latente ; ici les phénomènes respiratoires ne sont pas plus accusés, sauf si le malade était antérieurement un tuberculeux
fibreux ; mais alors les signes habituels d'emphysème sont les

seuls observés. La fièvre est nulle ou à peu près. L'anorexie et les signes d'embarras gastrique sont fréquents. Mais ce qui frappe surtout, ce sont les phénomènes d'émaciation, d'adynamie extrêmes, lesquels aboutissent à une cachexie rapidement croissante, si bien que, en l'absence de signes physiques et d'hyperthermie, on fait plutôt le diagnostic de tumeur maligne que celui de tuberculose à laquelle, généralement, on ne songe que pour l'éliminer. L'étude des commémoratifs, l'absence de tumeur, l'existence de quelques signes physiques d'induration d'un des sommets, l'absence de teinte jaune paille des téguments et d'adénopathie peuvent cependant parfois, mettre le clinicien en éveil.

D. Granulie a forme latente. — Leichtenstein, cité par Marfan[1] cite le cas d'un vieillard chez qui la granulie était restée absolument latente ; il dépérissait, mais se sentait à peine malade, et jouait encore aux cartes la veille de sa mort survenue subitement. Ordinairement, le malade devient triste, taciturne, se plaint de céphalée, de vertiges et d'étourdissements ; il perd l'appétit, maigrit, mais ne tousse pas, ou presque pas, n'a pas de sueurs nocturnes ; les signes physiques manquent souvent ; l'apyrexie est complète ou presque complète ; la terminaison est ordinairement subite, et la granulie constitue une trouvaille d'autopsie.

2° Granulies avec prédominance des signes de localisation. — Ces granulies comprennent les formes thoraciques ou pulmonaires, pleuro-péritonéales, articulaire et apoplectique.

A. Formes pulmonaires — Les formes pulmonaires comprennent la granulie à forme suffocante, et la granulie à type catarrhal.

a. Granulie à forme suffocante. — Encore appelée *forme asphyxique de la phtisie aiguë* d'Andral, *asphyxie tuberculeuse aiguë* de Graves, ce type de granulie est fréquent dans la pre-

---

[1] Marfan, *Phtisie aiguë granulique*, in Traité de médecine de Bouchard et Brissaud, 2° éd., 1904, t. VII, p. 363.

mière enfance, dans la jeunesse, rare à l'âge adulte ainsi que chez le vieillard, chez lequel nous l'avons cependant observé une fois.

La caractéristique est une dyspnée intense, continue, progressive, en apparence *sine materiâ*, et s'accompagnant très précocément d'une asphyxie se manifestant par une teinte cyanique généralisée des téguments et des muqueuses, qui va en s'accentuant au fur et à mesure des progrès du mal ; la fièvre est moyenne ; l'abattement est considérable, mais l'oppression, continue et paroxystique, prime tout, alors que les signes physiques ne révèlent que de l'affaiblissement, en certains points presque de l'abolition, du murmure vésiculaire, sauf parfois quelques râles sibilants et ronflants irrégulièrement disséminés et inconstants.

L'amaigrissement et l'adynamie se prononcent, le pouls devient filiforme, rapide, tout en restant régulier, et le malade s'éteint asphyxié, trois à quatre semaines après le début.

Le diagnostic est à faire, avec l'accès d'asthme, dans lequel l'asphyxie est moins prononcée ; la durée en est moindre ; il n'y a pas de fièvre. Dans l'asystolie, l'examen du cœur lèvera les doutes ; mais il est tel cas de dilatation du cœur droit, sans signes de lésion valvulaire, où la différenciation sera difficile : les signes de gêne circulatoire à la périphérie ou au niveau des poumons, le pouls veineux, le réflexe hépato-jugulaire triompheront des hésitations. Dans la bronchite capillaire, il y a des râles très nombreux et très fins.

L'œdème pulmonaire a des râles plus humides se développant en ruisseaux, véritable inondation vésiculaire montant de la base aux sommets, et s'accompagnant d'expectoration mousseuse, blanche ou saumonée. La carcinose miliaire aiguë qui s'observe assez fréquemment chez le vieillard, s'accompagne ordinairement d'une expectoration gelée de groseille et d'une adénopathie indolore et ligneuse du creux sus-claviculaire gauche ainsi que le fait remarquer Piéry dans sa récente et remarquable étude des formes cliniques de la tuberculose pulmonaire[1].

---

[1] Piéry, La *Tuberculose pulmonaire*, Paris, 1910.

Dans un cas, nous avons dû faire le diagnostic avec la maladie bleue tardive, tant était grande la cyanose.

b. *Granulie à forme catarrhale* (PIÉRY). — La granulie à forme catarrhale, de PIÉRY, comprend, réunies très justement dans un même cadre, les granulies à forme de bronchite, de bronchite capillaire, de bronchopneumonie (*tuberculose aiguë à forme broncho-pulmonaire* de DREYFUS-BRISAC et L. BRÜHL). C'est une granulie suraiguë asphyxique, une variété de catarrhe suffocant.

Un vieillard un peu amaigri, toussant l'hiver, un peu catarrheux, suivant la locution habituelle, paraît « s'enrhumer »; des points de côté violents, mais très variables de siège, apparaissent; une toux fréquente, quinteuse, pénible, succède à la toux matutinale habituelle; ce qui rassure, c'est que l'expectoration, si elle existe, n'offre aucun caractère particulier, si ce n'est celui d'une bronchite; ce sont des crachats muqueux ou muco-purulents; — c'est que l'auscultation ne révèle, elle aussi, que des signes de bronchite. Mais ce qui inquiète bientôt, c'est que le malade maigrit, perd ses forces, a de la fièvre peu intense, mais continue, rémittente et souvent avec type inverse; c'est qu'il a des sueurs nocturnes; c'est aussi qu'il y a discordance entre la dyspnée, qui est intense et s'accompagne d'un peu de cyanose, et la pauvreté des signes physiques. Ceux-ci toutefois se précisent, dans le sens de la généralisation et de la pénétration en profondeur de la bronchite : pour la généralisation parlent l'extension des râles, leur présence dans tous les points de la poitrine; pour la pénétration, on a comme signe, la présence en plusieurs points de râles fins, confluents et agglomérés sur un très petit espace, ce qui indique forcément que les petites bronches sont prises; de-ci de-là, un souffle se manifeste puis disparaît sans qu'il se soit produit à sa place des signes nets d'induration ni, à plus forte raison, de ramollissement; ailleurs c'est une respiration emphysémateuse qui se développe brusquement; sur un autre territoire, c'est de l'obscurité qui est le seul phénomène.

Le mélange de ces multiples râles ronflants et sibilants avec ces pluies de râles fins, avec ces souffles localisés, plus ou moins associés parfois à des frottements, forme par son ensemble le *bruit de tempête* de RÉCAMIER. Les râles sonores prédominent dans les formes bronchitiques, les sous-crépitants fins dans la forme de bronchite capillaire, les souffles localisés avec submatité superposée et couronne de râles périphériques, dans les formes bronchopneumoniques. Dans tous les cas l'état général est profondément touché, l'hématose est d'emblée et irrémédiablement compromise, la cyanose devient extrême et la terminaison fatale, par asphyxie, arrive en quelques semaines, souvent en quelques jours : lorsque le vieillard a un cœur primitivement affaibli, celui-ci devient rapidement ou brusquement insuffisant ; la mort par syncope peut même être observée.

En somme, c'est l'atteinte profonde de l'état général et des fonctions respiratoires plus que l'analyse détaillée des signes physiques qui empêchera de croire à une bronchite simple ; quant au diagnostic entre la bronchopneumonie infectieuse banale et la granulie à forme bronchopneumonique, ce sera souvent une question insoluble ; l'existence de lésions tuberculeuses antérieures, un amaigrissement dès le début, une invasion plus insidieuse permettront seuls de pencher pour le diagnostic de granulie, en dehors des procédés de laboratoire sur lesquels nous reviendrons au chapitre général du diagnostic.

Anatomiquement, les deux poumons sont criblés de granulations tuberculeuses, entourés de zones congestives.

Ces formes pulmonaires de la granulie sont extrêmement fréquentes, sinon dans les formes absolument généralisées que nous venons de décrire, tout au moins dans les formes plus localisées, intercalaires pourrait-on dire, parce qu'interposées entre des lésions de tuberculose chronique ou subaiguë de diverses formes. Plus on avancera dans l'étude de la tuberculose, plus on verra l'importance de ces poussées granuliques qui, la plupart du temps, ne dépassent pas les poumons ou même se localisent à une partie de l'un d'eux. Un vieillard, tuberculeux avéré et soigné comme tel, se plaint d'une dyspnée plus vive, de points de côté erratiques, se cyanose un peu, refuse toute alimentation ; l'état général fléchit rapidement, tandis que la température indique une recrudescence de l'infection ; on croit à une extension simple du processus antérieur ; après quelques jours, les événements s'étant précipités vers le dénouement fatal, l'autopsie révèle que la terminaison a eu lieu par suite d'une poussée granulique évidemment très récente.

Ces formes de granulie sont souvent cliniquement inaperçues ; le diagnostic, dans l'immense majorité des cas, en est très difficile, et ne peut guère être que soupçonné ; en clinique, il est très fréquent de prendre une granulie pour une autre affection de l'appareil respiratoire ; l'erreur inverse est beaucoup plus rare.

B. GRANULIE A FORME PLEURALE. — La granulie à forme pleurale n'offre rien de spécial chez le vieillard.

C. GRANULIE A FORME CARDIAQUE. — Des vieillards préalablement amaigris, cachectiques, à la peau sèche et écailleuse, présentent de l'œdème des membres inférieurs, puis de l'anasarque avec ascite ; il y a de la diarrhée, de la dyspnée et de la *cyanose* ; mais l'examen des poumons est négatif ; il n'y a pas de fièvre. On diagnostique une cardiopathie, avec lésion du myocarde. La mort survient rapidement, et à l'autopsie on trouve une granulie.

D. GRANULIE A FORME PÉRITONÉALE. — Les granulies à forme péritonéale ou péritonéo-pleurale n'offrent aucune caractéristique particulière chez le vieillard. Il en est de même de la forme articulaire.

E. GRANULIE A FORME CÉRÉBRALE OU APOPLECTIQUE. — La forme cérébrale ou apoplectique se caractérise à l'autopsie par une prédominance de l'éruption granulique au niveau des méninges encéphaliques.

Cliniquement, les signes encéphaliques qui étaient à l'arrière-plan dans les autres formes, passent au premier. Les signes dominants sont l'apparition rapide d'une démence sénile avec gâtisme et avec signes de méningite cérébrale ou cérébro-spinale.

F. GRANULIE SUPPURÉE. — La *granulie suppurée* et la *granulie migratrice*, de BARD, ne présentent rien de particulier chez le vieillard.

G. Granulie discrète. — Par contre, la *granulie discrète* est importante à connaître chez eux, car cette forme, récemment individualisée par Bard et son élève Pallard[1] survient presque exclusivement chez les tuberculeux fibreux, surtout chez ceux qui ont une forme dense de sclérose pulmonaire. Bériel, dans sa thèse déjà citée, se range absolument à cette idée.

Cliniquement, les signes physiques sont ceux de la lésion initiale, la sclérose dense. Les hémoptysies sont fréquentes, la fièvre est constante, avec peu d'écarts entre le matin et le soir. La toux est sèche et modérée. L'adynamie est d'abord peu marquée, puis ce n'est que très lentement qu'elle aboutit à une cachexie dont l'anorexie et un amaigrissement extrême sont les traits les plus saillants.

A *l'autopsie*, il s'agit d'une éruption de granulations fines, mais très discrètes dans les deux poumons.

Contrairement aux précédentes formes, celle-ci est susceptible de guérison ; on en a la preuve à l'autopsie, par la transformation scléreuse des granulations ; chacune des poussées granuliques accroit la sclérose préexistante, ce qui donne naissance, graduellement, à des scléroses denses plus ou moins étendues.

C) — Tuberculose a forme bronchique

Les tuberculoses à détermination bronchique comprennent trois formes principales, dont la fréquence chez le vieillard est d'ailleurs moindre que chez l'adulte. Ce sont la *bronchite chronique*, la *bronchopneumonie* et la *bronchite tuberculeuse*.

1° Bronchite chronique tuberculeuse. — Le vocable euphémique de bronchite chronique est tellement passé dans les habitudes médicales françaises, pour désigner la phtisie, que, par voie de conséquence, on en est arrivé à considérer la bronchite chronique tuberculeuse comme très fréquente, ce qui est faux, comme l'a très bien montré Bard.

Le caractère bronchique de la lésion est mis en évidence par

---

[1] Pallard, Thèse de Genève, 1901.

l'étendue des ronchus, par l'expectoration muqueuse, peu abondante, malgré une toux fréquente, la « toux d'irritation » des gens du monde. Le pharynx et le larynx participent souvent à la maladie, mais sous forme d'inflammation superficielle, catarrhale ou granuleuse, sans ulcérations ni infiltration profonde. L'amplitude respiratoire est conservée ; on ne constate aucun signe d'induration ni de ramollissement du parenchyme. La recherche des bacilles est le plus souvent positive.

A cette forme, BARD décrit deux variétés, suivant que les lésions tuberculeuses des bronches sont superficielles ou profondes :

α) Dans la bronchite chronique tuberculeuse profonde, « les bronches sont plus humides, les crachats plus épais, la toux plus grasse ; par contre, la respiration manque de profondeur et le murmure vésiculaire est très affaibli ; en pareil cas, l'inflammation tuberculeuse pénètre en profondeur, elle intéresse les parois mêmes de la bronche, elle peut aller jusqu'à s'accompagner de *péribronchite* et parfois même de *dilatations* bronchiques. »

β) Dans la bronchite chronique tuberculeuse superficielle, « l'obscurité est le fait de l'emphysème seul ; la respiration est humée, mais ample ; les crachats, rares, se détachent avec difficulté, avec des accès de toux plus ou moins quinteux ; la lésion est une inflammation limitée à la muqueuse ».

Le pronostic de ces formes est relativement bénin, le processus pouvant s'arrêter dans son évolution.

2° Bronchopneumonie tuberculeuse. — De même que celui de bronchite, le terme de bronchopneumonie est bien souvent employé à tort, pour désigner, par exemple, des formes fibro-caséeuses extensives ; en réalité, il s'agit d'une forme rare. Un vieillard amaigri, même emphysémateux depuis de longues années, présente un malaise général, un peu de toux et d'état gastrique, avec fièvre surtout vespérale ; on diagnostique « une grippe », mais la toux continue, l'expectoration d'abord muqueuse devient rapidement purulente ; dans le crachoir, parfois les crachats sont nummulaires, plus souvent ils sont tous coalescents en

un liquide puriforme épais, adhérent au vase, parfois avec
çà et là, quelques stries sanguines. La fièvre s'élève graduellement
avec une allure rémittente et dessinant une courbe assez irrégulière ; la langue est sèche et rôtie, l'anorexie absolue, l'amaigrissement et la cachexie progressifs, la dyspnée très accusée. Quant
aux signes physiques, ce sont ceux d'une bronchopneumonie prolongée et traînante : au début, des signes de bronchite généralisée, râles sibilants et ronflants disséminés, râles muqueux aux
bases ; — puis, en un point qui peut être situé à l'un des sommets, mais au moins aussi souvent à la partie moyenne ou à
l'une des bases, souvent au niveau de l'une des régions axillaires,
les râles sont en bouffées, très fins, ce sont presque des râles
crépitants vrais ; en ce point, existent de la submatité et parfois
un peu de souffle. Ces signes sont variables d'un jour à l'autre,
mais plus souvent encore ils se fixent en un point ; c'est même
la fixité de ces phénomènes qui, avec la longueur de la maladie
et l'amaigrissement progressif, contribue le plus à fixer le diagnostic de la nature tuberculeuse de la bronchopneumonie. L'examen bactériologique des crachats lève d'ailleurs tous les doutes.

Cette forme évolue vers la terminaison fatale en quelques
semaines ou quelques mois.

D) — FORMES POST-PLEURÉTIQUES

Trois cas sont à envisager : ou la tuberculose est à détermination exclusivement ou presque exclusivement séreuse, et alors
il s'agit de l'histoire de la pleurésie séreuse qui sera étudiée
ultérieurement (voy. *Pleurésie*, p. 334), ou bien l'épanchement
recouvre des lésions pulmonaires plus ou moins marquées ; ces
cas ressortissent eux aussi à l'histoire des pleurésies aiguës ou
chroniques.

Enfin, dans une troisième série de faits, après une pleurésie
passagère contemporaine du début de la maladie, surviennent
des lésions pulmonaires progressives, s'accompagnant de symphyse pleurale. Tandis que les deux premières classes sont plus
fréquentes chez l'adulte, la dernière s'observe plus souvent chez
le vieillard, ou bien, dans tous les cas, sa très longue durée fait

que, si elle a débuté à l'âge adulte, elle se prolonge souvent dans l'âge avancé.

Suivant l'intensité et la nature des lésions pulmonaires sous-jacentes à la symphyse, trois formes peuvent être décrites : la forme post-pleurétique à lésions pulmonaires localisées, la pneumonie pleurogène tuberculeuse avec lésions pulmonaires superficielles, et la pneumonie pleurogène tuberculeuse avec sclérose pulmonaire dense.

1° Forme post-pleurétique à lésions pulmonaires localisées. — La forme post-pleurétique à lésions pulmonaires localisées se caractérise par une symphyse formée d'une coque pleurale peu épaisse, ne se ramifiant pas dans la profondeur, mais recouvrant toujours un parenchyme altéré, surtout au niveau du sommet : les lésions varient de la sclérose à la caverne, laquelle a un siège le plus fréquemment sous-claviculaire. Les lésions du sommet ressortissent aux diverses variétés de la forme fibro-caséeuse, et en particulier à la forme cavitaire localisée. Comme le reconnaît BARD lui-même, l'individualité clinique de cette forme est peu marquée ; il n'en est pas de même des deux autres.

2° Pneumonie pleurogène tuberculeuse avec lésions pulmonaires superficielles. — Au-dessous d'une symphyse épaisse, dans laquelle le feuillet viscéral a acquis une dureté et une épaisseur cartilaginiformes, les lésions pulmonaires n'occupent que les couches corticales du poumon ; elles sont ordinairement peu progressives, mais très étendues.

Parfois des râles fugaces discrets, à siège basilaire, constituent l'unique signe parenchymateux ; ailleurs des râles humides nombreux, prenant parfois un timbre métallique, font croire au contraire à des lésions pulmonaires plus graves qu'elles ne le sont en réalité.

De temps à autre, des poussées congestives intercurrentes font croire à une très grande gravité ; mais « l'uniformité des râles sur une grande hauteur, leur superficialité, la conservation d'une amplitude presque normale du murmure vésiculaire, la

constatation des signes de la symphyse pleurale, l'intégrité plus
ou moins parfaite du côté opposé malgré l'extension des lésions
du côté atteint, la conservation d'un état général relativement
bon sont les caractères propres qui permettent de faire le diagnostic de la forme » (BARD, *loc. cit.*).

**3° Pneumonie pleurogène tuberculeuse avec sclérose
pulmonaire dense**. — C'est une des plus importantes à connaître à cause des complications secondaires qu'elle entraîne
presque fatalement du côté des organes du médiastin, et du
cœur en particulier.

Cliniquement, les signes sont ceux d'une induration étendue,
sauf que la plèvre étant épaissie, les vibrations sont atténuées :
au niveau de l'un des poumons, car l'unilatéralité est la règle,
la paroi est rétractée, le son mat et sourd, les vibrations atténuées,
il y a un souffle aux deux temps ; souvent, à la base, des râles
muqueux fixes ; au sommet, le souffle a fréquemment un timbre
creux et, en faisant tousser le malade, la toux retentit anormalement et provoque l'apparition de râles métalliques, symptomatiques d'une excavation ; au-dessous de ces signes cavitaires,
parfois des signes de ramollissement ; mais ce qui domine de
beaucoup, c'est le gros souffle à caractère serratique, symptomatique de la sclérose. Fonctionnellement, l'aspect est celui d'un
emphysémateux, mais la dyspnée est beaucoup plus vive, bien que
l'élément catarrhal fasse presque entièrement défaut, sauf lors
des poussées congestives qui s'observent comme dans la forme
précédente ; en même temps et très rapidement, le malade présente des signes de dilatation du cœur droit ; la fièvre est nulle
ou à peine marquée ; l'amaigrissement et la cachexie font des
progrès très lents. La terminaison a lieu par asystolie ou par
bronchopneumonie surajoutée.

Anatomiquement on est en présence d'une coque pleurale d'une
épaisseur de plusieurs millimètres, d'aspect nacré ; la plèvre
pariétale participe, comme la viscérale, à l'épaississement et
souvent même on note de la péripleurite, sous forme de tractus
fibreux plongeant dans le creux sus-claviculaire, et reliant l'apex
au tissu cellulaire sous-cutané de cette région, si bien que l'on

ne peut enlever le poumon qu'après avoir sculpté à coups de ciseaux courbes son sommet qui fait corps avec la paroi. Profondément la coque pleurale envoie des prolongements ramifiés qui divisent le parenchyme en une série de loges contenant un tissu pulmonaire qui, sur plusieurs points, notamment vers les sommets, offre des lésions manifestes de tuberculose ulcéreuse ou caséeuse, éteinte ou en évolution, qui ailleurs offre tous les degrés de la sclérose ; c'est d'ailleurs la sclérose qui domine de beaucoup ; et souvent tout un lobe, parfois même le poumon entier est transformé en un bloc fibreux, grisâtre ou tout à fait noir par anthracose surajoutée. Le microscope montre alors des lésions superposables à celles de la sclérose tuberculeuse dense.

L'autopsie donne l'explication des phénomènes cardiaques et médiastiniques : la rétraction de la plèvre et du poumon a déplacé les organes du médiastin, sans préjudice de l'augmentation de tension dans les cavités droites, sous la dépendance de l'étendue de la lésion fibreuse ; le déplacement est souvent une dextrocardie, une sinistrocardie ou une médiocardie, tous déplacements faciles à diagnostiquer pendant la vie. La forme de tuberculose que nous étudions ici est même, à notre avis, la cause habituelle des dextrocardies acquises.

§ 3. — PRONOSTIC

Le pronostic de la tuberculose sénile varie avec chaque forme; il n'y a pas de pronostic général, sauf que les formes rapidement évolutives sont plus rapidement mortelles que chez l'adulte, à cause du surmenage qu'elles imposent à un cœur déjà altéré par la sénilité.

§ 4. — DIAGNOSTIC

Le diagnostic clinique a été exposé chemin faisant ; mais on a pu voir que les formes relativement latentes étaient plus fréquentes qu'à l'âge adulte. C'est alors, dans ces cas douteux qu'interviendront utilement divers procédés de laboratoire, aujourd'hui d'usage courant.

La recherche des bacilles dans l'expectoration, le premier en date, considéré encore comme le plus important par les gens du monde, n'est à coup sûr pas celui qui rend le plus de services dans les cas épineux, en pathologie sénile tout au moins. Est-il positif, il a une valeur diagnostique absolue, cela est évident, et même une valeur pronostique relative, la gravité pouvant être, dans une certaine mesure et pour une même forme clinique, considérée dans le temps, chez le même sujet, regardée comme proportionnelle à la quantité des bacilles excrétés.

Mais cette recherche est-elle négative, on ne peut en tirer aucune conclusion ; or elle est négative dans toutes les tuberculoses fermées et dans presque tous les cas très difficile.

L'inoculation au cobaye donne souvent des résultats alors que la recherche des bacilles dans l'expectoration a été négative ; Piéry et Mandoul ont signalé le fait dans les tuberculoses bénignes atténuées, notamment dans la tuberculose pulmonaire abortive et dans les tuberculoses fibreuses post-pleurétiques ; notre expérience personnelle est conforme à cette manière de voir.

La séro-réaction de S. Arloing et P. Courmont, l'ophtalmo-réaction, la cuti-réaction, l'intradermo-réaction donnent des résultats très comparables : ce sont surtout des réactions de défense de l'organisme, qui peuvent être employées dans de certaines limites comme moyens de diagnostic, mais à condition qu'on se souvienne que, d'une façon générale (sauf variantes sur lesquelles nous ne pouvons insister dans un précis aussi spécial que celui-ci), ces réactions sont d'autant plus positives que l'organisme se défend mieux ; par suite, les cas négatifs seront surtout donnés par les cas les plus graves. A tout prendre, cette remarque ne diminue pas beaucoup la valeur de ces procédés, attendu que ce sera surtout dans les formes ulcéreuses très graves que le procédé sera en défaut ; mais alors, en général, le diagnostic sera par ailleurs possible. Cependant, chez le vieillard spécialement, il pourra se faire qu'une caverne voilée cliniquement par de l'emphysème n'entraîne aucune réaction humorale et soit de ce fait méconnue aussi bien par le laboratoire que par la clinique.

Bien plus, quelques-unes de ces réactions, la séro-réaction en particulier, disparaît avec la cicatrisation de la lésion tuberculeuse. Ce procédé a fait l'objet de la part de P. COURMONT et FROMENT, d'une étude entreprise sur notre demande et de laquelle il est résulté que la séro-réaction entreprise systématiquement chez 100 vieillards de notre service du Perron avait été positive 23 fois ; mais d'autre part, les autopsies ont montré à ces auteurs que dans beaucoup de cas à séro-réaction négative, il y avait des tubercules guéris ; les cas avec séro-réaction positive n'avaient trait qu'à des tuberculoses en évolution ou en voie de guérison.

Enfin, la radioscopie sera souvent, nous l'avons vu, d'un utile secours : elle dépistera les sommets même légèrement indurés, qui seront d'autant plus ombrés qu'ils seront plus infiltrés ; elle montrera les cavernes sous forme d'une tache brillante de lumière encerclée d'un anneau opaque ; elle révélera l'infiltration par un piqueté ou un tacheté irrégulier ; mais la radioscopie est une méthode d'exploration, et non de divination, qui demandera toujours à être interprétée et à être corroborée par les autres procédés ; ce n'est que lorsque tous les procédés sont convergents qu'un diagnostic peut être admis avec certitude. En aucun cas, il ne faut se contenter d'un signe, fût-il même en apparence le meilleur. Quoi qu'il en soit, il faut se rappeler qu'en matière de tuberculose sénile le diagnostic du degré de la lésion est plutôt en dessous qu'au-dessus de la réalité.

§ 5. — TRAITEMENT

En matière de tuberculose, parmi les thérapeutiques prétendues spécifiques, les unes ont vécu, les autres n'ont pas encore fait leurs preuves. Force est donc de s'en tenir aux préceptes qui résultent des enseignements des illustres fondateurs de la cure physique, BREHMER et DETTWEILER, cure qui, reconnaissant notre impuissance contre le microbe, s'adresse au terrain sur lequel il se développe pour le fortifier dans la lutte.

1º Hygiène et diététique. — Cette thérapeutique naturiste à elle seule a depuis trente années sauvé déjà bien des existences, même chez des personnes âgées. Elle est basée sur un trépied thérapeutique : repos, alimentation, aération. Les deux premiers articles sont applicables sans restriction à la vieillesse ; le troisième doit être interprété.

L'organisme du tuberculeux doit, pour résister, consacrer toutes ses forces à la lutte contre l'infection ; il doit donc dépenser celles-ci au minimum ; non seulement tout travail devra être interdit au vieillard tuberculeux, mais les efforts musculaires doivent lui être épargnés dans une grande mesure.

A ce point de vue toutefois, deux cas peuvent se présenter : si le malade est fébricitant, le repos au lit s'impose ; la clinothérapie est le premier des fébrifuges.

Chez le vieillard, cependant, il ne faudra pas être aussi intransigeant que chez l'adulte ; si, au bout d'une quinzaine de jours, on n'a pas réussi à abaisser la température à la normale, il faudra transiger et permettre au malade de se lever quelques heures par jour, dans un fauteuil ; même pendant la période de clinothérapie, une heure de lever dans un fauteuil, à côté du lit, empêchera les congestions hypostatiques de s'installer à demeure. S'il n'y a pas de fièvre, ou si la fièvre est tombée, le malade pourra se lever un peu, mais ses heures de repos devront être soigneusement réglées : il devra demeurer au lit dix heures au moins et en outre faire quatre heures de chaise longue dans la journée. Entre temps, de petites promenades sans fatigue lui seront permises. Le thermomètre sera d'ailleurs là pour apprécier le degré de fatigue ; si la température réactionnelle est trop élevée, c'est qu'on aura dépassé les limites de la résistance. Pour un adulte, certaines professions peuvent être, sinon continuées, du moins momentanément interrompues, lorsque les atteintes sont légères ; chez le vieillard il ne saurait en être de même : lorsque le diagnostic peut être porté, la lésion en règle générale est déjà avancée ; fût-elle même au début, le vieillard doit renoncer à toute occupation professionnelle, s'il en a conservé une jusque-là.

Le second point, c'est l'alimentation. Elle doit être légère et réparatrice. Le lait, s'il est bien toléré, la tisane de céréales s'il ne l'est pas, le laitage (potages au lait, entremets au lait et aux œufs), les œufs très frais, les viandes sur le gril, les purées, les pâtes, les fruits cuits, les confitures (si toutefois le malade n'est pas diabétique), le fromage frais, seront indiqués ; l'existence d'une albuminurie restreindra ce régime non au régime lacté mais au régime hypochloruré ; il en sera de même de lésions cardiaques secondaires, dans les phtisies fibreuses. Sinon, il faudra en augmenter la teneur en azote avec un peu de zomothérapie : viande crue de mouton (pour éviter le tænia) hachée ; ou mieux jus de viande filtré, préparé par la méthode de Héricourt et Richet. Il ne faudra pas oublier que pour être utile, une alimentation devra être absorbée et digérée, et que ce sera aller contre le but cherché que de surcharger l'estomac ; les réserves formulées par Mouisser subsistent entières. Il faudra s'inspirer des circonstances, et souvent donner de petits repas légers et fréquents au lieu des trois repas habituels. La balance sera là pour contrôler les résultats de l'alimentation ; chez le vieillard il faut se rappeler toutefois que tout ce qu'on peut espérer c'est un maintien du poids ; son augmentation n'est guère possible.

Le troisième article, c'est l'aération. Chez un enfant, un adulte, aucune hésitation n'est permise, à condition d'aller graduellement, par entraînement progressif : c'est l'aération continue, jour et nuit, de la chambre à coucher. Chez un vieillard qui aura été antérieurement habitué à cette pratique, il faut continuer, bien entendu ; pour un autre, il faudra se contenter de l'aération diurne, et d'entr'ouvrir une des fenêtres la nuit, de temps à autre, pour empêcher l'air de devenir confiné ; le mieux sera, si possible, d'avoir deux chambres à sa disposition, une de jour, une de nuit, celle qui n'est pas occupée pouvant alors être largement aérée, en permanence. Dans tous les cas, une petite aération permanente à l'aide de vasistas, vitres perforées ou contrariées, placés à la partie supérieure des fenêtres, sera utile ; dans une salle d'hôpital ce sera indispensable.

Dans tous les cas, dans la chambre, toute poussière sera interdite ; le balayage et l'essuyage humides seront de rigueur.

Il sera utile, parfois, d'humidifier cet air avec des vaporisations d'eau simple ou aromatisée. La chambre sera exposée au midi, de préférence ; l'exposition au nord, en tout cas, sera évitée. L'idéal sera d'avoir une chambre donnant sur une galerie bien abritée du nord où se feront les séances de chaise longue ; dans un hôpital, cette installation sera indispensable. Cet hôpital devra être en pleine campagne autant que possible, dans un endroit un peu élevé et abrité des vents du nord ; il en sera de même de l'habitation privée ; le vieillard tuberculeux valide, pendant la belle saison, devra vivre à l'air. Quant à l'altitude proprement dite, l'état du cœur et des vaisseaux la contre-indiquera : 5 à 600 mètres, 8 à 900 même seront souvent bien supportés, mais l'altitude de 1 000 ou plus devra être évitée ; un séjour prolongé en pleine campagne, à flanc de coteau, sera en général, en été, ce qui réussira le mieux ; en hiver, l'indication du midi, si restreinte aujourd'hui pour les tuberculeux adultes, demeure entière pour les vieillards : les stations très abritées de la Riviera française et à proximité non immédiate de la mer, telles que Hyères, Cannes (le Cannet), Nice (Cimiez), et par-dessus tout Menton (Garavan) sont parmi les plus indiquées ; nous citerons encore en France : Grasse, Pau, Saint-Jean-de-Luz, la Corse ; en Italie : Bordighera, San Remo, Rapallo ; en Afrique : Madère, Alger (Mustapha supérieur), l'Égypte (Ellouan) ; en Syrie, les pentes du Liban (Aïn Sofar). Pour les saisons intermédiaires (printemps, automne), nous conseillerons plutôt les rives du Léman (Montreux, Clarens, Vevey) ou des lacs italiens (Pallanza, sur le lac Majeur ; Bellaggio sur le lac de Côme).

2° Traitement médicamenteux. — Tels sont les moyens hygiéniques ; au point de vue thérapeutique, proprement dit, des médications de deux ordres s'offrent à nous, les unes ayant pour but de fortifier l'organisme, les autres de lutter contre le bacille.

Les moyens médicamenteux susceptibles de venir en aide aux moyens purement hygiéniques pour soutenir l'organisme sont constitués par les préparations dites analeptiques ; les préparations à base de phosphate de chaux ont une valeur contestée ;

celles à base de glycérophosphates, de lécithine rendent plus de services soit *per os*, soit par la voie hypodermique ; il en est de même des produits à base de nucléine ou de nucléinates ; les plus actifs sont sans contredit les préparations arsenicales, soit à l'intérieur (liqueur de Fowler, arrhénal), soit en injections sous-cutanées (cacodylate de soude).

Il faudra toutefois se rappeler que toute médication arsenicale est contre-indiquée par l'existence de la fièvre.

Parmi les médications dites bacillicides, antiseptiques, celles à base de phénol sont tombées rapidement dans l'oubli ; des balsamiques comme l'eucalyptol, le goménol, ont pu rendre des services ; les plus employés sont la créosote et ses dérivés, gaïacol, thiocol et leurs composés. Par la bouche, les substances de cet ordre les mieux supportées sont le carbonate de gaïacol et le thiocol. Dans l'immense majorité des cas, il est préférable, suivant l'exemple de Bouchard, Gombert, Revilliet et suivant notre pratique personnelle[1], de ménager l'estomac tout en faisant absorber de hautes doses de créosote à l'aide de lavements.

Il y a des contre-indications : des hémoptysies, un état fébrile trop accentué, à oscillations, indiquant une marche rapide du processus ; les phtisies subaiguës (phtisie galopante, pneumonie caséeuse, tuberculose à forme bronchopneumonique), sont aggravées ; mais une fièvre modérée avec des tendances lentement évolutives du processus, n'est pas une contre-indication ; la créosote est alors un adjuvant précieux de la clinothérapie.

Enfin, après un enthousiasme irréfléchi suivi de cruelles déceptions motivées par un emploi brutal et massif, la tuberculine et ses dérivés sont revenus à l'ordre du jour. Koch a préparé de nombreuses modifications de sa tuberculine originelle ; la dernière est son émulsion bacillaire BE dont les doses pour commencer doivent être infinitésimales, de façon à éviter la moindre réaction et à immuniser graduellement l'organisme sans aucun dommage ; Denys (de Louvain), Béraneck (de Neuchâtel), Calmette (de Lille) ont proposé également des tuberculines pouvant

[1] Doriot, *La créosote, son action adjuvante dans le traitement de la tuberculose pulmonaire.* Th. Lyon, 1908.

être utilisées à doses infinitésimales. D'autres ont préparé plutôt des sérums immunisants, antitoxiques, c'est-à-dire qu'au lieu de laisser à l'organisme le soin de fabriquer graduellement ses antitoxines, ils les ont introduites préformées : on a ainsi les sérums de MARMOREK (de Paris), de MARAGLIANO (de Gênes), de SPENGLER (Immunkörper). Le sérum de MARMOREK, l'I.K. de SPENGLER nous ont donné quelques résultats encourageants. Mais cette question est encore à l'étude, et nous ne connaissons pas de recherches spéciales sur le traitement de la tuberculose sénile par les tuberculines ou les sérums immunisants.

3° Traitement symptomatique. — Bien entendu, à côté du traitement de la maladie, il y a celui des symptômes : en cas de poussées congestives, les ventouses sèches, le vésicatoire, la teinture d'iode nous ont paru préférables aux pointes de feu qui ont eu parfois des hémoptysies à leur passif ; en cas d'hémoptysies, le nitrite d'amyle [1] nous a rendu plus de services à toutes les périodes que les préparations classiques à base d'ergotine ; l'ipéca à la Brésilienne et les lavements très chauds (méthode de TRIPIER) nous ont été des plus utiles pour continuer l'effet du nitrite. Les troubles gastriques, intestinaux, demanderont souvent à être traités, mais aucune considération spéciale aux vieillards ne nous paraît exister.

En ce qui concerne les calmants et les expectorants par contre, des règles spéciales doivent être suivies : l'adynamie étant rapide chez le vieillard, et les forces expulsives des produits de sécrétion étant insuffisantes, il faudra user des calmants au minimum : le sirop d'opium faible, ou sirop diacode, sera seul usité dans la majorité des cas ; ce n'est qu'à son corps défendant qu'il faudra en arriver aux préparations plus énergiques telles que le sirop ou l'extrait thébaïque, la codéine, l'héroïne, la dionine ; cette dernière substance aura cependant moins d'inconvénients que les autres. Quant à la morphine, et surtout la morphine en injections sous-cutanées, elle devra être proscrite

---

[1] SOULIER, PIC et PETITJEAN, *Le nitrite d'amyle dans les hémoptysies*. Soc. méd. des hôp. de Lyon, 1905 et 1906.

de l'arsenal thérapeutique ; ce n'est qu'à la période ultime, que
si tout autre calmant demeure vain, on pourra parfois être
autorisé à pratiquer une injection d'un demi-centigramme de
morphine, à condition de faire simultanément une injection de
1 à 2 centimètres cubes d'éther.

En ce qui concerne les expectorants, dans la tuberculose, il
faut éviter tous ceux qui dépriment le cœur tels que les préparations à base d'antimoine : le meilleur expectorant est la terpine ; quelquefois aussi, dans les formes catarrhales, l'oxymel
scillitique rendra des services.

Parmi les médications adjuvantes, les eaux minérales sont
susceptibles de rendre des services, mais leurs indications sont
limitées aux formes catarrhales, fibreuses, dans lesquelles cliniquement le catarrhe subsiste seul, et où la poussée parenchymateuse paraît bien éteinte. Alors des stations, comme la Bourboule, peuvent rendre des services ; le Mont-Dore également est
parfois indiqué, mais son altitude et la rudesse de son climat
le contre-indiquent chez nombre de vieillards.

Sauf les réserves que nous avons formulées ci-dessus, on voit
qu'en résumé, soit pour le choix et les doses des médicaments,
soit pour les moyens hygiéniques et analeptiques, le traitement
de la tuberculose sénile n'offre rien de très particulier.

Mais le tuberculeux ne doit pas seulement être considéré à
son point de vue personnel, il doit l'être au point de vue social :
c'est un malade contagieux dans l'immense majorité des cas,
et cette contagion est d'autant plus redoutable chez le vieillard
qu'elle se voile sous les dehors bénins d'un « vieux catarrhe »,
« bien innocent », ajoutent les vieillards, « parce qu'ils vivent
avec depuis plus de vingt ans ». Innocent pour eux, ce catarrhe
peut être mortel pour les autres, pour les enfants en particulier.
Dans les familles dont nous avons pu suivre plusieurs généra-
tions, nous ne comptons plus les cas de ces grands-pères (dont
parlait WEILL à une conférence récente organisée par l'Œuvre
Grancher) qui ont infecté leurs petits-enfants, dont plusieurs sont
morts de bronchite ou de méningite, tandis que l'aïeul continue
à avoir « la poitrine très solide » malgré le dit catarrhe. Modernes
Saturnes, sans le savoir, ils dévorent leur descendance, et c'est

la une des nombreuses causes de la dépopulation de notre pays
où l'on ne fait rien pour l'empêcher.

L'unique remède est dans l'isolement, le sanatorium, non
pas le sanatorium d'altitude, puisqu'il s'agit de vieillards, mais
l'hôpital-sanatorium construit en pleine campagne et *exclusivement* réservé aux tuberculeux avec chambres individuelles si
possible ou réservées à un petit nombre de malades, de façon à
isoler les unes des autres les formes cliniques de gravité diverse ;
ces chambres auront des vasistas d'aération permanente et com-
muniqueront de plain-pied avec des galeries de cure ouvertes
au midi, abritées du nord.

L'hôpital de tuberculeux est doublement indiqué, par l'intérêt
des malades et par celui de la société ; dans les hôpitaux tels
qu'ils existent actuellement, la tuberculose ne peut être soignée,
et les malades infectent leurs voisins.

Dans tous les cas, isolés ou non, les tuberculeux devront
avoir leur nocivité réduite au minimum par l'emploi des cra-
choirs individuels, et l'interdiction, qui devrait être sanctionnée
par des pénalités, de cracher dans les endroits publics et même
sur le sol des rues et des chaussées, devrait être complétée
par la recommandation faite à tout malade qui tousse, de faire
toujours écran avec son mouchoir ou sa main, les bacilles sortant
des voies respiratoires étant assurément encore plus nocifs que
ceux qui sont suspendus dans les grains de poussière.

On se rappellera toujours que, quelque bénigne que soit une
tuberculose, elle peut toujours, par contagion, donner naissance
à une forme grave et même rapidement fatale.

CHAPITRE III

MALADIES DES PLÈVRES

Les maladies des plèvres, intéressantes à étudier spécialement chez le vieillard, se résument d'une part dans les épanchements pleuraux envisagés dans leur ensemble, et dans les adhérences pleurales de l'autre. Nous les exposerons après avoir indiqué les caractères de la plèvre sénile.

ARTICLE PREMIER

PLÈVRE SÉNILE

La plèvre sénile est caractérisée par sa coloration grisâtre, par son épaississement et la présence à peu près constante d'adhérences, soit limitées à un sommet le plus souvent, soit plus ou moins généralisées (voir *Adhérences*). Leur consistance est très variable ; ce sont tantôt des bandes fibreuses, lâches, très facilement déchirables, tantôt des bandes épaisses et solides ; elles peuvent n'être constituées que par des taches blanchâtres analogues aux taches laiteuses du péricarde, et siègent dans les points où s'exerce la pression des côtes (*plaques de frottement*). Plus rarement elles subissent une transformation cartilagineuse ou calcaire (*os pleural*).

L'épaississement de la plèvre, joint à l'existence de ces adhérences, entraîne une diminution de l'élasticité pulmonaire, et s'unit aux déformations du thorax, aux lésions pulmonaires séniles, pour entraîner chez le vieillard une gêne fonctionnelle notable de la respiration.

De plus, par suite de l'atrophie de son réseau vasculaire et lymphatique, par suite aussi de la dégénérescence sénile des ganglions lymphatiques du hile du poumon, la plèvre sénile a perdu son pouvoir de résorption (ÉTIENNE). C'est ce qui explique que l'épanchement pleural, chez le vieillard, se résorbe en général plus difficilement que chez l'adulte.

ARTICLE II

ÉPANCHEMENTS PLEURAUX CHEZ LE VIEILLARD

La question des pleurésies chez le vieillard est extrêmement complexe. Il est souvent difficile chez lui de distinguer une pleurésie inflammatoire d'un hydrothorax. Aussi avons-nous cru plus simple et aussi plus clinique, d'envisager dans un chapitre d'ensemble les différents types d'épanchements pleuraux que l'on peut rencontrer dans l'âge avancé.

1° Historique. — Les épanchements pleuraux sont une affection fréquente chez le vieillard ; aussi CRUVEILHIER, CHOMEL, BEAU, ANDRAL, DURAND-FARDEL, LOUIS, GILLETTE, JACCOUD, POTAIN, LANCEREAUX, etc., ont-ils consacré à leur étude de nombreuses leçons. Tous ces auteurs, de même que BOISSEUIL (1876), PHILIPPEAU (1877), JAURAND (1881), HELLEN (1884), LEMOINE (1898), MORAND (1901), dans leurs thèses faites sur ce sujet, sont d'accord sur les caractères particuliers que leur imprime la sénilité, et la fréquence, à cette époque de la vie, des épanchements secondaires.

Plus récemment HALIPRÉ et CHEVALIER, COURTOIS-SUFFIT et BEAUFUMÉ sont revenus sur la difficulté du diagnostic des épanchements pleuraux chez le vieillard. Enfin ÉTIENNE a insisté sur la gravité de leur pronostic.

2° Symptomatologie. — Un épanchement pleural, quelle que soit son origine, a une série de caractères inhérents à la présence même du liquide, quel qu'il soit, dans la cavité pleurale, et en outre, une série de caractères variables suivant l'origine, la nature de l'épanchement. Dans les caractères communs comme dans les caractères particuliers, la sénilité imprime son cachet en modifiant le tableau clinique de l'adulte soit par le fait des altérations préexistantes des plèvres et des poumons, soit par le fait du mode de réaction de l'organisme.

A. Caractères communs. — Ils sont les uns physiques, les autres fonctionnels.

a. *Signes physiques.* — Tous les signes physiques pathognomoniques, chez l'adulte, de la présence d'un épanchement, peuvent se retrouver ici : à l'inspection, ampliation de l'hémithorax ; à la mensuration, traduction métrique de cette ampliation ; à la percussion, matité franche avec résistance au doigt ; à la palpation, abolition des vibrations thoraciques ; à la percussion avec palpation combinée, flot ; à l'auscultation, obscurité du murmure vésiculaire ou silence respiratoire, souffle aigre, aux deux temps, doux, lointain, voilé, égophonie, pectoriloquie aphone, signe du sou.

La ligne de niveau peut décrire une courbe parabolique de Damoiseau parfaite, et le niveau de la matité peut varier suivant tous les changements d'attitude.

Toutefois, il faut avouer que ces cas où tous les signes sont réunis, et qui sont, en somme, fréquents chez l'adulte, sont exceptionnels chez le vieillard. Chez lui l'existence de lésions pleuro-pulmonaires anciennes, adhérences, symphyse pleurale, sclérose pulmonaire, expliquent pourquoi on peut trouver, même avec un épanchement notable, la persistance de vibrations parfaitement conservées, comme l'a montré Halipré. Les signes les plus fidèles, les plus constants sont l'obscurité, le flot et surtout la matité, qui est pour Courtois-Suffit et Beaufumé un phénomène constant et de premier ordre dans la pleurésie sénile ; l'ossification des cartilages costaux gêne ou empêche l'ampliation thoracique, qui est fréquemment masquée aussi par des déviations vertébrales ; la faiblesse de la respiration et de la voix empêchent fréquemment de se produire le souffle de l'égophonie, et de percevoir la pectoriloquie aphone.

L'existence si fréquente d'adhérences pleurales (voir plus bas, adhérences pleurales) modifie parfois la courbe du niveau, et empêche les variations de celui-ci dans les changements d'attitude.

b. *Signes fonctionnels*. — Les signes fonctionnels communs à tous les épanchements pleuraux résultent de la gêne apportée à l'expansion pulmonaire par la disparition de la pression négative, et la production d'une pression positive plus ou moins forte dans la cavité pleurale, de la compression du cœur et des organes contenus dans le médiastin, et aussi de la façon dont les sujets réagissent à ces divers troubles.

Toux, dyspnée, cyanose en sont les principales manifestations. Mais en raison de l'émoussement de la sensibilité dans le grand âge, la toux est très fréquemment absente ; la dyspnée elle-même, bien que plus constante, est parfois peu marquée : elle est plus objective que subjective, il s'agit plutôt de tachypnée que de dyspnée péniblement perçue par le malade ; souvent il faut un effort, une marche, une ascension d'escalier pour la mettre en évidence (*pleurésie latente* d'Étienne) ; nous avons vu plusieurs fois de très grands épanchements étonnamment bien supportés. — Plus constants sont les signes objectifs de la compression cardiaque, et parmi eux, la cyanose. Il arrive même chez le vieillard qu'un épanchement, quelle que soit sa cause, arrive à prendre de telles proportions sans provoquer d'accès graves de suffocation, qu'à un moment donné il ne manifeste tout d'abord sa présence que par des signes faisant penser à une tumeur du médiastin : cyanose des lèvres, des pommettes, des ongles tellement accentuée que l'on pense à une maladie bleue ; œdème des membres inférieurs, des parties génitales, de la région sous-ombilicale de l'abdomen ; ascite ; en somme, signes de compression de la veine cave inférieure. Au cœur, un galop à l'appendice xiphoïde, un souffle doux à la pointe indiquent une dilatation et une insuffisance fonctionnelle ; c'est l'*asystolie pleurétique de* Merklen qui, en l'espèce, a été la première manifestation d'un épanchement pleural jusque-là méconnu ; ce syndrome, plus fréquemment réalisé par des épanchements du type mécanique, l'a été, chez plusieurs de nos malades, par des épanchements du type inflammatoire.

En somme, effacement des signes pulmonaires ou bulbaires (retard dans l'apparition de la sensation subjective de dyspnée), prédominance des manifestations cardiaques, telles sont les deux caractéristiques, conditionnées par la diminution générale de la sensibilité, et par la faiblesse antérieure du myocarde.

B. CARACTÈRES PARTICULIERS, FORMES CLINIQUES. — Ces caractères varient avec la maladie qui a donné naissance à l'épanchement ; celui-ci sera, suivant les cas, séreux, hématique, purulent ; dans les épanchements séreux, la cytologie peut montrer la prédominance des placards endothéliaux (épanchements mécaniques), des leucocytes polynucléaires (infections aiguës), des lymphocytes et des globules sanguins (tuberculose) ; mais dans tous ces cas, le diagnostic causal ne peut être fait que par la superposition des signes de la maladie initiale avec les signes de l'épanchement lui-même.

a. *Pleurésies idiopathiques, a frigore, tuberculeuses.* — Les pleurésies idiopathiques, avec épanchement séreux, sont rares chez le vieillard, plus rares même que ne l'admettaient les anciens : PRUS, sur 365 affections de l'appareil respiratoire, avait trouvé à Bicêtre 53 pleurésies, dont un bon nombre sans doute étaient secondaires ; la pleurésie est plus fréquente chez l'homme, qui s'expose plus aux intempéries, que chez la femme ; elle est plus fréquente à droite qu'à gauche. PARISOT et ÉTIENNE, dans un hospice de 500 vieillards, ont vu seulement 7 malades atteints de pleurésie entrer à l'infirmerie pendant une durée de dix-sept ans.

Cette pleurésie était dite *a frigore* par les anciens ; nous savons depuis trente ans que le froid ne joue le rôle que de cause prédisposante : TRIPIER, LANDOUZY, les premiers, ont montré que *toujours* chez le vieillard comme chez l'adulte, la pleurésie primitive est fonction de tuberculose : le vieillard, comme l'adulte, peut entrer dans la tuberculose par une infection pleurale primitive, ou du moins une pleurésie peut être, chez lui, la première manifestation clinique d'une infection tuberculeuse jusque-là latente.

Ici, les signes de l'épanchement sont précédés et accompagnés des signes de l'infection : frissons, fièvre, transpirations, anorexie, quelquefois vomissements, abattement, amaigrissement, oligurie, souvent albuminurie ; — quelques symptômes, d'ailleurs plus inconstants chez le vieillard que les premiers, peuvent appeler l'attention sur la détermination pleurale de l'infection, ce sont tout d'abord le point de côté, puis la toux sèche et quinteuse. Les signes physiques de l'épanchement peuvent être précédés des signes de la phase prémonitoire correspondant à la pleurite sèche exsudative, et en particulier par des frottements, lesquels peuvent réapparaître lorsque l'épanchement se résorbe.

En lui-même l'épanchement est le type des épanchements séreux, riches en fibrine, contenant de nombreux leucocytes du type lymphocytaire, d'assez nombreux globules rouges, et de rares placards endothéliaux ; — l'inoscopie de Jousset y révèle des bacilles de Koch ; l'inoculation au cobaye en est positive ; la séro-agglutination d'Arloing et P. Courmont est positive ; — le sang des malades agglutine également les cultures homogènes de bacilles de Koch ; la cuti, l'ophtalmo, l'intradermoréaction sont généralement positives ; — d'ailleurs depuis longtemps on avait vu que ces malades présentaient au niveau de la région sous-claviculaire du côté de l'épanchement un son skodique particulier, avec schéma de congestion (S+V+R—), répondant, d'après Grancher, qui découvrit jadis le phénomène, aux pleurésies tuberculeuses. Plus simplement, l'examen des sommets fait découvrir fréquemment des signes légers, mais nets, d'une vieille induration, qui semblent démontrer qu'en réalité, la détermination bacillaire n'est pas aussi primitive qu'on veut bien le dire ; souvent aussi les anamnestiques eux-mêmes (vieilles bronchites, hémoptysies, descendance affectée de polyléthalité suspecte, etc.) montrent que l'infection première date, en réalité, de loin.

L'évolution de ces pleurésies tuberculeuses est, sauf la longue durée et la tendance, par suite, à la chronicité, comparable à celle des pleurésies de l'adulte ; elle a comme étalon la courbe de la diurèse, qui varie inversement à la courbe du liquide.

La résolution de la pleurésie aiguë peut se produire au bout de six semaines environ : elle est annoncée par une crise de polyurie. Plus souvent encore que chez l'adulte, la pleurésie laisse à sa suite des adhérences pleurales plus ou moins épaisses, qui peuvent elles-mêmes jouer un rôle pathologique considérable. La mort par syncope peut, bien entendu, se produire à une période quelconque de l'épanchement pleurétique. Après résolution de l'épanchement, la nature tuberculeuse de la maladie peut s'affirmer par l'apparition graduelle des signes d'une phtisie chronique, plus rarement par ceux d'une granulie. La pleurésie semble d'une façon générale, comme l'a bien montré ÉTIENNE, avoir chez le vieillard une gravité plus grande que chez l'adulte, à cause de la méiopragie cardiaque antérieure d'abord, à cause de la perte relative, à un âge avancé, du pouvoir de résorption de la plèvre, par suite de l'atrophie de son réseau vasculaire et lymphatique.

b. *Épanchements pleuraux dans les lésions pulmonaires*. — Toutes les *maladies des poumons* peuvent entraîner une réaction pleurale sèche ou avec production de liquide.

La *tuberculose pulmonaire*, plus rarement que chez l'adulte, peut avoir comme épiphénomène un épanchement pleural séro-fibrineux, parfois hémorragique, dont les caractères ne sont pas différents de ceux de la pleurésie, ci-dessus décrite, mais l'existence d'une lésion pulmonaire fait que l'épanchement est beaucoup moins bien toléré que lorsqu'il est primitif; aussi le pronostic en est-il assez grave ; on a vu cependant, chez le vieillard comme chez l'adulte, la survenue d'un épanchement atténuer la marche d'une tuberculose pulmonaire.

Il arrive souvent que chez le vieillard comme chez l'adulte, les procédés de laboratoire dépistent la tuberculose dans ces soi-disant *pleurésies rhumatismales* admises par les auteurs comme telles, parce qu'elles sont accompagnées ou précédées par des douleurs articulaires ; c'est une éventualité d'ailleurs très rare chez le vieillard.

La *pneumonie* peut, comme chez l'adulte, entraîner parfois, pendant la période d'hépatisation, une réaction pleurale plus intense que normalement, avec production d'épanchement, c'est la pleurésie péri ou parapneumonique. Plus souvent, l'épanchement survient au décours de la pneumonie, c'est la pleurésie

métapneumonique. Dans ces deux cas, l'épanchement peut être
séreux ou purulent ; c'est un épanchement à polynucléaires, et
généralement à pneumocoques. Nous n'avons pas trouvé que
la sénilité imprimât à cette forme de pleurésie une allure bien
spéciale, non plus qu'à l'épanchement qui accompagne le *cancer
pleuro-pulmonaire* ou le *cancer de la plèvre* proprement dit; dans
ces derniers cas, comme chez l'adulte, l'épanchement est ordinairement hémorrhagique.

c. *Épanchements pleuraux dans les cardiopathies.* — Les *cardiopathies* sont les causes les plus banales des épanchements
pleuraux chez le vieillard ; autrefois on ne connaissait guère
que l'hydrothorax : à la période terminale de l'asystolie, à la
période de la cachexie hydropique de Beau, il se produit dans
les séreuses pleurales comme dans les autres séreuses, comme
dans le tissu cellulaire sous-cutané, des épanchements, ordinairement bilatéraux, constitués par du liquide séreux, peu fibrineux, de densité peu élevée, et répondant au type des épanchements mécaniques. C'est de l'hydrothorax et non de la pleurésie
vraie.

L'existence évidente d'une cardiopathie artérielle ou valvulaire, à la période d'asystolie, l'oligurie foncée, l'hypochlorurie,
quelquefois l'albuminurie, et surtout l'existence d'une anasarque
déjà d'ancienne date, mettent sur la voie du diagnostic.

Un deuxième type d'épanchement, très fréquemment observé,
est constitué par une pleurésie souvent limitée, et consécutive
à un noyau d'*infarctus sous-pleural*: le vieillard est un cardiaque,
il a eu quelques jours avant un point de côté avec léger accroissement de la dyspnée, une expectoration sanglante, formée de
sang noir, couleur de jais, d'odeur aigrelette, et adhérente au
vase ; l'épanchement peut être hématique ou séreux, mais alors,
en dehors des grands placards endothéliaux, d'une faible réaction leucocytaire, d'une faible teneur en fibrine, on y trouve
toujours un assez grand nombre de globules sanguins. Comme
l'a montré Bucquoy, c'est là la grande cause des épanchements
chez les cardiaques ; — cette origine nous a paru encore plus
fréquente chez les cardiaques séniles. — Toutefois, il faut bien
savoir que beaucoup plus fréquemment qu'on ne le pense, et ce

fait a récemment été bien mis en évidence par un de nos élèves (DE BRISSON DE LAROCHE) [1], il se produit chez des cardiaques avérés des pleurésies vraies, qui donnent par l'examen cytologique, par les inoculations, la séro-réaction, la recherche des bacilles, la preuve de leur nature bacillaire ; — dans bien des cas même, par voie de réciprocité, la nature tuberculeuse de cet épanchement a pu nous mettre sur la voie de la découverte de la véritable nature d'une cardiopathie de cause jusque-là insoupçonnée.

d. *Épanchements pleuraux chez les urémiques.* — Nous en dirons autant des épanchements chez les *urémiques* : les uns sont des hydrothorax survenant à la période de la cachexie séreuse, les autres des infections surajoutées, et parmi elles les infections bacillaires tiennent le premier rang ; comme pour les maladies du cœur, l'épanchement en prouvant sa nature tuberculeuse peut quelquefois, par là même, être une présomption en faveur de la nature originellement bacillaire de la néphrite. Enfin, bien des vieillards après avoir été des brightiques deviennent des cardiaques par dilatation, par insuffisance fonctionnelle ; — réciproquement, bien des cardiaques, surtout des cardiaques artérioscléreux, présentent de la néphrite secondaire ou concomitante ; — chez ces cardio-rénaux sont accumulées en puissance les causes des épanchements d'ordre embolique, mécanique ou inflammatoire ; et de fait, ces éventualités sont fréquemment réalisées.

e. *Pleurésies infectieuses.* — Une série de maladies infectieuses sans avoir normalement l'appareil respiratoire comme point d'élection, peuvent évidemment, chez le vieillard comme chez l'adulte, s'accompagner de pleurésie avec épanchement, sans que la sénilité leur imprime un caractère bien spécial : il en est ainsi des fièvres éruptives, de la typhoïde, etc.

On peut observer également des pleurésies purulentes. MONNIER a rapporté deux cas de pleurésies à streptocoques chez des vieil-

---

[1] DE BRISSON DE LAROCHE, *Les épanchements pleuraux chez les cardiaques artériels. Nature tuberculeuse de quelques-uns de ces épanchements,* Th. Lyon, 1908.

lards de 83 et 62 ans, atteints de bronchopneumonie à streptocoques. LEDRON et DALINCOURT, ont observé des cas de pleurésie purulente consécutive à une ostéite costale tuberculeuse chez des malades de 65 ans et 66 ans.

f. Pleurésies d'origine artérioscléreuse. — Quant aux soi-disant *pleurésies d'origine artérioscléreuse* décrites en 1906 par MÜLLER, et qui seraient des pleurésies *séro-fibrineuses* aiguës liées à une dystrophie pleurale sous la dépendance de la seule artériosclérose, malgré l'opinion de cet auteur, qui y voit les véritables pleurésies des vieillards, nous croyons, d'après ce que nous avons vu, que ce sont des faits complexes ; les uns ressortissent à la pleurésie tuberculeuse, les autres à l'épanchement des cardiaques ou des cardio-rénaux, qu'il soit tuberculeux, à infarctus, ou d'origine mécanique.

3° Anatomie pathologique. — L'anatomie pathologique des épanchements pleuraux n'a de particulier chez le vieillard, que la coexistence de lésions pulmonaires, pleurales ou cardio-vasculaires antérieures à l'épanchement, et qui trouveront leur description aux divers chapitres afférents à leur description respective.

4° Diagnostic. — Le diagnostic absolu d'un épanchement pleural est toujours plus difficile chez un vieillard que chez un adulte, à cause de sa fréquente latence ; l'importance de la matité, de l'obscurité, sont admises partout, surtout depuis les travaux de COURTOIS-SUFFIT et BEAUFUMÉ ; le signe du flot et le signe du sou nous ont rendu les plus grands services ; ce qu'on peut dire, c'est que lorsque chez un vieillard on soupçonne un épanchement, le plus souvent cet épanchement existe ; dans tous les cas, la ponction exploratrice s'impose dans les cas douteux comme moyen de diagnostic certain ; si elle est pratiquée aseptiquement, elle n'a *aucun* inconvénient.

Le *diagnostic de la cause* se fera par l'étude du liquide en lui-même, et surtout par l'examen attentif de la marche de la maladie, des poumons, du cœur, des reins, l'étude de la température et l'examen des urines.

Le *diagnostic différentiel* des épanchements est à faire avec les *adhérences pleurales* : la matité plus accentuée à la percussion superficielle qu'à la profonde, l'absence de flot, l'absence ordinaire de signes de compression, la non-variation du niveau de la matité, la teinte moins obscure aux rayons X, seront en faveur du diagnostic d'adhérences ; bien souvent la ponction exploratrice sera nécessaire (Voy. *Adhérences pleurales*).

Avec les lésions pulmonaires : dans tous ces cas, qu'il s'agisse de tuberculose, de pneumonie, de cancer, les vibrations sont exagérées, et il n'y a pas de flot ; dans l'hydro-pneumothorax, où l'obscurité peut être le signe dominant, une zone mate à la base est généralement surmontée d'une zone très sonore, où la radioscopie montre une zone claire séparée de la zone inférieure noire par un niveau horizontal au niveau duquel se produisent des vagues par la succussion du malade : ce phénomène, comme la succussion hippocratique dont il est la traduction optique, est pathognomonique de la présence simultanée d'air et de liquide dans la cavité pleurale.

5° Traitement. — Le traitement des épanchements pleuraux varie un peu suivant la cause ; toutefois en raison de la faiblesse initiale du cœur, du moindre pouvoir de résorption des plèvres, on peut dire que l'intervention s'impose plus tôt et plus souvent que chez l'adulte.

Dans les épanchements liés à la *pleurésie tuberculeuse*, il est indiqué au début de calmer les points de côté par les cataplasmes sinapisés, par les préparations opiacées faibles telles que 0,02 centigrammes de dionine dans une potion gommeuse ; les vésicatoires peuvent être essayés à cette période ; l'épanchement une fois formé, il est rare que la diète lactée et les diurétiques puissent en amener la résorption sans une thoracentèse ; le danger de granulie paraissant moindre que chez l'adulte, dès que, la période fébrile étant passée, la diurèse restant insuffisante, l'épanchement reste stationnaire ou augmente, il faut ponctionner ; avant et après la ponction, une injection de caféine soutient le cœur et prépare une crise diurétique ultérieure ; ensuite, il faut concilier la nécessité d'une alimentation réparatrice avec un régime hypochloruré et diurétique : à ce titre, le lait, les œufs, le jus de viande, avec la tisane de céréales, seront les aliments exclusifs tant qu'il y aura de l'épanchement ; la tisane de céréales, dont la formule a autrefois été donnée par SPRINGER a non seulement un rôle reconstituant de premier ordre comme l'a montré cet auteur, mais c'est un diurétique puissant, ainsi que nous l'avons constaté depuis plusieurs années. Cette tisane peut être édulcorée en ajoutant un peu de bois de réglisse aux graines qui entrent dans sa composition, ou par l'addition d'un sirop quelconque. Ultérieurement, contre les adhérences pleurales en formation, un vésicatoire, la teinture d'iode en badigeonnages, peuvent être utilement employés. Alors, la fièvre ayant cessé, on ordonne au malade une alimentation réparatrice à base de laitage, d'œufs, de purée, de jus de viande, de farines de céréales. Une médication arsenicale sous forme de liqueur de Fowler à l'intérieur ou de cacodylate du soude, en injections sous-cutanées, pourra, à cette période, rendre les plus grands services.

Ultérieurement, en hiver, une cure à la Riviera ou sous un climat analogue, dans les autres saisons à la montagne, à une altitude peu considérable, seront à recommander. Une cure à la Bourboule pourra compléter utilement la thérapeutique.

En cas d'épanchement de quelque nature qu'il soit, inflammatoire ou mécanique, chez les cardiaques, rénaux ou cardio-rénaux, un fait domine, c'est que tout épanchement constitue un barrage s'opposant à l'action des diurétiques ou des toni-cardiaques. Ce fait, vrai pour les vieillards atteints de mal de Bright, l'est plus encore pour les cardiopathes ; chez eux, il n'y a pas de thoracentèse d'opportunité, il n'y a que des thoracentèses d'urgence : sitôt que l'on soupçonne un épanchement pleural, il faut faire sur l'heure une ponction exploratrice immédiatement suivie, si elle est positive, d'une ponction évacuatrice ; quelque minime que soit la quantité de liquide ainsi évacuée, le barrage est levé, la diurèse se rétablit, et les diurétiques ou cardiotoniques, comme la digitale ou la théobromine, peuvent désormais agir.

Dès lors, voici notre technique : si le vieillard est un brightique infiltré, le ponctionner, le soumettre au régime lacté quelques jours, puis au régime hypochloruré tout en usant des diurétiques comme les préparations à base de scille, de scammonée et de digitale (pilules de BOUCHARDAT dosées à 0,05 de chacune de ces substances, 4 pilules par jour), de théobromine, de théocine, de diurétine ; il est quelquefois bon de commencer le traitement par un purgatif, tel que l'eau-de-vie allemande, d'abord, les lavements d'eau bouillie pure ou lactosée ultérieurement (Voy. *Traitement du mal de Bright*).

Si le vieillard est un cardiaque ou un cardio-rénal, la ponction s'impose encore avec plus de force et plus d'urgence que chez les rénaux purs, attendu qu'ici la présence d'un épanchement même minime est un obstacle à la diurèse et une surcharge considérable pour le cœur ; quelques centaines de grammes de liquide dans la plèvre suffisent pour empêcher la digitale de produire ses effets soit cardiotoniques, soit diurétiques ; on peut même dire que toutes les fois que chez un cardiaque la digitale et la théobromine restent inefficaces au point de vue de la diurèse, avant d'admettre sans plus discuter, une accoutumance du malade, il faut systématiquement examiner les bases des poumons avec le plus grand soin, et s'il y a le moindre soupçon d'épanchement, pratiquer une ponction exploratrice ; si l'on peut évacuer un peu de liquide, ne fût-ce quelques centaines de grammes, immédiatement cœur et reins réagissent aux diurétiques d'une façon remarquable. Ce fait est bien connu chez tous les cardiaques quel que soit leur âge, mais il est plus frappant chez les cardiaques séniles, chez lesquels, par suite des circonstances que nous avons énumérées plus haut, un épanchement peut rester presque latent et n'en constituer pas moins une indication thérapeutique de premier ordre.

ARTICLE II

ADHÉRENCES PLEURALES

Les adhérences pleurales sont extrêmement fréquentes, à tout âge, puisque SOREL, à l'autopsie de jeunes soldats âgés de vingt à vingt-quatre ans, a trouvé des adhérences pleurales chez un quart des sujets ; mais leur fréquence augmente proportionnellement à l'âge, aussi est-elle au maximum chez le vieillard : de quarante à soixante ans, elles existent dans 50 p. 100 des autopsies ; — au-dessus de soixante, sur 108 autopsies, nous les avons trouvées 67 fois, plus ou moins étendues.

Il s'agit donc d'une lésion extrêmement fréquente, presque banale chez le vieillard ; elles méritent à ce titre une description spéciale, d'autant que leur très grande fréquence nous permet de penser qu'elles jouent un grand rôle dans la méiopragie respiratoire qui est l'apanage d'un nombre considérable de vieillards.

C'est ce qui résulte des travaux déjà anciens de GRANCHER et de nos recherches personnelles, bien exposées dans la thèse de notre élève LOUIS, *loc. cit.*, p. 261.

1° Pathogénie. — Le mode de formation des adhérences pleurales n'a pas toujours été bien connu, et les opinions les plus bizarres furent émises autrefois à leur sujet. Elles sont une terminaison possible de toutes les inflammations des plèvres, que ces inflammations soient primitives, c'est-à-dire atteignent d'abord la séreuse : pleurésies de diverses natures, ou secondaires, c'est-à-dire consécutives à des lésions pulmonaires les plus variées.

Les affections du thorax, contusions, plaies, phlegmons, etc., peuvent s'accompagner aussi de manifestations pleurales et de formations d'adhérences. Il en est de même des cardiopathies, des maladies rénales, au cours de l'urémie, des maladies générales, le paludisme, le rhumatisme, des maladies du foie, les cirrhoses en particulier.

Comme l'a expérimentalement vu VERMOREL, élève de CORNIL (Th. Paris, 1898) en produisant des inflammations aseptiques de la plèvre (ligature costo-pulmonaire, brûlure au thermocautère, injection de nitrate d'argent) ou des inflammations septiques, l'irritation des deux feuillets pleuraux a pour résultat immédiat un exsudat fibrineux suivi bientôt de la production d'une néomembrane conjonctive et vasculaire, qui continue à se développer pour son propre compte. Les feuillets séreux, accolés par l'exsudat de fibrine, ne tardent pas à se souder par pénétration réciproque de leurs vaisseaux, constituant ainsi le premier stade des adhérences. Suivant leur évolution ultérieure, celles-ci deviendront celluleuses, fibreuses, fibro-calcaires, etc.

Mais malgré la multiplicité des causes de production de ces adhérences, que la lésion causale siége au poumon où à la plèvre, dans l'immense majorité des cas, le processus pathogénique initial est de nature tuberculeuse ; le processus adhésoformatif n'est pas, comme on le croyait autrefois, une complication de la tuberculose, mais fait partie de l'ensemble des processus défensifs, qui aboutissent à la transformation fibreuse des édifications tuberculeuses.

2° Anatomie pathologique. — Les adhérences pleurales partielles ou généralisées (symphyse pleurale) présentent des degrés très divers : elles peuvent être minces et celluleuses, ou épaisses, scléreuses et quelquefois cartilaginiformes. Suivant le point où elles siégent, elles peuvent fixer le poumon à la paroi costale, — c'est le cas le plus banal, — au diaphragme, ou au médiastin.

A l'état adulte, les adhérences sont constituées par des faisceaux de tissu conjonctif fibrillaire entre lesquels se trouvent quelques cellules plates ; si les adhérences sont un peu longues, ont la forme de brides, la surface de la bride fibreuse est recouverte d'une couche de cellules plates ; dans l'épaisseur de cette bride, existent des vaisseaux de nouvelle formation.

Les adhérences les plus épaisses peuvent avoir l'aspect et la consistance du tissu fibreux, quelquefois d'un tissu lardacé, ou d'un tissu scléro-calcaire.

Au début, il s'agit d'un simple dépôt fibrineux précédé d'une desquamation endothéliale, puis la séreuse envoie dans cette fausse membrane fibrineuse des bourgeonnements vasculaires qui l'organisent.

GRANCHER a divisé les adhérences pleurales en adhérences pleuro-viscérales, c'est-à-dire adhérences dues à un processus ayant eu pour point de départ la plèvre viscérale, et en adhérences pleuro-pariétales, liées à un processus ayant débuté dans la plèvre pariétale.

Les adhérences pleuro-viscérales sont ordinairement minces, et les pleuro-pariétales épaisses. Les pleuro-viscérales sont liées à un processus extra-pleural, ordinairement pulmonaire : elles sont consécutives à une pneumonie, à une congestion pulmonaire, à une spléno-pneumonie, à une bronchite, mais surtout à toutes les formes possibles de la tuberculose pulmonaire. L'existence d'adhérences pleuro-viscérales autochtones, c'est-à-dire liées à l'existence d'une pleurite sèche idiopathique, dite a frigore, ne nous paraît pas démontrée : dans ces cas, l'existence d'un processus parenchymateux sous-jacent, le plus ordinairement de nature tuberculeuse, nous a paru conditionner la réaction pleurale.

Les adhérences pleuro-pariétales, en revanche, sont dues à des lésions, semble-t-il, primitivement pleurales ; il peut s'agir d'une pleurésie chronique végétante, d'emblée sèche, ou d'une pleurésie chronique exsudative dont l'épanchement s'est résorbé.

L'*état du poumon* est important à noter dans les adhérences pleurales, quel que soit leur point de départ : le poumon présente à considérer des lésions de deux ordres, les unes étant consécutives aux lésions de la plèvre, les autres étant des lésions causales. — *Lésions pulmonaires consécutives aux lésions pleurales* : ce sont des lésions d'emphysème, d'atélectasie ; souvent de carnification ou de collapsus; le poumon est alors gros et mou, non crépitant, mais insufflable. — *Lésions causales* : ce peut être des inflammations banales, mais dans l'immense majorité des cas, ces lésions sont d'origine tuberculeuse. Toutes les pneumonies, on le sait depuis GRISOLLE, s'accompagnent d'une réaction pleurale qui, lorsqu'elle a été intense, avec ou sans épanchement, avec ou sans suppuration, disparaît rarement sans laisser, à titre de séquelles, des adhérences pleurales plus ou moins étendues, plus ou moins denses ; il en est de même de toutes les déterminations infectieuses portant sur le parenchyme pulmonaire. Mais, comme nous l'avons déjà dit, la cause la plus banale c'est la tuberculose pulmonaire sous toutes ses formes : dans la tuberculose chronique ulcéreuse simple, c'est une simple réaction pleuro-viscérale ; dans la tuberculose fibreuse, parenchymateuse ou pleurale, la formation d'adhérences est le fait de l'évolution même du tubercule vers la fibro-formation ; il est souvent difficile en pareil cas, de décider, à l'autopsie, si la lésion du poumon est antérieure ou postérieure à celle de la plèvre.

Il en est ainsi dans une forme bien individualisée par Charcot sous le nom de pneumonie pleurogène : dans ce cas, les deux feuillets de la plèvre sont considérablement épaissis, indurés, soudés l'un à l'autre ainsi qu'aux parties molles ou dures de la cage thoracique, à tel point qu'il faut parfois sculpter le creux sus-claviculaire pour détacher le poumon, lorsque la lésion siège au sommet ; à la coupe, la plèvre, épaisse de plusieurs millimètres, parfois de près d'un centimètre, apparaît comme une membrane blanche, nacrée, de consistance chondroïde : de la face profonde du feuillet viscéral ainsi transformé partent en rayonnant concentriquement vers le hile des travées également chondroïdes, émanation du feuillet viscéral hyperplasié, et circonscrivant le parenchyme pulmonaire en une série de lobules enserrés dans cette gangue cartilaginiforme, et par suite atélectasiés ; — en dehors de cette atélectasie, ce poumon présente *constamment* en un point ou en un autre, des édifications tuberculeuses nettes, crétacées ou caséeuses : cette pneumonie pleurogène n'est autre que de la sclérose pleuro-pulmonaire dense d'origine tuberculeuse et n'a de la pneumonie que le nom.

État de la paroi. Les muscles intercostaux, au niveau des adhérences, sont atrophiés, et souvent en état de dégénérescence granulo-graisseuse.

État des organes voisins : par suite des adhérences de la plèvre médiastine, le sac péricardique est fréquemment immobilisé, les gros vaisseaux, les nerfs peuvent être comprimés ; il en est de même parfois des organes en contact direct avec le diaphragme, lequel peut être anormalement distendu ou tiraillé par des adhérences siégeant au niveau des sinus : tels l'estomac, l'intestin, parfois même le foie et la rate.

3° **Symptômes**. — Les symptômes des adhérences pleurales sont *intrinsèques* ou *extrinsèques*.

A. SIGNES INTRINSÈQUES. — A l'inspection, il y a généralement, du fait de l'atrophie musculaire, et du fait de l'attraction du thorax vers le poumon, un affaissement de l'hémithorax du côté symphysé ; cet aplatissement peut aboutir à une déformation thoracique très prononcée, à laquelle se combine généralement un certain degré de scoliose.

Au niveau de la symphyse, on peut observer, en outre, une dépression permanente des espaces intercostaux, plus souvent une aspiration seulement inspiratoire de ces mêmes espaces.

A la *percussion*, on constate souvent de la matité, ou tout au moins de la submatité, au niveau des points adhérents ; il est plus fréquent de noter un phénomène un peu plus spécial, qui consiste en une matité plus accusée à la percussion superficielle qu'à la percussion profonde ; celle-ci révèle quelquefois même, une sonorité aussi accusée que normalement ; le phénomène indique qu'au-dessous de la symphyse, le poumon est resté perméable à l'air.

A la *palpation*, les vibrations vocales sont normales ou diminuées.

A la *percussion combinée à la palpation*, un signe de premier ordre est à noter, qui nous a mis fréquemment sur la voie du diagnostic, c'est l'absence de ce précieux signe d'épanchement pleural découvert par TRIPIER et si bien étudié par son élève MOUISSET ; l'absence de flot à une ou à deux mains, coïncidant avec de la matité et de l'obscurité respiratoire et la plupart des autres signes que nous mettons en évidence, corrobore considérablement la signification de ces signes cliniques.

A l'*auscultation*, en effet, le murmure vésiculaire est toujours diminué, souvent aboli, comme dans un épanchement pleural. La constatation, chez un vieillard, de la coïncidence, avec de la matité au sommet, d'une diminution du murmure vésiculaire, parle en faveur de l'existence d'adhérences épaisses coiffant en quelque sorte l'apex, et, par suite, est en faveur de la nature fibreuse, lentement évolutive ou cicatricielle, de cette tuberculose.

Lorsque la symphyse n'est pas absolue, et qu'il s'agit plutôt d'adhérences encore molles, on peut trouver en outre quelques

bruits anormaux d'ailleurs très inconstants : bruits de frottement, de clapet.

Des troubles du rythme respiratoire peuvent être la conséquence d'adhérences localisées : l'inspiration saccadée nous a
paru particulièrement fréquente, dans cet ordre d'idées.

Ces signes d'auscultation sont dus à la lésion pleurale elle-
même ; il en est d'autres qui sont dus à la lésion pulmonaire
sous-jacente, mais qui sont conditionnés par la lésion pleurale ;
telles des bouffées de râles sous-crépitants fins ou même crépitants, existant parfois d'une façon permanente, spécialement à
la base des poumons et dans l'aisselle, et qui sont dus à une
sorte de congestion chronique sous-adhérentielle, permanente,
mais sujette à de grandes variations.

Bien entendu, nous ne parlons pas ici des phénomènes d'auscultation très variés qui peuvent être dus aux diverses lésions
pulmonaires sous-jacentes, lésions causales de la symphyse ou
lésions intercurrentes. En ce qui concerne celles-ci, on observe
parfois au niveau des adhérences des phénomènes curieux, d'atténuation, ou, chose moins explicable encore, de renforcement
des signes physiques des inflammations pulmonaires sous-
jacentes ; les observations ne sont pas rares où l'on a mis
sur le compte d'adhérences sus-jacentes des signes pseudo-
cavitaires au cours d'une pneumonie, d'une pleurésie ; l'apparition des signes tympaniques extrêmes, du bruit de pot fêlé, en
particulier, au niveau d'une caverne, est dans une certaine
mesure sous la dépendance des adhérences sus-jacentes, qui,
conjointement avec la sclérose de la paroi, maintiennent
béante la caverne une fois vidée par les efforts de toux.

Au point de vue fonctionnel, les signes des adhérences sont
peu marqués ; souvent les malades se plaignent de points de
côté très persistants, parfois très pénibles, à exacerbations
coïncidant avec les refroidissements, les changements brusques
de température, les temps humides.

La dyspnée est presque constante. En dehors de cela, les
signes sont plutôt liés au trouble dans le fonctionnement des
divers organes dont l'état statique ou dynamique peut être
altéré par l'existence d'une symphyse.

La *radioscopie* donne des résultats intéressants ; les signes qui sont fournis tiennent les uns aux adhérences elles-mêmes : c'est une sorte d'état moiré bien visible à l'écran, aux endroits où le parenchyme pulmonaire devrait laisser passer les rayons X et apparaître avec toute sa clarté ; les autres signes tiennent aux rapports avec les organes voisins, plus ou moins fixés ou déplacés : ainsi une limitation considérable des mouvements du diaphragme, une élévation anormale de ce muscle avec agrandissement vertical de la zone semi-lunaire de TRAUBE, sont en faveur d'adhérences de la plèvre diaphragmatique avec le diaphragme ; les adhérences épaisses, symphysantes, peuvent, surtout au niveau des sinus, donner une opacité relative ; mais l'existence de zones franchement obscures est en faveur de lésions considérables du parenchyme pulmonaire sous-jacent. La radiographie ne fait que fixer les résultats de la radioscopie.

B. SIGNES EXTRINSÈQUES. — Ils sont à considérer du côté du cœur, des vaisseaux, des nerfs, du diaphragme et des autres viscères.

a. *Du côté du cœur.* — Les deux feuillets de la plèvre médiastine, en se soudant au niveau du péricarde, immobilisent le sac péricardique dans le thorax, tandis que la symphyse péricardique proprement dite immobilise le cœur dans le sac péricardique ; c'est ce qu'on a appelé la symphyse péricardique externe, dont les signes sont encore moins nets que ceux de la symphyse cardiaque ; seul, le non-déplacement de la matité précordiale relative, lors des changements de position, peut mettre sur la voie du diagnostic ; le cœur restant libre dans le péricarde, la pointe, par contre, reste sujette à se déplacer, mais ses déplacements sont forcément plus limités que normalement ; c'est une question de degré trop subtile pour être appréciée cliniquement. La symphyse externe peut être simple, c'est le cas que nous venons d'envisager, ou elle peut être compliquée de déplacement cardiaque, d'ectopie cardiaque acquise, par attraction du cœur.

Dans ce cas de dextrocardie acquise par lésion pleurale, le diagnostic devra se poser avec les dextrocardies congénitales,

Comme l'a montré notre élève ALAUX[1], il se basera surtout sur la situation des autres viscères, la dextrocardie congénitale isolée étant une exception infime. Le pronostic en est réservé ; car par suite de la gêne de fonctionnement du cœur ainsi déplacé, l'asystolie est une conséquence presque forcée de cette complication des adhérences.

b. *Du côté des vaisseaux.* — Ces signes sont dus à la compression d'artères ou de veines par des brides adhérentielles siégeant dans la plèvre médiastine : la cyanose, les œdèmes, le pouls paradoxal de KUSSMAUL, le gonflement inspiratoire des veines du cou, peuvent en être la manifestation.

c. *Du côté des nerfs.* — Les grands nerfs organiques contenus dans le médiastin peuvent être comprimés : un de nos malades avait des signes de compression du grand sympathique, d'où mydriase unilatérale ; — chez d'autres, c'est le pneumogastrique qui est touché et manifeste sa souffrance par de la toux coqueluchoïde, par des accès d'asthme, de la bradycardie.

d. *Du côté du diaphragme.* — Ce muscle peut être immobilisé : d'où un type costal supérieur de la respiration.

A la radioscopie et à la radiographie, on peut voir une ombre plus ou moins opaque au niveau des sinus costo-diaphragmatiques.

A la radioscopie, la gêne dans les mouvements respiratoires du diaphragme est évidente : il peut même y avoir disparition complète des mouvements d'élévation et d'abaissement du diaphragme ; l'ombre du foie, l'ombre du cœur, la zone claire des poumons ne s'abaissent plus à l'inspiration.

e. *Du côté des divers viscères.* — Les signes observés sont le fait de la tuberculose des séreuses, bien décrite par VIERORDT, et en particulier de la périviscérite (en général de même nature)[2] qui accompagne fréquemment les adhérences pleurales : le foie, la rate, l'estomac, l'intestin peuvent être le siège de divers troubles, et particulièrement de phénomènes douloureux, continus ou paroxystiques, spontanés ou à la pression, — et aussi

[1] ALAUX. *De la dextrocardie sans hétérotaxie.* Th. Lyon, 1902.

[2] LABADIE-LAGRAVE et DEGUY, *Les périviscérites.* Arch. g. méd., 1898.

de troubles fonctionnels très variés, sur l'origine péritonitique desquels nous ont bien éclairés les recherches récentes et très suggestives de TRIPIER et PAVIOT.

4° Diagnostic. — En résumé, un très grand nombre de signes mettent sur la voie de l'existence d'une symphyse pleurale ; mais, comme presque toujours en pareil cas, aucun d'eux n'est pathognomonique, et c'est plutôt sur l'ensemble de plusieurs signes réunis que sur l'un d'eux que l'on se basera pour faire le diagnostic absolu de la lésion, qui le plus souvent ne sera que soupçonnée, qui plus souvent encore passera inaperçue, si bien qu'on peut dire que dans l'immense majorité des cas elle demande à être recherchée pour être découverte.

Le diagnostic causal est à faire entre la tuberculose, le rhumatisme (?), les infections diverses, telles que la pneumonie, la bronchopneumonie, la gangrène pulmonaire, la gangrène des extrémités bronchiques.

5° Évolution. — L'évolution n'a rien de cyclique, la durée pouvant être indéfinie, si un effort, un surmenage, une maladie infectieuse ne viennent pas brusquement transformer en insuffisance respiratoire et cardiaque déclarée, la méiopragie de ces appareils, qui est l'apanage obligatoire des vieillards atteints de symphyse pleurale. Quoi qu'il en soit, tôt ou tard, la dyspnée d'effort se transforme en dyspnée permanente ; la faiblesse cardiaque augmente ; il se forme lentement une véritable cardiopathie secondaire par dilatation du cœur droit, et la terminaison se produit par asystolie.

Souvent aussi la mort survient du fait d'une maladie intercurrente quelconque ; la gravité de ces maladies intercurrentes, chez le vieillard, est bien souvent, en grande partie, le fait de la préexistence des adhérences pleurales.

Non seulement les maladies infectieuses, mais les maladies du poumon, les maladies du cœur sont aggravées par l'existence ou la production d'une symphyse pleurale. En particulier, sont spécialement aggravées toutes les maladies où existe normalement un rétrécissement du champ de l'hématose, ce rétrécissement étant considérablement augmenté par le fait d'adhérences pleurales, et augmenté en proportion de l'étendue de ces adhérences ; ce phénomène sera d'autant plus marqué que le vieillard sera plus avancé en âge, car il pourra de moins en moins lutter contre cette anoxhémie, en raison de la faiblesse croissante de son myocarde. Des traumatismes peuvent être aggravés : la submersion est fatale, comme l'a montré LACASSAGNE, pour qui, à tous les âges, les adhérences pleurales sont fréquentes chez les gens succombant à une mort subite.

En dehors de ces effets généraux, la symphyse pleurale nous a paru, dans plusieurs observations, susceptible de déterminer un processus un peu spécial d'œdème pulmonaire : sur un poumon normal, l'augmentation de la tension sanguine extra-pulmonaire est susceptible de déterminer un hydrothorax ; mais si le vide pulmonaire a disparu par le fait d'adhérences, l'épanchement n'est plus possible, il se produit de l'œdème : nous possédons plusieurs observations où, à l'autopsie, d'un côté nous avons trouvé de l'hydrothorax, de l'autre, du côté symphysé, un œdème pulmonaire considérable.

Étant donnée la nature initialement tuberculeuse de la grande majorité des adhérences pleurales, une poussée de cette nature peut venir terminer la scène : ce peut être une granulie, ou tout simplement une consomption par tuberculose ulcéreuse chronique ; ce sont là, à vrai dire, de rares éventualités.

6° Traitement. — Contre l'élément douleur, les préparations salicylées, comme la pommade de BOURGET, les badigeonnages au salicylate de méthyle, ou d'amyle ; — la révulsion avec la teinture d'iode ou les pointes de feu, peuvent atténuer les souffrances, plus pénibles par leur persistance que par leur intensité.

Le traitement antinévralgique habituel sera utilisé contre les signes de compression nerveuse. Contre l'atrophie des muscles thoraciques, et les déformations vertébrales, la gymnastique rythmée, avec mouvements inspiratoires très amples, agit plus sur les muscles de la paroi que contre les adhérences elles-mêmes ; il en est de même des massages, des frictions sèches ou alcooliques, de l'électrisation faradique ou galvanique.

En cas d'insuffisance cardiaque évidente, les cardiotoniques, et la digitale en particulier, seront indiqués.

Dans ces derniers temps, on a proposé la pleurolyse chirurgicale, c'est-à-dire le décollement chirurgical des adhérences ; cette opération nous paraît contre-indiquée chez le vieillard plus encore que chez l'adulte, où d'ailleurs elle est souvent peu rationnelle, étant donné qu'à tout prendre, le processus adhésoformatif est un mode de défense de l'organisme contre l'infection, et qu'en cas de lésions tuberculeuses par exemple on risquerait de provoquer une nouvelle poussée aiguë. Ce n'est que dans des cas de brides très limitées entraînant une gêne fonctionnelle considérable qu'une opération bien conduite, avec le minimum de délabrements, pourrait rendre des services.

LIVRE IV

MALADIES DU SYSTÈME NERVEUX

Le système nerveux central et périphérique, en dehors des infections et des intoxications qu'il a pu avoir à subir dans l'âge adulte, en dehors du surmenage auquel le condamne la plupart des individus, est altéré par le simple fait de la sénilité. Mais il est extrêmement difficile de faire la part de ce qui revient à chacun de ces différents facteurs. Nous essaierons de l'établir dans une certaine mesure; et nous étudierons successivement les maladies du cerveau, du bulbe, du cervelet, de la moelle, des méninges et des nerfs. Nous y ajouterons les maladies des muscles dont les altérations fonctionnelles sont sous la dépendance de celles du système nerveux.

CHAPITRE PREMIER

MALADIES DU CERVEAU

La question du cerveau sénile est une de celles qui ont été le plus approfondies au cours de ces dernières années; elle a bénéficié des découvertes récentes de l'histologie que l'on a appliquées à l'étude détaillée des modifications de ses éléments constitutifs. Les altérations des cellules cérébrales ont pour conséquence des troubles intellectuels variés, dont le degré le plus élevé est constitué par la démence sénile; elles modifient dans leur tableau clinique les maladies mentales ou les névroses qui peuvent éclater dans l'âge avancé. Enfin les altérations vasculaires, liées à l'athérome, ont aussi leur part dans la pathologie du cerveau sénile, non seulement en entraînant le défaut de nutrition des éléments nobles, mais en créant de toutes pièces des lésions cérébrales comme la lacune de désintégration et à un plus haut degré le ramollissement et l'hémorragie.

ARTICLE PREMIER

CERVEAU SÉNILE

En dehors des altérations d'ordre artérioscléreux, que nous étudierons ultérieurement, et qui ne sont, ainsi que nous le verrons, pas en rapport de causalité directe avec la sénilité, il existe des lésions et des troubles cérébraux qui, dans l'état actuel de la science, paraissent être conditionnés directement par l'involution régressive de l'être. Le cerveau sénile sera étudié successivement : 1° *au point de vue anatomique ;* 2° *au point de vue fonctionnel.*

§ 1. — MODIFICATIONS ANATOMIQUES

L'anatomie pathologique du cerveau sénile doit être envisagée au point de vue macroscopique et au point de vue histologique.

A) — ÉTUDE MACROSCOPIQUE

Il faut étudier séparément le volume et l'aspect extérieur du cerveau pris dans son ensemble, et les modifications de chacune des parties qui le constituent.

1° Volume et aspect extérieur. — Le cerveau du vieillard est, en général, de petit volume.

Pour Parchappe [1] « ce n'est qu'au delà de soixante-dix ans que le décroissement se fait remarquer par des résultats sensibles ».

Geist [2] donne, à la suite de 184 pesées, les résultats suivants :

	HOMMES	FEMMES
65 à 75 ans	1.064	979
75 à 85 —	1.031	975
85 à 93 —	1.023	942

[1] Parchappe. *Recherches sur l'encéphale ; le volume de la tête et le volume de l'encéphale*, Th. 1834.

[2] Geist, *loc. cit.*

D'après Huschke, le poids de l'encéphale tombe dans la vieillesse de 1 324 chez l'homme et 1 272 chez la femme (poids moyen vers trente ans) à 1 254 chez l'homme et 1 129 chez la femme.

Sappey, d'après Wagner, donne les chiffres suivants :

	HOMMES	FEMMES
21 à 30 ans	1.341	1.247
31 à 40 —	1.410	1.262
41 à 50 —	1.391	1.261
51 à 60 —	1.341	1.236
61 et plus	1.326	1.203

La diminution de poids commencerait donc à partir de quarante ans.

Pour Broca, la diminution de poids atteint en moyenne, de l'âge adulte à la vieillesse, 160 grammes chez l'homme, et 112 grammes chez la femme.

Voici notre statistique personnelle :

	HOMMES	FEMMES
60 à 69 ans	1.363	1.185
70 à 79 ans	1.270	1.080
80 à 89 ans	1.304	1.026

Elle semble concorder avec l'opinion exprimée par A. Léri et d'après laquelle la diminution de volume dans la vieillesse est encore plus considérable qu'il ne paraît résulter des chiffres ci-dessus. Cette diminution ne devient réellement évidente qu'après soixante-cinq ans. Cette diminution est d'ailleurs loin d'être égale chez tous les vieillards, et il y a à ce sujet des différences fonctionnelles considérables.

« Tout porte à croire, dit Parchappe, que la diminution de poids de l'encéphale des vieillards tient à l'influence d'une double cause, la diminution simultanée de la densité et du volume ». « Soemmering, ajoute Léri, avait admis une diminution du poids spécifique avec l'âge. » D'après Desmoulins, le poids spécifique diminue de 1/15 à 1/20 après soixante-dix ans. Demange rapporte cette opinion. Sappey, au contraire, estime que la densité cérébrale ne paraît pas varier avec l'âge.

Les études chimiques de la substance cérébrale n'abondent pas et ne donnent encore aucun renseignement vraiment intéressant. Nous n'avons à signaler que les recherches déjà anciennes de BIBRA et de SCHLOSSBERGER qui sont concordantes : la graisse diminuerait dans le cerveau sénile atrophique (13,32 p. 100 au lieu de 14,43 p. 100), l'eau augmenterait de 1 à 3 p. 100, la quantité absolue de phosphore diminuerait, mais sa

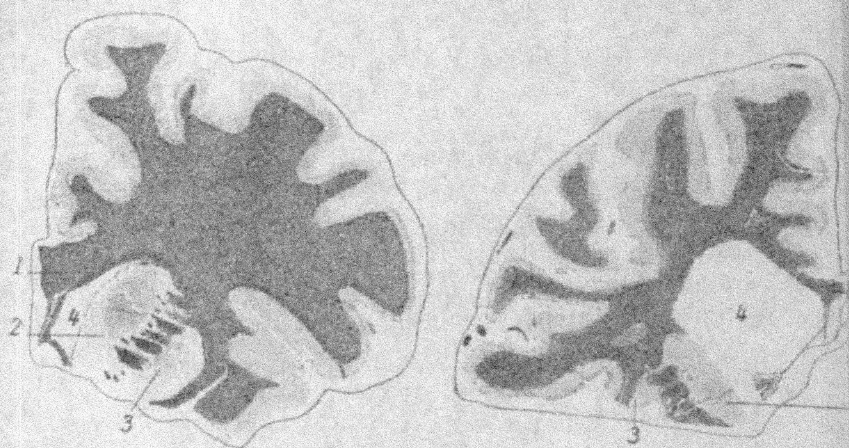

Fig. 43 et 44.

Deux coupes frontales faites au même niveau (à peu près au niveau du chiasma optique) ; fig. 43 dans un cerveau normal de 40 ans ; fig. 44 dans le cerveau atrophique d'un homme de 88 ans (d'après LÉRI).

1, corps calleux. — 2, noyau caudé. — 3, noyau lenticulaire. — 4, ventricule latéral. On constate, sur le cerveau sénile, l'énorme dilatation ventriculaire, l'atrophie considérable de toutes les parties et particulièrement de la substance blanche, la réduction du corps calleux à 1/4 de son épaisseur.

quantité relative augmenterait (1,68 p. 100 à cinquante-neuf ans, 1,72 p. 100 à soixante-cinq ans, 1,93 p. 100 à quatre-vingts ans).

La diminution de volume du cerveau est souvent frappante dès l'ouverture de la boîte cranienne. La dure-mère est dépressible, non tendue, plus ou moins gondolée parfois. Les circonvolutions sont amincies, effilées, évidemment atrophiées ; leur surface externe est le plus souvent lisse ; parfois elle est grenue, parsemée de saillies assez régulières, hémisphériques, comparées par JOFFROY (cité par LÉRI), aux granulations du rein atrophique.

L'atrophie des circonvolutions agrandit d'autant la largeur des sillons et des scissures (fig. 44).

Les méninges molles sont en général épaissies et comme flottantes à la surface des circonvolutions, ce qui a pu faire croire à un ramollissement cortical ; mais elles ne sont nullement adhérentes. Parfois, au lieu d'être épaissie, la pie-mère participe à l'atrophie cérébrale, elle est amincie, translucide, pelliculaire, et percée de trous ; cette lésion a été mise en évidence par Léri.

L'atrophie est inégalement répartie suivant les lobes, et, comme l'avait déjà montré Broca, porte avec une prédilection spéciale sur les lobes antérieurs. Elle est limitée par l'union entre les deux tiers antérieurs et le tiers postérieur du cerveau ; le cerveau paraît en avant comme tronqué, et la distance entre l'extrémité antérieure des lobes frontal et temporal est raccourcie.

Comme le fait remarquer Léri, cette topographie est grossièrement superposable à la distribution corticale de la cérébrale antérieure et de la sylvienne.

2° **Ventricules**. — La *cavité des ventricules* est agrandie proportionnellement à l'atrophie du cerveau, qui se fait en profondeur comme en surface. Les anciens avaient cru à une lésion active, sorte d'hydrocéphalie sénile [1] ; en réalité, la cavité semble se dilater par retrait atrophique des parois, et le liquide céphalorachidien n'afflue que secondairement. Marchand [2], a appelé l'attention sur cette dilatation ventriculaire chez les déments séniles ; Léri a montré que cette lésion existait même chez les séniles non déments.

La *paroi ventriculaire* présente une membrane épendymaire un peu granuleuse, ce qui produit une série des rides analogues à celles du palais des jeunes chiens (Léri, d'après Pierre Marie) ; parfois, par places, sont des épaississements scléreux, réunis quelquefois par des ponts pseudo-membraneux ; quelquefois les deux parois sont accolées par une sorte de symphyse ; d'autres

---

[1] Romberg, Doerner, Schohl, Andral, cités par Léri.
[2] Marchand, Société de biologie, 24 octobre 1902.

fois existent à la surface de l'épendyme de petits points de ramollissement jaune ocre.

La figure ci-dessus, empruntée à Léri, donne une bonne idée des ventricules cérébraux, étudiés comparativement dans un cerveau normal, et dans un cerveau atrophique.

3° Corps calleux et septum lucidum. — Le corps calleux, dans les cerveaux séniles, est diminué d'épaisseur, parfois dans la proportion des deux tiers, surtout au niveau de sa partie moyenne.

Le septum lucidum est quelquefois mince, semi-transparent, parfois au contraire sclérosé, dur, d'aspect parcheminé.

4° Écorce, substance blanche, noyaux gris centraux. — L'écorce est diminuée d'épaisseur. Ordinairement, dans chaque circonvolution, la substance blanche est proportionnellement plus atrophiée que la substance grise. Cet amincissement est surtout évident sur les coupes des circonvolutions portant sur les deux tiers antérieurs du cerveau.

Eux aussi, les noyaux gris centraux sont diminués de volume, mais notablement moins que les substances grise et blanche. Leur coloration est un peu grisâtre, en général plus foncée que de coutume, parfois cependant plus pâle. Durand-Fardel et Rokitansky ont appelé l'attention sur l'ossification des vaisseaux centraux, à direction verticale.

La substance blanche, au niveau de l'insula de Reil et du sommet du lobe temporal, présente souvent l'altération décrite par Durand-Fardel sous le nom d'*état criblé*, qui est due à une dilatation des gaines lymphatiques périvasculaires. C'est une série de petits trous, les uns du volume de la pointe d'une aiguille, les autres plus gros et pouvant atteindre le volume d'une tête d'épingle, isolés ou disposés en groupes irréguliers, et au centre desquels un courant d'eau met en évidence un vaisseau. « Ces criblures, dit Durand-Fardel, ces trous, qui se présentent ainsi à la coupe du cerveau ne sont donc autre chose que les orifices artificiels de canaux creusés dans l'épaisseur de la pulpe nerveuse, et contenant chacun un vaisseau ».

Pour Pierre Marie [1], l'état criblé est simplement la conséquence de la rétraction générale du cerveau atrophique ; la rétraction agrandit tous les vides virtuels du cerveau en les transformant en vides réels ; tels les ventricules, telles aussi les gaines périvasculaires.

En général, une grande dilatation périvasculaire isolée se voit à la partie inférieure du noyau lenticulaire.

Enfin, sur ces cerveaux s'observent assez fréquemment des *lacunes*, et par places, de l'*état vermoulu*, dont nous renvoyons la description au chapitre des lésions en foyer.

B) — ÉTUDE HISTOLOGIQUE

Les altérations histologiques sont à envisager au niveau des cellules nerveuses de l'écorce, des fibres nerveuses de la névroglie, et au niveau des cellules des noyaux gris centraux.

1° Cellules nerveuses de l'écorce. — Dans tous les cerveaux séniles, on trouve un grand nombre de cellules altérées (Carrier), à côté desquelles sont souvent des cellules absolument saines. Le nombre des cellules altérées est d'ailleurs loin d'être proportionnel à l'âge.

Léri range ces altérations cellulaires sous trois chefs différents : l'atrophie simple, l'atrophie avec modification des grains chromatophiles, l'atrophie avec formation de blocs pigmentaires.

Dans l'*atrophie simple*, la cellule diminue de volume, ses prolongements diminuent de volume et de nombre, le corps protoplasmique devient arrondi ; le noyau ou s'estompe ou se dilate en devenant plus flou, le nucléole seul restant réfringent.

L'*atrophie avec modification des grains chromatophiles* a été bien décrite par Marinesco. Pour cet auteur, chez les personnes âgées, la partie centrale de la cellule a un aspect poussiéreux, par résolution des éléments chromatophiles (fig. 46 et 47).

[1] P. Marie, *Revue de médecine*, 10 avril 1901.

Pour Marinesco, il s'agit d'une chromatolyse sénile; Carrier[1] estime qu'il ne s'agit pas d'une vraie chromatolyse, mais d'une simple raréfaction des corpuscules de Nissl, qui ne sont pas réduits en poussière, ou dissous, comme cela se produit dans le processus chromatolytique légitime.

Enfin, à un degré plus avancé, s'observe l'atrophie avec surcharge pigmentaire. Le cytoplasma renferme, d'après Marinesco, des *granulations d'involution* dites granulations pigmentaires.

Pour Carrier, comme pour Marinesco, il s'agit d'un pseudo-pigment, n'ayant du pigment vrai ni les caractères histochimiques, ni la constance, ni l'électivité, ni l'unité d'origine et de changements.

Les discussions ont été innombrables sur la nature de ce pigment : dégénérescence spéciale pour les uns, graisseuse pour les autres ; pour Marinesco dégénérescence, fonction de l'involution sénile. Pour Carrier, certaines granulations seulement seraient de nature graisseuse, et constitueraient le terme ultime des transformations des autres granulations, terme que, dans la sénilité normale, n'atteindrait qu'un nombre de cellules relativement restreint.

Ainsi que le dit Léri après Demange, l'infiltration graisseuse paraît être, plus que toute autre, « le prélude de la mort de tout élément anatomique, et par conséquent le processus commun de la sénilité » pour le cerveau comme les autres organes.

Discuté dans sa nature, ce pigment ne l'est pas moins dans son origine (noyau pour Bataillon, éléments chromatophiles pour Marinesco), et dans sa signification : produit d'activité pour Schaffer, substance nutritive de réserve pour Olmer, résidu de la lutte de la cellule contre les intoxications pour Carrier, atrophie nécrotique pour Mühlmann. En résumé, c'est donc « l'opinion qui fait du pigment jaune un produit de dégénérescence qui obtient aujourd'hui la majorité des suffrages ».

En tout cas, le pigment jaune est à peu près constant dans toutes les cellules nerveuses du vieillard, dément ou non ; et en fait ce pigment ne paraît pas différent de celui qui résulte des

---

[1] Carrier, *La cellule nerveuse*, Th. Lyon, 1904.

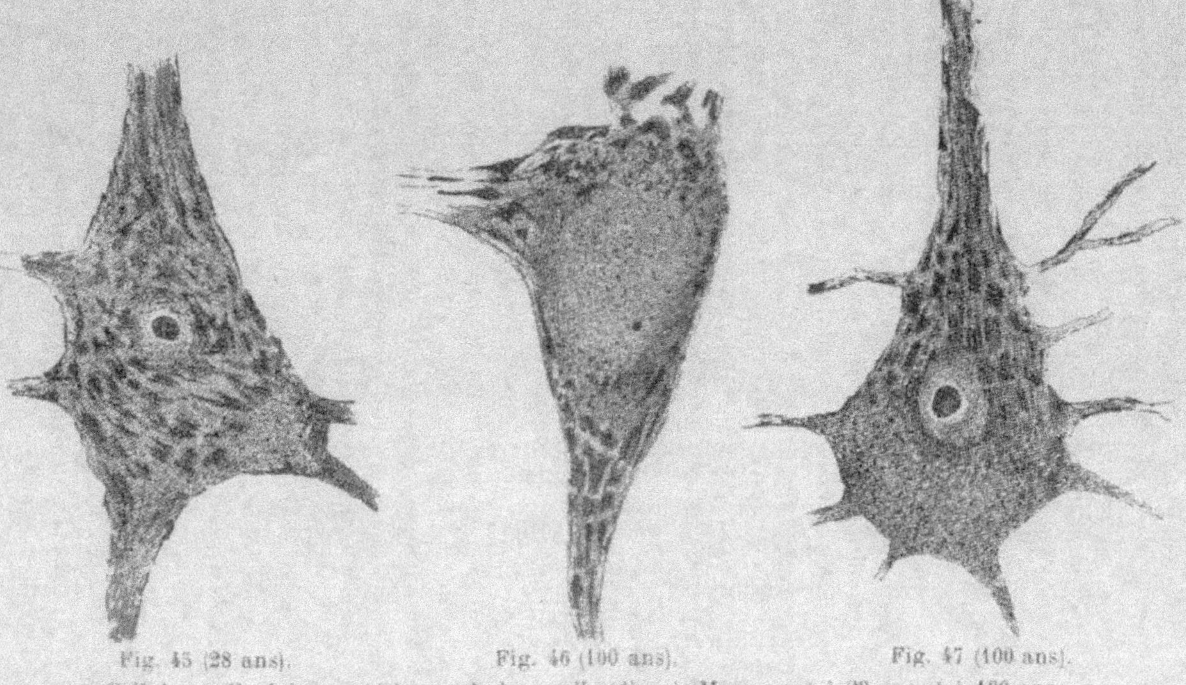

Fig. 45 (28 ans). Fig. 46 (100 ans). Fig. 47 (100 ans).

Cellules radiculaires antérieures de la moelle (d'après MARINESCO) à 28 ans et à 100 ans.
Déformation de ces dernières : excentration du noyau, chromatolyse, surcharge pigmentaire.

luttes cellulaires contre les intoxications ou les infections. —
Parmi les vieillards, les artérioscléreux et les néphritiques le
présentent avec le plus de constance.

La structure intime de la cellule, étudiée avec les nouvelles
méthodes de coloration de RAMON Y CAJAL, s'est montrée modifiée chez le vieillard : FRAGNITO a vu, dans certaines cellules
seulement, une disparition complète du réseau neurofibrillaire.

MARINESCO a observé une hypertrophie des travées du réseau
neurofibrillaire et leur coloration foncée.

En résumé, le cerveau du vieillard présente des altérations
cellulaires multiples, qui sont le témoin, la cicatrice des agressions multiples subies par la cellule à travers les âges. La cellule pensante, comme l'a bien montré MARINESCO, obéit, comme
les autres cellules, à la loi d'évolution, qui est une loi univer-
selle et élémentaire. Sa croissance, sa période d'état, sa décrois-
sance, correspondent aux diverses phases de sa nutrition, considérée à travers les âges. Les figures ci-jointes montrent bien
les différences d'aspect de la cellule nerveuse suivant qu'on
l'étudie chez l'adulte, ou à un âge avancé.

A mesure que l'individu vieillit, le pigment, ce produit de
désagrégation du protoplasma cellulaire, augmente, réduisant
d'autant plus la capacité nutritive et respiratoire de la cellule ;
le nombre des prolongements diminue et leurs ramifications
disparaissent : les neurofibrilles s'altèrent. Enfin, le volume de
la cellule s'amoindrit, pour aboutir à une atrophie véritable.

Telles sont, succinctement résumées, les données les plus récentes de l'histopathologie contemporaine, aidée de la méthode
de Nissl. En réalité, elles ne font que confirmer les découvertes
déjà anciennes de PIERRET, qui, ainsi que le rappelait dernièrement son élève BRIDIER, a mis en évidence, dès 1878, l'importance
de l'infiltration pigmentaire comme substratum anatomique de la
démence sénile, dont le cerveau sénile n'est qu'un premier degré.

2° Fibres nerveuses — Toutes les fibres nerveuses sont
diminuées de nombre dans les cerveaux séniles.

Dans la substance blanche des circonvolutions, les fibres
radiées sont très raréfiées.

Dans la substance grise, les fibres transversales sont également plus rares, surtout au niveau de la couche des fibres tangentielles (couche des fibres de Tuczek ou réseau d'Exner). Cette lésion a été constatée avec netteté par Léri chez des vieillards qui n'étaient nullement déments.

Dans la sénilité, les fibres blanches disparaissent en général, progressivement, sans formation de corps granuleux ; ceux-ci peuvent toutefois s'observer ; enfin, peuvent s'observer des corps myéloïdes, qui, ainsi que l'a démontré Catala, dérivent des cylindraxes en dilatation variqueuse, et représentent le terme ultime de leur dilatation.

La disparition des fibres myéliniques rend l'atrophie de la substance blanche, qui en contient le plus, beaucoup plus évidente que celle de la substance grise.

3° Névroglie. — Comme dans tous les autres tissus, lorsque, dans le tissu nerveux, les éléments cellulaires parenchymateux s'atrophient, parallèlement l'élément interstitiel prolifère ; ici, cet élément est représenté par une formation ectodermique (Renaut), la névroglie, qui présente à considérer ses cellules et ses fibres.

Les *cellules névrogliques*, sous forme de cellules rondes, sont ou tout au moins paraissent, dans le cerveau sénile, plus abondantes que dans le cerveau de l'adulte, surtout dans la substance blanche. Pierret et son élève Baumier, d'après des préparations de Taty, ont observé que les éléments blancs diminuent à mesure qu'on s'élève vers la surface des circonvolutions. Ces éléments sont spécialement abondants autour des grandes cellules pyramidales, d'où l'idée qu'ils rempliraient une fonction neuronophagique ; idée combattue par Léri, entre autres, et par Carrier, qui a montré que les prétendues inclusions étaient dues en réalité à la superposition dans des plans différents de cellules rondes et de cellules pyramidales.

Il s'agit là pour Thuillier et son élève Carrier d'une réaction inflammatoire autour d'une cellule morte en vue de l'édification d'une cicatrice. Pour Léri, ces noyaux ne paraissent plus apparents qu'en raison de la raréfaction des éléments cellulaires principaux, et, tout naturellement, ils s'accumulent surtout là où la disparition d'une grande cellule a laissé un grand espace vide.

Si la prolifération des éléments cellulaires de la névroglie, au cours de la sénilité, a été contestée, il n'en est pas de même de celle des *fibrilles* qui est incontestable, surtout au niveau de la couche blanche corticale sous-piemérienne, qui présente un lacis de fibrilles enchevêtrées ; il s'agit là d'une sclérose diffuse. En outre, on peut observer des scléroses localisées, sous forme de granulations sous-piemériennes. Quant à la sclérose miliaire de l'écorce cérébrale, on ne l'observe guère que dans les cas d'épilepsie (voy. *Épilepsie sénile*, p. 460). La sclérose sous-épendymaire, est fréquente, visible souvent à l'œil nu, sous forme d'une teinte grise semi-gélatineuse.

Quant à la sclérose d'origine vasculaire, nous en parlerons au chapitre de l'artériosclérose cérébrale (voy. p. 385).

4° Noyaux gris centraux. — D'après LÉRI, qui est le seul auteur qui se soit occupé de la question, les altérations des noyaux gris centraux sont, dans le cerveau sénile, au moins aussi fréquentes que celles de l'écorce : il y a une atrophie d'ensemble et proportionnelle de tous les éléments ; en particulier les noyaux névrogliques sont plus nombreux que dans l'écorce.

§ 2. — MODIFICATIONS FONCTIONNELLES

S'il est quelque chose d'essentiellement variable, ce sont les manifestations psychiques de la sénilité. Telle personne à soixante ans présentera une diminution notable de l'intellect ; telle autre à quatre-vingts ans, jouira d'une intelligence remarquable : tels ces grands écrivains, comme PLATON, FONTENELLE, VOLTAIRE, NEWTON, FRANKLIN, BUFFON, BOERHAAVE, VAN SWIETEN, HALLER, KANT, PORTAL, DAUBENTON, et bien d'autres ; tels beaucoup d'autres moins illustres, et qui presque tous ont été ou sont des « intellectuels ». Aussi semble-t-il que jusqu'à un certain point, le cerveau fasse exception à la règle généralement admise, qui veut que nos organes s'usent en raison de leur fonctionnement. Il semble au contraire que la majorité des vieillards qui conservent l'intégrité de leur intelligence sont précisément ceux qui ont su la tenir constamment en éveil, en évitant d'ailleurs le surmenage.

Il est donc fréquent de ne pas trouver au complet le tableau que nous allons esquisser, mais il est exceptionnel cependant que quelques-uns de ses traits au moins ne soient pas vaguement indiqués.

Entre l'état mental du vieillard absolument valide au point de vue intellectuel et la déchéance organique, définitive, substratum de la démence sénile, existent en effet toute une série d'intermédiaires, qui consistent dans une altération plus ou moins prononcée de l'état mental de l'adulte.

Objectivement, pendant la journée, le vieillard est souvent somnolent ; la nuit, le sommeil est difficile, agité.

Au point de vue *intellectuel*, ce qui frappe tout d'abord, ce sont les troubles de la mémoire : les souvenirs s'effacent suivant la loi, mise en évidence par Th. Ribot, de régression de la mémoire, loi qui consiste essentiellement dans la disparition des souvenirs en un ordre inverse à celui de leur acquisition : les images les plus récentes s'effacent les premières : les plus anciennes, faisant partie plus intégrante du moi pensant, subsistent jusqu'à une période très avancée de la déchéance sénile. Corrélativement aux troubles de la mémoire, se manifestent des troubles dans l'association des idées : la faculté d'idéation abstraite disparaît ; les nouvelles associations deviennent impossibles ; le moi a perdu dans une large mesure son « pouvoir d'amorce » pour employer l'expression si juste due à Sabatier.

Au point de vue moral, ce qui prédomine, c'est la tendance égocentrique, ce sont les sentiments égoïstes, consistant en une diminution des sentiments affectifs, avec de la défiance systématique, même et quelquefois surtout contre les proches. Le travers du « *laudator temporis acti* » procède de cette tendance égoïste. En effet, comme l'a dit Legrand du Saulle, « indifférent, égoïste, aimant de moins en moins les autres, s'aimant chaque jour davantage, le vieillard rapporte tout à lui-même, et laisse complaisamment le moi se centupler. »

Toutefois, ce qui reste de l'imitation antérieure, des habitudes de politesse et de sociabilité masque en grande partie ces défauts de caractère et de jugement.

Un degré de plus et nous trouvons un *abaissement intellectuel* marqué. « Ces vieillards, dit Ritti, ont un cercle d'idées moins étendu, repoussent toutes les innovations, oublient les choses présentes, et s'expriment d'une façon longue, diffuse, obscure, parfois contradictoire ; ils racontent très fréquemment les mêmes histoires, insistent sur les mêmes détails, ou, en un mot, ils rabâchent. Leur caractère est modifié, leur volonté est moins ferme, leur parole est lente, monotone, mais non embarrassée, et leur écriture est normale, quoique légèrement tremblée. Devenus plus faciles à gouverner, à dominer, à effrayer, à capter, quoique plus irritables, ils n'ont plus d'entrain, travaillent difficilement et se fatiguent vite. Conservant leur ancien genre de vie, continuant leurs mêmes occupations, ils vont et viennent comme par le passé ; mais si l'on compare ces individus à ce qu'ils étaient autrefois, on note un affaiblissement sensible et l'on dit d'eux qu'ils ont vieilli, qu'ils ont baissé. »

Si l'on étudie les phénomènes qui caractérisent ces états psychiques du vieillard « qui a changé » et du vieillard « qui a baissé », on se rend compte que même dans le premier, et *a fortiori* dans le second de ces états, ce qui domine, c'est une diminution des processus psychiques ; il y a donc, dans les deux cas, un élément démentiel déjà très accusé ; un degré de plus, et nous avons la démence sénile.

Les questions relatives au diagnostic, au pronostic et au traitement seront étudiées avec la démence sénile, qui n'est qu'un degré élevé de la déchéance cérébrale sénile.

ARTICLE II

DÉMENCE SÉNILE

La démence sénile est un état particulier d'affaiblissement intellectuel, associé ou non à des idées délirantes, et résultant

de lésions cérébrales déterminées par la vieillesse (ROGUES DE
FURSAC).

1° Étiologie. — L'âge est donc la condition nécessaire de la
démence sénile, mais il n'en est pas la cause suffisante, sinon
tous les vieillards seraient déments, ce qui est loin d'être exact.

La prédisposition héréditaire, les intoxications (alcoolisme),
les émotions, les traumatismes, s'ajoutent à la sénilité pour
produire la démence.

La *cause occasionnelle* peut être une émotion, ou une maladie
aiguë.

2° Symptômes. Formes cliniques. — Dans l'immense
majorité des cas le début en est insidieux.

A la période d'état, il faut distinguer la démence sénile
simple, et la démence sénile à forme délirante.

A. DÉMENCE SÉNILE SIMPLE. — La démence sénile simple se
caractérise par un affaiblissement intellectuel à la fois global et
électif ; global en ce sens que toutes les facultés intellectuelles
sont amoindries, électif, en ce sens que, au moins au début,
elles le sont inégalement. Les premières atteintes sont l'association des idées et la mémoire : la faiblesse de l'attention est
évidente, le ralentissement dans l'association des idées a ceci
de particulier, c'est qu'il est général, et ne laisse pas intacte
l'association par assonances de mots, qui dans certaines psychoses comme la manie, est exaltée. L'activité psychique automatique, qui est à la base de ces associations par assonance, est
donc troublée, comme l'activité psychique volontaire elle-même.
Corrélativement, la mémoire est troublée, par amnésie de conservation aussi bien que par amnésie de fixation ; la perception
du monde extérieur est incomplète ou inexacte, d'où des illusions, et la désorientation dans l'espace ; les illusions et les
hallucinations de la mémoire engendrent des récits imaginaires
et absurdes ; le jugement fait défaut. Voilà pour le côté intellectuel. Au point de vue moral, l'affectivité est diminuée : le
vieillard devient indifférent et tyrannique, tout en manifestant
une sensiblerie souvent ridicule ; en même temps son caractère

est d'une irritabilité extrême. Enfin, au *point de vue moteur*, on peut distinguer deux types : le dément sénile turbulent et l'apathique : le turbulent est en mouvement perpétuel, il se lève la nuit, court de lit en lit, parle sans cesse ; l'excitation génitale est fréquente, et entraîne de l'exhibitionnisme, des outrages ou même des attentats à la pudeur.

Le dément sénile apathique est hébété, indifférent, assis indéfiniment à la même place, l'œil atone, le regard fixe, les lèvres tombantes, la bouche entr'ouverte laissant écouler la salive, réduit, en quelque sorte, à la vie végétative. La démence à type alterne résulte de la succession de ces deux types, démence apathique et agitée.

Le gâtisme est fréquent, chez l'apathique comme chez le turbulent. Le sommeil est rare (BRIDE) ; l'insomnie nocturne alterne avec la somnolence diurne : « le dément se lève la nuit et se promène dans l'appartement, s'égare, se trompe de lit, fouille dans les meubles sans un but saisissable, dérange toutes ses affaires, change les objets de place, en casse d'autres par maladresse ; et, le lendemain, oublieux de ses actes récents, accuse les siens de mettre le désordre autour de lui et de piller sa maison ». Cette agitation nocturne, d'origine *anxieuse* et *onirique*, est de nature automatique, et incohérente, presque toujours inconsciente, mais parfois semi-mémorée : le vieillard interpellé le lendemain sur le bruit qu'il a fait la nuit, invente souvent un prétexte pour s'en excuser, et en reconnaît la réalité.

La déchéance psychique progressant, les fonctions cérébrales supérieures arrivent à être nulles, et la vie végétative continue ainsi, longtemps parfois.

L'embonpoint qui s'est souvent établi au moment de l'effondrement de l'intelligence, continue, grâce à la conservation des fonctions digestives. Toutefois l'embonpoint est plus rare dans la démence sénile que dans les démences vésaniques.

La gloutonnerie, lorsqu'elle existe, entraîne plutôt des troubles gastro-intestinaux qui peuvent être graves.

Bien entendu, en dehors de la démence, ces malades présentent les signes les plus accusés de la sénilité : peau ridée et

décolorée, système pileux en voie d'atrophie ; réflexes rotuliens
abolis, ou plus souvent exagérés ; pupilles légèrement contractées et paresseuses ; cercle périkératique très accusé ; hypoes-
thésie portant sur tous les modes de la sensibilité ; mouve-

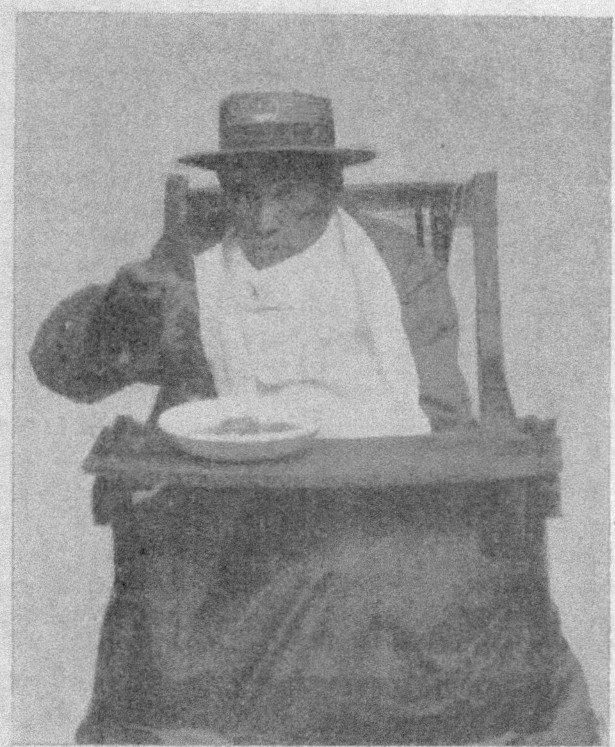

Fig. 48.
Démence sénile. Hémiplégie gauche.

ments incertains et maladroits ; diminution de la force
musculaire ; tremblement sénile, portant sur tout le corps,
surtout accentué à la tête, constitué par de grandes oscillations.

Communément, et d'une façon presque constante, on note
les grands signes cliniques de l'artériosclérose, à la description

de laquelle nous renvoyons, et souvent aussi de la néphrite interstitielle.

La *durée* peut être longue. La terminaison se fait par les progrès de la cachexie nerveuse, qui aboutit au marasme terminal, dans lequel le malade s'éteint graduellement. Souvent, à la période préterminale, des eschares en s'infectant, précipitent le dénouement.

Ou bien, la mort est le fait d'une complication intercurrente : ictus apoplectique, pneumonie, infection urinaire ou bronchique. Parfois, une lueur d'intelligence réapparaît peu de temps avant la mort ; ce qui semble indiquer que, dans la disparition de l'intelligence, tout ne devait pas être dû à la disparition, mais pour une part aussi à l'inhibition des fonctions intellectuelles.

B. Démence sénile a forme délirante. — Les manifestations délirantes chez les déments séniles sont de deux sortes : on peut observer des délires chroniques pseudo-systématiques, d'une part, et d'autre part, des bouffées délirantes passagères.

a. *Délires chroniques pseudo-systématiques.* — Les délires chroniques pseudo-systématiques se manifestent sous quatre formes principales : α) le *délire de persécution* ; β) le *délire mélancolique* ; γ) la *mégalomanie* ; δ) la *folie maniaque dépressive*.

α) *Le délire de persécution*, à son degré le plus léger, n'est que l'exagération de la méfiance si fréquente chez le vieillard : ce sont des idées d'empoisonnement, de vol, de jalousie, des craintes d'être tué, etc. De persécuté, le vieillard devient souvent persécuteur, d'où des réactions de défense parfois violentes, des homicides même. Parmi les idées délirantes, ce sont les idées de persécution qui se systématisent le plus souvent ; elles s'accompagnent parfois d'hallucinations, surtout de l'ouïe et de la vue. Ainsi systématisé, ce délire, au lieu de se développer sur une démence constituée, peut n'en être que le signe avant-coureur : la démence véritable peut ne devenir manifeste qu'après de longues années : c'est alors le *délire de persécution présénile* de Kraepelin.

β) *Le délire mélancolique* vient en second lieu, par ordre de fréquence : ce délire se caractérise par des idées vaguement tristes, sans objet précis, ou par des idées hypochondriaques, idées d'indignité, d'auto-accusation, de ruine. Ces idées, développées sur un fonds démentiel, ont un cachet d'absurdité : tel vieillard de quatre-vingt-cinq ans s'accuse indéfiniment d'avoir fait une mauvaise première communion, fait pour lequel il sera damné ; tel autre a des idées de négation : il n'a pas de bouche, pas d'estomac, un abdomen en zinc, etc.

De même que le délire de persécution, le *délire mélancolique* est susceptible d'annoncer la sénilité cérébrale, à telles enseignes que quelques aliénistes contemporains, Cargaas[1] entre autres, ont même essayé de réduire la mélancolie qui survient à un âge avancé en une psychose d'involution présénile, psychose liée à une phase de l'évolution physiologique de l'être, celle de l'insénescence.

γ) *Dans la mégalomanie*, les idées ambitieuses peuvent exister seules, et ont par leur énormité, un caractère d'absurdité et de niaiserie : un de nos malades se croit président de la République, et possède des milliards avec lesquels il va racheter l'Alsace et la Lorraine. A ces idées ambitieuses s'associent en plus ou moins grande proportion des idées de persécution ; mais il est rare qu'on observe la succession régulière et « logique » des idées de persécution puis des idées de grandeur, comme dans le délire de persécution à évolution systématique, type Lasègue-Falret.

δ) *Dans la folie maniaque dépressive*, que l'on observe quelquefois, les phénomènes dépressifs avec idées mélancoliques alternent avec des phénomènes d'excitation ; cette *folie maniaque dépressive* est caractérisée par des phases mélancoliques et par des phases maniaques se succédant parfois assez régulièrement sous l'aspect de la folie à double forme ou de la folie circulaire.

b *Bouffées délirantes passagères (Épisodes délirants)*. — Folies transitoires séniles de Pierret et Michaud.

En dehors des états chroniques que nous venons de décrire,

---

[1] Cargaas, Essai de réduction de la mélancolie en une psychose d'involution prévénile. Thèse de Paris, 1900.

on peut voir, chez des vieillards simplement déments, ne délirant pas d'ordinaire, survenir des bouffées délirantes transitoires, des accès de *confusion mentale*, d'une durée de quelques jours à quelques semaines, s'accompagnant souvent d'élévation de la température, d'albuminurie légère, avec urines troubles, hautes en couleur, chargées en urates, et diminuées de quantité ; le pouls est petit et irrégulier ; parfois il y a du subictère. A ces phénomènes somatiques, qui éveillent immédiatement l'idée d'une infection, ou d'une auto-intoxication, explicable par le mauvais fonctionnement du foie, des reins, s'ajoute un trouble psychique caractérisé par de la confusion des idées, avec désorientation dans le temps et dans l'espace, des idées délirantes à caractère onirique, c'est-à-dire rappelant les idées du rêve, rêve dont le malade peut souvent être tiré momentanément, par une brusque interpellation ; ces idées délirantes prennent souvent le caractère d'hallucinations. Sous l'influence de ce délire et de ces hallucinations, l'agitation devient souvent violente, désordonnée, inconsciente : c'est la *forme maniaque* de la confusion mentale. Dans d'autres cas, l'expression du visage révèle l'angoisse, la terreur, avec sitiophobie : c'est la confusion mentale à *forme de stupeur*.

Dans d'autres cas le tableau est celui de la *mélancolie anxieuse* : « L'anxiété est extrême, dit Ritti, et peut s'accompagner d'agitation violente ; les troubles délirants consistent surtout en idées de ruine, de culpabilité, de damnation, en craintes pour l'avenir, etc. L'excitation érotique est souvent portée à son comble et se manifeste en paroles, gestes, actes, etc. ». « Les impulsions violentes sont de règle, dit Michaud, et consistent surtout en voies de fait sur les personnes de l'entourage. »

Dans quelques cas, à la bouffée délirante du début, succède un *délire aigu* rapidement mortel : l'agitation devient extrême, la température s'élève, et le malade succombe dans l'adynamie et le coma qui ont succédé au délire furieux. Mais la plupart du temps, au bout d'un temps variable, de quelques semaines à quelques mois, une amélioration survient, qui ensuite laisse le cerveau au point où il en était avant la crise, ou encore un peu amoindri.

Quelle que soit la forme revêtue par le délire, confusion mentale pure, agitation maniaque, dépression mélancolique, PIERRET et son élève MICHAUD ont bien montré qu'à la base existait une infection ou une intoxication : la confusion mentale, depuis les travaux de RÉGIS, est considérée comme le type des psychoses infectieuses, et la mélancolie anxieuse est souvent fonction d'une auto-intoxication.

Sur un cerveau amoindri par un état démentiel préalable, l'action de toxines autochtones ou hétérochtones pourra donc se manifester par l'apparition épisodique de délires à caractères particuliers, et généralement transitoires.

3° Anatomie pathologique. — Les lésions cérébrales trouvées à l'autopsie des sujets atteints de démence sénile sont de deux ordres : les unes portent sur l'appareil vasculaire, ce sont les lésions d'artério-sclérose cérébrale que nous décrirons dans le chapitre suivant, et qui d'ailleurs, bien que très fréquentes, ne sont pas absolument constantes, et d'autre part existent dans des cerveaux d'individus n'ayant jamais eu de troubles psychiques ; elles ne peuvent donc être considérées comme le substratum de la démence sénile : les autres, en rapport direct avec l'âge, existent, mais à des degrés très variables dans les cerveaux de tous les vieillards ; elles résultent de la vie même de l'élément nerveux, et sont le fait de son involution.

De même qu'en clinique, il y a une série d'intermédiaires entre l'état mental du sénile ou même du vieillard en apparence sain d'esprit, d'une part, et l'état psychique du dément sénile, d'autre part, de même, en anatomie pathologique il n'y a qu'une différence de degrés entre le cerveau du sénile simple et le cerveau du dément, et dans l'état actuel de la science il est impossible de préciser à partir de quel degré des altérations rencontrées chez les grands vieillards commence la démence.

Aussi serons-nous brefs sur les lésions de la démence sénile, renvoyant pour les détails à notre description très complète du cerveau sénile. C'est une différence quantitative, et non une différence qualitative, ainsi que nous l'avons déjà vu plus haut, qui sépare le cerveau du dément sénile de celui du sénile simple.

C'est aussi la plus grande constance des lésions; tel vieillard ayant eu une intelligence normale ne présentera que quelqu'une des lésions décrites, un dément sénile en présentera la plupart, et au lieu d'être ébauchées, elles seront très caractérisées.

Au point de vue macroscopique la diminution générale de poids, l'atrophie marquée des circonvolutions, et surtout des circonvolutions frontales, l'agrandissement parallèle des sillons et scissures ainsi que des ventricules, la diminution d'épaisseur des commissures, telles que le corps calleux et le septum lucidum, l'atrophie de l'écorce grise et surtout de la substance blanche, la diminution de volume des noyaux gris centraux, sont manifestes. Enfin l'état criblé, les lacunes et l'état vermoulu sont très fréquemment observés.

D'autre part, il est rare que, simultanément, dans la démence sénile n'existe pas un athérome plus ou moins manifeste des artères cérébrales de l'hexagone de Willis et de leurs branches de distribution.

Au point de vue histologique, les lésions cellulaires, qui parfois demandent à être cherchées dans le cerveau sénile simple, qui là n'existent que dans quelques cellules ou groupes cellulaires, ici, sont évidentes à première vue, parce que beaucoup plus intenses et plus généralisées.

L'atrophie du corps cellulaire avec surcharge pigmentaire souvent considérable, est facile à mettre en évidence; on sait que la structure intime du corps cellulaire est profondément modifiée chez le vieillard, et que le réseau neuro-fibrillaire est souvent altéré. Pour MARCHAND, l'altération, parfois la presque disparition du réseau neuro-fibrillaire serait en raison de l'état démentiel; c'est pour cet auteur, dans la démence sénile, que, relativement aux autres démences, l'altération des neuro-fibrilles des cellules pyramidales est le plus généralisée. Parallèlement, le volume de la cellule diminue. En résumé, c'est dans la démence sénile que les lésions d'involution de la cellule cérébrale sont à leur maximum.

De même que les lésions cellulaires, les lésions des fibres nerveuses, tant dans la substance blanche que dans la substance grise, sont plus accusées dans la démence sénile que chez les séniles non déments.

On sait que Léri a noté la raréfaction des fibres tangentielles chez des séniles sans troubles intellectuels ; toutefois pour KLIP-PEL et LHERMITTE, cette lésion des fibres tangentielles serait la lésion capitale des démences séniles, ainsi que de divers autres états démentiels.

Pour Léri, cette altération pourrait être une condition néces-saire, mais nullement suffisante, de la démence, puisqu'elle existe dans les cerveaux atrophiques séniles de vieillards nulle-ment déments.

L'atrophie considérable de la substance blanche est la consé-quence de ces lésions histologiques ; c'est aussi dans cette sub-stance qu'on observe au maximum la prolifération des fibrilles névrogliques, avec sclérose névroglique, parfois sclérose miliaire de l'écorce, plus constamment sclérose sous-épendymaire. Enfin l'atrophie des éléments cellulaires nerveux, avec prolifération des noyaux névrogliques, est évidente dans les noyaux gris cen-traux.

En résumé, il résulte des travaux déjà anciens de PIERRET et de son école, des travaux plus récents des histologistes comme LAZOURSKY. Léri, qu'il n'y a pas de ligne de démarcation précise, au point de vue anatomo-pathologique, entre les cer-veaux des séniles simples et les cerveaux des déments séniles ; la différence entre les lésions des deux sortes de cerveaux, ainsi que l'a écrit LAZOURSKY, est quantitative et non qualita-tive.

Les lésions d'atrophie pigmentaire, jointes aux altérations vasculaires, expliquent bien la démence sénile. Quant aux pous-sées délirantes, avec confusion mentale et ordinairement avec hémiplégie motrice, elles sont peut-être fonction d'une lésion rencontrée par RAYMOND et PHILIPPE, chez plusieurs vieilles femmes de la Salpêtrière ; il s'agit d'une encéphalite qui peut se présenter sous deux formes distinctes :

a. L'*encéphalite aiguë* du *type dégénératif ;* outre des hémor-ragies périvasculaires et interstitielles, on note une chromatolyse cellulaire accusée, de l'homogénéisation des noyaux, la perte

des prolongements ; un peu partout se rencontrent des corps
granuleux et des granulations myéliniques, mais en moins grand
nombre que dans le ramollissement vrai ; les mailles névrogliques sont élargies ; ces lésions rappellent celles de la myélite
à corps granuleux de LEYDEN, ou myélite aiguë ;

b. L'*encéphalite aiguë hyperplastique*, décrite par HAYEM ;
outre les altérations dégénératives précédentes, on rencontre
des amas de cellules volumineuses, polygonales ou épithélioïdes,
chargées de granulations graisseuses, et en voie de prolifération
par division directe et indirecte.

Pour BALLET, ces lésions parenchymateuses sont secondaires
aux lésions artérielles, qui créent dans le cerveau un locus
minoris resistentiæ vis-à-vis des infections secondaires ; ce qui
cadre bien avec ce que nous enseigne la clinique relativement
aux bouffées délirantes chez les séniles.

4° Physiologie pathologique. — L'anatomie pathologique vient de nous montrer que les lésions trouvées dans les cerveaux des déments séniles sont multiples : lésions vasculaires, lésions cellulaires, lésions des fibres conductrices inter-
cellulaires, sclérose névroglique, poussées diapédétiques par
infections secondaires.

Aussi est-il difficile de démêler ce qui, dans le complexus
symptomatique, est le fait de l'altération de la cellule elle-
même, de la diminution ou de la rupture de ses communica-
tions avec les centres voisins, enfin de l'insuffisance de sa vascularisation.

La question augmente encore de complexité si l'on considère
que la circulation est fréquemment troublée non seulement en
quantité, mais aussi en qualité par l'intermédiaire des lésions
antérieures de divers organes, fonction elles-mêmes de la sénilité : lésions du cœur, gênant la circulation encéphalique en
retour, produisant ainsi de la stase mécanique, de l'accumulation des déchets de nutrition ; — lésions du tube digestif, nuisant à l'assimilation et à l'élaboration des substances utiles à la
nutrition de l'encéphale ; — lésions des émonctoires, du foie et
du rein en particulier ; en ce qui concerne le foie, les travaux

contemporains ont mis en évidence son rôle important dans la
genèse d'une série de confusions mentales, et ce rôle n'est probablement pas moindre dans les bouffées délirantes de la
démence sénile que dans les autres psychoses toxi-infectieuses ;
en ce qui concerne le rein, Roque a dernièrement bien montré
qu'un certain degré d'insuffisance rénale est souvent à la base
des manifestations délirantes séniles, et il est incontestable que
cette insuffisance peut contribuer beaucoup à l'éclosion des
bouffées transitoires que nous avons décrites plus haut ; —
enfin l'altération sénile des glandes vasculaires sanguines, telles
que la thyroïde, la surrénale, doivent être envisagées, et on sait
que chez les athéromateux, la surrénale est parfois le siège
d'une suractivité anormale (hyperépinéphrie) entraînant des conséquences importantes au point de vue de la tension artérielle
en général, et de la circulation cérébrale par voie de conséquence.

5° Diagnostic. — Le diagnostic différentiel est à faire avec
l'état démentiel des vieillards atteints de lésions cérébrales en
foyer ; l'existence ou l'absence d'ictus, puis de signes de paralysies localisées, permettra de faire le diagnostic.

Avec la neurasthénie sénile et la paralysie générale, le diagnostic sera exposé dans les chapitres traitant de ces affections.

6° Pronostic. — Ce que nous avons dit du rôle des lésions
associées explique que le pronostic ne soit pas toujours aussi
immédiatement sombre qu'on pourrait le croire, puisqu'en
traitant ces lésions associées on pourra atténuer le trouble
mental.

7° Traitement. — Il n'existe pas de traitement curatif des
troubles cérébraux liés à la sénilité. Mais il existe : 1° une
prophylaxie; 2° un *traitement des troubles associés* ; 3° un *traitement palliatif* ; 4° des *mesures de préservation*.

a. *Prophylaxie*. — La sobriété, l'abstention de liqueurs alcooliques, de tabac, la grande régularité dans les habitudes de vie

sont ici capitales, de même que pour prévenir les autres manifestations de la démence. En ce qui concerne le cerveau, il semble que la persistance jusqu'à un âge avancé, d'une gymnastique intellectuelle régulière, exclusive d'ailleurs de tout surmenage, soit particulièrement utile : la déchéance cérébrale sénile est peut-être plus précoce chez les campagnards illettrés et les manouvriers que dans les professions libérales exigeant un travail cérébral constant.

b. *Traitement des troubles associés.* — Un régime aussi peu toxique que possible, parfois le régime hypochloruré ou le régime lacté, préviendront et combattront les troubles des émonctoires, du foie et des reins en particulier ; parfois les médications cholagogue, purgative ou diurétique devront être mises en œuvre ; ailleurs ce seront les tonicardiaques. Au cours des épisodes délirants, les émonctoires devront être l'objet d'une surveillance particulière ; — les bains tièdes seront de la plus grande utilité ; — le repos au lit sera de rigueur comme dans une maladie infectieuse aiguë quelconque.

c. *Traitement palliatif.* — L'insomnie et l'agitation, par exemple, pourront être utilement combattues par la clinothérapie, l'hydrothérapie tiède, parfois par les hypnagogues, tels que le sulfonal, le chloral, et plutôt encore par le véronal, à la dose de 0,25 à 0,50 cg., en prises dans une tisane chaude. Il faudra user avec parcimonie de ces moyens chimiques.

Une propreté minutieuse devra être exigée surtout au niveau des orifices naturels.

d. *Moyens de préservation.* — Lorsque l'état mental du vieillard le met dans l'incapacité de se diriger dans la vie, il est souvent indispensable de l'hospitaliser dans un hospice d'incurables ; si des bouffées délirantes surviennent il sera surveillé plus étroitement, et si le délire persiste, la question de l'internement devra se poser dans l'intérêt du malade comme dans celui de la société ; de même si la démence sénile devient très prononcée, le vieillard devra être admis dans un asile d'aliénés, à moins, ce qui est fréquent, qu'il ne soit très calme et que son état de faiblesse exclue tout danger, auquel cas il sera souvent préférable, pour des raisons de famille très respectables, de le

laisser achever son existence dans un simple asile de vieillards.

ARTICLE III

PSYCHOSES CHEZ LE VIEILLARD

Dans les chapitres précédents nous avons étudié les troubles
psychiques fonction directement de l'involution sénile (sénilité
cérébrale, démence sénile); dans les chapitres suivants nous
mettrons en lumière les troubles psychiques associés aux troubles de la vascularisation ; ici il ne nous reste donc à étudier
que les psychoses proprement dites ; parmi celles-ci les unes
sont de purs syndromes cliniques, les autres sont de véritables
maladies mentales.

§ 1. — SYNDROMES CLINIQUES

Les progrès de la psychiâtrie ont réduit et réduiront peut-
être encore le nombre des entités morbides, à tel point que, en
dehors de la paralysie générale, les aliénistes de l'école de KRAE-
PELIN, avec DENYS, MASSELON, ont de la tendance à ne plus voir,
chez l'adulte, que deux grands types morbides : les psychoses
toxi-infectieuses, dont la confusion mentale est le type, d'une
part, la démence précoce de l'autre.

La prédisposition héréditaire, la dégénérescence de MAGNAN, ne
constituerait que le terrain, mais serait insuffisante à créer de
toutes pièces une psychose ; les folies partielles, folies morales, etc., ne doivent dès lors être considérées que comme un
résidu, un stigmate d'une maladie antérieure du sujet ou du
germe, mais non comme un syndrome évolutif en action. —
Démence précoce serait d'ailleurs mieux nommée démence primitive, si l'on admet que cette appellation signifie psychose dans
laquelle l'élément démentiel existe d'emblée, plutôt que psychose
se développant chez le jeune homme. Il n'en subsiste pas moins
que c'est là essentiellement une psychose du jeune âge, et que la

démence précoce du vieillard, si elle existe, est exceptionnelle.

Qu'on leur donne le rang d'entités cliniques, ce qui nous paraît inadmissible, mais ce que soutiennent encore quelques auteurs, ou que, justement à notre sens, on les relègue au rang de syndromes, la *manie* et la *mélancolie* n'en existent pas moins.

1° Manie. — Dans la vieillesse, la *manie*, d'après RITTI, se distingue par la tendance plus grande à la fureur, à l'incoercibilité des mouvements, et par la prédominance des tendances érotiques, qui peuvent être poussées jusqu'au satyriasis chez l'homme, à la nymphomanie chez la femme.

2° Mélancolie. — La *mélancolie* est le type suivant lequel évoluent le plus souvent les psychoses chez le vieillard : mélancolie simple, anxieuse, ou avec stupeur.

Dans la mélancolie simple, la dépression est moins profonde et moins continue que chez l'adulte, et a une grande tendance aux rémissions. Les idées hypochondriaques, et spécialement les préoccupations de santé dominent la scène ; l'aboulie est presque constante, elle est entrecoupée par des déterminations brusques et inattendues, sortes d'impulsions automatiques. Ces impulsions peuvent être violentes et entraîner des actes violents de la part des malades, contre les autres ou contre eux-mêmes : les suicides sont fréquents dans les asiles de vieillards. La *mélancolie anxieuse* des vieillards a quelques caractères particuliers : l'anxiété est extrême et peut s'accompagner d'agitation violente.

Le délire consiste surtout en idées de ruine, de culpabilité, parfois de damnation, de craintes pour l'avenir ; l'excitation érotique peut être poussée à son maximum et se manifester par des paroles, par des gestes, par des actes ; les impulsions sont fréquentes ; actes de violence, tentatives de suicide s'observent au cours de ces raptus mélancoliques.

Quant à la *mélancolie avec stupeur*, elle est très rare chez le vieillard, et présente les mêmes caractères que chez l'adulte.

En réalité, ces syndromes cliniques ne sont que des modalités de la démence sénile et rentrent absolument dans les manifestations chroniques et aiguës de cette démence, telle que nous l'avons décrite au chapitre précédent, et ne méritent ici pour ainsi dire qu'une mention, afin de bien préciser leur place dans l'étude nosologique des maladies du vieillard. Ce que ces syndromes ont de spécial chez le vieillard résulte précisément du fait qu'ils évoluent sur des cerveaux présentant des troubles fonctionnels et des lésions caractéristiques de l'involution sénile.

§ 2. — MALADIES MENTALES,
PARALYSIE GÉNÉRALE SÉNILE

Laissant de côté les cas exceptionnels de démence précoce chez le vieillard (v. plus haut), nous ne décrirons que la *paralysie générale sénile*.

La paralysie générale est incontestablement très rare chez le vieillard, c'est-à-dire passé soixante ans. Cette rareté même lui donne un intérêt de plus, aussi mérite-t-elle de fixer l'attention.

Il existe des observations incontestables de paralysie générale chez des sujets de plus de soixante ans et même de plus de soixante-dix ans. Sur 284 observations recueillies à la clinique de Kiel, SIEMERLING (*in Traité de Schwalbe*) dit avoir trouvé 6 cas, soit 2,1 p. 100 chez des sujets de plus de soixante ans. Pour les auteurs plus anciens, la fréquence relative de la paralysie générale, après soixante ans, ne serait que de 1 à 2 p. 100.

1° **Étiologie**. — Les temps paraissent aujourd'hui bien éloignés où l'on discutait sur l'influence réciproque de l'alcoolisme, du saturnisme, de l'hérédité, de l'arthritisme et de la syphilis. Depuis les travaux de l'école suédoise, depuis la communication retentissante au Congrès de Moscou de VON KRAFFT EBING, démontrant par des statistiques la rareté de la paralysie générale chez les personnes généralement à l'abri de la syphilis, de par leur situation sociale ou leurs qualités (ecclésiastiques, femmes mariées, religieuses, etc.), et par l'expérimentation, la non-inoculabilité de la syphilis à des paralytiques généraux, la nature syphilitique de la paralysie générale a été admise par la presque universalité des cliniciens ; les dernières hésitations ont été vaincues par l'application de la méthode de Wassermann, qui a démontré l'existence de la syphilis chez tous les paralytiques généraux.

Cette étiologie spécifique s'applique aux vieillards comme aux adultes.

Il est intéressant de rechercher pourquoi, chez certains sujets, la paralysie générale est aussi tardive. La raison, des plus simples, en a été donnée par RÉGIS, qui l'a formulée ainsi : l'âge auquel on devient paralytique général est commandé par l'âge auquel on devient syphilitique. Le malade de DOUTRELEBENTE, MARCHAND et OLIVIER[1] en était un exemple frappant. Nous en avons observé récemment un exemple remarquable : un homme de soixante-cinq ans, gentleman joueur, viveur et buveur, présente à notre examen un chancre phagédénique et toute la série des accidents secondaires les plus graves ; malgré un traitement spécifique des plus intensifs, deux ans après, c'étaient les symptômes d'une paralysie générale à marche rapide qui entraîna la mort en six mois ; cette paralysie générale, tardive en apparence, a donc été plutôt précoce dans son apparition relativement à la date du chancre. On peut conclure que paralysie générale tardive équivaut à syphilis tardive.

2° Symptômes. — Tous les symptômes de la paralysie générale de l'adulte se retrouvent chez le vieillard, mais avec des nuances qui avaient déjà été bien mises en lumière par OLIVIER, et que SIEMERLING a confirmées : d'après ces auteurs, les hallucinations sont moins variées, les idées de grandeur moins éclatantes, le faciès moins épanoui, les attaques sont plus rares. Ces remarques sont justes ; ces différences s'expliquent par ce fait que l'on ne délire qu'avec le cerveau que l'on a ; un cerveau préalablement affaibli par un certain degré de sénescence ne peut faire un délire aussi brillant, aussi polymorphe, aussi inté-

____

[1] Congrès de Rennes, 1905, *in Revue Neurologique*, 1905, p. 866.

ressant que le cerveau d'un adulte. Avant de sombrer dans la déchéance finale, l'intelligence du paralytique adulte jette souvent
un éclat inaccoutumé (Pierret, Congrès de Lyon 1891) : cette
phase d'hyperidéation, phase prodromique, a manqué dans
toutes nos observations de paralysie générale sénile. Et en outre,
à la période d'état, le délire, les hallucinations ont presque
toujours été au second plan ou ont manqué : nous avons eu
affaire presque toujours à une forme démentielle d'emblée, forme
d'allures généralement dépressives, entrecoupée par des périodes
d'agitation. L'affaiblissement mental a marché de pair avec
l'affaiblissement psychique, de sorte que, plus que toutes les
autres formes, la paralysie générale sénile nous a paru bien
mériter son nom de *paralysie générale progressive*.

3° Évolution. — L'évolution de la paralysie générale est
toujours très rapide. Il y a à ce fait de multiples causes, dont la
principale est que le cerveau sénile, sur lequel évolue la
méningo-encéphalite diffuse, est déjà insuffisant à sa tâche, soit
par le fait des troubles circulatoires résultant de l'artériosclérose
cérébrale, soit par le fait de l'atrophie pigmentaire de beaucoup
de ses éléments cellulaires. Il faut y ajouter les troubles des
émonctoires qui sont si fréquents à un âge avancé : ainsi,
l'homme auquel il est fait allusion plus haut avait un foie depuis
longtemps méiopragique du fait de son éthylisme ; cette insuffisance hépatique, jusque-là assez latente, s'est révélée brusquement à la période secondaire par de l'ictère et de la congestion
du foie ; chez un autre, les reins seront plus ou moins touchés
préalablement à l'infection par le tréponœma, d'où une moins
grande résistance à l'infection, et une plus rapide évolution de
la maladie.

La *terminaison* par le gâtisme est la plus fréquente : plus rare
est la mort au cours d'une attaque apoplectiforme ou épileptiforme ; récemment cependant, nous avons vu un homme de
soixante ans succomber à une paralysie générale à forme dépressive et démentielle, sans délire, et chez lequel la maladie a
marché par saccades, chaque aggravation de la démence succédant à un petit ictus, et la terminaison s'étant produite à la

suite d'un nouvel ictus ayant rapidement abouti à des crises épileptiformes, puis au coma complet et à la mort en deux jours.

4° Anatomie pathologique. — L'anatomie pathologique a été bien fixée par les recherches de DOUTRELEBENTE et de MARCHAND. En dehors de la coexistence habituelle des lésions de sénilité, et en particulier de l'artériosclérose cérébrale, les lésions sont superposables à celles qui sont décrites chez l'adulte.

C'est ainsi que chez le malade de DOUTRELEBENTE, l'autopsie et l'examen histologique, pratiqués par MARCHAND, mirent en évidence les lésions suivantes :

Du côté de la pie-mère, une vascularisation avec épaississement et abondance de cellules embryonnaires ; dans le cortex : 1° la pigmentation et l'atrophie des *cellules pyramidales*, avec coloration difficile de leurs granulations chromophiles, ainsi que des nucléoles des noyaux, excentriquement placés ; 2° une infiltration lymphocytaire péri-cellulaire, et une diminution notable des fibres tangentielles et interradiaires ; 3° une hyperplasie des fibres et cellules névrogliques ; du côté des vaisseaux, une néoformation avec infiltration périvasculaire et, par places, épaississement des parois.

5° Diagnostic.— Le diagnostic différentiel est à faire surtout avec la démence sénile. La notion de l'âge constituera, *a priori*, une présomption diagnostique de premier ordre, puisque, somme toute, la paralysie générale est exceptionnelle après soixante ans, et la démence sénile exceptionnelle avant ce même âge. Toutefois, nous l'avons vu, cette règle est parfois enfreinte : il y a des cas incontestables de paralysie générale au-dessus de soixante ans, et il faut savoir les dépister.

On se rappellera que, en règle générale, la déchéance intellectuelle est, dans la paralysie générale, plus étendue, plus profonde que dans la démence sénile, et que son début est plus rapide, si toutefois la démence sénile n'est pas compliquée de ramollissement cérébral.

D'après SIEMERLING, la perte de la mémoire récente avec conservation des acquisitions anciennes, et la diminution considérable de la force d'attention, sont en faveur de la démence sénile. Les idées de grandeur, l'euphorie se rencontrent plutôt dans la paralysie générale ; elles peuvent exister, il est vrai, dans la démence sénile, mais elles sont beaucoup plus rares que les états d'agitation avec angoisse, avec idées de préjudice, d'indignité, d'auto-accusation, avec idées de persécution plus ou moins systématisées et se manifestant le plus souvent par la phobie de l'empoisonnement et spécialement par la crainte d'être empoisonné par ses proches ; sur ces idées de persécution se greffent assez fréquemment des idées de suicide (voy. *Démence sénile*). Les phénomènes psycho-moteurs prêtent aussi à quelques considérations : la parole, dans la démence sénile, peut être lente, difficile, mais elle ne s'accompagne pas de bredouillement, d'ânonnement, d'achoppement de syllabes, de tremblement des zygomatiques et de la langue, tous troubles moteurs dont l'ensemble est si hautement caractéristique de la paralysie générale.

Les hémiplégies, les paralysies consécutives aux attaques apoplectiques sont, dans la démence sénile, beaucoup plus durables que dans la paralysie générale, où elles sont, en général, essentiellement passagères.

Avant tout, l'examen du liquide céphalo-rachidien sera de la plus haute importance, en nous révélant, dans la paralysie générale, l'augmentation de la quantité d'albumine et la présence d'un exsudat à type lymphocytaire.

6° Traitement. — Quelque prouvée que soit, à l'heure actuelle, la nature syphilitique de la paralysie générale, il n'en subsiste pas moins que le traitement spécifique ne peut servir de pierre de touche pour le diagnostic. La paralysie générale est, même chez l'adulte, une des manifestations du spirochète les plus résistantes au traitement spécifique ; à plus forte raison en est-il ainsi chez le vieillard, à cause des prépathies organiques que nous avons signalées plus haut. Malgré tout, le traitement spécifique intensif par les injections mercurielles doit être mis en œuvre, et nous avons eu, par ce traitement, quelques rémissions importantes. Nous n'avons d'ailleurs pas relevé d'indications thérapeutiques spéciales au vieillard, et ne pouvons que renvoyer pour les doses et le mode d'administration du mercure aux traités classiques et, en particulier, au magistral article de Nicolas dans le *Traité de thérapeutique* de Gilbert et Carnot.

En pratique nous avons employé les injections intramusculaires de 1 à 2 centimètres cubes d'une solution contenant par centimètre cube d'eau stérilisée un centigramme de bi-iodure de mercure et un centigramme d'iodure de sodium, ce dernier destiné à solubiliser le bi-iodure, sel normalement insoluble.

Rappelons toutefois qu'en fait de traitement spécifique nous ne parlons que du mercure, l'iodure étant susceptible, plus encore chez le vieillard que chez l'adulte, d'être mal toléré et même de donner un coup de fouet à la maladie, ainsi que nous en avons eu récemment un exemple très probant.

Nous n'avons encore aucune expérience chez le vieillard, des injections intra-rachidiennes de mercure colloïdal, non plus que de l'atoxyl ou du dioxydiamido-arsenobenzol.

Bien entendu, il sera indiqué de donner au vieillard un régime alimentaire aussi peu toxique que possible, essentiellement ovo-lacto-végétarien, de supprimer café, thé et toutes boissons alcooliques, de veiller au bon fonctionnement du tube digestif ; de faire vivre le malade dans le plus grand calme, de combattre l'insomnie, qui est fréquente, par des bains tièdes ; parfois même, à titre sédatif, pourra-t-on recommander une cure hydro-minérale sédative, comme celle de Néris, mais il ne faudra pas en attendre grand résultat.

L'internement est moins souvent nécessaire chez le vieillard que chez l'adulte, à cause de l'absence fréquente de délire et de l'évolution parallèle de la faiblesse physique et de la débilité mentale.

Quelle que soit d'ailleurs la thérapeutique instituée, nous ne sachons pas que jusqu'ici on ait obtenu autre chose que des rémissions de beaucoup moindre durée même que chez l'adulte ; malgré les progrès de la thérapeutique pathogénique, le diagnostic de paralysie générale implique toujours un arrêt de

mort, et de mort à plus brève échéance encore chez le vieillard
que chez le jeune homme ou chez l'adulte.

ARTICLE IV

ARTÉRIOSCLÉROSE CÉRÉBRALE

Avant toute lésion en foyers, l'artériosclérose cérébrale se
manifeste par une série de symptômes dont l'ensemble est assez
caractéristique.

Nous rappellerons que, comme les diverses déterminations de
l'artériosclérose, la localisation cérébrale de ce processus peut
exister isolément, ou tout au moins n'être nullement proportionnelle aux autres localisations sur l'aorte, sur les reins, sur les
artères périphériques.

Toutefois, il est exceptionnel que l'une ou l'autre de ces déterminations n'existe pas en même temps, et même, l'association
avec des symptômes cérébraux des signes de ces diverses localisations est une présomption de la nature artérioscléreuse de ces
phénomènes cérébraux.

On a dit que la localisation de l'athérome était en rapport
avec le fonctionnement excessif du viscère correspondant : les
hommes adonnés au travail intellectuel feraient leur athérome
avec prédilection au niveau du cerveau ; toutefois, nous avons
vu souvent des manœuvres présenter un athérome plus prononcé
au niveau des artères cérébrales qu'ailleurs, et nous avons eu
l'occasion d'autopsier des *intellectuels* présentant un athérome
énorme de l'aorte et des coronaires, avec des artères cérébrales
remarquablement souples.

Le déterminisme de la localisation différente du processus
artérioscléreux n'est donc pas aussi simple qu'on a voulu le
dire ; les règles posées en principe comportent, en tout cas, de
nombreuses exceptions.

1° Anatomie pathologique. — Les artères de l'hexagone de
Willis et leurs branches sont transformées en des tuyaux rigides,

présentant à l'œil nu et au microscope tous les caractères de l'artériosclérose et même de l'athérome (voy. ces chapitres). Parfois, sur certains points, l'endartérite oblitérante rétrécit considérablement le calibre des artères, et une accumulation de cellules rondes dans la tunique moyenne est le témoin irrécusable de la nature inflammatoire du processus. Mais l'oblitération n'ayant pas été complète, on ne trouve pas de lésions en foyer. Aussi, sauf le cas où la coïncidence d'une artériosclérose bulbaire a produit des phénomènes vitaux graves, en général les sujets ont succombé à toute autre cause.

Bien entendu, la localisation exclusive de l'athérome aux artères cérébrales est exceptionnelle, et dans l'immense majorité des cas, les lésions d'athérome et d'artériosclérose se voient dans tout l'arbre vasculaire, ainsi que les lésions viscérales qui en sont les satellites habituels.

En revanche, il est fréquent de trouver des artères cérébrales plus athéromateuses que celles du reste du corps.

Dans le cerveau lui-même, le processus artériosclérosant est inégalement réparti.

Quant au processus en lui-même, il n'est pas autre dans le cerveau que dans les autres viscères (voy. *Artériosclérose*). En général, comme la lésion est ancienne, elle a envahi les trois tuniques, comme l'ont bien montré Cerletti et Bauxani, qui, dans les artérioles et veinules de l'écorce des cerveaux séniles, ont trouvé, *dans l'adventice*, des dépôts de pigment jaune ; dans la *limitante élastique*, un agrandissement des trous, dans l'*endartère*, du gonflement des noyaux endothéliaux. Dans la gaine lymphatique périvasculaire, de nombreux manchons de cellules rondes sont un témoin de la nature inflammatoire du processus.

Dimitrjeff, Marchand, ont localisé, dans la tunique moyenne plus que dans l'interne, le début ordinaire de l'artériosclérose et spécialement de l'artériosclérose cérébrale : il y aurait néoformation de lamelles élastiques.

Sous la dépendance de l'artériosclérose sont diverses altérations un peu spéciales décrites dans les artères de l'encéphale par Alzheimer et par Weber : la *dégénérescence colloïde*, dans laquelle la paroi vasculaire est transformée en une substance vitreuse homogène, se colorant en rouge par le picro-carmin, et qui serait un produit de sécrétion des cellules du tissu conjonctif ; — la *dégénérescence hyaline ou scléro-hyaline*, caractérisée par une homogénéisation hyaline des différents éléments de la paroi vasculaire, avec dépôt de corpuscules amyloïdes dans le tissu ambiant ; cette substance serait due à une transformation des cellules du tissu conjonctif.

CATALA a décrit un processus spécial de calcification des vaisseaux ; il s'agit de boules calcaires disposées en cercle au niveau de la gaine lymphatique périvasculaire et de l'adventice des artères.

Telles sont les lésions des artérioles et des veinules. Quant aux *capillaires* on sait, depuis ROBIN, qu'ils présentent quelquefois de la dégénérescence graisseuse.

LAPINSKI a décrit la tuméfaction trouble et la dégénérescence graisseuse de la paroi des capillaires corticaux comme une lésion fréquente dans les cerveaux de vieillards artérioscléreux.

CERLETTI et BAUXANI ont vu la prolifération de l'endothélium et la dilatation moniliforme des capillaires.

2° Symptômes. — Le premier résultat de l'artériosclérose cérébrale, c'est de diminuer l'apport du sang au cerveau, et de produire consécutivement une anémie cérébrale relative ; ainsi insuffisamment irrigué, le cerveau est en quelque sorte réglé pour un petit travail ; il est, suivant le mot si expressif de POTAIN, en état de méiopragie fonctionnelle. Dans ces conditions, pour un travail normal la circulation sera suffisante ; mais pour un travail un peu exagéré, se manifesteront brusquement des signes d'insuffisance. La diminution de calibre des vaisseaux par le fait de l'athérome, les changements de consistance de leur paroi transformée en tuyau rigide, ne sont d'ailleurs pas les seules conditions déterminantes de ces épisodes ; à ces causes anatomiques, physiques en quelque sorte, se surajoutent des causes physiologiques, essentiellement sous forme de spasmes, ceux-ci étant constants à la période d'hypertension préscléreuse (voy. *Artériosclérose, Pathogénie*, p. 160), au niveau de quelque organe que l'on envisage d'ailleurs l'artériosclérose. Quoi qu'il

en soit du mécanisme intime, il se produit au niveau du cerveau,
un phénomène analogue à celui qui a lieu dans le domaine de
la crurale athéromateuse, et qui a été décrit par Charcot sous
le nom de « *claudication intermittente* » ; aussi est-ce à très
juste titre que Grasset a désigné ce phénomène sous le nom
de *claudication intermittente du cerveau.*

« La claudication intermittente du cerveau, écrivait-il en
1901, se traduit par un ensemble de symptômes dont les principaux sont : l'anémie, la fatigue intellectuelle, l'aphasie. »

Dans ces symptômes on peut démêler des signes de souffrance
étendus à tout l'organe et des signes de localisation, suivant
très probablement que l'artériosclérose est plus ou moins
généralisée ou au contraire prédominante sur tel ou tel territoire à fonction bien spécialisée.

Dans tous les cas, la caractéristique de ces phénomènes est
d'être essentiellement *transitoires* et *récidivants.* Tel malade, à
certains moments, surtout après un peu de surmenage, présentera un peu de fatigue intellectuelle, de l'impossibilité de fixer
son attention, de la céphalée gravative, surtout nocturne ; ou
bien ce sera une amnésie temporaire générale ou portant seulement sur les noms propres, par exemple ; souvent ce sera un
peu d'embarras de la parole, de l'achoppement syllabique [1].

Huygue, au VIIe Congrès français de médecine interne, tenu
à Paris en 1904, a beaucoup insisté sur la dysarthrie linguale
intermittente. Enfin, ce pourra être une véritable crise d'aphasie
temporaire, l'*aphasie transitoire* de Régis. Celle-ci pourra être
simple ou s'accompagner de fourmillements ou de parésie dans
le membre supérieur droit, parfois même d'hémiparésie droite
qui disparaît rapidement sans laisser de traces, quitte à réapparaître quelque temps après, souvent sous la même forme fugace,
parfois aussi sous la forme définitive d'une hémiplégie par encé-
phalomalacie.

Ces troubles dysarthriques ou aphasiques peuvent être accompagnés ou précédés de phénomènes sensitifs : migraine simple,

---

[1] Kowalewsky. Artériosclérose du cerveau. *Neurologisches Centralblatt,* août 1898.

ou compliquée de troubles sensoriels ; migraine ophtalmique,
avec ou sans hémianopsie ; celle-ci peut d'ailleurs exister sans
migraine. Renaut a beaucoup insisté et à juste titre sur l'hémianopsie dans la néphrite interstitielle des artérioscléreux ; ce
phénomène paraît nécessiter le concours de deux facteurs constitués d'un côté par des troubles circulatoires permanents et
spasmodiques du côté du cerveau, et d'un autre côté par de
l'insuffisance urinaire, laquelle, par l'auto-intoxication qu'elle
entraîne, commande ces phénomènes artério-spasmodiques.

Le nerf optique n'est pas seul à être intéressé, les nerfs oculo-
moteurs et leurs centres peuvent l'être, et ces migraines d'artérioscléreux peuvent s'accompagner de paralysies récidivantes
des nerfs moteurs de l'œil, de la troisième paire en particulier,
ou même de paralysies associées des divers oculo-moteurs : ce
sont des migraines ophtalmoplégiques. L'insuffisance temporaire
pourra porter sur le domaine de la huitième paire : surdité transitoire.

Grasset a relaté une observation type d'une forme de claudication intermittente à manifestations surtout psycho-motrices :

« Le jour de la crise, au cours d'une visite de sa femme (à
l'hôpital), le malade se plaint de fourmillements et de raideur
dans la main droite. Puis, sans perte de connaissance, il perd
progressivement et complètement la propriété d'adapter les
mots à la pensée. Il cherche à continuer sa conversation, mais
ne peut réussir à proférer d'autres paroles que ce mot *l'autre*. Il
s'irrite de cette impuissance dont il est parfaitement conscient,
s'efforce de surmonter la difficulté en s'exprimant avec plus de
volubilité que d'ordinaire, mais ne peut parvenir à émettre
d'autre manifestation de ses idées que ce mot unique qu'il
répète à satiété. A dix heures du soir, les accidents disparaissent
pour ne plus se reproduire. »

Voici d'autre part, le résumé d'une de nos observations :
Une dame, actuellement âgée de soixante-cinq ans, présente
depuis cinq ans des accidents de divers ordres ; il y a cinq ans
déjà les signes d'artériosclérose étaient très accentués (signe
des temporales, des radiales, ectasie aortique, avec clangor,
traces indosables d'albumine avec polyurie, hypertension) ; —

dès lors céphalée gravative unilatérale, sous forme d'accès de migraine ; — au bout de quelque temps, ces migraines s'accompagnent de scotomes scintillants, puis d'hémianopsie ; — plus tard, au cours de ces migraines, apparaît un peu d'engourdissement du bras droit, et un peu de dysarthrie ; plus tard encore, c'est un véritable accès d'aphasie avec hémiparésie droite ; ultérieurement les phénomènes d'insuffisance rénale prennent le dessus ; à la suite de l'apparition d'urémie dyspnéique, un régime très sévère est institué, qui améliore beaucoup la malade ; mais les migraines persistent avec difficulté temporaire de la parole ; l'artériosclérose continue à faire des progrès... Incidemment, un examen ophtalmoscopique a mis en évidence la sclérose des artères de la rétine.

Dans d'autres cas, enfin, les phénomènes liés à l'artériosclérose cérébrale peuvent être d'ordre psychique : crises de somnolence diurne, avec insomnie nocturne, troubles du caractère, inaptitude temporaire à la pensée. « La forme psychique de cette claudication intermittente du cerveau, dit Grasset, se produit particulièrement après les excès de travail intellectuel, après une période de surmenage psychique. Le cerveau « se vide » pour un temps ; c'est une sorte de dérobement brusque de l'intelligence. On est obligé de s'arrêter, comme le cheval sur le bord de la route ; et puis, après un certain temps de repos, on repart..... jusqu'à la chute définitive. »

Il nous paraît évident que ces troubles épisodiques, les plus bruyants, ont fait négliger des troubles permanents, beaucoup moins bien caractérisés, mais non moins constants. En d'autres termes, la méiopragie cérébrale n'est pas seulement paroxystique, elle est aussi, quoique à un degré très atténué, permanente, même à une époque rapprochée du début de l'artériosclérose, celui-ci étant d'ailleurs presque impossible à préciser. Ces vieillards, qui ne sont pas encore des ramollis ni des déments, mais qui sont destinés à le devenir, ont déjà un psychisme amoindri : la diminution de la mémoire est constante en dehors même des crises où elle fait défaut complètement ; — l'insomnie nocturne est souvent permanente et nous avons vu tel vieillard la présenter pendant plusieurs années,

avec une intelligence presque intacte, avant d'avoir le moindre
signe de ramollissement ; le caractère est changé, la puissance
intellectuelle diminuée ; il n'est pas jusqu'aux fonctions motrices qui en dehors des épisodes parétiques ne soient un peu
touchées : c'est ainsi que les mouvements et la démarche restent
un peu hésitants et traînants ; que la parole est souvent lente,
embarrassée, un peu bredouillante. En ce qui concerne la
« sphère morale », le fond même du caractère est changé ; il
est souvent triste ; ce fait coïncidant avec l'asthénie musculaire
que nous venons de signaler, constitue un ensemble symptomatique assez voisin de celui de la neurasthénie. Pour Régis, il y
a véritablement une neurasthénie des artérioscléreux.

Il s'agit plutôt d'un syndrome neurasthénique à distinguer
soigneusement des autres syndromes analogues et s'en différen-
ciant en somme par l'existence de lésions vasculaires nettes,
tandis que, dans les autres cas, et par définition en quelque
sorte, le mot de neurasthénie exclut l'idée de lésion organique
quelconque.

En dehors des signes d'artériosclérose viscérale qui peuvent
mettre sur la voie du diagnostic, l'examen du fond de l'œil peut
permettre de découvrir une sclérose des vaisseaux de la rétine,
sous forme de taches blanc grisâtre, localisée autour des vaisseaux épaissis et flexueux.

En résumé, la méiopragie cérébrale des artérioscléreux se
manifeste d'une part par des phénomènes très atténnés d'insuffisance cérébrale permanente, et, surtout, par des épisodes éminemment transitoires qui peuvent être : *a*) intellectuels, diffus
(fatigue, etc.) ou spécialisés (amnésie) ; *b*) psycho-moteurs
(parésies, hémiparésies, paralysies oculo-motrices, dysarthries,
aphasies) ; *c*) sensitifs (engourdissements, fourmillements) ;
d) sensoriels (scotomes, hémianopsie, surdité temporaire), ou
e) psychiques.

Tels sont les phénomènes cérébraux purs ; on a coutume d'y
adjoindre le *vertige* qui a été le premier décrit des phénomènes
de méiopragie encéphalique ; c'est le *vertige des artérioscléreux*
de Grasset ; mais comme cet auteur le fait remarquer, il est
plutôt fonction de la méiopragie bulbaire ; toutefois il est juste

de dire qu'il est exceptionnel d'observer les phénomènes ci-dessus sans qu'il y ait en même temps du vertige ; si bien que, en tenant compte de ces réserves de physiologie pathologique, en pratique, le vertige est l'un des premiers phénomènes qui mette sur la voie du diagnostic. C'est sans doute en se plaçant à ce point de vue que Léri [1] a pu écrire, à la page 136 de son remarquable rapport : « L'un des premiers symptômes de l'artériosclérose cérébrale, l'un des plus constants et des plus importants est le vertige. »

Telle est la méiopragie cérébrale des artérioscléreux, méiopragie à la fois permanente et paroxystique, premier degré, première période de l'artériosclérose cérébrale ; « si la maladie continue à évoluer, dit Grasser, elle aboutit ou à l'ictus, ou à la cérébrosclérose lacunaire progressive (voy. plus bas), de Marie et Ferrand.

« Ce sont les avertissements *sans frais* qui précèdent si souvent et parfois si fréquemment l'attaque d'apoplexie à hémiplégie consécutive permanente (hémorrhagie ou ramollissement). »

3° Diagnostic. — Le diagnostic est surtout à faire avec les manifestations cérébrales de l'urémie ; la découverte des signes de l'artériosclérose, signes centraux ou périphériques, fera pencher pour l'artériosclérose cérébrale ; — la présence de l'albumine, la diminution de la perméabilité rénale, la présence de cylindres, seront en faveur de l'urémie. Toutefois il faudra se rappeler que les deux ordres de troubles coexisteront fréquemment ; la tâche du clinicien consistera alors à démêler ce qui revient à l'urémie et à l'artériosclérose cérébrale, dans les phénomènes complexes affectés par les malades.

4° Traitement. — Si, à la période de lésion constituée, le traitement est inefficace, à la période prélésionnelle et purement circulatoire que nous avons en vue, l'hygiène et la théra-

---

[1] Léri. Le cerveau sénile, rapport présenté au XVIᵉ congrès de Neurologie, Lille, 1906.

peutique sont souvent susceptibles de reculer, dans des limites
appréciables, l'échéance fatale. La médication doit se proposer

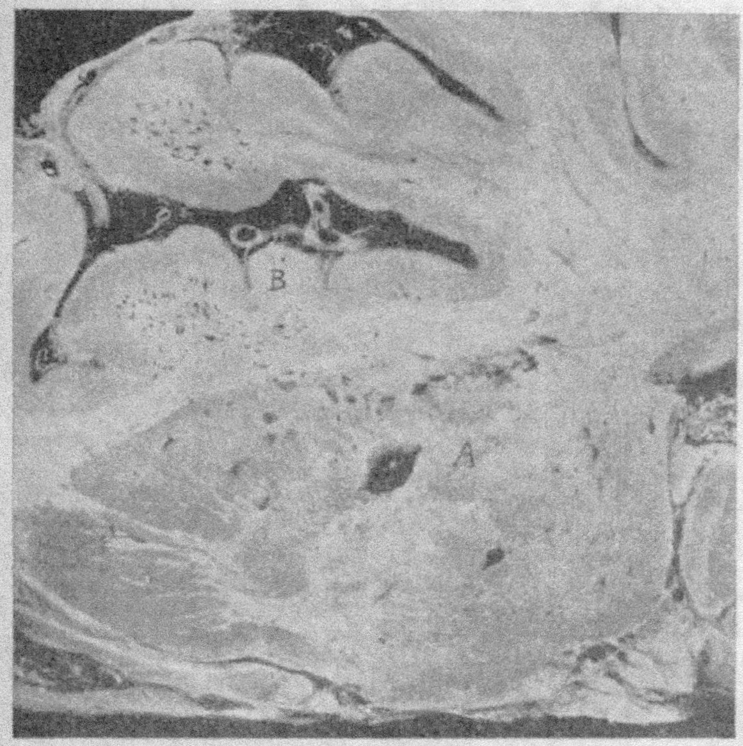

Fig. 49.

Lacunes dans les noyaux gris centraux (A). — Etat criblé de Durand-Fardel sous les circonvolutions de l'insula (B) (d'après Fer-
RAND).

un triple but : 1° *modifier la paroi artérielle malade* ; 2° *soutenir
le cœur* ; 3° *diminuer les causes d'intoxication.*

a. *Modifier la paroi artérielle.* — La médication par les iodures et par le silicate de soude en est la base, sous la réserve
que l'émonctoire rénal est en bon état. C'est le traitement ordinaire de l'artériosclose (voy. *Traitement de l'artériosclerose*).

b. *Soutenir le cœur*. — En soutenant le cœur, en le tonifiant, on assure une meilleure irrigation. Le plus efficace des procédés est de diminuer son travail : obliger les malades d'abord à un repos au lit de plusieurs jours, puis leur ordonner de couper leur travail par des heures de repos absolu sur la chaise longue, une heure le matin, deux heures en deux fois dans l'après-midi ; ces vieillards devront se coucher tôt, se lever tard, et éviter tout surmenage physique ou intellectuel.

Accessoirement, les toniques cardiaques, et spécialement les toniques de la fibre musculaire, comme le strophantus pourront trouver leur indication.

c. *Diminuer les causes d'auto-intoxication*. — Le régime lacté mitigé (lait, laitage, œufs, purées) et dans tous les cas un régime d'où l'alcool et les aliments fermentescibles seront sévèrement bannis, en feront les frais. En même temps on veillera au bon fonctionnement de l'émonctoire rénal, en diminuant la dose de sel dans les aliments. Enfin, les hypertenseurs, comme le tabac, devront être sévèrement proscrits.

ARTICLE V

CÉRÉBROSCLÉROSE LACUNAIRE PROGRESSIVE D'ORIGINE ARTÉRIELLE

Le mot est de GRASSET, la chose est de PIERRE MARIE et de son élève FERRAND. Auparavant, le type clinique correspondant à la lésion « lacunes de désintégration cérébrale » était confondu parmi les ramollissements d'origine thrombosique ou embolique.

1° **Historique**. — Ces deux variétés, depuis de longues années déjà, résumaient toute l'histoire du ramollissement ; il y avait longtemps en effet, que, sous l'inspiration de VIRCHOW (1847), on avait oublié l'encéphalite de BROUSSAIS, susceptible, d'après lui, d'entraîner le ramollissement ainsi que la théorie de ROSTAN (1820), qui admettait à la fois, à la base du ramollissement, l'inflammation et les lésions artérielles séniles, lorsque, de 1900 à 1902, MARIE appela l'attention sur les divers états lacunaires du cerveau, tant au point de vue anatomo-pathologique qu'au point de vue clinique. L'article de CATOLA dans la *Revue de médecine*, celui de GRASSET dans la *Semaine médicale*, le rapport de LÉRI en 1906, ont développé certains points de détail, ou pré-

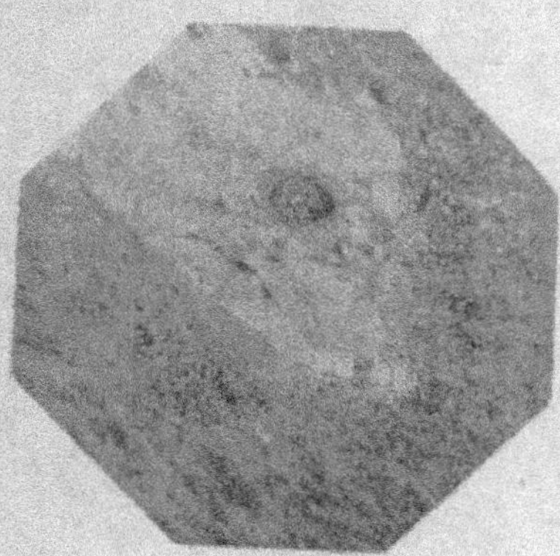

Fig. 50.

Une lacune récente. Les corps granuleux, éléments de désintégration, envahissent la substance cérébrale. Au centre, un vaisseau altéré, mais perméable (d'après FERRAND).

cisé la place du syndrome en pathologie cérébrale, ainsi que ses relations avec le ramollissement banal.

2° Anatomie pathologique. — Avec ou sans artériosclérose généralisée, les sujets ont, d'une façon constante, de l'artériosclérose cérébrale, c'est-à-dire de l'endopériartérite; cette lésion toutefois n'est jamais assez intense pour supprimer la circulation, mais elle est suffisante pour l'entraver, il en résulte une lésion particulière du cerveau, la sclérose dystrophique lacunaire d'origine artérielle : au pourtour du vaisseau malade, les éléments nerveux s'atrophient puis sont désagrégés (désintégration) ; à la place des éléments nerveux atrophiés, puis disparus, se forme, en pleine substance cérébrale, un trou, une lacune

(fig. 50). Le schéma de la lésion, vue sur une coupe, est donc
le suivant : au centre, un vaisseau malade, atteint d'endopériartérite, mais non oblitéré ; tout autour, la cavité de la lacune,

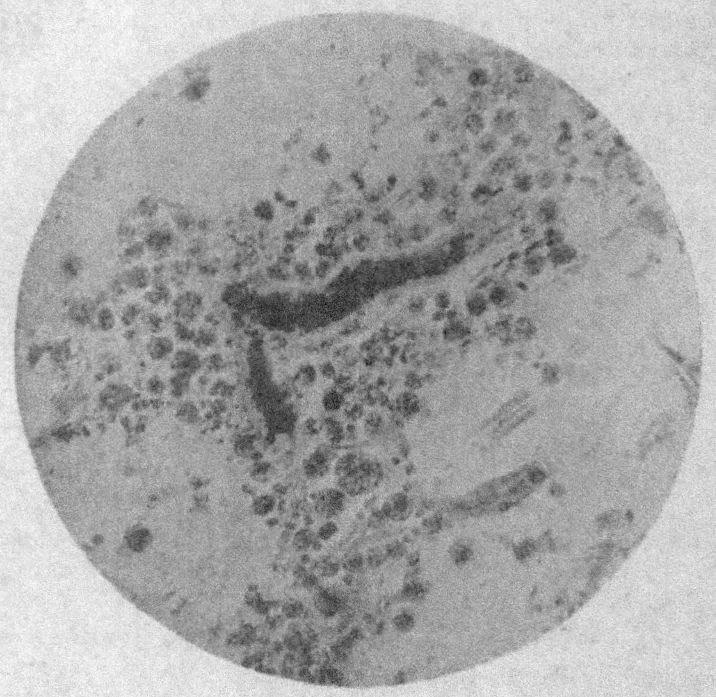

Fig. 51.

Un capillaire dans une cavité lacunaire et les éléments leucocytaires
que l'on trouve dans une lacune (d'après FERRAND).

partiellement vide, partiellement comblée par des débris d'éléments nerveux en nécrobiose ou de globules sanguins plus ou
moins altérés (fig. 51) ; à la périphérie, une zone limitante de
sclérose (*cirrhose cérébrale* de MARIE et FERRAND). Ces lacunes
varient de la grosseur d'un grain de mil à celle d'un pois ou
même d'un haricot.

Telles sont les lacunes en évolution. Elles peuvent guérir par cicatrisation scléreuse ou subir la transformation kystique. Le plus souvent, fait très important à signaler et que nous retrouverons à propos de la moelle, ces lacunes n'entraînent pas la dégénérescence descendante des faisceaux pyramidaux et cependant leur siège le plus fréquent est au niveau des noyaux opto-

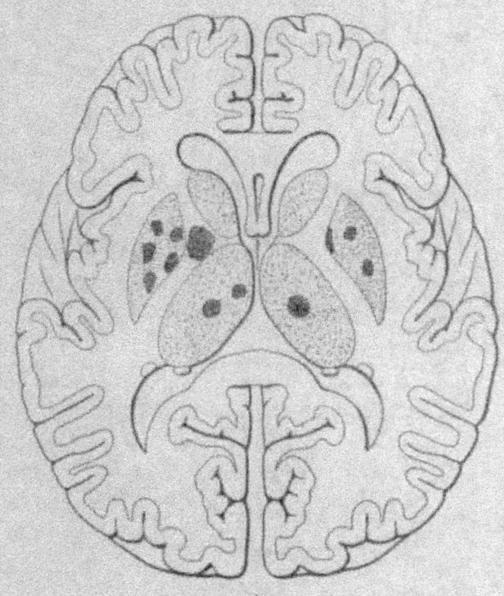

Fig. 52.
Schéma de localisation des lacunes de désintégration.

striés ou de la protubérance ; aussi la meilleure façon de les mettre en évidence consiste à pratiquer la coupe de Flechsig ou mieux encore la coupe de Déjerine (fig. 52 et 53).

En dehors des lacunes au niveau des noyaux gris centraux, l'autopsie montre souvent la coexistence de processus sclérosants divers : adhérences de la dure-mère à la boîte crânienne ou à la convexité des hémisphères, pie-mérite chronique au niveau des circonvolutions centrales, atrophie de ces circonvo-

lutions pouvant aboutir à l'*état vermoulu* décrit par P. MARIE.
L'atrophie peut porter sur les commissures interhémisphéri-
ques, et en particulier sur le corps calleux. Dans quelques cas,
l'atrophie peut s'étendre aux noyaux gris ; ceux-ci se rétractant,
les deux parois opposées des ventricules s'écartent, la cavité de
ceux-ci est accrue, c'est l'hydrocéphalie sénile. Dans ces ventri-

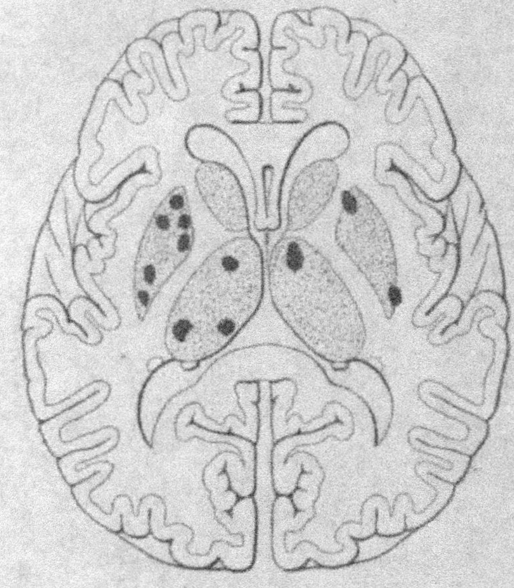

Fig. 53.
Schéma de localisation des lacunes de désintégration.

cules augmentés de dimension, les vaisseaux font en général
une saillie exagérée.

La moelle présente fréquemment des lésions analogues.

3° **Symptômes**. — Le début est en général flou, imprécis. Il
faut insister pour obtenir du malade ou de l'entourage le récit
d'un ictus ; toutefois, lorsqu'on peut faire préciser les souvenirs,
cet ictus n'a jamais manqué, mais il a été si peu dramatique
qu'il n'a impressionné ni le sujet ni les assistants, qu'on l'a pris

pour un simple malaise, une défaillance, un vertige, un éblouissement, une « menace d'attaque, une fausse attaque », ou même, suivant l'expression de GRASSET, « un dérobement de jambe », un « mauvais moment ». Mais la gravité de cette indisposition n'échappe pas à qui observe bien, et qui peut, malgré l'absence de perte de connaissance, affirmer l'ictus léger de par les troubles moteurs et psychiques atténués, mais incontestables, qui en sont la conséquence :

A. TROUBLES MOTEURS. — Au point de vue moteur, c'est une hémiplégie le plus souvent totale, c'est-à-dire atteignant la face ainsi que les membres supérieurs et inférieurs, mais incomplète, c'est-à-dire que la motricité n'est pas complètement abolie, et qu'il s'agit plutôt d'une parésie que d'une paralysie. Elle s'accompagne presque toujours d'exagération des réflexes tendineux et du signe de BABINSKI. Elle s'atténue vite, mais guérit rarement complètement; en général, elle laisse à sa suite des sensations vagues de faiblesse, d'engourdissement, parfois de douleur d'un côté du corps. Le plus souvent, ces petits ictus se renouvellent; et fréquemment, après une paralysie d'un côté, survient une paralysie de l'autre côté.

Ce qui démontre bien que la guérison n'est qu'apparente et qu'il subsiste un trouble latent de la motilité, c'est que ce trouble peut être mis en évidence par des mouvements actifs, ceux de la marche par exemple. C'est la *démarche à petits pas* dont la première description est due à CHARCOT, qui la décrivait comme pathognomonique de l'hémiplégie bilatérale. Sa présence dans la cérébrosclérose lacunaire est souvent en rapport avec des foyers bilatéraux, mais cependant il est incontestable qu'elle peut exister même avec des lacunes unilatérales; seulement alors la démarche n'est pas symétrique : le malade traîne un peu plus la jambe du côté opposé à la lésion cérébrale que de l'autre côté. GRASSET insiste sur la démarche en traînant le pied et en raciant le sol... Que ce soit le premier ou le second type de démarche, ce qu'il y a de frappant, c'est que le malade peut soulever sa jambe, mais qu'il ne le fait pas pendant la marche; la parésie est donc beaucoup plus évidente pendant les mouvements automatiques que pendant les mouvements volontaires. Toutefois, ceux-ci aussi sont altérés, gênés ; le malade devient maladroit pour les actes un peu délicats (acte de boutonner son gilet, Ferrand) ; les actes ne s'accomplissent que lentement, avec effort, un peu comme chez le parkinsonien. La simultanéité de mouvements volontaires, en diverses parties du corps, est très difficile à réaliser.

Les troubles de la parole sont fréquents ; il n'y a pas d'aphasie à proprement parler, ou tout au moins, si celle-ci se produit, n'est-elle que temporaire, durant à peine un peu plus que l'ictus initial ; mais il y a souvent un peu d'achoppement des syllabes, ou de l'ânonnement, du bégaiement, du bredouillement pouvant parfois faire penser au parler de la paralysie générale.

Le facial inférieur peut être pris ; enfin, et surtout dans le cas fréquent où plusieurs ictus se sont succédés, entraînant de l'hémiparésie bilatérale, on observe *du rire et du pleurer spasmodiques*, liés à la présence de lacunes dans les corps optostriés (Brissaud, Casella).

Les troubles de la *sensibilité* sont peu marqués : jamais ce n'est une hémianesthésie, mais il y a des paresthésies, des engourdissements, des fourmillements, des crampes plus ou moins douloureuses.

B. Troubles psychiques. — Au point de vue psychique, le lacunaire est un ramolli au petit pied, c'est-à-dire que nous trouvons chez lui, comme vaguement esquissés, les principaux symptômes que nous verrons au complet dans le chapitre suivant : la diminution de l'intelligence, substratum d'un état démentiel léger, en est le trait principal ; la mémoire est spécialement diminuée pour les faits d'acquisition récente ; l'attention est difficile ou nulle. On peut même, par quelques artifices, mettre en évidence une déchéance intellectuelle latente, par exemple en faisant compter le malade à haute voix et à rebours ; un degré de plus, et le malade rabâche de vieilles histoires, répète sans cesse, « radote » suivant l'expression vulgaire ; il s'égare dans la rue, dans la maison ; dans la salle d'hôpital, il ne sait pas retrouver son lit. Au point de vue du caractère, ces malades offrent un contraste remarquable entre une sensiblerie un peu niaise et un fond d'égoïsme profond pour les autres, ce qui ne les empêche pas de s'attendrir sur leurs propres bobos, sans prendre garde à la seule chose grave, la diminution de leur intellect dont ils n'ont aucunement conscience. A chaque nouvel ictus, l'état cérébral s'aggrave et le malade peut aboutir à la cachexie nerveuse et au gâtisme.

A un degré moindre d'altération cérébrale, le fond du caractère peut être très triste, et le tableau simule celui de la neurasthénie ; mais « il faut toujours se méfier des névroses chez les artérioscléreux » (GRASSET).

4° Formes cliniques. — On décrit : 1° la *forme diffuse* ; 2° la *forme pseudo-bulbaire* ; 3° la *forme pseudo-paralytique* ; 4° des *formes associées*.

A. FORME DIFFUSE. — C'est la forme que nous avons prise pour type de notre description ; les symptômes sont assez analogues à ceux du ramollissement à début graduel et à marche chronique, mais s'en distinguent par la marche par à-coups de la cérébrosclérose lacunaire ; dans cette affection, après chaque ictus, il y a un peu d'aggravation de l'état cérébral, mais un peu plus tard se produit une rétrocession des symptômes, jusqu'au nouvel ictus, qui laisse le psychisme encore un peu diminué.

B. FORME PSEUDO-BULBAIRE. — On sait, depuis les travaux de R. LÉPINE, qu'une lésion en foyer placée au niveau des centres cérébraux de la déglutition et de la phonation ou au niveau des connexions de ces centres avec les centres nucléaires correspondants du bulbe peut produire, lorsque la lésion est bilatérale, un syndrome presque semblable à celui de l'atrophie des noyaux bulbaires, décrite par ARAN et DUCHENNE : c'est la paralysie glosso-labiée d'origine cérébrale, ou syndrome glosso-labié d'origine cérébrale.

Il était à prévoir que des lacunes pourraient produire ce symptôme au même titre que des foyers d'hémorragie et de ramollissement. Et, de fait, c'est ce qui a lieu. Et même, chez

le vieillard, le syndrome pseudo-bulbaire d'origine lacunaire
est beaucoup plus fréquent que celui qui est dû à d'autres lésions.
Mais, de même que l'hémiplégie des lacunaires est fruste, de

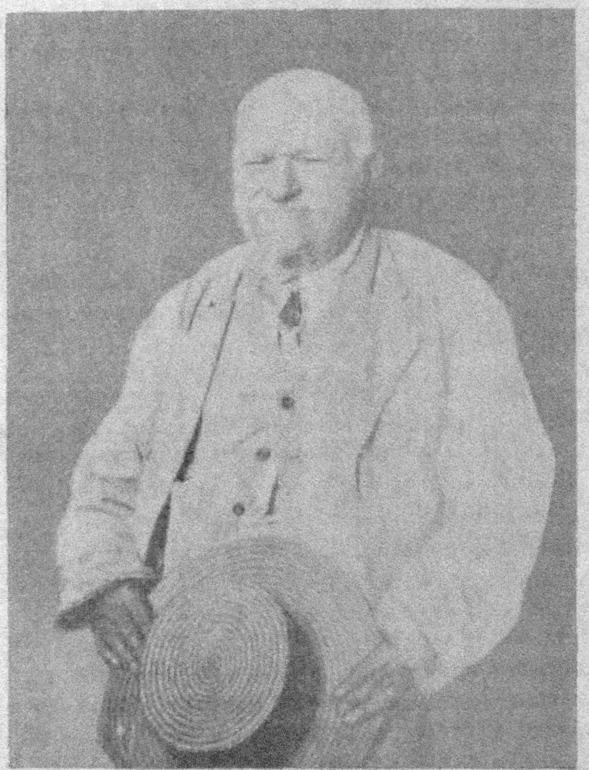

Fig. 54.
Rire spasmodique.

même leur paralysie glosso-labiée d'origine cérébrale demande
à être cherchée. Après un second ictus, qui a été fruste comme
le premier, on remarque que la physionomie est immobile, les
lèvres un peu entr'ouvertes, laissant écouler de la salive ; la

langue est flasque et étolée ; les malades s'engouent en avalant, et les aliments reviennent par le nez ; la parole est traînante et monotone. Souvent les malades ont des accès de rire et de pleurer spasmodiques (fig. 54).

L'autopsie révèle la présence de lacunes dans les deux noyaux thalamiques, expliquant ainsi à la fois le syndrome pseudo-bulbaire et le rire et le pleurer spasmodiques.

Là encore, le caractère incomplet et transitoire de la maladie la distinguera du grand syndrome pseudo-bulbaire par hémorragie ou ramollissement.

C. FORME PSEUDO-PARALYTIQUE. — Ici l'embarras de la parole, la diminution de la mémoire, l'affaiblissement de l'intelligence, l'euphorie forment (GRASSET) un ensemble clinique qui rappelle celui de la paralysie générale. La coexistence d'un tremblement sénile complique encore le tableau, dans bien des cas.

Là encore, la marche par à-coups, la rétrocession, à plusieurs reprises, des accidents, le moindre degré de la démence, au moins au début, et surtout l'absence de délire, l'âge du malade, l'absence d'antécédents spécifiques plaideront en faveur du diagnostic de cérébrosclérose lacunaire.

D. FORMES ASSOCIÉES. — La cérébrose lacunaire peut être associée à une hémiplégie, à des troubles cérébraux d'origine urémique, ou à de l'épilepsie sénile.

a. *Forme associée à une hémiplégie vulgaire.* — D'après MARIE et FERRAND, l'hémorragie cérébrale serait très fréquente chez les lacunaires.

Dans d'autres cas, c'est le ramollissement vulgaire qui vient se surajouter à des lacunes.

Dans l'un et l'autre cas, un malade répondant à l'un des tableaux que nous avons décrits ci-dessus présente un ictus vrai et ultérieurement tous les signes d'une hémiplégie banale.

Inversement, la cérébrosclérose lacunaire peut compliquer l'hémiplégie vulgaire ; alors le malade offre un affaiblissement graduel de l'intelligence, de la mémoire, une sensiblerie anor-

mâle; il s'affaiblit du côté sain et arrive à présenter la démarche
à petits pas ou bien de la démarche hélicopode, il a du rire et
du pleurer spasmodiques (fig. 55). L'autopsie montre la coïnci-

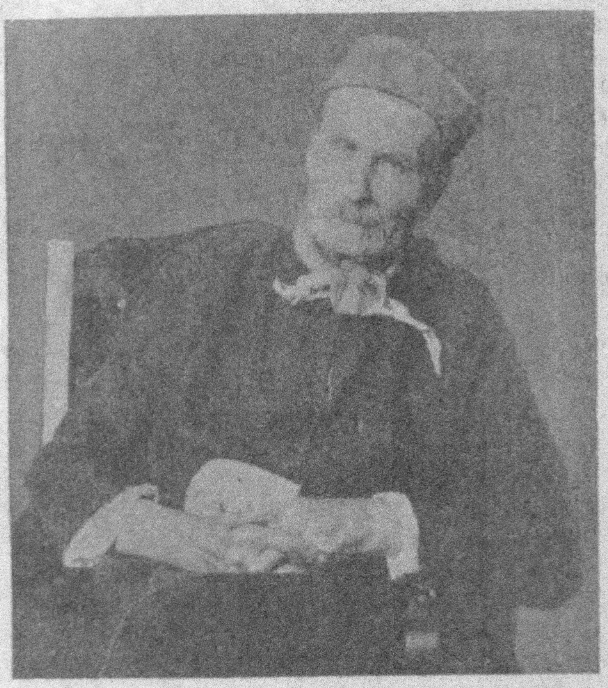

Fig. 55.
Hémiplégie gauche; facies pseudo-parkinsonien;
pleurer spasmodique.

dence des deux genres de lésion; mais, contrairement aux cas
précédents, le foyer hémorragique ou malacique est évidemment d'ancienne date.

b. *Forme associée à des troubles cérébraux d'origine urémique.*
— Ce sont des artérioscléreux avec insuffisance rénale, qui, à
un moment donné, présentent un petit ictus avec parésie unilatérale; on pourrait penser à ces cas d'apoplexie séreuse décrits

par RAYMOND, TOURNIER, mais, après une rétrocession, un nouvel ictus se produit, cette fois sans que l'insuffisance rénale soit plus évidente, ou même alors que le traitement a fait rétrocéder les signes de néphrite. Il s'agit donc d'une lacune chez un urémique latent.

c. *Forme associée à de l'épilepsie sénile.* — Pour GRASSET, bien des épilepsies séniles sont des épilepsies dues à l'artériosclérose, par l'intermédiaire de cérébrosclérose lacunaire. Le même auteur a bien montré qu'il y a un degré élevé du vertige des artérioscléreux dans lequel se produit une attaque épileptique en dehors même de toute urémie et même de pouls lent permanent (voy. *Épilepsie*, p. 460).

5° Pronostic. — Le pronostic est sombre, la terminaison mortelle constante, mais après une série de rémissions qui laissent le malade plus affaibli psychiquement que musculairement.

La terminaison se fait, le plus souvent, par les progrès de l'affection (cachexie et gâtisme) ; plus rarement par la survenue d'un ramollissement ou d'une hémorragie, souvent aussi par une complication intercurrente d'ordre respiratoire, pneumonie ou bronchopneumonie.

6° Traitement. — Le régime et l'hygiène en sont les bases ; il faut que le malade vive à la campagne, loin des agitations mondaines et professionnelles, qu'il fasse un peu d'exercice tout en évitant tout surmenage, ainsi que les insolations, les causes de refroidissement et, autant que faire se peut, les infections et les intoxications.

Le régime lacté mitigé sera recommandé ; dans tous les cas, l'abstention d'aliments faisandés, de vin, de café, de thé et de tabac, ainsi que de liqueurs, sera absolue. Il sera indiqué de veiller à l'exonération intestinale régulière, et parfois une cure hydrominérale purgative et diurétique a pu rendre des services (GRASSET).

GRASSET formule ainsi le régime : « Ne prendre ni tabac, ni alcool, sous aucune forme, pas même de vins purs ni d'élixirs ou de vins médicinaux ; ne pénétrer jamais dans une salle où l'on fume.

« Comme alimentation, le matin à 7 heures, le malade prendra un premier bol de lait (1/4 de litre), dans lequel on versera une cuillerée à café du mélange suivant :

Bicarbonate de soude. . . . . 50 gr.
Sulfate de soude. . . ⟨ āā . . . . 25 gr.
Phosphate de soude . ⟩

« A 10 heures, on lui fait boire un deuxième bol de lait et un verre à Bordeaux d'une eau alcaline légère. A midi, déjeuner ordinaire, sans gibier ni aliments faisandés ou de conserve. A 4 heures du soir, il absorbe un troisième verre de lait et un verre d'eau minérale ; à 7 heures, un dîner léger, exclusivement lacto-végétarien ; enfin, à 10 heures, un quatrième bol de lait et d'eau minérale.

« Il convient, en outre, d'assurer une selle quotidienne et d'administrer un purgatif tous les dix ou quinze jours. »

Si l'insuffisance rénale est en jeu, le rationnement du malade, au point de vue du chlorure de sodium, ou même l'alimentation hypochlorurée pourront rendre des services.

C'est à juste titre que GRASSET recommande de *s'abstenir* de toute cure iodurée, sauf dans le cas d'épilepsie concomitante, ainsi que de strychnine, qui est, dans tous les cas d'exagération des réflexes, formellement contre-indiquée. *En revanche*, il recommande, à titre d'essai, le traitement hydrargyrique ; ce traitement, à notre avis, n'a guère de chances de réussite.

En revanche, surtout dans les formes neurasthéniques, le traitement tonique et toni-cérébral, préconisé également par GRASSET, est formellement indiqué sous la forme, par exemple, de la solution suivante, dont il donne la formule:

Acide phosphorique médicinal . . . . 5 gr.
Phosphate acide de soude . . . . 10 —
Eau bouillie . . . . 300 cm³

A prendre : 2 cuillerées à soupe par jour, aux repas. Les quantités prescrites durent dix jours, après lesquels le malade se repose pendant une période égale.

Enfin, la révulsion sous forme de pointes de feu ou de cautères nous paraît inutile et même nuisible, en favorisant les infections secondaires d'origine cutanée.

ARTICLE VI

HÉMORRAGIE CÉRÉBRALE

L'hémorragie cérébrale, c'est-à-dire l'épanchement de sang de provenance artérielle se faisant dans l'hémisphère proprement dit, est une affection qui s'observe avec une beaucoup plus grande fréquence dans l'âge avancé qu'à l'âge adulte.

Voici, en effet, ce qui résulte d'une statistique de 600 cas, due à GINTRAC.

De 1 à 30 ans	66 cas.
— 31 à 40 —	67 —
— 41 à 50 —	90 —
— 51 à 60 —	123 —
— 61 à 70 —	143 —
— 71 à 80 —	101 —

C'est, par conséquent, de cinquante à soixante-dix ans que l'hémorragie cérébrale est la plus fréquente.

Cette affection mériterait donc d'être décrite en détail dans un précis de maladies des vieillards, si elle était insuffisamment décrite dans les classiques, ou si le fait d'apparaître dans la sénilité lui imprimait un cachet particulier. Or, il n'en est rien : l'hémorragie cérébrale a, en clinique, un aspect presque toujours identique à elle-même, malgré les différences d'âge des sujets; en outre, son aspect dramatique, la relative fréquence avec laquelle on l'observe à l'âge moyen, les grands problèmes que soulève sa pathogénie ont fait que, dans les traités classiques, cette maladie est une des mieux étudiées de la pathologie cérébrale; aussi nous contenterons-nous de la mentionner.

1° Étiologie et pathogénie. — La grande fréquence dans l'âge avancé est expliquée par son mécanisme ; on sait, depuis les mémorables travaux de Bouchard, qui datent de 1868, qu'il réside essentiellement dans la rupture de petits anévrysmes, anévrysmes miliaires, développés aux dépens des artérioles cérébrales. Ces anévrysmes se développent eux-mêmes sous l'influence tant de l'artériosclérose que des causes d'hypertension qui ont conditionné cette artériosclérose elle-même; la cause immédiate de leur rupture réside dans une augmentation brusque de cette hypertension, sous l'influence d'un effort musculaire ou cérébral, d'une émotion vive, d'un excès ou d'un trouble digestif, etc. Les vieillards qui, en même temps qu'artérioscléreux, sont des alcooliques, des goutteux ou surtout des brightiques, avec hypertrophie du cœur, y sont particulièrement prédisposés.

Jusqu'ici, rien de spécial à l'âge avancé; mais, depuis les travaux de Marie et Ferrand, on sait qu'il existe, en outre, chez le vieillard, des hémorragies de nature particulière. Ce sont les hémorragies qui se produisent dans les lacunes de désintégration (voy. *Cérébrosclérose lacunaire*); elles sont de deux sortes : les unes se produisent aux dépens des capillaires des parois de la lacune; ce sont de petites hémorragies, sorte d'infarctus hémorragiques très localisés, sans grande gravité, sans grand retentissement clinique; les autres sont dues à la rupture de l'artériole centrale de la lacune; cette artère, sans aucun soutien du côté de la lacune, est susceptible, en effet, de se rompre facilement; « alors, dit Ferrand, l'hémorragie a lieu en pleine cavité; l'artère est assez volumineuse, ses parois n'ont aucune tendance à s'accoler, rien ne s'oppose au cours du sang. Aussi est-ce là une source de volumineuses hémorragies mortelles qui mettent souvent un terme à l'existence des lacunaires. » Ferrand a recueilli 15 observations de ce genre.

2º **Symptômes** — Quant aux *symptômes* de l'hémorragie, lorsqu'elle succède à la rupture d'un anévrysme miliaire, elle n'offre rien de particulier; c'est, chez le vieillard comme chez l'adulte, l'attaque d'apoplexie, avec perte, en général, brusque et complète, de la connaissance, coma absolu; puis, si le malade ne succombe pas, c'est l'hémiplégie, d'abord flasque, puis spasmodique, avec quelquefois des troubles moteurs post-hémi-

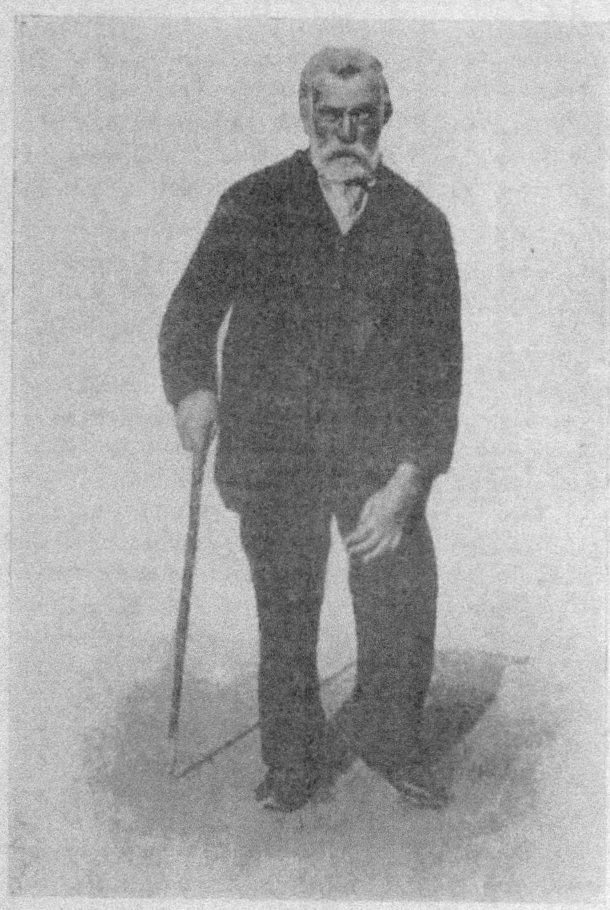

Fig. 56.
Vieillard de 76 ans : hémiplégie gauche consécutive
à une hémorragie cérébrale.

plégiques, hémichorée, hémiathétose, etc., troubles de la sensibilité, troubles vaso-moteurs et trophiques, troubles sphincté-

riens; tandis que les troubles intellectuels sont peu marqués dans cette sorte d'hémiplégie, qui siège plus souvent à gauche qu'à droite (fig. 56).

Si l'hémorragie s'est produite dans une lacune, le malade a présenté, longtemps avant son attaque, la symptomatologie caractéristique de la cérébrosclérose lacunaire (V. ce mot). En somme, sauf cette dernière circonstance, rien dans l'hémorragie cérébrale du vieillard ne mérite une description spéciale.

3° Pronostic. — Le pronostic est plus grave chez le vieillard que chez l'adulte, soit immédiatement, par suite de la faiblesse générale, soit secondairement, par le fait de la grande fréquence des eschares et des complications infectieuses consécutives chez les vieillards paralysés.

4° Traitement. — Au point de vue thérapeutique, il est évident que les émissions sanguines, dont l'utilité est admise par quelques auteurs à l'âge adulte, sont contre-indiquées le plus généralement chez les vieillards, surtout au-dessus de soixante-dix ans, en cas d'hémorragie cérébrale. Si l'hémorragie n'a pas entraîné la mort, le vieillard reste un hémiplégique, c'est-à-dire un infirme justiciable de l'assistance et de soins hygiéniques, plutôt que d'un traitement médical.

ARTICLE VII

RAMOLLISSEMENT CÉRÉBRAL

Ce que nous avons dit de l'hémorragie peut s'appliquer au ramollissement : maladie très fortement individualisée, elle n'a pas chez le vieillard une allure spéciale. En fait, des deux variétés du ramollissement, par embolie et par thrombose, c'est le ramollissement par thrombose qui est de beaucoup le plus fréquent dans l'âge avancé, à tel point qu'il est juste de dire que le ramollissement cérébral thrombosique est surtout une maladie du vieillard. Il serait donc logique de présenter ici une étude complète du ramollissement cérébral. Mais, les types

cliniques qui ont servi aux auteurs à édifier la symptomatologie
bien classique du ramollissement cérébral thrombosique étaient,
pour la plupart, réalisés chez des vieillards. Notre étude ne
pourrait donc constituer qu'une redite absolument inutile. Il
nous suffira de résumer succinctement les principales données
classiques sur la question.

1° **Étiologie.** — L'embolie peut s'observer chez le vieillard,
au cours des cardiopathies surtout, au cours des généralisa-
tions cancéreuses quelquefois. Elle est plus fréquente à gauche.

La *thrombose* est le processus ordinaire, elle est consécutive
à l'athérome de l'hexagone de WILLIS et de ses branches ; la
paroi étant altérée, une coagulation sanguine, qui, graduellement, oblitère la lumière vasculaire, se produit à son niveau ;
en dehors de la syphilis, ce processus est exceptionnel dans la
jeunesse et chez l'adulte.

2° **Anatomie pathologique**. — Considéré jadis comme
inflammatoire, le ramollissement, depuis les travaux de VIR-
CHOW, de PRÉVOST et COTARD, a été démontré anatomo-pathologiquement et expérimentalement comme consécutif à de
l'ischémie par oblitération vasculaire, cette oblitération ayant
un siège le plus souvent cortical et dans l'hémisphère gauche.

Après une phase initiale d'ischémie, survient, par vaso-dilatation en retour, une phase congestive de ramollissement
rouge, puis une phase consécutive de nécrobiose proprement
dite, phase de ramollissement blanc, dans laquelle, à la coupe,
on tombe sur un foyer crémeux, semi-liquide, blanchâtre, et
dans lequel le microscope rencontre des débris de névroglie, de
fibres et de cellules altérées, et surtout des corpuscules de
Glüge, amas de gros leucocytes chargés de granulations de
myéline désintégrée, qu'ils absorbent par phagocytose.

Enfin, le foyer de ramollissement peut se transformer en un
kyste, puis en une cicatrice qui, si elle est périphérique, peut
déprimer à son niveau l'écorce cérébrale.

Au ramollissement se surajoute toujours, en plus ou moins
grande proportion, à sa périphérie, de l'encéphalite, et parfois,
dans les ramollissements corticaux surtout, de la méningite.

3° Symptômes. — Nous laisserons de côté l'oblitération par embolie qui entraîne une attaque plus ou moins brusque, avec perte de connaissance plus ou moins complète, et hémiplégie consécutive, et qui ne présente d'ailleurs rien de spécial chez le vieillard, pour ne nous occuper que du ramollissement thrombosique.

Il y a des signes lointains qui peuvent faire redouter, chez un sujet, la survenue ultérieure du ramollissement; ce sont les signes généraux de l'athérome, c'est surtout l'ensemble des troubles que nous avons décrits au chapitre de l'artériosclérose cérébrale (voy. ce mot) et consistant essentiellement en vertiges, en dysarthrie linguale intermittente, en troubles psychiques.

Puis vient l'attaque; rarement elle est brusque; elle est ordinairement graduelle : le malade assiste à sa paralysie; ce sont des fourmillements, des crampes dans une main qui devient graduellement paralysée et insensible, puis la paralysie gagne la face et s'étend à tout le corps; en même temps que la perte de l'usage du membre supérieur droit, se manifeste, graduellement ou brusquement, de l'aphasie.

La paralysie peut d'ailleurs, sans pour cela s'accompagner de perte de connaissance, s'étendre d'emblée à toute une moitié du corps.

Dans ces cas cependant, il est rare qu'il n'y ait pas un léger ictus.

Enfin, dans d'autres cas, nullement rares, un ictus presque aussi intense que celui de l'hémorragie cérébrale préside à l'éclosion de la paralysie.

En raison du siège plus fréquent a gauche de l'oblitération vasculaire, c'est, en général, une hémiplégie droite, ordinairement avec aphasie et hémi-anesthésie; c'est une hémiplégie d'abord flasque, puis avec contracture secondaire, ou plutôt avec l'ensemble des signes cliniques de la dégénérescence descendante du faisceau pyramidal : contractures, exagération des réflexes rotuliens, trépidation épileptoïde, clonus de la rotule, signe de Marie, signe de Babinski; pour ce dernier signe, toutefois, sa précocité — nous l'avons constaté souvent, ainsi que

tous ceux qui l'ont étudié, immédiatement après l'attaque —
montre qu'il indique une lésion ou un trouble fonctionnel du
faisceau pyramidal et non toujours sa dégénérescence descendante.

La paralysie existe toutes les fois que la zône rolandique est
touchée; quant à l'aphasie motrice, on croyait, depuis Broca
jusqu'à nos jours, qu'elle indiquait une lésion du pied de la
3ᵉ circonvolution frontale gauche; ultérieurement, Marie a
attribué l'aphasie à la coexistence de lésions portant sur la
zône de Wernicke, d'où aphasie sensorielle, avec d'autres portant sur la région lenticulaire, d'où anarthrie. Il est d'ailleurs
exceptionnel que l'analyse psychique fine qui a présidé aux
travaux contemporains sur les diverses variétés d'aphasie, soit
possible chez les vieillards, attendu que chez eux, aux troubles
de la motricité, aux troubles de la sensibilité superposés, se
surajoutent, beaucoup plus encore que chez les jeunes sujets
ayant une embolie, des troubles psychiques, qui sont l'exagération des troubles notés à la phase d'artériosclérose cérébrale :
troubles de la mémoire, démence progressive, avec crises
d'agitation intercurrente, puis gâtisme et cachexie. Les troubles psychiques peuvent, théoriquement, se manifester seuls,
lorsque les foyers de ramollissement occupent les zones frontales; cependant, en fait, il est exceptionnel que chez ces vieux
ramollis ne présentant, en apparence, que des troubles cérébraux, on ne trouve pas, en les cherchant bien, une ébauche de
phénomènes moteurs sous forme d'une parésie spasmodique, ou
tout au moins d'une légère contracture avec exagération des
réflexes de l'un des côtés.

Lorsque les noyaux gris ont été touchés, et surtout lorsqu'il
y a des foyers bilatéraux, le syndrome de la paralysie glosso-
labiée d'origine cérébrale en est fréquemment la conséquence.

4° Pronostic. — Le pronostic varie en raison de l'*importance*
du vaisseau oblitéré : lorsqu'un foyer est limité, des sup-
pléances peuvent s'établir et la parésie peut disparaître sans
laisser d'autres traces qu'un peu de spasticité d'un côté et une
diminution de l'intellect; mais lorsque les foyers sont étendus,

qu'aux phénomènes moteurs se sont surajoutés des troubles démentiels, le pronostic est fatal, rapidement ou lentement, après une période de gâtisme et de cachexie ; souvent aussi une complication intercurrente d'ordre infectieux, telle qu'eschare, bronchopneumonie par infarctus septique, encéphalite, vient hâter ce dénouement ; de nouvelles oblitérations vasculaires ou une hémorragie cérébrale secondaire ont été signalées.

Lorsqu'un foyer cortical de ramollissement s'est cicatrisé, si cette cicatrice est corticale, elle peut jouer, soit par elle-même, soit par le foyer d'encéphalite qui l'entoure souvent, le rôle d'une épine irritative vis-à-vis du reste de la corticalité et être le point de départ d'attaques d'épilepsie jacksonienne (voy. *Épilepsie sénile*), c'est-à-dire de convulsions toniques puis cloniques, suivies de résolution, quelquefois de paralysie consécutive, qui commencent toujours par le segment du membre correspondant à la lésion en foyer, et se généralisent ultérieurement, au cours de l'attaque ; la perte de connaissance ne se produit que lorsque les convulsions se généralisent et encore, même alors, la perte de connaissance ne s'observe-t-elle que rarement.

La répétition, quelquefois fréquente, de ces convulsions augmente encore l'état démentiel du vieillard ; la mort peut d'ailleurs, quoique rarement, se produire au cours d'une de ces attaques, surtout lorsqu'elles sont généralisées et qu'elles se répètent assez fréquemment pour constituer un véritable état de mal.

5° Diagnostic. — Le diagnostic est celui de l'attaque d'apoplexie et des hémiplégies, bien exposé dans tous les traités classiques.

Les troubles psychiques du ramollissement cérébral se distingueront de ceux de la démence sénile, de la neurasthénie, de la paralysie générale par l'existence presque constante, dans le ramollissement, de troubles moteurs d'ordre paralytique, ou tout au moins d'ordre spasmodique.

6° Traitement. — Le traitement du ramollissement cérébral chez le vieillard est nul ; on ne saurait songer à essayer de la rééducation, les centres non touchés directement étant altérés par l'involution sénile (voy. *Cerveau sénile*). Le seul rôle du médecin consiste à écarter le plus possible du vieillard les causes d'infection : une très grande propreté corporelle, des soins minutieux d'hygiène pourront prolonger l'existence.

Si cependant on a eu affaire à des thromboses légères, susceptibles d'entraîner des paralysies curables, tout devra tendre à éviter le retour de nouvelles paralysies ; l'hygiène et le traitement seront ceux de l'artériosclérose (voir ce mot).

CHAPITRE II

MALADIES DES AUTRES PARTIES DE L'ENCÉPHALE

ARTICLE PREMIER

BULBE, PROTUBÉRANCE, PÉDONCULES CÉRÉBRAUX

Bien que, parmi les observations de maladies de l'isthme de l'encéphale, qu'il s'agisse de paralysies glosso-labiées, d'hémiplégies alternes, de poliencéphalites, d'hémorrhagies, de ramollissements ou de tumeurs, il y ait un très grand nombre de vieillards, toutes ces lésions, portant sur des portions du névraxe hautement individualisées dans leurs fonctions, ne se manifestent pas autrement, en clinique, chez le vieillard que chez l'adulte, et nous ne pouvons que renvoyer aux traités généraux, pour leur description.

ARTICLE II

CERVELET

(CERVELET SÉNILE)

Seul, le cervelet sénile a fait l'objet, dans ces dernières années, d'études particulières, spécialement de la part d'Anglade et Calmettes (*Nouvelle Iconographie de la Salpêtrière*, 1907).

1° Modifications anatomiques. — Ces auteurs ont démontré que l'opinion, classique avant eux, de l'intégrité du cervelet jusqu'à un âge avancé, était trop absolue.

Il ne s'agit pas, dans les observations de ces auteurs, d'une atrophie en masse, comme cela existe souvent dans le cerveau sénile, mais d'atrophies partielles très limitées, résultant de plaques de sclérose. Ces îlots tendent vers la nécrobiose, d'où la formation de lacunes de désintégration analogues à celles du cerveau lui-même. Les zones de prédilection de ces lacunes sont le fond des sillons, et la substance blanche qui entoure le corps dentelé ; on peut d'ailleurs en rencontrer dans tous les points du cervelet.

Marie et Rossi, de leur côté, ont à la même époque, appelé l'attention sur l'existence, chez quelques vieillards, d'une atrophie parenchymateuse pure du cervelet, sans réaction névroglique ni vasculaire.

2° Modifications fonctionnelles. — La *symptomatologie*, qu'il s'agisse de sclérose ou d'atrophie pure, se résume dans des troubles de l'équilibration, de la synergie, de la diadococinésie (syndrome cérébelleux de Babinski), dans du vertige, et en particulier dans une démarche spéciale, à allure tabéto-cérébelleuse, qu'il faut savoir différencier de la démarche à petits pas des lacunaires, et de la démarche paréto-spasmodique des vieillards athéromateux porteurs de sclérose combinée médullaire pseudo-systématique (voy. *Artériosclérose médullaire*, *Parésie spasmodique des athéromateux*).

L'absence d'*ictus* éliminera l'hémorragie ou le ramollissement du cervelet ; l'absence de douleurs, de vomissements, de troubles de la vue permettra de faire le diagnostic avec les tumeurs du cervelet.

CHAPITRE III

MALADIES DE LA MOELLE

Les notions acquises sur les maladies de la moelle épinière chez le vieillard, en particulier sur l'artériosclérose médullaire et sur les paraplégies séniles sont de date récente. Elles constituent à l'heure actuelle un chapitre des plus intéressants, mais encore discuté de la pathologie sénile. Après avoir étudié les modifications de la moelle sénile, nous verrons avec tous ses détails l'artériosclérose médullaire ; nous exposerons dans un chapitre d'ensemble les différentes paraplégies séniles et nous verrons ce qu'il faut penser de leur origine. Nous verrons enfin les caractères du tabes sénile.

ARTICLE PREMIER

MOELLE SÉNILE

Les altérations de la moelle au cours de la sénilité doivent être envisagées au point de vue anatomique et au point de vue histologique.

1° Modifications macroscopiques. — Les altérations séniles de la moelle ont été peu étudiées et sont peu connues. Quelques auteurs, avec DESMOULINS, CHAUSSARD, OLIVIER, BERTIN, prétendent que la moelle sénile est notablement atrophiée en longueur et en épaisseur, et qu'elle a une consistance plus grande ; par suite de cette atrophie, le liquide céphalo-rachidien serait augmenté (COTUGNO, MAGENDIE), et même suivant HYRTL, le vide produit entraînerait un état variqueux des veines de la queue de cheval.

Mais KADYI a montré que l'on trouvait des dilatations flexueuses des veines aussi bien chez les adultes que chez les vieillards, et que leur lieu d'élection était plutôt à la région dorsale. De plus, il résulte des observations de BAISTROCCHI que dans l'extrême vieillesse, ni le poids absolu, ni le poids spécifique de la moelle ne sont diminués.

Sur 23 moelles d'individus âgés de soixante à quatre-vingt-deux ans, DURAND-FARDEL a constaté cinq fois, une consistance plus ferme qu'à l'état normal; deux fois au contraire, elle était très molle; quelquefois la moelle paraissait d'un petit volume; mais jamais il n'y avait d'atrophie comparable à celle du cerveau.

On rencontre quelquefois sur le feuillet viscéral de l'arachnoïde spinale des plaques blanches, semi-cartilagineuses, adhérentes, le plus souvent en petit nombre.

2° Modifications microscopiques. — FERRIO et BOSIO (de Turin) ont observé dans un très grand nombre de cas chez les vieillards de petites altérations de la moelle consistant en une légère diminution du nombre des cellules et des fibres, et en une minime prolifération par places irrégulièrement situées de la névroglie.

On trouve fréquemment une sclérose diffuse, périphérique, portant surtout sur la substance blanche latérale ou postérieure; des corpuscules amyloïdes autour des vaisseaux et aux abords du canal central. L'atrophie cellulaire, généralement associée à de la pigmentation des cellules, est surtout marquée dans les cornes antérieures. Le canal central de l'épendyme est fréquemment oblitéré par des proliférations épithéliales.

SANDER décrit trois degrés d'altérations de la moelle sénile : un premier degré avec sclérose diffuse légère, prolifération névroglique secondaire et une dégénérescence cellulaire peu accentuée (sénilité physiologique) ; un second avec sclérose diffuse intense avec des foyers plus accentués, et dégénérescence cellulaire très marquée, enfin une dernière forme avec des foyers plus nombreux, destruction des fibres nerveuses, et dégénérescence artérioscléreuse.

KETSCHER et REDLICH ont également décrit des altérations médullaires séniles auxquelles ils rapportent la pathogénie des symptômes parkinsoniens.

MANOUELIAN, VALLÉE ont examiné les ganglions cérébro-spinaux de vieux chiens et y ont constaté, en outre de dépôts de pigments dans le protoplasma des cellules nerveuses et quelques légères modifications des corps chromophiles de Nissl, des lésions de neuronophagie évidente : englobement complet d'un certain nombre de cellules nerveuses par des leucocytes. Ces altérations rappellent celles décrites par METCHNIKOFF dans le cerveau des animaux âgés, et simulent celles que l'on trouve dans les ganglions plexiformes des chiens enragés.

ARTICLE II

ARTÉRIOSCLÉROSE MÉDULLAIRE

L'artériosclérose peut présenter des localisations sur certains organes ; les scléroses localisées sont aujourd'hui bien connues. L'artériosclérose médullaire est cependant de notion récente, et encore discutée.

1° Historique — Depuis longtemps, quelques auteurs, BERGER et ROSENBACH, GRASSET, LETULLE, H. MARTIN, ADAMKIEWICZ, RENAUT, avaient observé des cas d'ataxie avec artériosclérose généralisée, et s'étaient demandé si l'on ne devait pas mettre en cause cette altération vasculaire dans un certain nombre de faits pour expliquer le développement des phénomènes tabétiques.

Mais c'est DEMANGE qui le premier, en 1884 et 1885, étudia les scléroses médullaires séniles, et admit l'existence de myélites interstitielles d'origine vasculaire ayant pour lésion initiale l'endopériartérite scléreuse des vaisseaux médullaires, pouvant donner lieu aux tableaux cliniques des scléroses combinées.

DE GRANDMAISON (1896) a signalé l'exagération de réflexes chez les athéromateux et conclu à une artériosclérose des vaisseaux de la moelle.

Bussard et de Massary (1898) ont signalé l'hémiplégie progressive chez certains vieillards atteints de ramollissement chronique et de débilité mentale, et dont l'autopsie ne fournit pas la justification.

Hirsch (1903), dans un travail purement clinique, Collin et Zabrisky en 1904, Diller (1904), ont décrit les symptômes de l'artériosclérose localisée à la moelle.

Nous-mêmes dans une communication à la Société médicale des Hôpitaux de Lyon, dans la thèse de Reverchon (Lyon 1902-1903), et en 1904 dans un article de la *Revue de médecine*[1], avons décrit cliniquement et anatomiquement un type spécial de paraplégies séniles, chez des vieillards artérioscléreux ayant évolué du commencement à la fin, comme des médullaires purs, sans avoir présenté d'ictus ni de troubles intellectuels notables. Si Reverchon, dans sa thèse écrite avant d'avoir eu connaissance des résultats complets des autopsies, a conclu à l'origine cérébrale de ces paraplégies, nous-mêmes dans la suite, devant l'importance des lésions médullaires, eu égard aux lésions cérébrales, devant leur diffusion, leur non-systématisation cordonnale, leur répartition proportionnelle aux lésions artérielles, avons défendu leur origne médullaire.

Depuis cette époque, quelques auteurs parisiens ont contesté cette pathogénie. Crouzon fait dépendre ces troubles des lésions cérébrales de désintégrations lacunaires toujours fréquentes en pareils cas. Léal, au congrès de neurologie de Lille de 1906 (rapport sur le cerveau sénile), se prononce également pour leur origine cérébrale. Enfin Lejonne et Lhermitte en 1905, Lhermitte dans sa thèse (1907), contestent également le bien-fondé de nos observations, tout en nous opposant le travail de Hirsch qui ne contient aucun examen anatomique, et tout en admettant et en décrivant des paraplégies séniles myélopathiques. Nous continuerons donc à décrire comme artériosclérose médullaire le type que nous avons isolé, en indiquant les quelques détails cliniques et anatomiques qu'ont ajoutés les auteurs qui nous ont suivis.

---

1. Pic et Bonnamour. *Artériosclérose médullaire*, Revue de Médecine, 1904.

2° Symptomatologie. Formes cliniques. — Suivant l'étendue des lésions, on peut décrire plusieurs formes : le type le plus habituel ou parésie spasmodique des athéromateux, un type fruste ou de début, une forme d'évolution avec contracture progressive, enfin des formes anormales.

a. *Parésie spasmodique des athéromateux*. — Le type clinique le plus habituel est représenté par ce que nous avons appelé la parésie spasmodique des athéromateux ; il est caractérisé essentiellement par une parésie spasmodique naissant insidieusement, progressant à bas bruit, et évoluant constamment sans ictus, sans troubles de la sensibilité.

Le malade se plaint d'abord d'une certaine maladresse, d'une faiblesse des membres inférieurs entraînant parfois des chutes, sans perte de connaissance ; il marche à petits pas ; cette démarche n'est pas caractérisée seulement par le raccourcissement du pas, mais aussi par un élément spasmodique qui, souvent, demande à être cherché, mais qui, dans quelques cas, est évident ; il traîne les pieds sur le sol, ayant comme de la peine à les détacher (fig. 57) ; chaque pas est l'occasion d'un véritable effort ; puis le temps faisant son œuvre, le malade, mis debout, ne peut plus avancer qu'avec l'aide de deux infirmiers ; il ébauche encore alors sa démarche à petits pas ; enfin, il est confiné au lit, et tombe dans le dernier degré de la cachexie nerveuse.

Lhermitte décrit chez certains de ces malades une démarche plus spéciale : les jambes en extension, légèrement écartées, décrivent à chaque temps de la marche un mouvement de circumduction avec élévation du bassin qui rappelle la démarche des canards ; cette démarche serait due, pour cet auteur, à la parésie des muscles extenseurs dont la force n'est pas assez grande pour supporter le tronc si les jambes sont fléchies. D'autres malades, au début de leur paraplégie, marchent courbés en avant et rappellent par leur attitude courbée les parkinsoniens, comme le fait remarquer Oppenheim.

Avec la démarche caractéristique, paréto-spasmodique, coïncide tout le syndrome spasmodique habituel, hypertonie musculaire, contracture, exagération des réflexes rotuliens, souvent trépidation épileptoïde et clonus de la rotule.

Les réflexes cutanés sont le plus souvent normaux. Le signe

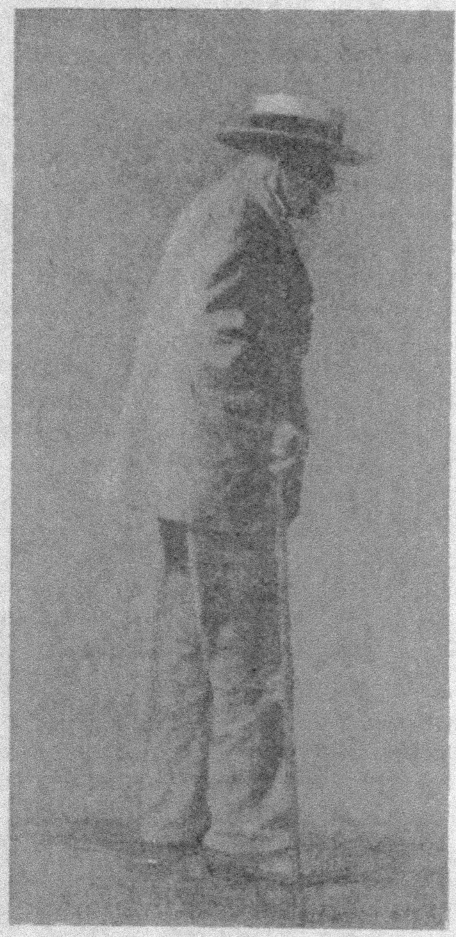

Fig. 57.

Parésie spasmodique des athéromateux ; démarche à petits pas.
(instantané pris pendant la marche).

de Babinski est inconstant : tantôt il existe, tantôt et plus souvent le réflexe plantaire est simplement absent. Il y a peu de troubles de la sensibilité ; quelquefois des sensations de fourmillements, d'engourdissements, des paresthésies diverses mobiles et fugaces. Il n'y a pas de troubles trophiques.

LHERMITTE décrit en plus des troubles de la coordination des mouvements : dans la station debout, l'équilibre est parfait, il n'existe aucune ébauche de Romberg, mais lors de la progression on observe, outre la démarche particulière, une incertitude dans les mouvements et si on commande au malade de tourner sur lui-même, une grande hésitation lors de l'arrêt. Le malade a d'ailleurs les yeux fixés sur le sol, et lorsqu'on vient à lui relever la tête ou lui fermer les yeux, le trouble augmente, les jambes s'embarrassent, la chute même paraît imminente.

L'examen des sensibilités articulaire et musculaire montre une perversion du sens des attitudes, sans que celle-ci soit comparable en intensité à l'incoordination motrice (LHERMITTE).

Le psychisme est rarement intact : l'intelligence peut s'amoindrir, il peut y avoir du rire et du pleurer spasmodiques, des vertiges, enfin des signes plus ou moins accentués d'artériosclérose cérébrale qui peuvent arriver à dominer la scène.

Les signes d'athérome sont constants, signes centraux : retentissement ou clangor du second bruit à la base, augmentation de la matité préaortique, élévation des sous-clavières, signe de FRIEDMANN ; signes périphériques : radiales dures et sinueuses, avec tracé à plateau, arc sénile périkératique ; et fréquemment des signes de néphrite interstitielle : urines limpides avec traces d'albumine, hypertension artérielle, diminution de la perméabilité rénale.

b. *Type fruste. Exagération des réflexes chez les athéromateux.* — DE GRANDMAISON a constaté que dans 75 p. 100 des cas, les réflexes étaient exagérés chez les athéromateux. Nous-mêmes, examinant à ce point de vue tous nos malades, avons trouvé 9 fois sur 11 une modification des réflexes rotuliens : soit une exagération notable, soit une brusquerie spéciale [1].

---

1. LHERMITTE, qui a trouvé également chez la plupart des vieillards de la Salpêtrière, les réflexes augmentés, pendant que cette aug-

Un degré de plus après la simple exagération des réflexes, et l'on observe de la faiblesse des membres inférieurs avec démarche lente, sans être nettement spasmodique : on a alors une sorte d'*ébauche de parésie spasmodique des athéromateux*, un *type fruste* qui peut rester tel pendant un certain nombre d'années, et évoluer lentement vers la parésie spasmodique franche.

Jardini (de Milan) a signalé chez les vieillards l'existence d'une contracture localisée à la région palmaire, donnant le type d'une maladie de Dupuytren, dont le substratum anatomique était une localisation de l'artériosclérose médullaire au niveau du renflement cervical, ayant produit à ce niveau une véritable lacune de désintégration dans la substance grise, avec atrophie et disparition des cellules radiculaires antérieures.

c. *Contracture progressive.* — Lorsque l'artériosclérose médullaire évolue seule et prédomine, sans manifestation notable de l'artériosclérose cérébrale, on assiste souvent à l'exagération progressive de la raideur dans tous les mouvements, rappelant l'allure saccadée d'un parkinsonien, enfin à l'établissement d'une contracture progressive, qui devient permanente, et que Demange avait déjà signalée sous le nom de *contracture tabétique progressive*. La marche devient impossible, le malade est confiné sur son fauteuil, les membres inférieurs contracturés, les réflexes semblent même abolis, mais lorsque l'on a réussi à vaincre la contracture et à attirer ailleurs l'attention du malade, on constate nettement leur brusquerie particulière ou leur exagération manifeste : le parétique est devenu un paraplégique.

D'après Demange, les contractures pourraient s'établir suivant trois modalités ; la flexion, l'extension, ou la flexion alternant avec l'extension. Pour Lhermitte, le premier type serait le plus fréquent : les cuisses se placent en flexion sur le bassin, les jambes se rapprochent des cuisses, les pieds sont en légère flexion. Lorsque les contractures sont à leur maximum d'inten-

mentation tient à deux causes principales : 1° l'amyotrophie diffuse et discrète ; 2° des altérations articulaires chroniques s'accompagnant d'amyotrophie réflexe. Or jamais, croyons-nous, l'amyotrophie simple n'entraîne l'exagération des réflexes, s'il n'y a pas en même temps une altération du système nerveux.

sité, les talons peuvent arriver à entrer en contact avec les fesses, les genoux se touchent et s'entre-croisent même. En répétant lentement les mouvements d'extension, on parvient à étendre à peu près complètement la jambe sur la cuisse et celle-ci sur le bassin. Ces manœuvres doivent être répétées doucement, car elles sont souvent fort douloureuses.

Dans le type en extension, les cuisses sont en demi-flexion sur le bassin, les jambes complètement étendues sur les cuisses, les pieds dans une extension plus ou moins accusée. Dans les deux formes, les adducteurs sont fortement contracturés et s'opposent avec force aux mouvements d'abduction des cuisses.

Lorsque les contractures se sont installées depuis un certain temps, les déformations peuvent se fixer définitivement par des adhérences fibreuses et des rétractions tendineuses.

d. *Formes anormales. Scléroses médullaires systématisées.* — Le processus artérioscléreux peut, sur la moelle, se localiser en certaines régions : de là, l'apparition de scléroses médullaires systématisées, qui ne sont que des manifestations spéciales de l'artériosclérose spinale.

Déjerine a publié en 1884 une observation de sclérose en plaques à forme de sclérose latérale amyotrophique avec péri-artérite des petits vaisseaux, au niveau des plaques de sclérose. Demange a rapporté l'histoire de deux vieillards ayant présenté les symptômes, l'un d'une sclérose latérale amyotrophique, l'autre d'une sclérose fasciculée des cordons latéraux, et n'ayant offert à l'autopsie pour expliquer ces symptômes que de l'athérome généralisé et de l'artériosclérose des vaisseaux de la moelle. Nous-mêmes avons observé dans les mêmes conditions un homme de soixante-deux ans ayant présenté le tableau clinique d'une sclérose latérale amyotrophique, avec paralysie labio-glosso-laryngée terminale.

3° **Évolution, marche, terminaison.** — L'évolution de la parésie spasmodique des athéromateux est toujours lente et progressive ; elle peut durer des années.

Lorsque l'artériosclérose médullaire prédomine, c'est le tableau clinique que nous venons de décrire, et le vieillard évolue lentement vers la contracture progressive. Il est généralement emporté par une affection intercurrente, bronchopneumonie ou pneumonie le plus souvent à forme torpide sans cycle bien défini ni signes stéthoscopiques bien nets, c'est-à-dire avec les caractères qu'elle affecte chez le vieillard.

Mais souvent en même temps il existe de l'artériosclérose cérébrale, et celle-ci peut, à un moment donné, dominer la scène. Le plus souvent, c'est un ictus lacunaire avec hémiplégie consécutive et amélioration progressive les jours suivants, laissant cependant à sa suite du rire et du pleurer spasmodiques, de la gêne de la parole, du bredouillement, de la difficulté de la déglutition; le malade est devenu alors un pseudo-bulbaire. Ou bien c'est l'intelligence qui diminue progressivement et qui peut même complètement s'éteindre : le malade verse dans la démence sénile; l'incontinence des urines et des matières s'établit, des eschares surviennent; en un mot, il est devenu un gâteux.

Quelquefois enfin, les deux processus cérébral et médullaire peuvent marcher de pair, on a alors le tableau d'un gâteux avec contracture progressive, mais il est rare que l'un des deux ne prédomine sur l'autre.

4° Anatomie pathologique. — Les lésions principales sont celles de la moelle. On en trouve cependant toujours dans le cerveau et les autres organes viscéraux.

a. *Moelle*. — Les méninges médullaires sont toujours assez épaissies et contiennent des vaisseaux atteints fréquemment d'athérome.

La moelle peut ne présenter aucune lésion visible à l'œil nu, ni au microscope de sclérose fasciculée dans les différents cordons. Mais on trouve toujours tout autour d'elle, dans les sillons et jusque dans l'intérieur de la substance nerveuse, un grand nombre d'artères à parois nettement hypertrophiées, atteintes de péri-artérite scléreuse, et plusieurs veines bourrées de globules rouges indiquent la gêne de la circulation en retour ; DEMANGE a même observé des foyers hémorragiques dans le sillon antérieur, ainsi que des foyers miliaires hémorragiques périvasculaires, ayant fusé dans les gaines lymphatiques des vaisseaux médullaires, en formant de petits anévrysmes disséquants le long de leurs parois. Plusieurs de ces artérioles sont le centre d'un commencement de prolifération scléreuse plus ou moins étendue. Cette sclérose est insulaire, en placards irréguliers, elle frappe surtout les cordons latéraux et les cordons postérieurs dans la région lombaire : c'est la *sclérose périvasculaire* de DEMANGE.

La sclérose peut être légère, diffuse, généralisée à toute la moelle ; elle est constituée par un tissu fibreux et contenant un grand nombre de petits vaisseaux à parois épaissies. Le plus souvent, elle se développe au-dessous de la pie-mère épaissie, et s'étend en nappe régulière, émettant des prolongements en coins vers la substance grise et formant un demi-anneau enserrant les deux tiers antérieurs de la moelle : c'est la *sclérose marginale* (LHERMITTE). Mais elle peut être plus ou moins localisée, donnant des lésions visibles microscopiquement : points de ramollissement en certains endroits, ou dégénérescence nette d'un ou des deux faisceaux pyramidaux croisés ou des faisceaux postérieurs, en particulier des cordons de Goll : véritable sclérose combinée. Dans ce cas, la moelle est déformée, losangique à la région cervicale, du fait de l'atrophie des cordons latéraux et de la rétraction de la moelle amarrée solidement sur les côtés par les ligaments dentelés. L'examen microscopique montre que la sclérose, même dans le faisceau atteint, est diffuse, qu'elle n'atteint pas tous les cylindre-axes, qu'elle dépasse plus ou moins les limites du faisceau, qu'elle est souvent plus marquée ou plus étendue d'un côté que de l'autre. Ces lésions sont toujours également plus accentuées en certaines régions, et comme le processus artérioscléreux en général, sont très variables dans leurs localisations.

On observe également une sclérose plus ou moins intense, le plus souvent très légère, des racines postérieures, qui parfois ont dans leur intérieur même un grand nombre de vaisseaux, dont quelques-uns à parois hypertrophiées. Enfin, les cellules nerveuses de la substance grise, des cornes antérieures en particulier, peuvent être altérées, rétractées, atrophiées même.

C'est donc au niveau de la moelle une véritable myélite interstitielle polyfasciculaire et pseudo-systématique pouvant soit se généraliser, soit se localiser plus ou moins dans des régions toujours mal limitées, dont la caractéristique est justement la variation non seulement d'une moelle à l'autre, mais sur une même moelle, d'une région à l'autre; sclérose probablement d'origine vasculaire, ayant pour centre les vaisseaux médullaires atteints de péri-artérite scléreuse, ces lésions vasculaires donnant lieu, à la moelle comme au cerveau, tout d'abord à de simples troubles fonctionnels, puis à des troubles organiques : sclérose diffuse, points de ramollissement, et même hémorragies lacunaires (DEMANGE).

b. *Cerveau*. — Le cerveau présente presque toujours un degré plus ou moins considérable d'artériosclérose cérébrale, ou des lésions du cerveau sénile. Il est rare qu'il soit absolument indemne.

Les lacunes de désintégration cérébrale sont fréquentes ; lorsque le malade a versé dans la démence sénile, elles sont multiples, assez grandes, situées un peu partout. Au contraire, dans le cas de parésie spasmodique pure, elles sont petites, rares, localisées au noyau lenticulaire.

c. *Autres organes*. — On constate presque toujours des lésions d'artériosclérose généralisée : le cœur est augmenté de volume, l'aorte est très athéromateuse, le rein est scléreux.

5° Pathogénie. — Avec DEMANGE, nous avions admis que l'artériosclérose médullaire était la source de tous les symptômes dont nous venons de donner la description.

Les auteurs parisiens, CROUZON, LÉRI, LEJONNE et LHERMITTE, ont contesté cette origine médullaire, et veulent voir dans les lésions cérébrales, dans les lacunes de désintégration, l'origine des scléroses fasciculées que l'on observe et des troubles consécutifs. Cependant, LEJONNE et LHERMITTE, s'ils mettent en doute nos observations, admettent fort bien parmi les paraplégies séniles qu'ils décrivent, une paraplégie d'origine myélopathique.

L'existence de ces paraplégies séniles purement myélopathiques est du reste hors de doute. WILSON et CROUZON en ont publié un cas où des coupes de tout l'axe encéphalo-médullaire ont été pratiquées, et où il existait, malgré l'intégrité du cerveau, une sclérose des cordons latéraux avec une sclérose des cordons postérieurs. Des observations cliniques, où le psychisme était aussi intact que possible, ont été publiées de nouveau par Dupré et Lemaire et par nous-mêmes récemment, dans une nouvelle communication à la Société médicale des hôpitaux de Lyon (1908). Au Congrès de Genève (1908), Jaquet a admis parmi les formes cliniques de l'artériosclérose, l'existence de ces formes médullaires.

C'est dire qu'il doit parfaitement exister une sclérose combinée sénile, très probablement d'origine artérioscléreuse. Lorsque cette artériosclérose existe, elle peut siéger au même titre au cerveau et à la moelle, sans que forcément l'altération de la seconde soit sous la dépendance de celle du premier. Du reste, des lacunes de désintégration existent dans le cerveau, chez beaucoup de vieillards qui n'ont jamais présenté de paraplégie ni d'hémiplégie. L'existence de troubles psychiques n'est pas une raison suffisante pour faire admettre une origine cérébrale à ces troubles. Dans le tableau clinique qu'il trace des paraplégies séniles myélopathiques, Lhermitte admet parfaitement une phase avec affaiblissement intellectuel qui peut être poussé jusqu'au dernier degré du gâtisme.

Nous voulons bien reconnaître que dans certains cas où les lésions cérébrales sont très étendues, où les lacunes se trouvent un peu partout et en particulier dans la capsule interne, dans les cas complexes où l'artériosclérose cérébrale et médullaire est très accentuée, il est difficile de faire la part exacte de chacune de ces lésions. Mais lorsqu'à l'autopsie on ne trouve que de petites lacunes bien limitées au noyau lenticulaire, comme le fait remarquer Lhermitte lui-même, pour répondre à l'objection de Léri qui rattache tous ces troubles parétiques des vieillards au cerveau sénile, celles-ci ne peuvent commander les troubles moteurs. Si, dans quelques-unes de nos observations dont dont nous faisons volontiers des paraplégies lacunaires, les lacunes empiétaient sur la capsule interne, dans la plupart, ces lésions étaient limitées aux noyaux ganglionnaires. D'autre part, lorsque pendant la vie, les troubles médullaires sont assez isolés, lorsqu'il n'y a jamais eu d'ictus, nous pensons que ces lésions cérébrales bien limitées tiennent sous leur dépendance, comme l'a montré FERRAND, les quelques troubles pseudo-bulbaires présentés par ces malades, mais qu'elles sont insuffisantes à expliquer cette sclérose diffuse pseudo-systématique de la moelle et cette parésie spasmodique sur laquelle nous avons été, après DEMANGE, les premiers à attirer l'attention.

Quant à la nature même du processus de sclérose, on pourrait invoquer une sclérose interstitielle de la moelle développée sous l'influence des mêmes causes, hétéro ou auto-toxiques, qui ont déterminé la sclérose vasculaire. Cependant, étant donnée la coexistence fréquente de cette lésion avec les lacunes de désintégration dont l'origine vasculaire a été bien démontrée par MARIE et FERRAND, étant donnée leur coexistence avec de l'artériosclérose généralisée, il y a tout lieu de croire avec DUPLAIX, DEMANGE, que ces troubles vasculaires sont à l'origine de ces lésions, au niveau de la moelle comme au niveau du cerveau.

Ces scléroses combinées séniles se rapprocheraient, d'après LHERMITTE, des lésions de la moelle décrites dans les cachexies par PUTNAM et TAYLOR. HOMEN a montré également combien sont voisines les altérations des cachexies et de la sénilité.

6° Diagnostic. — Le diagnostic des troubles médullaires dus à l'artériosclérose médullaire se fera généralement facilement par l'âge du malade, par l'évolution et la marche lente de la maladie, par la recherche des autres signes d'athérome généralisé. Cependant ils peuvent simuler un certain nombre de maladies de l'axe encéphalo-médullaire qui se rencontrent également chez les vieillards.

Les scléroses combinées peuvent se rencontrer chez eux, au cours des auto- ou hétéro-intoxications, dans l'anémie pernicieuse, par exemple ; mais là, il s'agit d'une systématisation vraie, et les signes de ces lésions, bien indiqués par CROUZON, s'y retrouvent nettement.

Dans le tabes moteur, décrit par PIERRET et TACUSSEL, les phénomènes de rigidité musculaire sont plus accusés et plus généralisés, la démence est plus précoce et plus rapide, et surtout elle est fonction de l'évolution même de la maladie, tandis que dans l'artériosclérose médullaire, elle dépend de lésions cérébrales surajoutées, procédant par à-coups, à l'aide de vertiges ou de petits ictus laissant après eux une aggravation des phénomènes psychiques et moteurs.

La myélite spécifique d'Erb est plus précoce, a une origine parfois manifeste, et ne s'accompagne pas de phénomènes cérébraux.

La sclérose latérale amyotrophique peut prêter à confusion, d'autant plus que l'artériosclérose médullaire peut en revêtir le tableau clinique; chez le vieillard artérioscléreux, il faudra toujours penser à cette origine.

Dans certains cas, la rigidité musculaire donne aux malades une attitude rappelant la maladie de Parkinson; l'absence du tremblement, des bouffées de chaleur, des phénomènes d'anté et de rétropulsion empêcheront de la confusion.

Enfin, l'examen soigneux de la colonne vertébrale fera éliminer toutes les causes de compression avec paraplégie spasmodique consécutive au mal de Pott, tumeurs, etc.

7° Pronostic. — Les troubles médullaires constituent plutôt une infirmité qu'une maladie grave. Ils sont à longue échéance; et le pronostic dépend plus de l'état du cerveau et des autres organes que des troubles médullaires.

8° Traitement. — Le traitement médicamenteux et hygiénique est le même que celui de l'artériosclérose cérébrale et de l'athérome en général.

ARTICLE III

PARAPLÉGIES DES VIEILLARDS

Les paraplégies des vieillards peuvent reconnaître diverses origines, et il est intéressant de les envisager dans une étude d'ensemble.

1° Historique. — Depuis longtemps, les auteurs qui s'étaient occupés des maladies des vieillards, avaient remarqué chez eux l'affaiblissement musculaire portant surtout sur les membres inférieurs, et l'attribuaient les uns comme DURAND-FARDEL, RÉVEILLÉ-PARISE, à des altérations de la moelle dues à la vieillesse, les autres comme EMPIS, VULPIAN et DONAUD, à la transformation graisseuse du muscle.

Depuis cette époque, des observations isolées de HAYEM, LEYDEN, DEMANGE surtout, DUPLAIX, RAYMOND, avaient été publiées.

Comme nous l'avons montré dans le chapitre précédent, notre étude sur les troubles médullaires de l'artériosclérose et celle de HIRSCH ont été le point de départ d'une discussion sur l'origine des paraplégies séniles et de nouveaux travaux sur la question. CROUZON a décrit les scléroses combinées séniles. Enfin, surtout LEJONNE et LHERMITTE ont étudié les différentes modalités des paraplégies séniles et LHERMITTE a consacré une importante thèse à ce sujet.

2° Formes cliniques. — Les paraplégies séniles peuvent être d'origine cérébrale (lacunaire), myélopathique ou être myopathiques.

A. PARAPLÉGIES LACUNAIRES. — Ce sont les paraplégies d'origine cérébrale dont la lésion originelle est la lacune de désintégration.

a. *Clinique*. — LHERMITTE assigne à ces paraplégies lacunaires le même tableau clinique que nous-mêmes avons assigné à l'artériosclérose médullaire : c'est-à-dire début insidieux, lentement progressif, sans ictus, paraplégie légèrement spasmodique avec démarche à petits pas, signe de Babinski constant et troubles sphinctériens, dans une première période ; accentuation de la paraplégie, de la spasmodicité, des troubles sphinctériens, et apparition d'altérations du psychisme dans une seconde période; la troisième se caractérisant par une paraplégie spasmodique complète avec troubles sphinctériens et gros déficit intellectuel.

Nous avons dit, dans le chapitre précédent, que pour nous, tous les troubles moteurs sont d'origine médullaire, et que les lésions cérébrales tiennent sous leur dépendance les troubles psychiques, le gâtisme, qui se rencontrent fréquemment dans ces cas. La véritable paraplégie d'origine cérébrale est celle qui succède à des ictus successifs avec les caractères que leur ont assignés Marie et Ferrand, et qui revêt le tableau clinique de l'hémiplégie bilatérale (voy. *Cérébrosclérose lacunaire*, p. 394).

b. *Anatomie pathologique*. — Au cerveau, on rencontre les lacunes de désintégration cérébrale de P. Marie. Mais ces lacunes sont ici nombreuses, très étendues et une ou plusieurs siègent dans la capsule interne.

Dans la moelle, la dégénération, localisée au niveau des faisceaux pyramidaux, se poursuit dans tout l'axe encéphalo-médullaire. A cette lésion, se joint parfois une dégénération non systématique du cordon postérieur dans la moelle cervicale.

Les nerfs périphériques et les muscles sont normaux.

B. Paraplégies myélopathiques. — Les paraplégies séniles myélopathiques sont celles qui reconnaissent pour cause des altérations de la moelle, très probablement d'origine artérioscléreuse. Nous les avons longuement décrites au chapitre précédent, nous n'avons pas à y revenir ici.

C. Paraplégies par myopathie sénile. — Ce sont des paraplégies qui n'ont à l'origine ni une lésion cérébrale, ni une lésion médullaire, mais seulement des altérations portant uniquement sur le système musculaire.

a. *Historique*. — Empis a décrit un affaiblissement musculaire progressif comme une véritable maladie générale chez les vieillards, et dont la faiblesse des muscles inférieurs n'est qu'une des localisations. Vulpian et Dónato étudiant les lésions des muscles dans cette affection, montrèrent que la dégénérescence et la transformation graisseuse en étaient les caractères principaux.

Un peu différentes sont les paraplégies des vieillards par altération des muscles des membres inférieurs, observées par Friedberg, Hayem, rapportées par cet auteur à l'artériosclérose et étudiées récemment par Lejonne et Lhermitte.

b. *Etiologie*. — L'âge très avancé, le traumatisme dans certains cas (fractures du col), un athérome périphérique pas plus développé que chez la plupart des vieillards, sont les seules données étiologiques que l'on possède au sujet de ces paraplégies. Le sexe joue peut-être un rôle : toutes les observations de Lhermitte ont trait à de vieilles femmes.

c. *Clinique*. — L'affection peut se présenter sous deux aspects : celui d'une paraplégie *à flexion prononcée* et celui d'une paraplégie *avec extension complète* de tous les segments des membres inférieurs.

α) *Type de flexion*. — Le début en est très lent : les malades se plaignent de douleurs vagues dans les membres inférieurs, de crampes, de tiraillements, ou simplement d'une lourdeur progressivement croissante des membres inférieurs ; elles marchent comme si elles avaient « des bottes de plomb ».

Assez rapidement, cet affaiblissement s'exagère et contrairement à ce qui s'observe dans la paraplégie myélopathique, les malades se mettent au lit. A ce moment, les muscles de la jambe commencent à subir une diminution assez rapide, en même temps que les jambes, primitivement dans l'extension, se placent en flexion plus ou moins marquée. Au début, ce raccourcissement en flexion des membres inférieurs peut être en partie corrigé par une traction lente et continue, mais toujours douloureuse.

A la période d'état, les membres inférieurs ont tous leurs segments fléchis les uns sur les autres, les cuisses sont en adduction prononcée, complètement fléchies sur le bassin, les jambes repliées sur elles-mêmes, le mollet entrant en contact avec la face postérieure de la cuisse, les talons touchant les fesses, le tronc incurvé ; les malades restent immobiles tout le jour, craignant le moindre déplacement de leurs membres.

Les mouvements actifs sont très limités, les mouvements passifs ne peuvent être exécutés qu'autant que le permet l'élasticité des muscles rétractés. Les plus atteints sont ceux de l'extension et de l'adduction.

L'amyotrophie est diffuse sur les membres inférieurs, et respecte incomplètement les membres supérieurs, le cou, la face. Le quadriceps fémoral, les muscles du mollet, de la face postérieure de la cuisse sont parmi les plus atteints. L'examen électrique montre une diminution de l'excitabilité galvanique et faradique, mais sans R. D. Parfois, certains muscles du bras (biceps), du cou (sterno-mastoïdien) présentent un certain degré d'atrophie.

Les muscles des membres inférieurs sont rétractés et fibreux ; à la palpation, ils donnent la sensation de cordes dures. La tension et la malaxation des muscles rétractés sont douloureuses.

Les articulations sont indemnes : il n'y a pas de déformations, pas de douleurs, pas de craquements. A l'examen radiographique, les extrémités articulaires ne sont pas modifiées.

Le système nerveux est également indemne ; il n'y a jamais de troubles sphinctériens, rarement des troubles intellectuels ; les réflexes cutanés et tendineux sont normaux ; il n'y a pas de troubles de la sensibilité, rarement des troubles trophiques ; la peau peut être écailleuse, sèche, parfois ichthyosique ; un œdème dur, peu accusé, peut se voir autour des malléoles.

L'évolution est lente et progressive : à la première période caractérisée par un simple affaiblissement des jambes et quelques douleurs, succède un second stade où les malades sont alités, les membres inférieurs se rétractent progressivement, l'amyotrophie se développe à leur niveau d'une manière diffuse et globale. La phase terminale se fait dans le marasme sans modification de la paraplégie ; l'état général s'aggrave progressivement, le facies devient pâle, terreux, sans expression, les yeux excavés, le regard brillant, l'appétit considérablement diminué.

La durée en est toujours longue ; les différentes phases se jugent par années.

β) *Type d'extension*. — La seule différence est que les rétractions des muscles immobilisent les membres inférieurs dans la rectitude absolue ; la jambe est dans le prolongement de la cuisse ainsi que les pieds, dont la pointe est fortement abaissée et déviée en dedans : les mouvements de flexion sont très difficiles et douloureux. L'amyotrophie est extrêmement prononcée. Les autres caractères sont les mêmes. L'évolution en est identique.

d. *Anatomie pathologique*. — Le système nerveux central et

périphérique, à part les modifications banales de la sénilité, est absolument intact. Les articulations ne présentent aucune altération.

Les muscles seuls sont atteints, surtout aux membres inférieurs : ils sont grisâtres, durs et secs à la coupe ; parfois ils sont d'une couleur fumée, caractéristique de la dégénérescence pigmentaire ; leur dissection est difficile en raison de la gangue conjonctive dans laquelle ils sont plongés.

Au point de vue histologique, ils présentent deux ordres de lésions :

1° Des lésions fondamentales constantes : l'atrophie de la plupart des fibres contractiles (délamination, régression plasmodiale), l'augmentation considérable du tissu conjonctivo-adipeux, facteur essentiel de la rétraction ;

2° Des lésions dégénératives de la fibre musculaire, inconstantes et variables, dont les plus fréquentes sont la dégénérescence pigmentaire, graisseuse, cireuse, granuleuse (fig. 58 et 59). Les lésions vasculaires sont constantes, mais hors de proportion avec l'altération des muscles.

e. *Pathogénie.* — D'après LEJONNE et LHERMITTE, ces altérations musculaires ne sont pas conditionnées par un trouble nutritif secondaire à une diminution de l'apport du sang ; les altérations vasculaires étant ici très minimes, elles relèveraient plutôt d'une action générale et destructive.

Les auteurs font rentrer cette paraplégie myopathique sénile dans le groupe des myosites chroniques, à côté de la maladie de DUPUYTREN, des myopathies de la sclérodermie, du syndrome de VOLKMANN.

3° Diagnostic des paraplégies séniles. — Le diagnostic des causes et de la nature des paraplégies chez le vieillard est en général facile.

En premier lieu, on peut se demander s'il ne s'agit pas d'une paraplégie due à des troubles purement psychopathiques. Fréquentes chez des vieillards dont la volonté est désagrégée, véritables psychasthéniques, ces paraplégies ont souvent à leur base un trouble somatique de nature variable qui conditionne et entretient l'état émotionnel. Chez l'homme âgé dont l'activité est très restreinte, dont l'état mental est déprimé, le moindre affaiblissement, les douleurs les plus insignifiantes le persua-

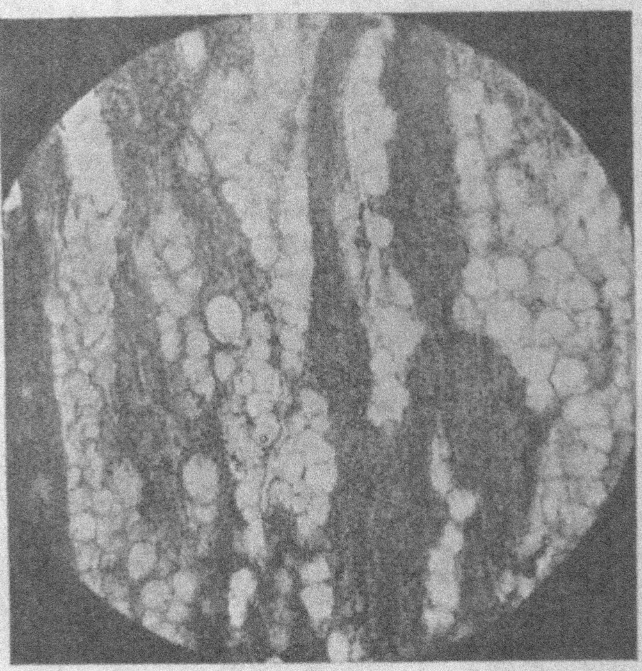

Fig. 58.

Myopathie sénile. Sclérose de tout le jambier postérieur avec infiltration graisseuse (d'après LHERMITTE).

dent vite qu'il est incapable de marcher. Mais le psychisme très particulier de ces malades, l'effroi qu'ils éprouvent lorsqu'on les met debout et qu'on ne les soutient plus, joint à la conservation de la force musculaire au lit, constituent assez de signes importants pour qu'il soit relativement facile de différencier ces troubles de la station et de la marche de ceux que provoquent des lésions organiques.

Il en est de même de certains vieillards, véritables astasiques-abasiques, dont la difficulté et l'impossibilité de la marche se développent à la suite d'un traumatisme physique (fracture du

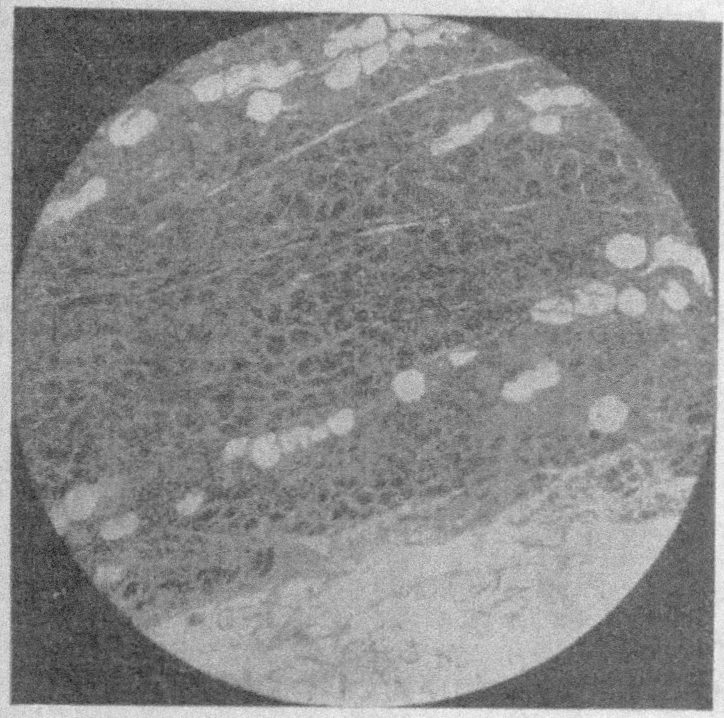

Fig. 59.

Myopathie sénile. Infiltration adipeuse considérable. Sclérose accusée des fascicules musculaires persistants. Dégénérescence pigmentaire (d'après LHERMITTE).

col du fémur), ou à la suite d'une perturbation morale antérieure.

Dans le cas de paraplégie flasque, on peut se demander s'il ne s'agit pas de l'affaiblissement musculaire décrit par EMPIS, de la cachexie sénile de GENDRIN. Mais ici l'atrophie musculaire n'est pas limitée exclusivement aux membres inférieurs, elle est généralisée. Il en est de même des amyotrophies secondaires à une cause cachectisante, le cancer, la tuberculose, les lésions gastro-intestinales chroniques, qu'il sera facile de reconnaître.

La polynévrite décrite chez les vieillards par OPPENHEIM, s'accompagne de troubles moteurs et sensitifs limités aux extrémités des membres ; la sensibilité est diminuée, il y a moins de douleurs subjectives que de paresthésies ; les muscles et les nerfs sont sensibles à la pression ; les nerfs craniens et les sphincters sont intacts ; les réflexes rotuliens sont abolis.

La myélite de la région dorso-lombaire a également des signes bien nets : douleurs vives, troubles sphinctériens, troubles trophiques, escarres, etc.

Dans le cas de paraplégies spasmodiques, il faut tout d'abord éliminer les causes qui n'ont rien de spécial aux vieillards : les compressions de la moelle du mal de Pott ou du cancer vertébral, la syphilis spinale, les anciennes scléroses en plaques, les scléroses combinées spasmodiques datant de longtemps.

En réalité, le diagnostic se pose entre les hémiplégies bilatérales et les paraplégies progressives du vieillard d'origine lacunaire ou myélopathique et dont le tableau clinique est à peu près le même. Mais dans le premier cas, si on reconstitue l'histoire du malade, on note l'existence d'une ou plusieurs attaques plus ou moins sévères à la suite desquelles un côté du corps est resté affaibli quelque temps.

Le diagnostic entre les paraplégies lacunaires et les paraplégies myélopathiques ne repose que sur des nuances symptomatiques, et LHERMITTE reconnaît que parfois la distinction est impossible. Nous avons dit plus haut ce que nous pensions de la différenciation de ces deux ordres de paraplégies séniles.

Les paraplégies lacunaires ou myélopathiques peuvent présenter des types cliniques avec contractures, mais la contracture est rarement aussi prononcée et est plus tardive que dans les myopathies séniles. Enfin, l'incoordination des mouvements, les troubles sphinctériens et intellectuels, l'état spasmodique manifeste indiqueront la participation du système nerveux et feront écarter l'hypothèse d'une paraplégie myopathique.

La maladie de Parkinson, surtout dans ses formes frustes,

peut s'accompagner de paraplégie avec rigidité et rétraction des membres inférieurs. Mais il n'y a pas d'atrophie musculaire, et il est rare qu'on ne découvre pas quelques signes pathognomoniques : un tremblement léger des doigts, des troubles vasomoteurs, et surtout une attitude soudée du tronc.

Enfin, le rhumatisme chronique déformant de Charcot se localise rarement aux membres inférieurs, et s'accompagne toujours de lésions articulaires manifestes.

ARTICLE IV

TABES SÉNILE

Il faut distinguer deux catégories de cas : d'une part, les tabétiques qui, après avoir présenté les premiers symptômes de leur maladie pendant la période moyenne de la vie, arrivent cependant à un âge avancé : *tabes prolongé*; d'autre part, les cas dans lesquels c'est le début même du tabes qui se fait à une époque inusitée : *tabes tardif*.

1° Tabes prolongé. — Contrairement à l'ancienne opinion de Romberg qui attachait à l'ataxie locomotrice progressive, un pronostic des plus sombres, on admet actuellement que le tabes est une maladie essentiellement chronique, à évolution généralement lente, qui peut même s'arrêter dans sa marche et dont la durée peut atteindre et même dépasser vingt à vingt-cinq ans. Marie et Mocquot ont montré que, tout en constituant une infirmité des plus pénibles, il était sans grande influence sur la durée de la vie. Bien des ataxiques n'arrivent pas à la période de consomption; celle-ci peut du reste se prolonger de longues années; enfin, les exemples de tabes frustes ou bénins se montrent à tout âge. D'après ces auteurs, plus de la moitié des ataxiques, aussi bien dans le tabes vulgaire que dans le tabes avec cécité, meurent après soixante ans et quelques-uns arrivent à un âge avancé. Peut-être même le tabes, en diminuant l'activité des malades, en les obligeant au

repos, à une hygiène plus sévère, à une vie éminemment calme
et exempte de tout excès, se comporte-t-il comme un facteur
occasionnel de longévité relative (MARIE et MOCQUOT).

2° Tabes tardif. — D'après LONG et CRAMER, le tabes tardif
est plus fréquent que ne l'enseignent les traités classiques.
D'après ces derniers, le tabes débute rarement après cinquante
ans, et passé la soixantaine, ce début est considéré comme tout
à fait exceptionnel. TROUSSEAU a rapporté un cas où la maladie
débuta à quatre-vingts ans. SZUMLANSKI a consacré sa thèse
(1898) à un cas d'arthropathie tabétique précoce à forme
hypertrophique chez un vieillard de soixante-quatre ans.

Cependant VINCENT (1877) donne une proportion de 15,54 p. 100
de début du tabes entre cinquante et quatre-vingts ans. De
même FERRY (1879) sur 146 observations où le début est indiqué,
trouve 23 cas de cinquante à quatre-vingts ans (15,75 p. 100).
PITRES (1902), recherchant dans sa statistique personnelle
(350 observations), l'époque d'apparition des premiers symptômes tabétiques, arrive à la proportion de 9 p. 100 ayant
débuté après cinquante ans : 26 cas entre cinquante et un et
soixante ans, 9 entre soixante et un et soixante-dix ans, et 1
après soixante-dix ans. En 1909, son élève DESQUEYRAUX en a
réuni 40 cas sur 450 observations. Sur 46 tabes observés dans le
service de BARD, LONG et CRAMER notent 10 cas de cinquante
et un à soixante ans, et 5 cas de soixante et un à soixante-dix
ans.

PITRES a émis l'idée qu'il existait peut-être une variété de
tabes sénile, qui serait moins étroitement subordonnée à la
syphilis que les cas de tabes de l'adulte et dans l'étiologie de
laquelle l'artériosclérose spinale devrait être mise en cause.
Mais dans les examens histologiques qu'il a pratiqués, il a toujours trouvé à côté des lésions vasculaires incriminées, des
lésions des racines et des cordons postérieurs semblables à celles
que l'on voit dans le tabes vulgaire.

Le tabes tardif succède souvent à des syphilis contractées
après la cinquantaine. Exceptionnellement, cependant, l'infection syphilitique peut être très ancienne. INGELRANS (1897) en

rapporte plusieurs observations. Erb, Dieulafoy, ont signalé
des cas ayant débuté de vingt-cinq à trente et un ans après le
chancre. Chiray et Cornélius ont publié une observation où le
tabes s'est développé cinquante ans après l'infection, et, à ce
propos Déjerine et Raymond ont cité des cas après trente-huit
et quarante-cinq ans d'intervalle. Abadie, Lafon et Villemontre
ont présenté à la Société d'anatomie de Bordeaux un homme de
soixante-huit ans qui avait contracté la syphilis à vingt-quatre
ans et dont le tabes avait débuté deux ans auparavant. Dans
6 observations de Long et Cramer, l'incubation a été de trente à
quarante-deux ans.

Les signes du tabes sénile sont les mêmes que ceux du tabes
des adultes; cependant leur évolution, d'après Pitres, serait un
peu différente. Ils apparaîtraient très rapidement dès le début
de la maladie, de telle sorte que celle-ci se constitue pour ainsi
dire d'emblée avec l'ensemble de ses grands symptômes sensitifs
et moteurs, au lieu d'avoir, comme c'est la règle chez l'adulte,
une phase préataxique prolongée dans laquelle les phénomènes
d'incoordination motrice font défaut. L'ataxie serait d'autant
plus rapide que l'âge présenté par les sujets au commencement
de leur maladie est plus élevé.

La gravité du tabes est plus grande chez le vieillard que chez
l'adulte, par suite de la diminution de résistance d'un organisme dont les forces ont été ébranlées par l'âge. De plus, le
confinement au lit qu'il entraîne dans sa dernière étape est plus
apte chez le vieillard que chez l'adulte à créer des complications
redoutables (Desqueyraux) : 4 des malades de Long et Cramer
(sur 10) succombèrent de quelques mois à deux ans après le
commencement de leur maladie.

CHAPITRE IV

MALADIES DES MÉNINGES

Les maladies des méninges comprennent les inflammations des méninges ou méningites, et les tumeurs des méninges.

Les tumeurs des méninges n'offrant rien de spécial chez le vieillard, nous les laisserons de côté.

Les méningites comprennent les inflammations des méninges molles (arachnoïde et pie-mère), ou méningites proprement dites, et l'inflammation de la dure-mère ou pachyméningite. Elles sont cérébrales ou spinales, suivant leur localisation.

Les méningites cérébrales proprement dites, se divisent en méningites chroniques et en méningites aiguës.

Les méningites chroniques, en dehors de la syphilis, sont des processus réactionnels liés à l'évolution d'une maladie générale ou d'un processus local primitif ; syphilitiques ou non, les méningites cérébrales chroniques n'offrent presque rien de spécial à la sénilité ; parmi elles, nous n'étudierons rapidement que la pachyméningite hémorrhagique.

Par contre, les méningites spinales chroniques offrent une variété spéciale au vieillard, l'arachnitis chronique.

ARTICLE PREMIER

MÉNINGITES AIGUES

Les méningites aiguës (ou subaiguës) sont des méningites infectieuses, dues à des processus banals ou à des processus spécifiques.

Les processus banals correspondent aux méningites suppurées ;

les processus spécifiques sont d'ordre syphilitique ou tuberculeux.

Laissant de côté les méningites syphilitiques aiguës ou subaiguës, qui sont l'apanage de la jeunesse ou de l'âge adulte, nous
étudierons successivement, parmi les méningites aiguës, la
méningite suppurée et la méningite tuberculeuse.

§ I. — MÉNINGITE SUPPURÉE

La méningite aiguë suppurée n'est pas fréquente, à un âge
avancé.

1° Étiologie. — Elle est due soit à la propagation d'un processus suppuratif de voisinage, tel qu'une carie du rocher, ou que
l'infection d'une cavité voisine (nez, pharynx, oreille moyenne)
tel encore qu'un traumatisme crânien infecté, soit à une détermination locale d'une septicémie : septicémie d'origine pneumonique, érysipélateuse, pyohémique, grippale, maladies infectieuses diverses.

La suppuration peut être due à une série de microbes différents,
dont le plus fréquent de beaucoup est le pneumocoque, ensuite
viennent les streptocoques, le colibacille, le bacille d'Eberth ;
les méningites à staphylocoques sont plus rares, ainsi qu'ADENOT
l'a montré le premier.

2° Anatomie pathologique. — L'anatomie pathologique
n'offre rien de spécial chez le vieillard.

3° Symptômes. — Les symptômes sont identiques, quel que
soit l'agent pathogène ; ils n'ont de spécial au vieillard que d'être
en somme, très peu caractérisés.

Ici, comme chez l'adulte, le tableau symptomatique est presque entièrement d'emprunt ; les symptômes de réaction du
cerveau sous-jacent à la séreuse enflammée dominent la scène.
Cependant on peut considérer trois ordres de symptômes : les uns,
méningitiques, se réduisent à la céphalée, aux vomissements et
à la constipation ; les autres, encéphaliques, sont constitués
par le délire et le coma, les convulsions partielles ou généralisées,

les paralysies ; enfin les signes d'infection résident dans la fièvre avec grands accès irréguliers, grandes oscillations de la courbe, le début d'une oscillation ascendante étant marqué par un grand frisson. Des signes de compression, en rapport avec l'abondance de l'exsudat ou avec son siège, viennent se surajouter : les contractures indiquent l'hydropisie ventriculaire ; l'irrégularité et les anomalies du pouls et de la respiration, la compression des noyaux bulbaires.

Si l'exsudat est surtout basilaire, les signes d'excitation ou de paralysie dans le domaine des nerfs craniens mettent sur la voie du diagnostic : strabisme, ptosis, paralysies oculaires, nystagmus, irrégularité ou rigidité pupillaire, paresse des réflexes lumineux, puis dilatation pupillaire, signes de névrite optique, de parésie faciale, trismus.

Les réflexes rotuliens, d'abord exagérés, sont ensuite abolis.

La rigidité de la nuque indique l'extension postérieure du processus ; le signe de Kernig est en rapport avec l'envahissement des méninges spinales.

La sensibilité, d'abord exaltée, est émoussée, puis abolie au fur et à mesure qu'approche le coma.

Tous ces symptômes sont les mêmes que chez l'adulte, mais ils sont plus flous chez le vieillard, leur ensemble est moins caractéristique, plusieurs d'entre eux font souvent défaut : c'est ainsi que dans la période de début, le malade n'accuse que peu ou pas de céphalée ; le délire est fréquent, mais au lieu d'être un délire furieux et violent comme chez l'adulte, il s'agit d'un délire tranquille, en tout cas, sans grande agitation, sans cris. Le trouble de l'intelligence se manifeste par de l'hébétude, de l'incohérence des paroles et des actes. L'hyperthermie est souvent modérée ; elle passerait parfois inaperçue si l'on ne prenait la température. Les vomissements manquent presque toujours, ainsi que la photophobie, les soubresauts tendineux et les contractures.

4° Évolution. — La marche est essentiellement torpide : le début est insidieux, la division si nette de la méningite aiguë de l'adulte en deux périodes successives, la première d'excita-

tion, la seconde de dépression, ne se retrouve plus ici, parce
que les deux périodes se succèdent très rapidement, se confondent presque en pratique ; aussi, malgré sa marche en apparence
lente, la méningite du vieillard est-elle en réalité souvent très
courte ; très rapidement les malades tombent dans le coma et
succombent.

Ces différences symptomatiques avec la méningite de l'adulte
s'expliquent très bien par la sénescence des cellules corticales
qui ont un pouvoir réactionnel moindre et par la moindre résistance de tout l'organisme qui est rapidement sidéré par l'infection, comme le système nerveux lui-même.

5° Diagnostic. — La diagnostic est particulièrement difficile :
l'étude de la température sera du plus grand secours pour le
diagnostic avec la plupart des comas : dans les comas apoplectique, saturnin, diabétique, l'absence de fièvre est la règle, ainsi
que dans le coma urémique et que dans les tumeurs cérébrales ;
dans l'abcès du cerveau, il y a de la fièvre à grandes oscillations,
mais aussi des phénomènes de localisation toujours plus marqués
que dans les méningites. Le diagnostic est également à faire
avec la fièvre typhoïde, la pneumonie, les pyohémies, l'endocardite infectieuse, et enfin avec les autres variétés de méningite, tuberculeuse et syphilitique.

La rachicentèse est d'une importance capitale pour le diagnostic : la présence de pus dans le liquide céphalo-rachidien est un
signe de certitude ; la cytologie de ce liquide donnera en général
une formule primitivement polynucléaire et tardivement lymphocytaire. Parfois on pourra par coloration directe, ou par
inoculation, mettre en évidence la nature de l'agent causal.

6° Traitement. — Le traitement consistera dans le repos
absolu, les bains chauds, l'application de vessie de glace sur la
tête ; parfois quelques sangsues à l'apophyse mastoïde ont pu
soulager le malade. Il ne faudra pas hésiter à lutter contre la
compression encéphalique par la ponction lombaire, qui d'ailleurs
en dehors de son rôle d'agent décompresseur, est susceptible de
soustraire une certaine quantité de produits toxiques ; enfin la

ponction peut être suivie d'injections antiseptiques, telles qu'une solution de collargol, ou d'injections de sérums spécifiques. Il y aura lieu, dans l'avenir, d'étudier dans ces méningites cérébrales suppurées, la valeur de la ponction orbitaire, imaginée récemment par Bériel, et qui pourrait permettre, combinée avec la ponction lombaire, un véritable lavage des espaces sous-arachnoïdiens encéphaliques et médullaires envahis par la suppuration ; il y a là une tentative de thérapeutique chirurgicale ingénieuse et hardie qui mérite d'être prise en sérieuse considération.

Le vésicatoire à la nuque, autrefois très recommandé, n'est plus guère utilisé. Les frictions à l'onguent gris ou à l'onguent Crédé, peuvent être utilisées ; mais on ne peut, à vrai dire, leur reconnaître grande valeur. En somme, la ponction lombaire seule est une intervention pouvant prétendre à des succès ; elle devra être renouvelée aussi souvent que réapparaîtront les phénomènes menaçants.

Bien entendu, le cas échéant, il ne faudra pas négliger le traitement chirurgical de la lésion auriculaire causale.

Malgré les progrès de la thérapeutique contemporaine, le pronostic est resté sombre, plus encore chez le vieillard que chez l'adulte.

§ 2. — MÉNINGITE TUBERCULEUSE

La méningite tuberculeuse est extrêmement rare chez le vieillard. Nous n'en possédons pas d'observation personnelle. Comme à l'âge adulte, elle survient toujours comme détermination secondaire d'une tuberculose viscérale et le plus souvent d'une tuberculose pulmonaire, ganglionnaire, osseuse.

1° Anatomie pathologique. — Anatomiquement, l'irruption des bacilles dans la circulation des méninges molles, entraîne la formation non seulement de granulations distribuées le long des vaisseaux, mais aussi d'un exsudat fibrineux et épais, à prédominance basilaire. Le processus inflammatoire envahit toujours plus ou moins la substance corticale ; il n'y a pas, peut-on dire, de méningites pures, il n'y a que des méningo-encéphalites.

2° **Symptômes**. — Cliniquement, les réactions étant très atténuées chez le vieillard, les symptômes de la méningite en sont plus obscurs que chez l'adulte, et *à fortiori* que chez l'enfant. Quelquefois même elle est complètement latente.

Alors une élévation légère de la température, un peu de somnolence avec confusion mentale ou stupeur, un peu de subdelirium se traduisant par de l'incohérence des actes et des réponses, de l'insomnie, sont les seuls symptômes, qui avec de la raideur de la nuque, de la paresse des réactions pupillaires, de la constipation et un abdomen un peu rétracté, le phénomène de la raie méningitique, permettent de mettre sur la voie du diagnostic, et le malade est déjà dans le coma terminal, que ce diagnostic n'est pas encore précisé.

Toutefois, en l'examinant attentivement, il n'est pas rare, même chez le vieillard, que l'on mette en évidence l'un des symptômes caractéristiques de l'inflammation méningée : presque jamais, le trépied méningitique n'est au complet (céphalée, vomissements, constipation) ; mais un pouls dissocié avec la température, de la respiration suspirieuse, de la bradycardie irrégulière, une attitude hostile, le décubitus en chien de fusil, l'explosion, de temps à autre, d'un cri à allures hydrencéphaliques, l'existence de contractures latentes spécialement au niveau de la nuque, de l'exagération, puis de l'abolition des réflexes rotuliens, des troubles oculaires (paralysies oculomotrices, troubles oculo-pupillaires, granulations tuberculeuses choroïdiennes visibles à l'ophtalmoscope, faits, d'ailleurs très rares) enfin, assez fréquemment du signe de Kernig, viennent préciser les soupçons. Ce signe de Kernig indique la participation des méninges spinales ; cette participation, bien loin d'être rare, nous paraît depuis longtemps être la règle dans les méningites et spécialement dans les méningites tuberculeuses.

Enfin la ponction entre la quatrième et la cinquième vertèbre lombaire, pourra fortifier le diagnostic en montrant un liquide un peu louche, coulant avec une forte pression, et donnant, à la cytoscopie, une prédominance des globules blancs à forme lymphocytaire.

La prédominance de l'exsudat à la base explique la grande

importance des phénomènes basilaires, phénomènes d'excitation et plus encore de paralysie du côté des nerfs craniens, comme dans la méningite suppurée de la base, mais avec une plus grande constance que dans celle-ci.

En résumé, la sénilité n'imprime pas d'habitus particulier à la méningite tuberculeuse, sauf qu'elle en atténue en général toutes les manifestations ; aussi ne faisons-nous que la signaler, nous en référant pour les détails aux descriptions classiques de la méningite tuberculeuse de l'adulte, avec laquelle elle ne se différencie que par des contours plus estompés. Sa rareté chez le vieillard a d'ailleurs fait qu'elle a été peu étudiée.

Un signe sur lequel il faut insister au point de vue du diagnostic différentiel avec la méningite aiguë, c'est la cachexie et l'amaigrissement énorme du malade ; bien entendu, dans l'immense majorité des cas, il s'agira d'un vieux tuberculeux, dont les antécédents, ainsi que l'examen physique actuel de l'appareil respiratoire, seront caractéristiques.

3° Traitement. — En ce qui concerne le traitement, il est plus désespérant encore que chez l'adulte, par son impuissance ; on ne peut que calmer les souffrances du malade, si elles paraissent exister, ce qui est rare ; une ponction lombaire, tout en éclairant le diagnostic, a pu parfois provoquer une sédation toute temporaire des phénomènes morbides.

Quant au traitement symptomatique, il ne diffère en aucune façon de celui de la méningite suppurée.

Quels que soient, au reste, les agents thérapeutiques mis en œuvre, l'évolution fatale est inéluctable, chez le vieillard.

ARTICLE II

MÉNINGITES CÉRÉBRALES CHRONIQUES
PACHYMÉNINGITE HÉMORRHAGIQUE

Une seule variété offre quelques considérations intéressantes chez le vieillard, c'est la pachyméningite hémorragique (héma-

tome de la dure-mère), bien étudiée récemment par Siemerling,
dans le Traité des maladies des vieillards de Schwalbe.

1° Anatomie pathologique. — L'anatomie pathologique
montre à la surface interne de la dure-mère, des pseudo-mem-
branes épaisses, en couches superposées, avec des hémorrhagies
interstitielles plus ou moins abondantes. De nombreuses discussions ont eu lieu sur la question de savoir si la fausse membrane
précédait ou suivait l'hémorrhagie ; il est généralement admis
aujourd'hui que l'épaississement dure-mérien précède, et que
l'hémorrhagie est consécutive au développement puis à la rupture
de vaisseaux de nouvelle formation dans l'épaisseur des pseudo-
membranes ; celles-ci seraient, en somme, hémorrhagipares.

2° Étiologie — L'étiologie nous apprend que ces pachy-
méningites ont une cause générale ou une cause locale. Parmi
les causes générales, nous signalerons les maladies organiques du
cœur ou des reins, des dyscrasies diverses s'accompagnant
d'hémorrhagies, et telles que l'anémie pernicieuse, la leucémie,
le scorbut ; les causes locales résident essentiellement dans une
série d'affections cérébrales, chroniquement inflammatoires, et
entrainant une réaction méningée de même espèce : ainsi la
pachyméningite chronique succède aux lésions cérébrales créées
par l'athérome, l'alcoolisme chronique, la paralysie générale ;
elle se rencontre aussi dans la démence sénile ainsi que dans la
chorée chronique progressive. Des traumatismes craniens peuvent
enfin entrainer la production d'une pachyméningite hémorrhagique.

3° Symptômes. — Le principal, et pendant longtemps
l'unique symptôme, réside dans une céphalée à la fois permanente et paroxystique, à paroxysmes irréguliers, nullement
conditionnée par la période nocturne, comme la céphalée des
syphilitiques ; cette céphalée, gravative ou lancinante, s'accompagne souvent de bourdonnements d'oreilles, de vertiges, d'un
peu d'obnubilation cérébrale, puis se surajoutent des phénomènes
corticaux, d'ordre convulsif, tels que des convulsions à type

jacksonien, ou des phénomènes de déficit, comme des paralysies localisées ou des hémiplégies ; des poussées fébriles sont fréquentes et indiquent une suractivité du processus qui évolue par à-coups.

Une psychose antérieure est généralement aggravée par la production d'une pachyméningite : tel un vieillard préalablement atteint d'un léger degré de démence sénile au début, et venant à faire un hématome de la dure-mère, présentera ensuite une débilité mentale plus accusée, et ultérieurement chaque poussée de pachyméningite accélérera de plus en plus l'évolution vers la déchéance psychique la plus complète.

4° Diagnostic. — Le diagnostic, toujours difficile, est à faire avec l'hémorrhagie cérébrale, les méningites, les tumeurs cérébrales, la thrombose des sinus, la syphilis cérébrale, le coma urémique et tous les comas.

La ponction lombaire est susceptible d'éclairer le diagnostic en montrant la présence de sang dans le liquide retiré, dans les cas où le foyer hémorrhagique communique avec les espaces sous-arachnoïdiens.

5° Traitement. — Le traitement, généralement de nul effet chez le vieillard, consistera dans le repos, les applications de vessie de glace, l'administration d'un lavement purgatif ; contre l'insomnie, les hypnotiques tels que le chloral sont à recommander, plutôt que la morphine qui congestionne l'encéphale. La ponction lombaire pourra avoir quelquefois un rôle utile en décomprimant l'encéphale.

ARTICLE III

MÉNINGITES SPINALES, ARACHNITIS CHRONIQUE

Les méningites spinales comprennent des méningites aiguës, généralement associées à un processus de même nature et à siège encéphalique : ce sont les méningites cérébro-spinales aiguës que nous étudierons avec les maladies infectieuses ; et des méningites chroniques. La seule variété de méningite chronique spéciale au vieillard, est l'*arachnitis chronique*.

1° Anatomie pathologique. — Il arrive quelquefois qu'à l'autopsie de grands vieillards on trouve, à l'ouverture du canal rachidien, et après incision de la dure-mère, la moelle recouverte d'une série d'écailles dures, de consistance presque osseuse. Ce sont les plaques d'*arachnitis chronique* d'OLLIVIER (d'Angers).

Cet auteur a, le premier, mis en évidence cette lésion, qui, ainsi que son nom l'indique, est développée aux dépens de l'arachnoïde.

Après OLLIVIER, LAVERAN[1], a cité ces opacités calcaires des méninges des gens âgés ; ZIEGLER[2], à la page 1047 de son précis, signale ces concrétions calcaires. VULPIAN[3], à l'article méningites chroniques de son traité, en donne une bonne description, RINDFLEISCH, BARD, dans leurs traités d'anatomie pathologique, en font mention.

Ces écailles sont constituées par des plaques calcaires, siégeant dans le feuillet viscéral de l'arachnoïde, et adhérentes, par leur face profonde, à la pie-mère. Ce sont, en somme, des épaississements localisés, sous forme de plaques distantes les unes des autres, de l'arachnoïde : d'où leur nom d'arachnitis chronique.

Ces plaques, d'une dureté osseuse, sont minces, translucides, d'aspect blanc brillant, presque nacré ; leur nombre peut être considérable ; leur dimension est variable, d'un demi à un centimètre carré ; leur contour circulaire ou plutôt irrégulièrement polygonal ; leur bord mince, facilement cassant, est enchâssé dans les méninges molles. Leur siège de prédilection est à la face postérieure de la moelle ; elles siègent de préférence

---

[1] LAVERAN, *in* Dictionnaire Encyclopédique des Sciences médicales de Dechambre, art. *Méningites chroniques.*

[2] ZIEGLER, Lehrbuch der allgemeinen und speziellen pathologischen Anatomie und Pathogenese, Iena, 1885.

[3] VULPIAN, *Maladies du système nerveux*, 1879 ; art. Maladies de la moelle, p. 125.

à la région dorsale inférieure, à la région dorso-lombaire, ainsi qu'au niveau de la queue de cheval.

A l'œil nu, on a l'impression d'une plaque fibreuse, incrustée de sels calcaires.

Au microscope, elles apparaissent en effet constituées par du tissu fibreux compact, fibrillaire, calcifié ; quelquefois il y a une véritable structure osseuse ; mais jamais on n'y trouve de cartilage.

2° Symptômes. — La symptomatologie de ces plaques est très obscure : OLLIVIER d'Angers signalait comme la constituant des douleurs rachidiennes, sorte de pseudo-névralgies, ainsi qu'une parésie musculaire.

JACCOUD, dans un cas, admit la possibilité d'une compression des racines des nerfs rachidiens par une de ces plaques, et une amyotrophie secondaire.

VULPIAN paraît admettre cette symptomatologie.

Actuellement, l'opinion générale est que ces trouvailles d'autopsie ne peuvent pas être superposées à des signes cliniques précis. G. GUINON exprime bien l'opinion courante en disant qu'elles ne donnent lieu à aucun symptôme.

De fait, dans les cas que nous avons observés, ou il n'y avait pas de symptômes médullaires, ou les symptômes médullaires observés pouvaient être mis sur le compte d'autres lésions. Dans un cas observé en 1898, chez une femme de soixante-seize ans, nous avons, cependant, cru pouvoir mettre sur le compte de l'arachnitis, les douleurs des membres inférieurs, ainsi que la paraplégie spasmodique.

Actuellement, les phénomènes moteurs nous paraissent devoir être mis sur le compte d'un athérome énorme qui coexistait, et nous pensons que si l'examen de la moelle avait été fait, on aurait trouvé les lésions de myélite diffuse que nous avons mises en évidence quelques années plus tard, chez les vieillards athéromateux. Il est possible que les douleurs puissent être mises sur le compte de ces plaques, mais nous ne saurions l'affirmer ; les lésions d'ostéomalacie sénile peuvent coexister, et coexistent, en fait, beaucoup plus fréquemment qu'on ne le croyait autrefois.

Dans tous les cas, la production de ces plaques nous paraît être en rapport plus avec l'athéromasie généralisée dont sont atteints les malades, que directement avec la sénilité elle-même. Cette lésion, quoique spéciale aux vieillards, est en réalité, même chez eux, d'observation très rare, ce qui ne serait pas si la sénilité seule suffisait à la créer de toutes pièces. En plus, il faut un athérome prononcé des artères nourricières des méninges spinales.

CHAPITRE V

NÉVROSES CHEZ LE VIEILLARD

La nature et l'existence même des névroses chez le vieillard a été et est encore très discutée ; certains auteurs décrivent, comme spéciales à l'âge avancé, des névroses différentes quant à leur mécanisme et à leur cause, de celles qu'on observe chez l'adulte ; d'autres ne veulent y voir que des névroses vulgaires évoluant chez le vieillard. Pour nous, nous croyons, comme nous allons l'exposer, qu'il n'y a pas de névroses spéciales à l'âge avancé, mais que cependant la sénilité imprime à ces affections un caractère particulier que nous nous efforcerons de mettre en relief.

Nous étudierons successivement l'hystérie sénile, l'épilepsie sénile et les chorées séniles. Nous ajouterons à ce chapitre l'exposé du tremblement sénile qui peut être considéré, comme l'ont fait du reste certains auteurs, comme une névrose trémulante.

ARTICLE PREMIER

HYSTÉRIE SÉNILE

De par son étymologie, la névrose qui a nom hystérie (ὑστερία, maladie utérine), semblait autrefois l'apanage du sexe féminin, et de ce sexe à l'époque de la vie sexuelle. La maladie une fois mieux connue se montra aussi bien chez l'homme que chez la femme, chez le vieillard que chez l'adulte.

1° Historique. — La thèse de DE FLEURY, dès 1890, appela

sur les manifestations séniles de l'hystérie l'attention des cliniciens. Depuis lors, la communication de Achard, de P. Marie,
de Widal, de Souques, les thèses de Jay, de Galimand, celle surtout de Nouaille, les études de Léo, de Dupré et Pater, d'Ingelrans et Crétol, sont parmi les plus importantes des publications sur la matière.

2° Définition — La définition de l'hystérie sénile ne pourra
être définitive que lorsque ce desideratum aura été réalisé pour
l'hystérie elle-même.

Or, comme l'a dit Babinski, les observateurs sont loin de
s'entendre sur ce que l'on doit comprendre sous le nom d'hystérie. Pour lui, « l'hystérie est un état psychique rendant le sujet
qui s'y trouve capable de s'auto-suggestionner ; elle se manifeste
par des troubles primitifs et des troubles secondaires ; ce qui
caractérise les troubles primitifs, c'est qu'il est possible de les
reproduire par suggestion avec une exactitude rigoureuse chez
certains sujets, et de les faire disparaître sous l'influence exclusive de la persuasion ; ce qui caractérise les troubles secondaires, c'est qu'ils sont étroitement subordonnés à des troubles primitifs. »

Pour Bernheim, ce qui caractérise essentiellement l'hystérie,
c'est la crise, et non l'état mental, lequel est commun à l'hystérique et à des sujets impressionnables qui sont des hystérisables,
mais non des hystériques. Cette dernière conception restreint
beaucoup le champ de l'hystérie proprement dite, en en éliminant toute une série de psycho-névroses de la motilité ou de la
sensibilité, faciles à réaliser par suggestion, et que beaucoup de
sujets réalisent par auto-suggestion.

Pour la plupart des cliniciens, l'hystérie est un syndrome
morbide caractérisé par des stigmates permanents, et par des
accidents épisodiques, stigmates et accidents étant liés à un
trouble purement fonctionnel du système nerveux.

En somme, la grande caractéristique des phénomènes nerveux
d'origine hystérique, c'est d'être purement dynamiques, c'est à-
dire de ne correspondre à aucune lésion du système nerveux,
central ou périphérique, d'être, pour la plupart, influencés par la

suggestion et souvent enfin de coïncider avec des attaques convulsives d'une nature spéciale.

De ces considérations il résulte que, surtout dans les cas où on a affaire à des accidents permanents, il faut se garder de poser le diagnostic d'hystérie autrement qu'après élimination de tous les troubles organiques qui pourraient produire le syndrome considéré ; — si, en effet, on peut dire, avec CHARCOT, que l'hystérie est la grande simulatrice des maladies organiques, on peut dire avec non moins de justesse, que bien des maladies organiques du système nerveux peuvent simuler l'hystérie ; et on doit enfin se rappeler combien sont fréquentes les associations hystéro-organiques. La connaissance plus approfondie de la syringo-myélie, des hématomyélies, du syndrome asthénique de Erb, des névrites toxiques, etc., a restreint d'autant le champ de l'hystérie. Ce n'est dans tous les cas que sur un ensemble de signes que l'on se fondra pour admettre ce diagnostic et non sur un seul : c'est dire que nous refusons toute valeur à la plupart des observations publiées sous le nom d'hystérie monosymptomatique.

Chez le vieillard plus que chez tout autre sujet, ce diagnostic d'hystérie ne doit être affirmé qu'avec la plus grande prudence ; quand on sait combien sont fréquents à cet âge, les ictus laissant une paralysie fugace ; on est obligé, en l'absence de nécropsie, d'émettre quelques doutes sur le bien fondé du diagnostic d'hystérie dans des cas comme celui relaté par des neurologistes distingués, de ce vieillard de quatre-vingts ans, chez lequel on admit l'existence d'une paralysie hystérique parce que, après un ictus de quarante-huit heures, s'était développée une paralysie sensitive motrice sans exagération des réflexes, et avec spasme glossolabié.

Chez le vieillard plus encore que chez l'adulte, il faut, pour affirmer la nature hystérique d'un accident en dehors de la grande attaque d'hystérie, d'abord que l'on ne puisse admettre la possibilité d'une lésion organique, ensuite que le sujet présente les aptitudes réactionnelles dont l'ensemble forme le *tempérament hystérisable* de BERNHEIM.

Ainsi restreinte dans ses justes limites, l'hystérie sénile existe cependant, mais elle est exceptionnelle.

3° Étiologie. — Depuis la thèse de Nouaille (1899) on admet qu'elle se présente sous deux formes : une hystérie de l'âge adulte prolongée ou ressuscitée, c'est *l'hystérie sénile secondairement*; et une *hystérie tardive, sénile primitivement*, qui peut se manifester même à un âge très avancé. Dans la première classe, ce sont des hystériques qui, en vieillissant, sont restés hystériques; ils sont hystériques *quoique* séniles, et non *parce que* séniles. Dans la seconde classe, il s'agirait de malades qui seraient devenus hystériques en vieillissant.

L'hystérie pourrait-elle donc être fonction de sénilité ? *A priori*, la chose ne nous paraît pas impossible. D'une façon générale, le tempérament hystérique ne nous apparaît plus comme le produit d'une mystérieuse hérédité névropathique, mais comme le résultat de l'imprégnation du germe par des intoxications ou infections ayant agi soit sur les générateurs, soit sur le germe lui-même durant la vie intra-utérine. Pour ne parler que des causes les plus communes, en dehors de l'alcoolisme et de la syphilis, la tuberculose des parents est un facteur de premier ordre. L'organisme en avançant en âge pourrait-il, par l'accumulation des infections ou intoxications, acquérir ce tempérament hystérisable ? Quelque séduisante que soit cette vue, elle ne paraît pas juste, et il semble que les agents pathogènes doivent agir sur l'être en formation pour produire cette aptitude réactionnelle spéciale qui fait l'hystérique. Et de fait, nous ne connaissons pas d'observation probante d'hystérie vraiment sénile.

Les deux classes ci-dessus ne se différencient, à notre avis, que de la façon suivante : dans toutes les deux, l'individu est né hystérisable, mais dans le premier cas, la cause occasionnelle des manifestations évidentes de la névrose s'est produite dans le jeune âge, dans le second, elle n'a eu lieu qu'à un âge avancé.

4° Symptômes. — Ce qui confirme cette vue, c'est que, cliniquement, ni au point de vue des stigmates ni au point de vue des paroxysmes, rien ne distingue l'hystérie sénile de l'hystérie vulgaire. Ici comme là, les stigmates seront de l'ovarie ou de l'orchialgie, des troubles de la sensibilité (anesthésies, hémianesthésie, dysesthésie, hyperesthésies, sensitivo-sensorielles), des troubles de la réflectivité variables (souvent exagération des réflexes patellaires, avec diminution ou abolition des réflexes plantaires, TEISSIER, CROCQ, PIC), des troubles psychiques (aboulie, difficulté de l'attention, rétrécissement du champ de la conscience, suggestibilité), des troubles viscéraux variés. Les accidents seront soit des attaques avec perte de connaissance, et avec les phases caractéristiques : prodromes, aura, phases tonique, clonique et de résolution musculaire, constituant la première période ; deuxième période ou des grandes convulsions, comprenant la phase des attitudes illogiques et celle des grands mouvements ; troisième période, des rêves et des attitudes passionnelles ; quatrième période, du délire et des hallucinations ; — soit des paralysies ou des contractures. Tout cela, on le voit, c'est de l'hystérie ordinaire, qui se retrouve chez le vieillard avec les mêmes caractères que chez l'adulte. Aussi peut-on dire avec NOUAILLE, que s'il y a des hystériques séniles, il n'y a pas, à proprement parler, d'hystérie sénile.

4º Pronostic. — Le pronostic est grave en ce sens que lorsqu'un vieillard présente les attributs de l'hystérie, il les conserve en général jusqu'à sa mort.

5º Traitement. — Toutefois, un traitement approprié peut être mis en œuvre : l'eau froide si utile chez l'adulte, est ici difficilement applicable, si le sujet n'y est pas au préalable accoutumé ; les bains ou les douches tièdes pourront rendre d'utiles services ; parmi les agents pharmaceutiques, les médicaments à base de valériane, comme l'infusion de valériane en lavements, comme la solution de valérianate d'ammoniaque à l'intérieur, peuvent diminuer l'excitabilité morbide du sujet, espacer les attaques et parfois les faire disparaître.

ARTICLE II

ÉPILEPSIE SÉNILE

On doit entendre par épilepsie sénile une névrose caractérisée par des accès convulsifs de tout point semblables à ceux que l'on

a coutume d'observer dans le mal comitial ordinaire, mais qui
ont pour unique particularité de débuter à un âge avancé. Il
s'agit donc d'une simple variété de l'épilepsie très tardive. Elle
a été particulièrement étudiée par DELANEFF (1883), CROCQ (1890),
ROZIER (1897), HUBERT (1903), COLLIER (1905).

1° Symptômes. — De la définition ci-dessus, il résulte que
l'épilepsie du vieillard est symptomatiquement superposable à
celle des autres âges. Cependant, on peut noter quelques différences secondaires, dues au terrain sur lequel s'est développée la
névrose. Le *début* est ordinairement brusque, par une grande
attaque; les accès sont d'abord espacés, puis se rapprochent. —
Parfois le début est insidieux, par des troubles intellectuels et
des vertiges. Des migraines, des névralgies, l'exagération d'un
tic ont parfois été des symptômes avant-coureurs. Un accès de
tachycardie paroxystique a quelquefois ouvert la scène.

Les *accès* se manifestent plus fréquemment par de grandes
crises que par des vertiges. L'aura est assez fréquente, mais ne
se manifeste souvent qu'après les premiers accès. Le cri initial
manque souvent.

Les *vertiges* sont très violents, d'après LURU. A côté d'eux on
a signalé des équivalents psychiques de l'accès, sous forme
d'actes automatiques.

Les *troubles psychiques* sont post-paroxystiques ou intercalaires.

Les *troubles mentaux* sont fréquents chez les épileptiques séniles, et aboutissent souvent chez eux à la démence complète.
La particularité la plus saillante de l'épilepsie sénile, c'est la fréquence des phénomènes parétiques et aphasiques.

On le voit, en dehors de quelques particularités secondaires
résidant dans l'atténuation de quelques phénomènes, ou l'accentuation de certains autres, la symptomatologie de l'épilepsie sénile est la même que celle de l'épilepsie banale.

2° Étiologie et pathogénie. — L'identité de symptômes doit
faire soupçonner l'identité de nature. Et de fait, à ce point de vue,
l'épilepsie sénile est encore très comparable à l'épilepsie ordinaire.

Toutefois, bien des auteurs contemporains envisagent l'épilepsie
sénile comme une affection propre à la vieillesse, et bien différente,

quant à son mécanisme et à ses causes, de l'épilepsie vulgaire.

Pour la plupart des auteurs, en particulier pour CROCQ (1890), pour NAUNYN (1895), LUTH (1899), REDLICH (1900), il s'agit d'une épilepsie cardio-vasculaire. Dès 1877, LÉPINE, dès 1887, LEMOINE avaient appelé l'attention sur les relations de l'épilepsie et des maladies du cœur. La physiologie expérimentale, d'autre part, avait produit des accès convulsifs, soit par la compression des grosses veines du cerveau, soit par la compression des carotides.

Aussi, lorsque CROCQ et d'autres observateurs eurent décrit, chez les épileptiques séniles, des lésions athéromateuses de l'hexagone de Willis, fut-il assez généralement admis que ces lésions vasculaires, par les troubles circulatoires qu'elles entraînaient dans l'encéphale, produisaient l'épilepsie. Toutefois, dans ces derniers temps, une réaction s'est produite : en ce qui concerne l'épilepsie cardiaque, LESER a pu écrire comme conclusion d'une étude documentée, qu' « il n'existe pas d'épilepsie cardiaque » ; en ce qui concerne spécialement l'épilepsie sénile, on a fait remarquer, non seulement que la symptomatologie en était sensiblement superposable à celle de l'adulte, mais qu'il n'y avait aucun parallélisme entre les lésions athéromateuses des artères de la base du cerveau et l'épilepsie, que l'épilepsie pouvait exister sans elle et vice-versa, et que lorsqu'il y avait coexistence, ce n'était pas toujours les lésions artérielles qui étaient les premières en date.

Ce qui est probable, c'est que les lésions artérielles sont comme l'épilepsie elle-même sous la dépendance d'infections ou d'intoxications, comme chez l'adulte : intoxications comme l'alcoolisme, le saturnisme, le nicotinisme ; auto-intoxications comme l'arthritisme et les diverses maladies par ralentissement de la nutrition ; infections comme la syphilis ou la tuberculose. Pour la syphilis, les manifestations épileptiques sont en général plus précoces, aussi l'épilepsie sénile d'origine épileptique est-elle exceptionnelle : pour la tuberculose, nous avons montré dans une étude personnelle [1], et dans la thèse de notre élève LHORE, de

---

[1] PIC, Congrès de l'avancement des sciences, Lyon 1906, *Épilepsie et tuberculose.*

quelle importance était cette infection parmi les facteurs de l'épilepsie envisagée en général ; il s'agit le plus souvent de la tuberculose des parents, quelquefois aussi de la tuberculose du sujet lui-même. Chez les vieillards comme chez l'adulte ou l'enfant, la tuberculose joue un grand rôle.

Le paludisme et des maladies aiguës ont été notés par plusieurs observateurs.

Comme aux autres âges, on a noté dans l'épilepsie sénile des stigmates de dégénérescence chez les individus qui en sont atteints ; ces stigmates, pour nous, ne sont que le témoin des infections qui ont adultéré le germe et ont produit des anomalies de développement, anomalies somatiques qui coïncident en général avec des troubles évolutifs de l'encéphale, ces troubles pouvant se manifester par une aptitude convulsive, par de l'épilepsie, en d'autres termes. Ces troubles du développement ne conditionnent pas l'épilepsie, ils sont comme celle-ci, la manifestation de l'imprégnation de l'être en formation par une infection ou une intoxication. L'être ainsi anormalement développé peut rencontrer dès le début de l'existence une cause occasionnelle (émotion, insolation, traumatisme, maladies aiguës, diabète, troubles digestifs, vers intestinaux), à laquelle il réagit par des convulsions : c'est l'épilepsie ordinaire ; cette cause peut ne se produire qu'à l'âge adulte : c'est l'épilepsie tardive, ou qu'à un âge avancé : c'est l'épilepsie sénile.

Mais la maladie reste identique à elle-même et l'aphorisme de Lasègue d'après lequel, après vingt ans, il n'y aurait pas d'épileptiques vrais, a été absolument contredit par les recherches ultérieures.

3° **Diagnostic**. — Le diagnostic est à faire avec l'hystérie, l'urémie, la congestion cérébrale, les convulsions symptomatiques, les lésions du cerveau ou de ses enveloppes.

L'accès hystérique, plutôt diurne, n'est pas précédé de cri initial ; il se caractérise souvent par des attitudes passionnelles et se termine la plupart du temps par une crise de larmes ; il n'y a pas d'abattement ni de paralysie post-paroxystique.

Dans l'hystérie, on trouvera les stigmates permanents (ovarie, anesthésies, etc.), et un syndrome urologique spécial (inversion de la formule des phosphates).

Dans l'*urémie*, la crise convulsive a été précédée de prodromes, le malade a eu les petits signes du brightisme. Il faut bien savoir que la crise convulsive de l'urémie n'est, en somme, qu'une épilepsie toxique ; que d'autre part, chez les vieillards, un certain degré d'insuffisance rénale peut coexister avec l'épilepsie, et même la conditionner, lorsqu'il s'agit d'organismes prédisposés ; nous avons vu plusieurs vieillards ne devenir épileptiques que du jour où leurs reins devenaient un peu insuffisants, sans que d'ailleurs, en dehors de quelques traces d'albumine, d'un peu de polyurie claire et de pollakiurie, d'un certain degré d'hypertension, avec accentuation du second bruit aortique, on trouvât d'autres signes de néphrite ; dans ces cas, on est d'autant moins autorisé à dire *urémie* qu'il n'y a pas de myosis (signe de Bouchard), qu'il n'y a pas alternance, comme dans l'urémie habituelle, entre les manifestations nerveuses de celle-ci et ses manifestations d'un autre ordre, dyspnéiques, gastro-intestinales ou autres. La lésion du rein a été la cause occasionnelle des convulsions, et non cause déterminante comme dans l'urémie proprement dite.

Avec l'*apoplexie*, le diagnostic se fera par l'apparition, après l'attaque ou même pendant l'attaque, des signes d'une paralysie localisée, symptomatique d'une lésion en foyer.

Avec une lésion des méninges *ou des centres nerveux*, on aurait des convulsions localisées, de l'épilepsie jacksonienne à début correspondant au centre moteur atteint, et ne se généralisant que graduellement ; ces convulsions locales ne s'accompagnent pas ordinairement de perte de connaissance, et lorsqu'elles sont dues à une tumeur, on trouve de l'œdème papillaire à l'examen ophtalmoscopique ; enfin, en général, après les convulsions surviennent des paralysies dans le territoire qui a été convulsé ; ceci, quelle que soit la lésion (plaque de méningite, gomme syphilitique, tumeur, exostose, foyer de ramollissement cortical avec réaction méningée).

La *paralysie générale* se distinguera par les troubles de la parole, les phénomènes psychiques intercalaires aux accès ; la lymphocytose, révélée par la ponction lombaire dans la paralysie générale, fait ordinairement défaut dans l'épilepsie.

4° Pronostic. — Chose curieuse, le pronostic de l'épilepsie sénile est plus favorable que celui de l'épilepsie infantile ; c'est-à-dire qu'il n'est pas exceptionnel de voir un traitement approprié espacer les accès et même en amener à la longue la disparition. Toutefois, la possibilité de la démence aggrave singulièrement ce pronostic, — surtout lorsque le traitement est entrepris trop tard.

5° Traitement. — Il faut donc intervenir rapidement et énergiquement.

En premier lieu, il faut rechercher si un trouble somatique ne conditionne pas les convulsions : troubles de l'appareil digestif, troubles des divers émonctoires, et en particulier du rein, devront être recherchés soigneusement, et traités, sitôt que dépistés, par un régime approprié : des lavements, la diète lactée pure ou mitigée, ont amélioré bien des malades. Si l'on ne parvient pas à découvrir une cause organique susceptible d'être influencée par une thérapeutique appropriée, ou si malgré une thérapeutique très raisonnée, les accidents convulsifs persistent, il sera indiqué, tout en continuant le régime lacté ou le régime hypochloruré, de soumettre les malades à de petites doses longtemps continuées de bromure de potassium, — lequel, comme l'a montré Féré, est bien toléré par les malades.

ARTICLE III

NEURASTHÉNIE DITE SÉNILE

On désigne théoriquement, sous le nom de neurasthénie, un syndrome clinique constitué par un ensemble de phénomènes pathologiques purement fonctionnels et d'ordre dépressif portant sur les sphères affective, psychique et psycho-motrice ; ces phénomènes ont, en outre, pour caractère essentiel d'être conscients et même douloureusement conscients ; une certaine hyperexcitabilité étant de règle chez ces malades, dans le domaine des diverses sensibilités, générale, spéciale et cœnesthésique, une certaine amplification se remarque parallèlement dans les descriptions données par les malades ; il peut donc y avoir un peu de trouble de l'auto-critique, mais jamais il n'y a de délire ni d'hallucinations, jamais d'état démentiel.

1º Définition — Pour les anciens auteurs, la neurasthénie était le type des névroses. Mais au fur et à mesure qu'ont progressé les recherches pathogéniques et histologiques contemporaines, le cadre des névroses est allé en se réduisant ; la neurasthénie n'a pas échappé à cette loi, et si l'on prenait à la lettre le caractère purement fonctionnel que doivent avoir les manifestations pour pouvoir être qualifiées de neurasthéniques, il n'y aurait plus guère de neurasthénies ; à toutes les périodes de la vie, ne fait pas de la neurasthénie qui veut, et pour en faire il faut ou un cerveau héréditairement prédisposé par des infections ou des intoxications ayant adultéré le germe, ou un cerveau ayant subi lui-même les agressions de ces mêmes principes morbides. Qui oserait soutenir aujourd'hui que ces cerveaux hérédo-prédisposés, ou même ces cerveaux atteints de neurasthénie à la période germinative de la syphilis, de la tuberculose, au cours des infections, des auto ou des hétéro-intoxications ne présentent aucune lésion histologique ou histochimique actuellement ou ultérieurement décelable au niveau du cortex ? Le contraire est probablement la vérité, puisque pour quelques-unes de ces causes efficientes, on a déjà mis en évidence des lésions histologiques incontestables (LAIGNEL-LAVASTINE, lésions corticales de la tuberculose).

Quoi qu'il en soit de ce point de doctrine, qui touche à l'existence même des névroses, il n'en subsiste pas moins que, chez l'homme jeune ou adulte, ce syndrome neurasthénique existe, qu'il est fréquemment observé et que la *restitutio ad integrum*, au moins apparente, des fonctions psychiques, est également fréquente, ce qui a pu militer encore en faveur de la nature névrosique.

Ainsi compris, ce syndrome peut assurément exister chez les vieillards, mais il y est rare, et presque toujours alors, la neurasthénie a en général commencé dès l'âge adulte. Quant à la neurasthénie qui débuterait dans la vieillesse, elle est tout à fait exceptionnelle. Sa très grande rareté résulte de ce que, en fait, il est bien peu fréquent qu'un cerveau, susceptible de faire de la neurasthénie, attende jusqu'à la vieillesse pour rencontrer les causes susceptibles de la faire éclore.

Pour notre part, c'est un fait que nous n'avons jamais vu. Dans ces cas tardifs, la neurasthénie survient d'ailleurs sous l'influence des mêmes causes qui y président chez l'adulte, et non pas sous l'influence de la sénilité : c'est une neurasthénie chez un vieillard, et non pas une neurasthénie sénile.

La sénilité fait tout autre chose que la neurasthénie, et c'est à grand tort que la plupart des classiques font rentrer dans la neurasthénie toute une série de signes qui ne lui appartiennent nullement.

2° Étiologie. — Ainsi réduit, le syndrome neurasthénique se développe chez le vieillard sous les mêmes influences que chez l'adulte : surmenage, commotions morales, excès, infections, intoxications endogènes ou exogènes.

3° Symptômes — D'après Parisot, les symptômes ne diffèrent de ceux de l'adulte que par l'atténuation des symptômes. Le malade devient irritable, morose ; la faculté de travail et de production cérébrale est diminuée ; la faculté d'attention et de concentration cérébrale est très troublée.

Ces malades, dit Siemerling, sont enclins à l'auto-observation, scrutent avec anxiété les mouvements de leur cœur, leur pouls, observent les fonctions végétatives de leur organisme. A cela s'ajoutent de l'insomnie, de la céphalée en casque, des douleurs précordiales, des palpitations avec angoisse, des névralgies, du prurit. Ils accusent des sensations variées, avec un grand luxe de détail, au niveau de l'estomac, de l'intestin, de la vessie, des fonctions sexuelles, du vertige et par-dessus tout une asthénie extrême. Beaucoup de ces troubles, comme par exemple les fatigues du cœur, les troubles des fonctions sexuelles se placent parfois tellement au premier plan qu'ils dominent la scène morbide et qu'il y a lieu de décrire une neurasthénie cardiaque, génitale, etc. Tous ces troubles, les malades lettrés les décrivent dans des lettres ou notes, correspondances qu'ils remettent à leur médecin, de peur d'oublier le moindre des détails : ce sont les hommes aux petits papiers de Charcot.

Objectivement ces malades présentent quelques signes : tremblement menu, vibratoire, des paupières, des extrémités digitales ; souvent exagération des réflexes rotuliens.

L'*évolution* varie suivant la cause, puisqu'il ne s'agit nullement d'une maladie, mais d'un syndrome.

4° **Diagnostic.** — Le diagnostic doit être fait d'une façon très précise.

Il faut se garder de qualifier de neurasthéniques les syndromes qui ressemblent à la neurasthénie et qui ne sont autres que des signes avant-coureurs de la démence sénile : c'est, si l'on veut, le syndrome neurasthénique prédémentiel, qui, lui, est bien fonction directement de l'involution sénile. Tout affaiblissement de l'intelligence doit être très suspect et faire penser au moins à une coïncidence de la démence sénile au début avec un état neurasthénique préexistant. Toute idée délirante doit faire exclure l'idée de neurasthénie, et nous ne pouvons admettre, avec bien des auteurs, que l'hypochondrie, les idées de persécution, les perversions sexuelles puissent être considérées comme d'ordre neurasthénique. Ces soi-disant neurasthéniques séniles avec délire ou avec affaiblissement psychique, s'ils en sont à leur première attaque de neurasthénie, sont purement et simplement des déments séniles à la période prodromique ; si la neurasthénie existait avant la débilité mentale, c'est qu'on a affaire à une superposition des deux processus morbides.

D'une façon générale, on peut dire que plus encore chez le vieillard que chez l'adulte, le diagnostic de neurasthénie ne peut être fait que par exclusion, c'est-à-dire lorsqu'on a éliminé tous les processus cérébro-spinaux systématiques ou en foyer susceptibles de provoquer des phénomènes à allure neurasthénique à une période quelconque de leur évolution ; parmi ceux-ci, nous rappellerons seulement l'artériosclérose cérébrale, les prodromes de l'hémorragie et du ramollissement, l'état lacunaire, les scléroses combinées pseudo-systématiques que nous avons décrites. Le début d'une maladie d'Addison, ou d'un syndrome capsulaire fruste, pourra, par l'asthénie extrême, en imposer pour de la simple neurasthénie.

5° Traitement. — La notion de la nature toujours symptomatique du syndrome neurasthénique a fait faire à la thérapeutique de grands progrès.

Si l'on soupçonne la syphilis, le traitement spécifique peut guérir le malade ; si l'on a des raisons d'admettre une germination tuberculeuse, l'aérothérapie, une alimentation appropriée, la vie à la campagne, une médication analeptique par l'arsenic ou la lécithine est susceptible d'avoir parfois un résultat favorable.

L'existence d'une ptose viscérale, d'un mauvais fonctionnement de l'appareil digestif ou hépatique, fournira des indications de premier ordre ; une simple constipation peut être le point de départ du processus ; une urémie latente est parfois la raison d'être d'un syndrome neurasthénique, simple manifestation de l'auto-intoxication.

Même dans les cas où sont associés à la neurasthénie des troubles nets d'involution sénile, si des phénomènes toxiques sont surajoutés, en les amendant on peut améliorer l'état du malade.

Reste le traitement symptomatique applicable dans tous les cas, mais spécialement utile lorsqu'on n'a pu découvrir la cause.

Une alimentation fortifiante et aussi peu toxique que possible est de rigueur.

Les lotions tièdes, les demi-bains chauds, les bains d'acide carbonique peuvent donner des résultats. En cas d'épuisement profond, la clinothérapie est à conseiller, au moins au début.

Dans les cas s'accompagnant d'artériosclérose, le climat marin et la haute altitude sont mal supportés ; il faudra conseiller un séjour dans un climat sédatif, à une altitude moyenne.

L'insomnie, particulièrement rebelle dans le grand âge, pourrait justifier la balnéothérapie tiède prolongée, mais cette pratique étant mal supportée par les artérioscléreux, l'enveloppement humide sera employé de préférence.

D'une façon générale, on sera sobre de médicaments; cependant, ils peuvent parfois être indiqués, à titre temporaire : contre les douleurs des neurasthéniques, les médicaments nervins comme l'antipyrine, la phénacétine seront à employer; les bains électriques ou l'électrisation faradique pourront rendre des services.

Contre les manifestations de la neurasthénie sexuelle, le bromure de potassium, le bromure de camphre, le lupulin, peuvent être indiqués; contre l'insomnie, on sera parfois obligé de recourir épisodiquement aux hypnagogues tels que le chloral (2-3 grammes), le trional (1 à 2 grammes), le véronal ($0^{gr},50$ à $1^{gr},50$), l'isopral ($0^{gr},50$ à 2 grammes), l'hydrate d'amylène (3 à 6 grammes).

Bien entendu, en même temps que la thérapeutique physique, il faudra s'efforcer d'instituer une thérapeutique psychique par voie de pithiatisme et de rééducation. Le médecin, après une analyse critique des causes morales de dépression, un examen minutieux du fonctionnement de tous les organes, s'efforcera de capter la confiance de son malade en lui démontrant tout d'abord qu'il croit à la réalité de son mal, bien loin de mettre en doute ses souffrances, ainsi que le font trop souvent les familles et même quelques médecins peu versés dans la pratique de la neurologie et qui ont de la tendance à prendre la neurasthénie pour une maladie *imaginaire* qui s'évanouirait si le malade le voulait; assurément le défaut de volonté est à la base de bien des manifestations psychiques de la neurasthénie, mais ce n'est que graduellement et non brusquement qu'on pourra faire la rééducation de cette volonté; dans l'immense majorité des cas, d'ailleurs, le retour de la puissance psychique se produira à la suite du retour à la normale des fonctions de la vie végétative.

En matière de traitement de la neurasthénie, il faut donc se garder de tout exclusivisme; nous ne méconnaissons pas la valeur de la méthode psychologique, mais nous soutenons que pour faire de la bonne psychothérapie, il faut que celle-ci soit individualisée, et pour qu'elle puisse l'être il faut qu'elle soit précédée d'une analyse complète du malade, au point de vue de son intestin et de ses reins comme au point de vue de son cerveau et de sa moelle, le fonctionnement de ces divers organes, si dissemblables en apparence, ayant une réelle et indiscutable connexité, toutes les fonctions, toutes les manifestations normales ou pathologiques de la vie ayant ensemble une étroite solidarité. Il faut donc que le neurologiste soit, avant tout, un médecin, et examine son malade en médecin, l'analyse psychologique n'étant pour nous qu'une partie, très importante en l'espèce, de l'analyse médicale, laquelle doit scruter toutes les manifestations de l'être vivant, que ces manifestations se produisent sous forme de mutations chimiques, de mouvement, de sensibilité, de sentiment ou de pensée.

<h2 style="text-align:center">ARTICLE IV</h2>

<h1 style="text-align:center">CHORÉES SÉNILES</h1>

La nosographie des chorées, bien qu'étudiée et remaniée à plusieurs reprises par CHARCOT, par LANNOIS et par d'autres, est encore très imprécise.

§ 1. — NATURE DES CHORÉES

On sait que sous le nom de chorée (χορεία, danse), de danse de Saint-Guy, on désigne, depuis SYDENHAM, une affection nerveuse — névrose, disait-on naguère, — se caractérisant par une série de mouvements involontaires mais conscients, désordonnés, inégaux, irréguliers, essentiellement arythmiques : c'est la chorée de Sydenham, spéciale au jeune âge, mais pouvant s'observer dans l'âge adulte et même dans la vieillesse.

En 1872, HUNTINGTON, médecin à Long-Island, trace, le premier, les traits définitifs de la chorée qui porte son nom : c'est une chorée chronique, essentiellement héréditaire, débutant comme la chorée de Sydenham, mais s'accompagnant de troubles psychiques ; ce n'est pas une maladie de la jeunesse ; c'est une maladie de l'âge adulte, mais qui peut également s'observer dans la vieillesse ; elle est exceptionnelle chez l'enfant.

Enfin, il y a toute une série de chorées dites symptomatiques, par opposition aux chorées dites essentielles, qualificatif que l'on attribuait autrefois, *a priori* et gratuitement, aux deux premières formes ; ce sont des chorées liées à des lésions microscopiques, et d'ailleurs peu profondes, plus irritatives que destructrices, des centres ou des conducteurs de la motricité ; hémichorées pré ou posthémiplégiques, chorées liées à l'existence d'une porencéphalie, d'une diplégie cérébrale infantile.

En réalité, aucune de ces formes ne mérite le nom de chorée sénile : la chorée de Sydenham a son maximum de fréquence chez l'enfant, celle de Huntington chez l'adulte, les chorées symptomatiques sont de tous les âges comme les hémiplégies auxquelles elles sont associées dans l'immense majorité des cas.

Cependant, les auteurs classiques décrivent la chorée sénile : pour Rauzier, la chorée sénile ne serait autre que la chorée de Huntington ; pour Siemerling, il faut au contraire bien distinguer la chorée sénile de la chorée de Huntington, et la chorée sénile vraie serait une chorée vulgaire évoluant chez le vieillard.

La vérité est qu'aucune chorée ne mérite à proprement parler le nom de sénile, puisqu'aucune n'est spéciale au vieillard et qu'il n'apparaît pas qu'une variété donnée de chorée soit réservée à l'âge avancé. Mais il est vrai de dire que la sénilité imprime un cachet aux deux grandes variétés de chorée ; ce cachet est essentiellement celui de la chronicité. S'il n'y a pas de *chorée sénile*, il y a des chorées chez le vieillard ; ces chorées sont toutes deux chroniques ; l'une répond au type de Huntington, l'autre au type de Sydenham.

§ 2. — Chorée de Sydenham

C'est essentiellement une chorée vulgaire, de tous points semblable à celle de l'enfance, mais qui se développe chez le vieillard, évolue d'une façon chronique, et se termine par la mort dans 80 p. 100 des cas, par la guérison chez 20 p. 100 des malades.

Les mouvements anormaux constitutifs de l'affection sont calqués sur les mouvements de la chorée infantile. Souvent ils ne s'en différencient aucunement. Pour quelques auteurs toutefois, REMAK, BISCHOFF, entre autres, les secousses brusques, fréquentes dans la chorée infantile, font défaut ici ; plus souvent on observe des mouvements lents, se rapprochant un peu des mouvements de l'athétose ; les mouvements sont généralement atténués par les mouvements intentionnels. Les mouvements cloniques, limités quelquefois au début à un membre, se généralisent souvent à tous les membres, et même au tronc, à la tête, au visage, à la langue, au pharynx ; les grands mouvements cessent ordinairement pendant le sommeil, mais il subsiste alors, dans les cas intenses, des secousses plus ou moins fréquentes. Dans tous les cas, dans leur ensemble, les mouvements de cette sorte de chorée offrent une très grande irrégularité. Il n'y a généralement pas de troubles psychiques.

La durée en est indéfinie, mais non fatalement progressive : il y a des cas de guérison, par les moyens qui réussissent en général dans la chorée infantile, à savoir l'arsenic (liqueur de Fowler, acide arsénieux, antipyrine et succédanés).

La cause occasionnelle de cette chorée est souvent un traumatisme, plus particulièrement une chute sur la tête, une frayeur, une émotion brusque ; le rôle exact de ces causes occasionnelles est difficile à préciser, mais dans tous les cas il ne s'agit pas ici d'une maladie héréditaire ou familiale.

§ 3. — CHORÉE DE HUNTINGTON ;
CHORÉE CHRONIQUE ; CHORÉE HÉRÉDITAIRE

Tout autre est la variété de chorée décrite par HUNTINGTON en 1872. Ce n'est pas une maladie du vieillard puisque, d'après WOLLENBERG, elle ne débute au-dessus de soixante ans que dans

1,2 p. 100 des cas ; c'est plutôt une maladie de l'adulte, qui, quelquefois, a débuté même dans l'enfance ; seulement, comme sa durée est extrêmement longue, commencée à l'âge adulte elle se continue souvent dans la vieillesse et même dans le grand âge : beaucoup de malades, atteints vers trente ou trente-cinq ans, ne meurent qu'à soixante, soixante-dix et quatre-vingts ans ; un malade d'Huber est mort à quatre-vingt-six ans ; aussi a-t-on pu, en fait, observer bien des vieillards atteints de maladie de Huntington, circonstance qui a pu contribuer à la faire considérer, à tort, comme une maladie de la sénilité.

1° Étiologie. — Dans l'état actuel de la science, c'est à la notion de la nature familiale et héréditaire que se résume tout ce que l'on sait de positif sur l'étiologie de cette maladie ; l'hérédité, cependant, n'est pas fatale et peut sauter une génération.

2° Symptômes. — Le début peut être brusque, marqué parfois par une frayeur, un traumatisme cranien ; parfois il a lieu à la suite d'une série d'attaques de chorée considérée comme vulgaire ; mais le plus fréquemment, il est lent et progressif.

La période d'état est caractérisée essentiellement par des *troubles moteurs*, constitués par des mouvements désordonnés, involontaires, irréguliers, arythmiques, continus à l'état de veille, rapides sans brusquerie, ne s'accompagnant ni de perte de connaissance ni de contractures, ni de douleur. Ces mouvements sont d'abord de petit rayon, puis augmentent d'amplitude pour se transformer en grandes gesticulations déréglées.

A la tête, les mouvements envahissent successivement les lèvres, la langue, les muscles du voile, du pharynx, du larynx, d'où des modifications de la parole qui devient nasonnée, sourde, monotone, empâtée, hésitante, bredouillante, puis tout à fait incompréhensible ; parfois elle est entrecoupée, hachée par les secousses involontaires, et de temps à autre précipitée comme la parole d'un cavalier lancé à grande allure ; les muscles des yeux sont généralement épargnés.

Aux membres supérieurs, les muscles des doigts, puis ceux

des mains, des épaules, sont successivement envahis. Au tronc,
les mouvements anormaux sont fréquents et le font incliner et
tourner successivement dans tous les sens. Les mouvements
sont ordinairement bilatéraux, plus rarement unilatéraux, exceptionnellement à localisation paraplégique.

L'intensité des mouvements peut être *diminuée* par le *repos*,
mais cette diminution n'est jamais une disparition ; par le
sommeil, et alors il s'agit en général d'une cessation absolue ;
par la *volonté*, et Laxxois fait de ce signe une caractéristique de
premier ordre de la chorée héréditaire, par opposition à celle
de Sydenham. Les mouvements sont *augmentés* par les émotions.

Il y a corrélativement des *troubles de l'écriture* : celle-ci présente des caractères tremblés, irréguliers, enchevêtrés, mais il
n'y a pas d'oubli d'une ou plusieurs lettres, comme dans la paralysie générale.

Il y a également, sous l'influence des troubles moteurs, des
troubles de la marche : c'est une démarche ébrieuse, contras-
tant avec la force musculaire qui est conservée longtemps, et la
conscience qui est relativement intacte.

Les troubles sensitifs sont nuls.

Les réflexes tendineux sont souvent exagérés.

L'*état mental* est toujours troublé : il s'agit essentiellement
d'un affaiblissement graduel et progressif de la mémoire et de
l'intelligence, aboutissant à la longue à la démence. Sur ce fond
démentiel se greffent des idées lypémaniaques : tristesse profonde, idées de suicide ; parfois ce sont des colères violentes,
impulsives, ailleurs des obsessions, des phobies (crainte d'être
volé), des hallucinations le plus souvent terrifiantes. Petit à
petit, le cercle des idées se rétrécit ; les mouvements volontaires
deviennent impossibles ; le malade est confiné au lit avec une vie
purement végétative, et finit par succomber dans la cachexie, le
marasme et le gâtisme. Dans quelques cas exceptionnels, cependant, l'intelligence s'est longtemps maintenue plus ou moins
intacte.

3° Anatomie pathologique. — La chorée de Huntington,

par son évolution progressive, a permis de révoquer en doute, depuis longtemps, la nature névrosique que par définition les anciens auteurs attribuaient à toutes les chorées.

Dès 1869, Broadbent posait d'ailleurs en principe que toute chorée était une maladie cérébrale, due à un trouble de la nutrition du corps strié et du thalamus.

Les expériences (embolies expérimentales) de Chauveau, de Legros et Onimus, contribuèrent à ruiner la théorie de la névrose, mais tendirent à faire admettre une origine plutôt médullaire. Pierret, en 1882, dans la thèse de son élève, Foucherand, oriente les recherches scientifiques dans le sens organique, en comparant les lésions de la chorée humaine à celles d'une maladie infectieuse, la chorée canine, et à celles d'une lésion organique du système pyramidal, l'hémichorée.

Dès 1876, Elischer (*Virchow's Archiv*) décrit dans le corps strié de petits grains très réfringents formant à chacun des vaisseaux un collier très évident. En 1888, Flechsig retrouve ces grains. En 1893, Oppenheim et Hoppe publient (*Archiv für Psychiatrie und Nervenheilkunde*, 1893, t. XXV) leur important mémoire sur l'anatomie pathologique de la chorée chronique progressive héréditaire. Pour eux, la lésion principale est une encéphalite miliaire corticale et médullaire, prédominant dans les régions motrices, et provoquant une atrophie de l'écorce portant sur les petites cellules rondes de la couche externe ; il existe, en outre, des foyers disséminés, peu nombreux, dans la protubérance et le bulbe ; la moelle est aussi le siège d'une altération caractérisée par une prolifération des cellules de la névroglie, limitée aux cordons antéro-latéraux, au voisinage des cornes antérieures. Pour Farklam (1898), la lésion essentielle est une méningo-encéphalite hémorrhagique, surtout corticale, avec infiltration de petites cellules au niveau des méninges, des gaines périvasculaires et du cortex, et raréfaction des fibres supraradiaires et tangentielles : pour lui, les mouvements choréiformes sont vraisemblablement attribuables à l'irritation de l'écorce consécutive à cette encéphalite. Lannois et Paviot (1898) retrouvent les grains d'Elischer et Flechsig, et les considèrent comme une formation interstitielle d'ordre térato-

logique plutôt que comme une lésion d'encéphalite. En 1901,
KATTWINCKEL montre que ces grains ne sont autres que des leucocytes infiltrant les espaces périvasculaires, et considère que la
lésion vasculaire et périvasculaire est le processus initial. Ultérieurement LANNOIS, PAVIOT et MOUISSET (1901), puis PAVIOT et
L. NOVÉ-JOSSERAND (1908) se rangent à la théorie inflammatoire,
qui semble désormais acquise de toutes parts. — De l'ensemble
concordant de ces remarquables travaux, ainsi que de ceux de
KÉRAVAL et RAVIART (1901), il est donc permis actuellement de
conclure que la lésion de la chorée héréditaire est constituée par
une lésion diffuse, inflammatoire, de l'ensemble du névraxe,
avec prédominance sur le neurone moteur et spécialement sur
la région rolandique ; la lésion première en date paraît être l'infiltration leucocytaire des gaines périvasculaires, surtout dans la
région des grandes cellules pyramidales et la couche des cellules
polymorphes ; ultérieurement se produit la désintégration et
l'atrophie des corps cellulaires, un certain degré de sclérose fas-
ciculaire, avec dégénérescence et disparition de la couche des
fibres supratangentielles et surtout des fibres radiaires.

4° **Physiologie pathologique**. — Telles sont les lésions ; les
symptômes correspondants sont expliqués comme l'ont montré
surtout FACKLAM, VASCHIDE et VURPAS (1905), PAVIOT et ses
collaborateurs, par l'irritation des neurones moteurs, et surtout
du protoneurone, par une méningo-encéphalite diffuse à toute
l'étendue de l'axe cérébro-spinal. Dans un dernier travail (1908),
PAVIOT et son élève L. NOVÉ-JOSSERAND parlant d'un cas de myo-
clonie chez un vieillard de soixante-six ans, chez lequel ils ont
trouvé, à l'autopsie, des lésions très analogues, estiment même
qu'il ne faut pas laisser subsister de cloison étanche entre les
lésions de la chorée chronique et celles d'une série d'autres maladies chroniques se caractérisant par des mouvements involontaires, caractéristiques différentielles en somme secondaires :
à ce point de vue très général, « on peut... penser que *chorée
chronique*, convulsions épileptiques, myoclonies, athétose, sont
toutes provoquées par une irritation de l'écorce rolandique ».

A un autre point de vue, il faut se souvenir de l'enseignement initiateur de PIERRET, ainsi que de ses élèves FOUCHERAND, BELOUS, SAINCLAIR sur la caractéristique anatomo-pathologique des lésions infectieuses du système nerveux, et reconnaître que ces lésions multiples, et cette infiltration des gaines en particulier, permettent de faire prévoir que bientôt sera mise en évidence, bactériologiquement, la nature infectieuse de la chorée de Huntington.

Ce n'est qu'alors peut-être, que pourra être tranchée définitivement l'ancienne discussion entre les unicistes qui, avec CHARCOT, HUET, ont soutenu l'identité de nature de la chorée de Sydenham et de celle de Huntington, lesquelles ne seraient séparées que par des différences secondaires dans l'évolution, différences inhérentes plutôt au terrain adulte ou sénile dans un cas, infantile ou juvénile dans l'autre, qu'à la nature même de l'affection, — et les dualistes qui, avec LANNOIS, soutiennent la dualité des deux processus, et rapprochent plutôt la chorée de Huntington des chorées dites autrefois symptomatiques, c'est-à-dire liées à des lésions en foyer des centres moteurs ou des conducteurs intercentraux.

5° Diagnostic. — Les notions pathogéniques qui découlent des paragraphes précédents diminuent de beaucoup la valeur du diagnostic différentiel classique entre les chorées proprement dites (*chorée de Sydenham, chorée de Huntington*) soit entre elles, soit avec les *chorées dites symptomatiques*; dans le premier cas on s'en référera à la description dichotomique que nous venons d'esquisser; dans le second, on sera guidé par l'existence des signes de lésions en foyer, et par la localisation hémiplégique, superposée souvent à une parésie motrice, des mouvements anormaux (pré ou post-paralytiques). De même les travaux de PAVIOT diminuent considérablement la valeur de la distinction classique entre les chorées et le *paramyoclonus multipex* ou les diverses *myoclonies*; dans ces myoclonies, les secousses sont plus brèves, plus localisées, ne s'accompagnent pas, en général, de déplacement du membre. Les *tics* sont des mouvements plus localisés, de moins grande amplitude, à allure intentionnelle, moins fréquents; leur nature mentale les rend très modifiables par la psychothérapie.

La *maladie des tics convulsifs* se distingue par l'association à
des tics violents, brusques, souvent étendus à de nombreux muscles ou groupes de muscles, de phénomènes impulsifs psycho-
moteurs variés (écholalie, échomatisme, échokinésie ; coprola-
lie, etc.). Dans l'*athétose*, les mouvements sont plus lents, mais
de plus grande amplitude, fixant les membres et surtout les
extrémités des membres dans des poses forcées d'hyperflexion
et d'hyperextension se succédant lentement, arythmiquement,
par l'intermédiaire de mouvements de reptation analogues à
ceux des tentacules des poulpes de mer (RENAUT, Cliniques iné-
dites de l'hôpital de la Croix-Rousse). Le *tabes* se signale par des
mouvements d'incoordination, par de la perte du sens musculaire, de l'hypotonie avec abolition des réflexes, par les troubles
oculo-pupillaires et les phénomènes sensitifs et viscéraux ; les
mouvements anormaux ne consistent que dans la viciation,
la déviation des mouvements volontaires, et non dans des mouvements involontaires indépendants, en dehors de toute volition,
comme le fait se produit dans les chorées. Les *tremblements*,
quelle que soit leur nature, sont des mouvements involontaires,
conscients, mais rythmiques et pendulaires, à oscillations plus
ou moins rapides, et n'entraînant que des déplacements très
limités des extrémités ; le *tremblement sénile* (voy. ce mot) se
signale surtout par ses oscillations lentes et par la participation du chef.

6° Pronostic. — Le pronostic de la chorée de HUNTINGTON est
fatal, après une évolution très longue ; c'est là, en somme, une
des caractéristiques différentielles majeures avec la chorée de
SYDENHAM évoluant vers la chronicité ; l'avenir seul tranchera la
question de savoir si l'on a eu raison de creuser, en raison de
cette différence d'évolution, une ligne de démarcation absolue entre les deux grands groupes de chorées chroniques.

7° Traitement. — Il résulte des notions acquises sur le pronostic que le traitement curatif est nul : c'est en vain, en effet,
qu'on a espéré guérir la maladie avec l'arsenic, le bromure,
l'antipyrine, le fer, l'hydrothérapie, l'électrothérapie, la révul-

sion. Mais un traitement symptomatique rationnel sera utile pour faire bénéficier le malade de la durée souvent très longue de cette affection ; les antispasmodiques et la révulsion ont paru utiles à quelques auteurs.

Parmi les antispasmodiques, les préparations à base de bromures, de valériane, le véronal, le bromhydrate d'hyoscine en injections sous-cutanées (1/10 de milligramme en solution dans 1 centimètre cube d'eau stérilisée sera la dose de début) ont pu rendre des services.

Enfin, il faudra, se rappelant les remarquables recherches de LANNOIS, sur l'hérédité de la chorée de Huntington, se préoccuper de la descendance des choréiques : les enfants devront être élevés dans les meilleures conditions d'hygiène alimentaire, physique et morale, de façon à mettre leur système cérébro-spinal, dans la mesure du possible, à l'abri de toute cause d'irritation, d'intoxication ou de toxi-infection.

ARTICLE V

TREMBLEMENT SÉNILE

Le tremblement sénile est constitué par des oscillations peu fréquentes (de 3 à 5 par seconde) et de faible amplitude.

1° **Caractères**. — C'est un tremblement intentionnel, c'est-à-dire qu'il n'existe que pendant la contraction musculaire et qu'il cesse avec elle ; ainsi, la tête appuyée ne tremble pas. Les mouvements volontaires ont sur ce tremblement une action variable ; ils peuvent le supprimer, l'augmenter ou rester sans action sur lui.

Le lieu maximum du tremblement est la tête ; c'est le tremblement du chef du vieillard, la tête oscille dans le sens vertical (affirmation), dans le sens horizontal (négation) ; quelquefois les deux mouvements se combinant aboutissent à des oscillations obliques ou circulaires. La mâchoire inférieure et les lèvres peuvent trembler isolément, simulant parfois le marmot-

tement indéfini d'une vague prière, ou encore le mâchonne-
ment, la rumination d'une interminable bouchée.

Aux membres, le tremblement est moins fréquent ; toutefois
il peut exceptionnellement n'exister qu'aux membres. Aux mains
les oscillations rythmiques ont quelquefois les allures coordon-
nées du tremblement parkinsonien, mais l'absence de raideur
sera un élément important de diagnostic en faveur du tremblement sénile. L'écriture est modifiée par le tremblement : elle
est formée de traits dentelés et ondulés, mais reste régulière
dans son ensemble.

2° Fréquence. — La notion de fréquence du tremblement
sénile est capitale, car elle entraine la notion de l'origine sénile
ou autre du tremblement. Or on est loin aujourd'hui de l'opinion d'Axenfeld, pour qui ce tremblement n'était qu'une manifestation physiologique de la sénilité. Déjà Trousseau avait
remarqué que le tremblement sénile ne s'observe pas nécessairement chez tous les vieillards, même très avancés en âge ; Charcot
insistait sur sa rareté relative et sa précocité fréquente ; il en
était de même de Leyden et de Luys.

Dans sa thèse, Bourcabel montre, par des documents précis,
que le tremblement sénile est *rare*, puisqu'il n'existe que chez
1,6 p. 100 des vieillards. Dans notre statistique, ce chiffre est
de 7 observations.

De plus, chez quelques-uns de ces vieillards, le tremblement
remontait à l'âge adulte (cinquante ans) ou même à la jeunesse
(trente ans).

3° Nature. — Des statistiques ci-dessus, il résulte que le tremblement dit sénile ne peut être considéré comme fonction de la
sénilité. La vérité est que la sénilité est une cause déterminante,
mais que la cause prédisposante est tout autre.

Les recherches d'Achard et Soupault sont très suggestives à
cet égard : ils ont spécialement étudié, à ce point de vue, les relations du tremblement sénile avec le tremblement héréditaire,
décrit par Eulenbourg, Debove et Renault, entre autres. Leur
conclusion est que, soit étiologiquement, soit symptomatique-

ment, il n'existe aucun caractère permettant de différencier nettement le tremblement héréditaire du tremblement sénile. La seule différence, c'est que le tremblement héréditaire débute souvent, mais non toujours, à un âge moins avancé, et que parmi les antécédents des sujets qui en sont atteints, on note plus souvent l'hérédité similaire. Mais les caractères symptomatiques des deux tremblements sont identiques; ils apparaissent dès lors comme de simples variantes d'une seule et même affection, qu'ACHARD et SOUPAULT proposent de dénommer *tremblement essentiel* ou névrose trémulante. Nous souscrivons d'autant plus à cette manière de voir, que, comme ces auteurs, nous avons trouvé dans les antécédents de nos malades, atteints soit de tremblement héréditaire, soit de tremblement sénile, l'hérédité névropathique, ou plutôt le tempérament névropathique, que celui-ci procède d'une névropathie ancestrale ou d'une imprégnation toxique ou infectieuse des centres nerveux des ascendants ou de l'être lui-même à sa période de formation. Nos trembleurs séniles sont tous des névropathes, quelques-uns de vrais hystériques en puissance, des hystérisables suivant l'expression de BERNHEIM, et le tremblement ne nous apparait que comme une des multiples manifestations de cette prédisposition morbide; lorsqu'aucune cause occasionnelle de son apparition n'a agi avant la vieillesse, celle-ci suffit à le faire apparaitre, par la diminution de résistance qu'elle imprime à l'organisme; le tremblement sénile peut en effet être considéré comme le type d'un *tremor a debilitate*. En résumé, le tremblement sénile est une manifestation de cette *faiblesse irritable* du système nerveux, qui est l'apanage du névropathe, et se développe sur le même fond que les manifestations hystériques proprement dites.

C'est dire qu'il s'agit d'un trouble purement fonctionnel du système nerveux, aucune lésion n'ayant encore jusqu'ici été constatée à l'autopsie, en dehors de lésions banales de sénilité, rencontrées d'ailleurs chez des vieillards qui n'ont jamais été des trembleurs.

4° Diagnostic. — Avec la maladie de Parkinson, le diagnostic sera exposé ultérieurement, ainsi qu'avec toutes les autres variétés de tremblement.

5° Pronostic, traitement. — Le tremblement sénile ne guérit pas, et n'est susceptible d'être influencé par aucun traitement. Il n'a d'ailleurs aucune gravité en dehors de ses inconvénients fonctionnels, qui font, du malade qui en est atteint, parfois un véritable infirme ; ces inconvénients sont en proportion de l'intensité du tremblement, de sa localisation ou de sa généralisation.

CHAPITRE VI

MALADIES DES NERFS ET DES MUSCLES

Contrairement au cerveau et à la moelle, le système nerveux périphérique a été peu étudié chez le vieillard. Il est certain que les cellules, les fibres et les neuro-fibrilles qui le constituent doivent présenter des modifications plus ou moins considérables, dépendant d'une part de la sénilité elle-même, d'autre part des altérations du système nerveux central que nous venons d'indiquer, et des lésions vasculaires inhérentes à l'âge avancé. Au point de vue fonctionnel, il est certain que la sensibilité est émoussée chez le vieillard, et cependant c'est chez lui que se rencontre le plus fréquemment les névralgies les plus douloureuses et les plus rebelles.

On peut en dire autant du système musculaire sénile, dont les altérations ont été aussi peu étudiées, et à propos desquelles du reste, il est difficile de faire la part respective à la sénilité, aux troubles vasculaires, et aux altérations du système nerveux.

ARTICLE PREMIER

MALADIES DES NERFS

Les maladies des nerfs chez le vieillard ne présentent rien de bien spécial. Nous verrons seulement, après avoir envisagé les altérations encore peu connues du système nerveux périphérique dans l'âge avancé, les caractères que la sénilité imprime aux névrites, aux névralgies, et au zona.

§ 1. — NERFS CHEZ LES VIEILLARDS

Les nerfs semblent participer à la tendance générale à l'atrophie du système nerveux du vieillard. Boyer a dit que les nerfs, considérés dans leurs rapports avec le corps entier, étaient moins grands chez le vieillard que chez l'enfant ; il est certain que l'extrémité terminale et épanouie des nerfs ne présente pas le même degré de développement, non plus que la même activité fonctionnelle chez les vieillards. SCHREGER, cité par SEILER, a constaté que le névrilème des nerfs sciatiques surtout et des nerfs sacrés était moins souple, moins humecté que dans les âges précédents, que les cordons nerveux paraissaient plus serrés, plus secs, moins élastiques, plus aisés à déchirer. DURAND-FARDEL a également observé que les nerfs des vieillards n'offraient ni le même volume, ni une blancheur aussi éclatante, ni une vascularité aussi prononcée du névrilème que chez les sujets plus jeunes.

§ 2. — NÉVRITES SÉNILES, POLYNÉVRITE SÉNILE

Les névrites sont assez fréquentes chez le vieillard. C'est surtout au cours des cachexies et des dyscrasies qu'elles se rencontrent chez les vieux cancéreux, les vieux diabétiques, les vieux alcooliques, les vieux saturnins, etc.

1° Description. — On peut rencontrer chez eux toutes les modalités des névrites localisées, ou des polynévrites, sans qu'on puisse noter des phénomènes particuliers en rapport avec l'âge.

D'après les recherches de GOMBAULT, ces névrites pourraient être souvent latentes. Cet auteur a examiné systématiquement le nerf collatéral dorsal externe du gros orteil sur des vieillards plus ou moins cachectiques, mais qui n'avaient présenté de leur vivant aucun signe d'affection organique du système nerveux, et chez lesquels la sensibilité cutanée dans le domaine de ce nerf systématiquement exploré était normale, ou tout au plus simplement émoussée ; dans six de ces cas, GOMBAULT a constaté des lésions de ce nerf, parfois même très profondes.

OPPENHEIM a décrit en 1893 une forme sénile de névrite multiple, caractérisée par une absence de facteurs étiologiques, un affaiblissement incomplet de la sensibilité et de la motilité sans phénomènes douloureux avec intégrité des nerfs cérébraux, et une évolution chronique avec bénignité relative. Cette forme, d'après cet auteur, serait ce que EMPIS avait décrit sous le nom d'affaiblissement musculaire progressif des vieillards, auquel nous renvoyons (voy. page 492).

JOFFROY et ACHARD ont observé une femme de soixante-trois ans qui présentait des crises douloureuses, surtout nocturnes, très violentes, avec de l'hyperesthésie de la peau et des muscles. Le cas de SCHLESINGER a trait à un menuisier de soixante-neuf ans, souffrant de violentes douleurs répétées dans le bras gauche, et chez lequel survinrent de la diplopie, des troubles de la sensibilité dans toutes les branches du trijumeau gauche, en particulier dans l'ophtalmique, et des troubles vésicaux ; au bout d'un an il survint de la paralysie des extenseurs des extrémités supérieures et des muscles péroniers, de la parésie du triceps et du deltoïde, et finalement de la paralysie avec atrophie rapide et contracture de la plupart des muscles des extrémités. STEIN rapporte également trois cas où les douleurs et l'hyperesthésie étaient les symptômes prédominants.

REMAK a insisté sur la variabilité de ces polynévrites des vieillards sans autre étiologie que la sénilité, et à côté des formes avec troubles moteurs, ou avec troubles sensitifs, il a observé chez un homme de soixante-huit ans, une polynévrite amyotrophique foudroyante, sans douleurs, mais terminée par la guérison.

PETREN a décrit une *forme héréditaire de névrite sénile* à propos de l'observation d'une femme de cinquante-huit ans atteinte de névrite chronique multiple, et présentant comme symptômes principaux une légère diminution de la sensibilité et de la motilité et de l'abolition des réflexes. Mais ce qu'il y a de curieux dans ce cas, c'est que la mère de cette femme, âgée de quatre-vingt-quatre ans, présentait depuis treize ans les mêmes symptômes, son frère âgé de soixante et un ans et sa sœur âgée de cinquante-six ans, étaient atteints également depuis sept et deux ans de la même maladie.

Enfin GOWERS s'est demandé si une forme de polynévrite sénile ne pourrait pas être due à l'athérome.

2° Anatomie pathologique. — Les lésions des nerfs sont ici celles des névrites.

Sternberg a retrouvé les lésions de névrite segmentaire décrites par Gombault.

Cestan, chez un homme de soixante-sept ans, artérioscléreux, mort douze jours après avoir présenté de la gangrène du pied gauche, a examiné les nerfs et a trouvé par la méthode de Marchi, une névrite intense, au-dessus du foyer, dans le tiers inférieur de la jambe.

3° Pronostic. — Le pronostic est bénin, mais les douleurs sont tenaces et rebelles. Stein a vu des cas terminés par la mort.

4° Traitement. — Le traitement sera surtout dirigé contre la cause : on instituera celui du diabète, de l'artériosclérose ; on traitera le saturnisme, la goutte ; on donnera des toniques reconstituants aux cachectiques. On conseillera le repos prolongé, l'abstention de tout travail, l'éloignement de toute préoccupation. On tâchera de réveiller la nutrition ralentie des nerfs et des muscles par des frictions, des bains chauds, du massage, de l'électrisation. On hâtera l'élimination des toxines par les purgatifs, les diurétiques, et surtout le régime lacté.

Contre les douleurs, on emploiera les moyens usités chez l'adulte : la morphine, l'antipyrine, le salicylate de soude, le salophène, les injections de strychnine, l'enveloppement du membre douloureux.

§ 3. — Névralgies, sciatique

Les névralgies sont peu fréquentes chez le vieillard. Elles se rencontrent chez les vieux goutteux et les vieux rhumatisants. Toute cause d'épuisement pour l'organisme, une maladie débilitante comme le cancer, peut se traduire à un âge avancé par des névralgies diversement localisées. La sciatique, ou d'autres névralgies, peuvent être comme chez l'adulte les premiers signes d'un diabète. Elle peut aussi être symptomatique d'un morbus coxæ senilis (INGELRANS, VERHAEGHE, thèse Lille, 1902).

L'artériosclérose pourrait, d'après certains auteurs, être par elle-même la cause de certaines névralgies. D'après RIGAL, « la simple athéromasie des artères qui accompagnent les nerfs dans leurs canaux osseux, peut par la dilatation et la rigidité des parois artérielles, donner lieu à des névralgies intenses ».

La forme qui s'observe le plus fréquemment chez le vieillard est la *névralgie-névrite* chronique. Elle débute d'ordinaire avec les allures d'une névrite subaiguë, quelquefois pourtant la chronicité s'affirme d'emblée par la lenteur avec laquelle se développe l'affection. La douleur est presque toujours continue. Les troubles trophiques musculaires et cutanés sont beaucoup plus marqués et infiniment plus tenaces que dans la névrite subaiguë : les éruptions diverses, le zona en particulier, sont fréquentes et presque toujours très douloureuses. La maladie dure indéfiniment, à travers des phases alternatives d'amendement et d'exacerbation.

Chez le vieillard déjà débilité, si l'affection est d'une certaine durée, on peut observer une altération rapide de l'état général, un changement de caractère, de la tristesse ou de l'irritabilité, la perte de l'appétit, de l'insomnie, tous troubles entraînant un affaiblissement progressif qui aboutit à une véritable cachexie.

Ces névralgies peuvent se rencontrer sur tous les territoires nerveux : quelques-unes cependant seraient spéciales aux vieillards. C'est ainsi que GROS (de Philadelphie) a décrit une variété de névralgie du trijumeau survenant chez les vieillards à la suite de la chute des dents ; *névralgie des édentés* ; le tissu osseux très dense qui remplit alors la cavité alvéolaire y comprimerait les filets nerveux ; de là une névralgie que peut seule guérir la résection d'un fragment de gencive.

On a observé aussi chez les vieillards et surtout chez les goutteux, les diabétiques, les obèses, les alcooliques, cette forme particulière de névralgie appelée la *méralgie paresthésique*. Cette névrite du fémoro-cutané est caractérisée par des accès douloureux paroxystiques survenant à l'occasion de la station debout, débutant par un fourmillement qui part de la région trochanté-

rienne pour se propager vers le triangle de Scarpa, et se termi-
nant par des douleurs térébrantes extrêmement vives dans la
partie moyenne de la cuisse rendant la marche impossible et
obligeant les malades à garder le repos.

Contre ces différentes sortes de névralgies, on utilisera tous
les moyens employés en pareil cas chez l'adulte : antipyrine,
opium, belladone, jusquiame, aconit et aconitine, pyramidon,
quinine, etc., les baumes et les liniments analgésiques, le chlorure d'éthyle, le massage, l'électrisation, les injections sous-
cutanées d'air atmosphérique, selon la méthode de CORDIER.
Nous croyons qu'il faudra se méfier chez le grand vieillard des
injections sous-arachnoïdiennes ou épidurales de cocaïne. Chez
eux, il ne faudra jamais oublier de traiter la cause ; en particulier chez les vieux rénaux et les vieux artérioscléreux, le régime
lacté devra toujours être prescrit.

§ 4. — ZONA

Le zona est assez fréquent chez le vieillard et c'est chez lui
qu'il s'accompagne des troubles fonctionnels les plus intenses.

1° Étiologie. — L'étiologie en est la même que chez l'adulte :
les vieux rhumatisants, les vieux diabétiques y sont particulièrement sujets. On l'a observé dans le cancer du sein, il indiquerait alors une généralisation à la colonne vertébrale (CHARCOT
et GÉRARD, ROMIEU, thèse Lyon, 1909).

2° Description. — Les caractères de l'éruption du zona sont
également les mêmes : éruption sur le trajet d'un nerf de
papules isolées ou confluentes, puis de vésicules phlycténulaires,
enfin de croûtes adhérentes, auxquelles succèdent des taches
pigmentaires et des cicatrices blanches indélébiles. Cependant
chez les vieillards affaiblis, les diabétiques, les vieux alcooliques,
il peut revêtir la forme hémorragique ou même gangréneuse,
laissant des ulcérations plus ou moins profondes, torpides, qui
persistent deux ou trois mois ou davantage.

De plus, c'est surtout chez les sujets âgés que le zona s'accompagne de névralgies intenses, rebelles et indéfiniment persistantes. Trousseau cite une dame qui, quatorze ans après la guérison d'un zona, éprouvait encore d'atroces douleurs apparaissant surtout la nuit.

3° Pronostic. — Aussi le pronostic de cette maladie doit-il être toujours réservé lorsqu'elle survient chez des sujets avancés en âge et cachectisés par une maladie antérieure.

4° Traitement. — La thérapeutique, comme chez l'adulte, doit être aussi simple que possible : une large application de poudre isolante, amidon, talc, sous-nitrate de bismuth, oxyde de zinc, etc., suffit le plus souvent, et l'on s'abstiendra avec soin d'applications locales irritantes, astringentes ou autres, de topiques ou de pommades qui ne feront, en raison de l'altération de la peau des vieillards, qu'empêcher la cicatrisation, favoriser l'infection et pourront même provoquer la gangrène.

Dans les formes hémorragiques ou gangréneuses, on lavera, à chaque pansement, les surfaces ulcérées avec une préparation antiseptique ou mieux avec du vin aromatique, et on appliquera des poudres de charbon, de quinquina, d'iodoforme, dermatol, aristol, etc. On tâchera en même temps de relever les forces du malade par l'usage des préparations toniques de quinquina, de kola, de fer, de glycérophosphate, etc., et par une alimentation suffisamment réparatrice.

Contre les douleurs névralgiques qui précèdent et accompagnent le zona, on prescrira la quinine, l'aconitine, la phénacétine, la belladone, la valériane, la teinture de gelsemium ; lorsqu'elles sont rebelles et qu'elles persistent après la cicatrisation complète des lésions cutanées, on peut recourir aux pommades calmantes, aux liniments laudanisés, mentholés ou chloroformés, au stypage, aux applications d'alcool, aux injections sous-cutanées d'air, aux injections sous-cutanées d'antipyrine, de glycéro-phosphate de soude (Robin), de chlorhydrate d'héroïne ; mais on évitera les injections de morphine, sous peine d'exposer le malade à la morphinomanie. Si l'état du vieillard le permet, on pourra l'envoyer aux eaux thermales de Néris ou de Plombières.

ARTICLE II

MALADIES DES MUSCLES

Nous avons déjà vu au chapitre des paraplégies que, chez le vieillard, le système musculaire peut être altéré primitivement au cours de la sénilité, sans l'intermédiaire de lésions nerveuses. Empis décrit, depuis longtemps, des altérations musculaires primitives chez le vieillard, portant non plus sur les muscles des membres inférieurs, mais sur tout le système musculaire. Il nous faut donc décrire cette forme peu connue, et peu étudiée depuis cet auteur, mais dont nous avons pu constater la réalité, au point de vue clinique tout au moins, chez quelques pensionnaires des asiles de vieillards. Nous y insisterons après avoir indiqué les altérations séniles du système musculaire, et après avoir montré en quelques mots la possibilité du début dans la vieillesse de certaines atrophies musculaires progressives.

§ 1. — Système musculaire du vieillard

Les altérations du système musculaire, dues au fait même de la sénilité, sont d'ordre anatomique, histologique et physiologique.

1° Modifications anatomiques. — Les muscles de la vie de relation s'amincissent et se plissent chez les vieillards, prennent l'aspect feuille morte et cette pâleur, comme le fait remarquer Durand-Fardel, paraît moins due à l'altération propre de la fibre musculaire qu'à l'apport d'une moindre quantité de sang. Les interstices cellulaires ou cellulo-graisseux qui séparent les faisceaux musculaires s'élargissent et paraissent tendre à les remplacer sans que, par le fait de l'âge, il y ait dégénérescence graisseuse.

2° Modifications histologiques. — ROKITANSKY, KÖLLIKER ont signalé l'amincissement des faisceaux musculaires, et l'accumulation plus ou moins considérable de granulations graisseuses dans les fibres musculaires des vieillards.

3° Modifications physiologiques. — Il se produit, toujours avec les progrès de l'âge, une diminution de la force musculaire, mais cet affaiblissement est extrêmement variable suivant les individus. EMPIS a mesuré la force dynamométrique de 40 femmes âgées de soixante à quatre-vingts ans : il a obtenu une moyenne de 13 degrés 7 dixièmes ; les deux nombres extrêmes ont été 9 degrés 5 dixièmes et 23 degrés.

Les mouvements du vieillard sont lents, un peu incertains, quelquefois douloureux. Les réactions musculaires sont, chez lui, toujours amoindries : DUCHENNE de Boulogne a observé comme un fait constant que la proportion d'électricité qu'il faut développer pour obtenir la contraction d'un muscle est en raison directe de l'âge.

§ 2. — ATROPHIE MUSCULAIRE PROGRESSIVE

L'atrophie musculaire progressive est une maladie du jeune âge, elle débute rarement après la vingtième année et les malades qui en sont atteints arrivent rarement à un âge avancé. Cependant lorsque l'affection débute tard et lorsque les malades sont dans de bonnes conditions d'hygiène, ils peuvent arriver à la vieillesse.

Le début, dans les types scapulo-huméraux, peut du reste être très tardif : JOFFROY et ACHARD l'ont vu débuter à cinquante-cinq ans, BABÈS et KALINDERO à cinquante-huit ans, LINSMAYER à soixante-sept ans. SÉZARY, CHENET et JUMENTIÉ ont rapporté récemment à la Société de Neurologie un cas de myopathie à type juvénile ayant débuté à soixante ans.

La symptomatologie ne présente du reste rien de spécial à noter de plus que dans l'âge adulte.

§ 3. — AFFAIBLISSEMENT MUSCULAIRE PROGRESSIF DES VIEILLARDS

Un certain affaiblissement est de règle dans la vieillesse, mais à un certain degré il peut devenir véritablement pathologique, et être justifiable d'une thérapeutique appropriée.

1° Historique. — EMPIS a décrit en 1862 un affaiblissement musculaire progressif comme véritable maladie générale chez les vieillards et dont il a des tendances à faire une sorte de chlorose sénile. VULPIAN et DONAUD ont montré que la dégénérescence graisseuse des muscles constituait la lésion principale de cette affection. OPPENHEIM, en 1893, est revenu sur cette affection spéciale à l'âge avancé en en faisant une forme sénile de névrite multiple.

2° Symptomatologie. — Cet affaiblissement musculaire peut à lui seul constituer tout l'état pathologique de certains vieillards. Dans sa plus grande simplicité, il se caractérise exclusivement par une diminution des forces ; le vieillard qui en est atteint, sans présenter aucun trouble intellectuel, sans aucune douleur, sans trouble digestif, circulatoire ni respiratoire, tombe cependant progressivement dans un état de faiblesse musculaire tel qu'il ne peut plus ni marcher, ni agir, sans une extrême fatigue et reste volontiers des journées entières sur son siège.

Cette diminution de la force musculaire n'est pas localisée à certaines parties du corps, comme cela a lieu pour l'affaiblissement paralytique symptomatique d'une affection organique du système nerveux, mais elle est, au contraire, uniformément répartie sur la totalité des muscles de la vie animale. Elle se caractérise non pas tant par la diminution de la force dynamométrique, qui est très variable chez les individus âgés, que par le sentiment de faiblesse éprouvé par le malade, et l'impossibilité où il est de s'occuper, d'agir et de marcher, comme en état de santé.

Mais à côté de l'affaiblissement musculaire, on note le plus souvent un certain nombre de troubles accessoires qui viennent se grouper autour de lui, à une période plus ou moins avancée de la maladie. Ce sont tout d'abord des vertiges, des étourdissements, des bourdonnements d'oreille et des engourdissements passagers dans les membres, principalement lorsque les malades changent de position.

Quelquefois il peut y avoir des palpitations de cœur, des défaillances et des syncopes ; mais ces symptômes peuvent être le fait d'une lésion organique latente du cœur si fréquente chez le vieillard.

L'oppression, la dyspnée et des étouffements accompagnent aussi, par moments, l'affaiblissement musculaire. L'état des fonctions digestives est extrêmement variable, tantôt normal, tantôt avec des digestions laborieuses, gastralgie, flatuosités, le plus souvent avec une constipation opiniâtre.

Enfin lorsque la maladie est abandonnée à elle-même, la nutrition générale ne tarde pas à s'altérer : de là l'apparition de la pâleur, de l'amaigrissement, de la tendance au refroidissement, et finalement de la cachexie.

3° Marche, durée, terminaison. — La rapidité avec laquelle l'affaiblissement musculaire progressif se développe chez les vieillards est assez variable : tantôt en quelques semaines ou en quelques mois, l'affaiblissement est tel, que les personnes qui en sont atteintes ne peuvent presque plus marcher ; d'autres fois l'évolution en est si lente que ce n'est qu'au bout de plusieurs années qu'il arrête les malades.

Une fois développé à un certain degré, il peut rester quelque temps stationnaire, mais le plus souvent il augmente progressivement d'intensité lorsqu'il est abandonné à lui même : il arrive cependant quelquefois qu'il diminue après quelques semaines ou quelques mois de durée, et disparaisse même, plus ou moins complètement, soit spontanément, soit sous l'influence

de remèdes appropriés. S'il n'y a pas de rémission, la mort
arrive soit par affaiblissement progressif, soit subitement par
syncope, soit par l'effet d'une maladie intercurrente.

4° Anatomie pathologique. — Empis avait des tendances
à rapprocher cette affection des névroses et à la faire dépendre
d'une altération primitive de l'innervation, dépendant elle-
même de l'altération générale de la nutrition dans la vieillesse.

Pour Vulpian et Donaud, la lésion primordiale est la dégénérescence graisseuse des muscles. A l'autopsie de ces malades, on
constate que leurs muscles ont un volume réduit, qu'ils ont
subi une décoloration qui va du rouge pâle à la teinte feuille
morte ; leur élasticité, leur consistance ont diminué, leurs fibres
sont moins distinctes, plus friables qu'à l'état normal, et souvent
le tissu cellulaire qui les entoure est infiltré de graisse.

Si l'on examine au microscope ces muscles ainsi modifiés, on
constate une hypergenèse du tissu adipeux, se produisant sous
forme de granulations, dans les faisceaux musculaires primitifs.
Sous l'influence de cette accumulation, les fascicules ont perdu
leurs stries, se sont atrophiés ou ont disparu suivant le degré
plus ou moins avancé de la dégénérescence du muscle. Il y a
presque toujours une augmentation du pigment musculaire et
une prolifération des noyaux du sarcolemme. Le système nerveux est intact.

Depuis 1867 aucun auteur ne s'est occupé de cette question de
l'affaiblissement musculaire chez le vieillard. Il serait intéressant de savoir si, avec les méthodes que nous possédons à l'heure
actuelle, on ne trouverait pas dans des cas semblables des lésions
plus ou moins considérables du système nerveux central ; plusieurs observations de la thèse de Donaud semblent bien se
rapporter à de l'artériosclérose cérébrale ou médullaire. Nous
avons cependant nous-même observé des cas répondant à la
description d'Empis, sans qu'on puisse y relever une étiologie
quelconque, mais malheureusement nous n'avons pas pu pratiquer l'examen anatomique.

5° Étiologie. — L'âge avancé, sans être une condition absolue, est une des conditions qui prédisposent le plus à cet affaiblissement musculaire.

Comme causes déterminantes, on peut noter toutes celles qui exercent une influence dépressive sur le système nerveux et qui altèrent rapidement la santé générale : les maladies graves, les chagrins, les revers de fortune, les ambitions déçues, les privations, la misère, une nourriture insuffisante, etc. ; mais parfois cet état survient sans qu'il soit possible de rattacher son apparition à aucune cause déterminante appréciable.

6° Diagnostic. — Lorsque l'affaiblissement musculaire progressif est le seul symptôme de la maladie, le diagnostic s'établit rapidement ; mais si d'autres symptômes viennent se mêler à la perte des forces, il s'agit de reconnaître si le tableau clinique ne relève pas d'une lésion organique quelconque.

Si les troubles dyspeptiques prédominent au milieu d'un état général caractérisé par de l'affaiblissement, il est difficile de ne pas penser à une maladie organique de l'estomac, dont cet état général ne serait qu'une conséquence. Il en est de même de troubles cardiaques et respiratoires. Mais on reconnaîtra, s'il s'agit de l'affaiblissement musculaire progressif, que la diminution de la force n'est pas en rapport avec le peu d'intensité et la modalité de ces symptômes accessoires ; que ceux-ci sont surtout fonctionnels, et qu'il n'y a pas de tumeur abdominale, pas de vomissements, ni de signes physiques d'une lésion cardiaque ou pulmonaire.

L'affaiblissement généralisé, non limité à une région, l'absence de paralysie fera éliminer l'idée d'un ramollissement chronique du cerveau. L'intégrité des facultés intellectuelles, de l'état de la parole, l'absence de tremblement fera éliminer la paralysie générale, ainsi que les différentes sortes de paraplégies lacunaires ou médullaires des artérioscléreux.

7° Pronostic. — Cet affaiblissement progressif est presque toujours un fait grave dans la vieillesse : cependant, il peut n'être qu'accidentel et est susceptible de guérison.

En général, moins les personnes sur lesquelles sévit la maladie sont âgées, et plus il y a de chances de les voir guérir complètement. L'absence d'infirmités, le début récent sont de bonnes conditions de succès.

L'existence de troubles cardiaques intenses augmente beaucoup la gravité du pronostic, à cause de la fréquence des morts subites par syncope, qui surviennent dans cette circonstance.

8° Traitement. — Les indications thérapeutiques sont d'une part de modifier la disposition générale de l'organisme, à laquelle se rattachent les symptômes de la maladie, et d'autre part, de réprimer individuellement l'intensité des symptômes trop prédominants.

Pour remplir la première indication, Empis recommandait la médication ferrugineuse, et ordonnait le sous-carbonate de fer, la limaille porphyrisée, le fer réduit par l'hydrogène, cinq doses de 50 centigrammes à 1, 2 et 4 grammes par jour, en faisant prendre le médicament aux repas, deux fois par jour, et en commençant par une dose faible, en en augmentant progressivement la quantité selon les effets produits. L'amélioration par les ferrugineux peut être très rapide, mais d'autres fois, elle ne peut se faire sentir qu'au bout de plusieurs mois.

Les diverses préparations de quinquina, les boissons amères, telles que la tisane de quassia amara sont d'utiles adjuvants à la médication ferrugineuse.

L'usage des bains tièdes très courts, suivis de frictions sèches sur la peau, stimule les fonctions de cette dernière; les fumigations aromatiques sont également utiles. Empis s'est bien trouvé de l'usage de l'eau froide en l'employant avec méthode. Par contre, il n'a pas eu à se louer de l'emploi de l'électricité.

S'il y a des troubles digestifs consécutifs à la médication ferrugineuse, il suffira souvent de changer et de varier les préparations de fer pour les voir se dissiper. La diarrhée disparaît souvent par le mélange de 5 centigrammes de rhubarbe (?) à la poudre de fer. La constipation cède par l'administration, pendant quelques jours de suite, de 5 centigrammes de poudre de belladone dans une cuillerée d'eau sucrée.

Si la gastralgie est persistante, on peut essayer avec succès quelques gouttes de teinture de noix vomique, ou mieux encore quelques cuillerées d'une solution de 1 centigramme de strychnine dans 100 grammes d'eau distillée.

Contre les vertiges, les étourdissements et les bourdonnements d'oreilles parfois intenses, Empis recommande l'usage du café noir. S'il y a persistance des troubles cardiaques, il sera bon d'associer à la médication martiale quelques granules de digitaline, ou quelques pilules de poudre de digitale.

Mais il est rare que la médication ferrugineuse n'enraye rapidement les progrès de cet affaiblissement musculaire progressif, qui en constitue une des indications au même titre que la chlorose, dont du reste il se rapproche par plusieurs symptômes d'après Empis.

LIVRE V

MALADIES DU TUBE DIGESTIF ET DE SES ANNEXES

Les troubles du tube digestif sont fréquents chez les vieillards. Les maladies générales, les maladies infectieuses retentissent immédiatement chez lui sur l'appareil gastro-intestinal. Les habitudes antérieures — alcoolisme, bonne chère, etc. — ont souvent affaibli l'estomac qui devient vite intolérant. La mauvaise dentition ajoute à la difficulté de l'alimentation. Les altérations des annexes du tube digestif, des glandes salivaires, du foie souvent lésé par des maladies anciennes, s'ajoutent aux altérations vasculaires pour entraîner, en dehors des maladies spécifiques, des troubles digestifs qui revêtent un cachet assez particulier dans l'âge avancé.

Nous diviserons les maladies du tube digestif en deux grands chapitres : 1º les *maladies du tube digestif proprement dit* ; 2º les *maladies de ses annexes*.

CHAPITRE PREMIER

TUBE DIGESTIF PROPREMENT DIT

Nous envisagerons successivement les lésions de la bouche, de l'œsophage, de l'estomac, de l'intestin et de l'appendice. Nous n'entrerons pas dans l'étude complète de chacune des maladies de ces différentes portions du tube digestif, qui peuvent se rencontrer à tous les âges de la vie. Nous nous efforcerons seulement de montrer le caractère particulier qu'elles revêtent du fait de la sénilité. Nous insisterons cependant sur quelques affections plus spéciales aux vieillards et encore mal connues et peu décrites, comme la mélanotrichie linguale, l'artériosclérose gastrique et intestinale.

ARTICLE PREMIER

BOUCHE ET DÉPENDANCES

La mauvaise dentition, la chute des dents, la difficulté de la mastication, la disparition des organes lymphatiques entraînent la vulnérabilité de la bouche et du pharynx chez les gens âgés, et expliquent leur sensibilité vis-à-vis des infections, souvent aussi entretenues par la présence de vieux chicots, de restes de racines dentaires, etc.

Après avoir indiqué les modifications de la bouche et de ses différentes parties constituantes, nous décrirons comme maladies propres au vieillard ou revêtant des allures spéciales dans l'âge avancé, les *gingivites*, les *stomatites*, la *mélanotrichie*, le *muguet*, et le *cancer des lèvres*. Les *cancers de la langue*, de l'*amygdale*, du *pharynx*, moins fréquents après soixante ans, présentent le même tableau clinique que chez l'adulte.

§ 1. — LA BOUCHE CHEZ LE VIEILLARD

La bouche du vieillard est caractérisée par la chute des dents. Avec les progrès de l'âge, la couronne dentaire perd par l'usure des parties de son émail et de son ivoire, en même temps que son canal central se rétrécit par la production incessante de nouvelles couches d'ivoire. La composition de la dent se modifie, LASSAIGNE et BIBRA ont vu l'augmentation de la matière organique (33 au lieu de 29) au détriment de l'élément calcaire (67 au lieu de 71). La pulpe diminue de volume; ses vaisseaux et ses nerfs s'atrophient. Les dents sont alors de véritables corps étrangers qui s'ébranlent et tombent.

Les maxillaires reprennent alors l'aspect qu'ils avaient avant l'éruption des dents par résorption de leur partie alvéolaire. Le corps de la mâchoire inférieure, se déforme sous l'influence des tractions musculaires comme l'a montré MAREY, perd la moitié de sa hauteur et semble relativement très long. La mastication en est rendue lente et très difficile.

La muqueuse buccale est plus pâle que chez l'adulte ; la muqueuse gingivale après la chute des dents s'épaissit ; la langue, ordinairement normale, est quelquefois un peu atrophiée.

Les amygdales sont atrophiées chez le vieillard de même que les autres organes lymphoïdes du pharynx.

Tout ceci explique la sensibilité de la bouche aux infections et la fréquence des stomatites dans la vieillesse. Ces stomatites peuvent être la localisation d'un processus général où l'inflammation catarrhale joue le principal rôle — stomatites simples — ou bien elles sont spécifiques, comme le muguet.

§ 2. — GINGIVITES

Les gingivites sont constituées par l'inflammation du rebord alvéolo-dentaire. Le plus souvent, elles font partie d'une inflammation généralisée à tous les téguments de la cavité buccale, et leur tableau clinique se confond avec celui de la stomatite catarrhale auquel nous renvoyons. Cependant FERRIER a décrit chez les vieillards et chez les individus calcifiés, une forme particulière de déchaussement des dents, en dehors du diabète et de toute infection buccale, souvent même chez des gens ayant une hygiène buccale très soignée. Ce serait un signe précoce d'athérome ; il serait dû à un véritable trouble de nutrition par rétrécissement du calibre d'une artériole ou d'une artère ; et la médication décalcifiante aurait une action marquée, mais surtout préventive, sur l'évolution de ce déchaussement.

§ 3. — STOMATITES SIMPLES OU CATARRHALES

Les stomatites simples constituent une inflammation de la muqueuse buccale, superficielle, catarrhale, sans lésions spécifiques.

1° Étiologie. — Le plus souvent, elles sont de cause locale : elles reconnaissent alors pour origine des lésions dentaires : caries avec ou sans chicots offensifs, et alvéolaires : gingivites arthro-dentaires, qui sont autant de foyers d'infection d'où celle-ci se propage facilement à la muqueuse voisine. La malpropreté habituelle de la bouche chez certains vieillards, l'emploi de dentiers sales ou abîmés favorisent l'infection.

L'usage du tabac à chiquer et même à fumer chez les vieillards, de mets trop chargés en poivre et autres épices, d'aliments ou de boissons trop chaudes, peut, par suite de l'irritation continue ou répétée que ces substances provoquent, favoriser le développement des inflammations subaiguës ou chroniques de la muqueuse buccale si sensible chez les personnes âgées.

Il en est de même de divers médicaments, du mercure en particulier, qui, d'après GALIPPE, agirait en diminuant la force de résistance de l'organisme vis-à-vis de certains micro-organismes. L'action du sucre ou des poisons urinaires contenus dans le sang des diabétiques ou des urémiques serait analogue.

Elles peuvent être aussi de causes générales : toutes les maladies générales, infectieuses, diathésiques, cachectisantes favorisent, chez les vieillards, l'apparition des stomatites. Les troubles gastro-intestinaux suffisent, chez eux, à donner lieu au catarrhe de la muqueuse buccale.

2° Symptômes. — La stomatite catarrhale est généralisée à toute la muqueuse ou limitée à une partie de la cavité buccale.

Le début est le plus souvent assez rapide et caractérisé par un état de sécheresse de la muqueuse, par la viscosité du mucus buccal, précédant la salivation qui ne tarde pas à se montrer avec une abondance variable.

La muqueuse devient le siège d'une rougeur uniforme ou de plaques rouges au niveau desquelles on voit bientôt se former un revêtement pultacé blanchâtre, opalin, lié à la desquamation épithéliale. En même temps, toute la muqueuse buccale se tuméfie et devient légèrement œdémateuse ; la langue, la face interne des joues et des lèvres, gardent l'empreinte des dents avec

lesquelles elles sont en contact. On voit souvent apparaître de
petites érosions en certains points, surtout sur les gencives et
lorsqu'il existe une lésion dentaire.

La bouche devient chaude et douloureuse. L'haleine prend
une odeur fétide, surtout accusée après le sommeil. Les phénomènes douloureux sont alors très marqués, exagérés par la
mastication et la déglutition. Il y a presque toujours de l'inappétence : l'alimentation, déjà restreinte chez le vieillard, se réduit
à presque rien. Les ganglions sous-maxillaires sont souvent
engorgés.

Les phénomènes généraux sont très variables. Dans les cas
simples et traités de bonne heure, l'évolution est rapide et les
symptômes généraux n'apparaissent pas ou se réduisent à un peu
de malaise avec ou sans un léger état fébrile. Mais souvent, chez
le vieillard et surtout chez les vieux cachectiques, la lésion est
traînante, persistante ; elle peut même devenir la porte d'entrée
d'une inflammation phlegmoneuse voisine parfois très grave
(adénophlegmon), ou d'une infection générale d'emblée, de véritable septicémie, ainsi que BRISSAUD et GALIPPE, J. et C. TEL-
LIER, etc., en ont rapporté des exemples.

L'évolution de la stomatite peut être très rapide ; mais fréquemment chez les vieillards, où les causes d'inflammation,
comme les lésions dentaires ou les troubles digestifs, persistent
et sont difficiles à guérir, elle prend une marche subaiguë ou
chronique, avec poussées aiguës successives, récidivant très facilement.

Les vieillards, atteints de mal de Bright avec accidents urémiques à marche lente caractérisés par la prédominance des
troubles digestifs, sont sujets à des stomatites subaiguës, parfois
érythémato-pultacées, et ne différant pas notablement des stomatites communes, mais pouvant devenir ulcéreuses plus ou
moins rapidement. Les ulcérations n'ont aucune localisation
spéciale ; on les voit surtout sur les gencives, puis sur la face
interne des joues et des lèvres. Elles sont variables d'étendue et
de forme : tantôt très superficielles, linéaires, en coup d'ongle ;
quelquefois plus profondes, ovalaires, à bords irréguliers, à
fond gris sale, garni d'une couche mince d'un enduit caséeux.

Aux gencives, elles peuvent donner lieu à des décollements au pourtour des dents, qui sont ébranlées, si elles existent encore. La salivation est excessive, les ulcérations peuvent gagner en profondeur, causer des délabrements notables et donner lieu par elles-mêmes à une adynamie profonde ; mais, si les symptômes urémiques concomitants disparaissent, elles peuvent aussi guérir, en laissant après elles des traces cicatricielles variables (BARIÉ).

Chez les vieillards diabétiques, on observe souvent une variété de stomatite chronique caractérisée surtout par des lésions gingivales et alvéolaires, qui amènent la chute des dents au bout d'un certain temps. L'haleine est fétide, la muqueuse buccale rouge, dépolie, la langue fendillée ; la sécheresse habituelle de la bouche et la viscosité de la salive aggravent encore les symptômes. Cette gingivite peut être le premier signe révélateur d'un diabète jusque-là ignoré.

3° Anatomie pathologique. — L'examen des enduits pultacés y fait reconnaître des masses stratifiées de cellules épithéliales plates, à divers degrés de dégénérescence granulo-graisseuse, et, en quantité considérable, des amas de microorganismes appartenant aux diverses espèces qu'on trouve ordinairement dans la bouche des sujets sains. Le pus de la gingivite arthrodentaire renferme divers microbes de la suppuration, et des microbes particuliers signalés par GALIPPE.

4° Diagnostic. — Le diagnostic consiste à rechercher la cause. Chez le vieillard, on devra toujours rechercher, comme cause des stomatites, des infections générales, des lésions urinaires, et en particulier ne pas négliger l'examen des urines et la recherche de l'albumine ou du sucre.

5° Pronostic. — De la lésion causale découle le pronostic ; mais par elle-même la stomatite peut être une cause d'aggravation des symptômes généraux et en particulier peut être une difficulté de l'alimentation déjà souvent si restreinte chez les vieillards.

6° Prophylaxie et traitement. — On comprend, surtout chez le vieillard, dont la muqueuse buccale est si fragile, le rôle préventif considérable de l'hygiène de la bouche, de l'usage des dentifrices antiseptiques, et non irritants, de l'oblitération et de l'extraction des dent cariées, de l'ablation des vieux chicots ; et l'intérêt qu'il y a à se préoccuper particulièrement de ces mesures chez les personnes âgées prédisposées déjà aux stomatites par des maladies générales, diathésiques ou autres.

La stomatite une fois déclarée, on prescrira des lavages fréquents avec des solutions antiseptiques : thymol, phénol à 1 p. 100, hydrate de chloral à 1 p. 100, sublimé à 1 p. 4.000, acide borique, eau oxygénée, permanganate de potasse, protargol. S'il existe des érosions ou des altérations, les attouchements directs de ces lésions avec les solutions iodo-iodurées fortes, l'acide chromique, le jus de citron pourront être utiles. Si l'inflammation est très intense, on pourra faire alterner les lavages antiseptiques et les lavages émollients : décoction de racines de guimauve par exemple.

On veillera à ce que des lavages antiseptiques soient faits immédiatement après tous les repas, et même chaque fois que le malade aura bu, dans l'intervalle des repas.

Barié recommande de traiter la stomatite urémique avec un collutoire salicylé (2 grammes d'acide salicylique pour 20 grammes de glycérine). Contre la stomatite des diabétiques on emploiera des collutoires alcalins, notamment au borax. Dans ces deux cas, les lésions buccales s'améliorent parallèlement à l'état général à la suite d'un traitement approprié.

§ 4. — MUGUET

Le muguet ou stomatite crémeuse est une affection parasitaire due à la présence d'un microorganisme, le saccharomyces albicans.

1° Étiologie et nature. — Le muguet est assez commun chez les vieillards, dans les affections cachectisantes ou au cours des maladies infectieuses graves (tumeurs malignes, diabète, tuberculose, pneumonie, etc.), mais principalement chez les vieux urinaires : prostatiques, rétrécis. Cependant on a signalé (Schachmann, Mettenheimer, Pollak, Maxime Léon), sous le nom de *muguet idiopathique* ou de *muguet bénin*, l'éclosion spontanée de stomatite crémeuse chez des individus bien portants dont la seule modification générale de l'organisme était la vieillesse.

D'abord confondu avec les autres affections de la bouche, le muguet a été ensuite considéré pendant longtemps comme une stomatite exsudative. Berg le premier, en 1842, reconnut sa nature parasitaire. Gruby en étudia le microphyte parasite. Gubler montra l'influence de l'acidité buccale sur le développement de l'organisme du muguet. Ch. Robin lui donna le nom d'oïdium albicans. Quinquaud le cultiva. Ch. Audry établit définitivement qu'il s'agissait d'une levure, le saccharomyces albicans. Roux et Linossier ont étudié les conditions étiologiques de l'apparition du muguet chez l'homme : le parasite ne peut être cultivé dans la salive, et l'absence de la salive dans la bouche humaine est en effet une condition favorable à son développement ; la sécheresse buccale est en effet constante dans les affections cachectisantes au cours desquelles on l'observe chez le vieillard. De plus, il faut qu'il se produise dans la bouche une stase alimentaire avec fermentation préalable pour que le milieu devienne favorable à la végétation du parasite. L'éclosion du muguet serait donc un phénomène secondaire et consécutif à une première fermentation microbienne. C'est ce qui explique la stomatite érythémateuse qui précède habituellement le muguet, ainsi que l'acidité de la bouche.

Mais pour d'autres auteurs, l'acidité ne serait pas seulement locale, mais générale : l'alcalescence du sang serait diminuée sous l'influence de l'auto-intoxication de l'organisme, en particulier dans le cas de cachexie, ce qui déterminerait une modification générale du milieu humoral et notamment l'acidité du milieu buccal favorable au développement du parasite.

Des parasites autres que l'oïdium albicans peuvent se rencontrer dans les stomatites crémeuses ; Roger a obtenu par des ensemencements faits avec l'enduit buccal d'une vieille femme morte d'un cancer de l'estomac, des cultures pures de deux parasites : le b. megatherium et une levure du genre cryptococcus, qui s'est montrée pathogène pour les animaux.

Le muguet peut être contagieux ; le mode de contage, chez le vieillard n'est pas établi ; la contagion n'est pas douteuse, cependant, et on en relate de véritables épidémies hospitalières (Schachmann).

2° Anatomie pathologique. — La lésion élémentaire est constituée par un point blanc, rappelant un caillot de lait, formé d'une part par des cellules épithéliales en état de dégénérescence granuleuse, et d'autre part par le parasite apparaissant sous la forme de filaments étroits, allongés, composés de divers articles et de corpuscules arrondis. Vuillemin et Guillermond, Rajat et Péju en ont étudié les différentes variétés. On y rencontre aussi quelques microorganismes, streptocoques et staphylocoques, mais Bournouenon a montré l'existence de formes microbiennes du parasite.

Les points blancs se déposent d'abord sur la pointe et les bords de la langue, la face interne des lèvres, les joues, se réunissent, forment des plaques, et dans les types confluents, deviennent de véritables lames. Le muguet affecte de préférence les muqueuses à épithélium pavimenteux stratifié, et peut gagner le palais, le pharynx, l'œsophage.

Mais il peut envahir le tube gastro-intestinal, l'estomac, l'intestin, et les voies respiratoires, la trachée, le poumon, de même que les organes génito-urinaires : la vulve et le vagin, le prépuce et le gland (chez les vieux diabétiques), l'anus et la vessie.

Il peut aussi pénétrer dans les voies lymphatiques et sanguines : Charrin et Ostrowsky, Roger et Noisette, ont déterminé expérimentalement une infection généralisée ; mais ces faits sont exceptionnels surtout chez le vieillard.

3° Symptômes. — L'affection s'annonce par des modifications de la muqueuse buccale. Celle-ci devient rouge sombre, violacée d'abord à la pointe de la langue, puis sur toute sa surface ; en même temps elle est sèche, rugueuse, visqueuse, vernissée ; sur le dos de la langue, les papilles saillantes et non lubréfiées donnent à la muqueuse l'aspect de « langue de chat ». La réaction buccale est acide (GUBLER). Le malade se plaint d'une sensation de cuisson et de sécheresse.

Au bout de deux à trois jours, on voit apparaître les plaques caractéristiques, isolées ou confluentes, siégeant dans les différents points de la cavité buccale et se prolongeant dans les cas graves jusqu'au pharynx et à l'œsophage. A la longue, le dépôt crémeux est d'abord conique ou ombiliqué, puis étalé en un véritable tapis neigeux. Aux lèvres, il forme un enduit épais ; aux joues, il occupe surtout le triangle intermaxillaire et offre un aspect caillebotté ; au voile du palais et à la voûte palatine il est lisse et parfois circiné. Dans tous ces points, sa couleur, d'un blanc éclatant au début, ne tarde pas à devenir d'un blanc sale, puis jaunâtre, enfin d'un gris noirâtre. Son adhérence diminue parallèlement ; elle est du reste variable suivant les régions : très notable à la langue et au voile du palais, elle est remarquablement faible aux joues et aux lèvres.

La muqueuse sous-jacente est rouge, mais non ulcérée. Enlevé, l'enduit parasitaire se reproduit rapidement, et cette réapparition se manifeste tant que la guérison n'est point définitive.

De plus, il existe, particulièrement chez les vieux urinaires, une dysphagie buccale intense, surtout marquée pour les aliments qui ont besoin d'être soumis à la mastication et à l'insalivation (GUYON).

4° Évolution, formes cliniques. — Les formes cliniques, différentes suivant l'évolution, comprennent une forme grave symptomatique, et une forme bénigne, idiopathique. Il y a lieu de considérer deux formes : 1° la *forme ordinaire* ; 2° la *forme bénigne*.

a. *Forme ordinaire, muguet grave ou symptomatique.* — C'est la forme que nous venons de décrire, mais elle ne tire sa gravité que de l'altération profonde de l'état général dont le muguet s'accompagne. Il s'agit alors de vieillards cachectiques émaciés, atteints de troubles digestifs plus ou moins intenses, et le muguet, entraînant une inanition plus grande par la dysphagie qu'il occasionne, contribue à l'apparition du marasme et de l'algidité terminale des maladies cachectisantes.

b. *Forme bénigne, muguet bénin ou idiopathique*. — Les symptômes locaux sont les mêmes que précédemment ; cependant les plaques de muguet ont moins de tendance à confluer ; elles sont toujours localisées à l'isthme du gosier et aux amygdales (Maxime Léon), ou au voile du palais (Schachmann). Mais ce qu'il y a de particulier, c'est qu'ici le muguet se développe chez des vieillards en parfaite santé, s'accompagne seulement de sécheresse pénible de la bouche, d'une dysphagie plus ou moins intense, quelquefois d'un léger accès fébrile, mais jamais de troubles digestifs, ni d'affaiblissement ni de prostration, et guérit toujours rapidement.

Cette forme peut être contagieuse, et Schachmann en a signalé une épidémie hospitalière.

5° Diagnostic. — Chez le vieillard, le muguet demande à être recherché ; le diagnostic en est facile ; les grumeaux de lait, chez les individus soumis au régime lacté, s'enlèvent facilement, ne se reproduisent pas, siègent sur une muqueuse saine et se voient plutôt à la partie postérieure de la langue. Au reste, dans les cas douteux, l'examen microscopique lèvera tous les doutes.

6° Pronostic. — Le muguet n'offre guère de gravité par lui-même, mais c'est un stigmate de cachexie, et pour Trousseau, Grisolle, J. Simon, Damaschino, chez le vieillard, il était toujours un signe pronostique grave pour les affections sur lesquelles il se greffait.

Dans la forme idiopathique cependant, il a toujours évolué d'une façon rapide et bénigne.

7° Prophylaxie et traitement. — On évitera son apparition chez les vieillards cachectiques par une hygiène buccale rigoureuse : lavages fréquents de la bouche, en particulier au moyen du bock rempli d'eau boriquée ou d'eau de Vichy.

Le traitement local par les alcalins suffit dans les cas légers ;

mais chez les vieux cancéreux ou urinaires, on ne parvient pas toujours à débarrasser la bouche de l'enduit crémeux qui la recouvre. On emploiera des collutoires au borate de soude ; on fera des nettoyages fréquents de la bouche avec l'eau de Vichy ou l'eau de chaux, ou avec une solution de bicarbonate de soude à 5 p. 100. Au borax on peut associer le bicarbonate de soude, le benzoate de soude, le chlorate de soude ; mais il est essentiel de ne pas employer comme véhicule du borax, le miel rosat ou le sirop de mûres, substances sucrées qui subissent la fermentation acide ; la glycérine est le plus souvent utilisée.

Dans les cas rebelles, on peut avoir recours à l'application de substances antiseptiques : solution de sublimé à 4 p. 100, nitrate d'argent à 2 ou 3 p. 100, protargol à 0,25 ou 0,50 p. 100, permanganate de potasse à 1 à 4 p. 1000, acide borique à 4 p. 100, naphtol à 1 p. 1000, l'eau oxygénée, la saccharine en solution hydro-alcoolique.

Au traitement local, il faut adjoindre le traitement général, toniques divers, quinquina, kola, injections d'huile camphrée, etc., etc., de même que le traitement de l'affection urinaire chez les vieux prostatiques.

§ 5. — MÉLANOTRICHIE LINGUALE, LANGUE NOIRE

La mélanotrichie linguale ou langue noire est une affection parasitaire ou d'ordre trophique à peu près spéciale aux vieillards.

1° **Historique.** — Signalée pour la première fois par PORTAL (1804), puis par RAYER (1835), cette curieuse affection a été bien décrite surtout par GUBLER et MAURICE RAYNAUD (1869), GALLOIS, LABORDE (1869) qui en discutent la pathogénie. Depuis, de nombreuses observations en ont été publiées : LAVAU (th. 1876) ; DESSOIS (1878), SCHECH, BROSIN, LANNOIS (1888), WALLERAND (th. P. 1890), BOUCHEZ (th. Lille 1903), CHARPY (th. P. 1904) etc. La nature même de cette maladie, parasitaire, inflammatoire ou nerveuse a donné lieu à de nombreuses discussions (DINKLER, FÉRÉOL, LUCET, ROGER et WEIL etc.)

2° Étiologie. — La langue noire est une affection à peu près spéciale aux vieillards, quoique quelques rares observations en aient été rapportées chez les enfants. La grande majorité des cas a trait à des sujets ayant dépassé la soixantaine.

Le sexe masculin y serait plus prédisposé : deux tiers d'hommes pour un tiers de femmes (CHARPY).

On a rencontré la langue noire chez des vieillards sains et en parfaite santé ; mais elle frappe de préférence les malades et les débilités. Elle s'observe surtout au cours des affections chroniques du tube digestif, en particulier du pharynx et de l'estomac. De nombreux cas ont été signalés au cours de maladies du système nerveux: épilepsie (MAURICE RAYNAUD), intoxication saturnine (STOKER et BROATCH), mal de Pott sous-occipital avec paralysie de la langue, tabes avec phénomènes céphaliques (LANNOIS), névralgie faciale rebelle (WALLERAND), diabète (HORAND, WEILL). On en a observé aussi au cours de maladies infectieuses : la tuberculose, la fièvre typhoïde, la scarlatine, etc.

3° Symptomatologie. — Désignée sous le nom de *nigritie de la langue* (DE SAINT-GERMAIN), *langue noire* (RAYNAUD), *glossophytie* (DESSON), *mélanotrichie linguale* (SURMONT), cette affection est caractérisée par l'existence, à la surface de la langue, et principalement dans la région du V lingual, d'une masse velue brun noirâtre ou noir, semblable « à un pinceau trempé dans de la colle épaisse » (CHARPY). A son niveau, les filaments papillaires sont hypertrophiés et forment de véritables poils fortement agglutinés les uns aux autres, inclinés ou couchés sur la face dorsale de l'organe, « comme des épis mouillés et renversés par la pluie, après un violent orage, se réunissent en touffes épaisses, couchées et entrecroisées dans tous les sens» (M. RAYNAUD).

La plaque peut présenter des dimensions variables ; elle peut couvrir toute la surface de la langue en avant du V lingual ou n'affecter qu'un seul côté, elle peut aussi se présenter sous forme de petits points séparés les uns des autres ; mais jamais la pointe ni les bords, ni la face inférieure de la langue ne sont atteints. Quelquefois l'aspect noir de la plaque est en partie masquée par un enduit saburral abondant, formé de squames épithéliales et de fins débris alimentaires, amas grisâtre du milieu duquel émergent les poils avec leur coloration foncée « absolument comme les débris d'une barbe bien noire tranchant sur la mousse savonneuse dans laquelle ils tombent lorsqu'on se rase » (Sur-mont).

Si l'on racle la langue avec une spatule ou avec le dos d'une cuiller, les poils se séparent, sans se briser, du reste de la muqueuse, qui apparaît au-dessous rouge et enflammée. On ramène ainsi un magma formé de débris saburraux et de poils, dans l'intervalle desquels se trouvent des débris alimentaires, de grosses cellules épithéliales et toutes les bactéries que l'on rencontre habituellement dans la bouche.

En dehors d'un peu de gêne, de sécheresse et d'un goût ter-reux dans la bouche, ainsi que d'un certain degré d'agueusie, il n'existe aucun trouble fonctionnel chez le sujet qui en est porteur.

L'évolution de ces plaques peut se rapporter à deux types (Surmont) : tantôt après avoir acquis leur développement com-plet, elles restent stationnaires pendant longtemps, un à quatre ans, tantôt, au contraire, elles affectent une marche en quelque sorte cyclique, mettant dix à quinze jours à se développer, et restant à leur summum pendant quelques semaines pour décroî-tre progressivement. Les récidives sont fréquentes.

4° Anatomie pathologique. — Les plaques velues existent toujours sur toute l'étendue de la langue où existent des papilles filiformes; ces papilles subissent un allongement hypertrophi-que ; cette altération porte uniquement sur l'épithélium sans qu'il existe de lésion inflammatoire ou dégénérative dans la cou-che sous-épithéliale.

Les poils noirs dissociés dans de la potasse à 40 p. 100 et exa-minés au microscope, apparaissent comme des tubes formés par des cellules épithéliales soudées ou imbriquées les unes dans les autres à la manière d'un cornet d'oublis (Lannois). Ces cellules sont entourées par une véritable gaine de couleur gris cendré, qui en double le diamètre et les entoure complètement ; elles ont subi la transformation épidermique ; les plus périphériques

n'ont plus de noyaux, et ont la forme de lamelles, parcourues
par des plis plus ou moins rapprochés ; chacune d'elles n'adhère
au poil que par un seul de ses bords, ce qui explique l'aspect
hérissé de la plaque velue. Les cellules de la zone interne du
filament ont encore un noyau allongé, et présentent les crêtes
d'empreinte caractéristiques des couches profondes de l'épithélium. En somme, tout le revêtement épithélial des papilles filiformes s'hypertrophie pour donner naissance au filament caractéristique de l'affection, filament qui, au lieu de subir l'évolution normale de l'épithélium lingual, subit la transformation
épidermique (SCHMONT). De plus, l'existence d'éléidine dans les
cellules les plus superficielles du corps muqueux (BROSIN), montre qu'on est en présence d'un processus d'hyperkératinisation
des filaments secondaires des papilles filiformes, ce qui explique
l'adhérence de ces poils les uns aux autres, et leur résistance
considérable à tous les agents mécaniques et chimiques.

5° Pathogénie. — De nombreuses théories ont été émises
pour expliquer cette affection. Les premiers auteurs avec EULEN-
BERG, SALTER, DE SAINT-GERMAIN avaient pensé à un dépôt de granulations pigmentaires dans l'épithélium buccal, comme au niveau des peaux pigmentées ; mais ces granulations n'ont jamais
été retrouvées. D'autres avec GALLOIS, ont voulu y voir une coloration accidentelle due aux aliments et en particulier au vin
pris par les malades.

M. RAYNAUD (1869), le premier, a affirmé la nature parasitaire
de cette affection, en décrivant au niveau des appendices filiformes des spores analogues aux tricophytons de la teigne ton-
dante. Retrouvés par LAVEAU, LANCEREAUX, DESSOIS, LANNOIS,
LUCET etc., ces microorganismes n'ont pas cependant une action
pathogène complètement démontrée. GASTOU et NICOLAU (1903)
ont décrit un autre parasite qui serait une variété de leptothrix.

Mais plusieurs auteurs, BALBIANI, LABORDE, RICHTER, FÉRÉOL,
MATHIEU, etc., malgré des recherches minutieuses n'ont pu
retrouver ces divers parasites. BROSIN, en trouvant plusieurs
microorganismes, a montré qu'aucun d'eux n'avait un rôle dans
la production de la coloration si particulière de la mélanotrichie.

WALLERAND, SURMONT ont fait les mêmes constatations et considèrent avec FÉRÉOL, ce qui semble être l'opinion admise aujourd'hui, cette maladie comme une hypertrophie piliforme essentielle de la couche épithéliale dont la coloration noire s'explique par ce fait, que les couches de l'épiderme hyperkératinisé ont une tendance évidente à devenir plus colorées en vieillissant.

Quant à l'hyperkératinisation elle-même, la clinique montre qu'elle est sous la dépendance d'un trouble trophique, et la cause initiale doit en être recherchée dans une lésion irritative ou dégénérative du système nerveux central périphérique (CHARRY).

6° Traitement. — Le traitement se résume à peu près à l'emploi de l'acide salicylique connu pour son rôle dékératinisant, en solution alcoolique à 1/20. PAPOX a publié un cas de langue noire guérie par des lotions à l'eau oxygénée.

On combattra l'acidité engendrée au niveau de la plaque par les fermentations qui s'y produisent forcément, on emploiera les gargarismes au borate de soude, ou des bains de bouche fréquents avec une solution alcaline tiède de bicarbonate de soude à 1 p. 100.

Il faut s'abstenir des raclages énergiques et surtout des caustiques.

§ 6. — CANCER DES LÈVRES

La tumeur des lèvres à peu près exclusivement observée chez le vieillard, est le cancroïde de la lèvre inférieure. Cette affection du reste ne s'observe guère que chez des individus âgés, après cinquante ou soixante ans.

1° Étiologie. — L'homme est le plus fréquemment atteint, 90,4 p. 100 (WÖRNER). La race jouerait un certain rôle : le cancroïde labial serait rare dans l'Europe orientale et en Asie Mineure (LORTET) ; en France, l'influence régionale se ferait sentir, il serait particulièrement fréquent dans les départements du centre (BOUISSON).

Les causes locales en sont toutes les irritations locales, sur-

tout chez les gens malpropres ; les gourmes des lèvres, les contusions, les dents usées, mais en particulier le tabac : le brûle-
gueule ou les cigares ont été souvent invoqués comme la grande
cause de ce « cancer des fumeurs » (BOUISSON) ; cette influence
néfaste du tabac a cependant été niée par certains auteurs (VEL-
PEAU, MALGAIGNE).

Des plaques de leucoplasie labiale, d'anciennes lésions syphilitiques peuvent dégénérer en cancer.

L'hérédité serait fréquente (HEURTAUX, LORTET).

2° Anatomie pathologique. — Le cancer des lèvres est un
épithéliome pavimenteux, presque toujours lobulé, quelquefois
corné, muqueux et même mélanique (LABBÉ).

La tumeur débute, en général, à la limite de la muqueuse et
de la peau, plus rarement par la muqueuse. Elle se propage par
la voie lymphatique, envahit les travées conjonctives périmus-
culaires, et peut pénétrer même dans le maxillaire le long
des vaisseaux et des nerfs.

3° Symptômes. — Le début se fait tantôt par une hypertrophie papillaire plus ou moins limitée, pendant plus ou moins
longtemps stationnaire, tantôt par une petite masse verruqueuse,
indurée, indolente, devenant croûteuse, cornée quelquefois, sans
cesse écorchée par le patient et peu à peu ulcérée, tantôt par une
fissure prise d'abord pour un simple gerçure, mais dont les bords
s'indurent peu à peu et s'élèvent, tandis que le fond se recouvre d'une croûte constamment arrachée et constamment repro-
duite, sous laquelle on trouve une ulcération superficielle, à
fond rose et un peu saignant.

Dans tous les cas, l'ulcération se creuse peu à peu, les tissus
voisins s'indurent de plus en plus et font saillie. C'est alors une
véritable tumeur dure, adhérente, inégale, indolente, mais pru-
rigineuse, d'où des grattages qui exaspèrent le mal et amènent
une ulcération plus rapide. Cette ulcération est irrégulière,
sinueuse, déchiquetée, ses bords sont taillés à pic, renversés,
indurés ; du côté de la peau, le fond reste, pendant assez longtemps, recouvert en partie d'une croûte formée de pus concrété,
d'épiderme, de matière sébacée, de sang desséché.

On distingue deux formes, rongeante et végétante, suivant que l'ulcération creuse en profondeur, ou au contraire donne naissance à des bourgeons plus ou moins volumineux, qui saignent facilement. Ces deux formes, d'ailleurs, peuvent s'associer.

À une période avancée, la joue et la lèvre supérieure, le menton sont envahis. La tumeur est alors volumineuse et diffuse; la peau et la muqueuse, ulcérées, saignent au moindre contact; la parole, la mastication sont gênées, puis douloureuses; la salive s'écoule constamment par les brèches de la lèvre inférieure et se mélange à l'ichor fétide sécrété par les surfaces malades. Puis vient l'envahissement des gencives, du maxillaire, et même celui des piliers du voile du palais : c'est à ce moment que les douleurs sont vives, atroces, surtout quand le néoplasme s'insinue autour du nerf dentaire inférieur. L'alimentation devient de plus en plus difficile, des substances putrides sont incessamment dégluties : deux causes de cachexie importantes, auxquelles se joignent parfois des suintements sanguins incessants.

L'engorgement ganglionnaire est constant, il est d'autant plus précoce que la tumeur a une marche plus rapide, mais il est rare avant le quatrième ou le cinquième mois. Au début, ce sont les ganglions de la région sous-mentonnière ou de l'angle de la mâchoire qui forment de petites tumeurs dures, arrondies, mobiles sous la peau. Peu à peu, ils augmentent de volume et de nombre, leur chapelet peut descendre jusque dans le creux sus-claviculaire. Ils finissent par adhérer à la peau qui, à un moment donné, rougit et s'ulcère.

La généralisation viscérale est exceptionnelle; cependant l'estomac peut être envahi, par suite de greffe par des parcelles épithéliales avalées (CORNIL).

4° Marche, durée, pronostic. — La cachexie est assez tardive, mais elle est constante, due à la douleur et à l'insomnie qui en résultent, à la gêne mécanique de l'alimentation, à la suppuration, à la perte de salive, aux hémorragies répétées; et le sujet succombe dans le marasme. Plus rarement il est emporté d'une manière aiguë par une hémorragie ou une broncho-pneumonie.

Si le mal est abandonné à lui-même, la mort est fatale au bout de trois ans et demi en moyenne (LEBERT). Opéré de bonne heure, la récidive serait rare ; BOYER, COOPER ont proclamé la bénignité relative du cancer des lèvres.

5° Diagnostic. — Au début, la maladie est malaisée à reconnaître quand on est en présence d'un simple papillome ou d'une simple gerçure.

À la période d'état, le diagnostic est facilité par l'âge du malade ; cependant il ne faut pas oublier qu'on a observé des chancres indurés chez les vieillards.

La syphilis tertiaire peut être une cause d'erreur. Le syphilome est plus diffus, plus étendu, occupe presque toute la hauteur de la lèvre. La gomme vraie siège surtout à la lèvre supérieure, ses bords sont taillés à pic et non renversés, sa base est peu indurée. Les lésions scléro-gommeuses sont d'autant plus difficiles à distinguer que la syphilis peut s'associer au cancer ; elles ne se reconnaissent que par le traitement explorateur.

6° Traitement. — L'excision au galvano ou au thermocautère, ou mieux à l'instrument tranchant, est le seul traitement : excision semi-lunaire du bord labial dans le cas de petites tumeurs bien limitées, excision en V qui est le procédé de choix, excision quadrangulaire quand le néoplasme est étendu.

Un engorgement ganglionnaire modéré ne doit pas arrêter le chirurgien, et les ganglions seront abordés par des incisions spéciales. Dans le cas d'envahissement du maxillaire inférieur, on peut être conduit à la résection médiane, plus ou moins étendue de cet os, avec réparation autoplastique.

On devra se souvenir chez les vieillards que la pneumonie est une complication fréquente après ces opérations, et on devra prendre toutes les précautions nécessaires pour en empêcher l'éclosion.

§ 7. — CANCER DE LA LANGUE, CANCER DE L'AMYGDALE, CANCER DU PHARYNX

Ces cancers s'observent surtout de quarante à soixante ans. Passé soixante-dix ans, ils deviennent rares, mais il est possible que cette rareté tienne au petit nombre des individus qui dépassent cet âge, et que proportionnellement à ce nombre elle ne soit pas réelle. Otto Werer a vu un centenaire mourir d'un cancer de la langue.

Il s'agit presque toujours d'un épithélioma pavimenteux lobulé. Le sexe masculin est plus souvent atteint.

Les symptômes ne présentent rien de particulier chez les vieillards : les signes locaux, les adénopathies ganglionnaires sont les mêmes que chez l'adulte, ainsi que les troubles fonctionnels, la gêne de la déglutition, les douleurs d'oreilles, etc. Bozo signale chez deux vieillards la terminaison par gangrène et amputation spontanée de la langue.

La marche est progressive et fatalement mortelle. La durée en est variable. Elle oscille de trois mois à un an.

Chez les vieillards, la cachexie serait peut-être plus rapide, et la pneumonie terminale, par déglutition de parcelles septiques, morceaux d'aliments ou fragments de néoplasme, plus fréquente.

L'âge du malade facilitera considérablement le diagnostic, quoiqu'on ait cité des cas de tuberculose ou de syphilis de la gorge chez des vieillards. Il faudra toujours se méfier des maux de gorge ou d'oreille persistants chez les gens âgés, et si l'état général est satisfaisant.

Le traitement chirurgical pourra être tenté quand le néoplasme ne sera pas trop étendu. Mais l'âge trop avancé étant une contre-indication, on sera souvent forcé de se contenter d'un traitement palliatif : applications et lavages antiseptiques et calmants sur les surfaces ulcérées, injections de morphine répétées autant de fois qu'il sera nécessaire. Dans le cas de dysphagie, on pourra avoir recours à l'alimentation par la sonde nasale ; enfin, contre la dyspnée, on agira au besoin par la trachéotomie.

ARTICLE II

OESOPHAGE

Les maladies de l'œsophage, à part le cancer, sont rares dans l'âge avancé. On peut y rencontrer, à titre exceptionnel, les dilatations, les sténoses, les spasmes, mais sans que l'âge ne modifie en rien les symptômes de ces affections qui sont ici les mêmes que chez l'adulte.

§ 1. — ŒSOPHAGE CHEZ LE VIEILLARD

La paroi de l'œsophage s'amincit chez le vieillard : sa muqueuse devient pâle, ses glandes sont atrophiées. Il se produit souvent dans l'âge avancé une difficulté de la déglutition, qui tient à l'atonie de la musculature du pharynx, en particulier du muscle constricteur du pharynx, ce qui fait qu'à cette période la déglutition se fait souvent mieux dans la station debout que dans la situation couchée, et que des mets durs et épicés passent mieux que des douceurs.

§ 2. — CANCER DE L'ŒSOPHAGE

Le cancer de l'œsophage est rare, surtout après soixante ans ; il s'observe surtout de quarante à cinquante ans pour Duplay, de cinquante à soixante pour Mackenzie ; il prédomine dans le sexe masculin.

Il se développe le plus souvent dans le tiers inférieur du conduit ; il n'en occupe ordinairement qu'une petite partie, ce n'est qu'exceptionnellement qu'il en occupe une certaine hauteur ou qu'il en fait le tour. L'envahissement des ganglions cervicaux et bronchiques est fréquent, mais la généralisation du cancer est rare.

Le début est marqué par de la dysphagie qui s'installe d'une façon graduelle, et arrive à empêcher toute déglutition, même celle des liquides. Puis viennent des régurgitations, des pseudo-vomissements de matières alimentaires non digérées, mélangées de mucus épais et filants, quelquefois de filets de sang. L'haleine est fétide. Il y a du hoquet, quelquefois de la toux et de la dyspnée par irritation ou envahissement du pneumogastrique.

La marche est rapide, la durée est en moyenne d'un an. La mort est la terminaison constante.

Elle arrive soit par cachexie progressive, ou elle est le fait des complications : propagations inflammatoires au péricarde, à la plèvre, hématémèses par perforation de la carotide, de l'aorte, etc., etc., lésions pulmonaires, en particulier gangrène par propagation du cancer aux voies aériennes.

Le diagnostic, surtout chez les vieillards, est quelquefois des plus difficiles. Chez eux, il est très fréquemment latent et ne se traduit que par de l'affaiblissement, de l'amaigrissement et de l'œdème malléolaire. Ou bien il peut être pris pour une bronchite chronique, une phthisie, une laryngite, une gangrène pulmonaire de cause inconnue, un anévrysme de l'aorte, une tumeur du médiastin.

Il faut tenir grand compte de la dysphagie, et au besoin faire avec précaution un cathétérisme. L'œsophagoscopie, ou mieux la radioscopie ou la radiographie, précédée de l'ingestion d'un cachet ou d'un lait de bismuth, permettront d'explorer la lésion. Lorsque le cancer est à l'extrémité supérieure de l'œsophage, il est possible de l'extirper. Roux fit avec succès chez un malade de soixante-neuf ans l'ablation des parois antérieure et latérale de l'œsophage, celle du larynx, du lobe droit d'un goitre et des ganglions cancéreux.

Mais le plus souvent le traitement n'est que palliatif en permettant l'alimentation des malades. On y parvient soit par la sonde à demeure, soit par la gastrotomie, que l'on pratique lorsque la gêne de la déglutition se fait sentir pour les liquides.

ARTICLE III

ESTOMAC

Si chez l'adulte les troubles gastriques sont le plus souvent d'ordre fonctionnel, par trouble sécrétoire ou nerveux, chez le vieillard ils ont bien plus fréquemment pour origine une altération même de la paroi gastrique : sclérose ou cancer, ou un trouble circulatoire dans une maladie d'un organe plus éloigné (cœur, foie, rein) et retentissant sur l'estomac par le mécanisme de la stase, de l'infection ou de l'intoxication. Mais les modifications anatomiques et physiologiques encore peu connues de la muqueuse gastrique, de même que la latence souvent considérable de ses lésions organiques chez le vieillard, expliquent la difficulté chez lui de la description des maladies de l'estomac et de leur diagnostic.

Nous exposerons tout d'abord ce que l'on sait de l'estomac sénile, et nous verrons ensuite les caractères des dyspepsies, des gastralgies, de l'embarras gastrique, de l'ulcus et du cancer de l'estomac dans l'âge avancé. Nous terminerons par la description de l'artériosclérose gastrique.

§ 1. — ESTOMAC SÉNILE

Les modifications de l'estomac dans l'âge avancé sont d'ordre anatomique, microscopique et physiologique.

1° Modifications anatomiques. — L'estomac sénile a été peu étudié au point de vue macroscopique. Il est tantôt diminué de volume et tantôt dilaté : ce dernier cas serait le plus fréquent. DONGEIN, ayant examiné une série d'estomacs recueillis surtout sur des vieillards, a trouvé une capacité moyenne supérieure à la normale, 1.900 centimètres cubes au lieu de 1.300.

Les parois sont amincies; la muqueuse atrophiée présente une surface pâle, grisâtre, et par places des taches jaunes dues à la dégénérescence des glandes. Chez la femme, les déformations par constriction (biloculation, déplacement, ptose) sont bien plus accusées qu'à l'âge adulte.

Le sphincter pylorique serait le siège d'une hypertrophie physiologique, d'après LARGER et CRUVEILHIER qui l'ont trouvé constamment plus développé dans la vieillesse qu'à aucune autre époque de la vie.

2° Modifications microscopiques. — Les modifications structurales de l'estomac des vieillards se produisent surtout dans la muqueuse : elles se manifestent par une sorte de dégénérescence conjonctive, accompagnée d'atrophie glandulaire. On ne sait si ces deux facteurs sont indépendants l'un de l'autre ou s'ils sont solidaires, ni s'il s'agit d'une simple hyperplasie conjonctive ou d'un défaut de nutrition dû à une altération sénile des vaisseaux. D'après SCHIFFER, les changements les plus profonds se rencontrent sur 80 p. 100 des cas observés, dans la région de la petite courbure, d'où ils s'étendent vers le pylore et dans les autres parties de l'estomac.

3° **Modifications physiologiques**. — SEIDELIN a examiné le contenu gastrique de 70 individus âgés de plus de cinquante ans ; il a constaté que jusqu'à un âge très avancé et malgré des signes nets de sénilité, la sécrétion stomacale peut être conservée normale ou très peu diminuée. Cependant l'absence d'acide chlorhydrique est fréquente à un âge avancé, et il semble bien qu'il existe une relation entre cette anachlorhydrie et l'artériosclérose. Il faut donc se garder chez les individus âgés de donner à ce symptôme une signification diagnostique quelconque. KIARGAAD, TARTARINI-GALLERANI, EWALD sont arrivés à des résultats semblables.

§ 2. — DYSPEPSIE CHEZ LE VIEILLARD

Avec DURAND-FARDEL, qui a consacré un chapitre de son livre à la dyspepsie chez le vieillard, nous entendrons par ce terme, la difficulté de la digestion ne se rattachant à aucun processus organique déterminé. Cette dyspepsie essentielle reconnaît pour seule cause les changements anatomiques et physiologiques que les progrès de l'âge apportent à l'appareil digestif (*gastrite atrophique* d'EWALD).

1° **Symptômes**. — Les digestions sont difficiles, lentes et pénibles ; elles s'accompagnent d'un sentiment de pesanteur, de gonflement, de tension, d'une sensation de barre qui force d'ouvrir les vêtements, en même temps que d'un état général de malaise, de fatigue, de courbature, d'anéantissement. Les éructations sont fréquentes, sans goût, ou aigres, ou avec le goût d'œufs pourris. Des bâillements, quelquefois très opiniâtres, peuvent parfois constituer le symptôme prédominant.

Tout cela peut s'accompagner d'une somnolence invincible, ou d'une céphalalgie plus ou moins violente, ou parfois d'étourdissements et de vertiges. Beaucoup de malades se plaignent de ce que le sang se porte à la tête avec chaleur, coloration de la face, injection des yeux, pesanteur frontale.

La langue peut demeurer nette et lisse; cependant elle est souvent pâteuse, épaisse, le matin surtout; quelques malades accusent des saveurs particulières, métallique, salée, douceâtre.

La plupart des dyspeptiques âgés sont constipés à un certain degré, mais non forcément, les fonctions intestinales pouvant rester très régulières. La diarrhée indique presque toujours une complication intestinale.

L'appétit peut demeurer normal; mais le plus souvent il diminue. L'anorexie peut être complète et de longue durée.

Certains phénomènes particuliers peuvent accompagner ces troubles de la digestion : de la toux d'origine gastrique, une dyspnée plus ou moins prononcée, des palpitations, de l'insomnie, du vertige stomacal, des symptômes neurasthéniques (EWALD).

Tous ces symptômes se font sentir immédiatement ou une ou deux heures après le repas; leur durée est variable, d'un quart d'heure à trois ou cinq heures.

La dyspepsie chez le vieillard diffère en somme de ce qu'elle est chez l'adulte. Cependant, d'après DURAND-FARDEL, certains phénomènes s'y rattachent plus spécialement.

a. *Anorexie*. — Les vieillards n'ont pas en général un appétit très développé. Mais on en voit beaucoup qui perdent l'appétit, sans qu'il existe aucun état morbide, général ou local, des voies digestives. C'est une sorte d'anorexie essentielle qui paraît tenir à un simple état, non pas seulement d'atonie de l'estomac, mais d'obtusion du goût et de la sensation qui préside à la faim.

Il importe de distinguer cette anorexie de celle qui tient à un état saburral de l'estomac. Dans ce dernier cas, la langue est chargée, l'haleine fétide, il y a un goût amer ou pâteux de la bouche, enfin quelques signes d'embarras gastrique. Dans l'autre cas, au contraire, la langue reste nette, le goût n'est qu'émoussé, sans aucune perversion, et ce n'est que consécutivement que la langue vient à blanchir un peu. FISHER affirme que, si cette anorexie persiste, elle peut entraîner le marasme sénile.

b. *Dysphagie*. — On observe assez souvent chez les vieillards un certain degré de dysphagie, qui paraît tenir à un état d'atonie du pharynx, sans altération ni douleur de l'arrière-gorge. Ils accusent une certaine paresse de la déglutition, généralement sans y arrêter autrement leur attention. Les solides passent plus facilement que les liquides. La déglutition est plus difficile dans la position verticale que dans la position horizontale.

Il arrive souvent aux individus affectés de cette dysphagie que lorsqu'un morceau s'arrête, ils le poussent par un autre. FISHER rapporte que chez un vieillard de soixante ans, tandis que les substances douces et mucilagineuses ne parvenaient à passer qu'avec de grandes difficultés, les aliments chauds, salés, irritants, s'avalaient aisément. DAY a rencontré des vieillards chez qui des aliments, fortement assaisonnés, étaient les seuls qui pussent être avalés avec quelque facilité.

c. *Flatuosités*. — Les vieillards sont assez sujets à des accumulations considérables de gaz dans l'estomac et dans les intestins. On attribue généralement cela à l'état d'atonie de ces organes. C'est un symptôme plus incommode que douloureux.

Cependant, lorsque cette accumulation devient considérable dans l'estomac, elle peut provoquer de la gêne de la circulation pulmonaire et cardiaque, et favoriser chez des individus prédisposés des congestions encéphaliques ou pulmonaires.

d. *Aphthes*. — DAY a observé, chez des individus de soixante ans et plus, une éruption aphteuse, particulièrement de la bouche, à la partie interne des joues, sur la langue, quelquefois plus profondément. Dans tous les cas, cette affection tenait à un trouble gastrique qu'il suffisait de traiter pour voir disparaître ces symptômes locaux.

HILLARY, cité par NEUMANN, rapporte que dans les Indes occidentales, les gens âgés sont sujets à l'affection suivante : une chaleur ardente envahit l'œsophage et le pharynx, sans fièvre, puis se développent dans la bouche, jusqu'aux lèvres, des vésicules grosses comme une tête d'épingle, pleines d'une lymphe âcre et transparente. Elles s'ouvrent, et la muqueuse devient rouge et enflammée, sans ulcération. Mais alors surviennent des symptômes abdominaux, coliques, vomissements, diarrhée, et l'éruption buccale guérit. On voit ces accidents se reproduire, à courts intervalles, pendant plusieurs années de suite. Les malades succombent quelquefois dans l'adynamie, au bout d'un certain temps.

2° Traitement. — Le traitement sera hygiénique et médicamenteux :

A. TRAITEMENT HYGIÉNIQUE. DIÉTÉTIQUE DU VIEILLARD EN BONNE SANTÉ. — La véritable prophylaxie des troubles dyspeptiques du vieillard est la bonne organisation de son régime.

Le régime diététique des vieillards bien portants doit être institué d'après ces deux faits : l'affaiblissement des forces digestives, l'amoindrissement du besoin de réparation (DURAND-FARDEL). MUNK et EWALD ont établi que les besoins du vieillard en substances azotées et non azotées sont inférieurs à ceux de l'adulte.

La quantité de l'alimentation doit être moindre qu'aux autres âges. D'après MUNK et EWALD, la ration minima du vieillard ayant cessé tout travail musculaire serait : pour l'homme, 90 grammes d'albumine, 40 grammes de graisse, 350 grammes d'hydrates de carbone ; pour la femme, 80 grammes d'albumine, 35 grammes de graisse, 300 grammes d'hydrates de carbone. Si le vieillard est astreint à un travail quelconque, sa ration est portée à 100 grammes d'albumine, 55 grammes de graisse et 450 grammes d'hydrates de carbone, ou s'il s'agit d'un travail fatiguant, 105 grammes d'albumine, 56 grammes de graisse et 500 grammes d'hydrates de carbone.

Le vieillard doit manger peu à la fois ; le repas du soir, surtout, doit être modéré. Il doit également manger lentement et mastiquer avec soin ; si les dents sont absentes, il doit y suppléer par l'usage de mets hachés et faciles à dissocier (purées) et par l'emploi d'un masticateur ; le port d'un dentier est toujours recommandé.

Le choix des aliments peut être très varié ; le vieillard insistera sur les aliments de facile digestion : le lait, les soupes au lait, les soupes farineuses, les viandes maigres, les volailles, les œufs, les nouilles, les pommes de terre en purée, le riz, les carottes, les choux-fleurs, les asperges, les fruits murs, le pain blanc (Munk et Ewald).

On ne craindra pas de stimuler l'appétit languissant par une alimentation légèrement stimulante, et l'usage discret de condiments tels que le sel, le poivre, la moutarde.

On proscrira les aliments d'une digestion difficile, en particulier le foie gras, le homard, les truffes.

Uffelmann prescrit le régime suivant à un vieillard au repos : 240 grammes de viande, 250 grammes de lait, 300 grammes de pain, 60 grammes de biscuit, 32 grammes de beurre, 250 grammes de pommes de terre (ou 125 grammes de riz ou 125 grammes de carottes) et 21 grammes de sucre ; en plus 200 centimètres cubes de vin et 420 centimètres cubes d'infusion de café.

Comme boisson, la meilleure est l'eau pure ou le lait, cependant, le vin, par les principes toniques qu'il renferme, peut être indiqué dans la vieillesse, en particulier le vin de Bordeaux, naturellement en petite quantité et avec de l'eau. Le café, le thé léger, après le repas, sont généralement de bons stimulants, à moins qu'une disposition pléthorique prononcée, une tendance aux congestions actives ou une certaine susceptibilité nerveuse ne les contre-indiquent. On proscrira d'une façon absolue toutes les liqueurs fortes : eau-de-vie, rhum, kirsch, genièvre. Seules, les liqueurs plus douces, telles que curaçao, chartreuse, pourront être tolérées en petite quantité.

On se méfiera du régime lacté absolu chez le vieillard ; sauf indication spéciale, on remplacera le lait avantageusement par du lait aigri : yogghourt, kéfir, ou de la tisane de céréales.

Il est bien entendu que la direction de ce régime est beaucoup moins relative à l'âge lui-même qu'aux conditions particulières qu'entraîne celui-ci : elle trouvera donc une application d'autant plus formelle que les caractères de la sénilité seront plus

développés chez un individu. Dans tous les cas, du reste, il faut
avoir égard dans une certaine mesure aux habitudes antérieures, au genre de vie, d'alimentation ou de climat ; ainsi une
nourriture trop animalisée, ou un usage exagéré des alcooliques,
quelque nuisibles qu'elles puissent être, finissent par constituer
pour l'économie une nécessité à laquelle il faut toujours avoir
égard. La privation brusque et absolue de boissons alcooliques
chez les vieux buveurs, aurait souvent plus d'inconvénients que
leur continuation intempestive. Il est, sous ce rapport, une
mesure indispensable à garder, soit dans la direction du régime
habituel, soit dans l'appréciation des indications réclamées par
les différents troubles des fonctions digestives du vieillard.

B. Traitement médicamenteux. — Si la direction intelligente
et attentive de la diététique et des habitudes du vieillard ne
suffit pas, on pourra avoir recours aux moyens thérapeutiques.

Si c'est un état saburral qui domine, on prescrira avec utilité un évacuant : sulfate de soude, magnésie, eau minérale
purgative (Villacabras, etc.). L'aloès à petites doses, 0,05 centigrammes à chaque repas, peut être employé assez longtemps.

Dans le cas de dyspepsie commune chronique, les médicaments préconisés chez l'adulte, seront utilisés. Le bicarbonate
de soude, pur ou dissous dans diverses eaux minérales (Vichy
en particulier), est le médicament le plus utilisé. On le prescrira,
suivant les cas, avant, pendant ou après les repas ; il agirait tout
d'abord en alcalinisant le contenu gastrique, puis en excitant la
sécrétion (Linossier), ainsi que la motricité (G. Lyon) ; il facilite aussi la digestion pancréatique (Heindenhain), et active la
sécrétion biliaire (Lewascheff). Il doit donc avoir une action
favorable sur l'estomac des vieillards où toutes ces sécrétions
sont naturellement ralenties. Chez les vieillards hypopeptiques,
qui sont les plus nombreux, on prescrira le bicarbonate de
soude à petites doses, 0,50 centigrammes à 1 gramme, à jeun, le
matin, ou avant les repas, un quart d'heure avant en général.
Chez les hyperchlorhydriques, on le prescrira au cours de la
digestion, au moment de la douleur, à de plus fortes doses, soit

d'emblée 10 à 15 grammes, soit mieux par doses fractionnées à une heure ou une demi-heure d'intervalle, soit associée à d'autres alcalins : magnésie calcinée, craie préparée, sous-nitrate de bismuth. On n'oubliera pas que chez les vieillards ayant une tare vésicale, le bicarbonate de soude à hautes doses ou long-temps prolongé, a été accusé de provoquer des accidents de cystite du col (MATHIEU). Aussi on devra toujours, chez les sujets âgés, en surveiller l'emploi et ne pas trop le prolonger.

S'il y a des flatulences, le sous-nitrate de bismuth à petites doses est indiqué ; on l'associe généralement aux alcalins, ou au charbon de Belloc ; cependant BOUVERET, ROGER et FLOX ont montré que le charbon « est un bien pauvre médicament contre les troubles digestifs, si pour le juger, on le prescrit seul et non associé à d'autres produits qui peuvent avoir une action réelle-ment antigazeuse, directe ou indirecte ». Comme ces auteurs, nous considérons que ce médicament est absolument inutile. Dans le cas de crises gastralgiques très douloureuses, on a employé avec succès le sous-nitrate de bismuth à fortes doses, 10 à 20 grammes. Cependant, comme il a causé quelques accidents d'intoxication, on lui a substitué avec avantage un composé nullement toxique, le carbonate de bismuth à la dose de 15 à 40 grammes.

L'acide chlorhydrique à petites doses (0,50 centigrammes à 1 gramme pour 200 à 500 grammes d'eau distillée), a été préco-nisé, chez les hypopeptiques, par MATHIEU, ROUX, HUCHARD, G. LYON, pour relever l'appétit et favoriser la digestion.

En cas d'anorexie, les amers, comme la gentiane, le quassia amara, le colombo, le condurango, la rhubarbe ont été employés de tout temps pour stimuler le fonctionnement de l'estomac. Néanmoins chez les vieillards, on sera sobre de la noix vomique et de la strychnine, qui sont toxiques.

Dans ces dernières années, on a préconisé les ferments diges-tifs : la pepsine, la pancréatine, et plus récemment le suc gas-trique en nature sous le nom de dyspeptine (suc de porc), de gastérine (suc de chien), qui peuvent être utilisés avec profit dans quelques cas chez les vieillards, où les sécrétions du tube digestif sont ralenties.

Le lavage de l'estomac, chez les gens âgés, sera réservé aux cas où il y a des signes de sténose et de fermentations gastriques. On lui préférera le massage de l'estomac, indiqué lorsqu'il y aura des signes d'atonie gastrique.

En cas de douleurs vives, de crises gastralgiques, l'usage des médicaments nervins à l'intérieur, l'opium, la cocaïne, l'eau chloroformée, le chloral, les bromures, à l'extérieur l'emploi des compresses de Priessnitz ou de cataplasmes chauds sont indiqués ici comme chez les jeunes sujets.

Enfin lorsque l'état du sujet le permettra, on pourra lui conseiller une cure aux eaux alcalines bicarbonatées sodiques, Vals ou Vichy, chez les hypopeptiques; aux eaux chlorurées sodiques, Le Boulou, Bourbon-l'Archambault, Bourbon-Lancy, etc., chez les hypopeptiques. Si les troubles digestifs s'allient aux troubles intestinaux, à la constipation, en particulier, on pourra choisir entre Châtel-Guyon, Royat, Pougues, Brides, Carlsbad, etc.

§ 3. — Gastralgie

La crampe d'estomac est rare après soixante-dix ans. La plupart des individus qui en présentent après soixante ans, y étaient sujets depuis des années. Ce n'est qu'exceptionnellement qu'on la voit apparaître à cette époque pour la première fois.

D'après Dunand-Fardel, la forme de gastralgie la plus commune chez les vieillards est la *gastralgie dyspeptique*, c'est-à-dire se reliant au travail de la digestion. On voit alors des douleurs cardialgiques se montrer, après l'introduction des aliments, à un moment plus ou moins tardif, et avec plus de vivacité que ne le comporte la dyspepsie simplement douloureuse. Il s'agit presque toujours alors d'une dyspepsie acide, avec ou sans rejet pituiteux, quelquefois d'une dyspepsie flatulente. Les cas de ce genre peuvent être très difficiles à distinguer de gastrites chroniques légères : mais alors il n'y a ni douleur, ni sensibilité de l'épigastre en dehors du travail digestif.

Les cardialgies dyspeptiques s'observent quelquefois chez des rhumatisants ou des goutteux, ce qui est important à déterminer au point de vue des indications thérapeutiques.

Le traitement est le même que celui des gastralgies des sujets plus jeunes.

§ 4. — EMBARRAS GASTRIQUE

L'embarras gastrique est une affection aussi commune dans la vieillesse que dans l'âge adulte ; il peut y revêtir le même aspect. Mais le plus souvent il se ressent spécialement de l'état atonique des voies digestives, et présente à un bien moindre degré les caractères de l'état saburral ou de l'état bilieux ; c'est l'*acute atonic dyspepsy* de DAY.

Il se manifeste chez le vieillard par une perte rapide de l'appétit, un enduit blanc peu épais sur la langue, une exsudation blanche et mince sur les gencives, une tendance à la sécheresse de la bouche, un goût fade, quelques vomituritions, surtout le matin, de la lourdeur de la tête, de la tendance à l'assoupissement, rarement de la fièvre, plutôt de l'affaiblissement que de la courbature.

BEAU a signalé la disposition des vieillards à l'embarras gastrique. Il a fait remarquer qu'il ne se montre guère à l'état simple que l'été ; l'hiver il se complique avec les maladies, catarrhe bronchique, affections cérébrales en particulier.

Le repos au lit, la diète hydrique ou lactée, l'application sur l'épigastre de compresses chaudes ou humides seront en général les seules indications thérapeutiques. Un purgatif salin peut être également utilement prescrit.

BEAU recommandait autrefois l'ipécacuanha et le tartre stibié. Si un vomitif est indiqué, on peut donner de l'ipéca, mais en surveillant ses effets et en se méfiant des hernies chez les gens âgés. Quant au tartre stibié, il doit être rejeté chez le vieillard.

§ 5. — ULCÈRE DE L'ESTOMAC

L'ulcère de l'estomac est une ulcération généralement arrondie, unique, siégeant sur la muqueuse et tendant à s'étendre en profondeur. Son évolution, ses symptômes en sont un peu particuliers dans la vieillesse.

1° Historique. — L'ulcère de l'estomac est rare chez le vieillard. Cependant, MATHIEU, BOUVERET, ROBIN en rapportent des cas chez des malades âgés de soixante-cinq, soixante-douze et soixante-quinze ans. Sur 226 cas réunis par BRINTON, 52 ont trait à des sujets âgés de soixante à soixante-dix ans, 15 de soixante-dix à quatre-vingts ans, et 3 après quatre-vingts ans. EWALD, sur 314 cas, en a observé 16 de cinquante à soixante ans, 3 de soixante à soixante-dix ans et 1 à soixante et onze. Pour BATTANDIER (th. Toulouse 1905) et PATHAULT (th. Paris 1907), JAGOT et DENÉCHAU (1908), qui en ont étudié l'évolution chez les gens âgés, il y serait plus fréquent qu'on ne le croit généralement.

2° Anatomie pathologique, variétés. — On peut rencontrer chez le vieillard des ulcus simples récents ou datant de nombreuses années, et se manifestant soit par de nouvelles poussées de douleurs dues à l'hyperchlorhydrie, soit par des complications, en particulier des adhérences, et de la périgastrite.

Mais on peut voir aussi des ulcères chroniques, ulcères calleux évoluant à bas bruit, souvent sans aucun symptôme, et produisant des hémorragies mortelles, ou des perforations dont le fond est constitué par les organes voisins. DURAND-FARDEL a observé une malade de quatre-vingt-un ans, à l'autopsie de laquelle il trouva une perforation des dimensions d'une pièce de 5 francs, bouchée par une adhérence de l'estomac à la partie inférieure du sternum.

La transformation cancéreuse serait fréquente vers soixante et soixante-dix ans ; il y a du reste une série de transitions entre l'ulcère calleux et le cancer ; certains auteurs (TRIPIER, DUPLANT), ont même voulu considérer les gros ulcères calleux comme une variété spéciale d'épithélioma térébrant, analogue comme évolution à l'ulcus rodens de la face. SANGNOT récemment a montré que ces cas se rapportaient fréquemment à des cancers à évolution lente. Mais souvent, soit sur la table d'amphithéâtre, soit même histologiquement, il est impossible de savoir si l'on a affaire à une néoformation épithéliale ou à une néoformation inflammatoire (TERRIER).

3° Étiologie. — Les causes invoquées chez le vieillard sont les mêmes que chez l'adulte : troubles gastriques, traumatisme, infection, lésions vasculaires, etc., mais chez eux on peut toujours se demander s'il ne s'agit là que de causes occasionnelles de la révélation d'un ulcère latent.

Peut-être dans certains cas faut-il faire jouer un rôle aux lésions cardio-rénales entraînant des ulcérations de la muqueuse gastrique, comme le veut DEVÉ ?

4° Symptomatologie. — Après soixante ans, l'ulcère de l'estomac peut se révéler avec ses symptômes habituels : douleur, vomissements, hématémèses, ou ne se manifester que par des signes de sténose pylorique. Mais le plus souvent il revêt une symptomatologie fruste : les douleurs n'ont pas leurs caractères classiques, la triade symptomatique n'est pas nette. Par contre, les phénomènes généraux, pâleur, dénutrition, amaigrissement rapide, et les troubles de l'appétit, anorexie, dégoût des aliments, passent souvent au premier plan. La présence d'une tumeur inflammatoire due à la périgastrite est un symptôme relativement fréquent dans ces cas.

Suivant l'association des divers symptômes, JACOT et DENÉCHAU ont distingué les formes cliniques suivantes :

a. *La forme pseudo-cancéreuse*, caractérisée par l'état vraiment cachectique du malade avec une anorexie même élective, des symptômes de dyspepsie vague, des vomissements rares, des hématémèses et du méléna; quelquefois même avec une tumeur épigastrique (cas de TERRIER, de MUSELIER). Il y aurait cependant de la fièvre et de la leucocytose polynucléaire.

b. *La forme hémorragique pure*, avec anémie spéciale : teinte de vieille cire, décoloration des muqueuses, lipothymies, et même syncopes. Elle est caractérisée par de petites hémorragies occultes, mais fréquentes et répétées ; ou bien par de grandes hémorragies espacées.

c. *La forme avec sténose* s'accompagnant simplement des signes de sténose pylorique.

d. *La forme latente*, ne se manifestant que par une complication : hémorragie, perforation avec ses conséquences, péritonite, abcès, abcès sous-phrénique, péricardite.

e. *La forme commune* de l'ulcère de CRUVEILHIER, présentant seulement chez les gens âgés, les caractères spéciaux déjà indiqués : atténuation des symptômes fonctionnels, douleur surtout et atteinte plus marquée de l'état général ; évolution plus insidieuse vers la dénutrition et la cachexie ; fréquence plus grande des complications locales : périgastrite et cancérisation.

5° Évolution. — L'évolution en est variable ; la guérison peut se faire à tous les âges. D'autres fois, ce sont des douleurs qui persistent jusqu'à l'extrême vieillesse, ou bien des séries de poussées aiguës séparées par des périodes de calme relatif ou absolu. Mais assez souvent chez le vieillard la mort arrive brusquement ou rapidement par les complications habituelles, surtout dans les cas d'ulcus restés latents ou méconnus. Elle est causée par une perforation brusque avec ouverture de l'estomac dans la cavité péritonéale, ou dans un organe voisin, comme nous l'avons observé chez un vieillard de quatre-vingt-un ans de l'hospice du Perron, dans l'estomac duquel nous avons trouvé deux ulcérations, une ancienne et une récente au niveau de laquelle s'était fait la perforation (obs. semblables de CRUVEILHIER, POTAIN, BARTH, DEVIC, etc.) ; ou par une hémorragie, comme DURAND-FARDEL en rapporte deux observations dans lesquelles l'ulcère avait entamé l'artère coronaire stomachique et l'artère splénique (obs. semblables de TROUSSEAU, JACOT-DESCOMBES, BOUVERET, L. BONNET de Lyon, etc.).

La cachexie et la cancérisation sont aussi des complications possibles de l'ulcus chez le vieillard.

6° Diagnostic. — Chez les sujets âgés, le diagnostic de l'ulcère de l'estomac présente le maximum de difficulté : il faut bien savoir que la notion de l'âge ne peut être une présomption sérieuse. Les procédés de laboratoire, analyse du suc gastrique, recherche du sang dans les vomissements et dans les matières peuvent fournir des renseignements précieux. La dyspepsie simple, l'urémie gastrique, l'hématémèse des cirrhotiques pourront prêter à confusion. Mais chez le vieillard, le diagnostic avec le cancer de l'estomac, surtout en présence d'une tumeur épigastrique, est parfois impossible.

7° **Pronostic**. — Le pronostic ne semble pas être plus grave que chez les sujets adultes ; l'hématémèse et la perforation n'y sont pas plus fréquents. Mais la transformation cancéreuse qui peut survenir chez les gens âgés est une aggravation pour le pronostic.

8° **Traitement**. — Le traitement est le même que pour les sujets plus jeunes ; il sera médical pour les ulcus en évolution : repos de l'estomac avec restriction des aliments ou même lavements alimentaires, bicarbonate de soude, sous-nitrate ou carbonate de bismuth, etc. Mais si des complications se manifestent, sténose, périgastrite, si on a une raison de soupçonner la cancérisation, et toutes les fois que l'état général le permettra, sans d'ailleurs que l'âge en soit une contre-indication, on ne devra pas hésiter à faire pratiquer une intervention.

§ 6. — Cancer de l'estomac

On rencontre souvent le cancer de l'estomac chez le vieillard ; cependant son maximum de fréquence est de cinquante à soixante ans (Brixton). De plus son étiologie, son anatomie pathologique, n'offrent rien de spécial en rapport avec l'âge particulier des malades qui en sont affectés. Aussi croyons-nous inutile de donner ici une description complète de cette maladie et d'entrer dans des détails qui se trouvent dans tous les traités de pathologie.

L'anorexie est, chez le vieillard, le signe le plus constant du néoplasme gastrique : elle peut même être chez lui l'unique symptôme. La douleur fait fréquemment défaut chez les sujets très âgés. Le chimisme gastrique ne peut être d'un grand secours : SEIDELIN a vu l'absence fréquente d'HCl dans la sénilité simple.

Fréquemment chez le vieillard, lorsque, par son volume et son siège à l'un des orifices de l'estomac, le cancer ne gêne pas mécaniquement le cours des matières alimentaires, il peut acquérir un volume considérable, il peut même se ramollir et s'ulcérer sans déterminer de troubles fonctionnels ni de phénomènes dyspeptiques qui puissent faire soupçonner sa présence (DURAND-FARDEL). BARD et GAUTHIER (thèse Lyon 1897), ont montré que le cancer de l'estomac chez les athéromateux a une marche habituellement lente, par le fait même des troubles circulatoires qui entravent la nutrition de ses éléments. De plus, tandis que, avant quarante-cinq ans, le cœur des cancéreux est notablement atrophié, de quarante-cinq à soixante-cinq ans, l'atrophie est beaucoup moindre, et de soixante-cinq à soixante-dix ans, l'hypertrophie au contraire est notable.

La malignité du néoplasme, de même que sa puissance de généralisation diminue à mesure que l'âge augmente (GAUTHIER).

Si le plus souvent, par suite de l'amaigrissement général et du relâchement de la paroi abdominale, il est plus facile de sentir la tumeur par la palpation (EWALD), assez souvent, la marche insidieuse, la symptomatologie anormale présente de grosses difficultés pour le diagnostic. Le cancer gastrique est alors méconnu ou confondu avec des lésions d'organes voisins ; il peut même simuler une mégalosplénie, comme BAURAIN vient d'en rapporter un cas. Dans les formes latentes, l'examen du sang, la recherche du sang dans les matières, l'analyse des urines, le chimisme gastrique, la radioscopie, l'existence d'œdème cachectique serviront à préciser le diagnostic.

Le pronostic et le traitement sont les mêmes à tout âge. Si l'état général le permet, une opération radicale (gastrectomie, pylorectomie) est toujours indiquée si elle est possible. L'âge avancé n'est nullement une contre-indication. EWALD cite un homme de soixante-dix ans qui subit une gastroentéroanastomose pour un cancer du pylore, et qui était en parfaite santé huit ans après son opération. Dans le cas contraire, on se contentera d'une opération palliative (gastroentérostomie, gastrotomie ou jéjunostomie).

§ 7. — ARTÉRIOSCLÉROSE GASTRIQUE

L'artériosclérose peut se localiser en n'importe quel territoire vasculaire ; la localisation sur les vaisseaux gastriques, considérée jusqu'à présent comme exceptionnelle, est cependant plus fréquente qu'on ne se l'imagine.

1° Historique. — HAXENFELD a montré le premier que la localisation de l'artériosclérose aux vaisseaux abdominaux est loin d'être rare, et que les artères viscérales abdominales peuvent présenter des épaississements considérables, sans que les artères périphériques, l'aorte ascendante ni les vaisseaux cérébraux soient atteints au même degré. HUCHARD a mis en évidence l'existence d'une gastrite interstitielle chez certains artérioscléreux. CARRIÈRE, SCHWYZER, ont incriminé l'artériosclérose des vaisseaux qui irriguent l'estomac comme cause des accès gastralgiques des cardiaques. TEDESCHI, LIEWIN ont signalé la possibilité d'hématémèses par lésions scléreuses des vaisseaux de l'estomac. CHEINISSE a résumé ces divers travaux. MORICHAU-BEAUCHANT vient d'en publier récemment une nouvelle observation.

2° Symptomatologie. — L'artériosclérose gastrique peut coïncider avec l'artériosclérose généralisée, en particulier avec des lésions cardiaques ; elles constituent alors par leur intensité, une forme particulière d'angine de poitrine à forme pseudogastralgique (HUCHARD). Ou au contraire elle est la localisation unique du processus morbide.

a. *Angine de poitrine à forme pseudo-gastralgique*. — Cette forme, individualisée par HUCHARD, est constituée par des accidents angineux, à forme et à siège insolites, qui restent frustes pendant plusieurs années, ne se traduisant que par des symptômes gastriques intenses : flatulences, dilatation de l'estomac, nausées, vomituration, accidents gastralgiques.

Ces troubles fonctionnels de l'estomac à type gastralgique, au cours de cardiopathies, ne s'observent guère que chez des individus atteints d'artériosclérose ; ils sont surtout fréquents au

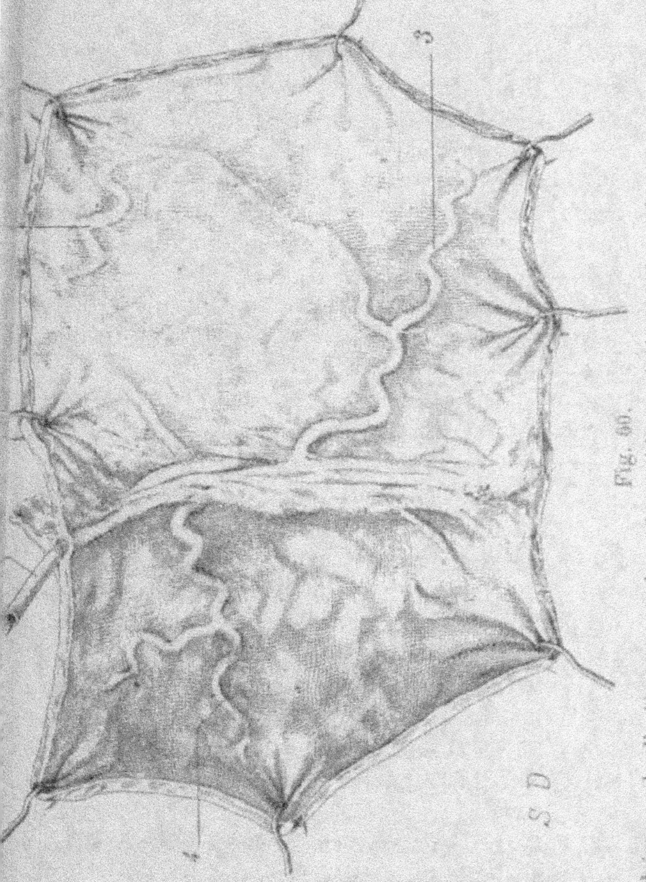

Fig. 60.

Athérome de l'artère coronaire stomachique et de ses branches (pièce recueillie chez une malade âgée, à la clinique du professeur J. Teissier, la petite courbure est indiquée par le trajet de l'artère coronaire stomachique, d'où partent, sur une portion des deux faces étalées de l'organe, des branches dessinant nettement leurs sinuosités sous la muqueuse) (d'après A. Cane).

1, artère coronaire stomachique. — 2, 3, branches artérielles courant sur la face postérieure de l'estomac. — 4, artère se dessinant sur la face antérieure.

cours de lésions aortiques d'origine athéromateuse. Dans des cas semblables, Carrière a constamment trouvé du côté de l'estomac de l'endartérite oblitérante chronique, qui rétrécissant considérablement le calibre des artères, les transforme quelquefois en un cordon fibreux. Cet auteur explique l'apparition de ces accès gastralgiques par la production, au moment d'une surcharge alimentaire, d'une crampe douloureuse de l'estomac, analogue à la crampe douloureuse du cœur dans l'angine de poitrine, à celle du muscle dans la claudication intermittente ; il y aurait une véritable claudication intermittente de l'estomac.

Schwyzer invoque le même mécanisme de claudication intermittente de l'estomac pour expliquer le ballonnement gastrique, suivi d'éructations fréquentes, chez les cardiaques. Ces troubles, exceptionnels chez les jeunes sujets atteints de cardiopathies valvulaires, s'observeraient surtout chez des individus âgés ayant de l'artériosclérose. Souvent le ballonnement de l'estomac absorbe toute l'attention de ces malades et ils accusent l'accumulation de gaz d'être la cause de toutes les souffrances qu'ils éprouvent : sensation d'oppression dans la poitrine, et au niveau de l'épigastre, douleur précordiale, dyspnée, etc.

b. *Artériosclérose gastrique isolée*. — Cette forme, encore peu connue, se manifeste surtout par des gastrorrhagies.

Quelquefois c'est une surprise d'autopsie, témoin l'observation du professeur Teissier, qui trouva chez une vieille tuberculeuse de quatre-vingts ans, une coronaire stomachique en dégénérescence athéromateuse totale et complètement oblitérée (fig. 60).

Tedeschi a indiqué l'artériosclérose des vaisseaux gastriques comme simulant parfois l'ulcère de l'estomac.

Liewin a rapporté deux cas d'hématémèses mortelles, où l'autopsie décela l'existence de lésions scléreuses très accentuées des petites artérioles de l'estomac, avec ulcérations multiples de la muqueuse gastrique, en même temps qu'il n'existait que des altérations relativement insignifiantes de l'aorte et des gros vaisseaux.

Sachs a publié l'observation d'un vieillard de soixante-dix-neuf ans, qui succomba à une hémorragie gastrique et à l'autopsie duquel on a trouvé dans le voisinage de la petite courbure, un anévrysme miliaire ouvert au niveau d'une petite saillie de la muqueuse.

L'examen du suc gastrique n'a été pratiqué que dans de très rares cas (Kaufmann, Paoli et Buch). Dans le premier, il y avait une quantité anormale d'acide chlorhydrique ; dans le second, la quantité du contenu gastrique était diminuée, car on retira un peu de chyme épais sans liquide, dans lequel on ne put faire aucune évaluation de l'acidité totale, et dans lequel il n'y avait pas d'acide chlorhydrique.

3° Diagnostic. — Le diagnostic est difficile avec la cirrhose du foie ou le cancer de l'estomac, mais chez un sujet âgé, en l'absence de signes de ces deux maladies, on doit penser à la sclérose des artères de l'estomac. Comme moyen de diagnostic avec l'ulcère de Cruveilhier, RAULIN indique l'épreuve de la diurétine et du strophantus : on a affaire à de l'artériosclérose si les malades, après plusieurs jours de leur emploi, voient disparaître leur douleur, et peuvent, à leur grand étonnement, manger impunément de tous les mets et en grande quantité.

4° Traitement. — Le traitement est surtout prophylactique. Il importe non seulement d'instituer un traitement préventif de l'artériosclérose (iodure de sodium à petites doses), mais encore et surtout d'éviter tout surmenage de la circulation stomacale : l'alimentation sera légère, le malade ne devra faire que de petits repas. S'il est mis au régime lacté, il ne devra pas absorber plus d'un litre de lait, pris par petites quantités dans le courant de la journée. Pendant la digestion il se reposera, et évitera de s'exposer au froid, qui paraît, en pareilles circonstances, favoriser la production du spasme vasculaire (SCHWYZER).

ARTICLE IV

INTESTIN

Contrairement à ce que nous avons vu pour l'estomac, les lésions organiques de l'intestin sont rares chez le vieillard. Les maladies aiguës, entérites, tuberculose, dysenterie sont exceptionnelles chez lui. Le cancer, lui-même, que d'aucuns regardent comme fréquent dans la vieillesse, est plutôt rare après soixante ans. Ce que l'on observe surtout dans l'âge avancé, ce sont des troubles fonctionnels, que nous expliquent les modifications de l'intestin sénile, et qui entrainent soit certaines formes spéciales d'occlusion intestinale, soit un tableau clinique particulier de constipation, soit enfin les différentes modalités de l'artériosclérose intestinale.

§ 1. — L'INTESTIN CHEZ LE VIEILLARD

Nous envisagerons successivement les modifications macroscopiques et histologiques de l'intestin au cours de la vieillesse, modifications qui sont aujourd'hui bien connues. Mais on ne sait encore rien sur les altérations physiologiques du suc intestinal à cette période de la vie.

1° Historique. — De nombreux travaux ont été consacrés à l'étude des parois intestinales du vieillard. En 1825 BILLARD, en 1837 N. GUILLOT, étudiaient la membrane muqueuse gastro-intestinale du vieillard et la signalaient comme atrophiée. Depuis cette époque, WAGNER, JÜRGENS, KUSSMAUL, CRUVEILHIER, JORDAN, PRUS, NOTHNAGEL, ont fourni leur tribut à cette étude. THIBIERGE a résumé leurs travaux dans sa thèse sur « l'obstruction intestinale sans obstacle mécanique ». BROUSSE, STROUP, par des recherches macroscopiques et microscopiques, ont confirmé les altérations séniles de la paroi intestinale.

2° Altérations séniles de l'intestin. — Elles sont d'ordre anatomique, d'ordre histologique et d'ordre physiologique.

a. *Macroscopiquement*. — L'intestin grêle présente tout d'abord un amincissement considérable de ses parois ; cet amincissement peut parfois être extrême. HUTIN, DURAND-FARDEL, ont noté à plusieurs reprises la transparence des parois du canal intestinal qui semblaient être réduites à une seule membrane. STROUP a vu également chez une femme de quatre-vingt-deux ans la paroi intestinale être parfaitement transparente.

Dans le gros intestin, l'atrophie est moins constante, il peut même y avoir de l'hypertrophie, portant en particulier sur l'S iliaque. Lowenstein, Versé ont rapporté des cas, chez des vieillards de soixante-dix ans, de dilatation chronique avec hypertrophie du gros intestin, ayant eu une évolution semblable à celle de la maladie de Hirchsprung chez les jeunes.

Le calibre de l'intestin est variable suivant les points examinés : les distensions considérables de l'intestin sont fréquentes chez le vieillard (Cruveilhier, Thibierge) ; par contre, le gros intestin dans sa portion inférieure, S iliaque et rectum, est souvent sous forme d'un cylindre dur et son calibre est inférieur à celui de l'intestin d'un adulte (Straup). Brousse a signalé des hernies de la muqueuse à travers la paroi intestinale.

b. *Microscopiquement*. — Les différentes membranes de la paroi intestinale présentent chacune des changements particuliers.

La muqueuse présente moins de vaisseaux, la partie villeuse de l'intestin grêle n'est pas aussi épaisse que dans l'âge adulte, les villosités sont moins longues, moins serrées et moins vascularisées (N. Guillot) ; il y a en un mot une atrophie manifeste de la muqueuse intestinale chez le vieillard. Cette atrophie porte non seulement sur les villosités, mais aussi sur les glandes de Lieberkühn (Thibierge), leur orifice devient irrégulier, l'élément glandulaire lui-même disparaît, et une néoformation conjonctive englobe l'organe (Straup).

La tunique musculeuse de l'intestin grêle subit une diminution notable de son épaisseur ; par contre, très souvent, l'S iliaque et le rectum présentent une hypertrophie considérable de leurs deux couches musculaires. De plus, il se produit une dégénérescence granulo-graisseuse de l'élément musculaire et une hyperplasie du tissu conjonctif interfasciculaire (Straup).

Enfin, dans la couche sous-muqueuse, les artères présentent des altérations notables d'endartérite avec un degré plus ou moins marqué de périartérite ; les veines sont dilatées et le tissu conjonctif apparaît dense et serré surtout autour des vaisseaux.

Les sphincters eux-mêmes présentent de la dégénérescence de leurs fibres musculaires et sont souvent frappés d'une véritable paralysie ; c'est ce que l'on reconnaît aisément chez beaucoup de vieillards qui ne peuvent prendre de lavements, parce que le liquide injecté ressort à mesure qu'il est introduit.

c. Modifications physiologiques. — L'activité digestive du suc intestinal semble peu modifiée par le fait de la vieillesse. D'après SCHLESINGER et NEUMANN, la digestion du tissu conjonctif seule serait moins active, les autres propriétés digestives de la sécrétion intestinale seraient aussi actives que chez les adultes ; la fibre musculaire est bien digérée ; les féculents sont bien utilisés ; les graisses sont également bien digérées. Aussi, dans le régime normal du vieillard, ne doit-on pas donner de viande crue, saignante ou fumée, mais seulement des viandes bien cuites ; tandis qu'il n'y a pas de restriction à faire pour les hydrates de carbone et les graisses.

§ 2. — ENTÉRITES

L'entérite des vieillards, quoique très commune, a été peu étudiée. Cependant, dès 1829, NAGEL et NAUMANN avaient attiré l'attention, sous le nom de fièvre inflammatoire et d'érysipèle de l'estomac, sur l'inflammation de la muqueuse du canal intestinal chez les vieillards. DURAND-FARDEL y consacre un chapitre de son livre.

A) — ENTÉRITE AIGUE

Comme chez les adultes, l'entérite peut être aiguë ou chronique. L'entérite aiguë est une inflammation simple, généralement bénigne de l'intestin.

1° Anatomie pathologique. — La muqueuse intestinale présente une rougeur uniforme, livide, violacée, avec souvent des vaisseaux finement injectés. Cette rougeur peut occuper toute la surface du gros intestin, ou une étendue plus ou moins considérable de l'intestin grêle ; ou bien elle ne forme que des plaques limitées et irrégulières. La muqueuse est en même temps boursouflée ou épaissie ; elle est recouverte d'exsudations diverses, formant tantôt une couche brune, rougeâtre, plus ou moins visqueuse et collante, tantôt une matière sèche, poussiéreuse, adhérente.

On ne trouve que rarement des érosions très superficielles et irrégulières de la muqueuse.

2° Symptomatologie. — En été ou en automne, les vieillards peuvent avoir comme les adultes des accidents d'entérite légère, où l'on ne remarque qu'un peu de sensibilité dans le ventre, quatre ou cinq évacuations bilieuses ou muqueuses, par jour ; la langue est humide, l'appétit conservé ; la santé est à peine altérée.

A un degré plus considérable, le ventre paraît un peu tendu, ballonné, il est sensible à la pression ; il y a des coliques péri-ombilicales, des selles assez nombreuses, précédées de coliques, bilieuses et glaireuses. L'appétit est diminué ou même perdu, il y a de la soif, la langue blanchit un peu, mais se sèche rarement. Il peut y avoir un peu de fièvre. Si les évacuations se prolongent, ce qui arrive si le malade ne suit aucun traitement ou s'il se livre à des écarts de régime, l'affaiblissement est rapide.

Mais dans une forme plus grave, décrite par NAGEL, des accidents sérieux se développent et la mort peut survenir.

L'affection est alors annoncée par quelques troubles gastriques et une lassitude extrême. Puis se développent peu à peu en même temps que de la fièvre, des nausées ou même des vomissements alimentaires d'abord, puis visqueux, jaunâtres. La langue se couvre d'un enduit blanc, avec les papilles saillantes et rouges, puis devient d'un rouge ardent. La bouche se dessèche, des aphtes peuvent se développer. La soif est vive, l'inappétence complète. Le ventre est tendu, ballonné, douloureux à la pression ; il y a des borborygmes douloureux ; les coliques sont rarement intenses, et les évacuations peu considérables. Mais les selles sont liquides, visqueuses, souvent sanguinolentes. L'urine est rare, épaisse et brunâtre.

Enfin, il survient un peu de délire, de la somnolence, du coma, les évacuations deviennent involontaires. Ou bien sans délire, les malades tombent dans un état d'anéantissement singulier, comme étrangers à tout ce qui se passe autour d'eux, bien qu'ayant conservé l'usage de leurs facultés. C'est le *type asthénique adynamique* que présentent fréquemment les entérites des vieillards.

Elles peuvent revêtir aussi, d'après DURAND-FARDEL, la forme dysentérique, avec des exsudations sanguinolentes ou sanglantes. Ceci tiendrait, pour cet auteur, à leur siège habituel dans le gros intestin. GENDRIN explique la fréquence de ces inflammations du gros intestin, par l'état de congestion sanguine que l'on trouve habituellement chez les vieillards, même chez ceux qui n'ont rien éprouvé de pathologique dans le bas-ventre.

B) — ENTÉRITE CHRONIQUE

L'entérite chronique est caractérisée par sa longue durée et par la présence d'ulcérations de la muqueuse intestinale.

1° Anatomie pathologique. — Outre quelques altérations de couleur de la muqueuse, son ramollissement ou son épaississement, des exsudations particulières, la lésion habituelle est ici l'ulcération.

Ces ulcérations sont presque toujours multiples, quelquefois excessivement nombreuses, et alors d'un très petit diamètre. Leur siège habituel est le gros intestin, mais on en rencontre aussi à la terminaison de l'intestin grêle. Le plus souvent irrégulières, quelquefois allongées et comme serpigineuses et d'une étendue considérable, elles peuvent être arrondies et taillées à l'emporte-pièce. Il est rare qu'elles aient une grande profondeur ; cependant on a signalé des cas de perforation : DURAND-FARDEL en rapporte une observation chez une femme de soixante et un ans.

Le même auteur relate un cas où les ulcérations siégeaient sur la face externe de l'intestin, sur la séreuse ; c'était de véritables ulcérations du péritoine.

2° Symptomatologie. — Les accidents de l'entérite chronique peuvent succéder à ceux de l'entérite aiguë ; mais en général ils se développent d'emblée.

En général, ils demeurent limités aux fonctions intestinales : la langue demeure nette, l'appétit est généralement faible. Les malades souffrent peu, ou même pas du tout ; c'est une chose remarquable que cette absence de toute sensibilité à la pression, alors qu'il existe des lésions intestinales profondes. BARTH en 1851 a observé chez une femme qui n'avait accusé aucune douleur abdominale, un grand nombre d'ulcérations dont quelques-unes perforantes dans tout le gros intestin. HUTIN, DURAND-FARDEL ont signalé plusieurs cas de diarrhées indolentes, terminées par la mort, et laissant après elles de profondes altérations de la muqueuse intestinale.

Dans les cas de ce genre, le malade maigrit et s'affaiblit peu à peu, tout en continuant à vaquer à ses occupations. Mais il est bientôt obligé de s'arrêter. Alors l'appétit se perd, les digestions s'altèrent profondément, le teint devient très pâle, terreux, les extrémités se refroidissent, s'œdématient ; la circulation se ralentit, le pouls se rapetisse, et le malade meurt dans une prostration profonde, quelquefois avec des escarres au sacrum.

La diarrhée est rarement bilieuse, tantôt séreuse et abondante, tantôt muqueuse, glaireuse et moins considérable. C'est dans le premier cas surtout que l'on voit les douleurs manquer, et l'affaiblissement graduel de l'organisme constituer presque tout l'appareil symptomatique de la maladie. Dans les diarrhées muqueuses, au contraire, on observe plus souvent des symptômes douloureux, des phénomènes gastriques, et l'affaiblissement marche moins vite. Ces douleurs surviennent sous forme de coliques, ordinairement sourdes, précédant les garde-robes. Quelquefois, il s'y joint du ténesme. La diarrhée peut quelquefois manquer ou ne se montrer que temporairement.

3° Étiologie. — Comme chez les adultes, les entérites chez le vieillard, reconnaissent pour causes les écarts de régime, les excès de boissons alcooliques, l'usage de fruits en trop grande quantité, le refroidissement humide, l'abus de certains médicaments, la convalescence des maladies, les privations, la misère physiologique, etc.

Mais l'influence de la saison est très importante : la diarrhée est, pour les vieillards, la maladie de l'été et de l'automne, comme la pneumonie la maladie de l'hiver et du printemps (Durand-Fardel). On peut observer dans les asiles de vieillards, de véritables épidémies d'entérite, souvent à forme dysentérique, que l'on voit survenir au mois d'août et de septembre. Fauvel a même remarqué que à mesure que la saison chaude avance, les diarrhées se multiplient et deviennent plus graves.

Canstatt attribuait autrefois une grande importance aux métastases arthritiques ou hémorroïdaires, dans l'étiologie de ces entérites. Mais le fait de l'apparition de phénomènes d'entérite chez un goutteux ne suffit pas pour démontrer le caractère spécifique de cette inflammation intestinale. Les dyspepsies, les altérations gastriques de quelque nature qu'elles soient, ont un rôle plus considérable. On peut observer aussi des entérites chez les diabétiques, de même que dans le cours des néphrites, des cystites, chez les vieux prostatiques, et surtout dans l'urémie (Treitz, Soupault, Delaunay et Barié, Devic et Charvet).

En somme, comme chez l'adulte et l'enfant, le déterminisme des entérites est dominé dans l'âge avancé par deux grands facteurs, l'intoxication et l'infection ; ces deux mécanismes s'associent le plus souvent et sont presque toujours chez le vieillard d'origine autogène : auto-intoxications causées par les poisons formés dans le tube digestif, ou provenant des organes ou des tissus si souvent lésés dans la vieillesse, infections dues aux nombreux microbes infectieux (coli-bacilles et streptocoques surtout), qui, sans avoir été étudiés spécialement chez le vieillard, doivent jouer ici le même rôle que chez l'enfant.

L'infection peut cependant être d'origine exogène, et à ce sujet nous croyons que la dysenterie, même chez les gens âgés, est plus fréquente qu'on ne le croit généralement ; certaines diarrhées estivales (et nous avons déjà vu l'influence des saisons) ne sont autre que des dysenteries nostras, comme récemment les recherches parasitologiques l'ont montré, et comme l'épreuve du traitement vient souvent aussi le révéler.

4° **Diagnostic**. — La diarrhée est pour Durand-Fardel un

signe à peu près certain d'entérite chez le vieillard, à moins qu'elle ne soit que passagère comme dans une indigestion simple ; elle s'accompagne alors presque toujours de lientérie.

Le diagnostic étiologique de l'entérite est plus important ; il sera basé sur les antécédents du malade, sur l'existence d'une intoxication alimentaire, sur le milieu épidémique.

On s'enquerra de l'état de l'estomac : les dyspepsies simples, la dilatation gastrique, peuvent s'accompagner de diarrhée. Dans ces cas, un lavage de l'estomac, un régime plus sévère, du bicarbonate de soude suffisent à calmer les troubles intestinaux.

La tuberculose intestinale est rare chez le vieillard, il faudra y songer cependant si l'affection est de longue durée, rebelle aux médicaments, et s'il coexiste des signes de bacillose pulmonaire en évolution. La recherche du bacille de Koch pourra être pratiquée.

Le cancer avec ses débâcles peut être pris au début pour de l'entérite simple. Le diagnostic en est toujours difficile, si l'on ne constate la présence d'une tumeur à la palpation de l'abdomen. Il s'accompagne de cachexie progressive, de signes d'obstruction. L'examen des selles devra toujours être pratiqué et pourra révéler l'existence de sang ou de débris néoplasiques.

La notion d'épidémie pourra faire penser à la fièvre typhoïde, qui est souvent torpide chez le vieillard et qui ne s'accompagne pas forcément de taches rosées, ou au choléra.

La dysenterie est moins rare qu'on ne le croit chez les vieillards, elle s'accompagne de selles sanglantes et de débris mucomembraneux ; on devra y penser, au cours des chaleurs, lorsqu'aucune autre cause ne pourra être incriminée ; l'épreuve du traitement, que l'on devra toujours faire en cas de doute, assurera le diagnostic.

Chez les vieillards atteints de troubles intestinaux chroniques il faudra rechercher le diabète, l'urémie, ou l'artériosclérose (voir plus loin).

Enfin, l'examen des régions herniaires devra toujours être fait chez le vieillard se plaignant de troubles intestinaux et fera éliminer la possibilité d'un étranglement.

5° Pronostic. — Le pronostic est difficile à établir, il varie avec la cause. Celui de l'entérite chronique est généralement beaucoup plus fâcheux que celui de l'entérite aiguë.

Chez les individus très âgés, ou déjà malades, ces affections précipitent la terminaison fatale.

Mais d'une façon générale, un traitement opportun, dès le début d'une entérite aiguë, la fait facilement disparaître. Les diarrhées chroniques, avec affaiblissement notable, sont au contraire le plus souvent rebelles.

Chez certains vieillards, surtout des vieilles femmes, il faut bien savoir qu'en présence d'une diarrhée simplement muqueuse, existant depuis un certain temps, à un degré modéré, sans que la santé s'en ressente d'une façon appréciable, il ne faut pas chercher à la supprimer brusquement, sous peine de déterminer des accidents pulmonaires graves (CANSTATT).

6° Traitement. — Le traitement diffère suivant que l'entérite est aiguë ou chronique.

a. *Traitement de l'entérite aiguë.* — Si la maladie est légère, sans signes de réaction abdominale, le repos, le régime, de l'eau de gomme ou de l'eau albumineuse, de l'eau de chaux, de la limonade lactique, du thé chaud, pour boisson, des quarts de lavements d'eau additionnée d'amidon, l'administration d'un purgatif salin, calomel, sulfate de soude ou de magnésie, suffiront.

Si les accidents sont un peu plus prononcés, avec des coliques, on prescrira un régime plus sévère, des cataplasmes arrosés de 20 à 30 gouttes de laudanum sur le ventre, des compresses humides chaudes, des lavements avec de l'eau de riz amidonnée et 2 à 6 gouttes de laudanum, et à l'intérieur, de l'élixir parégorique, de la poudre d'opium (5 à 20 centigrammes) associée au sous-nitrate de bismuth, de l'extrait thébaïque (1 à 10 centigrammes), du laudanum de Sydenham, du diascordium, du sirop diacode, etc.

Si l'entérite est grave, avec de la fièvre, de la douleur abdominale, on prescrira 12 à 20 sangsues à l'anus, et on insistera sur les cataplasmes laudanisés, les lavements amylacés et lauda-

nisés, et la diète hydrique absolue. Des lavages intestinaux avec
de l'eau bouillie chaude (47°) simple ou salée pourront être
employés.

Si les lavements ne sont pas supportés, ou sont rejetés à
mesure qu'on les injecte, comme il arrive assez souvent chez les
vieillards, on administrera avec précaution des narcotiques à
l'intérieur : l'extrait aqueux d'opium à doses fractionnées, l'eau
chloroformée, l'eau de chaux cocaïnée.

Chez les sujets âgés encore vigoureux, pléthoriques, ou nerveux, on pourra se trouver bien des bains tièdes ; mais ils seront
évités chez les individus affaiblis à cause de leur action débilitante.

Dans le cas de colite, on prescrira des lavements composés de
solution de borate de soude, d'eau salée, de nitrate d'argent à
petites doses (1 pour 1000) s'il y a des ulcérations, ou encore,
selon la formule de ROGER, des lavements à l'eau oxygénée neu-
tralisée avec son volume d'une solution de bicarbonate de soude
à 4 pour 1000.

Si des évacuations trop abondantes entraînent un affaiblissement rapide avec menace de collapsus, il faudra, surtout chez
les vieillards, surveiller le cœur et prescrire des injections de
caféine, d'éther ou d'huile camphrée, ou des injections de sérum
artificiel.

Ce que nous avons dit de la dysenterie doit s'appliquer au
traitement. En cas de doute on aura recours au traitement
d'usage : ipéca, calomel, et même au sérum antidysentérique
qui a donné dans des occasions semblables des résultats inespérés.

Lorsque les phénomènes graves se seront calmés, on autori-
sera le lait stérilisé coupé d'eau de Vichy ou de Vals ou d'eau
de chaux. Si le lait est mal toléré, on pourra lui substituer avec
avantage le kéfir, associé ou non avec du thé de bœuf, ou les laits
aigris. Ultérieurement, on complétera l'alimentation par les
potages au lait, aux pâtes, au tapioca, à la crème de riz, les
œufs à la coque, la viande pulpée, le merlan, la sole, mais progressivement, et en revenant au régime lacté si le retour prématuré à l'alimentation mixte provoque la réapparition de la
diarrhée.

b. *Traitement de l'entérite chronique.* — Ce traitement est toujours difficile à instituer chez le vieillard, car chez eux le régime ne doit pas être trop déprimant, la diète hydrique ne peut être employée, le lait est quelquefois mal toléré, les eaux minérales sont peu efficaces, et les stimulations du tégument externe ne peuvent être utilisées.

On aura recours aux astringents de toute espèce, le ratanhia, l'ipéca, le nitrate d'argent en lavement. L'eau de chaux, l'eau albumineuse, la décoction blanche de Sydenham, le tannigène ou la tannalbine, le salicylate de bismuth seront employés à l'intérieur. On pourra essayer l'acide chlorhydrique ou l'acide lactique, mais on leur préférera l'emploi des alcalins à jeun et à petites doses, l'eau de Vichy tiédie au bain-marie à la dose d'un demi-verre à un verre avant chaque repas, le phosphate de soude (2 grammes le matin à jeun dans un demi-verre d'eau tiède), le chlorate de soude aux mêmes doses, ou le sel de Carlsbad (1 cuillerée à café). La gélatine préconisée chez les enfants (WEILL, LUMIÈRE et PÉHU) pourra être essayée chez le vieillard.

Au lait ordinaire pourra être substitué avantageusement le lait stérilisé, le lait d'ânesse, le kéfir, le yogghourt, ou les laits aigris, quoiqu'on ne soit pas encore fixé sur la flore intestinale des vieillards, comme on l'est chez les enfants (METCHNIKOFF). Les bouillons de légumes, si utiles dans la médecine infantile, pourront être aussi employés.

Le régime sera adapté à ce que l'expérience propre du malade aura enseigné. En général, les viandes blanches, le ris de veau, les cervelles, les poissons à chair maigre (sole, merlan, brochet, etc., etc.), les féculents, les œufs, les sauces blanches, sont le régime qui convient le mieux. La viande ne doit être permise qu'en quantité très modérée ; beaucoup de vieillards l'ont supprimée d'eux-mêmes de leur alimentation. Le pain ne sera autorisé qu'en très petite quantité ; on lui substituera avec avantage des biscottes.

L'addition de pepsine ou de pancréatine aidera à la digestion. On recommandera avec profit l'emploi d'un masticateur. La viande crue pulpée, le thé de viande, le jus de viande (préparé par la méthode de RICHET et HÉRICOURT) rendront également des ser-

vices dans l'alimentation des vieillards malades : ils constituent
un tonique de premier ordre, on en prescrira au début de petites
doses : 50 à 60 grammes par jour, que l'on élèvera progressivement.

Comme boissons, à défaut de lait, on prescrira des boissons
chaudes au cours des repas : infusions de menthe, de tilleul, de
camomille, de feuilles d'oranger, du thé léger.

Le repos physique et moral s'impose chez les vieillards affaiblis, il fait disparaître les symptômes d'asthénie, et calme l'hyperexcitabilité intestinale. S'il y a de l'atonie des premières voies
digestives, les eaux de Bussang, d'Orezza, de Châtelguyon, seront
utilement prescrites. Enfin, toutes les fois qu'il sera possible et
qu'il n'y aura pas de contre-indications, le séjour au grand air,
de préférence le climat sec de montagne, sera utile pour achever
la convalescence ; de même qu'une saison à Plombières, Luxeuil,
Bourbon-Lancy, Royat, Cauterets, etc., pourra être indiquée en
utilisant, non pas les lavages intestinaux qui doivent être donnés avec une certaine modération chez les vieillards, mais les
grands bains tièdes qui agiront favorablement par leur action
sédative sur le système nerveux en général, et sur l'innervation
motrice et sécrétoire de l'intestin en particulier. Brides pourra
être conseillée dans les formes compliquées de lésions hépatiques.

§ 3. — CANCER DE L'INTESTIN

On peut rencontrer chez le vieillard le cancer de l'intestin avec
tous ses signes. Mais cependant il est rare après soixante ans,
et il est classique de dire que son maximum de fréquence est de
quarante à soixante ans. Ewald, sur 63 cas, en trouve 43 de
cinquante à soixante ans et 20 après soixante ans.

Du reste, l'âge n'a aucune influence sur la symptomatologie,
et les symptômes du cancer de l'intestin sont absolument les
mêmes que chez l'adulte. On observe peut-être plus souvent
chez le vieillard les formes latentes se manifestant pendant
plusieurs années par des symptômes accessoires de compression, des névralgies, du lumbago, des douleurs dans les

bourses, dans les jambes, du varicocèle, de l'œdème des extrémités inférieures, ou bien se révélant brusquement par des accidents aigus d'occlusion intestinale, ou par l'ouverture dans un organe voisin : la vessie, l'estomac, la vésicule ou une autre partie de l'intestin.

Dans ces cas, le diagnostic sera toujours difficile. La recherche des ganglions, le toucher rectal, la recherche du sang dans les matières rendront de grands services. On ne confondra pas une tumeur maligne avec une tumeur stercorale qu'un purgatif fera disparaître.

Le traitement, si l'état général le permet, sera autant que possible chirurgical : pas plus que pour les autres cancers, l'âge en lui même ne sera une contre-indication à une opération.

§ 4. — ARTÉRIOSCLÉROSE INTESTINALE

De même qu'au niveau des vaisseaux de l'estomac, l'artériosclérose peut être localisée sur les vaisseaux intestinaux.

1º Historique. — AXENFELD a montré que la sclérose légère ou moyennement intense des artères viscérales abdominales était fréquente, et qu'elle pouvait exister sans que les artères périphériques, l'aorte ascendante et les vaisseaux cérébraux soient pris au même degré.

VON SCHRÖTTER fait rentrer les embolies et les thromboses de l'artère mésentérique supérieure dans ce tableau clinique de l'artériosclérose intestinale. MOUSSER rapporte deux observations d'ulcérations intestinales dues à la sclérose très accentuée des artérioles de l'intestin.

ENGELHARDT, surtout BUCH d'après des observations personnelles et celles de MORITZ, NEUSSER, KAUFMANN et PAULI, ORTNER, BRENER, ROSSBACH ont tracé le tableau clinique des douleurs abdominales des artérioscléreux. Enfin CHEINISSE récemment a classé les différents faits dans un travail d'ensemble. MÜLLER (de Budapest) vient d'attirer également l'attention sur cette question au dernier congrès de Budapest.

2° Symptomatologie, différentes formes. — On décrit à l'artériosclérose intestinale trois formes suivant que les lésions vasculaires entraînent l'embolie ou la thrombose des artères mésentériques, des ulcérations intestinales ou simplement des douleurs abdominales.

a. *Embolie ou thrombose des artères mésentériques*. — Les dispositions anatomiques étant peu favorables à la formation d'une circulation collatérale, ces accidents aboutissent, le plus souvent, à une nécrose plus ou moins étendue de la muqueuse intestinale, atteignant les couches profondes de la paroi, avec perforation et péritonite consécutives.

Cliniquement, le processus s'annonce par des coliques survenant brusquement et qui sont bientôt suivies d'hyperthermie, parfois d'hypothermie s'il y a une hémorragie, de selles sanguinolentes et finalement de phénomènes de péritonite.

Parfois, les allures sont moins aiguës, et le processus peut ne se manifester que par une constipation opiniâtre, avec crises douloureuses, localisées au-dessus de l'ombilic (SCHNITZLER), ou avec des névralgies abdominales intenses (ADENOT).

b. *Ulcérations intestinales*. — Ces ulcérations peuvent siéger sur tout l'intestin, aussi bien sur le duodenum (MERKEL), que sur l'intestin grêle et le gros intestin ; elles prédominent cependant dans cette dernière portion (MOUISSET). De forme arrondie, peu profondes, et taillées comme à l'emporte-pièce, elles sont de dimensions variables, quelques-unes à peine grosses comme une tête d'épingle ; d'autres, plus larges, atteignent la grandeur d'une pièce de cinquante centimes et même d'un franc. Le premier degré de la lésion, précédant la perte de substance est représenté par des plaques de couleur ardoisée et d'étendue variable, molles au toucher et faisant saillie à la surface de la muqueuse.

L'examen histologique montre que l'intestin est atteint de sclérose ; toute la paroi intestinale présente des lésions fibreuses et, du côté des artérioles, il existe des altérations d'artérite très accentuée ; la lumière des vaisseaux est, en certains points, complètement oblitérée.

Ces ulcérations se manifestent pendant la vie par des selles dysentériques, sanguinolentes, et même par des hémorragies intestinales graves contre lesquelles les lavements chauds n'ont aucune action : ils ne peuvent plus en effet provoquer la contraction des artérioles, les parois de ces vaisseaux ayant perdu toute leur élasticité.

c. *Douleurs abdominales des artérioscléreux.* — Les douleurs abdominales constituent, dans cette forme, le symptôme dominant. Elles se montrent généralement chez des sujets ayant dépassé cinquante ans. Survenant par crises, elles se localisent tantôt du côté de l'épigastre et rappellent alors la gastralgie, tantôt dans la partie sous-ombilicale de l'abdomen. Les causes immédiates qui provoquent ces accès douloureux sont, dans la plupart des cas, des efforts physiques plus ou moins considérables, les émotions morales ou encore la position horizontale du corps. Il y a donc là une analogie complète avec ce que l'on observe pour les crises d'angine de poitrine. Il n'est, d'ailleurs, pas rare de voir ces accès douloureux coexister, chez le même malade, avec des manifestations de sténocardie, et c'est parfois l'apparition d'une véritable crise *d'angor pectoris* qui met le praticien sur la voie du diagnostic, en lui permettant de saisir la nature des troubles abdominaux qui ont précédé de longues années l'angine de poitrine (ROSENGART).

Les troubles digestifs proprement dits seraient peu marqués et inconstants (BUCH) ; cependant quelques auteurs insistent sur la fréquence de la constipation habituelle et du météorisme abdominal. Dans quelques cas rares (TEISSIER, ENGELHARD), il y a soit de la diarrhée seule, soit des alternatives de diarrhée et de constipation.

L'ensemble de ces phénomènes paraît relever d'un mécanisme analogue à celui qui se manifeste pour la claudication intermittente des membres : l'ischémie portant sur les vaisseaux intestinaux, surtout accentuée au moment où une activité fonctionnelle plus considérable de l'intestin devient nécessaire, produirait des crampes douloureuses avec paralysie transitoire de tel ou tel segment intestinal et météorisme consécutif (*intermittierende ischämische Dysperistaltik, Dyspragia intermittens angiosclerotica intestinalis* des auteurs allemands). Du reste, ces accès douloureux peuvent coexister avec la claudication intermittente (JAQUET).

3° Diagnostic. — Pour le diagnostic de la nature de ces accidents, on se basera sur l'âge avancé des malades, sur le caractère des douleurs, survenant sous forme de paroxysmes de courte durée, et sur l'existence d'autres manifestations de l'artériosclérose, soit subjectives (crises d'angine de poitrine) soit objectives (rigidité et sinuosités des artères temporale et radiale, hypertension artérielle, hypertrophie du cœur, renforcement du second bruit, etc.).

Dans les cas douteux, Buch conseille de recourir à l'emploi du strophantus, administré sous forme de teinture à la dose de cinq à huit gouttes, répétées trois fois par jour. Sous l'influence de cette médication, les symptômes morbides ne tarderaient pas à s'atténuer toutes les fois qu'il s'agit réellement de troubles d'origine artérioscléreuse.

Le diagnostic peut parfois présenter de très grandes difficultés, et ces troubles ont pu être confondus avec l'appendicite, la cholélithiase, la colique néphrétique, l'occlusion intestinale.

4° Traitement. — Les narcotiques, tels que la morphine et la belladone, restent souvent sans effet sur ces crises douloureuses qui sont au contraire justifiables des médicaments que l'on utilise habituellement pour combattre la sténocardie et d'une manière générale les troubles d'origine artérioscléreuse.

Buch préconise surtout la teinture de strophantus et la théobromine. Jaouen a obtenu de bons résultats par l'usage de l'iodure de potassium ou du nitrate de potasse associé au nitrate de soude, mélange dont l'emploi a été recommandé par Lauder-Brunton contre l'hypertension artérielle chronique. D'après Raulin (de Bordeaux), ces crises intestinales artérioscléreuses seraient calmées par la théobromine, la diurétine ou le strophantus, ce serait même là un véritable traitement d'épreuve, aucune autre forme de colique ne cédant à l'emploi de ces médicaments.

§ 5. — DE LA CONSTIPATION CHEZ LE VIEILLARD

Parmi les nombreuses causes d'indisposition qui sont l'apanage de la vieillesse, la constipation est une des plus fréquentes et des plus rebelles. Par constipation, il faut entendre une rareté dans les évacuations alvines, c'est-à-dire la rétention avec endurcissement des matières fécales, ou encore l'évacuation incomplète et insuffisante des matières, la fréquence des selles restant normale.

1° Historique. — STROUP (thèse Nancy, 1893) est le seul qui ait montré la fréquence et les différentes causes de ce trouble digestif dans la vieillesse.

2° Étiologie. — Ces troubles dans le fonctionnement du tube digestif se présentent chez les vieillards avec une fréquence bien supérieure à celle de l'adulte. STROUP donne chez eux une proportion de 23 p. 100 de constipés habituels pour les hommes et 39 p. 100 pour les femmes.

L'installation de la constipation est aussi plus précoce chez les femmes : chez les hommes elle apparaîtrait vers soixante-treize ans, chez les femmes ce serait à soixante-six ans. Parmi ces dernières le nombre des constipées est plus fort et la précocité plus accusée chez celles qui ont eu des enfants. Ce qui indiquerait une importance étiologique considérable des altérations organiques des parois abdominales, des muscles, auxiliaires de la défécation.

Les causes de cette constipation, si commune chez le vieillard, sont très diverses : on retrouve toutes celles de la constipation de l'adulte. Nous n'envisagerons que celles qui sont spéciales à la sénilité.

Les unes tiennent à l'hygiène du vieillard. Celui-ci, en effet, mène le plus souvent une vie sédentaire : il fait très peu d'exercice ; ces conditions favorisent la paresse intestinale. D'autre part, l'alimentation est, à cet âge, moins abondante qu'à l'âge adulte, elle consiste le plus souvent en laitage et en aliments légers, toutes conditions réduisant les déchets nutritifs. Il en résulte que le bol fécal, moins volumineux que chez l'adulte, exercera aussi chez le vieillard une action excito-motrice moins puissante sur la muqueuse rectale.

Les autres sont d'ordre mécanique : l'hypertrophie de la prostate, les hernies volumineuses si fréquentes à un âge avancé.

Mais les plus importantes sont les causes d'ordre anatomique, en particulier les altérations de la paroi intestinale qui, à elles seules suffisent à expliquer la fréquence et la ténacité de cette infirmité dans la vieillesse. Nous les avons indiquées dans le chapitre précédent. Il faut y ajouter des altérations séniles notables de la fibre musculaire striée, caractérisée surtout par de la dégénérescence granulo-graisseuse, et portant au même titre que sur les autres muscles, sur le diaphragme, le releveur de l'anus, les muscles abdominaux : il en résulte une parésie, plus ou moins accusée des muscles auxiliaires de la défécation. La sensation du besoin d'aller à la selle s'efface en même temps que s'affaiblit la faculté d'y satisfaire (DURAND-FARDEL). Aussi les matières s'accumulent dans le canal intestinal, dans le cœcum, dans différents points du côlon et surtout dans le rectum qui finit par s'élargir et former une vaste ampoule au-dessus de l'anus. Les matières, en s'amassant, arrêtent celles que chasse encore un dernier reste de contractilité, et il se fait là de véritables engouements de matières stercorales.

3° **Symptomatologie**. — Les manifestations cliniques de la constipation chez le vieillard sont variables suivant que l'arrêt des matières survient chez un sujet bien portant ou qu'il se produit chez un vieillard déjà atteint d'une autre affection aiguë ou chronique.

a. *Constipation habituelle chez le vieillard normal*. — Cette infirmité s'installe lentement, insidieusement, sans cause. Vers l'âge moyen de soixante-neuf ans, ces sujets s'aperçoivent que contrairement à leur habitude, ils n'ont plus une selle quotidienne. Tout d'abord ils restent un jour sans garde-robe ; puis au bout de quelques mois à plusieurs années, l'intervalle entre les selles augmente et au lieu de deux jours, les sujets restent trois ou quatre jours sans évacuation alvine. Pour les hommes la durée moyenne de la rétention est de trois jours. Pour les femmes, au contraire, l'installation de cette infirmité a une marche plus rapide, et la durée de la constipation est plus longue, il est fréquent de voir des vieilles femmes présentant des constipations de huit à dix jours et même quinze jours. Au bout de ce temps les selles sont généralement dures, desséchées ; parfois elles sont liquides, diarrhéiques ; il se produit une véritable débâcle. La plupart de ces malades ne vont que par purgatifs ; dans certains cas, les purgatifs les plus énergiques restent sans effet. Enfin presque toujours il y a répétition dans la rareté et l'irrégularité des évacuations alvines, et l'arrêt des matières commence immédiatement après une évacuation tardive soit spontanée, soit provoquée. Au début l'arrêt des matières fécales pendant un jour ne provoque chez ces vieillards aucun phénomène morbide. Ils continuent à se bien porter. Ce n'est guère que lorsque la constipation atteint une durée de trois jours que les phénomènes subjectifs apparaissent.

Le premier symptôme presque constant de cette constipation prolongée est tout d'abord un état saburral des voies digestives supérieures : la langue est blanche, étalée, la bouche pâteuse. Les digestions deviennent difficiles ; les sujets ont une sensation constante de plénitude gastrique, de fréquentes éructations acide, et certains arrivent même à vomir plusieurs fois dans la journée. La fétidité de l'haleine est rare.

L'état de l'abdomen est très variable. Chez les uns il est tendu, fortement météorisé, quelquefois douloureux. Chez d'autres, même pour une constipation très prolongée, il est souple, dépressible, insensible et permet de percevoir à travers ses parois, le cylindre fécal dans la fosse iliaque gauche.

La dyspnée est très fréquente, sans aucun signe stéthoscopique du côté de l'appareil pulmonaire. Elle est continue ou intermittente. La respiration peut être accélérée pendant plusieurs jours, sans autre trouble du rythme respiratoire, jusqu'à production d'une selle. D'autres fois ce sont des accès de suffocation se produisant à l'occasion d'une constipation, survenant aussi bien de jour que de nuit, obligeant les malades à s'asseoir dans leur lit, durant jusqu'à une heure.

En même temps que les symptômes pulmonaires, apparaissent les phénomènes cardiaques. Les malades se plaignent de palpitations, alors qu'en temps ordinaire, ils n'en sont nullement incommodés. Le pouls est très diversement modifié :

tantôt il subit une accélération, tantôt au contraire il y a de la bradycardie. Plus rarement, il peut devenir petit et intermittent.

Les symptômes nerveux, très fréquents mais variables, occupent souvent une place importante dans ce tableau clinique : il y a de la lourdeur de tête, de la somnolence, quelquefois une véritable céphalée. Les vieillards deviennent abattus, fatigués, inaptes à tout travail. Pendant la nuit ils sont agités, ne peuvent dormir, ou ont des cauchemars. Dans la station debout, ils éprouvent des vertiges et des étourdissements. Ces phénomènes peuvent quelquefois atteindre une intensité particulière et plonger les malades dans un état semi-comateux qui les rend indifférents à tout ce qui se passe autour d'eux.

Il peut survenir des troubles mentaux, des idées délirantes plus ou moins accusées. D'autres fois ce sont des phénomènes médullaires : secousses, fourmillements, névralgies, refroidissements des membres inférieurs, incontinence d'urine. Assez souvent il existe de l'amblyopie, des bourdonnements d'oreille.

Comme phénomènes généraux on observe tantôt une légère élévation de température (37°,5), tantôt de l'hypothermie (35°,3 Srmour). Il y a quelquefois une hyperproduction de sueurs, de véritables crises sudorales.

Tous ces phénomènes sont évidemment groupés très diversement suivant les sujets, suivant les prédispositions individuelles.

b. *Constipation chez le vieillard malade.* — L'évolution des maladies aiguës chez le vieillard (pneumonie, pleurésie), peut être sérieusement troublée par la constipation : élévation de la température, augmentation de la dyspnée, accélération du pouls, phénomènes qui cèdent à l'administration d'un purgatif.

Dans les maladies chroniques, la constipation peut amener une exagération dans les manifestations cliniques, par exemple une augmentation des phénomènes délirants ou démentiels dans les cas de démence sénile (Feyat), une recrudescence des accès d'urémie au cours d'une néphrite chronique.

4° Pathogénie. — La distension, la congestion du rectum, le sentiment de gêne qui en résulte, tiennent à la quantité excessive et à l'accumulation des matières. Mais les phénomènes généraux qui surviennent au cours de la constipation chez certains vieillards, sont occasionnés par la rétention dans l'organisme des produits putrides intestinaux, rétention d'autant plus complète que les émonctoires ordinaires, foie et reins, sont plus altérés par l'involution sénile. La recherche du coefficient urinaire a montré à STROUF que, chez les vieillards constipés et présentant des troubles généraux la toxicité urinaire était beaucoup plus faible que chez ceux qui n'éprouvaient aucun symptôme du fait de leur constipation habituelle.

5° Diagnostic. — Le diagnostic est le plus souvent très facile d'après le simple interrogatoire du malade. Mais certaines circonstances peuvent quelquefois le faire hésiter.

Dans certains cas de constipation prolongée, le bol fécal, d'abord très dur, peut se rétracter par desséchement, et laisser entre lui et la paroi intestinale une rigole où passent les matières liquides situées au-dessus; ou bien il peut se creuser en son centre d'un canal par où passent ces matières. Par suite de son contact prolongé avec la muqueuse, il provoque à son niveau une certaine irritation qui a pour effet une sécrétion plus ou moins considérable de sérosité. Dans ces conditions le malade peut avoir tous les jours plusieurs selles diarrhéiques.

D'autres fois, le malade ne présente aucune évacuation alvine spontanée et l'administration de purgatifs ne provoque que des évacuations de liquides (R. TRISSIER).

Ou bien, à la suite de rétention des matières fécales, il peut par perte de tonicité du sphincter anal se produire des incontinences de ces matières par regorgement, phénomène comparable à l'incontinence d'urine dans les mêmes conditions.

Enfin les évacuations alvines peuvent exister, mais elles sont insuffisantes, les malades ont cependant de la rétention des matières.

Dans tous ces cas, il suffit d'être prévenu, on pratiquera le palper de l'abdomen qui permettra de sentir le cylindre fécal à travers la paroi abdominale, ou le toucher rectal par lequel on pourra sentir l'extrémité de l'amas fécal ; on interrogera le malade sur la possibilité d'une constipation antérieure, et l'administration d'un purgatif amènera l'expulsion de grandes quantités de matières et la cessation des troubles dont se plaignait le sujet.

Dans les affections aiguës ou chroniques la découverte de ce symptôme est importante, car elle permettra d'interpréter une recrudescence de température que rien autre n'explique, et un traitement approprié produira le plus souvent une amélioration sinon une cessation des phénomènes morbides.

Il ne faudra pas prendre les scyballes perçues à travers la paroi abdominale pour des tumeurs de l'intestin qu'elles simulent parfaitement. Enfin l'examen complet du malade fera reconnaître s'il s'agit d'une simple atonie intestinale ou d'un obstacle véritable au cours des matières.

6° Pronostic. — Le pronostic immédiat est bénin, mais la constipation peut par elle-même devenir un danger, s'il y a insuffisance rénale, surtout au cours d'une maladie aiguë ou chronique.

D'autre part le pronostic doit être réservé par suite de la ténacité même de l'affection. La constipation habituelle du vieillard est, en effet, une infirmité définitivement installée, sans aucune tendance à la régression, et qui ne fait qu'augmenter d'intensité avec les progrès de l'âge.

7° Traitement. — Le traitement est rendu très difficile par l'état même de l'intestin du vieillard : il se réduira le plus souvent à provoquer une évacuation quand le besoin s'en fera sentir.

Brown-Séquard avait obtenu sur lui-même de très bons résultats par l'injection de liquide testiculaire ; mais cette méthode n'est pas entrée dans la pratique.

La médication évacuante est la plus employée : on évitera d'une façon générale, chez les vieillards dont les fonctions d'élimination sont ralenties, les sels de magnésie ou de potasse de même que les purgatifs nervo-moteurs (atropine, hyoscyamine, etc.) qui sont toxiques. On donnera la préférence aux sels de soude qui peuvent être administrés à très fortes doses sans aucun danger d'intoxication.

On emploiera très utilement les purgatifs huileux tels que l'huile de ricin, qui tout en provoquant une sécrétion séreuse très abondante, déterminent aussi des contractions intestinales.

Il sera bon d'administrer les jours suivants des laxatifs doux, ou même simplement de l'huile d'olive, pour entretenir une évacuation aussi régulière que possible.

Il est des aliments qui, chez certaines personnes, agissent d'une manière marquée sur les sécrétions intestinales et déterminent une sorte de purgation : le lait, le café au lait surtout, le miel, les pruneaux, le bouillon de poireaux, etc. De même l'usage de grains de santé, de pilules purgatives, dont la rhubarbe, la magnésie, le taraxacum, le julep, la gomme gutte, l'aloès, la manne, le podophyllin, le cascara, le séné, etc. font la base habituelle, est souvent nécessaire et d'une bonne pratique.

L'emploi des lavements peut être indiqué, mais ils ne doivent pas être renouvelés, car ils deviennent rapidement inefficaces surtout chez les individus qui en ont contracté de bonne heure l'habitude, ils ne font que favoriser l'inertie de l'intestin. Les douches ascendantes peuvent cependant quelquefois être utiles.

S'il y a de l'engouement intestinal par amas de matières accumulées dans l'ampoule rectale, le doigt agissant avec douceur et précaution, est encore le meilleur instrument pour donner issue à ce bouchon stercoral.

Il ne faudra pas négliger le traitement diététique qui consistera surtout à réduire au minimum les poisons intestinaux : on recommandera le régime végétarien qui n'introduit dans l'organisme que très peu de substances toxiques et a l'avantage de laisser beaucoup de résidus alimentaires, condition qui favorise la production d'une selle. S'il y a de l'intoxication, le meilleur aliment sera encore le lait, très riche en substances nutritives, avec peu de matières toxiques, et légèrement diurétique.

Comme prophylaxie des troubles généraux causés par la

rétraction des matières, on pourra essayer de pratiquer l'antisepsie intestinale avec du naphtol ou du benzonaphtol associé avec du charbon qui, d'après BOUCHARD, fixerait une partie des produits putrides de l'intestin et s'opposerait à leur absorption. Les sudorifiques et les diurétiques, dans les cas graves, pourront avoir des effets salutaires.

§ 6. — OCCLUSION INTESTINALE

L'occlusion intestinale ne présente rien de particulier chez le vieillard, mais certaines formes sont plus fréquentes au cours de la vieillesse.

1° Historique. — HENROT, puis THIRIEBGE décrivent l'iléus paralytique. PERROT dans une thèse inspirée par A. ROBIN, a montré dans une étude d'ensemble quelles étaient les causes les plus fréquentes de l'occlusion intestinale chez le vieillard, en insistant particulièrement sur les occlusions paralytiques sans obstacle mécanique.

2° Étiologie. — Les causes de l'occlusion intestinale chez le vieillard sont, d'une manière générale, les mêmes que chez l'adulte, mais leur fréquence relative varie suivant l'âge[1].

a. Occlusions par obstacle extra-intestinal. — Les seuls obstacles qui se rencontrent chez le vieillard, autrement qu'à titre de curiosité, sont :

1° Des brides péritonéales anciennes, consécutives à des péritonites antérieures, à un traumatisme, à une opération intra-abdominale ;

2° Une compression par des tumeurs diverses ; les plus fréquentes étant dans un âge avancé, les cancers, en particulier le cancer de la prostate ou de l'utérus comprimant le rectum.

3° L'agglutination de la masse intestinale par des adhérences étendues de péritonite chronique ; cette dernière étant presque

[1] Nous laissons de côté l'occlusion par étranglement herniaire.

toujours de nature cancéreuse, la péritonite tuberculeuse étant rare dans un âge avancé.

b. *Occlusion par position vicieuse.* — L'invagination intestinale, les coudures de l'intestin sont très rares dans la vieillesse. Il n'en est pas de même du volvulus, en particulier du volvulus de l'S iliaque qui serait l'apanage du vieillard. Ce volvulus est conditionné par une disposition anatomique, l'allongement d'une anse intestinale qui en rapproche les deux extrémités et en facilite la torsion, et par un phénomène d'ordre physiologique, la présence dans cette anse d'un corps lourd qui agit dans le même sens : matières fécales dans les cas de constipation prolongée, corps étrangers, entérolithes, hernies, tumeurs intestinales en sont les causes les plus fréquentes.

c. *Occlusion par rétrécissement intestinal.* — C'est la cause la plus habituelle dans la vieillesse. Il s'agit la plupart du temps, d'un cancer annulaire de l'intestin siégeant sur le rectum ou l'S iliaque, quelquefois le côlon ou plus rarement l'iléon.

Mais le rétrécissement simple peut se rencontrer également chez le vieillard ; le cancer intestinal est du reste exceptionnel après soixante-dix ans ; après cet âge on peut penser à un rétrécissement simple non cancéreux. Hahn, Robin en ont vu chez des individus de soixante-quatorze et quatre-vingt-dix ans.

d. *Occlusion par obstacle intra-intestinal.* — Les corps étrangers divers pénétrant dans le tube intestinal par ingestion (pépins, noyaux, arêtes, fausses dents, etc.) sont très rares dans la vieillesse. On y rencontre presque exclusivement les calculs biliaires et les amas stercoraux.

Les calculs biliaires sont une cause assez fréquente d'occlusion intestinale dans la vieillesse, surtout chez les femmes. Sur 16 cas rapportés par Degron, 12 ont trait à des sujets de plus de soixante ans. Naunyn, sur 120 cas, en signale 25 d; soixante et un à soixante-dix ans, et 12 au-dessus de soixante-dix ans ; Kirmisson et Rochard sur 65 observations en notent 28 de soixante à soixante-dix ans, 6 de soixante-dix à quatre-vingts ans ; Garin sur 40 cas en observe 13 de soixante à soixante-dix ans et 9 au-dessus de soixante-dix ans. Robson relate le cas d'une femme de quatre-vingt-dix ans. Le calcul arrive dans l'intestin, généralement par fistule cystico-intestinale, ou bien est expulsé sans phénomènes fâcheux malgré de fortes dimensions, ou bien devient une cause d'occlusion suivant trois mécanismes différents : arrêt à la valvule de Bauhin, arrêt d'un gros calcul en un point quelconque du tube intestinal, ou arrêt d'un petit calcul dans un point de l'intestin beaucoup trop large pour être obstrué par lui, et déterminant un spasme réflexe (ISRAEL).

Les amas stercoraux, véritables embolies stercorales, sont aussi assez fréquents chez le vieillard (CRUVEILHIER, HENROT, SENEBRIS et NEPVEU, THIBIERGE, etc.). Ils sont constitués par un bloc fécal dur siégeant en des points divers, ampoule rectale surtout, colon pelvien, cæcum. A l'obstacle local qu'ils constituent, il s'ajoute évidemment une paralysie intestinale produisant à la fois l'accumulation stercorale et l'impuissance de l'intestin à faire progresser le bol fécal qui s'arrête.

e. *Occlusion sans obstacle mécanique.* — Elle est due à la parésie musculaire, c'est l'*iléus paralytique* de HENROT et THIBIERGE, qui est assez fréquent chez les individus âgés. Les causes en sont variables, quelques-unes sont plus spéciales à la vieillesse ; ce sont les suivantes :

α) *Parésies intestinales secondaires à un état local :* Elles peuvent être consécutives à une altération musculaire produite par un étranglement herniaire, les phénomènes d'obstruction continuant malgré la réduction de la hernie (indépendamment des hernies étranglées réduites en masse avec la cause de l'étranglement) ; à une distension prolongée de l'intestin, telle qu'une constipation opiniâtre de cause mécanique ; à une péritonite aiguë, surtout une péritonite par perforation ; à des troubles circulatoires, thrombose veineuse dans le système porte ou embolie des artères mésaraïques ; à une action réflexe, le point de départ du réflexe étant un abcès de la fosse iliaque, une ligature d'hémorroïdes, une épiploïte, un étranglement de l'appendice iléo-cæcal dans un sac herniaire, un pincement latéral de l'intestin, etc. ; à un grand traumatisme abdominal, tel qu'une laparotomie ; à une action nerveuse centrale (iléus paralytique, SPADARO), chez les vieux paraplégiques, les vieux ataxiques, les paralytiques généraux ; a une entérite (HENROT).

β) *Parésies intestinales secondaires à un état général* : Cette insuffisance fonctionnelle de la musculature intestinale est à peu près particulière aux vieillards ; elle s'explique par l'extrême fréquence de la constipation opiniâtre des sujets âgés, et par les altérations séniles de la paroi intestinale : atrophie de la muqueuse, et de la musculaire, diminution de la puissance contractile du muscle intestinal, atrophie sénile des muscles accessoires de la défécation, artériosclérose des artères intestinales.

Les causes générales qui déterminent cette parésie intestinale sont mal déterminées ; on a incriminé la neurasthénie, les états adynamiques, la goutte (DÉNARIÉ), le cancer agissant comme maladie générale (PETTIDI).

3° Anatomie pathologique. — Les lésions seront bien différentes suivant que l'on aura affaire à une obstruction intestinale par obstacle mécanique même avec une masse stercorale locale, ou à une obstruction paralytique.

Dans le premier cas, on constate la présence en un point du tractus intestinal d'un obstacle, ou d'une masse fécale dure, peu malléable, fixée en ce point ; l'intestin est vide en aval de l'obstacle, à son niveau il est changé de calibre, au-dessus il est distendu et volumineux, au-dessous il est petit et contracté.

Au contraire dans le cas d'obstruction paralytique, tout l'intestin est uniformément distendu par une accumulation parfois prodigieuse de matières mollasses.

4° Symptomatologie. — Comme chez l'adulte, l'occlusion intestinale peut être aiguë ou chronique, cette dernière étant de beaucoup la plus fréquente chez le vieillard.

a. *Forme aiguë, étranglement interne*. — Les premiers symptômes apparaissent souvent en pleine santé, mais ils peuvent survenir après une période plus ou moins longue marquée par des troubles digestifs variés : diarrhée banale, constipation, coliques peu intenses. Puis le malade est pris d'une douleur vive dans un point de l'abdomen ; des nausées se manifestent rapidement ; des vomissements leur succèdent, d'abord alimentaires, puis bilieux, et enfin fécaloïdes. La face se décompose, les traits se grippent, les extrémités se refroidissent, la température s'abaisse, le ventre souvent rétracté tout d'abord, se ballonne ; les selles, l'émission des gaz sont suspendus ; enfin après une période d'angoisse et d'agitation, une prostration extrême jointe à une hypothermie croissante marque les derniers moments du malade.

La douleur peut être très vive, atroce (*colique de miserere*) exagérée au moindre mouvement comme chez l'adulte ; cependant chez les sujets âgés elle est le plus souvent sourde, ou bien c'est une sensibilité excessive de l'abdomen météorisé rendant impossible le moindre contact même celui des couvertures.

Le ballonnement augmente parfois très rapidement, les anses intestinales se dessinent sous la peau du ventre distendu et sonore ; le diaphragme est refoulé en haut, la respiration se trouve extrêmement gênée.

Les symptômes généraux arrivent très rapidement chez le vieillard, l'hypothermie est constante ; le pouls est fréquent petit, dépressible ; la peau froide se couvre d'une sueur visqueuse les extrémités se cyanosent et le malade arrive rapidement à un état de prostration extrême qui va croissant jusqu'à la mort.

Cette forme dure en moyenne six jours, quelquefois beaucoup moins, vingt-quatre à quarante-huit heures, par exemple.

b. *Forme chronique, obstruction intestinale.* — Elle débute insidieusement par des troubles digestifs, des douleurs abdominales vagues, une constipation de plus en plus opiniâtre.

Par moments la constipation qui peut durer huit à dix jours et davantage, cède ; une débâcle se produit, suivie d'une amélioration passagère ; mais ce n'est qu'une rémission momentanée : l'obstruction ne tarde pas à reparaître, s'accentuant chaque fois davantage. Les débâcles deviennent de plus en plus rares, et lorsqu'elles se produisent, le malade en sort très épuisé. Le ventre se ballonne progressivement, sa forme varie suivant le siège de l'obstacle.

La mort peut survenir avec des phénomènes d'occlusion aiguë, lorsque l'obstruction est devenue complète, avec vomissements, hypothermie, collapsus, ou par péritonite par perforation.

La guérison peut cependant arriver par élimination d'un calcul biliaire, stercoral, d'un corps étranger, ulcération d'un néoplasme rétrécissant, etc.

La durée de cette forme est très variable, elle peut se prolonger des semaines et des mois.

5° Pronostic. — Dans la grande majorité des cas, surtout chez les sujets très âgés, la mort est la conséquence de l'occlusion intestinale. Le pronostic est donc toujours grave.

6° Diagnostic. — Il faut tout d'abord s'assurer qu'il n'y a pas une hernie étranglée. La coexistence d'une hernie volumineuse irréductible, si fréquente dans la vieillesse, avec des phénomènes d'obstruction intestinale rend quelquefois le diagnostic délicat.

La péritonite par perforation est rare chez le vieillard, elle s'accompagne de constipation moins absolue, de vomissements plutôt bilieux que fécaloïdes, la matité hépatique a disparu. Au contraire la péritonite cancéreuse sera souvent, chez les sujets âgés, une cause d'erreur ; cependant l'allure en est plus torpide, il y a persistance de l'émission des gaz, les vomissements sont moins abondants et non fécaloïdes.

L'occlusion aiguë chez le vieillard est due le plus souvent à un volvulus, mais le diagnostic en est très difficile et, d'après PEYROT, n'aurait jamais été fait sur le vivant. Il faut bien savoir que dans nombre de cas de néoplasme intestinal, la crise aiguë éclate brusquement au milieu d'un état de santé normal, et comme l'affection n'avait donné jusque-là aucun signe appréciable de sa présence, on pense à tout autre chose qu'à un néoplasme ; la découverte de celui-ci est une surprise d'opération ou d'autopsie. On pourra cependant y penser lorsqu'il y aura apparition tardive de vomissements, et plus tardive encore de vomissements fécaloïdes (BOUSQUET-CHOLET).

Dans le cas d'obstruction chronique, l'âge avancé du malade fera le plus souvent penser à un cancer, soit à un néoplasme abdominal comprimant l'intestin, soit à un cancer intestinal. La palpation et la percussion abdominale, la fixité de la douleur, la tuméfaction limitée en un point de l'abdomen, l'examen des selles, le toucher rectal et vaginal permettront de préciser le siège du néoplasme.

L'existence antérieure d'une lithiase biliaire, surtout chez les vieilles femmes, pourra faire penser à une occlusion par calcul biliaire, mais il sera toujours difficile d'y rattacher, avant l'évacuation du calcul, les symptômes observés, d'autant plus que son expulsion peut être précédée ou suivie de mélæna et coïncider avec l'apparition d'une diarrhée parfois très rebelle, conséquence des lésions intestinales produites au niveau de l'étranglement.

A défaut d'antécédents, chez les sujets âgés, malades depuis longtemps, très débilités, il faudra soupçonner les amas de matières stercorales, et l'obstruction paralytique.

7° Traitement. — Le traitement est médical et chirurgical :

a. *Traitement médical*. — On pourra essayer, mais avec prudence, les injections forcées de liquides et de gaz par la voie rectale au moyen de siphons d'eau de Seltz, du tube de Debove, ou de lavements successifs contenant l'un de l'acide tartrique, l'autre du bicarbonate de soude, le massage. Le lavage de l'estomac à grande eau a été préconisé et n'est pas dangereux.

Le café à haute dose, l'opium, la belladone, le tabac en lavements, le froid, les applications continues de glace pourront être employés. Dans les obstructions fécales ou paralytiques on pourra donner des purgatifs huileux et administrer des grands lavements d'eau chaude ou d'huile chaude ; le massage de l'abdomen peut aussi rendre des services dans ces cas.

On essayera l'électricité qui a donné des résultats dans certains volvulus (BOUDET) : ce traitement serait presque infaillible dans les obstructions fécales.

Mais il ne faut pas perdre de temps, et si le sujet n'est pas trop cachectique, on doit tenter l'intervention chirurgicale.

b. *Traitement chirurgical*. — La laparotomie est l'opération de choix, à la condition d'être précoce : on doit la pratiquer avant que l'intoxication et la dépression soient trop profondes. Elle permet alors de se rendre compte de l'état de l'intestin, d'enlever l'obstacle, dans le cas de compression par tumeurs extérieures ou tout au moins de le fixer en un autre point de la paroi ; elle peut également être utile dans certains cas de corps étrangers, soit qu'on en pratique l'extraction, soit qu'on en facilite la circulation vers le rectum sans ouvrir l'intestin. Elle permettra enfin de réséquer une portion d'intestin atteinte de néoplasie.

L'anus artificiel est indiqué dans les tumeurs, et les rétrécissements inopérables de l'intestin, ou si l'état général du vieillard ne permet pas l'ouverture du ventre.

Dans les deux cas, le médecin devra remonter les forces du malade, l'aider à supporter l'opération, et à faire les frais de la convalescence. Les injections de sérum, les toniques du cœur seront employés à cet effet.

ARTICLE V

APPENDICE CÆCAL

L'appendicite, bien que rare chez le vieillard, y revêt un tableau clinique particulier qui a fait l'objet de nombreux travaux dans ces dernières années. Elle mérite donc une étude particulière que nous aborderons après avoir indiqué les modifications de l'appendice sénile.

§ 1. — APPENDICE ILÉO-CÆCAL DU VIEILLARD

L'aspect macroscopique de l'appendice du vieillard ne présente rien de particulier. Cependant sa longueur serait diminuée : et au lieu de 9 centimètres comme chez l'adulte (TESTUT), il aurait, d'après MARC BARTHÉLEMY, 7 cent. 54 chez les individus de soixante à soixante-dix ans, 7 cent. 42 chez les individus de soixante-dix à quatre-vingts ans, 6 cent. 34 au delà de quatre-vingts ans. Pour

Mériel, il aurait souvent une apparence trapue. Morel a cependant vu un appendice de 18 centimètres chez un sujet de soixante-huit ans. L'épaisseur des parois est aussi moindre que chez l'adulte : 1mm,2 à 1mm,4 au lieu de 5 millimètres.

Sa lumière est fréquemment rétrécie en plusieurs points, donnant ainsi au canal un aspect moniliforme : parfois ses derniers centimètres sont oblitérés ; plus rarement le canal est oblitéré tout entier ; ce phénomène ne se produit généralement pas avant quatre-vingts ans.

Histologiquement, on remarque les altérations suivantes à des degrés variables : une muqueuse épaissie, une sous-muqueuse infiltrée de cellules rondes, une disparition graduelle des éléments lymphoïdes, une régression des couches musculaires remplacées peu à peu par du tissu de sclérose, un épaississement du péritoine. Ces divers processus, la disparition des éléments lymphoïdes en particulier peuvent être le fait même de la sénilité ou la résultante de poussées inflammatoires, légères peut-être, mais répétées, ou, vraisemblablement, des deux combinées.

Ces deux phénomènes, l'atrophie du tissu lymphoïde et l'oblitération de la cavité expliqueraient, d'après Mériel, Barthélemy la rareté relative de l'appendicite chez le vieillard, soit qu'on admette que l'infection se fait par la voie lymphatique, soit qu'on l'explique par la continuité de l'appendice avec l'intestin.

§ 2. — Appendicite sénile

L'appendicite sénile, tantôt se montre sous l'aspect de la crise appendiculaire classique, tantôt revêt une marche insidieuse et sournoise, une allure néoplasique avec réaction péritonéale atténuée. Dans ce dernier cas, que nous envisagerons surtout, et qui se présente encore dans la moitié des cas (32 fois sur 72 obs. Gaud), elle est fréquemment méconnue et est prise pour toute autre affection.

1° **Historique**. — Elle a surtout été étudiée ces dernières années ; Legueu et Beaussenat, et leur élève Fabre (1898), ont été les premiers à attirer l'attention sur l'existence d'une appendicite à forme néoplasique chez les gens âgés. Son étude a été reprise par MELIKIAN (1902), BARTHÉLEMY, TIXIER (de Lyon) et son élève GAUD (1907), HAIM (1908), MÉRIEL, DELAGENIÈRE (du Mans), MARTINI (1910) qui ont fixé les caractères particuliers de cette appendicite sénile.

2° **Étiologie**. — L'appendicite sénile n'est pas très rare, la moyenne d'un grand nombre de statistiques donne une proportion de 6,6 p. 100 après cinquante ans (MÉRIEL). BARTHÉLEMY a pu en réunir 123 cas.

Les femmes y seraient prédisposées (8 sur 11 cas, LEGUEU, 67 sur 117, BARTHÉLEMY). La fréquence en décroît sensiblement avec l'âge ; elle se rencontre trois fois moins souvent entre soixante-dix et quatre-vingts ans qu'entre soixante et soixante-dix ans ; après quatre-vingts ans elle est une exception.

Les causes en sont inconnues, on note seulement comme antécédents, chez certains malades, quelques signes d'entérocolite, de vagues troubles intestinaux, quelquefois une atteinte antérieure d'appendicite. L'atonie intestinale, si fréquente chez le vieillard, doit en être un agent favorisant. Les auteurs ont noté comme fait particulier l'absence de troubles annexiels ou utérins.

3° **Symptomatologie**. — L'appendicite sénile peut revêtir l'aspect de la crise appendiculaire classique ; ou bien elle peut être absolument latente, sans aucune réaction de l'état général ; mais le plus souvent elle revêt la forme néoplasique et évolue en trois périodes ; enfin l'appendice peut s'enflammer dans un sac herniaire.

A. FORME NÉOPLASIQUE. — Nous lui considérerons trois périodes :

a. *Première période*. — La maladie s'installe insidieusement, progressivement ; le sujet maigrit, perd ses forces. Puis apparaissent des troubles digestifs : tout d'abord une constipation opiniâtre qui s'explique par l'inflammation chronique localisée

au péritoine ; en même temps que des crises de coliques survenues à la suite d'un écart de régime, après une station debout
prolongée, ou sans cause apparente, coliques également variables
par leur siége, ou diffuses dans tout l'abdomen, ou localisées
dans la fosse iliaque droite au pourtour de l'ombilic, ou légères
ou au contraire très vives, mais toujours de courte durée, disparaissant après un jour ou deux.

Les vieillards présentent alors une anorexie d'abord élective
pour la viande, puis totale pour tous les aliments ; ils ne supportent que le régime lacté, auquel ils s'astreignent eux-mêmes.
Les digestions sont pénibles, la langue est saburrale, le ventre
ballonné. Le subictère, les nausées, les vomissements alimentaires et bilieux sont fréquents, de même que l'insomnie, la
céphalée, les frissons accompagnés de sueurs.

Localement l'hyperesthésie cutanée, la douleur provoquée au
point de Mac Burney sont rares ; la défense musculaire n'a
rien d'absolu.

Delagenière recommande de chercher du bout du doigt le
point de Mac Burney et le point appendiculaire, de le localiser
exactement avec des pressions douces, et de ne pas malaxer la
région pour ne pas rendre la douleur diffuse et perdre ainsi un
des principaux éléments du diagnostic.

La palpation de la fosse iliaque droite peut être complètement
négative, mais le plus souvent on perçoit un empâtement ou
une tumeur s'accroissant progressivement, dure, mate, indépendante des mouvements respiratoires. Le toucher rectal ou
vaginal peut donner des indications utiles en cas d'appendicite
pelvienne.

L'examen du sang peut aussi donner de précieux renseignements : il y a augmentation de la leucocytose sanguine, avec
polynucléose neutrophile. L'accentuation de ces modifications
leucocytaires et leur persistance sont en faveur de l'existence
d'un foyer de suppuration.

En somme, pendant cette première période, dont la durée est
parfois très longue, deux mois, un an, deux ans, les phénomènes
généraux précèdent les phénomènes locaux, les accompagnent
souvent mais ne les suivent jamais (Fabre).

b. *Deuxième période*. — Les phénomènes généraux augmentent de gravité. Les malades sont obligés de garder le lit, et se cachectisent peu à peu ; la peau prend une teinte terreuse ou jaune paille. La voix s'éteint, l'intelligence s'obnubile, et si une intervention ne vient modifier la scène, le coma s'établit.

Du côté de l'appareil digestif, les lèvres se couvrent d'un enduit fuligineux. Les vomissements s'exagèrent, et à la constipation des premiers temps succède une diarrhée profuse, même involontaire, quelquefois avec du mélæna.

La température est variable, tantôt normale dans tout le cours de l'affection, quelquefois même avec de l'hypothermie, tantôt avec de légères oscillations de faible amplitude, avec légère poussée fébrile le soir. Si la température dépasse 39° avec de grandes oscillations, le pronostic est sévère, car cela prouve une septicémie avancée. Le pouls varie avec l'élévation thermique ; dans certains cas cependant il y a dissociation avec la température : un pouls au delà de 120° avec de l'hypothermie est d'un sombre pronostic ; au contraire une élévation de température coïncidant avec un ralentissement du pouls est un indice favorable.

Localement le ramollissement de la tumeur et la fluctuation sont rares. Le plus souvent on constate au niveau de la fosse iliaque droite, de l'œdème de la paroi, démontrant la formation d'une collection purulente, ainsi que les signes d'une psoïte.

De l'albuminurie, de l'œdème des membres inférieurs, du muguet, des eschares peuvent naître à cette période.

c. *Troisième période*. — La troisième étape, d'ailleurs inconstante, est caractérisée par l'ouverture de l'abcès appendiculaire en un point variable. Cette ouverture peut se faire à la peau, en un point de la région iliaque ou à l'ombilic, une fistule purulente s'établit, mais si le drainage n'est pas complété, les symptômes inquiétants, un instant apaisés, réapparaissent et le sujet succombe, épuisé par une interminable suppuration.

L'abcès peut se vider dans la cavité péritonéale, déterminant une péritonite dont la cause est généralement méconnue, et qui est d'autant plus grave qu'elle survient chez un sujet déjà infecté.

Enfin l'ouverture peut se faire dans l'intestin, se manifestant par la présence de pus dans les selles, ou dans la vessie, ce qui détermine de la pyurie et des hématuries.

B. APPENDICITE HERNIAIRE. — A côté de la forme précédente, il faut placer l'appendicite herniaire qui serait assez fréquente. Le grand nombre des vieillards hernieux, la ptose du cæcum facilitée (53 cas sur 123 observations, BARTHÉLEMY) par la parésie intestinale et la constipation chronique, rendent compte de la chute fréquente de l'appendice dans un sac herniaire et la possibilité de son inflammation.

L'affection est plus fréquente chez les vieilles femmes, et les hernies, siège de l'inflammation appendiculaire sont en grande majorité crurales.

Le vieillard hernieux sent un beau jour sa hernie devenir douloureuse, se tendre et s'opposer à toute tentative de réduction. Malgré le repos, les accidents, au lieu de s'amender, augmentent de gravité. Les selles deviennent rares et pénibles. A l'état nauséeux succèdent des vomissements. Quelquefois, une débâcle diarrhéique, une apparence de réduction de la tumeur, amènent une détente. Mais bientôt l'état s'aggrave de nouveau : le facies devient péritonéal, le pouls petit, fréquent et irrégulier, et, fait important en pareil cas, la fièvre apparaît.

Il n'y a pas d'obstruction intestinale complète, les gaz passent ; le ventre est modérément ballonné et sensible. La hernie primitive devient rouge, chaude, fluctuante, tendue, irréductible, très douloureuse partout et non pas spécialement au collet. On diagnostique une hernie étranglée, et on pense surtout à un étranglement de l'épiploon.

Quelquefois, l'état général reste bon, les troubles digestifs manquent ; l'affection se manifeste seulement par les réactions inflammatoires locales. On pense à une adénite chez la femme, à un abcès du scrotum, du testicule ou du cordon chez l'homme.

On opère et on n'est pas peu surpris de constater une appendicite herniaire. Celle-ci, en effet, a toujours été une surprise d'opération. L'intervention est du reste toujours indiquée, quel que soit l'état du malade.

4° Complications. — Elles n'ont rien de particulier aux vieillards. On a signalé des hémorragies méningées, l'œdème et l'apoplexie pulmonaire, l'hépatisation rouge du poumon, des infarctus du rein, de l'ictère, des abcès du foie, des phlébites, des pyélonéphrites, etc. La psoïte a été notée un grand nombre de fois.

5° Anatomie pathologique. — Le propre de l'appendicite sénile semble être de déterminer des lésions bâtardes essentiellement sclérosantes (TIXIER).

Deux cas peuvent se présenter : ou bien il n'existe pas de pus, et l'appendice se trouve au milieu d'adhérences multiples, transformées parfois en une gangue épaisse et résistante, ou en un magma d'aspect épithéliomateux.

Ou bien il existe une poche purulente renfermant une quantité plus ou moins grande d'un liquide variant, quant à l'aspect, depuis le pus phlegmoneux jusqu'au pus grumeleux, d'odeur fétide. Il est généralement collecté au centre d'une coque épaisse constituée par des néomembranes scléreuses et résistantes. La collection purulente refoule le cæcum en avant ; aussi ce dernier, avec l'appendice, fait-il dans certains cas partie intégrante de la paroi. La collection peut quelquefois se trouver en avant du cæcum ou être complètement sous-péritonéale.

L'appendice lui-même est dur, sclérosé, très gros ; tantôt l'examen microscopique seul démontre de la folliculite, tantôt les tuniques appendiculaires sont le siège d'une inflammation généralisée. Quelquefois enfin, il est perforé, même sphacélé et gangrené.

La poche purulente peut envoyer des diverticules par l'échancrure sciatique, dans la gaine des vaisseaux fémoraux, ou s'accompagner de la formation d'abcès pelviens.

6° Diagnostic. — En raison de la lente évolution de cette maladie, en raison de la cachectisation dont elle s'accompagne, elle a été fréquemment méconnue et confondue avec des lésions du cæcum, des annexes, des reins, de la vessie, de l'os coxal.

Le cancer du cæcum s'accompagne des mêmes symptômes ;

l'élévation thermique, la douleur au point de Mac Burney, des signes de psoïte, l'œdème de la paroi, le ramollissement et la fluctuation de la tumeur sont en faveur de l'appendicite, mais ces signes n'ont rien d'absolu. La difficulté subsiste quelquefois au cours de l'opération : l'examen microscopique est alors seul capable de trancher la question.

La tuberculose iléo-cæcale est rare chez le vieillard, et s'accompagne d'engorgement ganglionnaire précoce.

La typhlite stercorale a été quelquefois confondue avec l'appendicite, mais il n'y a pas de tumeur réelle et les troubles de la nutrition y sont moins accentués.

Les tumeurs du rein s'accompagnent de troubles urinaires spéciaux. Les tumeurs de la vessie, des annexes se reconnaîtront par l'examen cystoscopique et le toucher vaginal.

On a confondu encore l'appendicite sénile avec un ostéosarcome du bassin, un anévrysme de l'iliaque interne, une hernie du cæcum.

Dans certains cas, il faudra différencier la péritonite appendiculaire d'une occlusion intestinale ; l'existence de douleurs dans la région de l'appendice depuis une époque plus ou moins lointaine, des douleurs vives localisées à ce niveau seront en faveur d'une appendicite.

En somme, on pourra faire le diagnostic précoce de cette affection toutes les fois qu'on se trouvera en présence d'une personne âgée, ayant de la fièvre, un état général très sérieux, peu en rapport avec la durée des accidents, et portant dans la région lombo-iliaque une tumeur dure, légèrement douloureuse, étalée, rénitente, et ne donnant pas lieu à des hémorragies intestinales (LEGUEU et BEAUSSENAT).

7° Pronostic. — L'appendicite chez le vieillard est d'une gravité exceptionnelle : 9 morts sur 32 cas, 7 décès sur 38 opérations (GARD). Elle est d'autant plus grave que le diagnostic précoce est rarement porté, que les malades sont plus âgés, et que l'opération n'est jamais acceptée d'emblée.

8° Traitement. — L'abstention est fatale ; quel que soit l'âge du malade et son état, on a pu voir des guérisons inespérées.

L'ouverture de la cavité, suivie autant que possible de l'appendicectomie et d'un bon drainage, est l'intervention de choix.

La mortalité des cas opérés est de 10 sur 33 observations (Mériel).

CHAPITRE II

ANNEXES DU TUBE DIGESTIF

L'atrophie générale que nous avons signalée au niveau des différentes portions du tube digestif, porte aussi sur ses annexes, les glandes salivaires, le foie, le pancréas. Les maladies de ces organes ne présentent rien de spécial aux vieillards, nous verrons seulement le cachet que la sénilité imprime à quelques-unes d'entre elles.

ARTICLE PREMIER

GLANDES SALIVAIRES

Il se produit, avec les progrès de l'âge, une atrophie des acini glandulaires et une diminution de la sécrétion salivaire. Jointes à la disparition des éléments lymphatiques des premières voies digestives, ces altérations expliquent la facilité de l'infection de ces glandes chez le vieillard et la gravité, chez lui, de leur inflammation.

§ 1. — GLANDES SALIVAIRES
CHEZ LE VIEILLARD

L'étude anatomique et histologique des glandes salivaires des vieillards a été faite par PILLIET pour la sous-maxillaire, et par CLAISSE et DUPRÉ pour la parotide. Les modifications sont identiques, quelle que soit la glande observée.

1° Modifications macroscopiques. — Macroscopiquement,

la forme, le volume, les rapports ne subissent pas de changements. La coloration devient jaunâtre, à teinte plus accentuée que sur la glande salivaire de l'adulte. La consistance est aussi altérée, la friabilité est augmentée, et se manifeste surtout lorsqu'on pratique des coupes.

2° Modifications microscopiques. — Microscopiquement, en dehors de tout processus inflammatoire antérieur, les modifications sont caractérisées par l'atrophie des éléments nobles de la glande, et leur envahissement par le tissu adipeux. La graisse commence à se substituer au tissu glandulaire, à la périphérie du lobe, puis gagne petit à petit toute la glande ; tout le système glandulaire est finalement réduit à sa tige et à quelques bourgeons, comme un arbre dépourvu de ses feuilles (PILLIET).

Les cellules des culs-de-sac glandulaires ne présentent plus l'aspect de cellules sécrétrices, deviennent petites, cubiques, avec un noyau clair situé au centre même de l'élément. Celles des canaux excréteurs ont perdu leur striation caractéristique.

Ces lésions sont toujours plus ou moins marquées, et l'on peut observer tous les intermédiaires entre l'état adulte normal et l'atrophie sénile complète.

§ 2. — INFLAMMATION DES GLANDES SALIVAIRES
PAROTIDITES, SOUS-MAXILLITES

L'inflammation des glandes salivaires est importante à considérer chez le vieillard en raison des formes spéciales qu'elle présente chez lui et du pronostic souvent très grave qu'elle entraîne.

1° Historique. — Les inflammations des glandes salivaires ont été observées depuis longtemps dans le cours des maladies cachectisantes. Mais récemment, ETIENNE et OBELLIANE (de Nancy) ont montré les caractères particuliers qu'elles revêtent chez les vieillards.

2° Étiologie et pathogénie. — Les infections des glandes salivaires chez le vieillard peuvent se faire par la voie sanguine dans les cas de pyohémie ou de septicémie, mais le plus souvent elles sont d'origine canaliculaire (CLAISSE et DUPRÉ, GIRODE).

Elles sont favorisées par les lésions séniles des glandes salivaires qui entraînent des altérations qualitatives et quantitatives de la salive.

Les altérations qualitatives sont constituées par des modifications dans la composition chimique : diminution ou augmentation de la teneur en sulfocyanure de potassium, apparition de substances anormales : mucosaccharine (WRIGT), sucre (MOSLER, C. BERNARD), acide urique (HALLER), carbonate d'ammoniaque (MOSLER).

Quantitativement, il y a abaissement de la sécrétion salivaire, diminuée également par la restriction de l'alimentation entraînant la suppression du réflexe masticateur.

Il en résulte une diminution du pouvoir antiseptique de la salive, et une exaltation de virulence des espèces microbiennes de la bouche, qui ne sont plus balayées par la mastication des aliments.

Toutes ces conditions existent au plus haut degré chez les vieillards (CLAISSE et DUPRÉ). Sur 82 cas d'infection des glandes salivaires, OBELLIANE a trouvé que 32 fois il s'agissait de sujets âgés de soixante ans et plus. Elles se rencontrent surtout chez les vieillards cachectiques, cancéreux, chez les vieux gâteux, les vieux urinaires, les vieux aliénés (RABEC), à la période ultime des cardiopathies, ou simplement au cours d'une affection aiguë (pneumonie, fièvre typhoïde). JACQUES et PRAUTOIS en ont publié des observations chez des vieillards dont l'alimentation buccale avait été suspendue à la suite d'une gastrostomie. Chez les vieilles femmes on les observe après des opérations sur la sphère génitale (MORICKE) ; chez les vieux cachectiques, elles peuvent survenir après n'importe quelle opération (*parotidite post-opératoire*, PICQUÉ).

Sur 32 cas, ETIENNE et OBELLIANE ont vu l'infection succéder, 5 fois à une pneumonie, 3 fois à une hémiplégie, 3 fois à une infection urinaire, 2 fois à un ramollissement cérébral, 2 fois à une ovariotomie, 2 fois à une congestion pulmonaire, d'autres fois à une fracture du col du fémur, à une gastrostomie, à un épithélioma du nez, à une cirrhose hépatique, à une affection organique du cœur, à une gangrène du membre inférieur, au choléra, au diabète.

Chez les vieux hémiplégiques, la production de l'infection des glandes salivaires est en outre favorisée par l'hypotonicité des fibres lisses des gros conduits excréteurs, l'hyperémie par stase due au décubitus latéral sur le côté hémiplégié, et par la présence de troubles vasomoteurs et trophiques de ce côté (Gilbert et Villaret).

Lefas et Madru ont montré que chez les diabétiques gras, les glandes salivaires présentaient une dégénérescence granulo-graisseuse des cellules des canaux excréteurs, un épaississement des vaisseaux sanguins, une sclérose péri et surtout intralobulaire, une dégénérescence graisseuse et des lésions nécrotiques vitreuses des cellules acineuses ayant vraisemblablement leur origine dans l'auto-intoxication de l'organisme. Chez ces malades, la sécrétion salivaire est diminuée, la salive devient acide (Bouchardat et Dumas), contient de l'acide lactique (Lecorché), quelquefois du glucose, toutes conditions facilitant les lésions buccales si fréquentes chez les diabétiques, et pouvant favoriser les infections salivaires.

Mais un état avancé de cachexie n'est pas toujours nécessaire, et les seules modifications que l'involution sénile apporte aux organes et aux conditions de la vie, permettent, chez le vieillard, le développement d'inflammations primitives des glandes salivaires (Etienne et Obelliane).

La parotide est le plus fréquemment envahie par l'infection ; la sous-maxillaire l'est rarement (Achard), la sublinguale ne l'est qu'exceptionnellement (2 obs. Etienne, Morike). Le canal de Sténon est en effet plus large et plus exposé à l'infection que les autres canaux excréteurs. De plus la parotide est celle des glandes salivaires dont la sécrétion est la plus influencée par les réflexes d'origine buccale ; par conséquent, la mastication étant défectueuse chez le vieillard, elle sécrétera très peu et deviendra plus facilement la proie des germes pathogènes. D'autre part, les mouvements de la langue dans la parole, les cris, les gémissements font excréter la salive de la glande sublinguale, et empêchent la stagnation des liquides septiques au pourtour des orifices glandulaires et la pullulation des germes en ce point (ÉTIENNE).

On doit admettre en théorie la possibilité chez le vieillard de parotidites toxiques (plomb, mercure, cuivre, iodure); cependant les observations publiées ne concernent pas des individus âgés de plus de cinquante ans. Ceci s'expliquerait d'après KUSSMAUL, par le fait que l'hypertrophie glandulaire, dans le cours d'intoxication chronique comme le saturnisme doit aboutir à l'atrophie de l'organe.

DEBOUT D'ESTRÉE a cité des observations de parotidite goutteuse, mais cette manifestation de la goutte est exceptionnelle, et ne constitue qu'une simple fluxion passagère alternant avec des accès de goutte articulaire.

3° Anatomie pathologique. — L'inflammation débute par le canal de Sténon qui est plus ou moins obstrué par un bouchon muqueux, des leucocytes et des cellules épithéliales desquamées.

A un degré plus avancé le canal tout entier puis la glande sont envahis par l'inflammation. Celle-ci parcourt les trois stades : hyperémie, catarrhe mucopurulent, suppuration, sans arriver fatalement à cette dernière.

Si l'inflammation va jusqu'à la suppuration, la glande se présente sous la forme d'une masse rouge grisâtre, parsemée de petits noyaux purulents, disséminés irrégulièrement, représentant de petits abcès répartis par acini.

Quand toute la glande est envahie par la suppuration, elle subit une véritable fonte purulente, est complètement détruite et ne montre plus que des débris sphacélés et épars au milieu du foyer purulent. L'infection peut s'étendre aux muscles voisins, à l'articulation temporo-maxillaire. On a signalé la névrite du facial (OBELLIAXE) et des thromboses veineuses pouvant causer des accidents infectieux graves.

Dans le pus infiltrant les glandes salivaires on trouve les microbes hôtes habituels de la bouche des sujets sains; chez le vieillard, c'est presque toujours le staphylocoque, en particulier le staphylocoque doré, quelquefois associé à des streptocoques ou au tétragène (DIAZ) ; il semble bien que le terrain sur lequel se développent ces infections (vieillards débilités) joue un rôle dans cette prédominance de l'infection staphylococcique (VERSTRAETEN et BOSQUIER). On y rencontre plus rarement le pneumocoque et le pneumobacille de Friedlander, le bacille d'Eberth. Mais dans l'immense majorité des cas, le microbe qui provoque la suppuration glandulaire n'est pas le microbe spécifique de l'affection au cours de laquelle se développe l'inflammation de la glande (HAUSHALTER, ETIENNE, ORELLIANE). C'est ce qui montre bien l'origine buccale ascendante des infections salivaires.

4° Symptômes. — Le début est habituellement brusque, soit que l'infection apparaisse spontanément en plein état de santé ; soit qu'au contraire elle prenne naissance au cours d'une maladie aiguë préexistante.

L'affection peut se manifester tout d'abord par des symptômes généraux : hyperthermie, agitation ou prostration, que suivent à bref délai, les phénomènes locaux : douleur, tuméfaction, gêne fonctionnelle ; quelquefois, c'est l'inverse qui se produit, l'inflammation glandulaire se manifeste localement avant que ne survienne aucun trouble ou aucune aggravation du côté de l'état général. Mais ce début est toujours marqué par une élévation de température, si légère soit-elle.

Quand l'inflammation est constituée, deux cas peuvent se présenter :

1° L'inflammation demeure catarrhale. Elle se manifeste alors par des douleurs locales, une tuméfaction de la glande, un peu d'hyperthermie, et au bout de quelques jours survient la résolution.

2° L'inflammation évolue vers la suppuration.

Celle-ci, d'autre part, peut être partielle ou totale.

a. *Suppuration partielle*. — Dans le premier cas, une portion de la glande présentera un gonflement plus considérable qui sera saillant, large, fluctuant ; le reste du parenchyme glandulaire sera un peu augmenté de volume et se comportera comme précédemment.

b. *Suppuration totale*. — Si la suppuration est totale, les phénomènes généraux sont beaucoup plus accentués, la fièvre est vive, l'abattement extrême, les douleurs locales sont beaucoup plus accusées, ainsi que les phénomènes inflammatoires d'une façon générale, l'œdème des parties voisines en particulier ; les mouvements de la mâchoire deviennent difficiles et douloureux, le malade peut à peine ouvrir la bouche, la déglutition est pénible, la respiration même est quelquefois gênée. La bouche est enflammée, remplie de fuliginosités.

La suppuration peut rester cantonnée à la glande primitivement envahie, ou bien s'étendre et gagner d'autres glandes salivaires par l'intermédiaire de leurs canaux excréteurs.

Dans ce cas, l'envahissement successif des diverses glandes est marqué chaque fois par une ascension thermométrique plus ou moins prononcée.

5° Complications. — Si l'on n'incise pas suffisamment tôt les glandes envahies par la suppuration, le pus peut se frayer un chemin de différents côtés. Il peut s'écouler par le canal excréteur, ce qui est un fait habituel, mais le drainage naturel ainsi réalisé, ne suffit ordinairement pas.

S'il s'agit d'une parotidite, le pus peut perforer le conduit auditif externe et se vider par là ; c'est une complication généralement sans gravité.

Il peut se produire des fusées purulentes du côté des organes et des tissus voisins : tissu cellulaire sous-cutané, muscles, os, articulation temporo-maxillaire, etc.

Localement, on peut observer des complications au niveau des nerfs et des vaisseaux qui ont des connexions si intimes avec la glande parotide, par exemple des altérations phlébitiques de la veine maxillaire interne et consécutivement de la jugulaire et de la méningée moyenne. Au cours de la parotidite, on peut rencontrer une paralysie faciale due à une compression simple du nerf ou à des phénomènes de névrite (OBELLIANE).

Enfin, il existe des complications générales, septicémie, pyohé-

mie avec formation d'abcès métastatiques (abcès du rein, obs.
de CRUVEILHIER chez une femme de quatre-vingt-quatre ans).

6° Évolution, terminaison, formes cliniques. — L'évolution est assez rapide, le maximum du gonflement est atteint vers le troisième ou le quatrième jour. La terminaison de ces inflammations salivaires est différente suivant qu'elles apparaissent au cours d'une maladie générale dont elles sont une complication, ou suivant qu'elles sont primitives, constituant à elles seules toute l'affection.

a. *Forme terminale, parotidite deutéropathique*. — Souvent elles surviennent à la période terminale d'une cachexie, et leur apparition semble indiquer que la mort du malade est proche. Elles sont presque d'ordre agonique puisqu'elles traduisent la migration microbienne venue de la bouche dans un organe mourant (CLAISSE et DUPRÉ, GINNER, DIAZ).

b. *Parotidite primitive aiguë simple non spécifique*. — Mais la cachexie n'est pas une condition nécessaire pour la production de l'infection salivaire. La simple sénilité, et les altérations de la glande qui en sont la conséquence peuvent favoriser comme nous l'avons vu, l'inflammation des glandes salivaires.

Dans ces cas, l'infection glandulaire peut ne pas aboutir à la suppuration, et les malades guérissent (infection catarrhale simple d'ETIENNE). D'autres fois, des vieillards débiles ne peuvent faire les frais d'une suppuration prolongée ; ou bien l'inflammation glandulaire suppurée peut être le point de départ d'une infection généralisée de l'organisme tout entier. Les vieillards meurent alors, non pas des progrès de leur cachexie, mais de septicémie ayant son point de départ dans le foyer de suppuration (ETIENNE, ORELLIANE).

c. *Parotidite chronique mucopurulente*. — REMOUCHAMPS a rapporté une observation de parotidite canaliculaire chronique mucopurulente, chez un vieillard de quatre-vingt-seize ans qui depuis l'âge de six ans présentait du gonflement parotidien surtout marqué le matin ; à ce moment, le malade pressait sur ses joues, évacuait un liquide mucopurulent, puis de la salive blanchâtre en abondance ; après cette manœuvre, les glandes parotides diminuaient de volume, mais elles restaient notablement hypertrophiées.

On peut faire rentrer dans cette forme le syndrome décrit par MIKULICZ, caractérisé par une hypertrophie bilatérale et symétrique des glandes lacrymales et des glandes salivaires, ces dernières pouvant être seules atteintes comme dans le cas présenté à la Société médicale des hôpitaux de Paris (1909) par SOUQUES et CHÊNÉ, de ce vieillard de quatre-vingt-cinq ans porteur depuis un temps indéfini d'une hypertrophie bilatérale et symétrique des glandes salivaires (parotides, sous-maxillaires et sublinguales) sans troubles appréciables.

7° Diagnostic. — Au début, la parotidite peut se confondre avec l'érysipèle, mais l'absence du bourrelet caractéristique, et dans la suite la tuméfaction localisée, lèvera les doutes.

Les phlegmons sous-cutanés ou les adénophlegmons peuvent être une cause d'erreur. Mais les phénomènes buccaux et généraux sont beaucoup plus accusés dans le cas de parotidite ou de sous-maxillite. Enfin la présence d'une gouttelette de pus au niveau du canal excréteur sera la meilleure preuve de l'existence d'une infection glandulaire.

Il sera facile de distinguer l'inflammation des glandes sublinguales des néoplasmes du plancher de la bouche ou de la grenouillette.

8° Pronostic. — D'une façon générale, le pronostic est grave et très fréquemment l'infection des glandes salivaires chez les sujets âgés entraîne la mort du malade. Mais cependant il n'y a rien d'absolu et il faut distinguer plusieurs cas.

Dans le cas d'infection primitive, si la phlegmasie reste catarrhale sans suppuration ou si la suppuration reste localisée à quelques lobules, la guérison survient au bout de quelques jours, sans incidents.

Mais si la suppuration est totale, si elle envahit d'autres glandes, et surtout si l'infection glandulaire est secondaire à une maladie antérieure, aiguë ou chronique, elle comporte, d'une façon à peu près constante, une terminaison fatale.

9° Traitement. — Le traitement de l'infection des glandes salivaires doit être prophylactique et curatif.

a. *Traitement prophylactique*. — Il se résume dans l'antisepsie soignée de la bouche, par des lavages faits avec des solutions anti-septiques faibles, ou même avec de l'eau simplement bouillie. Malheureusement, chez les déments et les cachectiques, ils sont souvent impossibles. On pourra y suppléer dans la mesure du possible, par des nettoyages faits avec des tampons de coton.

Cette antisepsie buccale sera minutieusement pratiquée chez les vieillards soumis à une opération chirurgicale. Les injections de sérum artificiel pourront être utilisées au cours d'une maladie aiguë pour stimuler les sécrétions et éviter l'infection salivaire imminente (CLAISSE).

b. *Traitement curatif*. — Quand celle-ci s'est produite, on pourra d'abord recourir au traitement par expression, en prati-quant un véritable massage de la glande.

Mais on ne devra pas s'attarder et il ne faudra pas hésiter à intervenir chirurgicalement, d'une façon précoce, par une inci-sion au point le plus déclive.

Il ne faut pas négliger en même temps une antisepsie buccale aussi parfaite que possible pour éviter l'infection des autres glandes. Celles-ci devront être surveillées attentivement pour traiter leur inflammation dès qu'elle se manifestera.

Quelquefois, après la guérison, il peut persister une induration de la glande que l'on traitera par la révulsion, les badigeonnages iodés et le massage.

§ 3. — TUMEURS DES GLANDES SALIVAIRES

Le cancer des glandes salivaires est assez fréquent chez les vieillards, le plus souvent au niveau de la parotide, quelque-fois au niveau de la sous-maxillaire.

1° Étiologie. — Il peut être secondaire à des tumeurs du voisinage, du pharynx, de la face ou des joues, du maxillaire inférieur, du corps thyroïde, etc., soit qu'il y ait propagation directe du néoplasme à la glande, soit qu'il y ait dégénérescence des ganglions.

Lorsque la tumeur salivaire est primitive, les causes en sont inconnues. L'hérédité se rencontre dans quelques cas. L'existence de lésions inflammatoires antérieures locales aurait son importance (MICHAUX).

Le squirrhe serait la plus fréquente des tumeurs des glandes salivaires à un âge avancé (MICHAUX), surtout chez l'homme.

2° Anatomie pathologique. — On peut observer chez les vieillards des tumeurs à point de départ conjonctif (sarcome), ou à point de départ épithélial (épithéliome ou carcinome). Les sarcomes sont le plus souvent des tumeurs mixtes, à évolution lente, ayant subi à un certain moment une évolution rapide par suite du développement du tissu sarcomateux. L'épithélioma peut être tubulé ou pavimenteux. Le carcinome est atrophique ou en plaques.

3° Symptômes. — Il faut envisager séparément le cancer de la parotide et le cancer de la sous-maxillaire.

a. *Cancer de la parotide*. — Le début se fait par une petite tumeur qui augmente rapidement de volume, contracte des adhérences avec les parties voisines, et revêt un aspect différent suivant la forme à laquelle il répond.

Le sarcome reste longtemps stationnaire, puis s'accroît brusquement. Il est en général limité à la région parotidienne, et peut prendre un accroissement considérable ; la peau distendue est lisse et violacée, puis s'amincit et il se forme une ulcération qui est le siège d'un écoulement séropurulent d'odeur infecte. Les troubles fonctionnels sont tardifs et rarement peu accentués : de la gêne dans la mastication, de l'affaiblissement de l'ouïe, de la paralysie faciale, quelquefois des douleurs. Il n'y a pas d'engorgement ganglionnaire.

Dans le squirrhe, la tumeur est dure, bosselée, inégale, adhérente partout et surtout à la peau, s'étendant vers le cou et vers l'oreille, déterminant un recroquevillement du pavillon vers la région mastoïdienne (MICHAUX).

Les ganglions sont toujours pris ; petits, durs, ils sont reliés à la tumeur par des cordons indurés. Dans le squirrhe atrophique, il se produit une rétraction plus ou moins rapide d'abord de la glande, puis des parties voisines. Dans le squirrhe en plaques ou diffus, les téguments sont durs, épaissis, la tumeur forme des masses inégales se propageant comme un collier vers le cou et la région mastoïdienne, empêchant tout mouvement et déterminant un torticolis.

L'encéphaloïde aboutit rapidement à une ulcération bourgeonnante de la peau d'où s'écoule constamment un liquide sanieux et fétide ; il est souvent le siège d'hémorragies graves. L'engorgement ganglionnaire est ici considérable.

Dans ces dernières variétés de tumeurs, les symptômes fonctionnels sont très marqués. La paralysie faciale est assez fréquente. Il existe souvent des douleurs vives, irradiées vers le cou et la nuque. La compression du conduit auditif amène des troubles de l'ouïe. Enfin, par son volume et son étendue, la tumeur peut amener de la gène de la mastication, de la parole, et même de la difficulté de la déglutition ou de la respiration.

D'après Koenig, il serait fréquent de rencontrer chez les individus âgés des carcinomes localisés à une partie de la parotide, s'accroissant lentement et ne produisant que tardivement une compression du facial. La mort est la terminaison constante de ces tumeurs des glandes salivaires. La marche en est variable suivant les cas. Dans le squirrhe, elle est régulière et lente et peut se prolonger cinq ou six ans. Au contraire, dans l'encéphaloïde, l'évolution est beaucoup plus rapide, se fait par poussées ; la durée est de six mois à un an ou deux ; la cachexie y est rapide, la mort survient par hecticité, ou par une hémorragie foudroyante, souvent par des phénomènes cérébraux liés à la compression ou à l'envahissement des vaisseaux encéphaliques. La généralisation est exceptionnelle, cependant on a cité des cas d'envahissement du cerveau, ou de généralisation pleuro-pulmonaire (G. Leclerc).

b. *Cancer de la sous-maxillaire.* — C'est dans la fossette sous-maxillaire, en dedans et au-dessous de l'angle de la mâchoire, que se développe une petite tumeur, faisant dans le renversement de la tête une saillie appréciable à la vue, roulant sous le doigt, peu ou point douloureuse, ne déterminant aucune gêne fonctionnelle.

Puis la tumeur envahit les régions voisines et se prolonge du côté du plancher buccal ; elle est suivant les cas ou très mobile ou au contraire fixée sur le maxillaire.

Les symptômes fonctionnels sont en général peu marqués, l'état général reste presque toujours satisfaisant. L'évolution, assez lente pendant un nombre variable d'années, peut devenir tout à coup plus rapide ; c'est alors que surviennent les adhérences et les phénomènes de compression. Le pronostic en est donc plus favorable que pour les tumeurs de la parotide.

4° Diagnostic. — Le diagnostic est facile, il doit se faire avec les engorgements ganglionnaires de la région, et avec les tumeurs du maxillaire inférieur.

5° Traitement. — L'extirpation doit être pratiquée toutes les fois qu'elle sera possible. Malheureusement, surtout dans le cas de carcinome parotidien, l'extension aux parties profondes, l'envahissement ganglionnaire rend souvent toute intervention inutile. Dans ces cas, on devra s'en tenir aux palliatifs, en particulier aux injections de morphine qu'on ne craindra pas de répéter pour calmer à tout prix les douleurs souvent atroces de ces malades.

ARTICLE II

FOIE ET VOIES BILIAIRES

On rencontre chez les vieillards les mêmes affections hépatiques que chez l'adulte. Cependant le cancer du foie, le cancer des voies biliaires, la cirrhose atrophique ne revêtent nullement, du fait de la sénilité, une allure particulière. Leur description ici serait la répétition de celle des traités de pathologie interne. Seules la lithiase biliaire et la tuberculose du foie ont chez les vieillards un tableau clinique un peu spécial : nous nous bornerons à leur description, après avoir indiqué les caractères du foie sénile.

§ 1. — FOIE SÉNILE

Les altérations séniles du foie ont été bien étudiées par DUPLAIX, DEMANGE et surtout BOY-TEISSIER en 1887.

1° Étude macroscopique. — Les altérations portent sur le foie et sur la vésicule biliaire.

a. *Foie*. — Le foie peut être complètement normal chez le vieillard. GIBB rapporte une observation d'un homme de cent onze ans, chez lequel le foie n'avait subi aucune modification. Cependant tous les auteurs, GEIST, NAGEL, DEMANGE, BOY-TEISSIER, notent une diminution du volume de l'organe, les poids les plus extrêmes étant de 1135 et 690 grammes. CHARPY a trouvé, de soixante à quatre-vingts ans pour les hommes un poids moyen de 1216 grammes, un quart étant au-dessous de 1000, et pour les vieilles femmes, le chiffre de 1049, avec des minima de 655 et 680. Les mensurations montrent que cette atrophie porte surtout sur les deux diamètres antéro-postérieur et transverse, avec prédominance pour le premier.

Il peut y avoir des modifications de forme, portant en particulier sur le lobe de Spiegel, le lobe carré et surtout le lobe gauche ; ce dernier est plus petit que normalement, à bords durs et rétractés, à diamètre transversal plus étroit. Il existe fréquemment un abaissement plus ou moins accentué du foie, dû à la cyphose si fréquente chez le vieillard. Des adhérences avec les organes voisins sont à peu près constantes.

L'aspect général peut être également modifié : la couleur est sensiblement moins foncée qu'à l'état normal ; on constate une teinte plus pâle, ordinairement jaune, quelquefois grise, sur laquelle tranchent d'autant plus nettement les parties rouge brun. La capsule de Glisson est souvent un peu épaissie, quelquefois même ossifiée (SEMMERING), par places légèrement opaque, surtout près de l'insertion des ligaments du foie, qui sont eux-mêmes plus résistants et moins transparents et présentent, en général, une vascularisation plus marquée par dilatation des veines portes accessoires. Boy-Teissier a signalé, en outre, comme caractère spécial du foie sénile, la présence de vésicules dilatées qui rampent sous la capsule et donnent à l'organe un aspect « craquelé » particulier.

La consistance du foie sénile est plus ferme, un peu plus dure que normalement ; le doigt y laisse difficilement son empreinte ; et si l'on en fait une coupe au scalpel, on a en général une sensation assez nette de crépitation.

b. *Vésicule biliaire*. — La vésicule biliaire présente deux aspects différents : tantôt petite et flasque avec des parois denses et contenant une bile épaisse ; tantôt au contraire très volumineuse, distendue par de la bile et très amincie. Dans ce dernier cas, elle mesure 10 à 12 centimètres de longeur et dépasse de 4 à 5 centimètres le bord tranchant du foie, élargi et atrophié à son niveau. Son fond peut pendre comme un battant de cloche.

Dans les deux cas, dans le premier surtout, il est fréquent de rencontrer des calculs.

Souvent il y a des adhérences entre le foie et ses annexes en particulier la vésicule et le canal cystique avec le colon transverse et le duodénum.

Sterne a noté une augmentation de volume à peu près constante du diamètre des canaux biliaires.

2° Étude histologique. — Les altérations microscopiques du foie sénile sont constituées par l'atrophie de la cellule hépatique, l'épaississement du stroma, et la sclérose localisée de l'espace porte. Les lésions conjonctives sont localisées autour des vaisseaux, formant surtout autour des petites artérioles des plaques fibreuses très peu étendues, mais très nettement délimitées : cette disposition du tissu fibreux périvasculaire est caractéristique : elle différencie absolument la sclérose du foie sénile des autres processus cirrhotiques du foie.

La dégénérescence graisseuse n'est pas constante ; lorsqu'elle existe, elle est distribuée irrégulièrement dans le lobule et forme en général des zones graisseuses entourées de zones indemnes de stéatose (Boy-Teissier).

L'artérite scléreuse est constante, et son intensité est en rapport avec l'intensité des altérations hépatiques dont elle est la cause immédiate. Quand l'artérite manque chez un homme avancé en âge, le foie ne présente pas de lésions (Demange).

Dans les canaux biliaires du vieillard, l'examen histologique révèle la présence de fibres musculaires lisses, moins nombreuses que chez l'adulte, séparées par du tissu scléreux plus ou moins abondant, mais n'offrant pas de dégénérescence particulière (Sterne).

§ 2. — CANCER DU FOIE
CANCER DE LA VÉSICULE BILIAIRE

Le cancer du foie ou des voies biliaires est assez fréquent dans un âge avancé. D'après Frerichs, si le maximum est de quarante à soixante ans on en rencontre davantage au delà de soixante ans qu'avant quarante ans. Sur 8 cas observés par Ewald, 7 avaient de cinquante à soixante-treize ans.

Le cancer de la vésicule serait plus fréquent chez les vieilles femmes. Durand-Fardel en a observé 7 cas, et dont de cancer du cholédoque.

Les symptômes sont absolument les mêmes que chez l'adulte. On peut noter seulement, comme particularité propre aux vieillards, un moindre retentissement sur l'ensemble de l'organisme et une tendance particulière à demeurer à l'état latent.

Comme chez l'adulte, le cancer du foie peut être nodulaire ou massif, primitif ou secondaire. Les principaux symptômes en sont les troubles digestifs, la douleur, en particulier l'augmentation de volume du foie, plus rarement l'ascite et l'ictère, et surtout une cachexie rapide et progressive.

L'ictère est au contraire intense et progressif dans le cancer de la vésicule biliaire.

L'anatomie pathologique ne présente rien de particulier à signaler chez le vieillard.

Le diagnostic se fait, comme chez l'adulte, avec la syphilis hépatique, le kyste hydatique et l'abcès du foie, les cirrhoses, la dégénérescence amyloïde et le foie cardiaque.

Le traitement est purement symptomatique.

§ 3. — TUBERCULOSE DU FOIE
CHEZ LES VIEILLARDS

CASSARD (thèse Paris 1908) a décrit les caractères anatomopathologiques et cliniques qui différencient la tuberculose hépatique du vieillard.

1° Étiologie. — La tuberculose hépatique est plus fréquente chez le vieillard qu'on ne l'imagine ordinairement. Elle n'est jamais primitive, mais toujours secondaire à une tuberculose pulmonaire dont le début peut être très lointain, ou à une affection bronchopulmonaire de la vieillesse, emphysème et bronchite chronique, sclérose bronchopulmonaire, dont on connaît les rapports étroits avec la tuberculose.

Les causes prédisposantes sont la misère physiologique, et surtout les excès alcooliques, qui ont laissé des altérations hépatiques, favorisant la localisation du bacille de Koch. L'évolution doctrinale actuelle tend, du reste, à augmenter notablement la part de la tuberculose dans l'étiologie des lésions scléreuses du foie (TRIPIER).

2° Symptomatologie. — Les signes cliniques en sont très vagues, et ne sont guère représentés que par des symptômes plus ou moins accentués d'insuffisance hépatique.

Le début en est silencieux : ce sont des phénomènes généraux, amaigrissement, asthénie légère, fatigue rapide, coïncidant du reste avec l'âge avancé et des signes pulmonaires de tuberculose sénile, cependant en disproportion avec la gravité de l'état général. Mais à un examen attentif se révèlent des phénomènes atténués d'insuffisance hépatique : du ballonnement du ventre après le repas, de la constipation habituelle interrompue de temps à autre par des crises de diarrhée, une douleur à la pression dans la région hépatique.

A la suite d'une infection intercurrente, comme une pneumonie, ou simplement d'un écart de régime, ces signes hépatiques s'accentuent; ou bien ils augmentent insensiblement au fur et à mesure de l'évolution de la maladie. Du subictère apparaît, les urines deviennent peu abondantes, hautes en couleur et contiennent des pigments biliaires, parfois de l'albumine; des éruptions cutanées diverses surviennent: purpura, pétéchies, taches érythémateuses.

En même temps les troubles digestifs augmentent: la langue devient sèche et rôtie, l'anorexie est absolue, le ventre est ballonné et tympanique, la diarrhée est incoercible.

Les symptômes généraux, prostration, amaigrissement, progressent, et le malade succombe dans la cachexie ou le marasme. Quelquefois du coma apparaît et domine la scène, sans qu'aucun signe d'urémie ne puisse l'expliquer.

La durée de la maladie est difficile à préciser; mais dès que les signes d'insuffisance hépatique apparaissent, l'évolution en est rapide, d'une vingtaine de jours à quatre à cinq semaines.

3° Formes cliniques. — On a décrit une forme cachectique, une forme comateuse et une forme latente.

a. *Forme cachectique.* — C'est la forme la plus commune, évoluant comme nous venons de le dire en deux périodes, une période silencieuse marquée par des signes de tuberculose pulmonaire non en rapport avec la déchéance de l'organisme, et une période terminale où apparaissent des symptômes d'insuffisance hépatique.

b. *Forme comateuse.* — Le tableau clinique est ici moins net, et la période terminale est marquée uniquement par du coma que rien n'explique.

c. *Forme latente.* — Dans un assez grand nombre de cas, la tuberculose du foie passe complètement inaperçue du vivant du malade, et constitue une trouvaille, non seulement d'autopsie, mais même d'examen microscopique.

4° Anatomie pathologique. — Le foie tuberculeux sénile est plutôt petit, non déformé, et présente souvent de la périhépatite ; sa coloration est ordinairement normale et sa consistance assez ferme. L'examen macroscopique n'y dénote que rarement des lésions tuberculeuses.

L'étude histologique est nécessaire et démontre l'existence d'une cirrhose portale insulaire modérée, d'une stéatose moyenne à début périportal. Les lésions spécifiques consistent en des amas embryonnaires nodulaires ou diffus, qui occupent soit le lobule, soit les espaces portes ; dans la moitié des cas environ, on rencontre des productions tuberculeuses plus importantes : tubercules caséeux ou fibro-caséeux.

Les grosses lésions, telles que tubercules caséeux volumineux, granulations tuberculeuses confluentes, cavernes biliaires, grands abcès du foie, sont exceptionnelles. GOMBAULT et BRÉDA ont trouvé un abcès aréolaire tuberculeux du foie chez une femme de soixante-dix-sept ans. SERGENT rapporte l'observation d'un malade âgé de soixante-huit ans, mort d'un cancer du larynx et porteur de cavernes biliaires, associées d'ailleurs à des tubercules non ulcérés.

5° Diagnostic. — Le diagnostic de la tuberculose du foie, est comme chez l'adulte, toujours très difficile chez le vieillard, parfois impossible.

On doit songer à la tuberculose hépatique chez un vieillard cachectique qui présente en même temps des signes d'insuffisance hépatique et des symptômes de tuberculose pulmonaire ou de sclérose broncho-pulmonaire.

La forme cachectique pourra simuler un cancer du foie, primitif ou secondaire ; mais dans ce cas, le foie est toujours gros, douloureux, déformé : il y a de l'ascite, de la circulation collatérale de l'abdomen, et de l'œdème des membres inférieurs.

Dans la forme comateuse, l'absence des signes ordinaires de néphrite interstitielle et d'urémie, fera éliminer le diagnostic de coma urémique.

6° Pronostic. — Le pronostic est fatal, car le diagnostic ne se fait qu'à la période terminale, et la thérapeutique est impuissante à enrayer la marche de la tuberculose du foie et à suppléer à l'insuffisance fonctionnelle de cet organe.

7° Traitement. — On se bornera à un traitement purement symptomatique. On soutiendra les forces par des toniques, l'huile camphrée, la caféine. On fera boire fréquemment le malade pour calmer la sécheresse buccale. On retardera autant que possible, par les précautions ordinaires, l'apparition des escharres.

§ 4. — Lithiase biliaire chez les vieillards

Si la présence de calculs dans la vésicule biliaire est presque une banalité chez le vieillard, elle se manifeste, au point de vue clinique, sous des formes extrêmement variables et souvent difficiles à dépister.

1° Historique. — Morgagni, Fauconneau-Dufresne, Beau, Cruveilhier, Charcot et Mas en disent seulement quelques mots. Parisot et Sterne (de Nancy), Le Gendre en ont étudié les diverses modalités cliniques.

2° Étiologie, fréquence. — Il est très fréquent, dans les autopsies de gens âgés, de rencontrer des vésicules biliaires pleines de calculs, surtout sur les cadavres féminins. A la Salpêtrière, les trois quarts d'après Cruveilhier, d'après Charcot, la moitié des vieillards ont de la lithiase biliaire. Pour Durand-Fardel, il est rare qu'on ne trouve pas de calculs aux autopsies des vieillards.

Et cependant la lithiase biliaire est considérée comme rare à partir de soixante ans. Fauconneau-Dufresne relève 34 cas de calculs biliaires entre soixante et quatre-vingts ans. Sénac, sur 109 malades atteints de coliques hépatiques n'en trouve que 4 de soixante à soixante-dix ans, et 2 de soixante-dix à quatre-vingts ans.

La lithiase biliaire, sous sa forme habituelle de colique hépatique franche, de cholécystite et d'angiocholite à grands fracas, est évidemment rare chez les vieillards, mais elle y est plus fréquente qu'on ne le croit, sous des formes frustes (Le Gendre).

3° Symptomatologie, formes cliniques, diagnostic. —

Les formes cliniques en sont très nombreuses. La lithiase biliaire peut en effet simuler une gastralgie, une dyspepsie, peut s'accompagner d'ictère persistant, d'accès fébriles intermittents, de complications pulmonaires, cardiaques ou intestinales qui viennent souvent égarer le diagnostic.

a. *Colique hépatique franche*. — La colique hépatique n'affecte presque jamais chez les personnes âgées, la symptomatologie typique, la douleur violente avec sa localisation cystique, ses irradiations scapulo-humérales, avec le grand cortège des réflexes gastriques. On peut la rencontrer pourtant. Le Gendre a pu en observer un cas avec ictère consécutif chez une femme de quatre-vingt-dix ans. Sterne en rapporte deux observations chez des femmes de soixante-cinq et soixante-neuf ans.

b. *Forme pseudo-gastralgique*. — Les malades présentent brusquement sous forme de crises, des vomissements, de la dyspnée, de l'angoisse, des troubles cardiovasculaires : cyanose, arythmie, faux pas, et un état lipothymique ou syncopal. Ces symptômes sont souvent mis sur le compte d'une indigestion, d'une myocardite sénile, d'une menace d'ictus cérébral. Mais l'évolution des accidents, l'examen minutieux de la région cystique, des urines, des sclérotiques, la notion de coliques hépatiques avérées dans le passé des malades, le retour à un état de santé normal dans l'intervalle de ces crises, sont en faveur d'un diagnostic de colique hépatique, et le tamisage des selles vient le confirmer en y montrant la présence de petits calculs biliaires.

c. *Forme dyspeptique*. — Dans d'autres cas, sans fracas symptomatique, la lithiase ne se révèle que par un *état dyspeptique*, qui offre ce caractère d'être intermittent ; chez un vieillard digérant en général bien, et souvent doué d'un bel appétit pendant des mois, on voit survenir une sorte d'embarras gastrique bilieux : langue jaunâtre, subictère des plis naso-géniens et des sclérotiques, anorexie, état nauséeux, météorisme après les repas, et souvent hoquet ; le sujet accuse habituellement une sensation d'oppression dans la région épigastrique et d'endolorissement vague de l'hypochondre droit. Une palpation attentive éveille, au niveau de la vésicule biliaire, une sensation pénible assez nette pour qu'on puisse y voir une atténuation du point cystique de la colique hépatique classique.

Un caractère de ces troubles, c'est de diminuer par le jeûne ou la diète hydrique et de reparaître à chaque ingestion alimentaire capable de provoquer le flux biliaire qui accompagne tout travail digestif.

d. *Forme avec tumeur biliaire.* — Une autre forme assez fréquente de la lithiase sénile est la formation d'une *tumeur biliaire* plus ou moins volumineuse, absolument indolente ou n'éveillant que des sensations peu pénibles, mais se dirigeant vers la région pylorique où elle peut donner, dans certains cas, l'idée d'un cancer de l'estomac. Ces vésicules distendues lentement et sourdement peuvent apporter une gêne mécanique à l'évacuation de l'estomac, dont on peut constater la distension ou la rétro-dilatation par sténose incomplète du pylore.

Cette tumeur biliaire, constituée par l'agglomération de calculs ou de boue biliaire et de mucus dans une vésicule lentement distendue, peut exister longtemps sans qu'il y ait de signes de cholécystite. Celle-ci peut cependant se produire et aller jusqu'à la suppuration, comme LUCIEN et PARISOT (de Nancy) en ont rapporté une observation.

e. *Forme avec accès fébriles intermittents.* — Chez d'autres vieillards, c'est par des *accès fébriles intermittents* que peut se manifester la présence des calculs dans la vésicule ou les voies biliaires; il s'agit alors d'une *infection bilio-septique.* Ces accès, avec stades plus ou moins nets de frissons, de chaleur et de sueurs, sont irréguliers, et on y trouve les caractères décrits depuis longtemps par CHARCOT ; ils peuvent être périodiques et de longue durée. CYR a observé un vieillard chez lequel pendant plus de deux ans, tous les jours, de 4 à 5 heures du soir, survenait une crise qui durait trois à quatre heures et était caractérisée par un frisson, de la fièvre et une légère douleur à l'hypochondre droit, et qui se termina par l'apparition d'un ictère.

Comme chez les vieillards, on voit plus souvent des infections uro-septiques, c'est un diagnostic différentiel auquel il faut songer. Chez les vieux paludéens, ces accès seront difficiles à différencier des accès palustres.

f. *Forme avec ictère progressif et chronique*. — Enfin on peut voir chez les vieillards, l'apparition, sans douleurs préalables qui puissent faire penser à la colique hépatique, d'un *ictère progressif et chronique*. On est enclin à songer à cet âge, à la compression du cholédoque par un néoplasme de la tête du pancréas ou de l'ampoule de Vater. Alors, on peut tirer parti de la recherche du signe de Courvoisier-Terrier[1], la distension de la vésicule biliaire, qui accompagne l'ictère par compression néoplasique et fait défaut en général dans l'obstruction calculeuse du cholédoque.

L'existence de commémoratifs de coliques hépatiques dans l'âge adulte du sujet est un argument important en faveur de la possibilité d'une *migration silencieuse de calculs de la vésicule jusqu'au cholédoque*. La reconstitution de ce passé lithiasique n'est pas toujours facile chez les vieillards, dont beaucoup ont la mémoire affaiblie ; il est nécessaire de revenir à plusieurs reprises sur la question, en variant les formes de l'interrogatoire. Le Gendre a, dans ces conditions, fait pratiquer avec succès une cholédocotomie chez une femme de soixante-cinq ans.

g. *Forme pulmonaire*. — Dans cette forme, une congestion pulmonaire accompagne un accès de colique hépatique se révélant par des signes cliniques non douteux, ou bien domine la scène, les signes de lithiase biliaire étant peu appréciables (STERNE).

Cette congestion pulmonaire peut être précédée de prodromes tels que frissons, point de côté, fièvre, ou peut débuter subitement. Le début en est parfois bruyant, semblable à celui d'une pneumonie ; d'autres fois, elle s'installe insidieusement, sans autres symptômes que ceux qui accompagnent la colique hépatique.

---

[1] PIC. Étude du cancer primitif du duodénum. *Revue de médecine*, 1894.

Les signes physiques et fonctionnels en sont variables d'intensité : le point de côté peut être léger et même ne pas exister, la dyspnée est plus ou moins forte, l'expectoration peut complètement faire défaut ; la température peut être élevée, 38°, 38°5, quelquefois davantage, mais il peut y avoir de l'apyrexie.

Le caractère particulier de ces congestions pulmonaires d'origine hépatique, c'est d'être le plus souvent limitées à la base du poumon droit, ou bien, quand elles atteignent les deux poumons, d'être plus marquées à droite. Leur durée est presque toujours limitée à celle de l'accès de colique hépatique avec lequel elles débutent et se terminent ; elles ne dépassent guère trois ou quatre jours. Enfin, elles sont à répétition et à poussées successives, comme les accès qu'elles accompagnent.

Ces caractères, joints à l'examen des urines et des selles, à la palpation du foie, en faciliteront le diagnostic qui, cependant, sera toujours délicat lorsque la congestion existe seule sans ictère.

h. *Forme cardiaque.* — Les complications cardiaques de la colique hépatique, qui sont assez fréquentes chez l'adulte, revêtent chez le vieillard un caractère de gravité particulier.

Tantôt elles se traduisent par la lipothymie et même par une syncope pouvant amener la mort en quelques instants ou en quelques heures ; dans ces cas, importants au point de vue médico-légal (CHARCOT, BROUARDEL), l'autopsie ne révèle que la présence de calculs dans les canaux biliaires avec un peu d'irritation de ces derniers ; cependant chez les vieillards, la mort rapide peut s'expliquer souvent par des lésions anciennes du foie, du cœur, ou des reins. Tantôt ces complications se manifestent par des troubles de fonctionnement du cœur qui vont quelquefois, surtout chez les vieillards qui sont artério-scléreux, jusqu'à produire l'asystolie. Suivant l'intensité de l'accès, ce sont des palpitations, de l'arythmie ; à un degré plus avancé, des signes de dilatation du cœur droit, enfin l'asystolie qui s'établit avec d'autant plus de facilité qu'il y avait de la myocardite préexistante.

i. *Forme intestinale.* — Dans cette forme, assez fréquente chez le vieillard, l'accès de colique hépatique se traduit par des symptômes analogues à ceux de l'obstruction intestinale, et dus sur-

tout à la présence d'un calcul au voisinage de l'ampoule de
Vater. Le malade se plaint d'une douleur diffuse dans tout l'abdomen, parfois très intense ; le ventre est tendu, météorisé ; la
constipation est opiniâtre, le faciès est grippé, le pouls est petit,
filiforme, il y a du hoquet, des vomissements, de l'intolérance
gastrique.

S'il se joint à cela, comme il est fréquent chez le vieillard,
une hernie irréductible, on pourra croire à un étranglement herniaire (obs. de Sterne). Le diagnostic est souvent difficile : mais
il n'y a pas de vomissements fécaloïdes, le malade persiste à
rendre des gaz, et les selles reparaissent en général sous l'influence
de deux ou trois purgatifs énergiques. Enfin, l'ictère manque
rarement dans ces formes, et apparaît le lendemain ou le surlen-
demain de l'attaque.

Le diagnostic avec l'appendicite peut être rendu difficile par
la coexistence d'une cholécystite et d'une appendicite, témoin
le cas de cette vieille dame de soixante-dix-huit ans, rapporté
par Dieulafoy, et de ce malade de soixante-trois ans, opéré pour
cholécystite chronique, à l'autopsie duquel on trouva une oblitération totale de l'appendice vermiforme.

4° Pathogénie. — La pathogénie de la lithiase biliaire est
la même dans la vieillesse que dans l'âge adulte. Nous n'envisagerons ici que l'interprétation de la rareté des coliques hépatiques malgré la fréquence des calculs biliaires, dans l'âge avancé.

Sénac explique la cessation des coliques hépatiques avec les
progrès de l'âge par les modifications que subit l'appareil biliaire
dont le tissu est le siège d'un épaississement fibreux, et dont les
cavités se resserrent de plus en plus, et s'oblitèrent même d'une
manière complète. Le mouvement spasmodique indispensable à
la progression, dans les canaux biliaires, des concrétions conte-
nues dans le réservoir cystique, cesse d'être aussi facile à mesure
que l'hypertrophie des tissus fibreux se prononce de plus en plus.
Cette modification des parois de l'appareil biliaire et l'inertie qui
l'accompagne sont dues, en partie, à l'inflammation chronique ou
à des inflammations répétées des voies biliaires : les adhérences
fréquentes de ces organes aux parties voisines en sont une preuve.

Mais il faut faire aussi une large part à l'affaiblissement de l'activité de la circulation hépatique et à l'importance moindre des fonctions que le foie est appelé à remplir chez le vieillard.

De plus, si les manifestations douloureuses de la lithiase biliaire sont nulles ou frustes chez les vieillards, ce n'est pas parce qu'ils sont moins nerveux, que chez les adultes, mais parce que la sensibilité douloureuse du réservoir et des canaux biliaires au contact des calculs ou de la boue biliaire diminue avec l'âge (LE GENDRE).

5° Traitement. — La thérapeutique de la lithiase biliaire chez le vieillard ne diffère pas d'une façon fondamentale de celle qui est usitée chez l'adulte. Toutefois, il y a moins à se préoccuper d'éviter la formation de nouveaux calculs, — car ils existent depuis longtemps — en écartant certains aliments riches en cholestérine. On doit surtout prévenir la migration de ces calculs ou de la boue biliaire, et les infections surajoutées.

Tout en écartant du régime les aliments qu'il est d'usage d'interdire aux lithiasiques (cervelles, boudin, viandes saignantes, viandes fumées, oseille et épinards, cacao, café noir, thé fort, alcool), on insistera avant tout sur la nécessité de faire des repas très peu copieux et plus fréquents, pour éviter la stase biliaire prolongée dans le réservoir cystique, et les afflux excessifs de bile que provoque la digestion d'aliments carnés abondants, gras ou épicés.

Parmi les médicaments usités chez l'adulte, on utilisera avec discrétion les alcalins, le bicarbonate et le benzoate de soude, les sels neutres, notamment le sulfate de soude. On se défiera du salicylate de soude chez les sujets présentant des signes accentués de sclérose rénale, à plus forte raison des injections de morphine qui peuvent être néfastes, et sont, d'ailleurs, inutiles puisque la douleur intolérable est exceptionnelle. On n'usera de la belladone qu'avec modération. La glycérine, les éthers sulfurique et amyl-valérianique, la térébenthine, l'huile de Harlem, l'extrait de fiel de bœuf, les irrigations intestinales et les laxatifs doux, les eupeptiques, formeront la base du traitement.

Les cures de Carlsbad et de Vichy ne seront conseillées que pour les sujets encore résistants — « ce qui est moins affaire

d'âge que d'individualité » (Le Gendre) — sans tare hépatique
cellulaire, sans prédisposition aux troubles circulatoires encéphaliques, et ces malades devront être étroitement surveillés
pendant la cure.

Pour les cas de tumeur biliaire, de cholécystite et d'angiocholite, d'obstruction calculeuse justiciables de la chirurgie, on devra,
dans chaque cas, discuter l'opportunité d'une intervention en
pesant avec plus de prudence encore que pour l'adulte, les chances favorables et les risques opératoires.

ARTICLE III

PANCRÉAS

Le pancréas, comme les glandes salivaires, s'atrophie au
cours de la sénilité. Les modifications de sa sécrétion doivent
même jouer un rôle important dans les troubles de la digestion
chez le vieillard. Mais elles sont encore inconnues ; de même
les pancréatites, dont la connaissance est de date récente chez
l'adulte, sont encore à étudier dans l'âge avancé.

§ 1. — Pancréas sénile

Les altérations séniles du pancréas sont semblables à celles
des glandes salivaires. Elles n'ont pas fait l'objet d'études spéciales.

1° **Modifications anatomiques**. — Dès l'âge de cinquante
ans, le pancréas commence à s'atrophier ; son poids diminue de
10 grammes en moyenne. Il devient petit, dur, ratatiné. Il prend
un type aplati, lamellaire, par disparition de la face inférieure ;
la tête est étroite, la queue effilée.

2° **Modifications histologiques**. — Les acini glandulaires
et leurs cellules s'atrophient dans la vieillesse ; le tissu conjonctif
augmente d'épaisseur, s'hyperplasie. Les conduits excréteurs

sont fréquemment oblitérés. Quelquefois on observe un certain degré de surcharge adipeuse.

§ 2. — MALADIES DU PANCRÉAS CHEZ LE VIEILLARD

La pathologie du pancréas, ses hémorragies, ses inflammations, ses tumeurs bénignes n'ont rien de particulier aux vieillards.

L'*artériosclérose du pancréas* existe cependant, mais elle a été peu étudiée.

Le *cancer primitif du pancréas* ne semble pas revêtir un type spécial au cours de la sénilité. Il est, comme la plupart des cancers, plus fréquent entre quarante et soixante ans. Cependant on l'observerait, peut-être plus souvent que les autres néoplasmes, au delà de soixante ans, et même jusqu'à l'extrême vieillesse, surtout chez l'homme.

Il revêt, le plus souvent, chez le vieillard comme chez l'adulte, le tableau clinique, individualisé par BARD et PIC : ictère sombre toujours progressif et sans rémissions, distension énorme de la vésicule biliaire, facilement perceptible à la palpation ; absence d'augmentation de volume du foie ; température habituellement hyponormale ; amaigrissement et cachexie rapides ; courte durée de la maladie ; quelquefois tumeur à l'épigastre ; décoloration absolue des matières fécales ; pigments biliaires en abondance dans les urines ; albuminurie fréquente.

Mais il peut revêtir aussi — peut-être plus souvent chez le vieillard — l'une des formes anormales décrites par PIC et TOLOT : pseudoanévrysmale, aortique, diabétique, cachectique simple avec obstruction intermittente (MOUISSET et BONNAMOUR), rendant le diagnostic toujours difficile.

Le pronostic en est fatal. Le traitement, surtout chez le vieillard, sera purement symptomatique.

LIVRE VI

MALADIES DE L'APPAREIL GÉNITO-URINAIRE

Les altérations organiques, dépendant de la sénilité, sont à leur maximum, au niveau de l'appareil génito-urinaire, en particulier sur les organes génitaux. Elles entraînent une série de troubles fonctionnels qui constituent autant de chapitres de la pathologie urinaire.

Nous décrirons les modifications de ces différents organes dans l'âge avancé et nous verrons à la suite les maladies propres au vieillard. Nous envisagerons successivement le péritoine, le rein, la vessie et la prostate, l'appareil génital chez l'homme et chez la femme.

CHAPITRE PREMIER

PÉRITOINE

Les altérations séniles du péritoine sont inconnues. Cette séreuse doit certainement participer à l'atrophie générale caractéristique de la sénilité. Cette atrophie, jointe aux altérations répétées qu'elle a souvent subies dans l'âge adulte, ainsi qu'à la disparition du système lymphatique, explique la fréquence chez le vieillard des brides péritonéales cicatricielles,

de même que la rareté chez lui des péritonites aiguës ainsi que
la latence des réactions de cette séreuse.

ARTICLE PREMIER

PÉRITONITES CHEZ LE VIEILLARD

La péritonite est rare chez les vieillards. La péritonite aiguë
ne survient guère dans la vieillesse, qu'à la suite de perforation ou d'étranglement herniaire, ou d'infiltration urineuse.
Elle peut être aussi quelquefois d'origine néoplasique. Durand-
Fardel en rapporte deux observations chez un homme de
soixante-dix ans et une femme de soixante-trois ans, atteints
de néoplasme du pancréas, et de cancer de l'estomac. Elle évolue
souvent à bas bruit et peut même être une trouvaille d'autopsie.
Le pronostic est particulièrement grave chez le vieillard. Si la
mort n'arrive pas à la période aiguë, elle survient tôt ou tard à
la suite des troubles apportés au fonctionnement des organes
abdominaux.

La péritonite chronique est un peu moins rare. Cependant la
péritonite tuberculeuse y est exceptionnelle. Viollet (1839) en a
signalé un cas chez une femme de soixante-dix-neuf ans. Elle
peut être localisée sous forme de périsplénite, de périhépatite,
de péritonite sous-hépatique, etc., ou généralisée. Dans ce dernier
cas, elle peut faire partie d'un processus généralisé à toutes les
séreuses, étudiée sous le nom de périviscérite par Huchard,
Labadie-Lagrave et Deguy, et assez commune chez les vieux rénaux
et les artérioscléreux.

Beau a montré que la péritonite chronique des vieillards est
presque toujours liée à l'existence de productions cancéreuses
dans l'abdomen, et compare cette péritonite cancéreuse des
vieillards à la péritonite tuberculeuse des autres âges. Cependant,
comme le fait remarquer Durand-Fardel, il n'y a quelquefois que
coexistence d'une péritonite avec un cancer, sans que la liaison
de l'inflammation péritonéale et de cette dégénérence soit
toujours facile à saisir.

La péritonite peut être simple. Elle peut être complétement latente (ANDRAL). D'autres fois elle peut simuler une entérite (DURAND FARDEL).

Les brides péritonéales anciennes, les adhérences péritonéales localisées, sont assez fréquentes.

Enfin on peut observer des néoplasmes de l'épiploon plus ou moins volumineux, sans qu'il y ait ni adhérences, ni trace aucune de péritonite ancienne ou récente (DURAND-FARDEL).

CHAPITRE II

APPAREIL URINAIRE

Nous envisagerons séparément d'une part le rein et les uretères, de l'autre la vessie et la prostate, le rein sénile et la
prostate sénile formant deux chapitres bien distincts, le premier
dans la classe des néphrites, le second dans la pathologie
urinaire.

ARTICLE PREMIER

REIN ET URETÈRES

Toutes les affections du rein que l'on rencontre chez l'adulte,
la syphilis, la tuberculose, le cancer peuvent s'observer chez le
vieillard ; mais leur évolution ne présente aucun caractère particulier, du fait même de la sénilité, et leur histoire clinique
ne mérite pas une description spéciale dans un traité des
maladies des vieillards.

Nous nous bornerons à étudier le rein sénile, et les caractères
de l'urémie après soixante ans, ainsi que ceux des urétérites,
pyélites et pyélonéphrites à cet âge.

§ 1. — REIN SÉNILE

Nous comprendrons sous le nom de rein sénile, avec
G. Ballet, cet état particulier du rein, cette atrophie à marche
lente et progressive, qui survient presque fatalement à un
moment donné de l'existence, par le fait de la vieillesse.

1° Historique. — Le rein sénile étant une néphrite interstitielle, son histoire se confond avec celle des diverses formes d'inflammation rénale. Cependant un certain nombre d'auteurs s'en sont occupés spécialement. En 1839, RAYER, dans son *Traité des maladies des reins*, signale la fréquence des inflammations rénales chez le vieillard, mais il a surtout en vue les lésions consécutives à l'hypertrophie prostatique et à la cystite purulente. En 1865, TOURDES indique quelques-uns des aspects macroscopiques sous lesquels se présente le rein des vieillards, GRAINGER-STEWART, DICKINSON, LANCEREAUX, LECORCHÉ, etc., reconnaissent la fréquence de la néphrite interstitielle chez le vieillard, mais sans en faire une forme anatomique à part.

Au contraire, CORNIL et RANVIER étudient à part les lésions du rein du vieillard et en font une néphrite spéciale à l'âge avancé. En 1876, LEMOINE arrive à la même conclusion.

HÉNOUILLE, en 1877, dans une thèse inspirée par LANCEREAUX, démontre que la néphrite interstitielle est souvent liée à l'athérome artériel, opinion reprise par DEMANGE et son élève SADLER (1879), à qui est due la première description clinique du rein sénile, et par LAUNOY (thèse Paris 1885).

GILBERT BALLET (1881) a soutenu au contraire dans une étude très détaillée du rein sénile que, si au point de vue clinique il y a des différences, il n'y a pas du moins de séparation fondamentale à établir entre la néphrite interstitielle de l'adulte et celle du vieillard.

2° Modifications anatomiques. — Les modifications du rein sénile sont d'ordre macroscopique et d'ordre histologique.

a. *Étude macroscopique.* — Les reins chez les vieillards peuvent être absolument normaux. La proportion des altérations rénales dans l'âge avancé est, du reste, variable suivant les auteurs. DEMANGE considère l'atrophie sénile du rein comme presque constante. DEBOVE, CHARCOT et BOUCHARD pensent qu'elle est plutôt l'exception. G. BALLET, en tenant compte des cas dans lesquels les lésions sont à la phase de début, arrive à la conclusion que le rein sénile atrophique s'observe dans la majorité des cas chez le vieillard.

Le rein sénile type est un *petit rein rouge granuleux.*

L'atrophie est plus ou moins marquée : sa longueur descend de 12 à 15 centimètres, chiffre normal, à 10, 9 et même 8 centimètres. Le poids peut s'abaisser à 100, 80 et 60 grammes.

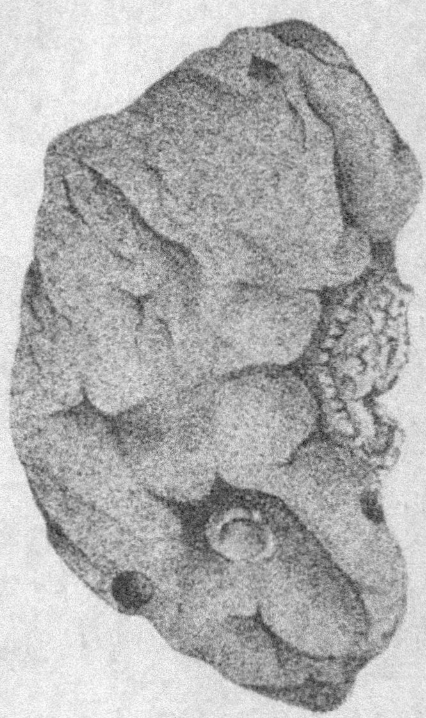

Fig. 61.
Rein sénile, aspect extérieur
(d'après Sadler).

La surface, après ablation de la capsule, est irrégulière, déprimée par places, surélevée sur d'autres. Il semble que l'organe ait de la tendance à se diviser en lobes (fig. 61). Entre les sillons, au fond desquels la capsule est plus adhérente, le tissu des reins est chagriné, hérissé de petites granulations plus ou moins transparentes, qui tranchent sur le fond rouge de l'organe.

La surface est parsemée de kystes ; tantôt il n'en existe que deux ou trois, plus souvent l'organe en est comme criblé. Le volume de ces kystes, appréciable à l'œil nu, varie de celui d'un grain de millet à celui d'une grosse noisette. Quelquefois transparents, les kystes peuvent être remplis d'un liquide jaune foncé ou même brunâtre, séreux ou filant.

La couleur est le plus souvent bleuâtre, violacée, tirant sur le rouge ; rarement franchement rouge comme le rein goutteux ; dans ce cas, il s'agit d'une lésion mixte résultant d'une combinaison du rein cardiaque avec le rein sénile.

Tel est le rein sénile type à son stade le plus avancé. Plus souvent les lésions sont atténuées. Les faces latérales du rein sont à peu près régulières, lisses ; les bosselures sont limitées au bord convexe qui est le plus fréquemment atteint par l'altération.

Sur une coupe longitudinale du rein, on constate une atrophie plus ou moins marquée de la substance corticale, qui a quelquefois complètement disparu par places.

Les lésions portent à peu près également sur les deux reins, la différence dans le poids et le volume des deux organes n'est jamais très prononcée.

Les artères rénales sont souvent athéromateuses. Leur origine dans l'aorte est presque toujours rétrécie par des plaques ou des foyers athéromateux.

b. *Etude microscopique.* — Le rein sénile, au point de vue histologique, est, comme l'a établi G. BALLET, une *néphrite interstitielle diffuse chronique.* Tout d'abord, sur une coupe, on constate que tous les éléments actifs de la glande (glomérules, tubes contournés) sont diminués de volume et atrophiés, et qu'à leur pourtour, les comprimant et les refoulant, s'est développée une gangue conjonctive. La sclérose est surtout développée sous la capsule, c'est elle qui, plus développée par places, y amène la lobulation de l'organe comme l'ont montré DEMANGE et SADLER. BALLET, contrairement à CORNIL et RANVIER qui y voient les restes d'anciens infarctus.

Les lésions des glomérules peuvent s'observer à divers degrés : à un premier degré, il existe un épaississement de la capsule avec prolifération notable du tissu conjonctif périglomérulaire ; le bouquet vasculaire est souvent gonflé et on voit le long des vaisseaux des traînées de noyaux embryonnaires plus abondants qu'à l'état normal. A un deuxième degré, la périglomérulite est plus accentuée, le tissu conjonctif de nouvelle formation s'étend au loin en rayonnant autour du glomérule, pénétrant par bandes autour des tubes contournés. Le bouquet vasculaire est beaucoup moins net, la plupart des anses sont comme étouffées par des noyaux du tissu conjonctif.

Enfin, dans les cas extrêmes, les glomérules sont atrophiés, scléreux ; leur capsule est épaissie, ou plutôt a disparu au sein

de la trame conjonctive qui entoure et étreint de toutes parts
le bouquet glomérulaire. Cette trame conjonctive occupe, dense
et épaisse, tout l'espace lobulaire. Tous ces différents degrés
d'altération peuvent du reste s'observer dans le même rein.
Les tubes contournés, entourés de sclérose, s'atrophient, présentent un état granuleux de leur épithélium, puis disparaissent,
et c'est à peine, si, à quelques amas de cellules cubiques ou
aplaties, on reconnaît les derniers vestiges de ces tubes.

Au sein du tissu conjonctif cheminent des artères, dont les
parois sont épaissies, et le calibre quelquefois presque oblitéré
par une sorte de végétation des couches sous-endothéliales.

Enfin, de loin en loin, se détachent des cavités de dimension
très variable, remplies d'un contenu réfringent : ce sont des
kystes colloïdes, développés pour la plupart aux dépens des
tubes (quelques-uns au-dessous de la capsule glomérulaire).

Les lésions sont habituellement diffuses dans toute l'étendue
de la couche corticale ; mais elles y sont limitées. Et dans la
profondeur des pyramides, on ne rencontre le plus souvent autre
chose d'anormal que quelques cylindres hyalins.

3° **Pathogénie**. — CORNIL et RANVIER, LEMOINE, SADLER,
DEMANGE sont d'accord pour rattacher la prolifération conjonctive qui s'observe dans le rein du vieillard à la périartérite qu'on
rencontrerait couramment dans l'organe. Le rein sénile, d'après
DEMANGE, est intimement lié à l'état athéromateux des artères
rénales ; celles-ci amenant une irrigation insuffisante, il y a abaissement dans le taux de l'urine et des matières qu'elle contient,
les glomérules s'atrophient, et le tissu artériel, subissant une
irritation secondaire par le fait de la périartérite surtout, se
sclérose et amène l'atrophie générale de l'organe.

G. BALLET s'est élevé contre cette théorie. Pour lui, la sclérose conjonctive est indépendante des lésions artérielles ; elle
est au contraire primitivement péritubulaire. La néphrite interstitielle sénile consiste dans une atrophie portant sur les tubuli
contorti de la première partie des tubes collecteurs, les détruisant les uns après les autres « tubes par tubes » et entraînant une
sclérose périphérique. Il reste alors à expliquer cette atrophie des

tubes urinifères dans la vieillesse. Elle pourra être due à l'obstruction partielle de certains groupes de tubes par des cylindres colloïdes ou des amas épithéliaux, ou par certains principes toxiques de l'urine encore inconnus, susceptibles de déterminer une irritation analogue à celle que produit expérimentalement le plomb (Charcot et Gombault). Cette opinion a été soutenue également par Lecorché et Talamon, Chabrély.

Cependant récemment Joscé et Alexandrescu, se servant des techniques modernes pour préciser les altérations vasculaires de la néphrite interstitielle des artérioscléreux, ont constaté qu'il n'y a pas de sclérose du rein quand les grosses et moyennes artères sont seules atteintes, avec intégrité des artérioles et des capillaires glomérulaires. Au contraire, les reins sont contractés et sclérosés quand les fines ramifications artérielles et les capillaires des glomérules sont lésés, même si les grosses et moyennes artères sont relativement peu altérées. Pour ces auteurs, la néphrite interstitielle est donc la conséquence directe de l'artériosclérose ; elle survient quand les artérioles et les capillaires du système glomérulaire sont atteints, ce qui amène la suppression fonctionnelle du glomérule, avec l'atrophie consécutive des tubes.

4º Modifications physiologiques, étude clinique. — L'étude des urines dans la vieillesse a fait l'objet de nombreux travaux, quelquefois contradictoires. Au point de vue de la quantité, si Chabrély note de la polyurie, 1500 à 2000 grammes, la plupart des auteurs, Sadler, Demange, Roche, Ballet, sont d'accord pour noter la diminution constante de la sécrétion urinaire chez les vieillards : 7 à 800 grammes en moyenne par vingt-quatre heures (au lieu de 1350 centimètres cubes chez l'adulte d'après Bouchard). Il en résulte que, contrairement à ce que l'on observe chez l'adulte, la polyurie n'est pas symptomatique de la sclérose rénale dans l'âge avancé. Il ne faut pas se laisser tromper par la pollakiurie fréquente chez le vieillard et due à la présence d'un catarrhe vésical ou d'une hypertrophie de la prostate.

L'augmentation de la densité des urines est la conséquence de la diminution de quantité. Demange et Ballet ont noté des variations de 1009 à 1025, Roche a observé comme moyenne 1020, Brousse 1013, Monnier et Rousseau 1015 à 1016 (1019 étant le chiffre normal, d'après Bouchard).

L'urine est en général légèrement acide ; souvent cependant, quand il y a du catarrhe vésical, elle est faiblement alcaline, et renferme du phosphate ammoniaco-magnésien.

La quantité d'urée éliminée dans les vingt-quatre heures est constamment diminuée chez les vieillards, par suite de l'état languissant de l'âge avancé. Au lieu de 19 à 24 grammes, chiffre normal de l'adulte, Roche, Ballet, Monnier et Rousseau ont noté 12 grammes, Brousse 10 gr. 22, Lecanu 7 gr. 92, Demange et Sadler 7 gr. 91. Il est difficile de dire si cette excrétion de l'urée, déjà diminuée du fait de la vieillesse, l'est davantage de par les lésions rénales elles-mêmes.

Il y a également diminution de l'acide phosphorique total : Roche a constaté 1 gr. 368 au lieu de 3 gr. 25, Sadler 0 gr. 68, Brousse 0 gr. 92, Banal 1 gr. 03 à soixante-dix-sept ans et 1 gr. 48 à soixante-dix ans.

Les chlorures seraient en proportion normale (10 gr. 45) pour Roche, seraient diminués (7 gr. 09) d'après Demange et Sadler.

Enfin, le coefficient urotoxique serait diminué dans la vieillesse (Bocci, Banal).

La présence de l'albumine dans les urines des vieillards a été très discutée. D'après Lecorché et Talamon l'albumine, en l'absence de tout autre symptôme, serait de plus en plus fréquente au fur et à mesure qu'on avance en âge ; chez les sujets hospitalisés elle se rencontrerait dans les proportions suivantes : chez l'adulte de 22 à 25 p. 100, chez le vieillard elle atteindrait 48 p. 100 vers soixante-cinq ans, 60 p. 100 vers soixante-quinze ans, 71 p. 100 après quatre-vingts ans.

Cependant, comme l'ont montré ces auteurs, l'atrophie du rein n'implique pas nécessairement l'albuminurie. Elle peut n'exister qu'à l'état intermittent. D'autre part, Sadler, Chabrely, G. Ballet, utilisant le réactif de Tanret, et examinant des vieillards valides, ont insisté sur ce fait que la néphrite des vieillards est le plus souvent une *néphrite non albumineuse*. En tout cas, lorsqu'elle existe, la quantité d'albumine est généralement faible.

Et, comme l'a indiqué Létienne, elle est susceptible de subir des variations importantes, des oscillations quelquefois très considérables ; elle est déterminée ou accrue par une cause futile : un refroidissement, une fatigue, un voyage, une station assise trop prolongée, un trouble digestif passager.

L'œdème et les épanchements séreux sont encore plus rares dans la néphrite interstitielle du vieillard que dans celle de l'adulte (Sadler, Demange, Ballet). L'œdème, dans ce cas, serait toujours explicable par une lésion cardiaque ou pulmonaire.

L'hypertrophie du cœur serait également très rare dans le rein sénile (Ballet) ; elle serait sous la dépendance de lésions orificielles ou serait due à l'état athéromateux du système artériel (Lemoine, Demange, Sadler, Debove), comme l'hypertension artérielle. Par suite de cette rareté, le bruit de galop est exceptionnel.

Il en est de même des complications ordinaires de la néphrite interstitielle de l'adulte, les hémorragies, et en particulier l'hémorragie cérébrale, qui sont le plus souvent sous la dépendance d'altérations locales qui en expliquent la production.

En résumé, le rein sénile se caractérise cliniquement par la diminution de la quantité des urines, par une diminution de tous les principes qui y sont contenus, par la non-albuminurie et par l'absence d'œdème.

5ᵉ Déductions thérapeutiques. — De ces notions il résulte que chez les vieillards l'état des reins et du cœur doit toujours être surveillé avec le plus grand soin : il faut régler la tension artérielle, favoriser l'émission des urines.

Une médication lactée plus ou moins sévère, suivant les cas, augmente la diurèse, calme les palpitations et l'éréthisme cardiaque, fréquents chez les vieillards, règle en un mot la tension artérielle. Cette méthode est d'autant plus précieuse, que l'on sait avec quelle précaution il faut administrer chez les vieillards certains médicaments qui s'éliminent par l'urine, comme l'opium, la digitale, etc. ; c'est dans l'état des reins qu'il faut chercher l'explication de cette sorte d'intolérance (Demange).

Cependant il convient de ne pas être trop sévère dans le trai-

tement des albuminuries bénignes de l'âge sénile (von NOORDEN).
Chez les sujets âgés, il ne faut jamais permettre des changements
brusques dans leur genre de vie : un régime lacté trop abondant,
les préparations iodurées que l'on a trop de tendance à donner
en pareil cas, et qui sont le plus souvent inutiles dans l'artériosclérose, et dangereuses dans toute irritation rénale, n'aboutissent qu'à faire disparaître l'appétit, et à affaiblir le malade ;
au contraire, un régime mixte et carné, peu riche en liquides,
évite l'asthénie cardiaque et permet au vieillard de supporter son
albumine souvent de longues années sans accidents.

§ 2. — CALICES, BASSINET, URETÈRE CHEZ LE VIEILLARD

Les modifications des calices, du bassinet et de l'uretère chez
le vieillard, ont été étudiées par LAUNOIS (th. Paris, 1885). Le
bassinet est perdu au milieu d'un tissu adipeux très abondant ;
si on l'incise, on voit que les saillies formées par les papilles
sont moins prononcées que chez l'adulte ; elles paraissent comme
émoussées. Sa paroi est épaissie et sa muqueuse présente souvent une coloration violacée.

L'uretère a des parois épaissies, et on peut se rendre compte
de leur épaississement à l'œil nu sur le plan de section. Sur une
coupe mince, examinée au microscope, on voit que l'augmentation d'épaisseur est due à l'hypertrophie et à l'adjonction de
fibres musculaires lisses, et à du tissu conjonctif plus dense qu'à
l'état normal. La muqueuse, au lieu d'être pâle et rosée, offre
une coloration bleuâtre ou grisâtre ; sa surface est souvent
hérissée de granulations fines, plus ou moins volumineuses. La
couche sous-muqueuse, lâche à l'état normal, est formée par un
tissu conjonctif très serré. Les vaisseaux capillaires, dont on aperçoit la section dans l'épaisseur même des parois, présentent les
lésions séniles de l'artérite.

S'il y a rétention du produit de sécrétion, on observe une
dilatation du conduit vecteur de l'urine. L'élargissement de l'uretère peut atteindre des proportions considérables ; la paroi distendue présente fréquemment des inégalités d'épaisseur. L'ac-

croissement de sa lumière explique bien (Guyon), pourquoi chez de tels sujets des calculs volumineux venant du rein peuvent traverser l'uretère sans réaction douloureuse, sans colique néphrétique.

§ 3. — LE MAL DE BRIGHT CHEZ LES VIEILLARDS

Le rein sénile vrai aboutit rarement à l'urémie chez les vieillards. Cependant quelques accidents du mal de Bright peuvent s'observer chez lui, avec une allure clinique un peu spéciale.

1° Historique. — L'urémie a toujours été considérée comme exceptionnelle dans la néphrite interstitielle du vieillard. DEMANGE et SADLER nient même que les accidents urémiques, dyspnée, troubles gastro-intestinaux, etc., soient la conséquence du rein sénile. G. BALLET admet l'existence de manifestations chroniques (dyspnée), mais nie l'existence d'accidents aigus graves.

Cependant RAYMOND a signalé les accidents paralytiques de l'urémie chez les vieillards ; PARMENTIER (1897) a observé à la maison départementale de Nanterre quelques cas de mal de Bright chez des individus âgés, et en a indiqué les signes particuliers. LÉTIENNE a montré que le caractère du rein sénile était sa fragilité et la rapidité avec laquelle cette albuminurie jusque-là latente et insidieuse se transformait en néphrite scléreuse confirmée et urémie grave et quelquefois foudroyante. HALIPRÉ enfin a récemment étudié la folie urémique chez les vieillards.

2° Étiologie. — La sénilité, le surmenage antérieur surtout chez les vieux ouvriers, l'alcoolisme ancien et souvent aussi récent, les défauts d'une alimentation trop lourde, trop azotée en sont les causes les plus ordinaires. PARMENTIER a constaté de nombreux cas d'oppression les jours où les haricots formaient la base des repas de l'hospice, oppression qui était immédiatement améliorée par un régime plus léger.

D'après WILKINSON, le rein sénile est suffisant à sa fonction mais incapable d'un travail supplémentaire ; si on lui demande un effort, il ne l'accomplit pas, et l'urémie apparaît, pouvant revêtir toutes les formes, comateuse, convulsive ou paralytique.

3° Symptomatologie. — Le début se fait de deux façons, tantôt insidieux, tantôt brusque. Dans le premier cas, le vieillard se plaint d'un affaiblissement datant de quelques jours, de douleur de reins, d'inappétence, de céphalalgie persistante ; il est oppressé la nuit, urine très fréquemment, ressent des fourmillements, des crampes, se réchauffe avec difficulté ; l'examen des urines montre une quantité notable d'albumine.

Dans le second cas, la maladie débute brusquement chez un individu qui, le matin même, avait encore toutes les apparences d'une bonne santé : le vieillard est surpris tout d'un coup par un étouffement intense, il ne peut respirer, est anhélant, parfois cyanosé, froid et couvert de sueur.

La dyspnée est le symptôme le plus caractéristique, d'après PARMENTIER, du mal de Bright chez les vieillards ; que le début en soit insidieux ou lent, elle survient par crise, presque toujours à la même heure, entre 6 et 10 heures du soir. Tantôt elle affecte le rythme de Cheyne-Stokes, tantôt c'est simplement une augmentation régulière du nombre des respirations : 30, 40, quelquefois 60 ; l'inspiration est facile, rapide, l'expiration, au contraire, est longue, pénible, tumultueuse.

L'albumine est, en général, en quantité moyenne, 1 à 2 grammes : elle ne dure guère plus de quatre ou cinq jours, diminue rapidement par le séjour au lit et le régime lacté, et disparaît même complètement pour reparaître au premier accès semblable. Les urines sont rares, très colorées, épaisses, uratiques, de densité très élevée ; la quantité d'urée est inférieure à la normale.

On peut noter aussi comme phénomènes accessoires, mais inconstants : du bruit de galop, de l'œdème pulmonaire, de l'hydrothorax, des fourmillements et des contractures. CHABRELY a signalé des crises de diarrhée. RENDU a observé une hémianopsie chez un artérioscléreux de soixante ans atteint de néphrite interstitielle. Enfin, on peut constater les différentes formes de l'urémie comateuse gastro-intestinale.

C'est chez les vieillards que RAYMOND, et après lui CHANTEMESSE

et TENNESSON ont attiré l'attention sur les attaques apoplectiformes mortelles, ou les attaques auxquelles succèdent des hémiplégies flasques qui affectent tous les caractères des hémiplégies
consécutives au ramollissement ou à l'hémorragie cérébrale,
mais ayant pour cause le seul œdème cérébral, sans aucune
lésion localisée comme l'a confirmé TOURNIER. Le diagnostic en
est très difficile ; la présence de l'albumine dans les urines,
chez les sujets âgés, doit y faire penser. Il est cependant important, car le pronostic en est grave et le traitement devra être
avant tout celui de l'urémie.

HALIPRÉ a observé chez des vieillards urémiques des accidents
délirants et une véritable folie, soit que des troubles mentaux
antérieurs éclatent de nouveau au moment où les phénomènes
d'insuffisance rénale prennent une acuité particulière, soit
qu'ils soient réellement liés à l'évolution du brightisme et qu'ils
disparaissent par le traitement de l'urémie. Chez tout vieillard
délirant, conclut cet auteur, chercher l'urémie. Mais comme l'a
montré ROQUE, le délire brightique ne se produit que chez des
prédisposés et reproduit la forme du délire auquel ils sont prédisposés par leur tare ancienne.

4° Évolution. — D'une manière générale, si l'affection a
débuté d'une façon insidieuse, au bout de quelques jours, les
différents symptômes s'amendent, et le vieillard soumis à un
régime qui lui convient mieux, présente souvent une santé meilleure que celle qu'il avait auparavant, jusqu'à ce que, ayant
repris ses habitudes antérieures, survienne une nouvelle crise.
Entre les accès, on note fréquemment les signes d'une néphrite
interstitielle latente, polyurie, urines claires et limpides, et les
symptômes plus ou moins accentués de l'artériosclérose.

Au contraire, si la maladie a débuté d'une façon brusque, le
plus souvent c'est la mort qui survient dans le coma urémique,
ou par œdème pulmonaire.

5° Anatomie pathologique. — L'athérome et l'artériosclérose sont toujours généralisés. Le cœur est gros, il ne serait
hypertrophié, d'après BALLET, que s'il y a en même temps des
lésions valvulaires.

Les reins sont diminués de volume, à surface rugueuse, à capsule un peu adhérente ; l'atrophie de la substance corticale est notable ainsi que l'envahissement graisseux du bassinet. L'examen histologique montre une néphrite interstitielle diffuse, avec des lésions portant surtout sur le tissu conjonctif et les vaisseaux, et un peu sur l'épithélium ; le plus souvent la lumière des tubes contournés est obstruée par des cellules et des cylindres colloïdes. Il y a quelquefois de la congestion et des infarctus.

Au cerveau, alors même qu'il y a eu des paralysies, on ne trouve souvent que de l'œdème cérébral. Cependant ALQUIER et COXOS (1907) ont montré que souvent ces paralysies spasmodiques des urémiques étaient en rapport avec l'état lacunaire du cerveau.

6° Traitement. — L'hygiène des vieillards constitue le véritable traitement du mal de Bright et de ses accidents, et peut seul non pas amener une régression des lésions, mais éviter de provoquer ou de faire naître à nouveau les manifestations d'un brightisme latent. L'alimentation en particulier doit être surveillée ; le fond en sera le lait, les viandes blanches, les légumes verts, les œufs.

Dans la période des crises, dès que les vieillards commencent à sentir un peu d'affaiblissement, des douleurs des reins, quelque symptôme de brightisme, on devra les mettre au régime lacté intégral pendant huit ou quinze jours, ou au régime déchloruré en cas d'œdème, pour reprendre ensuite l'alimentation d'une manière progressive. Si les accidents sont déjà anciens, et si l'albumine persiste, l'alimentation lactée devra être prolongée.

Au cours de la crise, étant donné l'état des reins, la médication sera restreinte. La dyspnée est calmée par l'application répétée de ventouses sèches sur le thorax, par les injections d'éther, de caféine et de morphine. Les vomissements et la diarrhée seront respectés s'ils compensent l'insuffisance de l'excrétion urinaire ; autrement, la glace et le laudanum (XX à XXX gouttes) seront des plus utiles. La digitale, si le cœur a besoin de tonique, la scille, la théobromine, les nitrates faciliteront la diurèse. La saignée rendra souvent de grands services, de même que des sangsues au triangle de J.-L. Petit en cas de congestion rénale ; la plupart des auteurs toutefois recommandent la prudence dans le grand âge.

L'opothérapie rénale (macération de rein de porc, RENAUT, sérum de la veine rénale, TEISSIER) pourra toujours être essayée au moment des accidents aigus.

§ 4. — URÉTÉRITES, PYÉLITES, PYÉLONÉPHRITES
CHEZ LE VIEILLARD

À côté du processus de sclérose dystrophique en rapport avec l'évolution régressive générale de l'organisme, il faut placer les processus inflammatoires actifs à marche aiguë, et dont les effets peuvent venir se surajouter à ceux de la dystrophie sénile.

1° Étiologie. — Ces lésions des voies urinaires supérieures sont toujours, chez les vieillards, consécutives à la gêne dans l'émission de l'urine et liées à l'hypertrophie prostatique et aux accidents dont elle s'accompagne. Elles sont donc toujours d'origine ascendante.

2° Anatomie pathologique. — Il faut envisager séparément les urétérites, les pyélites et les néphrites.

a. *Urétérites*. — Les lésions inflammatoires de l'uretère et du bassinet, ascendantes et d'origine vésicale, sont, chez les vieux prostatiques, semblables à ce qu'elles sont chez tous les malades atteints d'infection ancienne des voies urinaires, quelle qu'en soit la cause (rétrécissement, calculs, etc.) où elles ont été très bien décrites par HALLÉ (1887).

Les uretères sont gros, parfois même très largement dilatés, et peuvent atteindre le volume d'un doigt, ou même d'une anse intestinale (POLLOSSON). Les parois du canal sont plus ou moins épaisses ; la muqueuse est injectée, couverte d'arborisations vasculaires; sa surface est recouverte d'un pus visqueux, glaireux. Aux deux extrémités du conduit, existent des replis valvulaires très prononcés.

Autour de l'uretère chroniquement enflammé, se fait peu à peu de la péri-urétérite fibreuse ou fibro-lipomateuse, qui augmente considérablement l'épaisseur des parois urétérales et le volume apparent du conduit.

b. *Pyélites.* — Le bassinet est dilaté; ses parois sont minces et flasques; la muqueuse est ramollie, friable, vascularisée; elle est recouverte d'un pus glaireux plus ou moins abondant; elle peut être ulcérée par places, ou tapissée de concrétions phosphatiques.

Dans les cas de pyélites avancées et anciennes, la dilatation du bassinet et des calices peut être telle que la substance rénale atrophiée et refoulée ne forme plus qu'une mince épaisseur à la périphérie de la poche ainsi formée.

Ici aussi se produit autour du bassinet et des calices, une production abondante de tissu fibreux ou fibro-adipeux, comme au niveau de l'uretère.

c. *Néphrites.* — Les lésions de néphrite et de périnéphrite suppurées, consécutives à l'infection ascendante des voies urinaires, peuvent se rencontrer aussi chez les vieux dysuriques. Elles se surajoutent à la sclérose dont le rein était déjà frappé antérieurement, aussi celui-ci reste-t-il le plus souvent petit. Tantôt ce sont de petits abcès miliaires à la surface, tantôt ce sont de grosses cavités purulentes ouvertes dans le tissu périrénal, tantôt c'est une néphrite diffuse infiltrée : la suppuration se diffuse alors dans les bandes fasciculaires de la sclérose, s'infiltre entre les éléments encore conservés du rein, ou bien se fait par petits foyers circonscrits autour des canalicules et surtout des glomérules (ALBARRAN).

3° **Symptomatologie**. — Ce n'est que lentement, progressivement que s'établissent l'inflammation et la distension des voies urinaires supérieures, sans qu'il soit possible, chez les vieillards déjà atteints de troubles de la miction, de préciser leur début. Ce n'est que lorsque les désordres sont déjà très étendus qu'apparaissent quelques signes nouveaux ou simplement l'accentuation de signes déjà existants.

C'est d'abord la constance et l'abondance de la pyurie qui se reproduit tous les jours, quel que soit le traitement employé, sans que l'aspect du pus n'ait rien de spécial. La palpation des uretères et le toucher rectal pourront révéler un conduit gros, induré, bosselé, roulant sous le doigt.

Par la cystoscopie et le cathétérisme des uretères, on pourra également explorer ces conduits et constater la présence d'un écoulement purulent dans leur intérieur.

Si le rein est atteint, les urines prennent le caractère des « *urines rénales* » (Guyon) : mises dans un verre elles ne s'éclaircissent pas par le repos, ni même par la filtration ; elles gardent toujours un aspect lactescent « comme du sirop d'orgeat très étendu d'eau ». De plus elles sont pâles et assez abondantes, ce qui tient à la néphrite interstitielle à laquelle est surajoutée l'infection ascendante.

La complication rénale s'annonce également chez les vieux prostatiques par de la douleur rénale spontanée, sourde, profonde, variable d'intensité. La douleur peut être augmentée par la pression. Mais la palpation rénale ne donnera de renseignements que si le rein est augmenté de volume, comme dans le cas de distension du bassinet ou des calices, ou de pyonéphrose.

L'examen microscopique des urines montrera la présence des cellules du parenchyme rénal, mais surtout de cylindres, qui seront la signature de la néphrite surajoutée. L'analyse chimique révélera l'existence de pus et d'albumine, et surtout une très faible proportion d'urée.

Enfin la néphrite entraîne toujours à sa suite une aggravation de l'état général et tous les symptômes de l'empoisonnement urineux (voir plus loin), ou de l'urémie.

4° Diagnostic. — Le diagnostic chez les vieux prostatiques de la complication de l'inflammation des voies urinaires supérieures, toujours difficile au début, se tire de l'examen des urines, et des procédés d'exploration dont nous avons parlé.

La notion de l'hypertrophie de la prostate, des troubles dysuriques antérieurs feront facilement éliminer les inflammations du bassinet ou du rein d'origine primitive.

5° Pronostic. — Le pronostic est toujours très grave. Ces lésions sont toujours bilatérales, quoique pouvant être inégalement développées des deux côtés : elles sont le plus souvent diffuses sans localisation précise. De plus, ces malades étant des gens âgés, affaiblis, toutes ces complications des vieux prostatiques sont en dehors des ressources de la chirurgie.

6° Traitement. — La seule indication sera d'essayer de désinfecter la vessie et de guérir la cystite ; on améliorera du même coup les lésions ascendantes dont elle est l'origine.

Lorsqu'il y a des accidents d'urémie aiguë ou chronique, on emploiera les moyens médicaux usités en pareil cas, décongestifs et révulsifs : sangsues au niveau du triangle de J.-L. Petit (RENAUT), ventouses sèches ou scarifiées, cataplasmes sinapisés, pointes de feu superficielles sur la région lombaire ; dérivatifs sur le tube digestif ; enfin toniques généraux, alcool, sulfate de quinine à l'intérieur, ou injections hypodermiques de chlorhydrate de quinine.

ARTICLE II

VESSIE ET PROSTATE

Les altérations séniles de la vessie et de la prostate sont connues depuis la plus haute antiquité ; elles constituent un des principaux chapitres de la pathologie urinaire. Aussi sommes-nous obligés de les envisager avec quelques détails.

Nous étudierons d'abord les caractères de la vessie et de la prostate séniles. Nous ferons ensuite, dans un chapitre d'ensemble, le tableau clinique de la dysurie sénile, de même que des hématuries chez le vieillard. Nous consacrerons égale-

ment un chapitre plus court aux cystites et aux calculs vésicaux.

§ 1. — VESSIE CHEZ LE VIEILLARD

La description de l'aspect général des parois et de la cavité
de la vessie chez le vieillard a été faite par les plus anciens
anatomistes, et complétée par tous les auteurs qui se sont occupés de pathologie vésicale. Nous ne citerons que les noms de
PETIT, CIVIALE, GUYON et ses élèves, LAUNOIS en particulier.

1° Modifications macroscopiques. — Lorsqu'on examine à
l'autopsie la vessie d'un vieillard qui n'avait pendant sa vie
présenté aucun trouble dans l'émission de l'urine, on trouve un
épaississement des parois portant surtout sur la couche musculaire.

La muqueuse vésicale présente des modifications dans sa
coloration : elle est quelquefois grisâtre, assez souvent violacée.
Cette teinte est due aux nombreux vaisseaux gorgés de sang que
l'on aperçoit par transparence. Ils forment, par leurs anasto-
moses, de riches plexus, dont les mailles sont plus serrées à
mesure qu'on se rapproche du col. A ce niveau, les veines sont
souvent variqueuses.

Si l'on cherche à disséquer la muqueuse et à la séparer des
plans sous-jacents, on constate que son adhérence est plus grande
que chez les sujets jeunes.

Quand il existe un obstacle au cours de l'urine, quand la prostate est hypertrophiée, les fibres musculaires lisses augmentent
encore de volume et de nombre. L'épaisseur des parois vésicales
est accrue. La face interne de la vessie est alors hérissée de
saillies plus ou moins régulières formant de véritables colonnes :
vessie à colonnes (fig. 62). La paroi vésicale est comme sculptée,
et présente, entre les colonnes, autant de dépressions et de
diverticules. Le plus souvent ces dépressions sont très nombreuses et peu profondes, et occupent la paroi postérieure.

Mais les dépressions peuvent s'accuser davantage et constituer

de vraies loges : *cellules ou poches vésicales* décrites par MORGA-
GNI, CRUVEILHIER, CIVIALE, etc., et qui à leur degré maximum de
développement, forment autant de vessies accessoires annexées
au réservoir normal.

D'une façon générale, la capacité de la vessie sénile est aug-

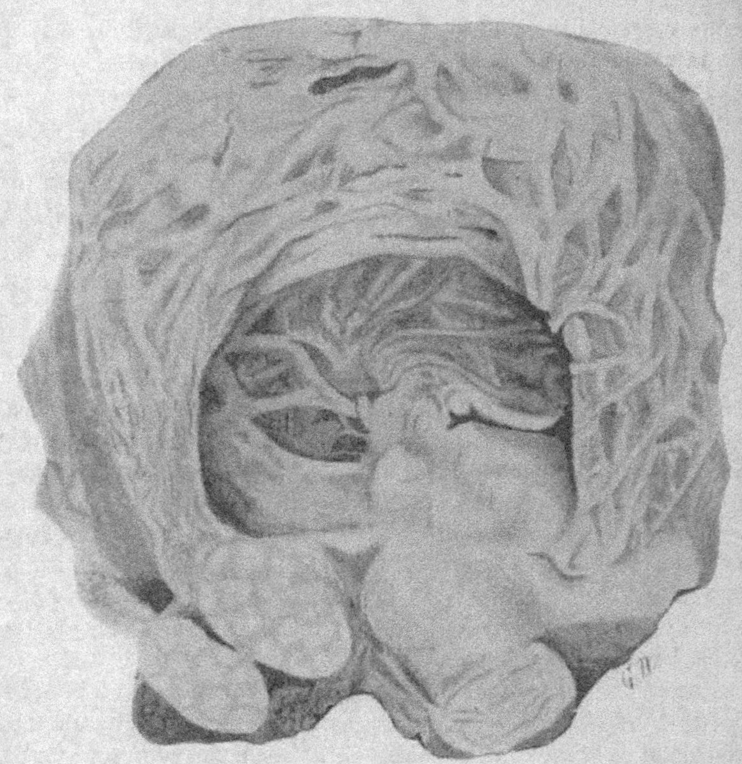

Fig. 62.
Vessie et prostate séniles.

mentée. Mais cette augmentation tient surtout à la formation,
en arrière de la saillie prostatique, d'une dépression plus ou
moins marquée, *le bas-fond de la vessie*, constituée par la paroi
inférieure et une partie de la paroi postérieure et affectant des

rapports intimes avec la deuxième portion du rectum. Cette dépression peut atteindre des dimensions considérables. Guyon en a observé une ayant, la vessie étant vide, 6 centimètres de diamètre antéro-postérieur, 7 centimètres et demi transversalement et 4 centimètres de profondeur. La capacité en est environ de 200 à 700 grammes.

Il existe, d'une façon constante, une bande de fibres musculaires lisses hypertrophiées au niveau de la circonférence supérieure du bas-fond (Jean, Launois). La contraction de cette couronne horizontale diminue la capacité du bas-fond qui remonte en masse et permet la sortie par le col vésical dilaté, d'une certaine quantité de l'urine qui y séjournait.

Dans certains cas, mais plus rares, la vessie sénile n'est plus caractérisée par l'hypertrophie, mais par la distension qui lui a succédé, et qui s'est traduite pendant la vie par l'atonie vésicale. La vessie est alors globuleuse, et ses parois considérablement distendues sont amincies, mais présentent encore des vestiges de colonnes.

Les modifications du col de la vessie sont liées dans la grande majorité des cas à l'état de la prostate (voy. *Prostate sénile*).

2° Modifications microscopiques. — On constate tout d'abord une fusion de la muqueuse avec la couche celluleuse sous-muqueuse qui est devenue fibreuse par le fait de la sclérose des parois.

Les trois couches musculaires sont également hypertrophiées. Il y a une production assez considérable de tissu scléreux dense, tant sous forme de bandes plus épaisses interposées entre les faisceaux secondaires que sous forme de fines bandelettes disséminées entre les faisceaux primitifs. Cette néoformation de tissu scléreux intermusculaire et sous-muqueux expliquerait par sa rétraction, d'après Launois, la formation des colonnes, et déterminerait des rétractions partielles qui exagèrent encore la saillie due à l'hypertrophie circonscrite des fibres musculaires.

La muqueuse, légèrement épaissie, contient de nombreux et

volumineux vaisseaux capillaires. Elle se soulève au niveau de chaque colonne, et dans leur intervalle présente une dépression profonde avec quelques petites sinuosités. Au niveau de chaque pilier charnu, la couche sous-muqueuse a disparu ou plutôt s'est fusionnée avec la muqueuse qui recouvre immédiatement les faisceaux musculaires.

Dans le cas de vessies dilatées, les fibres musculaires lisses sont diminuées de volume, mais on constate toujours une sclérose de la paroi vésicale.

Les artérioles de la vessie sont toujours atteintes d'endo-périartérite plus ou moins accusée (LAUNOIS). Les veines sont volumineuses, elles s'anastomosent entre elles et forment de riches réseaux, des plexus, et présentent à la coupe l'aspect d'un tissu caverneux plus particulièrement au voisinage du col et de la prostate. Leurs parois minces présentent souvent des saillies moniliformes. On y trouve souvent des coagulations sanguines, et quelquefois des phlébolithes.

3º Modifications physiologiques. — Lorsque la prostate, par l'exagération de son volume produit un obstacle au libre écoulement de l'urine, la vessie lutte, et le témoignage de cette activité est l'hypertrophie de la couche musculaire.

Les fibres lisses augmentent de volume et de nombre, mais leur action n'est pas en rapport avec cet accroissement, car les éléments contractiles se trouvent englobés dans une gaine de tissu conjonctif dense et serré qui gêne d'abord leur action et qui, par son développement, les supprime complètement.

La vessie n'est plus alors capable d'évacuer son contenu ; elle n'est plus qu'un réservoir qui se laisse dilater. Le muscle vésical perd son action, sa force est pour ainsi dire dissociée ; l'urine n'est plus uniformément et vigoureusement pressée vers le col (LAUNOIS).

§ 2. — PROSTATE SÉNILE

BALZER, CAMPENON, NÉLATON, LAUNOIS, MIQUET ont montré les

modifications que subissent la forme, le volume et les dimensions de la glande aux différentes époques de la vie.

La prostate est toujours plus grosse chez le vieillard que chez
l'adulte, mais cette augmentation de volume n'aboutit pas fata-

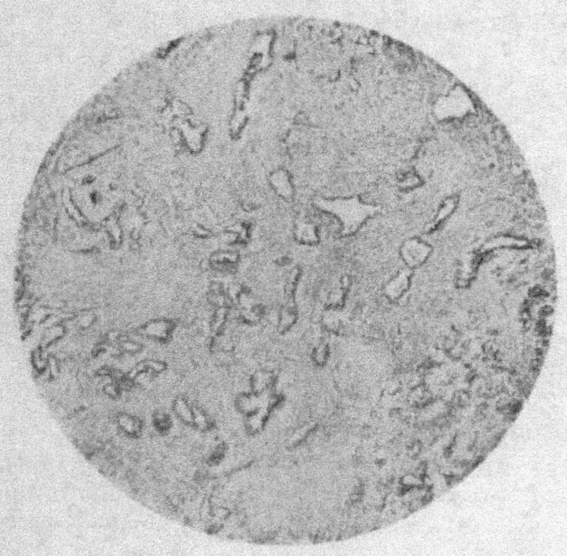

Fig. 63.
Coupe microscopique de prostate sénile.

lement à l'hypertrophie prostatique proprement dite qu'on peut
considérer comme pathologique.

La prostate sénile simple, sur une coupe, ne présente plus
l'aspect homogène qu'elle a chez l'adulte. Autour d'elle existe
une capsule fibreuse circulaire avec de nombreux prolongements ramifiés à l'intérieur ; ces prolongements séparent
les culs-de-sac arborescents de glandes prostatiques et forment
des travées interacineuses. Les cellules tapissant les culs-de-sac
ne sont plus disposées en couches régulières, mais sont disséminées sous forme d'amas en des points différents de l'acinus.
Les travées sont uniquement formées de tissu fibreux, de fibres

musculaires lisses assez volumineuses, mais en petit nombre (fig. 63).

La lobulation de la glande est complètement produite : sur une coupe on trouve trois ou quatre masses arrondies ou ovalaires plus ou moins volumineuses. Ce sont ces petites masses qui ont été décrites par les auteurs sous le nom de *fibro-myomes de la prostate*. Formées aux dépens des éléments glandulaires, elles mériteraient mieux le nom de *fibromes glandulaires de la prostate* (LAUNOIS). Ce sont ces masses qui, augmentant de volume et de nombre, constituent l'hypertrophie de la prostate (voir le chapitre suivant).

La prostate des vieillards, qu'elle soit hypertrophiée ou non, contient presque toujours des calculs dans les culs-de-sac glandulaires. Ces calculs sont formés de couches concentriques élégantes ; les plus petits ressemblent à des grains d'amidon. On les voit souvent prendre une teinte noirâtre qui les a fait comparer par MORGAGNI à des grains de tabac. Ils sont formés aux dépens de l'épithélium des culs-de-sac glandulaires, et sont presque entièrement constitués par des substances azotées (ROBIN). Les calculs de phosphate et carbonate de chaux offrent parfois une grande dureté et une surface rugueuse. On les rencontre surtout à la partie inférieure de la prostate, parfois dans les orifices des canaux éjaculateurs. Leur volume est variable ; ils peuvent atteindre les dimensions d'un grain de raisin ou d'un haricot ; souvent ils ressemblent à de petits graviers et peuvent être plus ou moins nombreux ; on en a compté jusqu'à 200. Ils sont logés dans une coque fibreuse plus ou moins épaisse, dans laquelle on ne constate plus trace de culs-de-sac glandulaires ni de fibres lisses.

La vascularisation de la prostate sénile est toujours plus apparente que dans la jeunesse. Les artérioles sont entourées d'un anneau fibreux très épais, leur calibre est toujours rétréci, parfois complètement oblitéré : elles présentent donc les lésions de l'endopériartérite.

Les plexus périprostatiques veineux sont toujours très volumineux : sur une coupe, ils apparaissent comme un tissu aréolaire, gorgé de caillots sanguins dans la majorité des cas. La paroi des veines périprostatiques est souvent très mince; on trouve assez souvent des phlébolithes dans leur intérieur.

§ 3. — DYSURIE SÉNILE. HYPERTROPHIE
DE LA PROSTATE

La difficulté d'uriner ou dysurie est très fréquente chez le vieillard. Elle est liée à des causes diverses, mais le plus souvent, elle est sous la dépendance de l'hypertrophie de la prostate, qui est une maladie propre à l'âge avancé.

1° Historique — La notion de l'augmentation du volume de la prostate sénile est de date très ancienne. BAILLIE (1794) lui a donné son nom d'hypertrophie prostatique. Depuis cette époque elle a été longuement étudiée par tous les auteurs qui se sont occupés des affections des organes urinaires : EVRARD HOME (1818), MERCIER (1839), LEROY D'ETIOLLES (1840), CRUVEILHIER en ont fait l'histoire presque complète. En Angleterre, THOMPSON (1881), en France JULLIEN dans le *Dictionnaire de médecine et de chirurgie pratiques* (1880), GUYON dans ses leçons, ROCHER dans son livre de la *Dysurie sénile*, ont apporté d'importantes contributions à l'étude de cette affection.

2° Anatomie pathologique. — L'hypertrophie peut porter sur tous les lobes de la glande, ou sur deux d'entre eux ou sur un seul. Sur 205 cas, JULLIEN a trouvé 64 fois une hypertrophie monolobaire; 34 fois elle était bilobaire et 107 fois trilobaire. Le siège varié et complexe des déformations leur donne une grande diversité d'aspects.

La prostate peut présenter une tuméfaction générale sans déformation; le poids seul augmente : normalement de 19 grammes en moyenne, il dépasse 30 grammes et peut atteindre 184 grammes (MERCIER), 188 grammes (GROSS de Philadelphie), et même 320 grammes.

La tuméfaction se fait ordinairement en arrière et en haut, de manière à refouler le bas-fond de la vessie : celle-ci ouverte, on voit proéminer à ce niveau un gros bourrelet lisse et régulier, et l'orifice de l'urèthre se trouve situé sur une saillie plus ou moins comparable à un col utérin. La portion prostatique de l'urèthre subit une élongation qui peut aller jusqu'au double de la longueur normale, soit 6 centimètres; son orifice interne est repoussé en haut et son calibre est élargi de quelques millimètres de diamètre.

Le plus souvent, dans plus de la moitié des cas, l'hypertrophie porte sur le lobe moyen de la prostate. Elle forme une tumeur sphérique ou ovoïde, faisant au niveau du col un relief médian, quelquefois latéral, avec rigole urinaire de chaque côté; elle arrive à former une véritable barrière transversale, une valvule (MERCIER), une barre (JULLIEN) se détachant presque à angle droit de la paroi postérieure de l'urèthre, déplaçant le col, le rejetant en avant et le coupant parfois comme une écluse (JULLIEN).

Tandis que l'hypertrophie générale de la glande n'entraîne pas par elle-même des troubles de la miction proprement dite, l'hypertrophie du lobe moyen est au contraire enserrante, crée des saillies brusques qui viennent boucher le canal en un point donné; elle constitue le vrai obstacle prostatique à la miction. ROCHER ajoute même que c'est la seule hypertrophie qui, par elle-même, sans le secours de conditions adjuvantes (congestion, spasme, inertie vésicale, etc.), peut produire la dysurie grave et la rétention chez le vieillard.

Le bas-fond de la vessie se trouve déprimé et l'urèthre subit une déformation qui exagère sa courbure et porte son orifice vésical en avant et en haut.

La tuméfaction simultanée des deux lobes latéraux est aussi très fréquente. Si elle est à peu près égale sur chaque lobe, ceux-ci se présentent sous la forme de deux corps allongés d'avant en arrière, très épais et aplatis latéralement. Le plus souvent, ils s'étendent par en haut et se prolongent jusque dans la vessie, formant de chaque côté du col une tumeur conique, bosselée, grosse comme une petite noix. Cette tumeur, en général inégale d'un côté à l'autre, soulève la muqueuse, qui forme derrière le col un repli très mince, oblique ou transversal.

Dans l'hypertrophie des deux lobes latéraux, l'urèthre est aplati latéralement ; il est plus ou moins dévié, suivant que la tuméfaction est plus ou moins forte sur l'un des lobes. Dans l'hypertrophie d'un seul lobe, il se trouve rejeté vers le côté non développé, formant une courbe semi-lunaire, convexe du côté sain.

On a observé toutes les combinaisons possibles de déformation de la prostate et de l'urèthre, suivant que l'hypertrophie porte également ou inégalement sur ces trois lobes à la fois, ou sur deux d'entre eux, ou sur le lobe moyen et un lobe latéral, ou qu'elle se complique de la production d'excroissances faisant dans la vessie un relief plus ou moins prononcé. De plus, au fur et à mesure que la prostate avance en âge, la sclérose l'envahit progressivement et sa consistance peut changer (ROCHER).

La prostate hypertrophiée proémine en arrière, du côté du rectum qu'elle aplatit et déforme plus ou moins.

À la coupe, la prostate hypertrophiée est plus ferme qu'à l'état normal ; elle présente des élevures arrondies, multiples, siégeant en général à la partie postérieure de la prostate ou sur les côtés de l'urèthre, ayant tendance à faire hernie hors du tissu de la glande, et pouvant facilement en être énucléées. Elles sont formées d'un tissu fibreux, serré : ce sont les *corps fibreux ou fibromes* de la prostate, appelés ainsi par analogie avec les tumeurs de même nature qui se développent si souvent dans le tissu utérin ; mais l'élément glandulaire sert ici de noyau à la masse, et sa présence justifierait le nom d'*adéno-myome* (LAUNOIS).

On trouve assez souvent aussi dans l'épaisseur de la glande de véritables petits kystes par rétention.

3° Étiologie, pathogénie. — La seule donnée relative à l'étiologie de l'hypertrophie prostatique est celle de l'âge : THOMPSON affirme n'avoir pas rencontré un seul cas d'hypertrophie prostatique avant cinquante ans ; l'âge moyen serait de cinquante-cinq à soixante-cinq ans.

On a invoqué l'influence des inflammations antérieures (RELIQUET et GUÉRIN), surtout de la blennorrhagie (ERAUD).

Guyon a montré que l'hypertrophie de la prostate était contemporaine et corrélative de l'artériosclérose, qu'elle traduisait un processus de sénilité pouvant porter en même temps sur d'autres organes, le rein, la vessie, etc. Ce processus est variable suivant les sujets : d'après Thompson, il n'apparaît que chez environ 34 p. 100 des hommes de soixante ans et au-dessus, et n'entraîne de symptômes positifs que chez 15 ou 16 d'entre eux. Au delà de soixante-dix ans, on ne devient que rarement prostatique.

Cependant Albarran et Morz (1896), reprenant l'étude histologique de l'hypertrophie de la prostate, ont montré que les lésions vasculaires n'existent guère que dans les cas où le tissu glandulaire a presque complètement disparu, et qu'elles manquent dans ceux où le tissu glandulaire est resté abondant ou même mélangé à une forte proportion de tissu conjonctif. Pour ces auteurs, dans ces formes à hypertrophie glandulaire, le volume de l'hypertrophie prostatique serait en rapport avec celui de l'appareil génital externe, des testicules en particulier ; et cette hypertrophie (qu'ils distinguent de la *prostate scléreuse sénile*), ne serait qu'une évolution normale, mais prolongée, de la glande, évolution qui dépendrait de la vitalité plus grande de l'appareil génito-prostatique.

Pour Rocher, les désordres séniles de la prostate sont bien sous la dépendance de la dégénérescence fibreuse, de la sclérose, mais le facteur primordial essentiel en est la congestion répétée, qui engendre le travail irritatif sourd, aboutissant aux formations fibreuses qui détruisent peu à peu l'organe et sa fonction. Cet auteur distingue deux sortes de prostates chez le vieillard :

1° La *prostate hypertrophiée proprement dite* ou forme *molle glandulaire* où les éléments glandulaires accrus, hypertrophiés, dominent ; elle est due à l'activité exagérée ou prolongée, de l'appareil génito-prostatique. Elle se trouve chez des sujets plus jeunes que la forme suivante ; elle est plus volontiers occlusive.

2° La *prostate sénile* ou forme *scléreuse*, dans laquelle le tissu fibreux a envahi l'organe, et a étouffé la plupart des éléments glandulaires. Elle est envahie par la cirrhose atrophique d'origine congestive. C'est la prostate du véritable vieillard ; elle est plus généralement enserrante, congestive.

4° Symptômes. — Souvent les symptômes de l'hypertrophie de la prostate ne se révèlent qu'à l'occasion d'une rétention complète d'urine survenue à la suite d'un refroidissement, d'une fatigue ou d'un excès quelconque.

Mais le plus souvent, avant d'arriver à cette crise, les malades ont déjà éprouvé des troubles de la miction : celle-ci est devenue plus fréquente, et cette fréquence est surtout marquée la nuit, particulièrement dans les dernières heures de la nuit. Le jet d'urine a perdu de sa force : l'émission est lente au départ et longue à se terminer, et les dernières gouttes d'urine tombent en bavant. C'est la *période prémonitoire* (GUYON).

J.-L. PETIT a signalé comme caractère particulier de la dysurie prostatique, chez quelques malades, l'inutilité des grands efforts pour expulser l'urine, tandis que celle-ci s'écoule dès que l'effort est suspendu. ROČNER indique comme signe prémonitoire de certaines hypertrophies, une sensation de chaleur, de cuisson au fond du canal, dans le périnée, survenant à des intervalles plus ou moins rapprochés dans l'intervalle de la miction, et exagérée par le coït.

A une seconde période, la vessie se vide mal, et il y a une rétention incomplète sans distension, l'urine n'étant jamais expulsée en totalité. Peu à peu, la miction devient de plus en plus difficile, parfois des douleurs surviennent, surtout chez les vieux névropathes : la rétention incomplète s'exagère, la vessie se distend, et n'est vidée en partie qu'au prix des plus grands efforts, jusqu'à ce que la rétention devienne aiguë et complète. L'évacuation de la vessie se fait d'autant plus mal que les sujets sont plus sédentaires et sont obligés de rester plus longtemps sans uriner, comme dans un voyage en chemin de fer.

A la rétention incomplète, peut succéder l'incontinence d'urine ou miction par regorgement, et beaucoup plus rarement une véritable incontinence. Celle-ci est d'abord nocturne, puis elle devient nocturne et diurne ; elle est d'autant plus pénible que la distension de la vessie entretient une congestion vaso-motrice réflexe du rein, et que ces malades qui ne vident point leur vessie rendent en vingt-quatre heures une quantité de 2 à 3 litres d'urine (GUYON).

5° Formes cliniques de la dysurie sénile. — Il faut distinguer les dysuries suivant qu'elles s'accompagnent ou non de rétention ou d'incontinence.

A. DYSURIE SANS RÉTENTION. — Cette forme peut être d'origine vésicale ou d'origine prostatique.

a. *Dysurie d'origine vésicale (atonie vésicale)*. — Chez certains individus, la paresse du muscle expulseur, d'origine congénitale, ne fait que s'accentuer avec l'âge, et avec la dégénérescence scléreuse de la paroi vésicale, l'hypertrophie de la prostate ne jouant que le rôle de simple cause adjuvante et pouvant même manquer.

Chez eux la miction n'est jamais énergique, l'urine coule lentement, sans force, et l'émission ne s'achève qu'en bavant. Parfois même, le malade n'est pas sûr que la miction soit terminée, et quelques gouttes d'urine réapparaissent.

Cette atonie vésicale apparaît encore plus nettement quand on sonde les malades : l'urine, au lieu de s'échapper par la sonde avec une certaine force, ne coule que lentement, en bavant même, par le pavillon de la sonde.

En même temps la vessie est peu sensible à la distension : les malades peuvent rester fort longtemps sans éprouver le besoin d'uriner, ce qui, du reste, favorise la stagnation de l'urine, la distension permanente, et amène plus ou moins rapidement le tableau ordinaire de la rétention complète ou incomplète.

b. *Dysurie d'origine prostatique*. — Ce sont ici les symptômes ordinaires de l'hypertrophie prostatique (voir le chapitre précédent).

c. *Atonie vésicale et obstacles prostatiques combinés (cas mixtes)*. — Dans ces cas les troubles mictionnels présentés par les malades sont la combinaison plus ou moins complète de ceux qui appartiennent en propre aux deux catégories précédentes.

Ce sont, en général, des sujets très avancés en âge, chez

lesquels les lésions dégénératives d'artériosclérose frappent non seulement la prostate, mais en outre la vessie et souvent aussi le rein lui-même. Ils prennent vite des complications graves de rétention ou d'infection, et quand ils succombent on ne sait pas dire quels sont ceux de ces organes lésés qui entrent pour la part principale dans les accidents qui ont causé la mort.

B. Dysurie avec rétention. — On distingue la dysurie aiguë ou chronique.

a. *Rétention aiguë et complète.* — L'accès aigu de rétention complète vient souvent se greffer sur un état de rétention chronique incomplète. Mais la rétention complète d'urine peut aussi éclater brusquement chez un vieux qui offrait seulement quelques signes atténués de dysurie sénile, sans cause bien nette ou à l'occasion d'une fatigue, d'un écart de régime, avec les souffrances atroces et les efforts infructueux et incessamment renouvelés qu'elle détermine chez le patient qu'elle frappe.

L'accès de rétention peut durer très peu. Certains malades, après un ou deux sondages, récupèrent la miction spontanée, et la crise une fois passée, le sujet peut recouvrer son état de santé habituel, et avec une bonne hygiène éloigner pour longtemps son retour.

D'autres fois, la rétention complète réapparaît de plus en plus fréquemment, ou même dure ; malgré toutes les précautions, elle passe au bout d'un certain temps à l'état de rétention chronique. Ou bien, ce n'est qu'une rétention incomplète qui succède à la rétention complète.

b. *Rétention chronique.* — Dans le cas de rétention incomplète, la miction spontanée est conservée, mais il y a évacuation incomplète de la vessie à chaque miction, et persistance d'un résidu urinaire de quantité variable dans la vessie après la miction.

Les difficultés et les besoins d'uriner répétés et impérieux deviennent continus, aussi bien diurnes que nocturnes. Les troubles digestifs font leur apparition, et préoccupent exclusivement le malade tant que sa dysurie n'est pas douloureuse et qu'il n'a que de la rétention. Il se plaint d'un embarras gastrique plus ou moins intense, mais surtout d'un état saburral des premières voies digestives : la langue est empâtée, recouverte d'un enduit sale, gris ou noirâtre à saveur amère ou fétide, la salive manque, ce qui donne à la bouche une sécheresse pénible ; les mouvements de déglutition sont difficiles : c'est la *dysphagie buccale* de GUYON. Il y a aussi de la polydipsie qui augmente encore la polyurie et l'accumulation de l'urine dans la vessie.

La polyurie est également un symptôme de rétention qui trompe les malades sur la véritable cause de leurs accidents ; elle est surtout nocturne ; les urines peuvent être absolument limpides ; elles ne deviennent troubles ou purulentes que lorsque le tableau s'est compliqué de pyélite ou de pyélonéphrite.

Lorsque la rétention devient complète, la miction spontanée ne compte plus, et la distension atteint les plus hauts degrés, pendant que la vessie elle-même arrive à acquérir des dimensions énormes. C'est dans cette classe que se rencontrent les vieux atteints de cette variété d'incontinence d'urine qui n'est autre que la *miction par regorgement*.

Le ventre du malade prend alors une forme caractéristique : la vessie, distendue, bombe en avant sous les téguments souvent flétris et ridés du vieillard, et remonte vers l'ombilic, souvent le dépasse. Dans les aines, de chaque côté, battent à la vue les deux grosses artères fémorales noueuses, qui viennent ainsi révéler l'athérome, la grande cause de déchéance générale dont les troubles vésicaux ne sont que la traduction locale.

Enfin, c'est dans cette rétention avec distension qu'on observe les complications, que l'inflammation est facile, et trouve un terrain préparé, et que les hémorragies se font aisément au moindre traumatisme local ou même spontanément.

C. DYSURIE AVEC INCONTINENCE. — On distingue les fausses incontinences et les incontinences vraies.

a. *Fausses incontinences.* — Dans ce cas le malade, pressé par des besoins trop impérieux d'uriner, n'a pas le temps de retenir son urine, et une partie tout au moins de celle-ci s'échappe malgré lui. Lorsqu'il y a en même temps de la pollakiurie, cette forme peut arriver à simuler l'incontinence vraie.

Parfois même, les envies sont si impérieuses et si répétées, que le malade ne cherche même plus à lutter pour retenir l'urine, et laisse celle-ci s'écouler librement. Cette variété d'incontinence par *pollakiurie extrême* se voit dans la cystite, et dans certains cas où le développement de l'hypertrophie prostatique s'accompagne de phénomènes hyperesthésiques très marqués du côté de l'urèthre profond.

b. *Incontinence vraie.* — Dans ce cas, en dehors de toute rétention, l'urine s'écoule en plus ou moins grande quantité par le canal, indépendamment de tout besoin mictionnel, sans que le sujet ait ressenti l'envie d'uriner, par le seul fait qu'il y a une fuite au niveau de l'orifice uréthro-vésical et que, sitôt qu'un peu d'urine s'accumule dans la vessie, elle s'échappe par cet orifice sans pouvoir être retenue par le sphincter uréthral. C'est par surprise que le malade se sent tout mouillé à certains moments et cette situation le désole d'autant plus qu'il est tout à fait impuissant, au prix de n'importe quels efforts, à réprimer cette incontinence.

Celle-ci est due à la conformation même de l'hypertrophie prostatique, quand le conduit uréthral est déformé sans que les lobes qui le limitent arrivent au contact. Les variations possibles de ces déformations, leur transformation aisée en formes différentes sur le même individu, expliquent bien comment l'incontinence vraie ainsi produite, mais dont les anciens auteurs avaient exagéré l'importance, peut varier ; souvent elle peut même se changer à un moment donné en rétention chez le même sujet (Rochet).

6° Complications. — Chez le vieillard dysurique, des hématuries spontanées peuvent se produire, sans douleur, sans épreinte, passagères ou ne durant que quelques jours ; elles sont d'ordre congestif.

Le plus souvent, l'hématurie est causée par un cathétérisme

agissant soit par traumatisme de la région prostatique, soit par décompression trop brusque, dans le cas de rétention ayant nécessité un sondage évacuateur.

L'hématurie peut être aussi symptomatique d'une cystite ; elle est alors peu abondante et s'accompagne de troubles fonctionnels comme la pollakiurie, la douleur et les épreintes de la miction, l'altération mucopurulente ou purulente de l'urine, etc.

La fièvre urineuse, chez le vieux dysurique, peut se développer également en dehors de tout cathétérisme. Elle revêt alors plutôt l'allure d'un empoisonnement urineux sans fièvre ou avec quelques accès intermittents, et se termine par l'urémie comateuse. Après une intervention sur les voies urinaires, la fièvre urineuse se manifeste au contraire par des accès francs ou rémittents, toujours graves chez les vieillards, dont les reins sont souvent malades depuis longtemps. Cependant il est remarquable combien les vieux urinaires supportent mieux, au point de vue de la réaction fébrile tout au moins, les petites interventions comme le cathétérisme, par exemple, que des urinaires jeunes et non encore infectés. On peut voir, en effet, de ces malades faisant des urines très sales, purulentes, ammoniacales, vivre de longues années avec elles, se sonder souvent sans précautions antiseptiques, avec la sonde tirée de leur poche ou d'un tiroir, lubrifiée avec de la salive comme certains d'entre eux le font encore, et n'en être pas autrement incommodés, tant que leurs reins sont encore suffisants, et tant que cette sonde passe assez facilement pour assurer l'évacuation de leur vessie (ROCHET).

Du côté de la vessie se produisent fréquemment comme complications des cystites aiguës, ou le plus souvent chroniques, entraînant comme symptôme particulier la purulence des urines ; également des abcès vésicaux et paravésicaux, des calculs vésicaux primitifs (uriques surtout), ou secondaires ou phosphatiques, ou calculs mixtes formés de noyaux uriques entourés d'un revêtement phosphatique.

Du côté de la prostate, ce sont des abcès, qui passent facilement inaperçus chez les vieux dysuriques, des calculs endoprostatiques, azotés ou phosphatiques, ou extra-prostatiques se formant sur place ou descendant de la vessie ou des reins.

Des urétérites, des néphrites scléreuses ou suppurées peuvent être l'aboutissant de ces troubles urinaires. Des orchites, en général consécutives au traumatisme, peuvent aussi se développer chez les vieux prostatiques (v. p. 664).

7° **Diagnostic**. — Le diagnostic de l'hypertrophie de la prostate s'établit par les signes physiques qui sont fournis par le toucher rectal et le cathétérisme.

Par le toucher rectal, on reconnaîtra l'augmentation de volume portant sur l'un des lobes ou sur les deux, la régularité ou les bosselures, la sensibilité de la prostate, etc. Néanmoins, le diagnostic avec le cancer de la prostate sera toujours très difficile ; le cancer peut du reste se greffer sur une hypertrophie existante.

Le cathétérisme doit être fait avec les plus grandes précautions à l'aide d'une bougie à boule n° 15 ou 16, ou avec la sonde à petite courbure de Mercier. Il doit être réservé pour le dernier mot du diagnostic et souvent pour le premier acte du traitement (GUYON). L'arrêt de l'instrument à 13, 14 ou 15 centimètres du méat indique un obstacle à la région prostatique ; sa déviation vers l'un ou l'autre côté indique une déviation du canal en sens inverse par une saillie latérale ; l'impossibilité d'entrer dans la vessie, si ce n'est en suivant la paroi supérieure de l'urèthre avec un instrument fortement courbé, révèle la saillie du lobe médian. L'étude des sensations perçues par la main qui fait le cathétérisme et l'examen des déviations que subit l'instrument dans son parcours peuvent fournir d'utiles renseignements sur les déformations du canal dans la région prostatique.

Enfin, assez souvent, la sonde ne ramène de l'urine qu'après avoir été enfoncée de 20 ou 22 centimètres, accusant ainsi une exagération de la longueur de l'urèthre.

Ces données fournies par le cathétérisme, et l'examen soigneux du malade, permettront de reconnaître les vrais urinaires des faux urinaires par maladie nerveuse, ayant de la dysurie par lésions médullaires tels que les vieux tabétiques par exemple.

8° Pronostic. — L'hypertrophie prostatique est grave par les troubles de la miction dont elle est la cause et par les altérations secondaires que la stagnation de l'urine détermine du côté de la vessie et des reins. Les accidents de rétention d'urine complète ou incomplète nécessitent un cathétérisme évacuateur qui peut être difficile, s'accompagner de la production de fausses routes et provoquer l'explosion d'accidents urineux aigus ou subaigus souvent terminés par la mort.

9° Traitement. — Par une hygiène sévère, par une diététique appropriée, le prostatique s'attachera à supprimer ou à atténuer toutes les causes de congestion qui peuvent amener chez lui les complications de sa maladie. Il devra être sobre, manger peu le soir ; il devra éviter la constipation. Une précaution capitale sera de prendre ses dispositions pour uriner quand le besoin s'en fait sentir.

Chez les malades nerveux, ne se plaignant que de signes irritatifs plus ou moins accusés, sans dysurie proprement dite, ou avec tout au plus quelques troubles fonctionnels légers, il faudra défendre l'emploi du sondage et prescrire les calmants nerveux : bromure, valériane, et surtout des capsules de bromure de camphre à la dose de 3 à 4 par jour ; on pourra ordonner également des suppositoires belladonés ou opiacés, de petits lavements laudanisés, ou des irrigations froides par le rectum.

Mais le traitement de l'hypertrophie de la prostate n'est en général que palliatif, il s'adresse à la cystite et à la rétention d'urine.

Dans ce dernier cas, le cathétérisme évacuateur sera pratiqué avec une sonde molle en caoutchouc rouge n° 16 ou 18, ou avec un instrument courbe ou coudé, comme la sonde à béquille, ou la sonde métallique à grande courbure de Gely, dont la forme permet de suivre la paroi supérieure de l'urèthre.

L'évacuation de la vessie devra être faite lentement, sans

pression à la région hypogastrique, et ne devra jamais être absolument totale. Une évacuation trop complète ou trop rapide provoque des contractions douloureuses, une hémorragie vésicale et le développement de la cystite.

Le cathétérisme évacuateur doit être répété trois ou quatre fois par jour, tant que la miction s'exécute avec effort.

S'il présente des difficultés insurmontables, démontrées par un quart d'heure, vingt minutes au plus de tâtonnements, on fera la ponction capillaire hypogastrique, facile à répéter et particulièrement indiquée quand des tentatives de sondage ont produit une fausse route ; on pourra utiliser avec avantage le cysto-drainage avec le trocart porte-drains de ROCHET. Si le cathétérisme doit être répété, on laissera la sonde à demeure.

De nombreuses opérations chirurgicales ont été préconisées contre l'hypertrophie de la prostate. Les unes visent la disparition de l'obstacle prostatique en s'attaquant à lui directement comme la dilatation prostatique, suivie ou non du drainage périnéal ; les injections interstitielles n'ont pas donné de résultats satisfaisants ; la prostatotomie uréthrale ou périnéale pratiquée autrefois, mais qui est remplacée aujourd'hui par la prostatectomie qui peut se faire par la voie uréthrale, par la voie périnéale, par la voie suspubienne, ou par ces différentes voies combinées ; l'uréthro-prostatoplastie proposée par ROCHET ; les traitements électriques : galvano-caustique prostatique de BOTTINI, électrolyse.

Les autres méthodes cherchent à détruire la prostate par voie indirecte : ce sont la ligature des iliaques internes proposée par BIER, mais surtout la castration et la résection des canaux déférents.

Enfin d'autres se bornent à dériver l'urine de ses voies naturelles devenues imperméables, ce sont la taille sus-pubienne, la cystostomie suspubienne de PONCET, qui est plutôt une opération de nécessité et qui donne des résultats inespérés dans les cas de vessie anciennement infectée, alors que toutes les autres méthodes seraient impuissantes ; la cystotomie périnéale proposée par ROCHET et DURAND.

Toutes ces différentes méthodes ont des indications particulières. Pour leur discussion et leur manuel opératoire, ainsi que pour l'appréciation de leurs résultats, nous renvoyons aux traités spéciaux.

§ 4. — CYSTITES

Les cystites chez les vieillards se réduisent aux cystites chez les prostatiques ; elles ne sont qu'une complication de l'hypertrophie de la prostate.

1° Étiologie. — Les causes en sont prédisposantes ou occasionnelles :

a. *Causes prédisposantes*. — La vessie du prostatique, comme tous ses organes urinaires en général, s'enflamme facilement.

Par leur dégénérescence athéromateuse, les vaisseaux de ses parois ont perdu la plus importante des propriétés qui leur sont nécessaires pour se défendre de l'inflammation, l'élasticité. Incapables de revenir sur eux-mêmes, « ils sont toujours prêts à se laisser obstruer sans pouvoir ensuite se dégorger comme le font les tissus à vascularisation normale qui viennent à s'enflammer » (GUYON).

La sclérose musculaire des parois vésicales gêne également l'évacuation de la vessie, favorise la congestion, et quand l'organe est enflammé, crée la rétention des produits infectieux, favorise la pullulation des germes.

b. *Causes occasionnelles*. — Ce sont tout d'abord toutes les causes ordinaires de congestion accidentelle : le refroidissement, les écarts de régime, les rapports sexuels plus fréquents que ne le comporterait l'âge, les poussées hémorrhoïdaires, la constipation opiniâtre, etc.

Mais c'est surtout le cathétérisme, explorateur ou évacuateur, qui est la grande cause de ces cystites chez les vieillards. Il peut infecter la vessie directement, s'il n'est pas fait avec les précautions aseptiques d'usage. Mais, même aseptique, il peut encore enflammer la vessie, s'il est brutal, s'il s'accompagne de manœuvres exploratrices trop prolongées de la cavité vésicale ou du col de la vessie. Enfin, le cathétérisme évacuateur mal conduit, avec évacuation trop rapide et trop complète, d'une vessie depuis quelque temps déjà distendue, amène souvent l'inflammation d'un organe dans lequel il appelle une congestion intense par sa déplétion brusque (GUYON).

2° Symptômes. — Il faut distinguer la cystite aiguë, la cystite chronique et le catarrhe vésical.

a. *Cystite aiguë*. — La forme aiguë est rare chez les prostatiques ; ce sont plutôt des poussées aiguës qui marquent le début de la cystite chronique, ou qui se greffent de temps à autre sur un état chronique, à la suite d'une cause occasionnelle quelconque (écart de régime, refroidissement, cathétérisme sale ou maladroit).

Ces poussées aiguës peuvent revêtir le caractère des cystites les plus intenses, avec fréquence extrême des mictions, avec douleurs très violentes, hématurie et ténesme vésico-anal.

b. *Cystite chronique*. — La cystite des vieux est d'allure éminemment chronique (ROCHER). Les symptômes en sont ordinairement masqués par ceux de l'hypertrophie prostatique : la fréquence des mictions, les douleurs peuvent exister sans inflammation de la vessie.

Cependant GUYON en a décrit sous le nom de *cystite chronique douloureuse* une forme particulière, caractérisée par un état aigu avec souffrance vive, mais durant très longtemps, et aggravant l'état général du malade.

Seule, la purulence des urines est toujours très nette. Elle apparaît de bonne heure, s'accroît rapidement, et peut aboutir, dans les formes anciennes, à un degré auquel atteignent rarement les autres variétés de cystites.

c. *Catarrhe vésical*. — Le mot de *catarrhe vésical* est souvent employé comme synonyme de cystite chez les vieux prostatiques. Cependant, il doit être réservé aux cas où l'urine est très purulente, ou très trouble, laiteuse, et laisse au fond du vase ou du verre un dépôt visqueux sous forme de glaire épaisse, analogue aux mucosités visqueuses de l'expectoration des malades atteints de vieux catarrhes bronchiques (ROCHER).

Ces viscosités, mélangées à l'urine purulente, témoignent de la transformation ammoniacale, favorisée par la stagnation de l'urine infectée dans le bas-fond vésical, stagnation qui amène le développement du ferment destiné à dédoubler l'urée, et à donner l'ammoniaque qui va réagir à son tour sur le pus, pour produire l'aspect glaireux, caractéristique du catarrhe.

3° Anatomie pathologique. — La cystite des prostatiques présente les lésions anatomiques générales de toute cystite, mais certaines d'entre elles revêtent chez eux des caractères particuliers.

a. *Cystite aiguë*. — Les lésions de la cystite aiguë ont été surtout observées au cours de cystostomies hypogastriques. La muqueuse apparaît alors rouge vif, atteinte d'hyperémie générale ; elle est également épaissie, un peu œdématiée. A un degré plus avancé, elle prend un aspect dépoli où s'attachent çà et là des filaments, exsudats fibrineux ou débris de lamelles épithéliales. Plus tard encore, on peut observer de petits abcès vésiculeux soulevant la muqueuse en certains points, ou après leur ouverture laissant des exulcérations de la paroi (CLADO et GUYON).

Dans le cas de poussées aiguës greffées sur une cystite chronique, les arborisations vasculaires deviennent très apparentes, très étendues, formant de véritables varicosités. Parfois, on peut observer en certains points de véritables hémorragies ou simplement de petits paquets hémorragiques ou des plaques de suffusion sanguine plus ou moins étendues.

Au-dessous de la muqueuse, l'infiltration se poursuit dans la sous-muqueuse et la tunique musculaire à des degrés variables suivant les cas.

b. *Cystite chronique*. — A l'ouverture d'une vessie atteinte de cystite chronique, on trouve ordinairement une accumulation d'urine et de pus exhalant une odeur fade ou ammoniacale. La muqueuse apparaît pâle et livide, avec des arborisations vasculaires très nettes, ainsi que des plaques de couleur rouge brun ou ardoisé, dues à des suffusions sanguines, et siégeant de préférence dans la région du trigone.

Au microscope, la paroi vésicale présente des altérations toujours très intenses : la couche superficielle de l'épithélium a disparu, les cellules profondes qui persistent sont très déformées, et peuvent même manquer également par places ; au-dessous se trouvent des exsudats séreux ou des cellules embryonnaires accumulées en certains points : l'infiltration se poursuit dans le derme qui est toujours très épais. Les vaisseaux sanguins sont dilatés et épaissis, entourés de nombreux éléments embryonnaires.

A côté de ces lésions générales d'inflammation chronique, la muqueuse vésicale peut présenter aussi des lésions plus spéciales : des végétations et des ulcérations.

Les végétations se présentent sous la forme de granulations, de tubercules, de villosités ou de véritables fongosités. Leur volume varie d'une tête d'épingle à une grosse noisette. Leur siège est principalement la région du trigone. Elles sont essentiellement constituées par des fibres conjonctives, entremêlées de cellules embryonnaires soulevant l'épithélium ; elles peuvent contenir des vaisseaux sanguins. Ce sont des productions muqueuses d'ordre irritatif.

Plus rarement s'observent des ulcérations simples qu'on a souvent confondu avec des ulcérations néoplasiques tuberculeuses. Siégeant de préférence sur le plancher de la vessie et le pourtour de l'orifice uréthro-vésical, localisées à la muqueuse, elles sont dues soit à un calcul qui a érodé la muqueuse, soit à une sonde à demeure qui a ulcéré les points sur lesquels elle repose, soit encore à une plaque de sphacèle.

La tunique musculaire de la vessie est toujours hypertrophiée et envahie plus ou moins par la sclérose conjonctive.

Enfin, la cystite chronique s'accompagne d'une péricystite scléreuse ou scléro-adipeuse, qui est la continuation, à l'extérieur de l'appareil vésical, de la sclérose qui envahit la couche musculaire de la vessie, et qui n'est elle-même qu'une localisation particulière du processus scléreux général qui frappe tout le système urinaire du vieillard.

c. *Forme pseudo-membraneuse.* — Dans certains cas de cystite chronique peuvent se produire des fausses membranes, qui chez les vieux, sont formées par des exsudats fibreux, blanc jaunâtre ou gris sale, analogues à des fausses membranes diphtériques.

Elles sont variables d'aspect, d'étendue et de siège. Parfois elles forment un semis de petites plaques variant des dimensions d'un grain de millet à une lentille, et répandues çà et là, de préférence dans la région du col, sur le trigone vésical. D'autres fois les îlots sont plus étendus, et peuvent même former un revêtement continu sur une plus ou moins grande surface, vers le plancher vésical de préférence. Elles se prolongent quelquefois sur les lèvres des incisions, après les opérations. Elles peuvent même s'étendre dans les uretères, le bassinet et les calices.

Leur consistance est variable, molle et friable, ou au contraire très ferme, leur adhérence est en général faible. Elles sont formées d'un réticulum de fibrine, emprisonnant des leucocytes, des cristaux de phosphate ammoniaco-magnésien et de nombreux microbes.

Elles peuvent être expulsées pendant la vie, par l'urethre, ou avec le sondage. C'est du reste le seul signe clinique par lequel elles se manifestent.

4° Diagnostic. — Etant donné l'âge du sujet, les notions fournies par les autres signes de l'hypertrophie de la prostate, le diagnostic de la cystite, établi par la purulence des urines est toujours facile.

5° Pronostic. — La cystite, en particulier sa forme pseudo-membraneuse, est toujours une complication grave chez les vieux dysuriques. Par sa présence, par la suppuration entretenue au niveau de la vessie, et surtout par la rétention à son niveau des produits septiques, elle est une nouvelle cause d'affaiblissement pour les vieillards prostatiques.

La cystite aiguë est souvent chez ces malades l'avertissement du début prochain de la rétention.

6° Traitement. — Le traitement varie suivant qu'on est en présence d'une cystite aiguë ou d'un cystite chronique.

A. CYSTITE AIGUE. — Dans ce cas le traitement pourra être médical simple ou modificateur direct.

a. *Traitement médical*. — Les crises de cystite aiguë du prostatique seront traitées par les moyens calmants généralement employés chez les malades atteints d'inflammation vésicale aiguë. On administrera de petits lavements laudanisés frais (8 à 10 gouttes de laudanum par lavement), renouvelés deux ou trois fois en vingt-quatre heures, suivant l'intensité de la douleur et du ténesme. Si la douleur est violente à l'hypogastre, on fera appliquer des grands cataplasmes imbibés d'huile de jusquiame ou de morphine sur le bas-ventre. On pourra placer des suppositoires opiacés, belladonés, cocaïnés, ichtyolés, etc., mais sans insister longtemps sur leur emploi, pour ne pas irriter la muqueuse rectale.

On évitera les médicaments calmants ordinaires : opium, chloral, sulfonal, bromure de potassium, etc. ; car ils n'ont aucune action sur les phénomènes vésicaux. De même les boissons diurétiques et infusions diverses (queue de cerises, pariétaire, etc.), les eaux médicales alcalines (Vals, Vichy), que l'on donne souvent aux urinaires jeunes, doivent être évitées soigneusement chez les vieux prostatiques, car si elles éclaircissent momentanément les urines elles ne font qu'irriter le rein et distendre la vessie davantage.

Le lait, et même le régime lacté absolu, doit être prescrit au contraire chez les prostatiques atteints de cystite aiguë, à la condition qu'ils le digèrent bien et qu'il ne provoque pas chez eux d'intolérance gastrique ou intestinale.

Comme médicaments internes, on pourra donner l'essence de térébenthine en capsules, ou sous forme de sirop, le goudron (5 à 6 capsules par jour, ou 2 cuillerées à café de goudron de Norvège liquide dans un peu de lait, matin et soir), le buchu, les bourgeons de sapin (sirop ou tisane) ; il faudra éviter l'acide salicylique, la pipérazine, le santal qui causent souvent de l'irritation rénale.

b. *Traitement modificateur direct*. — Si l'on est en présence d'un malade qui ne se sonde pas habituellement, et qui a été atteint de cystite aiguë à l'occasion d'une cause fortuite (cathétérisme, refroidissement, etc.), il est préférable d'attendre quelque temps les effets du traitement interne. Si les douleurs persistent, on pratiquera un cathétérisme évacuateur qui suffira souvent pour calmer la poussée inflammatoire de la vessie (GUYON). On pourra le faire suivre d'instillations intra-vésicales.

Si l'on a affaire au contraire à un vieux prostatique vivant depuis longtemps de la « vie cathétérienne (ROCHET) » et présentant une poussée inflammatoire aiguë greffée sur une cystite chronique, on profitera de l'usage nécessaire de la sonde pour tâcher d'enrayer l'infection vésicale.

Les instillations se feront avec des solutions légèrement argentiques (0,20, 0,25 p. 100), des solutions d'antipyrine à 1 p. 20, d'ichtyol à 0,10 ou 0,20 p. 100. On préconisera également de grands lavages boriqués associés avec du biborate de soude à 15 ou 20 p. 1000 (ROCHET). Les instillations de sublimé, d'acide salicylique, de créoline, les lavages au nitrate d'argent n'ont donné à cet auteur que de mauvais résultats.

B. CYSTITE CHRONIQUE. — On pourra agir contre la cystite chronique soit par des topiques directs, soit par des médicaments internes, soit par une opération chirurgicale.

a. *Traitement modificateur direct.* — Ici la médication directe topique sur la muqueuse vésicale s'impose. On pourra employer les grands lavages de nitrate d'argent à 1 p. 1000, mais sans y recourir trop fréquemment, et en les faisant suivre d'un grand lavage tiède pour éviter l'accumulation du nitrate d'argent dans le bas-fond vésical.

Les lavages à l'eau bouillie, à l'eau boriquée ou au bi-borate de soude devront seuls être utilisés. D'après ROCHET, parmi ceux qu'on a préconisés : les lavages ichthyolés (0,20 à 0,40 cgr. p. 100), à la microcidine (2 à 5 gr. p. 100), naphtolés (0,20 à 0,30 cgr. p. 1000), borosalicylés (0,50 d'acide salicylique p. 1000), ne sont pas plus efficaces que les précédents ; les autres lavages, au bi-iodure et au bi-chlorure de mercure à 5 p. 1000, à la créoline (0,20 cgr. p. 1000), au permanganate de potasse (0,20 à 0,50 p. 1000 sont mal supportés et peuvent être dangereux.

b. *Traitement médical.* — Chez les vieux prostatiques, et surtout chez ceux dont le rein est touché et chez les rétentionnistes, on devra s'abstenir de l'usage intensif de ces boissons dites « clarifiantes » de l'urine, des eaux de Contrexéville, Vittel, Evian, que l'on donne avec avantage aux urinaires jeunes et non infectés.

Par la voie stomacale, à titre de palliatifs, on pourra prescrire, comme pour la cystite aiguë, la térébenthine, le goudron, l'eucalyptus, les bourgeons de sapin, et les alcalins comme le borate de soude (2 à 4 grammes par jour dans du lait ou une tisane), le benzoate de soude.

Les antiseptiques internes, salol, naphtol, que l'on avait préconisés un moment comme désinfectants urinaires, sont inutiles et ne sont plus guère employés dans ces cas. Seule l'urotropine (1gr,50 par jour) améliore les symptômes inflammatoires et douloureux, mais son action ne se maintient qu'autant qu'on en continue l'administration (ORTICONI, thèse Lyon, 1904).

c. *Traitement chirurgical.* — Dans le cas de cystite chronique accompagnée de douleurs persistantes, de phénomènes spasmodiques, de ténesmes, rebelles au traitement médical, on est autorisé à proposer une intervention chirurgicale. On pourra pratiquer suivant les cas, la taille haute de la vessie, ou le drainage périnéal.

C. Cystite pseudo-membraneuse. — La cystite pseudo-membraneuse, dès que son existence est reconnue, indique nettement la cystostomie sus-pubienne (ROCHET).

§ 5. — Calculs vésicaux

Les calculs vésicaux que l'on rencontre chez les vieillards constituent une des complications de l'hypertrophie de la prostate. Ce sont des calculs primitifs, uriques surtout, ou secondaires, phosphatiques, ou mixtes formés de noyaux uriques entourés d'un revêtement phosphatique.

1° **Étiologie, pathogénie**. — Chez les dysuriques, la stagnation des concrétions uriques dans le bas-fond vésical, jointe à la vie sédentaire que mènent en général ces malades, favorisent évidemment le conglomérat de toutes les concrétions uriques dans la vessie.

Les calculs phosphatiques s'expliquent aussi facilement chez les vieux prostatiques, porteurs de vessies infectées, atteints du catarrhe lithogènes de anciens auteurs. D'après la théorie classique, par suite de l'alcalinité des urines des vieux urinaires, les phosphates terreux se précipitent. D'autre part, l'alcalinité est due à la décomposition de l'urée par un ferment ou un micro-organisme spécial ; il se dégage du carbonate d'ammoniaque qui va former avec les phosphates le sel ammoniaco-magnésien. Les sels précipités ont une grande tendance à s'amasser autour d'un corps étranger quelconque (débris d'épithélium, fragments de fibrine, etc.).

L'action des microbes, du coli bacille en particulier, qui est l'agent infectieux principal des voies urinaires, n'est pas encore bien établie.

L'infection est évidemment la cause vraiment active des concrétions calculeuses secondaires, mais son action est complexe. Et à cette infection, s'ajoute chez les vieux prostatiques l'évacuation incomplète du contenu vésical. Ce sont là les deux grandes conditions de formation des calculs que l'on retrouve par excellence chez les vieillards dysuriques, et qui expliquent leur maximum de fréquence dans le sexe masculin.

2° **Symptômes**. — Chez les vieillards, les calculs vésicaux se traduisent par les mêmes symptômes que chez les autres malades, mais chez eux, quelques-uns des signes ordinaires peuvent manquer, et ceux qu'on y retrouve peuvent subir certaines modifications.

C'est ainsi que chez le vieillard on ne retrouve pas le signe de l'arrêt brusque du jet pendant la miction, qui s'observe chez les gens jeunes, les calculs étant en effet retenus dans le bas-fond vésical.

Les douleurs et les hématuries dues à la présence d'un calcul sont difficiles à distinguer de celles qui relèvent de la cystite et de l'hypertrophie de la prostate. Cependant la douleur a un caractère d'acuité particulière, à certains moments, en dehors de toute miction ; elle atteint son maximum d'intensité à la suite d'une marche, d'une course en voiture ou en chemin de fer, d'une brusque secousse, etc., pour diminuer ensuite avec le repos. De plus l'irradiation de la douleur dans la verge et jusqu'à l'extrémité du gland, quand elle existe, est un signe de grande valeur de la présence d'un calcul. Mais il faut bien savoir que chez les vieillards dont la vessie est devenue complètement atone, la douleur due au calcul peut manquer totalement ou être très effacée.

Le cathétérisme explorateur peut être parfois très difficile, chez les prostatiques, à pratiquer de façon assez complète pour qu'on puisse affirmer la présence ou l'absence d'un calcul ; des calculs enchatonnés dans des cellules vésicales ou enfouis dans des culs-de-sac rétro-prostatiques très développés, peuvent échapper ; une anesthésie peut quelquefois être nécessaire pour explorer complètement la vessie d'un vieillard.

3° Complications. — Les calculs logés dans les cellules ou au fond des diverticules des vieilles vessies enflammées et à parois ramollies finissent par déterminer des ulcérations plus ou moins profondes, points de départ d'abcès vésicaux ou péri-vésicaux.

Ils peuvent aussi ulcérer la prostate à leur point de contact.

Ces ulcérations expliquent également certaines hémorragies répétées, ainsi que les douleurs vives et incessantes du côté du col et du bas-fond, qu'éprouvent beaucoup de prostatiques calculeux.

4° Pronostic. — Le pronostic des calculs chez les vieux urinaires doit toujours être réservé ; la récidive de leurs pierres est fréquente après l'opération. Enfin, les opérations pratiquées contre eux sont particulièrement graves chez les sujets âgés, infectés souvent depuis longtemps, sensibles au traumatisme.

5° Traitement. — Si l'on a affaire à des calculs enchatonnés ou si on se trouve en face d'un malade difficile à sonder et qui saigne facilement, ou chez lequel des lithotrities précédentes ont démontré l'impossibilité de nettoyer un bas-fond très développé, la taille hypogastrique doit être employée.

En dehors de ces contre-indications la lithotritie est le traitement de choix chez le prostatique calculeux (ROCHET).

§ 6. — HÉMATURIES CHEZ LE VIEILLARD

Chez le vieillard, l'hématurie est due le plus souvent à une hypertrophie de la prostate, plus souvent à des sarcomes ou des carcinomes de la même région, de la vessie ou du rein.

1° Hématuries prostatiques. — L'origine en est variable : la cause en est une décompression brusque ou une tumeur de la prostate.

a. *Par décompression*. — La plupart des hématuries prostatiques sont provoquées par une évacuation trop rapide d'une vessie distendue, chez des malades âgés présentant une hypertrophie prostatique ancienne et une rétention d'urine qui s'installe insidieusement. L'urine s'échappant goutte à goutte et par regorgement, les malades ne se préoccupent en général de leur rétention que s'ils éprouvent des troubles digestifs graves ou des douleurs dans le bas-ventre avec besoin pressant d'uriner. Quand ils se décident à demander conseil, leur vessie peut dépasser l'ombilic. Si, en pareille circonstance, pour les soulager plus vite, on emploie une sonde de gros calibre et si l'on pratique une évacuation trop précipitée, on peut voir survenir des hématuries immédiates très abondantes et des cystites consécutives rebelles. C'est donc une *hématurie par décompression* (GUYON), et les changements d'équilibre peuvent être tels que des hémorragies se produiront dans le bassinet et qu'une poussée congestive violente vient compromettre le fonctionnement des reins antérieurement malades.

D'autres fois, ces hématuries sont provoquées par le passage de la sonde. Elles sont généralement peu abondantes et cèdent par le repos.

Dans le cas d'hématurie par décompression, on doit à nouveau remplir la vessie avec un liquide aseptique et faire l'évacuation progressive en plusieurs jours. Dans les rétentions anciennes, il faudra toujours se méfier de cet accident : l'évacuation de la vessie devra être pratiquée avec prudence, en plusieurs fois, et en plusieurs jours, le malade dans la position horizontale, jamais debout ; on remplacera au besoin une partie du liquide évacué par une certaine quantité d'une solution antiseptique.

b. *Tumeurs de la prostate.* — Les hématuries prostatiques ne présentent de gravité que dans cette forme rare de cancer à laquelle Guyon a donné le nom de *carcinose prostato-pelvienne.*

Les hématuries des tumeurs de la prostate apparaissent spontanément, contrairement à celles de l'hypertrophie. Elles peuvent se caractériser par des hémorragies simples. Plus tard, mais à une période encore assez rapprochée du début, deux ou trois ans avant la mort, ces hémorragies sont assez abondantes, elles refluent dans la vessie, et, par leur répétition, peuvent amener la cachexie.

Les tumeurs prostatiques sont annoncées dès le début, non par des hémorragies, mais par des troubles assez prononcés de la miction. Les malades éprouvent une grande difficulté pour uriner. Peu de temps après, la maladie se caractérise par l'apparition de douleurs violentes irradiées dans le petit bassin. Le toucher rectal, pratiqué dans ces circonstances, montre, au moment où les hématuries se produisent, une augmentation notable de la prostate. Ces hémorragies se tarissent dans certains cas, mais sont parfois aussi abondantes vers la fin et précipitent le dénouement.

2° Hématuries dans les tumeurs de la vessie. — Les hématuries peuvent être dues à des tumeurs de la vessie. Elles sont généralement précoces (Guyon), en constituent longtemps le seul symptôme, se produisant en dehors de toute cause appréciable, ne s'accompagnant d'aucune sensation douloureuse du côté de la vessie, à moins qu'il n'y ait de la cystite. Au début, elles ne surviennent qu'à de longs intervalles, et sont variables d'une miction à l'autre ; dans le cours de la même émission d'urine, l'écoulement d'urine peut même se supprimer tout à coup. Leur caractère principal, c'est d'apparaître vers la fin de la miction ; si les urines sont franchement sanglantes, les dernières gouttes seules sont constituées par du sang pur. Si l'hémorragie, très abondante, n'est pas immédiatement évacuée, le sang se coagule en gros caillots qui peuvent, en s'engageant dans le col vésical, interrompre l'issue du liquide dont l'accumulation provoque des envies fréquentes d'uriner et des douleurs parfois assez vives.

Les hématuries, espacées dans les premières périodes du mal, se rapprochent à mesure que la maladie fait des progrès ; elles deviennent continues pendant des jours et des semaines ; la perte de sang qui en résulte est parfois considérable, et peut amener une anémie assez prononcée.

3° Hématuries dans les tumeurs des reins. — Les hématuries dépendant d'une tumeur du rein présentent des caractères qui permettent souvent de les différencier des hématuries vésicales. Ces hémorragies sont assez fréquentes au début de la maladie, mais presque toujours de courte durée ; au lieu de se rapprocher, elles s'espacent et finissent quelquefois par disparaître. De plus, elles sont plus courtes, se reproduisant en général pendant deux ou trois jours seulement pour se suspendre ; souvent aussi elles sont uniques, et du matin au soir les urines sont redevenues complètement limpides.

Au moment où l'hémorragie se produit, le sang conserve la même teinte du commencement à la fin de la miction, les dernières gouttes d'urine sont souvent beaucoup moins teintées ou absolument incolores, car souvent elles ne proviennent que du rein normal. Dans quelques cas, les caillots prennent une forme allongée lombricoïde, indiquant leur formation dans l'uretère.

CHAPITRE IV

APPAREIL GÉNITAL

Nous avons fait commencer la vieillesse avec la cessation de la fonction de l'appareil génital. C'est dire que, après soixante ans, l'atrophie de tous les organes génitaux ira de plus en plus en augmentant. C'est ce qui explique que, si leurs altérations anatomiques sont très importantes, leurs altérations pathologiques seront rares.

Nous envisagerons séparément l'appareil génital chez l'homme et chez la femme.

ARTICLE PREMIER

APPAREIL GÉNITAL DE L'HOMME

Par suite de l'atrophie du testicule, les maladies de cet organe sont rares chez le vieillard. Seules certaines formes d'orchite revêtent un tableau clinique spécial, du fait de la sénilité. Nous les décrirons après avoir envisagé les modifications anatomiques, microscopiques et fonctionnelles du testicule et des vésicules séminales.

§ 1. — TESTICULE SÉNILE

Les modifications qu'imprime la sénilité au testicule sont d'ordre anatomique et d'ordre histologique.

1° Modifications anatomiques. — DUPLAY, ARTHAUD, DESNOS, CHOURYGUINE, et plus récemment CAVALIÉ ont étudié les modifications que subit l'appareil génital chez le vieillard.

Les organes génitaux deviennent avec l'âge flasques et atrophiés, le scrotum se ride, la verge se rétracte, les poils deviennent blancs et clairsemés.

Au palper, la consistance du testicule est moins ferme, et son volume est réduit ; la surface de l'épididyme est bosselée ; LANNELONGUE et DOMMENGE ont signalé des dilatations variqueuses au niveau de la queue de l'organe.

Après dissection, on constate un épaississement et une atrophie des faisceaux musculaires du dartos. L'albuginée, comme le feuillet pariétal de la vaginale, est épaissie et présente parfois une série de plis plus ou moins flexueux. La vaginale contient assez souvent une petite quantité de liquide (DESNOS). Le corps d'Highmore augmente aussi de volume et s'étend surtout dans le sens antéro-postérieur.

Le testicule sénile est atrophié. ARTHAUD lui assigne les dimensions suivantes : longueur 20 à 40 millimètres, largeur, 17 à 30 millimètres, épaisseur, 13 à 25 millimètres, (le testicule adulte mesurerait : longueur 32 à 53 millimètres, largeur 24 à 35 millimètres, épaisseur 19 à 31 millimètres d'après SAPPEY). Son poids moyen serait de 12 à 25 grammes d'après le même auteur, de 11^{gr},50 pour DUPLAY, de 11^{gr},50, 14^{gr},10 d'après DESNOS ; il pourrait tomber jusqu'à 10 grammes (GEIST).

L'épididyme a un volume tantôt augmenté, tantôt diminué ; il présente assez fréquemment à sa surface des formations kystiques, qui siégent le plus souvent au niveau de la partie convexe de la tête, contiennent un liquide clair, dépourvu de spermatozoïdes, et serait le résultat de la sclérose sénile du testicule (ARTHAUD).

Le canal déférent, habituellement perméable, est quelquefois oblitéré. Les veines spermatiques sont dilatées ou atrophiées.

2° Modifications microscopiques. — Au microscope, on constate un épaississement de la paroi des canalicules séminifères, dont la lumière se rétrécit et dont les cellules dégénèrent, et une hyperplasie du tissu conjonctif intercanaliculaire envahi par des cellules adipeuses plus ou moins abondantes, et la sclérose des artères et des veines.

D'après Cavalié, la sénescence de la glande séminale se fait en trois étapes : tout d'abord il se produit un appauvrissement cellulaire, une diminution du nombre des spermatides ; celles-ci, ainsi que les spermatozoïdes, ne tardent pas à disparaître. Au second degré, les spermatocytes disparaissent à leur tour, et il ne reste que les cellules de Sertoli et les spermatogonies. Enfin, au troisième stade, l'épithélium séminal est complètement détruit ; les spermatogonies, puis les cellules de Sertoli disparaissent. On ne retrouve plus des canalicules séminifères que la membrane propre, épaissie et plissée, avec une fissure intérieure représentant la lumière centrale.

Comme pour le rein sénile, l'origine de ces altérations a été discutée. Desnos attribue l'oblitération des tubes séminifères à la dilatation primitive des veines du cordon. Pour Arthaud, au contraire, la sclérose artérielle entraîne une insuffisance de nutrition de la glande et a pour conséquence l'atrophie des tubes séminifères, la dilatation variqueuse des conduits épididymaires, et plus tard la formation de cavités kystiques.

Chouryguine, qui a étudié les altérations de la verge chez le vieillard, a constaté des lésions vasculaires et nerveuses. Au niveau des vaisseaux, il a observé la sclérose de l'artère dorsale de la verge, de ses branches et des artères profondes de l'organe, la dégénérescence vitreuse de leur tunique interne, la dilatation des veines ou la phlébosclérose avec rétrécissement, la dilatation et la sclérose des aréoles caverneuses. Les fibres nerveuses sont atrophiées ; il existe de la sclérose des autres vaisseaux des nerfs. Enfin, il se produit une atrophie progressive des corpuscules de Meissner et des terminaisons nerveuses des corpuscules génitaux.

3° Troubles fonctionnels. — L'apparition de la sénilité s'accompagne généralement de l'affaiblissement de la fonction génésique, et, dès l'âge de cinquante ans environ, la déchéance de l'activité génitale se manifeste chez l'homme. A partir de ce moment, la puissance virile s'émousse progressivement et disparaît peu à peu. D'après Demange, il ne serait pas rare, à cette période, de trouver, dans l'urine, des spermatozoïdes plus ou moins nombreux, agglutinés à des filaments muqueux provenant de l'uretère.

Cependant la sénilité chez l'homme n'entraîne pas la perte des désirs vénériens ; contrairement à ce qui se passe chez la femme où la fonction génésique disparaît à la ménopause, l'homme conserve le plus souvent jusqu'à un âge avancé l'instinct de la reproduction ; et il est assez fréquent de trouver chez des vieillards des preuves évidentes d'instincts génésiques très développés. On connaît le cas de Thomas Parre qui vécut jusqu'à cent cinquante-deux ans, et fut accusé, à l'âge de cent deux ans, d'attentat aux mœurs ; il fut jugé et condamné. Il se remaria, dix-huit ans plus tard, avec une veuve qui assura qu'elle ne pouvait vraiment pas s'apercevoir de son grand âge. Le Danois Drakenberg vécut cent quarante-six ans ; à l'âge de cent onze ans, il épousa une femme de soixante ans. Un cordonnier de Philadelphie Glan, mourut à cent quatorze ans, laissant une femme — sa troisième — âgée de trente ans, qui n'avait nullement à se plaindre de lui. Cependant, « bien souvent, les plaisirs rattachés aux rapprochements sexuels ne sont pour le vieillard qu'un mirage trompeur, et l'ébranlement nerveux qui résulte de l'accomplissement de ces fonctions est tellement pénible et douloureux que l'homme s'éloigne, plutôt par raisonnement que par instinct, d'un acte dont la répétition entraîne pour l'économie l'affaiblissement des forces et le dépérissement (Brousse). »

De même, la sénilité n'entraîne pas forcément la stérilité. Si, le plus souvent, on ne trouve pas de spermatozoïdes dans les testicules du vieillard, un certain nombre d'auteurs, Curling, Wagner, Rayer, Debrou ont constaté leur présence chez des sujets fort avancés en âge. Duplay les a rencontrés aussi nombreux que chez l'adulte, chez 37 vieillards sur 52 ; Desnos, dans 50 p. 100 des cas ; Dieu note leur absence dans 61 p. 100 des cas ; elle serait constante après quatre-vingt-six ans. Cependant Demange a noté leur existence chez un vieillard de quatre-vingt-quatorze ans, et Casper chez un homme de quatre-vingt-seize ans. Metchnikoff également mentionne dans ses *Études sur la nature humaine* que des hommes âgés de quatre-vingt-neuf à cent trois ans avaient des spermatozoïdes en grande quantité.

L'histoire rapporte à ce sujet un certain nombre de cas de vieillards ayant eu des enfants à des âges avancés : dans l'antiquité, Caton aurait eu un fils à quatre-vingts ans, Massinissa à quatre-vingt-dix ans ; Lakanal, Marivaux, l'historien anglais Dadwel, le président Tylor eurent des enfants après soixante-dix ans. Duplay signale un fait de procréation à quatre-vingt-quatorze ans. Le docteur Defournelle, mort en 1809 à cent vingt ans, s'était marié à cent deux ans et avait eu des enfants. Foissac et Finot rapportent l'histoire du baron Baracivino de Ceyrelli, qui mourut à cent quatre ans, laissant sa quatrième femme enceinte d'un huitième enfant. Joseph Surrington, qui mourut à Berghem (Norvège), à l'âge de cent soixante ans, avait au moment de sa mort plusieurs enfants, dont l'aîné avait cent cinq ans, et le plus jeune neuf ans. Revcourt, enfin, se maria, âgé de cent cinq ans, à une femme de quatre-vingt-quatorze ans qui lui donna trois enfants.

Lorand (de Carlsbad) a, du reste, essayé de démontrer par des observations concernant des individus ayant atteint l'âge patriarcal, que la longévité est en rapport avec la conservation des glandes vasculaires sanguines et notamment des testicules et de l'ovaire, et que cette permanence de la sécrétion interne des glandes sexuelles, se joint souvent à une intelligence supérieure.

§ 2. — Vésicules séminales séniles

L'état des vésicules chez le vieillard n'est pas encore bien élucidé. Pour Cruveilhier, elles seraient beaucoup plus développées chez l'adulte que chez l'enfant et le vieillard. Testut dit également que le réservoir spermatique diminue de volume chez le vieillard.

Cependant Duplay, examinant à ce point de vue des vieillards de Bicêtre, constata chez plusieurs d'entre eux une hypertrophie notable des vésicules devenues plus dures avec, en même temps, une sorte d'induration hypertrophique.

Pour Rochet également, les vésicules séminales des vieux prostatiques subissent une augmentation de volume par hypertrophie de leurs parois, et par ampliation de leur cavité. Chez certains sujets même, elles apparaissent après leur ouverture, sous la forme de grandes poches aplaties à parois peu épaisses, contenant peu de liquide et de consistance flasque. Cependant, lorsqu'il y a une périvésiculite intense, la vésicule est envahie par la sclérose, la cavité intérieure peut disparaître, mais le volume extérieur de l'organe peut rester encore très considérable. On trouve alors à la coupe du réservoir, çà et là, des cellules irrégulièrement distribuées, dont quelques-unes peuvent se séparer tout à fait du tube dont elles émanent, se fermer et devenir peut-être l'origine de kystes ; elles sont l'analogue des petites cellules vésicales qu'on trouve ainsi enfouies dans la péricystite scléreuse des vessies enflammées.

§ 3. — ORCHITE SÉNILE

L'orchite que l'on rencontre chez les vieillards est l'orchite des prostatiques et n'est qu'une complication de l'hypertrophie de la prostate.

1° Historique. — PILVEN (Th. Paris 1884) a signalé la fréquence des orchites consécutives au passage d'instruments par l'urèthre. RELIQUET, GUÉPIN et LOZÉ (1897) ont montré les caractères de cette orchite des prostatiques. ROCHET consacre à cette inflammation testiculaire particulière aux vieillards un chapitre de son livre sur la dysurie sénile.

2° Étiologie. — L'orchite des vieux prostatiques s'observe surtout dans le cas où on a été obligé d'employer la sonde à demeure pendant un assez long temps. Elle est ordinairement consécutive, en réalité, à une uréthrite développée sous l'influence du cathétérisme

Dans quelques cas, où le cathétérisme ne paraît pas la cause bien nette de l'orchite, c'est la prostate qui, infectée pour une cause ou pour une autre ou suppurée par place, déverse ses produits infectés au voisinage de l'embouchure des canaux éjaculateurs et ceux-ci les transmettent aux glandes génitales.

Enfin il est des cas où l'orchite ne semble pas devoir relever d'une autre origine que d'une infection généralisée dont elle n'est qu'un phénomène localisé.

3° Symptomatologie. — L'orchite des prostatiques débute de façon assez variable suivant les cas et suivant les origines.

Parfois, comme il arrive après un cathétérisme maladroit ou brutal par exemple, elle a un début brusque, aigu, avec douleur intense, gonflement considérable, infiltration œdémateuse des bourses.

Mais, généralement, l'invasion du testicule est plus torpide, moins aiguë. La région inguinale devient peu à peu pesante pour le malade, et, si on l'examine à ce moment, on trouve seulement un peu de tuméfaction et de douleur à la pression du cordon et de l'épididyme sans réaction locale bien accusée. Puis peu à peu, le gonflement se dessine, la bourse s'empâte de plus en plus, en même temps que la vaginale se distend par du liquide qui persistera ensuite longtemps après disparition de la poussée épididymo-testiculaire.

Le testicule est ordinairement envahi tout aussi bien que l'épididyme. Il est gros, douloureux, et peut devenir le siège de véritables abcès. Ces abcès sont aigus ou chroniques. La glande peut être rapidement détruite par la suppuration avec les caractères cliniques du phlegmon ; ou bien des foyers se forment çà et là dans le testicule, et s'ouvrent plus ou moins tard ou même peuvent rester longtemps cachés, comme enkystés.

4° Évolution, formes cliniques. — La façon dont évolue l'orchite des vieux prostatiques est très variable suivant les sujets.

Dans la *forme bénigne*, l'affection marche de façon assez aiguë, mais franche, à la façon de l'orchite blennorragique des sujets jeunes ; après une ou deux semaines, l'orchite se termine par résolution, laissant seulement comme trace de son passage un peu d'hydrocèle vaginale. C'est l'orchite des prostatiques, non encore cachectiques et non infectés profondément.

Dans la *forme commune*, l'inflammation testiculaire se caractérise par une évolution subaiguë, mais beaucoup plus lente que dans la forme précédente, et, surtout par le défaut de résolution franche ; celle-ci traîne indéfiniment, ou, si elle a lieu, des rechutes sont fréquentes. C'est l'*épididymo-orchite à répétition*, dont les poussées successives se succèdent sans causes nouvelles ou à l'occasion de la moindre intervention sur le canal.

C'est dans ces cas qu'on peut avoir aussi des abcès véritables du testicule, surtout quand l'organe a déjà été le siège d'inflammations multiples. C'est la forme que l'on observe de préférence chez les vieux prostatiques voués à la « vie cathétérienne » depuis quelque temps déjà, et dont le sang charrie partout, et en assez grande quantité, les agents pyogènes recueillis dans les voies urinaires chroniquement infectées.

Enfin, dans la *forme grave*, l'orchite s'accompagne de phénomènes généraux très alarmants, avec de la fièvre, de l'adynamie. Des abcès étendus vident complètement le testicule et la mort survient plus ou moins vite. Mais alors la complication testiculaire passe au second plan, devant l'intensité des autres phénomènes, car cette forme qui survient chez les sujets gravement infectés n'est qu'un épiphénomène de l'empoisonnement généralisé.

5° Diagnostic. — Le diagnostic, étant donnés les antécédents du malade, est généralement difficile. Cependant, dans les formes graves, le diagnostic exact de la suppuration est parfois difficile, surtout quand celle-ci se fait d'une façon sournoise et sans phénomènes inflammatoires locaux très marqués. En particulier, la fluctuation d'un épanchement vaginal peut en imposer pour un véritable abcès.

6° Traitement. — Le traitement dans les formes ordinaires se bornera à assurer une suspension légère, avec une compression ouatée douce pour les instants où le malade sera debout, et à l'application de compresses fraîches ou de liquides résolutifs quand le malade sera au lit.

Si le gonflement est considérable, si la douleur est intense, on appliquera en outre de la glace ou quelques sangsues.

Dans les formes suppurées, les abcès doivent être incisés dès qu'on aura reconnu nettement leur formation.

ARTICLE II

APPAREIL GÉNITAL DE LA FEMME

L'atrophie de l'appareil génital chez la femme est plus précoce que chez l'homme, puisqu'elle commence dès la ménopause. Elle frappe non seulement les organes génitaux abdominaux, mais même les organes génitaux externes, et l'atrésie du vagin et du col utérin explique la rétention des produits de sécrétion de l'utérus et la production de certaines métrites propres aux vieilles femmes.

Nous envisagerons les altérations séniles des organes génitaux externes, de l'utérus, des trompes et de l'ovaire ; nous laisserons de côté les tumeurs de l'utérus, fibromes, cancers, etc., qui peuvent se rencontrer après soixante ans, mais qui n'ont aucun caractère particulier dans l'âge avancé. Nous décrirons seulement les maladies propres aux vieilles femmes : l'atrésie sénile du vagin et les métrites séniles ; nous étudierons dans un chapitre d'ensemble les métrorragies des vieilles femmes.

§ 1. — ORGANES GÉNITAUX EXTERNES

Les organes génitaux externes présentent chez la vieille femme un aspect flétri, comme les bourses chez l'homme.

La vulve est flasque, décharnée, facilement entre-bâillée par suite de l'atrophie des grandes et des petites lèvres ; elle présente une coloration violacée due aux veines sous-jacentes. Les poils sont blancs et raréfiés.

Le vagin est plissé, facilement dilatable, quelquefois rétréci (voy. *Atrésie sénile*).

§ 2. — UTÉRUS SÉNILE

Après la ménopause, l'utérus diminue de volume et change de structure : d'où des modifications anatomiques et histologiques.

1° Modifications anatomiques. — Après la cessation définitive des règles, l'utérus subit lentement une involution qui l'amène à l'atrophie sénile. Cette involution consiste en une réduction de ses différentes parties constituantes.

Son poids s'abaisse progressivement à 30, 20 grammes ; CRUVEILHIER, chez des femmes très âgées, l'a vu tomber à 8 et 4 grammes. Son volume peut descendre à celui d'un gros marron. Un poids relativement considérable de l'utérus sénile est dû à d'anciennes métrites chroniques hypertrophiques.

Sa consistance augmente et devient presque dure. Sa forme change peu à peu : le corps reste relativement gros, globuleux, se continue sans transition apparente avec le col, qui s'atrophie plus vite (fig. 64) ; parfois le museau de tanche ne fait plus aucune saillie au fond du vagin.

Sa situation est habituellement l'antéflexion

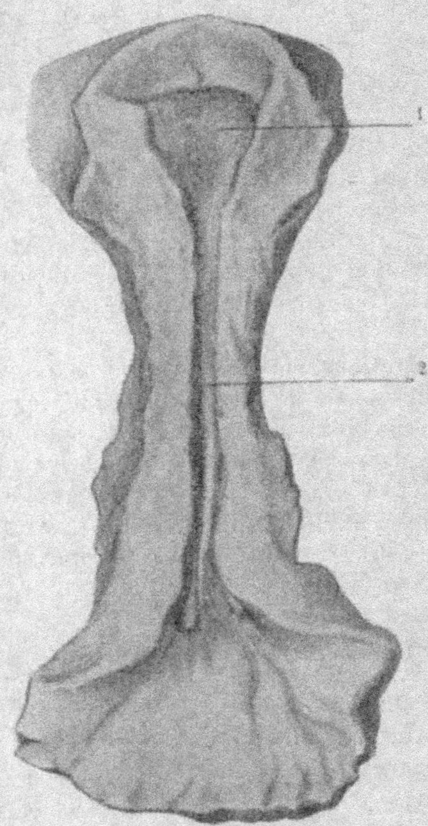

Fig. 64.

Utérus de 76 ans (d'après ARNAL.

1, cavité du corps diminuée de volume et montrant des kystes glandulaires. — 2, cavité du col très allongée et se confondant insensiblement avec l'extrémité inférieure de la cavité du corps.

(PARVIAINEN) ; souvent il est un peu abaissé chez les femmes qui ont eu plusieurs enfants. Les moyens de fixité perdent de leur

élasticité et de leur solidité; BEURNIER affirme cependant que le
ligament rond ne subit aucune modification.

Au point de vue de la configuration intérieure, la surface
interne de l'utérus sénile devient lisse, l'arbre de vie tend à
s'effacer (fig. 65). Tandis que la paroi s'amincit, la cavité s'élargit

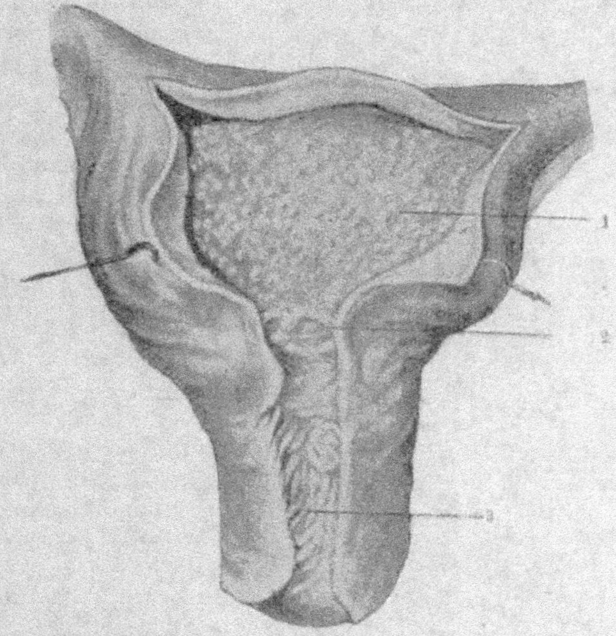

Fig. 65.

Utérus de 90 ans (d'après ARNAL).

Paroi très amincie, vésicules disséminées sur toute la surface de la muqueuse du
corps. — 1, une des plus grosses vésicules. — 2, bride représentant les vestiges
d'une mince cloison qui fermait la cavité du corps. — 3, plis de l'arbre de vie en
voie d'atrophie.

surtout à sa partie inférieure; elle diminue de longueur, ne
mesurant plus que 3 centimètres (6 centimètres à l'état normal);
la cavité du corps l'emporte de 10 à 12 millimètres sur celle du
col (GUYON).

Le rétrécissement et même l'oblitération du canal utérin est fréquent chez les vieilles femmes. L'atrésie peut occuper une grande étendue de la cavité ou des points variables; mais, en général, elle siège à l'orifice interne sur une hauteur de 4 à 8 millimètres. MEYER a rencontré à ce niveau une occlusion complète 13 fois sur 20 chez des femmes de cinquante-cinq à soixante-dix ans; SAPPEY, 2 fois seulement sur 12 femmes entre soixante et soixante-quinze ans; ARNAL, 3 fois sur 4 observations. Dans ces cas, il est habituel que la cavité du corps soit distendue par du mucus, ou par un liquide légèrement sanguinolent dans lequel on trouve des globules rouges, des cellules épithéliales desquamées, des mononucléaires contenant du pigment sanguin (ARNAL).

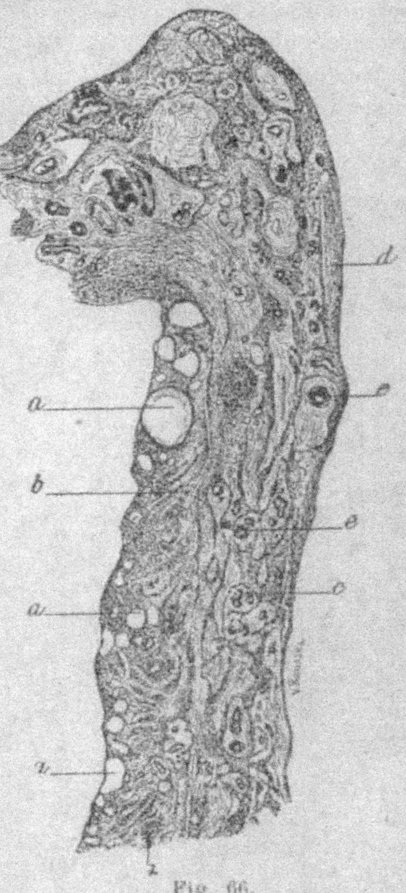

Fig. 66.

Coupe sagittale de la paroi du corps d'un utérus de 81 ans (d'après ARNAL).

aa, kystes glandulaires de différentes dimensions développés au niveau de la muqueuse. — b, couche musculaire interne atrophiée. — cc, vaisseaux calcifiés des couches moyenne et externe. — d, couche musculaire externe considérablement amincie.

2 Modifications histologiques. — La structure de l'utérus se modifie, bien qu'assez lentement. La tunique musculaire devient cassante, lardacée ou, au contraire, molle et friable (TOURNEUX et HERMANN). Les fibres lisses cèdent

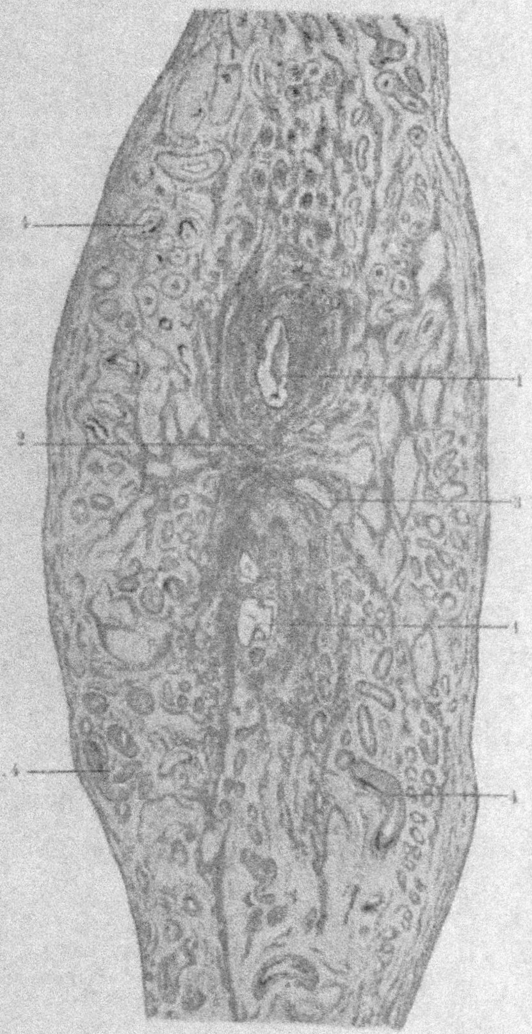

Fig. 67.

Coupe transversale totale du corps d'un utérus de 97 ans
(d'après ARNAL).

1, coupe de la cavité du corps cloisonnée. — 2, cloison oblitérant partiellement
la cavité du corps. — 3, kyste glandulaire. — 4, vaisseaux calcifiés de la paroi du
corps.

la place à un tissu fibroïde, développé par hyperplasie du tissu
conjonctif périvasculaire et intermusculaire (PARVIAINEN). Les

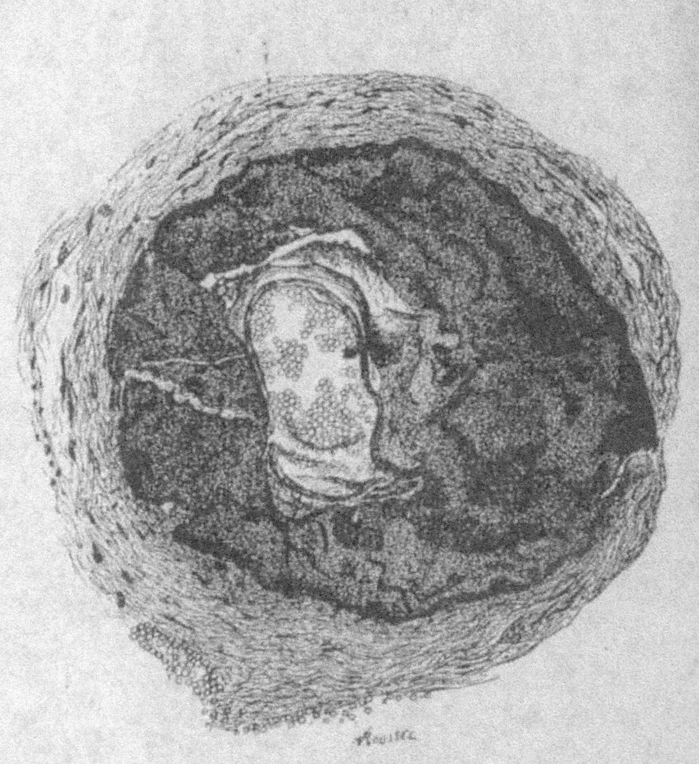

Fig. 68.

Artère du corps de l'utérus (d'après ABNAL).

Le foyer de calcification est annulaire, occupe presque toute l'épaisseur de la mésar-
tère et arrive, en certains points, jusqu'à l'endartère.

fibres élastiques s'atrophient également ; elles se fragmentent,
diminuent de plus en plus dans les interstices musculaires, se
réduisant à des anneaux périvasculaires et à quelques faisceaux
disséminés sous le péritoine du corps (WOLTKE). Dans le col, le

réseau périvasculaire disparaît complètement dans l'âge avancé (DUHRSSEN), après soixante ans (WOLTKE).

Sur la muqueuse amincie et blanchâtre à reflets nacrés (TOURNEUX et HERMANN), les cils vibratiles commencent à tomber quelques années après la ménopause (HOFMEIER); leur chute est plus rapide dans le corps que dans le col (PARVIAINEN), et dans l'extrême vieillesse, on n'en trouve plus sur aucun point (MÖRICKE, WYDER, WOLFF.) Les cellules de l'épithélium de revêtement diminuent de hauteur ; parfois quelques éléments cylindriques deviennent cubiques ou pavimenteux. Les cellules rondes du stroma cèdent la place à des cellules fusiformes et à des tractus conjonctifs denses, qui montent vers la surface de la muqueuse (GEBHARD). Les glandes du col et celles du corps disparaissent ; ces dernières se transforment en kystes (MÖRICKE), souvent très nombreux (ARNAL) (fig. 66 et 67) ; elles renferment parfois des concrétions phosphatiques et calcaires (CH. ROBIN).

Les vaisseaux de l'utérus sénile paraissent bien moins nombreux que chez la femme adulte ; ils sont souvent athéromateux, ou même calcifiés (fig. 68), et font saillie sur les coupes, sous forme d'orifices élargis et béants. D'autres sont oblitérés (WOLTKE). Cette sclérose des artères utérines, avec épaississement et dégénérescence hyaline (SCHWARTZ, FERRONI) de la tunique moyenne, est importante au point de vue pratique ; souvent elle constitue la seule lésion capable d'expliquer d'abondantes métrorrhagies (PICHEVIN et PETIT, REIXICKE, CHOLMOGOROFF) ; c'est à elle que sont dus les hématomes que l'on peut rencontrer dans des points quelconques de la paroi utérine (WEINBERG et ARNAL).

§ 3. — TROMPES SÉNILES

Les trompes, au fur et à mesure de l'avancement en âge, tendent à devenir rectilignes, leurs flexuosités s'effacent, la paroi s'amincit, le pavillon se flétrit, les franges se renflent parfois en massue et s'infiltrent de carbonate de chaux (POPOFF). Mais les modifications histologiques ne sont pas faciles à apprécier, à cause des ressemblances qu'affectent l'atrophie simple et les résidus d'altérations inflammatoires (WENDELER).

Les cellules épithéliales perdent rapidement leurs cils (VOINOT) ; elles deviennent plus basses, cubiques, puis pavimenteuses ; elles manquent parfois par places (SCHNAPER) et forment bouchon (BALLANTYNE et WILLIAMS). Toutes les tuniques sont envahies par un tissu conjonctif de nouvelle formation qui devient de plus en plus dense. Dans la muqueuse, cette prolifération se traduit par le développement de végétations, qui remplissent une grande partie de la lumière de l'oviducte et arrivent à l'oblitérer, notamment dans la région de l'isthme, par accolement et fusion des plis muqueux. L'ampoule perd son aspect labyrinthique (GRUSDEW, SCHNAPER).

La sclérose étouffe progressivement les autres éléments. Ainsi, à partir de quarante-cinq ans, les fibres élastiques diminuent et, dans les trompes séniles, on n'en trouve plus que quelques-unes sous le péritoine (BUCHSTAB). Le calibre des vaisseaux se rétrécit et la tunique adventice s'épaissit (GRUSDEW). La tunique musculaire de la trompe s'atrophie. D'après BALLANTYNE et WILLIAMS, contrairement à GRUSDEW et SCHNAPER, la couche de fibres musculaires disparaîtrait d'une façon complète dans l'âge avancé.

§ 4. — OVAIRE SÉNILE

A partir de la fin de la vie génitale, les ovaires subissent une atrophie progressive jusqu'à l'extrême vieillesse, atrophie qui porte sur l'organe lui-même, sur le tissu ovarien, et qui entraîne les troubles fonctionnels de la ménopause.

1° Modifications macroscopiques. — Les ovaires se réduisent dans toutes leurs dimensions, surtout en hauteur et en épaisseur. Si leur volume peut parfois être comparé à celui d'une noisette (OLSHAUSEN), plus souvent ils ressemblent à un petit galet ou même sont remplacés par une plaque fibro-vasculaire, qu'on a peine à trouver sur le ligament large (KISCH).

Leur poids tombe peu à peu à **2** grammes ou même moins.

Leur aspect est d'abord celui d'un corps gris jaunâtre raboteux, analogue à un noyau de pêche (RACIBORSKY, KRIEGER), mais vers soixante-dix ans, ils redeviennent lisses (CHARPY).

Leur consistance est ferme, même dure, pierreuse et souvent ils sont incrustés de concrétions calcaires.

2° Modifications histologiques. — Les modifications histologiques consistent essentiellement en un développement du stroma conjonctif, en une régression des éléments cellulaires et des follicules de Graaf.

Immédiatement au-dessous de l'épithélium ovarien, qui conserve ses caractères ordinaires chez la vieille femme ou disparaît en quelques points (OSTROSCHKEWITSCH), on trouve une zone conjonctive de plus en plus épaisse, véritable albuginée, sur laquelle on peut compter 4 ou 5 assises (WALDEYER). Des fibres élastiques existent, en assez grande quantité, autour des follicules oblitérés ou des corps fibreux (WOLTKE).

La couche parenchymateuse, d'une teinte blanc jaunâtre, cesse d'exister, en ce sens que ses éléments caractéristiques, les ovisacs, sont détruits par dégénérescence graisseuse de la granuleuse et de l'ovule, par transformation vésiculeuse de la cavité folliculaire et néoplasie du tissu conjonctif, qui finit par convertir l'ovisac en une masse fibreuse (KISCH). Les restes des follicules et des corps jaunes atrophiés se présentent sous divers aspects : corpuscules arrondis, corps fibreux ou kystes ; ces derniers, d'après SAPPEY, affectent trois formes : vésicules blanches à face interne recouverte de plis irréguliers, vésicules en chou-fleur, petits kystes transparents, sans plis ni saillies.

La zone vasculaire prend une coloration gris jaunâtre. Elle est constituée par quelques fibres lisses, mais surtout par un tissu fibrillaire, pauvre en cellules, d'autant plus dense qu'on approche davantage du centre de l'organe. Les vaisseaux, en particulier les artères, sont atteints d'inflammation chronique, pouvant aller jusqu'à l'oblitération de leur lumière. WENDELER et OSTROSCHKEWITSCH insistent aussi sur la dégénérescence hyaline des petits vaisseaux. Celle-ci se produisant surtout à la limite des zones corticale et médullaire, envahit le tissu conjonctif voisin et provoque la formation de foyers scléreux, transparents.

3° Troubles fonctionnels. — Le début de l'involution sénile se manifeste par un ensemble de troubles que l'on nomme la ménopause. Elle est marquée par la cessation des règles.

La ménopause a lieu, dans les climats tempérés, entre quarante-cinq et cinquante ans; très rarement elle est retardée jusqu'à cinquante-cinq ans, soixante et même soixante-cinq ans (COURTY). Elle n'est donc qu'une introduction à la vieillesse proprement dite; nous n'avons pas à y insister davantage. Elle entraîne à sa suite des variations qui peuvent persister dans l'âge avancé : des bouffées de chaleur, une tendance à l'adipose, et souvent le développement de duvet et de poils aux lèvres et au menton.

La ménopause et, à plus forte raison, la sénilité, entraîne la stérilité. Cependant, on a signalé quelques rares exceptions à cette règle. PICARD cite la femme de Reycourt qui eut 3 enfants après l'âge de quatre-vingt-quatorze ans; *le Progrès médical* de 1883 relate l'accouchement d'une négresse à l'âge de cent vingt et un ans.

§ 5. — ATRÉSIE SÉNILE DU VAGIN

Après la ménopause, une atrésie vaginale peut se développer due simplement à la sénilité, et nettement distincte soit des anomalies congénitales, soit des rétrécissements traumatiques, post-opératoires ou consécutifs à l'accouchement, ou dus à des altérations de la paroi vaginale : syphilis, cancer, etc.

1° Historique. — Cette atrésie sénile est à peine mentionnée par les auteurs classiques; LYON (*Th. Paris*, 1888), POZZI, FOURNIER et CROZON, DELBET, RETIERE (*Th. Paris*, 1902) en signalent seulement quelques cas. Elle a fait l'objet de la thèse de FAU (Paris, 1900).

2° Symptomatologie. — Dans les cas simples de rétrécisments peu serrés ou en voie de formation, il n'y a pas de symptômes subjectifs. Le médecin examinant les malades et faisant l'exploration vaginale dans le but de se renseigner sur l'état de l'utérus, découvre à cette occasion une bride ou un repli falciforme, le plus souvent postérieur, allant du col au vagin, effaçant le cul-de-sac.

D'autres fois, le rétrécissement est plus accentué ; il empêche alors le libre écoulement des liquides normalement sécrétés par l'utérus ; cette stagnation entraîne l'inflammation de la partie du vagin qui se trouve au-dessus de l'obstacle et consécutivement de la métrite ; il se produit un catarrhe utérovaginal.

La malade se plaint de perdre en abondance un liquide qui empèse un peu le linge. Sans odeur, l'écoulement est tantôt incolore, tantôt et plus fréquemment il est légèrement puriforme. Parfois il y a des stries sanguinolentes. Il ne provoque aucune douleur locale. Cependant, s'il cesse de se produire à un certain moment, la malade peut ressentir de la douleur du ventre et quelques coliques. Ces phénomènes disparaissent brusquement dès que l'écoulement se rétablit et, dans ces circonstances, il se reproduit subitement avec une grande énergie. On dirait que le liquide sécrété d'une façon continue s'est accumulé dans le vagin supérieur, sous l'influence d'une exagération de l'obstacle, puis qu'il s'est subitement écoulé au dehors sous l'influence des contractions utérines ou de la tension résultant de son accumulation même.

L'abondance du liquide dépend souvent de l'état de fatigue ou de repos. La femme ne perd pas étant couchée sur le dos, mais dès qu'elle se lève et qu'elle marche, un flot de liquide séreux ou séro-purulent s'écoule le long des cuisses.

A l'examen, le doigt qui explore rencontre à 6 ou 7 centimètres de la vulve une résistance opposée par une membrane dure, rigide ; on arrive difficilement sur le col. Au spéculum, on voit une membrane placée à la façon d'un diaphragme, vers la partie supérieure du vagin et, le plus souvent, à l'union du tiers moyen et du tiers supérieur. Les culs-de-sac sont effacés, comblés quelquefois par du tissu cicatriciel qui a resserré leurs parois.

Dans les cas en évolution, le bout du doigt peut tout d'abord arriver sur le col; plus tard, il y aura seulement place pour une grosse sonde, et le doigt explorateur ne trouvera qu'un tout petit orifice au fond d'une dépression infundibuliforme.

Enfin, dans des cas plus rares, le rétrécissement devient très serré, l'atrésie est complète; par suite de l'accumulation des liquides provenant de la sécrétion incessante de l'utérus, il se produit alors une poche vaginale, et consécutivement de la distension de l'utérus lui-même, de l'hydrométrie. En même temps, la femme éprouvera de la gêne, de la pesanteur dans le bas-ventre, quelquefois des douleurs s'irradiant dans tout le petit bassin, vers les cuisses et la région lombaire.

Le palper abdominal permettra de constater la présence d'une tumeur siégeant sur la ligne médiane, de consistance dure, remontant plus ou moins haut au-dessus du pubis. Par le toucher combiné au palper, on pourra localiser cette masse, apprécier le degré de tension des liquides contenus dans son intérieur en même temps que le doigt explorateur du vagin reconnaîtra la présence d'une cloison placée de champ devant le col de l'utérus, quelquefois faisant corps avec lui.

3° Diagnostic. — Le diagnostic de l'atrésie sénile n'offre, en général, pas de difficultés; il est cependant important, dans le cas d'atrésie serrée, de la distinguer des rétrécissements cicatriciels ou cancéreux.

Les rétrécissements cicatriciels sont irréguliers, de conformation variable; ils n'intéressent qu'une partie de la paroi vaginale, tantôt dans le sens longitudinal, tantôt dans le sens transversal; ils peuvent être multiples.

Le rétrécissement consécutif à l'envahissement des culs-de-sac par un épithélioma du col, s'accompagne ou d'une hémorrhagie qui ouvre la scène, ou d'un écoulement continu, roussâtre, d'odeur infecte, ainsi que de douleurs très vives. L'examen physique montre des masses bourgeonnantes, mollasses, saignant très facilement, reposant sur une surface dure, résistante, à contours vagues et mal délimités.

4° Pronostic. — Le pronostic est bénin, l'affection étant purement locale et facilement curable ne retentit pas sur l'état général.

5° Traitement. — Le traitement sera variable et dépendra du degré d'occlusion.

Si la cloison est incomplète, des soins de propreté, quelques injections astringentes ou antiseptiques suffiront à débarrasser la femme de l'écoulement qu'elle présente. Les pansements à la glycérine donnent aussi les meilleurs résultats.

Si l'écoulement ne cède pas et si le rétrécissement est serré, il faut avoir recours à une intervention chirurgicale, il faut débrider au bistouri et exciser les lambeaux. Après l'opération, un bon tamponnement sera laissé en place quarante-huit heures, puis un lavage antiseptique sera fait tous les jours.

Il faudra continuer le tamponnement afin de maintenir écartées les parois de l'extrémité supérieure du vagin; et quand la cicatrisation sera faite et l'écoulement tari, il sera bon de faire de la dilatation extemporanée, soit au moyen du spéculum à larges valves, soit encore à l'aide de dilatateurs vaginaux de diamètre croissant. On évitera ainsi toute récidive.

S'il s'est produit une poche vaginale derrière le rétrécissement, une ponction pourra amener des résultats immédiats, mais pour empêcher le retour de semblables accidents on devra la faire suivre du débridement au bistouri.

§ 6. — MÉTRITES SÉNILES

Nous n'envisagerons sous ce nom que les formes de métrites particulières à l'âge avancé, en éliminant les métrites symptomatiques d'une tumeur utérine quelconque justifiables de l'hystérectomie, et les métrites dont le début est antérieur à la ménopause.

1° Historique. — ASHWEL (de Londres), en 1835, attira le premier l'attention sur les métrites séniles en rapportant l'observation d'une femme de soixante ans chez laquelle il avait observé des pertes abondantes de pus fétide provenant de l'utérus.

En 1859, BECQUEREL désigne sous le nom « *d'hydrométrie par accumulation de mucosités dans l'utérus* » une affection se développant exclusivement chez les femmes qui n'ont plus leurs règles et qui est caractérisée par la présence, dans l'utérus dilaté, d'une quantité variable de muco-pus. FRITSCH (1893) leur donne le nom d'*endométrites atrophiantes ou destructives*.

Quelques observations sont rapportées par un certain nombre d'auteurs : DUNCAN, TOLOCHINOFF, BARNES, PATRU, MAURANGE, CROOM, DUNNING, BRÖSE.

LEVRAT (de Lyon), DUPUY (*Th. Bordeaux*, 1897), LUDWIG ont décrit une forme spéciale caractérisée par des hémorrhagies utérines abondantes.

RICHARD (*Thèse Paris*, 1896), CLAUZEL (*Thèse Montpellier*, 1908) réunissent les observations publiées et montrent les caractères anatomiques et cliniques de cette forme particulière de métrite.

2° Étiologie. — Les métrites des femmes âgées se montrent à une époque absolument indéterminée après la ménopause. On les voit parfois éclater dès que la femme a cessé d'être réglée ; dans d'autres cas, les plus nombreux, l'affection n'apparaît qu'un très grand nombre d'années après la disparition du flux menstruel : on en a observé chez des femmes de plus de quatre-vingts ans.

L'influence des grossesses semble à peu près nulle sur leur production, car elles frappent tout aussi bien les femmes stériles que les grandes multipares.

Parmi les antécédents héréditaires ou personnels on ne trouve rien de constant qui puisse être rattaché à l'éclosion de ces endométrites : le prolapsus, la rétroversion, les polypes utérins, les traumatismes sur l'abdomen, les pessaires mal placés ont été signalés comme causes prédisposantes.

C'est du reste une affection rare. LUDWIG, en huit ans, sur 4.400 observations de la clinique gynécologique de GUSSEROW (de Berlin), n'en trouva que 14 cas.

3° Symptomatologie. — L'affection débute à une époque

très variable, après la cessation des règles, par un écoulement dont l'abondance n'a rien de fixe : certaines femmes ayant à peine quelques pertes insignifiantes, d'autres, au contraire, expulsent de véritables flots de pus.

Cet écoulement varie dans sa façon de se manifester : dans quelques cas, il est continu, se produisant régulièrement sans aucune interruption; d'autres fois, il est intermittent; il se fait de temps en temps une véritable débâcle de pus, comme si l'utérus, brusquement contracté, expulsait d'un seul coup tout son contenu.

Suivant la nature du liquide, on a distingué deux formes cliniques de ces métrites : une *forme purement hémorrhagique* (LEVRAT) et une *forme purulente*, de beaucoup la plus fréquente; le liquide est alors épais, franchement purulent, parfois séreux, légèrement teinté de sang (*forme mixte* de CROOM). Mais, dans tous les cas, ce liquide a le caractère pathognomonique, d'être horriblement fétide, au moins autant que le liquide expulsé des utérus cancéreux.

Les douleurs sont peu intenses et de localisation vague; dans quelques cas, l'accumulation du pus dans l'utérus n'a été révélé qu'à l'autopsie. Mais ces douleurs s'accentuent considérablement dans les cas où l'évacuation du pus se fait par de véritables débâcles; elles prennent au moment de l'expulsion du contenu de l'utérus le caractère de véritables coliques utérines (SCANZONI).

La maladie, dans la majorité des cas, retentit de bonne heure sur l'état général : des troubles gastriques de plus en plus marqués surviennent, puis de l'anorexie et des vomissements. L'amaigrissement s'accentue de jour en jour, les traits se tirent, le faciès jaunit et rappelle entièrement le teint jaune paille des cancéreux.

A l'examen direct, on voit que le vagin, sous l'effet du contact irritant de la sécrétion utérine, présente, dans la plupart des cas, les traces d'une vive inflammation.

Le toucher est souvent douloureux; le doigt, pour arriver sur le col, est obligé de rompre des sortes de cloisons pseudomembraneuses réunissant les deux faces du vagin. Le col de l'utérus ne présente, au doigt, que des lésions généralement très légères, et, la plupart du temps, on n'observe qu'un simple gonflement de la muqueuse sans la moindre ulcération. Il y a très souvent une légère diminution de la consistance du col. L'utérus, souvent très augmenté de volume, est généralement mobile.

Au spéculum, on note une inflammation intense du vagin et l'aspect rouge foncé de la muqueuse du col qui revêt, de place en place, un aspect grisâtre. L'introduction de l'hystéromètre permet de confirmer les données du toucher quant à l'agrandissement de l'utérus, qui, dans certains cas, mesure 8 à 10 centimètres. Cette introduction est très douloureuse, et, en retirant l'instrument, on ramène une quantité parfois considérable de pus, souvent sanguinolent, toujours horriblement fétide. Dans la cavité hémorragique, c'est du sang pur en assez grande abondance que l'on ramènera.

La marche de l'affection est différente suivant qu'il y a ou non intervention. Dans le premier cas, la guérison est la règle, la récidive l'exception. Dans le second cas, la maladie évolue progressivement, et les malades succombent dans la cachexie, due à la résorption des produits septiques développés et contenus dans l'utérus.

La durée et la terminaison sont fonction de la précocité de l'intervention chirurgicale.

4° **Anatomie pathologique**. — Les lésions de l'utérus, dans cette affection, ont été étudiées, le plus souvent, après l'hystérectomie. L'utérus se présente alors sous l'aspect d'une vaste poche, analogue à l'utérus rempli du produit de conception (CRUVEILHIER). Ses parois sont considérablement amincies, et il y aurait une atrophie générale portant sur les glandes, le tissu cellulaire et le tissu musculaire (BECQUEREL) ; ce sont, en somme, les altérations de l'utérus sénile. De plus, le microscope fait voir une infiltration plus ou moins considérable de cellules rondes au milieu des éléments de la paroi.

5° **Pathogénie**. — BECQUEREL expliquait cette accumulation de mucosités dans l'utérus par l'existence d'un obstacle s'opposant au libre écoulement des sécrétions utérines.

Fairsch a cherché à expliquer la formation du pus. Pour lui, lorsque l'orifice utérin s'obture, comme cela se produit souvent chez les vieilles femmes (voy. *Utérus sénile*), par suite de l'atrophie sénile ou du déplacement de l'organe, la sécrétion normale persistant au-dessus du rétrécissement, l'utérus se dilate pour contenir le mucus qui ne peut plus être évacué. A la suite de cette rétention de mucus, il se produit des modifications profondes dans la constitution anatomique de la muqueuse utérine : l'épithélium vibratile se transforme, les glandes s'atrophient; la nature des sécrétions est ainsi transformée, et le mucus normal est remplacé par une véritable sécrétion pathologique de pus renfermant des cellules desquamées.

Dans les formes hémorragiques, Levrat fait jouer un rôle aux lésions cardiaques concomitantes dans la production de la stase veineuse, origine de l'écoulement sanguin, et propose pour cette affection le nom de *métrite putride cardio-sénile*. Massé, Dupuy (de Bordeaux) pensent que les hémorragies sont dues quelquefois à l'artériosclérose, qu'elles sont, le plus souvent, sous la dépendance d'un état inflammatoire dont la lésion principale consiste dans la dilatation et la prolifération vasculaires de la muqueuse utérine.

Des examens bactériologiques et microscopiques pratiqués à l'occasion de cas de métrite purulente ont donné des résultats variables; on a pu incriminer le bacille de Koch (Patru), le streptocoque (Maillard), le gonocoque (Maurange, Ludwig). Du reste, on comprend que dans ces formes spéciales de métrite sénile, chez les vieilles femmes, dont les soins de propreté sont très négligés, il puisse se faire une infection par différents microbes avec exaltation de leur virulence en cavité close (Richard).

6° Diagnostic. — Dans la majorité des cas, il est très difficile de distinguer les métrites séniles du cancer du corps de l'utérus. L'âge avancé de la malade, l'odeur épouvantable de ses pertes, son mauvais état général, tout concourt à induire en erreur. A peine pourra-t-on se baser sur la moindre abondance des hémorragies et des lésions locales dans les cas de métrites séniles, pour lesquelles, du reste, bien souvent, l'hystérectomie a été pratiquée.

L'examen histologique, après un petit curettage amenant des lambeaux de muqueuse, est indiqué. Mais même alors le diagnostic pourra rester en suspens. Quelquefois la métrite sénile peut se compliquer d'épithéliome (DE ROUVILLE).

Dans les cas douteux, il faudra toujours commencer par un traitement simple : dilatation, curettage, qui donnera rapidement de bons résultats si l'on a affaire à une métrite sénile, et qui, dans le cas contraire, permettra une exploration plus complète et, par suite, une intervention plus active s'il y a lieu.

7° **Pronostic**. — D'une façon générale, le pronostic de la métrite sénile n'est pas grave, en ce sens qu'un traitement rationnel en a vite raison dans la grande majorité des cas. Mais livrée à elle-même, l'affection est sérieuse et peut entraîner la mort. Pour DUNNING, l'infection localisée à l'utérus pourrait s'étendre, atteindre les annexes et le péritoine; ce serait là la cause de beaucoup d'abcès pelviens apparaissant chez de vieilles femmes et semblant inexplicables.

On peut aussi se demander, avec MAURANGE, si le cancer utérin après la ménopause n'est pas souvent consécutif à une métrite datant de l'époque atrophique (DE ROUVILLE).

8° **Traitement**. — Un traitement simple a le plus souvent raison de ces lésions. On pratiquera la dilatation de la cavité utérine, avec des laminaires et des bougies d'Hegar, puis on fera avec précaution un curettage suivi d'un badigeonnage de la cavité utérine à la glycérine créosotée au tiers ou avec de l'acide chromique au tiers, de la teinture d'iode ou des lavages au permanganate de potasse ou à l'eau oxygénée, au perchlorure de fer en solution à 1 p. 10; on fera ensuite un pansement intra-utérin et vaginal à la gaze iodoformée, répété tous les jours jusqu'à cessation de tout écoulement.

Si, pour une raison quelconque, le curettage ne peut être pratiqué (maladie cardiaque, atrophie considérable de la paroi utérine), on se contentera d'un simple drainage de la cavité utérine qui, accompagné de pansements vaginaux fréquemment répétés, donnera de bons résultats. En cas d'hémorragie abondante, on pratiquera une injection chaude, 2 ou 3 litres de liquide à 45°.

Enfin, s'il y a récidive, ou si ces traitements n'amènent pas de modification de l'écoulement, on pratiquera l'hystérectomie.

Le traitement général joue un rôle important, car les pertes utérines entraînent à la longue un épuisement de l'organisme; il est de toute nécessité de remonter l'état de la malade. Le repos complet sera prescrit, on y joindra une alimentation substantielle, des boissons toniques, etc.

§ 7. — Métrorragies des vieilles femmes

La ménopause est essentiellement caractérisée par la suppression de l'hémorragie périodique que présentent les femmes pendant toute la période active de la vie génitale.

Elle survient quelquefois brusquement, le flux menstruel disparaissant définitivement. Mais le plus souvent, elle est précédée d'irrégularités, d'interruptions plus ou moins prolongées de l'écoulement sanguin. Elle peut s'accompagner alors de divers désordres du côté de l'appareil respiratoire et du système nerveux : bouffées de chaleur, poussées congestives à la face, sueurs profuses, sensations d'étouffement, battements de cœur, palpitations, etc.

Au bout d'un certain temps, ces troubles diminuent peu à peu, les pertes de sang s'espacent davantage, puis cessent et l'appareil génital rentre dans le calme le plus complet. De même, des états pathologiques dont l'utérus était le siège, d'anciennes métrites, d'anciennes annexites, des tumeurs fibreuses, s'atténuent notablement, ou finissent même par disparaître.

Aussi au fur et à mesure que la femme s'éloigne de la ménopause, toute douleur ou tout écoulement sanguin doivent être tenus pour pathologique, et sont souvent les premiers symptômes d'une tumeur maligne de l'utérus.

1° Étiologie. — SIREDEY (1908) a tracé récemment les caractères particuliers de ces métrorragies particulières aux vieilles femmes.

2° Symptomatologie. — Ces métrorragies peuvent être bénignes ou graves.

a. *Forme bénigne.* — Dans quelques cas rares, en particulier chez les femmes qui ont des fibromes ou une ancienne annexite, ou chez celles qui ont un prolapsus utérin très prononcé, on peut voir parfois des hémorragies présentant un caractère périodique rappelant le flux menstruel. SIREDEY rapporte l'observation d'une malade atteinte de prolapsus utérin qui, vingt-deux ans après la ménopause, a présenté des hémorragies régulières, de mois en mois, avec une périodicité remarquable, pendant onze années. Le plus souvent elles ont des allures irrégulières, capricieuses.

Elles peuvent être aussi continues et sont en rapport avec certaines variétés de métrite sénile (voy. ce mot).

Ces sortes d'hémorragies sont dépourvues de gravité, elles cèdent rapidement à un traitement approprié, curettage ou même cautérisations intra-utérines.

b. *Forme grave.* — Le plus habituellement, ces pertes ont un début insidieux et une marche extrêmement lente. Elles consistent en un suintement jaunâtre, à peine rose, d'apparence tout d'abord insignifiante, sans aucune douleur, sans aucune modification du côté de l'utérus.

Elles persistent des semaines et des mois, malgré les traitements, malgré les injections chaudes, antiseptiques ou astringentes. En même temps, l'écoulement augmente peu à peu, devient plus foncé, prend une couleur de rouille, et de temps à autre se mélange de quelques gouttes de sang pur, ou de pertes de sang plus abondantes, durant quelques heures, un ou deux jours.

Ce n'est que quinze ou dix-huit mois après ces premières

manifestations que l'on constate des signes physiques indiquant le point de départ de ces hémorragies : les pertes de sang deviennent de plus en plus fréquentes, et prennent même le type continu ; elles s'accompagnent de pertes blanches ou noirâtres, d'odeur toujours très prononcée. En même temps, le corps utérin augmente de volume, devient globuleux. Et lorsque la tumeur a envahi le col, les douleurs apparaissent dans les flancs, le bas-ventre avec sensation de pesanteur pelvienne, épreintes vésicales et rectales.

A cette période, l'état général s'aggrave rapidement, et les malades, déjà épuisées par les hémorragies, arrivent bientôt à la cachexie.

3° Anatomie pathologique. — A une époque peu avancée de la maladie, la lésion est très limitée, c'est une petite masse saillante implantée sur la muqueuse par un pédicule peu étendu, et qui se développe dans la cavité utérine, dont elle ne refoule que peu à peu les parois. Elle est friable et provoque autour d'elle une vascularisation excessive de la muqueuse, ce qui explique les fréquents écoulements sanguins. La limitation de la tumeur, son petit volume et son lent développement, expliquent qu'elle ne s'accompagne pas d'autres symptômes.

Plus tard, apparaissent des masses nouvelles, puis il se produit en divers points du tissu utérin des infiltrations qui se répandent dans le tissu cellulaire voisin et gagnent les lymphatiques du bassin. A cette époque les signes physiques font leur apparition, mais il est trop tard pour agir utilement.

4° Diagnostic. — Le diagnostic est très important, car dans les cas de métrorragies symptomatiques d'une tumeur utérine, une opération pratiquée à temps peut seule sauver la malade.

Le diagnostic entre les formes bénignes et les formes malignes de ces métrorragies n'est pas toujours facile : la périodicité indique plutôt des prolapsus utérins. Il se basera surtout sur l'effet du traitement.

Si l'hémorragie s'arrête après un traitement simple, il n'y aura pas à s'en inquiéter.

Si elle est rebelle au traitement, elle est bien probablement liée à un néoplasme utérin, quoique certaines formes de métrite sénile puissent donner le change. Dans les cas douteux, des fragments retirés avec un curettage seront examinés au microscope.

5° Traitement. — On devra d'abord instituer un traitement simple : repos au lit, injections très chaudes prolongées et répétées, instillation de chlorure de zinc à 1/10° ou 1/5°.

Si ces moyens ne suffisent pas, un curettage après dilatation doit être pratiqué. Il permettra de recueillir des fragments pour l'examen histologique, et il est rare qu'il n'ait pas raison des métrites séniles simples (voy. chap. suivant).

Dès que l'étude histologique des fragments recueillis a fait reconnaître l'existence d'une tumeur maligne, épithélioma ou sarcome, on ne doit pas hésiter à conseiller l'ablation immédiate de l'utérus, si légers que paraissent les accidents, et si satisfaisante que soit encore la santé générale. Seule, l'hystérectomie totale, pratiquée hâtivement au début de la maladie, peut permettre d'espérer la guérison.

LIVRE VII

MALADIES DU SANG,
DES ORGANES HÉMATOPOIÉTIQUES
ET DES GLANDES VASCULAIRES SANGUINES

Le sang ne subit pas de grandes modifications dans l'âge
avancé. La moelle osseuse aurait cependant une activité très
réduite. Jointe à l'atrophie de tout le système lymphatique, cette
diminution d'activité des organes hématopoiétiques explique la
facilité et la gravité des infections chez le vieillard.

Il n'y a pas de maladies du sang propres aux vieillards. Nous
nous contenterons d'indiquer les causes des anémies symptomatiques que l'on peut rencontrer chez lui.

ARTICLE PREMIER

SANG ET ORGANES HÉMATOPOIÉTIQUES

Nous envisagerons successivement les modifications du sang,
des ganglions lymphatiques et de la moelle osseuse dans l'âge
avancé.

1° Modifications du sang chez le vieillard. — Les modifications du sang chez le vieillard sont peu connues; elles sont
dues à l'involution sénile des organes hématopoiétiques, et à
l'insuffisance de l'hématose liée en partie à l'amoindrissement
de la fonction respiratoire (RAUZIER).

La coloration du sang du vieillard est moins rouge que celle
de l'adulte; le sang artériel, absorbant moins d'oxygène et éli-

minant plus difficilement son acide carbonique, se rapproche du sang veineux.

QUINQUAUD a noté une diminution du nombre des globules rouges : 3.641.000 (au lieu de 4.800.000) ; ainsi qu'une diminution de la quantité d'hémoglobine (75 à 85 au lieu de 125 p. 1.000) et de la capacité respiratoire (150 au lieu de 260 p. 1.000). DENIS, BECQUEREL et RODIER ont trouvé également une diminution du taux de la fibrine et des albuminoïdes, avec une augmentation de la cholestérine. L'urée serait augmentée, d'après QUINQUAUD (0,032 p. 1.000 au lieu de 0,017 à 0,019). En un mot, il existerait, comme le dit CANSTATT, un « état toxique » du sang. Cependant les résultats des auteurs sont variables. HAYEM n'a pas constaté de différence entre le sang de l'adulte et celui du vieillard, et les recherches de SOKOLOFF (thèse de Saint-Pétersbourg, 1894), SCHMALZ, GRAWITZ et GRIMINI démontreraient, au contraire, que la vieillesse imprimerait peu de modifications au tissu sanguin.

JOLLY, DEBROVICI ont étudié les variations de la formule leucocytaire en rapport avec l'âge, et ont trouvé constamment dans le sang des vieillards une augmentation du chiffre des leucocytes à noyau polymorphe : 73 p. 100 en moyenne au lieu de 61,5 p. 100 chez l'adulte. Comme ce leucocyte peut être considéré comme le terme ultime de l'évolution de la cellule lymphatique dans le tissu hématopoiétique de la moelle, « chez l'individu âgé il y a excès des formes cellulaires qui ont atteint leur maturité, tandis que chez l'enfant, il y a, au contraire, excès des formes jeunes (DEBROVICI) ».

2° Modifications des ganglions lymphatiques. — Les divers organes hématopoiétiques subissent, dans la vieillesse, une régression très marquée. Tout le système lymphatique s'atrophie de plus en plus. Dans le ganglion, la capsule devient très épaisse, les travées qui en partent le divisent en plusieurs segments isolés. Le tissu réticulé est fortement épaissi. La sclérose part de plusieurs points : de l'ancien hile du ganglion qui est transformé en un bloc fibreux au sein duquel sont creusées des cavités vasculaires; des vaisseaux eux-mêmes et surtout des

vaisseaux des cordons folliculaires; leurs parois sont extrêmement épaissies, et le tissu réticulé qui les entoure forme des
cercles de sclérose concentriques d'où partent des bandes qui
rayonnent en tous sens.

Il résulte de cette sclérose une atrophie de la substance
médullaire, avec oblitération complète des voies lymphatiques.
La substance corticale est très réduite, étalée en couche mince
sous la capsule. Cloisonnés par le tissu conjonctif, les sinus sont
très étroits, et souvent même, il y a symphyse de la capsule et
du système folliculaire. Les follicules sont encore réduits par la
sclérose de leur réticulum, qui forme souvent, en leur centre,
une véritable cicatrice étoilée. Toute karyokinèse a disparu. En
quelques points, on voit des cellules chargées de pigment ocre.

C'est en un mot une véritable mort physiologique de l'organe
(ZACHAROF, BESANÇON et LABBÉ). C'est ce qui explique l'absence
chez le vieillard, des réactions lymphatiques quelquefois si considérables chez les jeunes sujets au cours de certaines maladies
infectieuses.

3° Modifications de la moelle osseuse. — La moelle
osseuse également subit une atrophie dans la vieillesse; elle est
envahie par de la graisse et du tissu fibreux. Son activité devient
très réduite. Les vieillards, d'après NEUMANN, supporteraient
moins bien que les adultes, les pertes de sang.

ARTICLE II

ANÉMIES CHEZ LES VIEILLARDS

L'anémie pernicieuse et les différentes sortes de leucémies,
quoique plus fréquentes dans l'âge adulte, peuvent s'observer
chez le vieillard, mais sans que ces maladies chez lui présentent
de tableau clinique spécial.

1° Étiologie. — Les anémies symptomatiques sont fréquentes
dans la vieillesse. Elles y reconnaissent pour cause :

a. *Les pertes répétées de sang*. — Par suite de l'atrophie du système lymphatique et de la perte d'activité de la moelle osseuse, entraînant une plus grande difficulté dans la rénovation sanguine, il suffit souvent chez le vieillard de pertes minimes, mais répétées, de sang, en un point quelconque de l'organisme, pour entraîner une anémie rapide et intense, qui peut même simuler l'anémie pernicieuse. Après les opérations graves, c'est une complication qu'il faut redouter chez les gens âgés. Les hémorrhoïdes sont assez fréquemment en cause. Dans ces anémies symptomatiques il existe souvent des symptômes nerveux, par suite d'anémie cérébrale.

b. *L'action d'un poison du sang.* — Ce poison peut être constitué par des toxines microbiennes, au cours d'une maladie infectieuse (pneumonie, septicémie quelconque), ou par un toxique minéral : plomb, arsenic, mercure, etc. L'anémie peut être due aussi à la présence d'un ver intestinal (botriocéphale, ankylostome duodénal). Elle peut tenir également à l'existence d'une putréfaction intestinale ou à la coprostase, ou enfin à une tumeur maligne. Le plus souvent chez le vieillard, une anémie intense, à forme d'anémie pernicieuse, est liée à l'existence d'un néoplasme de l'estomac. Le mécanisme de cette anémie est encore inconnu : le poison cancéreux, les troubles digestifs causés par le néoplasme, les hémorragies répétées qui peuvent se produire à sa surface concourent à la production d'une anémie souvent intense et d'une forme de cancer de l'estomac à type d'anémie pernicieuse. Très fréquemment ce néoplasme est absolument latent et n'est qu'une trouvaille d'autopsie.

Il faut savoir aussi que la syphilis, après soixante ans, entraîne parfois une anémie progressive, à type pernicieux justifiable du traitement spécifique, comme LABBÉ en a rapporté un cas chez une dame de soixante-treize ans.

c. *L'alimentation défectueuse ou insuffisante.* — Elle peut être, chez le vieillard, une cause d'anémie plus ou moins intense. Elle s'explique par les troubles digestifs, et la restriction de l'alimentation que l'on rencontre si fréquemment chez les personnes âgées.

2° **Symptômes.** — Ces différentes formes d'anémie symptomatique chez le vieillard ne diffèrent en rien de celles qu'on rencontre dans les mêmes occasions chez l'adulte. L'examen du sang révèle les mêmes altérations, nous n'avons pas à y insister.

3° Traitement. — Le traitement ne présente non plus rien de spécial.

ARTICLE III

GLANDES VASCULAIRES SANGUINES

Les glandes vasculaires sanguines ou à sécrétion interne jouent un rôle antitoxique dans un grand nombre de processus morbides. Elles agissent en transformant, en neutralisant certains poisons de l'organisme et en sécrétant certaines substances utiles.

Dans la vieillesse, la diminution de l'activité hématopoïétique, et l'atrophie générale entraînent la diminution de plus en plus grande des diverses fonctions de ces glandes.

Nous envisagerons successivement les modifications de la rate, du corps thyroïde et des capsules surrénales à l'état sénile, et les maladies qui leur sont propres. Par suite de cette diminution d'activité, celles-ci sont très rares dans l'âge avancé, et lorsqu'elles s'y rencontrent, y revêtent presque toujours des formes frustes.

§ 1. — GLANDES VASCULAIRES SANGUINES
A L'ÉTAT SÉNILE

Les glandes vasculaires sanguines, la rate, le corps thyroïde, les capsules surrénales participent toutes à l'atrophie générale de l'âge avancé. Les altérations de ces glandes doivent du reste entrer en ligne de compte pour expliquer un certain nombre de troubles de la sénilité; elles expliquent surtout la diminution de la résistance aux infections et aux intoxications.

39.

1° Rate sénile. — Brousse (thèse agrégation, 1886), Birsch-Hirschfeld, Pilliet (1893) surtout, ont étudié les modifications de la rate dans la vieillesse.

a. *Modifications macroscopiques*. — La rate sénile présente deux aspects différents, d'après Pilliet : le plus rarement, elle est petite, assez molle et entourée d'une capsule épaisse, blanchâtre, ridée et plissée. Le poids en est très réduit, il peut tomber à 40 grammes (au lieu de 195 grammes, poids moyen de l'adulte).

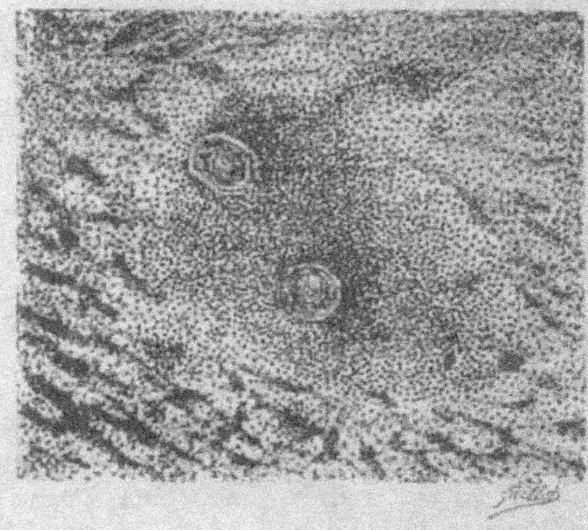

Fig. 69.

Rate en atrophie sénile (d'après Pilliet).

Deux corpuscules de Malpighi atrophiés et fusionnés. Leur contour est irrégulier et leurs artérioles sont épaissies.

La coupe est peu scléreuse. Cette forme se rencontre chez les vieillards morts de vieillesse, sans grandes lésions d'organes.

Dans un second type, la rate peu volumineuse se présente enveloppée d'une capsule plus ou moins épaisse, souvent parsemée de plaques cartilaginiformes, ou tout entière blindée d'une cuirasse de tissu fibreux. Il existe des adhérences avec les organes voisins. Sectionnée, la rate reste rigide ; la surface de section est lisse et d'un rouge foncé. Cette forme se rencontre chez les vieillards ayant présenté, durant leur vie, différentes lésions vasculaires, rénales ou péritonitiques ; aussi nous sera-t-il permis de mettre en doute le rôle exclusif de la sénilité dans la production de ces lésions ; il nous est arrivé bien souvent de faire des autopsies de vieillards sans constater aucune altération de la rate.

b. *Modifications histologiques.* — Les lésions histologiques sont identiques dans les deux types que nous venons de décrire.

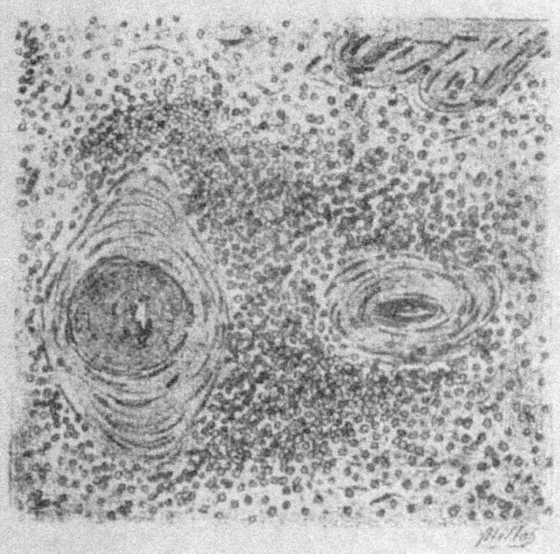

Fig. 70.

Les mêmes à un grossissement plus fort pour montrer le détail de l'épaississement des artérioles (d'après PILLIET).

L'atrophie des corpuscules de Malpighi est toujours considérable : l'artériole qui en occupe le centre est épaissie par la formation de couches fibreuses à sa périphérie (fig. 69 et 70). La pulpe rouge présente des dilatations inégales, parfois considérables. Les travées fibreuses sont épaissies. Enfin on constate une absence presque complète de pigmentation de l'organe.

2° Corps thyroïde du vieillard. — Les altérations séniles du corps thyroïde ont été étudiées par Pilliet (1893).

a. *Modifications macroscopiques*. — La glande est plus petite que chez l'adulte, la coloration est foncée, lie de vin. A la coupe, l'aspect est grenu.

b. *Modifications histologiques*. — La sénilité du corps thyroïde est marquée surtout par un épaississement plus ou moins considérable des travées fibreuses interalvéolaires, qui compriment les vésicules glandulaires et entraînent peu à peu leur atrophie.

Mais il persiste très longtemps un grand nombre de vésicules. La disparition en est très lente, et le corps thyroïde serait un des organes qui reste le plus longtemps actif chez le vieillard (Pilliet).

c. *Modifications physiologiques*. — La teneur en iode de la glande thyroïde diminue après soixante ans (Monéry).

Hertoghe, Lorand, Parhon et Goldstein ont montré la part qui revenait au corps thyroïde dans le travail d'involution organique. Mais c'est surtout Léopold-Lévi (1909) qui a rattaché à la diminution de la sécrétion thyroïdienne, à l'hypothyroïdie, un certain nombre de troubles de la sénilité. En effet, d'après cet auteur, plusieurs signes sont communs au myxœdème et à la sénilité : l'état sec, ridé et squameux de la peau, l'abaissement de la température avec les troubles thermiques subjectifs et les réactions vaso-motrices qui en dépendent, la chute des cheveux, la raréfaction des sourcils, l'anorexie et la constipation, l'absence des règles chez la femme et l'agénésie chez l'homme, la chute des dents par un processus de gingivite expulsive, le rhumatisme vague, l'élargissement de l'ensemble des fonctions nutritives, l'affaiblissement des réactions organiques et nerveuses, la tendance aux diverses scléroses et en particulier à la sclérose vasculaire. De plus le traitement thyroïdien contribue à atténuer ou à faire disparaître un certain nombre de ces troubles. Lancereaux et Paulesco ont même signalé son action favorable sur l'artériosclérose.

En somme, d'après ces auteurs, le corps thyroïde (et par là même l'*appareil endocrine*) jouerait un rôle important dans la symptomatologie de la sénilité. Le traitement thyroïdien, s'il est supporté, pourrait servir à la combattre, et surtout à la prévenir.

3° Capsules surrénales chez les vieillards. — La sénescence des capsules surrénales a été établie par PILLIET (1893) et DELAMARE.

a. *Modifications macroscopiques*. — HUSCHKE a prétendu que la surrénale sénile était toujours beaucoup plus petite que la surrénale adulte.

Pour CRUVEILHIER au contraire, elle la dépasserait souvent. DELAMARE, chez 11 sujets de cinquante à soixante-seize ans a constaté un poids moyen de 4^{gr},80, atteignant parfois 5 à 6 grammes (7 grammes chez l'adulte d'après TESTUT). SABRAZÈS et HUSNOT (de Bordeaux 1906), examinant les surrénales de 40 vieillards de soixante à quatre-vingt-dix ans, ont montré l'hypertrophie fréquente de ces organes au cours de la vieillesse et leur état mamelonné et comme cérébroïde.

b. *Modifications histologiques*. — Histologiquement la surrénale sénile est le siège de deux processus différents antagonistes : l'angiosclérose atrophique, et l'hypergenèse cellulaire adénomateuse (DELAMARE).

La capsule d'enveloppe s'épaissit ainsi que les cloisons intra-parenchymateuses ; des fibrilles conjonctives entourent les amas de la zone glomérulaire, et les compriment.

Les cellules de la zone fasciculée, souvent multinucléées (DELAMARE), présentent une surcharge graisseuse manifeste ; cette surcharge prend une forme nodulaire, c'est au contact de ces nodules que se développe l'adénome si fréquent chez les vieillards (PILLIET, SABRAZÈS et HUSNOT). C'est tout d'abord une véritable suractivité fonctionnelle (hyperadipogénie), due soit à une irritation provoquée par les débris cellulaires voisins (PILLIET), soit à l'actériosclérose ; pour certains auteurs cet hyperfonctionnement jouerait un rôle important dans la pathogénie de l'athérome et de l'hypertension si fréquents chez les vieillards. La dégénérescence graisseuse ne ferait que lui succéder.

Dans la zone réticulée, la plupart des cellules sont chargées de grains pigmentaires, qui présentent les mêmes caractères que chez l'adulte (absence des réactions ferriques), et témoignent également d'un hyperfonctionnement de cette partie de l'organe. Mais d'autres cellules sont envahies par les pigments ferriques et par les phagocytes. Ce serait peut-être à cette insuffisance de la fonction éliminatrice de la surrénale que seraient dues les pigmentations anormales des vieillards (DELAMARE).

La substance médullaire vieillit plus tôt que la substance corticale et présente rapidement les signes d'une atrophie totale et d'une phlébosclérose intense.

§ 2. — MALADIES DES GLANDES VASCULAIRES SANGUINES

Par suite de leur atrophie, ces glandes sont rarement le siège des altérations organiques ou fonctionnelles qui sont la cause chez l'adulte de maladies particulières. Les maladies de Banti, de Basedow, d'Addison sont exceptionnelles après soixante ans ; la sénilité leur imprime un cachet clinique spécial, quoique encore peu connu.

1° Maladie de Banti. — La maladie de Banti, les splénomégalies primitives peuvent se rencontrer après soixante ans ; les symptômes sont les mêmes que dans l'âge adulte. Le diagnostic en est toujours difficile, la cachexie faisant penser dans la vieillesse, à un néoplasme latent.

2° Maladie de Basedow. — La maladie de Basedow est rare dans la vieillesse ; chez la femme, après la ménopause, elle est exceptionnelle. Il semble cependant qu'on puisse y observer des formes frustes caractérisées par la présence d'un seul ou de deux symptômes cardinaux : goitre, exophthalmie, tachycardie, associés ou non avec le tremblement et quelques troubles nerveux. L'évolution en est alors lente et torpide.

3° Myxœdème. — Les myxœdémateux congénitaux ou spontanés ne parviennent pas à la vieillesse. Il n'en est pas de même des individus atteints de myxœdème endémique ou crétinisme qui peuvent atteindre un âge avancé. Nous n'avons pas

à en faire la description ici ; nous dirons seulement que suivant
la remarque de Baillarger et Krishaber chez ces crétins, les

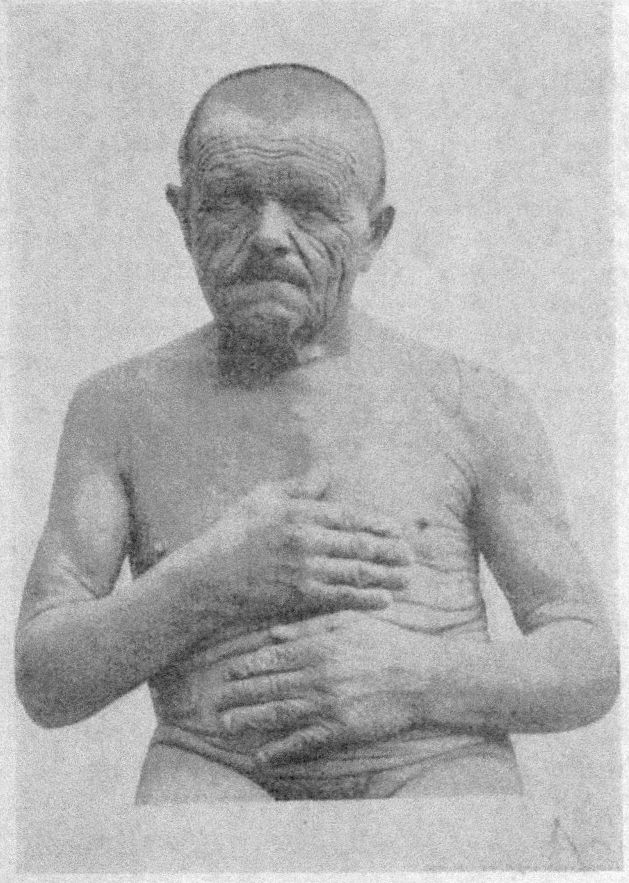

Fig. 71.
Myxœdémateux semi-crétin de 76 ans.

transitions de l'âge sont à peine marquées : « ils paraissent
passer presque tout d'un coup de l'enfance à la vieillesse : des
rides apparaissent prématurément et donnent à l'individu l'as-

pect vieillot et décrépit longtemps avant l'âge. » Cet aspect persiste du reste avec ses mêmes caractères malgré l'accumulation des années, comme nous l'avons vu récemment chez un semi-crétin de 76 ans (fig. 71).

4° Maladie d'Addison. — La maladie d'Addison est également très rare dans la vieillesse (son maximum de fréquence est de trente à quarante ans) ; au delà de cinquante ans, elle revêt une forme fruste et prolongée. Parmi les cas publiés, nous n'en avons pas trouvé de plus de soixante-trois ans (TULLEND-JIAN). Ceci est important, car souvent la maladie des vagabonds ou phtiriase généralisée, qui est assez fréquente chez les vieillards, avec sa pigmentation cutanée généralisée, ses troubles digestifs et sa cachexie, simule une lésion des capsules surrénales. Le diagnostic se fait par l'absence, dans la phtiriase, de pigmentation des muqueuses ; ce signe cependant peut se trouver en défaut (THIBIERGE). Il faudra tenir grand compte de l'âge du malade.

LIVRE VIII

MALADIES DYSCRASIQUES, MALADIES INFECTIEUSES, SYPHILIS

CHAPITRE PREMIER

MALADIES DYSCRASIQUES

Dans les anciens traités des maladies des vieillards, les maladies dyscrasiques, la goutte le diabète, le rhumatisme, étaient traités dans tous leurs détails, comme si elles étaient spéciales à l'âge avancé. Mais il est admis aujourd'hui que la goutte et le rhumatisme chronique débutent entre vingt et quarante ans, que le diabète est une maladie de l'âge adulte, et que si ces maladies peuvent se prolonger dans la vieillesse, elles débutent rarement après soixante ans, et ce serait par conséquent un non-sens de les décrire ici comme dans un traité de médecine générale.

Le rhumatisme chronique, le diabète, la goutte peuvent cependant se voir après soixante ans ; mais ces maladies revêtent alors une allure particulière à l'âge avancé. Nous nous bornerons à étudier ce que chacune de ces trois maladies a de spécial chez le vieillard.

ARTICLE PREMIER

RHUMATISME CHRONIQUE DU VIEILLARD ARTHRITE SÈCHE, MORBUS COXÆ SENILIS

On peut observer chez le vieillard toutes les formes de rhumatisme chronique. Le rhumatisme goutteux, le rhumatisme chronique progressif ou noueux n'ont rien de particulier aux gens âgés, ils s'observent surtout de quarante à soixante ans, et débutent rarement au delà de cet âge. Le tableau clinique est le même que chez les adultes et n'est en rien modifié par la sénilité.

Mais la véritable forme sénile du rhumatisme chronique est le rhumatisme chronique partiel (TEISSIER et ROQUE) souvent décrit sous le nom d'*arthrites séniles*, d'*arthrites sèches déformantes*, *arthrocace sénile*, « variété d'affections articulaires caractérisées non seulement par l'usure des cartilages et la prolifération désordonnée de chaque tissu constituant de l'article, mais encore sa tendance à la déformation, son évolution lente, sa localisation à une seule articulation, enfin sa grande fréquence chez les vieillards (QUÉNU) ».

1° Symptomatologie. — Cette forme de rhumatisme chronique atteint surtout les grandes jointures, la hanche en particulier, d'où son nom de *morbus coxæ senilis*, plus rarement les genoux et les épaules.

Il est le plus souvent monoarticulaire, n'envahit qu'une seule articulation. S'il en touche plusieurs, il n'a pas de marche symétrique, et atteint une articulation quelconque : la hanche d'un côté, le coude de l'autre par exemple.

Le début en est généralement lent et très insidieux, indolent, il ne cause que peu de douleurs. Cependant quelquefois il peut se faire par des accidents subaigus du côté de l'articulation qui va être atteinte. Celle-ci présente un peu de rougeur, de chaleur, de gonflement avec une légère hydarthrose. Ces troubles se calment au bout de quelques semaines et on assiste alors à l'évolution essentiellement chronique de l'arthrite sèche.

Dans l'arthrite sèche de la hanche, les premiers symptômes sont quelquefois des douleurs sur le trajet du sciatique, ce qui explique qu'au début, elle est souvent confondue avec une névralgie sciatique. Une sciatique vraie peut du reste, en être la conséquence (INGELRANS, VERHÆGHE).

A la période d'état, elle peut revêtir deux formes :

1° *La forme hypertrophique* d'ADAMS. — Elle débute par des accidents subaigus, et s'accompagne d'œdème du tissu périarticulaire et d'hydarthrose.

2° *La forme atrophique*. — Dans cette forme, la plus connue, on voit apparaître rapidement des atrophies des muscles voisins, surtout des muscles extenseurs (ADAMS, CHARCOT). Des craquements nombreux sont perçus à la main et souvent à distance, au moindre mouvement. En même temps, peuvent se produire des déformations considérables causées par l'accumulation de couches osseuses de nouvelle formation et l'hyperproduction des ostéophytes et pouvant aboutir à des luxations ou des subluxations. Il y a souvent de la laxité anormale de l'articulation, plus rarement de l'ankylose, mais il n'y a pas de déformations fixes.

Les fonctions des membres peuvent encore s'accomplir, les malades se plaignent de raideurs, quand ils se lèvent le matin, ou dès qu'ils commencent à marcher ; ils ont besoin de « se dérouiller », mais ils peuvent faire de longues courses. Ce n'est qu'à la dernière période, ou lorsque la hanche est atteinte que la marche devient impossible.

LEYDEN a signalé une forme où l'arthrite se localise sur les vertèbres cervicales et simule un mal de Pott de cette région.

Dans certains cas enfin, on peut observer un mélange de rhumatisme chronique progressif et de rhumatisme partiel (ADAMS, CHARCOT et BESNIER) l'un pouvant succéder à l'autre : par exemple chez un vieillard présentant depuis de longues années du rhumatisme chronique progressif avec déformation des mains, apparaît, après cessation des douleurs, une arthrite du genou et de la hanche qui dominera la scène.

2° Évolution. — L'évolution en est très lente, la durée en est longue, se prolonge dix, quinze, vingt-cinq ans. La maladie résiste au traitement, ne rétrocède jamais complètement. La mort arrive généralement par une maladie intercurrente, fréquemment par albuminurie.

3° Anatomie pathologique. — La lésion débute par la synoviale et le cartilage diarthrodial. La synoviale se vascularise, ses franges se segmentent et se multiplient, en même temps que les cellules cartilagineuses qu'elles contiennent s'infiltrent de sels calcaires et s'ossifient : ainsi se produisent les

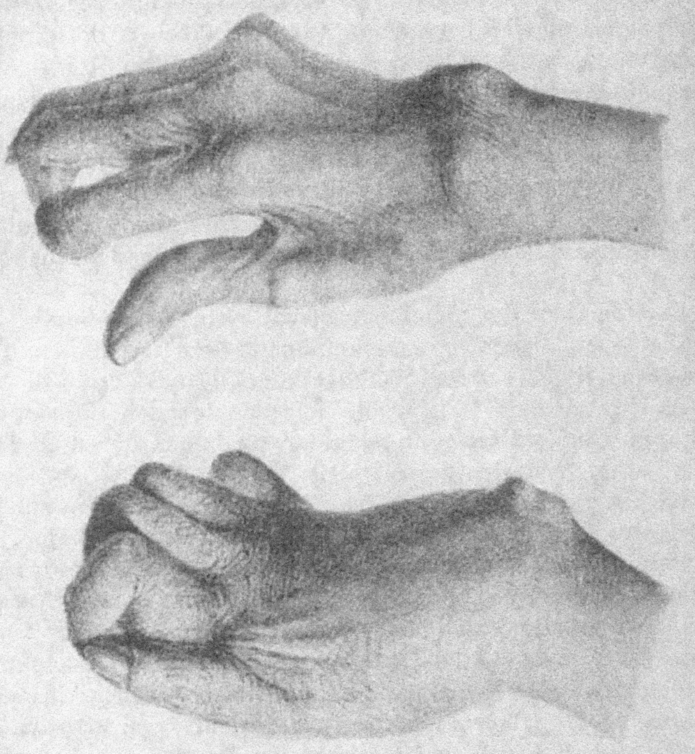

Fig. 72 et 73.
Déformations des mains dans le rhumatisme articulaire chronique
généralisé (d'après Charcot).

corps étrangers articulaires souvent très volumineux dans le rhumatisme sénile.

Le cartilage diarthrodial présente « l'altération velvétique » caractéristique, il perd sa consistance, devient opaque, ses cellules cartilagineuses prolifèrent et forment des capsules secondaires, en même temps que la substance fondamentale se segmente et devient fibrillaire.

L'os est atteint à son tour : il est « éburné » aux dépens des couches profondes du cartilage diarthrodial : il se produit une néoformation osseuse qui bientôt, grâce à la vascularisation excessive, et joint aux phénomènes d'ostéoporose sénile, aboutit finalement à l'atrophie. L'usure des surfaces peut réduire les extrémités osseuses à de courts moignons informes, tandis que des proliférations périphériques complètent ces déformations parfois si marquées qu'on observe dans les arthrites des vieillards, au niveau de la tête du fémur ou de l'humérus.

Enfin autour des articulations, les ligaments, tendons et aponévroses subissent une infiltration de tissu embryonnaire, celui-ci se transforme peu à peu en tissu fibreux qui provoque des déformations articulaires et quelquefois une véritable ankylose fibreuse.

4° Étiologie, pathogénie. — L'arthrite sèche est de plus en plus fréquente après cinquante ans, et peut débuter à soixante et soixante-dix ans. Elle s'observe avec une égale fréquence chez les deux sexes.

Les anciens auteurs (CHARCOT, PLAISANCE), le regardaient comme une forme réduite et localisée du rhumatisme ordinaire. Mais BOUCHARD a nié son origine rhumatismale, il n'y voit qu'une « maladie de déchéance, de misère, de privation et d'humidité ».

D'autres, avec BESNIER, WEBER, proclament son origine nerveuse, et avec PITRES et VAILLARD, la rapprochent du rhumatisme chronique déformant, qui serait, pour ces auteurs, une trophonévrose. TEISSIER et ROQUE en font une trophonévrose de nature infectieuse, invoquant, comme cause prédisposante, le séjour dans une maison dont les murs sont imprégnés d'humidité et de salpêtre.

Mais ces dernières années PONCET et ses élèves (ZEMB, thèse, Lyon 1904), ont bien montré que la tuberculose était à l'origine de la plupart de ces déterminations articulaires. VALENTIN (thèse Lyon 1905), examinant les vieillards de l'hospice du

Perron note dans 40 p. 100 des cas de rhumatisme chronique déformant, la coexistence avec une tuberculose pulmonaire[1].

C'est ici la tuberculose inflammatoire, c'est-à-dire sans caractères spécifiques, qui frappe les articulations et particulièrement celle de la hanche. On retrouve en effet la tuberculose dans les antécédents de malades qui ont presque toujours une hérédité bacillaire plus ou moins lourde, ou bien dans ses antécédents personnels, le sujet ayant présenté dans le cours de sa vie des accidents divers de nature bacillaire. Egalement les divers procédés de laboratoire (séro-diagnostic, oculo-réaction, intra-dermoréaction) sont toujours positifs chez ces malades et révèlent une imprégnation très marquée par le bacille de Koch ou ses toxines.

D'autre part, ces manifestations articulaires à longue évolution se rencontrent chez les bacillaires chroniques. L'arthrite sèche est l'apanage des tuberculoses fibreuses. Dans trois autopsies de l'un de nous rapportées dans la thèse de ZEMB, on ne relève que de vieilles lésions fibreuses.

5° Diagnostic. — L'évolution à bas bruit chez un vieillard d'une arthrite à localisation spéciale, la hanche ou le genou, facilite le diagnostic d'arthrite sèche.

L'arthropathie tabétique se distingue par le début instantané, la marche rapide et les signes classiques de l'ataxie locomotrice progressive.

Les tumeurs blanches, possibles chez les vieillards, y sont rares, elles s'accompagnent de gonflement plus considérable, de fluctuation ; la formation de fistules vient lever les doutes.

A la hanche, le diagnostic sera facile avec les affections chirurgicales, à la coxalgie, la luxation de la hanche, la fracture du col. Cependant on a signalé des cas complexes où la fracture était survenue chez des sujets déjà atteints d'arthrite sèche. (SMITH, BROCA, ROUBIER).

---

[1] MM. TEISSIER et ROQUE, dans leur article du *Traité de Médecine et Thérapeutique* (BROUARDEL et GILBERT), envisageant des sujets de tout âge, déclarent que 50 fois sur 100 le rhumatisme chronique est de nature tuberculeuse.

6° Pronostic. — Le pronostic immédiat est peu grave, il est intimement lié à l'affection tuberculeuse dont souffre le sujet. En général l'arthrite sèche est seulement chez le vieillard une infirmité, qui peut le condamner à l'immobilité et à ses inconvénients dans l'âge avancé.

7° Traitement. — La notion de l'origine tuberculeuse ordinaire de l'arthrite sèche des vieillards doit aujourd'hui en diriger le traitement ; ces malades ne doivent plus être traités comme des rhumatisants, mais comme des tuberculeux.

On instituera, autant qu'on le pourra chez le vieillard et autant que le permettra son organisme usé, le traitement général de la tuberculose : hygiène bien comprise, vie au grand air, séjour à la campagne, altitudes moyennes, alimentation saine et abondante. On relèvera les forces par les toniques ferrugineux, le quinquina, l'huile de foie de morue ; on essayera les diverses médications arsenicales (le cacodylate de soude), ou phosphatées.

Comme traitement local, dans les arthrites sèches, l'immobilisation des articulations n'est indiquée qu'en cas de phénomènes aigus, douloureux. Lorsque la douleur aura disparu, il faut au contraire engager les malades, pour conserver le bénéfice des mouvements qui leur restent, à faire usage de leurs membres, quitte, en cas de laxité trop gênante, à recommander le port d'un appareil de soutien. Mais il faut savoir qu'on ne pourra pas s'opposer à la terminaison par ankylose, et dans ces cas, tout l'effort thérapeutique devra porter sur la meilleure position possible des membres ankylosés (PONCET).

Contre les douleurs on fera de la révulsion locale, teinture d'iode, vésicatoires, pointes de feu répétées ; on essayera du massage, des frictions diverses en particulier avec des pommades à l'acide salicylique, à la cryogénine, au gaïacol suivies d'enveloppement ouaté. A l'intérieur, contrairement au rhumatisme ordinaire, le salicylate de soude et l'antipyrine n'ont aucune action, par contre la cryogénine à la dose de $0^{gr},50$ à $1^{gr},50$ par jour a un effet analgésique ; l'aspirine, l'hédonal réussissent aussi quelquefois.

Le traitement thermal aux eaux d'Aix, Bourbon-Lancy, Néris, Cauterets, Barèges, si efficace dans les affections rhumatismales ordinaires, est très discutable dans son emploi dans les arthrites sèches d'origine tuberculeuse. Leur emploi doit en être surveillé de très près, surtout chez les vieillards. Les bains de boue de Dax, d'Acqui sont préférables. Enfin REBOUL a obtenu de très bons résultats par l'héliothérapie.

ARTICLE II

DIABÈTE CHEZ LE VIEILLARD

Le diabète, bien que CHARCOT, dans son livre sur les maladies des vieillards, y ait consacré un gros chapitre, n'est pas à vrai dire, une maladie du vieillard. Quoiqu'on l'observe à tout âge, — BOUCHARDAT en a rapporté un cas chez un homme de quatre-vingt-deux ans — il débute rarement à un âge avancé. Le diabète pancréatique, le diabète nerveux, plus fréquents dans l'adolescence, sont exceptionnels après soixante ans. Le diabète constitutionnel ou arthritique se rencontre le plus fréquemment entre quarante et cinquante ans, il est rare au delà de soixante. Ce qu'on voit, c'est la prolongation du diabète ayant débuté à l'âge moyen, se prolongeant jusqu'à un âge plus ou moins avancé sans que la sénilité ne modifie en rien ni son évolution, ni son tableau clinique.

1° **Étiologie**. — L'étiologie du diabète sénile est la même que pour l'adulte. Plus fréquente chez l'homme que chez la femme, il atteint surtout les professions sédentaires et libérales.

On y retrouve également le trouble de la nutrition, la prédisposition constitutionnelle notée dans tous les cas de diabète gras. L'hérédité y joue un rôle important, que ce soit l'hérédité similaire, que ce soit l'hérédité arthritique. Mais ce qu'il y a de particulier au diabète sénile, c'est que comme l'ont fait remarquer LANDRIEUX et ISCOVESCO, il se montre fréquemment associé à d'autres troubles d'assimilation, azoturie, albuminurie, pigments biliaires, et qu'il coïncide presque toujours avec d'autres manifestations de l'arthritisme : rhumatisme chronique, obésité, goutte, urémie, asthme, eczéma.

Or, ces dernières années, on a montré les rapports de la tuberculose avec l'arthritisme (PONCET), et l'on peut se demander s'il n'y a pas une relation directe entre la tuberculose, si fréquente chez les diabétiques, et les lésions causales du diabète constitutionnel, et par conséquent du diabète sénile (DAREMBERG).

Il peut, dans ces cas rares, succéder à un traumatisme, comme dans le cas rapporté par CAUCHET et LAUTIER d'une femme de soixante-dix-huit ans chez laquelle le diabète avait débuté dix-sept mois après une fracture du col du fémur.

2° Symptômes. — Le diabète sénile — nous entendons par là celui qui débute après soixante ans — a une évolution et un tableau clinique un peu spéciaux.

Les signes cardinaux, glycosurie, polyurie, polydipsie, polyphagie, sont en général très atténués, et l'un d'eux peut même manquer. La glycosurie est intermittente (ne survenant que par accès subintrants (CHARCOT, LANDRIEUX et ISCOVESCO), elle est variable d'un jour à l'autre. Elle n'est jamais très accentuée, et ne dépasse guère 10 à 30 grammes de sucre par litre. La polyurie est peu intense, elle oscille entre 1.500 et 2.500 centimètres cubes d'urine par vingt-quatre heures. La polydipsie est très atténuée ; elle peut même être absente : « la soif, cet indice accusateur qui nous met le plus souvent sur la voie du diagnostic aux autres périodes de la vie, peut manquer complètement chez le vieillard (CHARCOT) ». L'appétit est normal et ne revêt pas les allures de la polyphagie. L'amaigrissement est toujours tardif.

Les symptômes accessoires, au contraire, se retrouvent toujours chez les vieillards, qui y attirent l'attention bien plus que sur les signes précédents et qui viendront consulter pour une gingivite expulsive, une sécheresse anormale de la bouche et du pharynx, du prurit généralisé et en particulier du prurit vulvaire, de la furonculose, de l'asthénie, des névralgies diverses, des troubles oculaires, etc.

C'est même à l'occasion d'un de ces symptômes accessoires que le médecin prévenu constatera l'existence d'un diabète jusque-là insoupçonné. L'évolution du diabète sénile est en effet, très lente, et très discrète, durant de longues années sans troubler le vieillard. Nous avons déjà dit que la glycosurie peut même n'apparaître que par accès intermittents.

Mais, en raison même de sa latence, le diabète sénile peut être aggravé brusquement par des complications qui tirent leur gravité non seulement de la maladie elle-même, mais encore du terrain souvent déjà usé, tout au moins peu résistant sur lequel elles évoluent.

3° **Complications**. — Les complications les plus graves et les plus fréquentes sont celles qui portent sur les appareils respiratoire et circulatoire.

En premier lieu se place la *pneumonie* ; déjà grave chez le vieillard, chez le vieux diabétique elle revêt souvent le type foudroyant, envahit les deux poumons, prend des allures d'emblée infectieuse, ou aboutit à l'hépatisation grise ou à la gangrène. La broncho-pneumonie s'observe également et peut revêtir le même type.

La *tuberculose pulmonaire* est très fréquente chez les vieux diabétiques ; on l'y rencontre sous toutes ses formes, fibreuses, ou aiguës et même galopantes ; quelques auteurs — nous l'avons déjà dit — la considèrent même, non pas comme une complication, mais comme la cause du diabète constitutionnel. Le *pneumothorax*, d'après RAUZIER en serait une complication fréquente, et constituerait, dans certains cas, le début apparent d'une évolution jusque-là latente.

Du côté de l'appareil circulatoire, ce sont surtout les manifestations graves de l'*artériosclérose* qui viennent compliquer le diabète sénile : myocardite scléreuse amenant une asystolie progressive, ou pouvant causer une mort subite, ou une mort rapide avec collapsus cardiaque, aortite, angine de poitrine, etc.

L'*albuminurie* est à peu près constante dans le diabète des vieillards ; elle est due à la sclérose sénile, à laquelle se surajoutent les lésions spéciales d'Ehrlich et d'Armanni.

Les complications cutanées ou muqueuses sont les mêmes que dans l'âge adulte : anthrax, phlegmons, eczéma, zona avec névralgies tenaces, balanoposthites, etc. Cependant il en est une particulièrement fréquente chez le vieillard, c'est la *gangrène* superficielle ou profonde, le plus souvent sèche.

Les troubles oculaires, paralysie, rétinite, atrophie optique sont communs à tous les âges ; seule la *cataracte* est spéciale aux vieillards chez lesquels elle est dure et bilatérale (tandis qu'elle est molle chez les diabétiques jeunes).

Les *troubles nerveux* sont fréquents, ce sont des névralgies ou des névrites, mais surtout des complications cérébrales, hémorragie, ramollissement, favorisées par des altérations vasculaires antérieures.

Enfin le diabète chez le vieillard se termine presque toujours par le *coma diabétique*. Quel que soit le mécanisme intime de sa production (acétone, acide B. oxybutyrique, acide diacétique, intoxication acide), il survient après une fatigue musculaire, des chagrins, un accident pathologique exerçant une action dépressive sur le système nerveux (diarrhée, colique hépatique, opération de la cataracte, hernie étranglée), un régime alimentaire carné exclusif. Ses symptômes, troubles gastro-intestinaux, dyspnée, troubles cérébraux, coma, sont les mêmes que chez l'adulte et revêtent, suivant leur réunion, les mêmes formes cliniques : vertigineux cardiaque, dyspnéique, gastro-intestinale. Le pronostic en est toujours fatal.

4° Diagnostic. — Étant donnée l'évolution souvent latente que revêt le diabète sénile on ne devra jamais négliger l'examen des urines, au point de vue du sucre, chez un vieillard porteur d'un symptôme susceptible d'en révéler l'existence. On devrait, du reste, toujours pratiquer cette recherche chez tout vieillard porteur d'une maladie quelconque (pneumonie, tuberculose, albuminurie, lésions cardiaques, lésions cérébrales, etc.) qui tire souvent son étiologie et son pronostic d'un diabète concomitant.

Chez les vieillards, en dehors du diabète constitutionnel, on aura rarement à poser le diagnostic d'une glycosurie d'une autre nature. Seules, des lésions du foie, du pancréas tel qu'un cancer, ou quelques affections du système nerveux (paralysie agitante, tumeurs cérébrales, lésions bulbaires) peuvent en être l'origine, mais seront facilement reconnues.

5° Pronostic. — Le pronostic du diabète sénile se tire du degré de la glycosurie, et surtout de la proportion de l'acétonurie et de l'acide diacétique que l'on appréciera par la réaction au perchlorure de fer (de GERHARDT), on surveillera l'état des réflexes de façon a prévenir autant que possible, l'imminence du coma. Les complications aiguës ou chroniques, quelles qu'elles soient, sont toujours graves. Elles entraînent presque toujours la mort, sinon, celle-ci arrive, au bout d'une évolution plus ou moins longue, par cachexie progressive.

6° Traitement. — Le traitement proprement dit du diabète constitutionnel est le même pour le vieillard que pour l'adulte. Nous n'insisterons que sur ce qui a trait plus spécialement au sujet âgé.

Le régime du diabétique sera institué, en évitant toutes les substances sucrées ou susceptibles de se transformer en sucre ; on recommandera de la saccharine pour remplacer celui-ci, du pain de gluten ou d'aleurone, des corps gras. Les régimes exclusifs, sauf indications spéciales seront surtout évités chez le vieillard. On tiendra grand compte, pour leur alimentation, de l'état de leur tube digestif.

Comme médicaments, l'état du rein et du cœur du vieillard contre-indique presque toujours l'emploi régulier de l'antipyrine. L'absence des grands symptômes (polyurie, polydipsie, polyphagie) n'entraîne pas l'usage de l'opium ni de la valériane. On prescrira le bromure de sodium, l'arsenic, les alcalins, bicarbonate de soude, eaux de Vichy, de Vals, de Pougues, sels de lithine.

On insistera sur les notions d'hygiène : l'hydrothérapie dont le vieillard doit user sous forme de bains alcalins ou de douches tièdes, l'exercice modéré au grand air, mais en évitant soigneusement le surmenage, les excès, les préoccupations.

Si l'état général faiblit, on administrera l'huile de foie de morue, le quinquina, la kola, les glycérophosphates.

Il faudra enfin, chez le vieillard surveiller et traiter avec soin les complications : on les évitera en conseillant l'antisepsie de la bouche, la crainte de tout refroidissement, la propreté minutieuse de la peau. S'il existe de l'albumine, on instituera le régime lacté mitigé. Dans le cas de tuberculose, on prescrira avec un régime peu sévère des reconstituants ainsi que la créosote en lavements ou, s'il n'y a pas de fièvre, des injections de cacodylate de soude.

Les vésicatoires, au cours des maladies aiguës, seront soigneusement évités, encore plus chez le vieillard dont la peau est déjà dépourvue de vitalité. De même les interventions chirurgicales chez le vieux diabétique ne seront pratiquées que dans les cas d'extrême urgence.

Le traitement du coma diabétique est le même que chez l'adulte : régime lacté absolu, alcalins à haute dose (20 à 40 grammes de bicarbonate de soude par la bouche ou en injections intraveineuses (solution de 5 à 10 p. 1000), LÉPINE), stimulants diffusibles, injections de caféine, d'huile camphrée, inhalations d'oxygène.

Les indications d'une cure thermale, chez les diabétiques âgés, devront surtout être basées sur l'état général : l'artériosclérose très avancé, les cardiopathies mal compensées, la tuberculose avancée la contre-indiquent d'une façon absolue. Si le vieillard est encore vigoureux, on pourra l'envoyer à Vichy, Brides, Carlsbad ; s'il est simplement déprimé, à la Bourboule Royat, Ems ; s'il est goutteux à Vittel, Evian, Contrexéville ; s'il est albuminurique à Saint-Nectaire.

Enfin, pendant l'hiver, on conseillera autant que possible un séjour dans le Midi, dans une des stations du littoral méditerranéen.

ARTICLE III

GOUTTE CHEZ LE VIEILLARD

La goutte considérée d'une manière générale, n'est pas précisément une maladie de la vieillesse. C'est en général, pendant la période de l'activité génitale, dans les deux sexes, que la goutte se manifeste pour la première fois, le plus souvent entre vingt-cinq et quarante ans ; et le plus souvent ses caractères les plus ordinaires s'effacent à mesure que l'on avance en âge.

Cependant elle peut débuter à tout âge et la *goutte aiguë* du vieillard revêt un aspect un peu spécial qu'ont indiqué DAY et DURAND-FARDEL. Mais ce qu'on observe surtout dans la vieillesse ce sont les accidents articulaires qui constituent ce qu'on a appelé la *goutte chronique*, ainsi que les complications que l'on a envisagées comme des métastases des phénomènes articulaires.

1° Goutte aiguë. — Passé soixante ans, il est rare de voir la goutte aiguë se développer d'emblée, pour la première fois. C'est cependant à soixante-quinze ans que FRANKLIN ressentit les premières atteintes de cette maladie, qui paraît avoir revêtu chez lui la forme la plus franche, en même temps que l'intensité la plus considérable. BLACKMORE a vu l'affection se manifester pour la première fois chez un homme de soixante-dix-huit ans. GARROD a observé plusieurs goutteux qui eurent leur première crise après soixante-dix ans. PARISOT a observé également une première manifestation goutteuse chez un homme de soixante et onze ans, avec début classique par le gros orteil.

Ordinairement après soixante ans, la goutte aiguë consiste en des accès peu intenses, le plus souvent bornés aux pieds, au gros orteil surtout, avec douleur modérée, chaleur et rougeur en rapport avec la douleur, et surtout avec une tendance peu prononcée à se déplacer, à se porter d'un pied dans l'autre, à s'étendre aux articulations tarsiennes, aux genoux, aux membres supérieurs. La réaction fébrile est en même temps peu considérable, les phénomènes saburraux sont prononcés, la constipation est constante (DURAND-FARDEL).

DAY a observé que dans les cas de ce genre, les symptômes précurseurs de l'attaque de goutte se prolongent pendant une période plus longue qu'à l'ordinaire. Les plus communs de ces symptômes sont : des flatuosités, de l'oppression après les repas ; un appétit très irrégulier, tantôt nul, tantôt vorace, des éructations acides ; une sorte de dépression des facultés, de la somnolence pendant la journée : un sommeil interrompu et non réparateur pendant la nuit ; de la constipation, et des urines épaisses et très colorées.

La solution de ces attaques de goutte est également moins caractérisée et moins complète qu'on ne l'observe communément chez les adultes. On voit persister pendant longtemps un certain degré de douleur et de gonflement. L'articulation malade retrouve difficilement sa souplesse et sa force. La langue demeure sale ou chargée d'un enduit blanchâtre ; l'appétit et le goût ont de la peine à reparaître ; les fonctions digestives restent comme frappées d'inertie, et il en résulte un état général de langueur, un état torpide qui paraît créer une disposition générale aux affections catarrhales, et qu'il est très difficile de soigner.

Chez les individus qui parviennent à la vieillesse, affectés de goutte aiguë, on voit le plus souvent celle-ci s'éteindre en quelque sorte, les accès s'éloigner, perdre de leurs caractères aigus, douloureux inflammatoires. Mais s'ils se montrent encore sous cette dernière forme, ces accès sont au contraire, en général, plus longs et cessent même de se résoudre entièrement. Le gonflement, la déformation, l'endolorissement des articulations persistent, et la goutte tend à devenir chronique, avec ou sans exacerbations.

La goutte aiguë, développée d'emblée dans la vieillesse serait rarement héréditaire. Cependant DURAND-FARDEL a vu deux fois la goutte apparaître après soixante ans, chez des sujets chez qui les antécédents héréditaires étaient manifestes.

2· Goutte chronique. — La goutte chronique est à proprement parler la goutte des vieillards, car elle se rencontre surtout dans la période décroissante de la vie. Elle peut être chronique d'emblée, ou elle peut succéder à la goutte aiguë passée à l'état chronique.

La goutte chronique d'emblée se développe sans accès, d'une manière graduelle et continue, consistant essentiellement dans le gonflement, avec peu ou point de douleur des petites articulations. La circulation locale et générale n'étant plus suractivée, la température ne s'élevant plus, l'acide urique ne subit plus la destruction au sein des tissus phlegmasiés ; c'est alors que se font d'abondants dépôts d'urate dans toutes les parties consti-

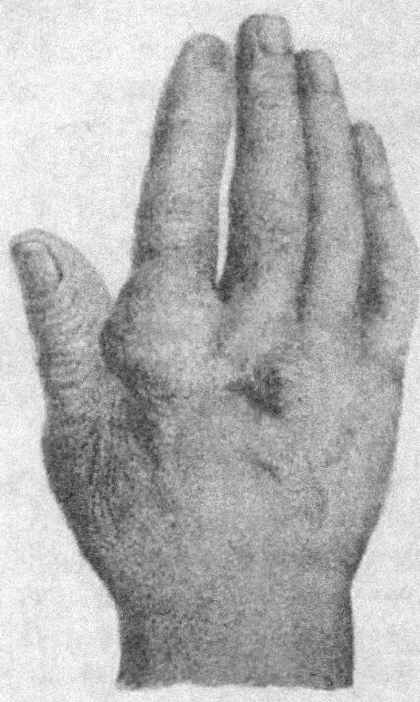

Fig. 74.

Main droite d'un homme de 69 ans, atteint de la goutte depuis l'âge de 32 ans (d'après Charcot).

Un tophus volumineux se voit à la base de l'index au niveau de l'articulation métacarpo-phalangienne. Un autre tophus moins volumineux que le précédent, existe à la base du médius.

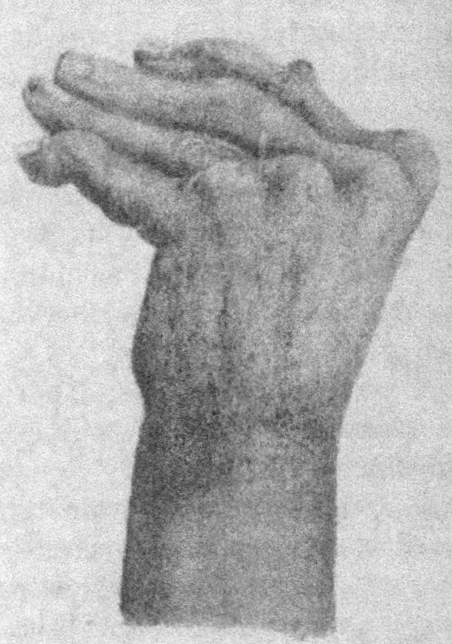

Fig. 75.

Main gauche d'une femme de 84 ans goutteuse (d'après Charcot).

Reproduction de l'un des types de déformités des extrémités supérieures observées le plus fréquemment dans le rhumatisme articulaire chronique progressif.

tuantes de l'articulation (cartilage, synoviale, tissus fibreux, bourses séreuses) et autour d'elles sous forme de tophus volumineux (fig. 74). La sclérose s'installe peu à peu comme conséquence de l'irritation causée par les cristaux incrustés ; l'ankylose s'établit.

Les doigts et les poignets sont le plus souvent atteints, les pieds le sont moins fréquemment. La généralisation des douleurs et des déformations est bien plus fréquente que dans la goutte aiguë.

Le gonflement et la déformation, caractères essentiels de la goutte chronique, peuvent se rencontrer à des degrés différents. Tantôt ce n'est qu'un gonflement léger, mais persistant, d'une ou plusieurs jointures des doigts; quelquefois une saillie osseuse, légèrement douloureuse, ou même complètement insensible, à l'extrémité d'une phalange. Tantôt ce sont des déformations considérables, donnant aux doigts une apparence plus souvent aplatie que fusiforme (fig. 75), au niveau des jointures, donnant aux poignets, aux genoux des formes arrondies ou irrégulières, amenant quelquefois de véritables ankyloses.

3° Manifestations viscérales. — La goutte aiguë et la goutte chronique des vieillards ne diffèrent pas beaucoup de la goutte des adultes, en ce qui concerne les manifestations les plus essentielles.

Chez les vieux goutteux, les deux dangers les plus redoutables sont les lésions du rein, néphrite interstitielle, et les altérations du système circulatoire : hypertension, artériosclérose, artérite expliquant l'angine de poitrine, les gangrènes sèches, dégénérescence graisseuse du cœur menant à l'asystolie, aux congestions hémoptoïques, à l'apoplexie du poumon.

Cependant, ce qu'il y a de particulier, au point de vue des manifestations viscérales goutteuses chez les vieillards, c'est un amoindrissement des formes symptomatiques les plus caractérisées, c'est une tendance à remplacer l'état aigu et violent par un état chronique et passif en quelque sorte (DURAND-FARDEL). Les accidents viscéraux ne présentent pas le développement soudain et considérable que l'on observe chez l'adulte. Ce sont, au contraire, des accidents insidieux, des congestions pulmonaires suivies de bronchopneumonie, des congestions encéphaliques, avec tendance à l'infiltration séreuse des méninges, des épanchements pleuraux, des signes d'embarras dans la circulation cardiaque, des diarrhées, tous phénomènes contre lesquels le vieillard, déjà affaibli par les accès de goutte, est dans l'impossibilité de réagir. C'est pour cela que l'on voit succomber beaucoup de vieillards goutteux, à des époques plus ou moins éloignées de leurs accès, par suite d'accidents cérébraux, cardiaques ou thoraciques, dont ils portaient le germe dans quelque lésion organique du cœur, dans un état catarrhal des bronches, dans une habitude de congestions encéphaliques, et auxquels ils eussent pu résister encore s'ils ne se fussent trouvés dépouillés de toute faculté de réaction (Durand-Fardel). On comprend toute l'importance qu'il y a à connaître ces manifestations viscérales à bas bruit pour la direction hygiénique et thérapeutique des vieillards goutteux.

4° Diagnostic. — Chez les vieillards, le diagnostic de la goutte ne sera pas toujours des plus aisés. Si, en cas d'accès aigu franc, avec douleur bien localisée au niveau du gros orteil, le diagnostic est facile, il n'en sera pas de même dans le cas de manifestations articulaires, que l'on pourra confondre avec le rhumatisme subaigu ou chronique, et particulièrement avec le rhumatisme goutteux qui s'accompagne des mêmes déformations. Cependant la goutte a pour elle le début par l'articulation métacarpo-phalangienne, l'excès d'acide urique dans le sang et les urines, la présence des tophus, enfin l'examen radiographique montrera les infiltrations d'urate sous forme de taches claires parfaitement caractérisées.

Mais dans l'âge avancé, c'est la goutte chronique qui sera quelquefois difficile à reconnaître, et surtout les divers accidents de la goutte abarticulaire qu'il faudra savoir rapporter à leur véritable cause, d'autant plus qu'elle pourra être l'origine de complications (albuminurie, artériosclérose, dyspepsie, asthme, etc.), qui évoluent finalement pour leur propre compte. L'étude des commémoratifs du sujet, la présence dans ses antécédents d'attaques de goutte, la constatation d'un excès d'acide urique, pourront faire songer, dans ces cas, à l'existence de la diathèse goutteuse.

5° Pronostic. — Chez le vieillard, la goutte est généralement grave, par suite des infirmités et de l'impotence qu'elle entraîne fréquemment et surtout en raison des complications du côté des reins et du cœur dont elle s'accompagne très souvent.

6° Traitement. — Comme prophylaxie, la diététique doit être particulièrement surveillée chez les vieillards à antécédents goutteux. Nous en avons indiqué, dans un chapitre précédent, les principaux éléments, nous n'y reviendrons pas.

L'hygiène des vieux goutteux sera souvent difficile à établir. On recommande, autant que possible, l'exercice modéré, ou tout au moins une large aération, les frictions sèches, l'hydrothérapie chaude, le massage, le port de vêtements chauds et légers (flanelle).

Les vieillards ne supportent pas les douleurs excessives des accès de goutte aiguë et la réaction qu'elles déterminent avec la même facilité que les individus d'un âge moins avancé. Comme le fait remarquer DURAND-FARDEL, au lieu de se buter à les affaiblir, dans le but d'atténuer l'acuité de ces accès, le meilleur moyen de prévenir les conséquences des accès de goutte est de soutenir, par un bon régime, les forces ébranlées de l'organisme. Ce régime sera mixte. Il faudra, bien entendu, recommander la sobriété la plus complète, la régularité la plus parfaite dans les repas. On devra interdire d'une façon absolue les truffes, les crustacés, les poissons de mer, le porc, le gibier, les condiments, en un mot tous les aliments riches en composés puriques. On sera sobre de farineux, surtout s'il y a de la tendance à l'obésité. Comme boisson idéale, l'eau vient en premier lieu, ou si le vieillard ne peut s'y habituer, on devra choisir parmi les vins blancs les plus légers, qui seront coupés d'une notable quantité d'eau. D'après LECORCHÉ, l'interdiction absolue du vin serait nuisible aux personnes prises tardivement de la goutte. Certaines bières, à degré alcoolique faible, telles que celles de France et celles de Vienne, peuvent être autorisées (JACCOUD). Le café ne sera permis qu'avec modération; le thé ordinairement ne convient pas aux goutteux. Quoi qu'il en soit, le régime sera substantiel, en permettant les viandes blanches, et en faisant une large part aux laitages, aux fruits et aux légumes verts, à l'exception de l'oseille, des épinards, des haricots verts, aliments riches en acide urique.

Il suffit de rappeler ici l'importance qu'il y a à entretenir la liberté du ventre. Les différents moyens de combattre la constipation chez le vieillard, que nous avons déjà indiqués, trouvent leur place ici.

Si un accès de goutte est imminent, il faut faire usage, non de purgatifs violents, mais de laxatifs doux : rhubarbe, magnésie, huile de ricin ; en agissant autrement, on courrait le risque de troubler l'évolution de la crise goutteuse, et de déterminer des entéralgies et des entérites graves.

Lorsque la solution d'un accès de goutte tarde à s'opérer, qu'il persiste du gonflement, de la raideur, quelques douleurs dans les jointures, on peut alors, sans les mêmes inconvénients, agir avec plus d'énergie sur la muqueuse intestinale, au moyen de cathartiques, administrés par l'estomac ou en lavement.

Comme calmants, on prescrira du salicylate de soude (2 à 3 grammes), de l'opium (1 à 2 grammes), du pyramidon (1 gramme). Si la douleur est trop vive, on pourra pratiquer une piqûre de morphine. Localement, on conseillera des enveloppements ouatés, des applications de salicylate de méthyle, de gaïacol ou d'autres liniments. Day recommande le soufre donné dans du lait; Durand-Fardel le vin de colchique ; mais le colchique peut être dangereux chez le vieillard, il produit quelquefois une grande prostration. Day conseille d'y habituer peu à peu les malades, de manière à pouvoir recourir à des doses élevées que les vieillards, dit-il, tolèrent souvent mieux que les adultes. D'une façon générale, on ne l'administrera qu'en cas de douleurs très vives et de résolution lente ; on prescrira alors du vin de colchique (10 à 15 grammes), de l'extrait (0,10 à 0,30 centigrammes), ou de la teinture (XX à L gouttes), ou des préparations composées qui, en réalité, contiennent toutes du colchique.

Une fois la crise passée, on fera usage de nombreux médicaments prescrits en pareil cas, en les alternant : les alcalins, eau de Vichy, bicarbonate de soude, les sels de lithine, la pipérazine, le lycétol, la poudre de pistoia, les préparations iodées, les acides : acide chlorhydrique (XX à LX gouttes par jour, Falkenstein et Senator), l'acide phosphorique en cas d'asthénie prononcée. On recommandera les purgatifs salins à petites doses fréquemment répétées.

On pourra recommander aux vieillards goutteux, comme aux adultes, les eaux minérales dites de lixiviation telles que Vittel, Évian, Contrexéville, Martigny, Capvern, ou s'il existe des troubles digestifs, Vichy, Carlsbad, Châtel-Guyon. Mais on devra se souvenir que chez les gens âgés elles doivent être administrées avec une grande circonspection. PRUNELLE recommandait même de s'abstenir de traitements thermaux chez les vieillards affectés de goutte. Cependant DURAND FARDEL a obtenu de très bons résultats du traitement thermal de Vichy dans la goutte chronique. Mais il faut bien savoir que les eaux de Vichy sont contre-indiquées, surtout en bains, chez les individus, en particulier chez les vieillards, présentant quelque disposition aux congestions encéphaliques, ou thoraciques, ou aux affections du cœur. On peut du reste établir, d'une manière générale, que la tendance des eaux minérales à favoriser les hyperémies actives et surtout les hyperémies métastatiques de la goutte, est d'autant plus prononcée que la constitution est plus détériorée ou l'âge plus avancé.

MALADIES INFECTIEUSES CHEZ LE VIEILLARD

Les maladies infectieuses sont rares chez les vieillards ; il se produit chez eux une véritable immunité par suite des maladies antérieures, et peut-être aussi faut-il faire jouer avec ROGER un certain rôle aux modifications survenues dans la constitution chimique des tissus et des humeurs.

Certaines maladies, comme la rougeole, les oreillons, si fréquentes dans la jeunesse, sont exceptionnelles dans la vieillesse.

La *scarlatine* est également très rare. LASÈGUE lui a assigné cependant quelques caractères particuliers, « plus on se rapproche de la sénilité, dit-il, plus la scarlatine type devient rare et incomplète ». L'angine est généralement peu intense et n'a jamais cette gravité qu'elle revêt parfois chez les jeunes sujets. L'exanthème est également peu prononcé, il peut même manquer : *scarlatine sans exanthème*. Les complications en seraient aussi plus rares. Le pronostic en est donc beaucoup plus bénin que chez les adultes.

La *diphtérie* peut s'observer chez le vieillard. Elle s'accompagne chez lui de peu de symptômes locaux et généraux. Sa gravité dépend de l'état du sujet : elle est particulièrement grave chez les cachectiques. Le diabète aggraverait également son pronostic (RUAULT).

Le *choléra*, qui peut se rencontrer à tous les âges, est particulièrement grave chez les vieillards. La marche en est souvent foudroyante, l'algidité se produit en quelques jours, même en quelques heures. Si la guérison survient, elle est lente et retardée par des complications diverses.

Le *paludisme* est également grave chez les vieillards : un acces de fièvre peut entrainer chez eux des complications : hémorragie cérébrale, insuffisance cardiaque ; l'infection paludéenne s'ajoute aux autres causes de production des lésions scléreuses cardio-aortiques.

Nous insisterons davantage sur quelques maladies infectieuses qui présentent certains caractères particuliers au cours de leur évolution chez les sujets ayant dépassé soixante ans : la grippe, la fièvre typhoïde, la coqueluche, l'érysipèle, la variole, le rhumatisme articulaire aigu, la méningite cérébro-spinale épidémique.

ARTICLE PREMIER

GRIPPE CHEZ LE VIEILLARD

La grippe est une maladie de tous les âges. Chez le vieillard comme chez l'adulte, on peut rencontrer des fièvres catarrhales saisonnières. Mais au cours des épidémies, étant donné l'état antérieur de nombreux vieillards, bronchitiques, emphysémateux ou cardiaques, la grippe proprement dite prend chez eux une allure assez variable de forme, mais toujours particulièrement grave.

1° **Étiologie** — L'étiologie en est la même que pour les jeunes sujets. Les notions de plus grande fréquence en hiver, d'exposition à la contagion, d'épidémicité n'offrent ici aucune particularité. Seul le fait que les maladies chroniques agissent comme cause prédisposante est important à noter chez les individus âgés.

Il faut faire remarquer aussi que, si l'on admet généralement la spécificité du bacille de Pfeiffer (J. TEISSIER), qui a été cependant contestée (BEZANÇON et ISRAEL DE JONG), les recherches bactériologiques ont montré la part considérable que prennent les infections secondaires dans la pathogénie des innombrables complications de la grippe. Ces infections secondaires sont d'autant plus importantes chez le vieillard, que chez lui l'organisme est plus affaibli, et le système lymphatique et leucocytaire plus altéré, ce qui entraine une diminution de résistance contre les saprophytes (staphylocoques, streptocoques, pneumocoques), devenus pathogènes sous l'influence des variations de température. Leur rôle serait souvent prépondérant, ce qui a permis à certains auteurs de mettre en doute l'existence même de la grippe (TRIPIER).

2° Symptomatologie. — Comme chez l'adulte, la maladie peut se borner à des symptômes généraux : fièvre, abattement avec prédominance plus ou moins marquée des troubles nerveux : céphalalgie, douleurs dans les membres et les articulations, névralgies, insomnie, coma. Il n'y a aucune localisation viscérale. Cette forme ne se rencontre que chez le vieillard antérieurement bien portant.

Chez le sujet âgé, le type le plus fréquent est caractérisé par l'apparition de lésions de l'appareil respiratoire. Le début se fait par des frissons répétés, de la fièvre plus ou moins intense, quelquefois très élevée, à type continu ou intermittent, mais le plus souvent subfébrile, à 38° ou à peine au-dessus. En même temps les malades se plaignent de prostration générale, de douleurs dans les membres, les reins, de lancées dans les muscles, de céphalée frontale avec névralgie sus-orbitaire.

Puis apparaît du coryza : les narines, siège d'un écoulement aqueux, puis glaireux, épais, verdâtre et pouvant devenir purulent, présentent à leur pourtour une coloration rouge vif. Les yeux sont en même temps atteints de conjonctivite plus ou moins intense. Par suite du gonflement de la muqueuse du nez, le malade a de la difficulté à parler et à respirer. Son facies est caractéristique : il est grippé.

A la rhinite et à la conjonctivite fait suite l'inflammation des autres voies respiratoires : il se produit de la laryngo-trachéo-bronchite. Il en résulte une toux sèche, quinteuse, pénible, empêchant le malade de dormir, une expectoration variable, souvent abondante, tantôt muqueuse, tantôt franchement purulente, nummulaire, parfois sanguinolente. A l'emphysème déjà

existant, se surajoutent des signes de bronchite : celle-ci peut
se localiser à un lobe pulmonaire ; le plus souvent elle est diffuse
et peut s'accompagner d'un foyer de pneumonie ou de bronchopneumonie ou se transformer en bronchite capillaire.

Chez le vieillard, les signes physiques de ces complications
pulmonaires sont souvent en complet désaccord avec leur gravité : il y a généralement peu de fièvre, l'expectoration est celle
d'une bronchite simple, sans caractère pneumonique, le point
de côté manque fréquemment, il n'y a pas de matité, à peine
un foyer très limité de râles crépitants ou plutôt sous-crépitants
avec un souffle ordinairement peu rude. Par contre, les symptômes généraux sont toujours très importants : la dyspnée est
intense ; les troubles circulatoires sont accentués : il y a de la
cyanose, des signes de faiblesse cardiaque, le pouls est petit,
dépressible, arythmique. Il y a enfin des troubles nerveux, du
délire, de l'agitation ou de la prostration. Ces foyers pneumoniques peuvent passer à la gangrène.

Les complications pulmonaires peuvent s'accompagner de
pleurésies séro-fibrineuses ou le plus souvent purulentes qui ne
font que compliquer le diagnostic et aggraver encore le pronostic chez les vieillards.

Chez les vieux artérioscléreux, de même que chez les cardiaques, la grippe provoque des troubles circulatoires souvent
très accentués. Mais en l'absence de complications pulmonaires,
elle s'accompagne alors de faiblesse cardiaque, d'arythmie,
d'irrégularité du pouls. On a signalé des cas de mort subite par
insuffisance du myocarde. Les lésions bronchitiques et pulmonaires retentissent pour leur propre compte sur l'appareil circulatoire, et déterminent rapidement chez les sujets séniles cardiaques une asystolie par dilatation du cœur droit. Chez les
personnes déjà âgées mais jusque là indemnes, la grippe peut
être l'origine d'une aortite, d'une artériosclérose, d'une néphrite
interstitielle, de même qu'elle peut provoquer une thrombophlébite ou une artérite thrombosante.

Chez les vieillards dont le tube digestif est déjà altéré, la
grippe provoque des troubles gastro-intestinaux qui peuvent
passer au premier plan de la maladie. Ce sont alors des dou-

leurs gastriques spontanées ou, à la pression, des crampes gastriques, des vomissements, des coliques intestinales, du météorisme, de la diarrhée muqueuse, sanguinolente, parfois franchement sanglante. Des gingivites, des stomatites, surtout la stomatite aphteuse, des périostites alvéolo-dentaires autour des vieux chicots peuvent se déclarer. Tous ces troubles peuvent entrainer rapidement, chez le sujet âgé, un épuisement marqué, une véritable cachexie.

Enfin on pourra rencontrer chez le vieillard toutes les complications que l'on a signalées chez l'adulte : de l'albuminurie, des cystites, des néphrites avec anurie et urémie, des lésions nerveuses : encéphalites, méningites, myélites, névrites, psychoses, etc.

3° Pronostic. — Le pronostic est toujours grave chez le vieillard, d'autant plus grave que le sujet est plus âgé ou qu'il est atteint d'une affection inhérente à la vieillesse : artériosclérose, emphysème et catarrhe pulmonaires.

Même s'il échappe à une atteinte de grippe, la convalescence en sera toujours longue et difficile, et des complications à longue échéance sont toujours à redouter.

4° Diagnostic. — Le diagnostic de la grippe chez le vieillard est en général facile, surtout en temps d'épidémie, peut-être même a-t-on à ce moment trop de tendance à lui rapporter tous les accidents aigus.

Comme un grand nombre de maladies chez le vieillard peuvent être associées à la grippe, lorsque l'on constatera chez eux des accidents gastro-intestinaux, ou des troubles cardiaques aigus, ou des affections de l'appareil respiratoire : angine, laryngite, bronchite, bronchopneumonie, congestion pulmonaire, pleurésie, pneumonie, etc., il faudra rechercher si la grippe peut être accusée d'en être l'agent provocateur. Le début, la marche de la maladie, les symptômes locaux un peu particuliers que nous avons signalés serviront à établir le diagnostic. On pourrait rechercher dans l'expectoration le bacille de Pfeiffer. Mais outre la difficulté de sa recherche, on n'est pas encore assuré de sa spécificité ; enfin il est toujours associé aux microbes ordinaires : streptocoques ou pneumocoques.

5° Traitement. — Les personnes âgées éviteront autant que possible toute source de contagion ; en temps d'épidémie, elles devront suivre une hygiène sévère.

Chez les vieillards, le traitement sera tout d'abord symptomatique. Les révulsifs, les expectorants, les vomitifs trouvent leur indication contre les complications pulmonaires ; les purgatifs salins, l'antisepsie intestinale seront employés s'il y a des troubles intestinaux ; les toniques cardiaques seront indiqués contre les signes de faiblesse du cœur.

Mais on devra surtout instituer un traitement général : le sulfate de quinine, l'antipyrine, l'aconit seront prescrits aux doses habituelles. Contre la prostration et l'adynamie, une alimentation suffisante, de l'alcool soutiendront les forces du malade ; un verre de lait toutes les deux heures, est généralement bien supporté.

L'état du cœur et du pouls, devra être l'objet de préoccupations constantes. Aussitôt que l'on verra l'impulsion cardiaque faiblir, on donnera du café, du thé, de la caféine en injections sous-cutanées, ou de la digitale. On pourra y ajouter des injections sous-cutanées d'éther, d'huile camphrée, de strychnine et spartéine.

En cas d'état infectieux, on pourra prescrire l'emploi des métaux colloïdaux en frictions, ou en injections cutanées ou même intra-veineuses. Enfin s'il y a des complications bronchopulmonaires avec état général grave, on sera autorisé à pratiquer un abcès de fixation par l'injection sous-cutanée de 1 centimètre cube d'essence de térébenthine, suivant la méthode de FOCHIER. Le grand âge, comme nous l'avons montré nous-mêmes, n'est nullement une contre-indication, et on peut obtenir ainsi des résultats parfois inespérés (PIC et BONNAMOUR)[1].

Après la guérison, un point très important chez le vieillard,

[1] PIC et BONNAMOUR, *L'abcès de fixation dans le traitement des maladies bronchopulmonaires aiguës*. Lyon médical, 16 janvier 1910.

c'est la surveillance à exercer sur lui. Il ne faut pas lui permettre de sortir trop tôt ; car il n'est pas rare que, s'exposant au froid après une atteinte légère, il soit atteint d'une rechute avec complication bronchopulmonaire mortelle.

La convalescence réclame chez lui de grandes précautions : une alimentation tonique et réconfortante lui sera prescrite ; il sera bon toutes les fois qu'il sera possible de recommander le changement d'air ou un séjour dans le Midi.

ARTICLE II

FIÈVRE TYPHOÏDE CHEZ LES VIEILLARDS

La fièvre typhoïde revêt chez le vieillard un tableau clinique assez spécial, connu seulement depuis ces vingt dernières années.

1° Historique. — Les anciens auteurs LOUIS, CHOMEL, VALLEIX, ROCHOUX déclarent qu'ils n'ont jamais observé de fièvre typhoïde après quarante ans. En 1838, PRUS en signale la première fois un cas à soixante-dix-huit ans. Les observations à cette époque en sont suffisamment rares pour faire l'objet de publications (WILKS, LOMBARD et FRANCONNET, JACQUEZ, PETIT, TROUSSEAU, etc.).

GRIESINGER et MURCHINSON sont les premiers qui décrivent les caractères qu'affecte la maladie à un âge avancé, et qu'ont repris tous les traités classiques, et notamment JOSIAS (thèse de Paris 1881), MICHEL (thèse de Montpellier, 1883) et SAINTON (thèse de Paris, 1902).

HAMILTON récemment (1907) est revenu sur cette forme spéciale de la fièvre typhoïde.

2° Étiologie, fréquence. — La fièvre typhoïde après soixante ans est rare, c'est ce qui résulte de toutes les statistiques publiées. LOMBARD (de Genève), en 1849, donne déjà une proportion de 1,5 p. 100 de cas de soixante à quatre-vingts ans, GRIESINGER de Zurich : de 0,6 p. 100. MURCHISON de Londres, de 1848 à 1870, sur 5.988 fièvres typhoïdes, n'a observé que 5 cas de soixante à soixante-neuf ans et 2 cas de soixante-dix à quatre-vingts ans. L'un de nous, en six années passées au Perron dans le service des vieillards n'en a observé qu'un cas ; à l'Hôtel-Dieu, sur une période de trois ans, nous en avons observé 3 cas sur un total de 110 fièvres typhoïdes.

De plus, la proportion diminue à mesure que l'âge augmente pour être presque nulle à quatre-vingt-dix ans et au delà. Gueneau de Mussy en rapporte cependant un cas à l'âge de cent ans, avec guérison.

Ceci peut s'expliquer si l'on songe que le nombre des vieillards est relativement faible dans la population, et que plusieurs d'entre eux ont eu autrefois la fièvre typhoïde (Vallin) ou des typhoïdes larvées (typhoïdette, fièvre muqueuse). Il y aurait peut-être aussi une certaine immunité de la part du vieillard (Charcot, Brouardel et Thoinot).

D'après Brouardel et Thoinot, la fièvre typhoïde atteindrait surtout les vieillards dans les pays jusque-là vierges de fièvre typhoïde et dans les grandes épidémies, dans le premier cas, l'immunité d'une atteinte antérieure ne protège pas alors le sujet ; dans le second, le virus renforcé semble triompher des résistances individuelles acquises.

3° Symptomatologie. — Chez le vieillard, la fièvre typhoïde peut revêtir tout le tableau classique qu'elle présente chez l'adulte. Mais le plus souvent l'âge avancé lui donne un caractère spécial que seul nous décrirons ici.

Le début est lent et insidieux, les prodromes persistent longtemps, plus d'une semaine et sont constitués par une courbature générale, une lassitude énervante. La céphalalgie manque le plus souvent, et lorsqu'elle existe, elle est très supportable.

La fièvre initiale n'atteint pas ce chiffre élevé de la température qu'on observe si fréquemment au début de la fièvre typhoïde chez les adultes. La fièvre peut même manquer pendant tout le cours de la maladie. Cependant, la courbe thermique quoique moins élevée, est en général régulière (fig. 76).

Du côté du tube digestif, les malades ne semblent pas offrir un ensemble de symptômes réguliers. La langue, saburrale au début, ne tarde pas à sécher et à se couvrir de fuliginosités ; en même temps surviennent de l'inappétence, une soif vive, quelquefois des vomissements. L'abdomen est souvent ballonné,

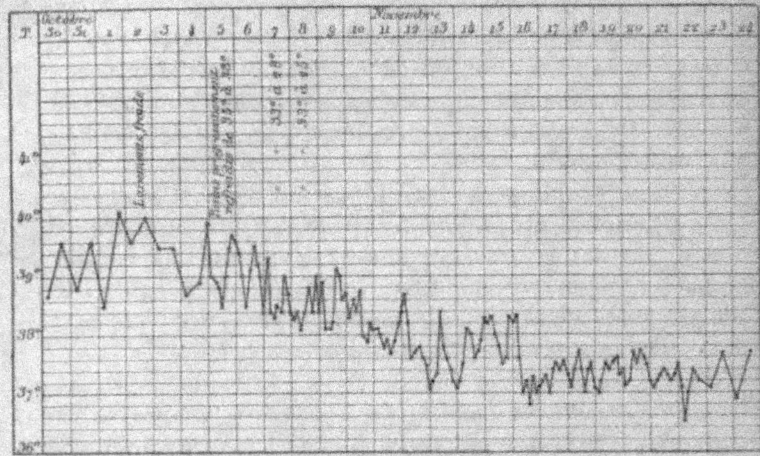

Fig. 76.

Fièvre typhoïde chez un vieillard de 65 ans.

rarement rétracté. Le gargouillement dans la fosse iliaque peut faire défaut. La rate n'augmente pas notablement de volume. La diarrhée existe d'une façon presque constante, mais avec une abondance inégale.

Les taches rosées lenticulaires manquent dans le plus grand nombre des cas ; nous en avons observé cependant une éruption très abondante chez un individu de soixante-cinq ans ; quelquefois elles apparaissent tardivement. Les éruptions de folliculites, de furoncles sont au contraire fréquentes, de même que les escharres de décubitus.

Le pouls est dicrote et présente une lenteur qui contraste avec la rapidité et la force des pulsations chez les individus moins âgés, atteints de fièvre typhoïde. Le cœur est souvent touché et doit être surveillé particulièrement.

Une bronchite légère peut exister. Les complications pulmonaires, bronchite intense ou pneumonie ne seraient pas rares.

Mais ce qui fait surtout de la fièvre typhoïde des vieillards une forme spéciale, c'est l'adynamie, l'état de faiblesse et de prostration avec tremblement musculaire, agitation nocturne qui existe ordinairement dès les premiers jours de la maladie, et qui ne fait qu'augmenter jusqu'au collapsus de la période ultime.

Dans les cas où l'issue est favorable, la convalescence est longue; elle est souvent entrecoupée de rechutes avec des troubles gastro-intestinaux, cardiaques, intellectuels et en particulier une perte de mémoire souvent définitive.

La durée moyenne serait de soixante jours (HAMILTON); dans un cas de cet auteur, elle fut de cent vingt jours. La mort arrive le plus souvent à une période assez avancée de la maladie. Celle-ci a une marche ordinairement rapide, et se termine fréquemment d'une façon brusque, par perforation ou par myocardite.

Les complications sont les mêmes que chez l'adulte : phlébite, méningite, etc. Cependant les infections vésicales, d'après HAMILTON, y seraient assez fréquentes.

Les lésions trouvées à l'autopsie ne diffèrent pas de celles qu'on rencontre dans la fièvre typhoïde des autres âges.

4° Diagnostic. — La plupart des signes ordinaires de la fièvre typhoïde étant absents, le diagnostic en sera souvent difficile.

On se basera surtout sur l'adynamie, la longueur des prodromes, la prolongation de l'état fébrile; il faudra tenir compte de l'existence d'une épidémie, et dans ce cas, l'existence de récidive de fièvre typhoïde chez les vieillards, montre qu'il faudra penser à cette affection, même lorsque le malade âgé aura subi une première atteinte.

Le sérodiagnostic devra toujours être pratiqué et lèvera les doutes.

La pneumonie se présente souvent chez le vieillard avec des symptômes incomplets, et avec un état typhoïde des plus accusés. L'absence de prodromes, le début brusque, la température cyclique, le pouls plus fréquent seront en faveur d'une pneumonie.

Les maladies des voies urinaires, amenant des poussées fébriles et de l'adynamie ne sont pas rares chez les gens âgés, notamment les cystites d'origine calculeuse ou prostatique. Des lésions rénales primitives ou secondaires peuvent s'accompagner aussi d'urémie à forme typhoïde; l'analyse des urines fera faire le diagnostic. Il ne faut pas oublier qu'il existe une albuminurie liée à la fièvre typhoïde, mais elle est très peu abondante.

Le paludisme avec ses accès fébriles pourra quelquefois donner le change, l'absence de taches rosées, de diarrhée, d'adynamie très marquée, l'action de la quinine permettront le plus souvent de le reconnaître.

5° Pronostic. — Le pronostic est grave; on sait que c'est après quarante ans que la fièvre typhoïde devient plus meurtrière (ANDRAL, GRISOLLE). Il est d'autant plus grave que l'individu atteint sera porteur d'une affection antérieure : myocardite, bronchite, néphrite chronique, artériosclérose, etc.

GRIESINGER donne une mortalité de 33.3 p. 100 de soixante à soixante-neuf ans. MURCHISON de 45 p. 100 de soixante à soixante-quatre ans, 40 p. 100 de soixante-cinq à soixante-neuf ans et 50 p. 100 de soixante-quinze à soixante-dix-neuf ans. JOSIAS, sur 18 cas pris au delà de quarante-cinq ans a eu 11 décès, soit une mortalité de 55 p. 100. Sur 27 malades ayant dépassé cinquante ans, observés par HAMILTON, 6 moururent. Sur nos 4 cas personnels, 1 seul est mort.

Cette gravité du pronostic varie d'ailleurs suivant les conditions individuelles, et en cas d'épidémie, suivant les caractères que celle-ci présente. De plus, la longueur de la convalescence expose les vieillards à des complications, à des maladies intercurrentes.

6° Traitement. — Les indications principales consistent à soutenir les forces, à combattre l'adynamie et les complications pulmonaires ou autres, enfin à surveiller le cœur.

S'il n'y a pas de maladie antérieure établissant une contre-indication, on peut employer, chez le vieillard, les bains tièdes à 35° progressivement refroidis jusqu'à 30° et 28°. Sinon on essayera les lavements froids, ou les lotions froides.

On emploiera les antithermiques ordinaires : antipyrine et surtout pyramidon. D'une façon générale cependant, le peu d'élévation de la température contre-indique l'emploi de la médication antithermique.

Contre les troubles vésicaux, on pourra prescrire de l'urotropine. On aura soin de ne pas trop laisser les malades dans le décubitus pour éviter les troubles pulmonaires. Il sera bon de commencer l'alimentation aussitôt que possible.

On prescrira surtout un traitement tonique et stimulant : lait, bouillon, jus de viande, vin vieux, quinquina, kola. On fera des injections répétées aussi souvent qu'il le faudra d'huile camphrée (au 10°), de caféine. Les toniques cardiaques ordinaires : digitale, strophantine sont indiqués en cas de complications du côté du cœur. On donnera des diurétiques en cas de besoin.

ARTICLE III

COQUELUCHE CHEZ LE VIEILLARD

Exceptionnelle chez les adultes, la coqueluche devient d'une extrême rareté chez les vieillards, ainsi qu'il résulte du peu d'observations signalées par les auteurs.

1° Historique. — R. Petit dans sa thèse (Paris, 1900) a réuni les observations publiées et en a montré les caractères particuliers.

2° Étiologie. — Comme chez les enfants c'est presque toujours par contact intime que la contagion se produit et par cohabitation prolongée avec un coquelucheux ; ce sont le plus souvent des grands-pères ou des grands-mères habitant avec leurs petits-enfants qui sont atteints par la maladie. Mais le contact peut aussi être très court, et lorsqu'une épidémie sévit dans une ville ou un village, quelques-uns peuvent se produire parmi les gens âgés.

Chez les vieillards, la coqueluche est d'une excessive rareté. Petit n'a trouvé que 9 observations chez des gens âgés de plus de soixante ans. Elle est aussi d'autant plus rare que l'âge est plus avancé, mais peut cependant s'observer à tous les âges : Todd en a vu un cas à quatre-vingts ans, Hale White à quatre-vingt-un ans, Petit à quatre-vingt-douze ans. Cette rareté peut s'expliquer par les chances de contage diminuant avec l'âge, et par l'immunité acquise après une première atteinte.

Cependant il y aurait peut-être chez les vieillards non atteints antérieurement une diminution de résistance à la contagion. Parmi les observations rapportées par Petit on voit un vieillard seul atteint sur 8 personnes exposées aux mêmes chances de contage, et un autre seul contagionné des adultes parmi une population de 550 habitants.

3° Symptômes. — La coqueluche chez le vieillard présente trois périodes.

a. *Première période.* — Le malade commence à tousser d'une toux ordinaire, banale, et présente des phénomènes de catarrhe bronchique, laryngé ou nasal sans qu'il soit possible à ce moment d'en prévoir la nature, d'autant plus que l'âge avancé du sujet en écarte de loin la pensée. Les phénomènes généraux sont nuls, l'appétit est conservé.

Cependant le catarrhe augmente d'intensité, la toux devient de plus en plus fréquente, plus opiniâtre ; les accès réveillent le malade, déterminent de l'anxiété et de la gêne respiratoire momentanée.

Cette première période dure de quinze jours à trois semaines.

b. *Deuxième période.* — Les quintes apparaissent alors avec leur caractère convulsif caractéristique ; elles surviennent sans cause appréciable, souvent la nuit. A l'état de veille, elles sont souvent provoquées au début, pendant les repas, par les mouvements de déglutition. Elles sont formées par une série d'expirations convulsives, bruyantes, pendant lesquelles la face est rouge et congestionnée, la bouche largement ouverte donne passage à la langue qui frotte violemment contre les arcades dentaires, l'asphyxie semble menaçante. Puis brusquement se fait une grande inspiration qui interrompt pendant un instant les secousses expiratoires.

Cette grande inspiration diffère de celle des enfants par l'absence du son particulier, du sifflement caractéristique. Ceci peut s'expliquer par le développement que la glotte a acquis à cette période de la vie et par la largeur triple ou même quadruple de cette ouverture, comparativement à celle qu'elle a dans l'enfance et qui, malgré le spasme, permet toujours l'entrée d'une certaine quantité d'air.

Une fois l'inspiration bruyante effectuée, la quinte reprend sous forme de secousses expiratoires nouvelles, bientôt interrompues par une deuxième inspiration prolongée. La quinte se poursuit ainsi pendant plusieurs reprises; elle n'en comprend quelquefois qu'une seule, mais le plus souvent quatre ou cinq et même davantage.

La fin est marquée par une expectoration spéciale de matières épaisses et adhérentes, formées de glaires blanchâtres, visqueuses et comparables à du blanc d'œuf.

Pendant l'intervalle des accès la santé est normale, s'il n'existe pas de complications. Quelquefois cependant la fatigue produite par la violence des quintes et l'insomnie peut obliger le vieillard à garder la chambre ou à s'aliter.

La limite de cette période n'a aucune fixité, et pas plus que chez les enfants, on ne peut lui assigner de limites exactes.

c. *Troisième période*. — Au bout d'un certain temps, l'intensité des symptômes diminue sensiblement : le nombre des quintes devient moins grand en même temps qu'elles deviennent moins fortes et durent moins longtemps ; les phénomènes qui les accompagnent sont d'une moins grande violence. L'expectoration est plus facile, l'inspiration traînante disparaît de plus en plus.

Puis la voix devient franchement catarrhale, et la maladie se termine comme une bronchite simple, par la diminution progressive de tous les symptômes.

La durée totale de la coqueluche, pas plus dans l'enfance que dans la vieillesse, ne peut être précisée ; elle présente beaucoup de variation. La moyenne semble en être de deux mois.

4° Formes. — Chez les vieillards, comme chez les enfants, la coqueluche peut prendre des formes atténuées, moyennes et graves. Mais si chez l'adulte les quintes ne sont le plus souvent qu'ébauchées, chez les vieillards elles acquièrent souvent une grande intensité et se rapprochent par leur violence de celles de l'enfant.

5° Complications. — Les vomissements, si fréquents chez l'enfant après les quintes, manquent le plus souvent dans la toux convulsive des vieillards. Cette absence de vomissements et l'inspiration moins sifflante de la reprise constituent les deux grands caractères de la coqueluche du vieillard.

Une complication qui paraît spéciale à la vieillesse est le vertige laryngé, dont Thermes a signalé deux observations.

Toutes les complications peuvent aussi se produire, les unes se rattachant à l'état catarrhal : bronchite capillaire, pneumonie, pleurésie ; les autres dues aux efforts de toux : épistaxis, ecchymoses conjonctivales, hémorragies auriculaires, hémorragies cérébrales et méningées, ou emphysème et dilatation des bronches.

6° Diagnostic. — Chez le vieillard comme chez l'enfant rien ne permet, pendant la première période, de distinguer la coqueluche d'un catarrhe bronchique simple ou d'une affection pulmonaire à son début. Tout au plus, peut-on la présumer à ce moment si la maladie est déjà dans la famille, dans le voisinage, ou si elle règne épidémiquement.

Ces notions, de même que les caractères si particuliers de la quinte, permettront d'éliminer la bronchite aiguë avec quintes de toux, qui s'accompagne de fièvre plus ou moins grave, de phénomènes pulmonaires plus intenses et de troubles respiratoires persistants.

Mais si chez les vieillards, on ne peut pas songer à la tuberculose des ganglions trachéo-bronchiques, il faut distinguer chez lui la coqueluche de la toux coqueluchoïde occasionnée par des tumeurs du médiastin ou des anévrysmes de la crosse de l'aorte comprimant le pneumogastrique. Cependant, dans la plupart des cas, ces affections présentent des caractères spéciaux, douleurs, raucité de la voix, symptômes de compression qui permettent de lever les doutes possibles.

7º Pronostic. — La guérison en est la règle. Mais chez les vieillards débiles ou très âgés, il faut toujours redouter la possibilité d'une complication grave favorisée par l'état du poumon ou du système cardio-vasculaire.

8º Traitement. — On pourra mettre en usage tous les médicaments employés chez l'enfant : antiseptiques ou nervins divers.

Mais chez le vieillard, il faudra tenir compte de l'état du rein, et comme il y a en général conservation habituelle de l'appétit et absence de vomissements, il faudra insister surtout sur le traitement hygiénique : le malade gardera le repos autant que possible, dans une chambre aérée, évitera les refroidissements et toutes les causes qui peuvent provoquer les accès de toux. On recommandera le changement d'air pour achever la convalescence.

ARTICLE IV

ÉRYSIPÈLE CHEZ LE VIEILLARD

Lucien et Parisot (de Nancy) ont établi récemment le degré de fréquence et les caractères particuliers de l'érysipèle chez le vieillard, dont Canstatt, Gillette, Durand-Fardel, avaient déjà signalé l'existence.

1º Étiologie. fréquence. — L'érysipèle peut se rencontrer à tous les âges de la vie, mais il diminue de fréquence après soixante ans. Lucien et Parisot, sur 436 cas, en ont observé 50 ; Roger, sur 2,611 cas, 205 dans ces conditions.

On a voulu expliquer ce fait par la rareté des solutions de continuité des téguments à cet âge, mais il serait dû bien plutôt, d'après ces deux auteurs, à la fréquence des cas frustes, de durée très courte, qui passent inaperçus chez le vieillard.

Comme chez l'adulte, la femme semble plus souvent atteinte que l'homme.

Les causes prédisposantes sont les mêmes que chez l'adulte : on constate une recrudescence des cas au printemps et à l'automne. Les causes apparentes sont également les mêmes : solution de continuité des téguments et pénétration des germes septiques.

Or, c'est à tort que Gosselin a considéré comme rares les solutions de continuité des téguments chez le vieillard. S'il est moins exposé que l'adulte aux grands traumatismes, il présente un certain nombre d'affections qui lui sont particulières : blépharite, dacryocystite, eczéma, éruptions acnéiques, etc., ulcères variqueux, escharres des hémiplégiques et des cachectiques, épithéliomas ulcérés ou non, toutes causes fréquentes de l'infection streptococcique, à la face et aux membres inférieurs où elle se montre le plus souvent.

Lucien et Parisot citent le cas d'un homme de soixante-douze ans chez qui l'érysipèle se développa autour d'une vésicule de zona.

Il faut faire aussi entrer en ligne de compte les altérations que présente la peau du fait même de la sénilité : fragilité de l'épiderme protecteur qui s'écaille avec la plus grande facilité, en produisant une irritation chronique du tégument, disparition de la sécrétion sudoripare et sébacée, exfoliation continue de l'épiderme qui produit une irritation des papilles et un prurit plus ou moins intense ; des lésions de grattage et des inoculations septiques sont presque toujours la conséquence de ces démangeaisons. Enfin, ajoutons le manque de propreté habituel du vieillard qui augmente la gravité de ces solutions de continuité des téguments.

2° Symptomatologie. — Suivant son évolution, l'érysipèle sera aigu ou chronique.

a. *Érysipèle aigu.* — On peut rencontrer chez le vieillard tous les symptômes de l'érysipèle tels qu'ils se présentent chez l'adulte. Cependant la plupart du temps il s'en distingue par des caractères très particuliers.

Les symptômes précédant l'apparition de la plaque sont la plupart du temps peu accentués et parfois même absents. Il peut y avoir un peu de céphalalgie, de courbature, quelques troubles gastriques, mais jamais de frissons, de vomissements, jamais de début à grand fracas.

Souvent il y a absence complète de signes de début; dans ce cas, la découverte de la plaque peut seule faire poser le diagnostic. On comprend, qu'en pareilles circonstances, l'érysipèle puisse passer inaperçu à un examen superficiel et demeure ignoré du malade et même du médecin.

L'adénopathie de voisinage fait aussi souvent défaut.

L'apparition de la plaque érythémateuse est, comme chez l'adulte, la véritable caractéristique de la maladie. Cette plaque doit être recherchée attentivement et de bonne heure. Son étendue est en effet parfois très limitée et son extension nulle; de plus, sa durée peut être éphémère, elle peut disparaître au bout de deux ou trois jours.

La couleur des téguments à son niveau est généralement d'un rouge moins vif que chez l'adulte, la peau n'est ni aussi luisante, ni aussi tendue, l'œdème environnant est peu marqué. Le bourrelet est lui-même plus effacé; on peut même ne pas le sentir sur une portion plus ou moins étendue de la périphérie de la plaque. La douleur est modérée ou fait complètement défaut. Il y a rarement apparition de phlyctènes; quand elles existent, elles deviennent rarement purulentes. Les ganglions voisins sont peu ou pas engorgés.

La température locale de la plaque érysipélateuse a été étudiée chez le vieillard par PARISOT; elle s'élève constamment d'une façon variable, suivant l'intensité de l'affection; cette élévation est très précoce et peut dépasser les premiers jours la température axillaire prise au même moment; mais elle ne tarde pas à décroître et sa chute devance celle de la température de l'aisselle. Si l'érysipèle a des tendances à l'extension, elle se manifeste aux différents points successivement envahis. Enfin elle est suivie d'une période d'hypothermie s'installant avant la chute complète de la température axillaire.

La durée de la plaque, variable suivant les cas, est en général plus courte que chez l'adulte, elle peut ne durer que deux ou trois jours. Dans la suite, la desquamation est parfois peu marquée.

Les symptômes pulmonaires, congestion, bronchite des grosses et moyennes bronches sont fréquentes; elles peuvent même masquer la cause première de la maladie et faire diagnostiquer une affection pulmonaire primitive.

La température n'est jamais bien élevée, en tout cas elle ne dure pas, la défervescence est rapide, souvent avec de l'hypothermie (36°); quelquefois elle est insignifiante, ne dépassant pas 38. Le pouls et la respiration suivent les mêmes oscillations; la phase d'hypothermie est aussi marquée par un ralentissement très notable du pouls et du rythme respiratoire.

b. *Erysipèle chronique.* — Ce que l'on observe souvent, chez le vieillard, c'est un érysipèle chronique, qui occupe habituellement les membres inférieurs, revient souvent au même endroit, à la face antérieure de la jambe par exemple, amenant une rougeur livide, sans saillie, et ne disparaissant pas sous la pression du doigt. Il s'y forme rarement des phlyctènes, à moins qu'il ne s'y développe une disposition à la gangrène; mais souvent le pied est œdémateux, et les veines variqueuses.

Ces érysipèles reviennent quelquefois d'une manière périodique, particulièrement au printemps et à l'automne, et sont accompagnés et souvent précédés de troubles de l'appareil digestif, inappétence, goût amer, céphalalgie, constipation.

Lorsque l'érysipèle disparaît, il se fait une desquamation de l'épiderme, mais la peau demeure en général altérée à son niveau, luisante, lisse, rouge et sèche.

Ces érysipèles aboutissent quelquefois à la formation d'ulcères qui se développent, tantôt par le fait même du progrès de la maladie, tantôt à la suite de quelque contusion.

3° Complications. — Les complications sont assez fréquentes. On peut tout d'abord considérer comme telles, les formes ambulatoires de l'érysipèle, qui tout en prolongeant la durée de la maladie, en augmentent la gravité, l'organisme du vieillard ne peut alors faire les frais d'une maladie aiguë dont la résolution se fait si longtemps attendre.

La suppuration survenant au déclin de l'érysipèle constitue la complication la plus fréquente chez le vieillard. Ces abcès se développent plus particulièrement dans les points où le tissu cellulaire sous-jacent à la plaque présente une plus grande laxité.

La gangrène au niveau de la plaque érysipélateuse est exceptionnelle; elle est surtout liée à l'état général des sujets, et survient chez les cachectiques et les débilités.

On peut observer au cours de l'érysipèle des troubles rénaux, hépatiques et cardiaques; ils sont dus le plus souvent à des lésions antérieures de ces organes. On a signalé des péricardites et des pleurésies a streptocoques, des angines, des otites de même nature.

Le délire est fréquent chez le vieillard atteint d'érysipèle, au même titre que dans toutes les maladies infectieuses à l'occasion desquelles se manifestent souvent les premiers symptômes de la démence sénile.

4° Anatomie pathologique. — Les lésions de l'érysipèle chez le vieillard sont un peu particulières par suite des altérations séniles de la peau : la congestion est moins intense, la transsudation moins abondante infiltrant plus difficilement le tissu sclérosé.

Ces particularités expliquent bien l'atténuation des symptômes : la congestion et la rougeur moins vive, le bourrelet moins volumineux. La sclérose dermique arrête l'œdème et limite la plaque érysipélateuse. Enfin l'atrophie des papilles nerveuses fait comprendre pourquoi la douleur est moins vive.

5° Diagnostic. — Dans les cas typiques il ne présente pas de difficultés. Mais l'érysipèle est une affection qu'il faut rechercher chez le vieillard, car elle risque souvent de passer inaperçue. En présence d'un accès fébrile survenant brusquement chez un sujet âgé, jusqu'alors bien portant, il convient de passer en revue toute la surface tégumentaire pour être bien sûr qu'il ne s'agit point d'une poussée érysipélateuse.

Le diagnostic différentiel sera presque exclusivement à faire avec les lymphangites réticulaires qui surviennent assez fréquemment chez les vieillards porteurs d'ulcérations variqueuses ou d'escharres ; mais les caractères de ces lymphangites, l'absence d'un véritable accès fébrile, leur nature stationnaire font alors éliminer l'érysipèle.

6° Pronostic. — D'après les classiques, l'érysipèle est particulièrement dangereux chez le vieillard, comme chez le nouveau-né. Lucien et Parisot, au contraire, ont montré qu'il n'était pas plus grave chez l'adulte que chez le vieillard : ce serait même, au cours de la vieillesse, que l'on rencontrerait le plus fréquemment les formes atténuées ; au delà de soixante ans, ils ont relevé une mortalité de 18 p. 100.

Le pronostic doit donc surtout se baser sur des considérations tirées des antécédents morbides et de l'état actuel du sujet. L'érysipèle sera très grave, souvent même fatal chez le vieillard diabétique, chez le cardiaque, le rénal, l'hépatique. Mais chez des sujets bien portants, quoique âgés, il évolue généralement très favorablement.

7° Traitement. — Le traitement de l'érysipèle doit être prophylactique et curatif.

a. *Traitement prophylactique*. — Il faudra veiller d'une façon scrupuleuse aux soins de propreté corporelle ; les moindres petites plaies, les écorchures même superficielles doivent, chez les sujets âgés, faire l'objet de soins particuliers ; à plus forte raison les affections suppuratives de la peau ne devront jamais être négligées.

On se souviendra que les ulcérations variqueuses, les

escharres sont autant de portes ouvertes à l'infection streptococcique, et que celle-ci a pu succéder à l'application de vésicatoire, dont on sera toujours sobre chez le vieillard.

b. *Traitement curatif.* — Tous les traitements préconisés
chez l'adulte peuvent trouver ici leurs indications. Cependant le
traitement local doit être simple : on évitera les applications
d'acide phénique et de sublimé capables de provoquer des
érythèmes et des phénomènes d'intoxication. L'emploi de compresses d'eau bouillie et tiède, de pulvérisations d'éther sublimé
est généralement suffisant.

Le traitement général doit être institué de bonne heure. En
même temps qu'on mettra le malade à la diète lactée, il faut
soutenir ses forces : le quinquina est particulièrement indiqué.
Si le malade est un cardiaque, on prescrira dès le début de la
caféine. Dans les formes graves avec adynamie et tendance au
collapsus, l'éther, l'huile camphrée et les autres stimulants du
cœur sont indiqués.

ARTICLE V

VARIOLE, VACCINE

La vieillesse ne confère nullement l'immunité contre la
variole : des exemples célèbres en font foi : le comte de Lacé-
pède, ayant refusé de se laisser vacciner, succombe à soixante-
dix ans à une atteinte de variole ; Louis XV et Mme de Sévigné
sont morts de variole à soixante-dix et soixante-douze ans.

Au contraire la mortalité augmente avec l'âge des sujets
atteints. D'après une statistique de WUNDERLICH (épidémie de
Leipzig, 1870-72), la mortalité atteint 40 p. 100 des malades de
cinquante-huit à soixante ans et 80 p. 100 de soixante et un à
soixante-quatre ans.

L'âge avancé ne confère pas davantage l'immunité contre la
vaccine, malgré l'opinion vulgaire qui croit volontiers que le
vieillard jouit d'une réceptivité très affaiblie à son égard.

JASIEWICZ constate une proportion de 70 p. 100 de résultats

favorables de vaccination chez le vieillard. LEMAIRE (du Tréport), a vu également la revaccination réussir à soixante-dix et soixante-douze ans. BROT (*Thèse de Paris*, 1897), ayant pratiqué des inoculations dans un asile de 200 vieillards, a obtenu 65 p. 100 de résultats favorables. A Lyon, LANNOIS a vacciné à la Croix-Rousse 40 vieillards entre soixante-treize et quatre-vingt-treize ans, et a obtenu 25 succès, ce qui donne une moyenne de 62,5 p. 100. BLANC-SALÈTES (*thèse de Lyon*, 1900), à l'hospice du Perron a vacciné 12 hommes de quatre-vingt-un à quatre-vingt-dix ans, sur lesquels il a obtenu 11 succès, soit 91 p. 100, et 31 femmes de soixante et onze à quatre-vingts ans, sur lesquelles il a eu 30 succès, soit 96 p. 100.

Il est donc nécessaire de revacciner le vieillard aussi souvent que les autres sujets moins âgés, pour le mettre à l'abri d'une atteinte possible de variole tardive.

La variole, chez le vieillard, peut revêtir le même tableau clinique que chez l'adulte. Mais chez lui cependant, comme beaucoup d'autres infections, elle prend le plus souvent les allures d'une véritable intoxication. Les symptômes cérébraux sont prédominants, en particulier la dépression et le coma. Le pouls est petit, irrégulier, la respiration est accélérée. La fièvre peut même manquer. L'aspect de l'exanthème est également spécial. Le nombre des vésicules est bien moins nombreux que chez les individus jeunes. Au lieu d'une papule ferme, arrondie, rose, légèrement proéminente, on trouve seulement une tache pâle, aplatie, plus allongée, à peine surélevée. Un petit nombre seulement de ces papules se transforment en vésicules; les autres persistent longtemps sans modification; celles qui vont se transformer, s'aplatissent et pâlissent. Enfin la transformation de l'éruption demande beaucoup plus longtemps que la variole classique des jeunes. Une éruption peu intense, sa persistance au stade papuleux et sa transformation en pustules rudimentaires, tels sont les caractères de la variole du vieillard.

La mort survient le plus souvent au stade de suppuration, alors même que celle-ci est peu intense. Elle est causée soit par des complications cérébrales, soit par une atteinte du myocarde.

ou par les complications ordinaires de la suppuration des pustules : érysipèle, gangrène, ou par l'extension de l'exanthème aux muqueuses entraînant des bronchites ou bronchopneumonies, de l'empyème, de la parotidite, etc. Enfin si le vieillard échappe à ces complications, il succombe au stade de dessiccation, à l'épuisement causé par la maladie.

Le pronostic est donc des plus graves chez le vieillard. Le traitement est le même que chez l'adulte.

ARTICLE VI

RHUMATISME ARTICULAIRE AIGU CHEZ LE VIEILLARD

L'existence du rhumatisme articulaire aigu franc chez le vieillard a été mise en doute. Dans les traités didactiques des maladies des vieillards (CANSTATT, DAY, DURAND-FARDEL), il n'en est point question. Pour BOUCHARD, après soixante ans elle est « tout à fait inouïe ». Certains auteurs, avec AUSCHER, mettent même en doute « son apparition pour la première fois après soixante ans ».

1º Historique. — Cependant, si le rhumatisme articulaire aigu est une affection rare après quarante ans, exceptionnelle même après soixante ans, son existence dans la vieillesse est indéniable. CHARCOT en a observé 2 cas après soixante-dix ans. CHOMEL, PIORRY, MONNERET, MORKAUD (th. Paris, 1874), FÉRÉ, PARISOT, en citent plusieurs observations chez des individus âgés de soixante à quatre-vingts ans. Enfin DELANGE (th. Nancy, 1902), réunissant à des observations personnelles, celles déjà publiées, a montré quels étaient les caractères que présentait le rhumatisme articulaire aigu dans la vieillesse.

2º Étiologie. — L'étiologie en est la même que dans la jeunesse : le froid, l'humidité, le surmenage en sont les causes occasionnelles.

Le plus souvent, c'est une récidive de rhumatisme que l'on

observe, le vieillard en ayant présenté une ou plusieurs attaques dans ses antécédents. Dans des cas exceptionnels, c'est une première atteinte.

Cette rareté tiendrait à la diminution de l'activité fonctionnelle, à l'absence de fatigue des articulations dans la vieillesse (PAGNIER). Peut-être faut-il faire intervenir la diminution de vitalité, résultat des modifications séniles, existant au niveau de séreuses articulaires comme elle existe au niveau d'autres séreuses et d'autres organes ; ce qui expliquerait le peu de tendance qu'ont les vieillards à présenter des inflammations aiguës et généralisées (DELANGE).

3° Symptomatologie. — Le tableau clinique du rhumatisme articulaire aigu, chez le vieillard, est un peu différent de celui qu'on observe chez l'adulte.

Les grandes articulations sont prises de préférence ; le plus souvent le côté droit serait atteint (DELANGE). Par ordre de fréquence, ce sont le genou, le poignet, le cou-de-pied, le coude, l'épaule qui sont le plus souvent touchés.

Le nombre des jointures affectées pendant la durée d'une attaque varie suivant les cas. Le rhumatisme peut être partiel, mono-articulaire (MOREAUD), ou plus ou moins généralisé. Mais, d'une façon générale, on peut dire que plus l'individu avance en âge et plus les attaques se répètent, plus le nombre des articulations prises tend à diminuer.

La douleur, qui est le signe dominant du rhumatisme aigu de l'adulte, n'a plus le même caractère chez le vieillard. Elle peut être quelquefois très vive, mais il est rare qu'elle présente ce degré d'acuité, et alors elle dure peu de temps. Le plus souvent c'est une douleur modérée, très supportable, réveillée surtout par la pression ; elle n'est pas toujours continue ; elle n'apparaît parfois qu'à intervalles sous forme de lancées qui n'obligent pas le malade à garder le lit.

L'élévation de température au niveau de l'articulation malade existe le plus habituellement, elle est de quelques dixièmes de degrés plus élevée qu'au niveau de l'articulation symétrique du côté sain.

La rougeur des téguments correspond à peu près aux limites de la synoviale malade. Mais elle peut être plus étendue, plus diffuse. Cette rougeur est quelquefois très atténuée ; il s'agit plutôt alors d'une coloration légèrement rosée ; elle peut même faire complètement défaut.

La tuméfaction est proportionnée à l'intensité de l'arthrite et de l'épanchement articulaire. Le plus souvent cet épanchement est très modéré ; quelquefois même la tuméfaction est complètement absente.

La fièvre, toujours élevée chez l'adulte, est ordinairement beaucoup moins prononcée chez le vieillard ; elle ne dépasse ordinairement pas 38°, même en cas de complication. Elle peut même manquer complètement pendant toute la durée de l'affection.

Le pouls est ordinairement accéléré, de 80 à 110 ; il ne présente de modifications qu'au cas de cardiopathies anciennes ou récentes.

On peut observer quelquefois des sueurs, de l'albuminurie, ainsi que des troubles digestifs : langue saburrale, inappétence, constipation ; quelquefois du délire critique (H. ROGER, de Montpellier).

4° Complications. — Chez le vieillard, les complications cardiaques sont fréquentes, elles existent dans une proportion de 44 p. 100 des cas observés après cinquante ans (d'après CHURCH 69 p. 100 au-dessous de vingt ans, 52 au-dessous de trente ans, 30 p. 100 au-dessous de quarante).

Mais contrairement à ce qu'on note chez l'adulte, où l'endocardite est la complication la plus fréquente du rhumatisme, chez le vieillard, c'est la péricardite qui domine ; l'endocardite peut être même chez lui considérée comme exceptionnelle (sur 13 observations de DELANGE : 4 péricardites, 1 endocardite). Cette péricardite peut être suivie rapidement d'une myocardite aiguë due soit à la propagation de l'inflammation du voisinage, soit à la surcharge graisseuse, si fréquente chez l'individu âgé.

De plus, ces complications sont rarement, comme chez

l'adulte, en raison directe de l'intensité de l'arthrite : une polyarthrite fébrile légère, ou même un rhumatisme mono-articulaire peut être suivi de lésions cardiaques graves ; ou par contre des manifestations relativement intenses des articulations peuvent s'observer sans que le cœur soit touché.

Cliniquement, la péricardite ne se traduit guère que par de l'asthénie cardiaque, associée à l'asthénie généralisée, à la prostration. Les battements du cœur sont faibles et irréguliers, ou rapides et tumultueux. Le frottement peut exister, mais quelquefois la péricardite peut être complètement latente et ne se révéler qu'à l'autopsie. Les symptômes fonctionnels sont toujours accentués : on note de la gêne ou de la douleur au niveau de la région précordiale, de l'oppression, l'accélération des mouvements respiratoires, sans que l'auscultation ne révèle aucun signe pulmonaire.

La pleurésie simple ou double peut s'observer et coïncider avec une péricardite ; elle peut être aussi la seule manifestation du rhumatisme sans douleurs articulaires.

5° **Évolution**. — L'évolution est comme chez l'adulte, caractérisée par la mobilité des fluxions articulaires, et l'existence de poussées articulaires séparées par des rémissions plus ou moins prolongées.

La durée est très variable : de huit jours dans les formes légères, de quatre à cinq semaines dans les cas d'atteinte moyenne.

La guérison est la règle, sauf le cas de complications. Le passage à l'état chronique est exceptionnel et est même nié chez le vieillard.

6° **Anatomie pathologique**. — Les lésions du rhumatisme articulaire aigu ne diffèrent pas chez le vieillard de ce qu'elles sont dans la jeunesse. DELANGE a simplement signalé le caractère hématique du liquide contenu dans les articulations.

7° **Diagnostic**. — Par suite de l'atténuation des signes cliniques, le rhumatisme articulaire aigu du vieillard est d'un diagnostic plus difficile que chez l'adulte

Les poussées aiguës du rhumatisme chronique se caractérisent par les déformations antérieures, les saillies ostéophytiques, les craquements articulaires qui indiquent un processus ancien, ainsi que par l'absence de mobilité des localisations inflammatoires et leur durée prolongée.

Dans l'ostéomyélite aiguë juxta-épiphysaire des vieillards, on observe un œdème considérable du membre avec dilatation des veines superficielles ; le maximum des douleurs est au-dessus ou au-dessous de l'interligne articulaire ; une seule jointure est atteinte, le salicylate de soude n'a pas d'action.

De même dans la tuberculose ostéo-articulaire sénile au début, il n'y a qu'une articulation atteinte, et il y a surtout un point douloureux assez caractéristique.

Les pseudo-rhumatismes infectieux (à la suite d'érysipèle, grippe, pneumonie, broncho-pneumonie, infection urinaire, pyohémie, tuberculose) sont rares chez le vieillard. La notion étiologique facilite le diagnostic. De plus, ils sont oligo-articulaires, persistent dans l'articulation atteinte, souvent même jusqu'à la suppuration ou à l'ankylose, et sont rebelles au traitement salicylé.

Les accès de goutte aiguë se caractérisent par leur début nocturne, par leur localisation à l'articulation métatarso-phalangienne du gros orteil. Cependant la goutte sénile, avec l'atténuation de ses symptômes et de son intensité, avec l'envahissement des grandes articulations, peut quelquefois être difficile à distinguer du rhumatisme articulaire aigu, et on est quelquefois obligé de recourir aux commémoratifs pour conclure avec certitude.

8° Pronostic. — Le rhumatisme aigu simple, sans complications, est bénin chez le vieillard ; cependant chez des sujets très âgés et déjà débilités, il peut entraîner une prostration extrême qui peut aller jusqu'à la mort. S'il s'accompagne de complications cardiaques, le pronostic est très grave, et la mort à peu près fatale.

9° Traitement. — Le traitement est le même que chez

l'adulte : le salicylate de soude, 3 à 6 grammes, devra être prescrit, sauf s'il y a des lésions rénales antérieures. On pourra le remplacer par l'antipyrine, l'aspirine, le salophène, la salipyrine, la phénacétine.

A l'extérieur, on fera des applications calmantes ou des enveloppements au salicylate de méthyle.

En cas d'asthénie, on prescrira des toniques : quinquina, kola, etc.

Si le myocarde est résistant, et si l'état général le permet, on pourra conseiller une cure à Aix-les-Bains, La Motte, Lamalou, Bagnols, Balaruc, etc.

ARTICLE VII

MÉNINGITE CÉRÉBROSPINALE ÉPIDÉMIQUE CHEZ LE VIEILLARD

La méningite cérébrospinale épidémique est une maladie particulière à la jeunesse et à l'adolescence. Cependant quelques cas ont été observés chez les vieillards, et SCHLESINGER (1908) a attiré l'attention sur les caractères spéciaux que pouvaient revêtir cette maladie dans la vieillesse. DAVID (de Lille) en a rapporté un cas chez un homme de soixante-douze ans.

1° **Étiologie, fréquence**. — Toutes les statistiques s'accordent à signaler la grande rareté des cas de méningite cérébrospinale après cinquante ans. D'après FLATTEN, au cours de l'épidémie silésienne de 1905, sur 2.916 malades, il y aurait eu 14 cas de cinquante à soixante ans, 5 de soixante à soixante-dix ans, et seulement 2 au delà de soixante-dix ans, ce qui fait une proportion de 0,6 p. 100 de cas au delà de cinquante ans.

Cependant la proportion doit être plus grande qu'on ne le croit, car, comme le fait remarquer SCHLESINGER, les formes atypiques de la maladie dans l'âge avancé font passer un certain nombre de cas inaperçus.

L'étiologie est la même que chez les adultes. Les notions de contagion et d'épidémicité y jouent naturellement le même rôle.

2° Symptomatologie. — Dans quelques cas, la méningite cérébrospinale épidémique revêt chez les vieillards la forme classique que l'on décrit chez les jeunes. Elle survient subitement ou après un début très court. De bonne heure apparaissent des maux de tête, des vomissements, des douleurs lombaires, de la fièvre. Puis surviennent de la rigidité de la nuque et de la rigidité musculaire généralisée, avec grande difficulté des mouvements, avec parfois paralysie des nerfs craniens, du facial, des nerfs moteurs oculaires en particulier. Le pouls est accéléré, souvent irrégulier. Des troubles vésicaux et rectaux sont fréquents. De l'herpès labial et facial se développe avec une grande extension. Enfin, la perte de connaissance est plus ou moins complète, avec de temps à autre des convulsions, une monoplégie, une hémiplégie, de l'aphasie ou du Cheyne-Stokes. Enfin, après des poussées de fièvre et des alternatives d'aggravation et de rémission des phénomènes paralytiques, au bout d'un temps plus ou moins long, la guérison survient, ou le coma persiste jusqu'à la terminaison fatale.

Mais le plus souvent le tableau clinique diffère, par certains points, de la forme classique, et revêt un type particulier désigné par SCHLESINGER sous le nom de « *type sénile de la méningite épidémique* ».

Dans ces cas, la maladie débute d'une façon sournoise, exceptionnellement d'une façon apoplectiforme. Les prodromes sont très marqués : la céphalée et les vomissements sont fréquents. Par contre, et ceci est important pour le diagnostic, la rigidité de la nuque est peu marquée, ou bien diminue, ou au contraire n'apparaît que tardivement. Dans un cas de SCHLESINGER, très marquée au début, elle rétrocéda en même temps qu'apparaissait une démence manifeste. Dans un autre, elle ne s'observa qu'une semaine après l'apparition du signe de Kernig et quelques jours seulement avant la mort. Ce n'est donc pas, comme chez le jeune, un symptôme constant et prédominant.

Le signe de Kernig est précoce et toujours très marqué, de même que la rigidité musculaire. La perte de connaissance est rapide, le coma survient dès le début de la maladie.

Le pouls est augmenté de fréquence, souvent irrégulier, avec un abaissement notable de la pression sanguine. Le phénomène de Cheyne-Stokes peut s'observer durant plusieurs jours ou même plusieurs semaines sans qu'il soit d'un pronostic défavorable. La fièvre est généralement moins élevée que chez l'adulte, elle peut cependant manquer ; parfois même, il y a de l'hypothermie. L'herpès est constant.

Il y a souvent des paralysies transitoires, portant surtout sur le facial ou les nerfs moteurs oculaires.

La ponction lombaire, comme chez les jeunes, donne issue à une quantité généralement abondante de liquide trouble, dans lequel on trouve des polynucléaires et le méningocoque de Weichselbaum. Après les ponctions, il se produit une amélioration, qui n'est le plus souvent que passagère. Il faut savoir que chez certains vieillards il se produit une soudure des culs-de-sac dure mériens, ce qui rend par conséquent, illusoire toute ponction lombaire, sans que dans ces cas le diagnostic de méningite en puisse être infirmé (2 fois sur 5 cas de Schlesinger).

3° Diagnostic. — Étant donnée cette forme atypique de méningite où la fièvre peut manquer, où la rigidité de la nuque peut faire défaut, le diagnostic de la méningite cérébrospinale chez le vieillard ne sera pas toujours facile.

Il sera assuré par la ponction lombaire, et les examens bactériologiques du liquide recueilli, qui indiqueront la nature de cette méningite purulente dont les différentes autres causes, en dehors du méningocoque, sont rares chez les vieillards. Mais si la ponction lombaire est négative, seule l'autopsie pourra donner le diagnostic exact.

4° Pronostic. — Le pronostic est plus grave chez les vieillards que chez les jeunes. Sur 5 malades de Schlesinger, 4 sont morts.

5° Traitement. — Le traitement de la méningite cérébrospinale du vieillard ne diffère pas de celui qui est employé chez les jeunes. La première chose à faire est une ponction lombaire ; on la répétera autant de fois qu'il sera nécessaire, dès que l'amélioration survenue après la précédente aura disparu, ou en présence de douleurs subjectives plus fortes, de signes d'irritation cérébrale plus marquée, de coma plus profond.

Après chaque ponction, on pratiquera une injection intrarachidienne de sérum antiméningococcique : si la ponction est négative, on sera autorisé à pratiquer une injection intraveineuse de sérum.

A défaut de sérum, ou parallèlement avec lui, les métaux colloïdaux en injection intraveineuse ou intrarachidienne peuvent être employés.

SCHLESINGER recommande contre les douleurs des enveloppements chauds du tronc et des jambes ; ils diminuent également la rigidité musculaire. Les bains chauds sont contre-indiqués chez le vieillard, le transport augmentant la fatigue de ces malades déjà très affaiblis.

On emploiera les calmants et les toniques usités : le pyramidon, la caféine, etc. On veillera enfin à assurer au malade une alimentation substantielle, de même qu'une évacuation régulière.

CHAPITRE III

SYPHILIS SÉNILE

L'infection syphilitique chez le vieillard se présente sous des formes multiples, et d'aspect parfois atypique. Il convient d'étudier séparément les conséquences chez le vieillard d'une syphilis contractée à l'âge adulte, et la syphilis contractée après soixante ans.

Une syphilis contractée dans l'âge adulte empêche souvent le malade d'arriver à un âge avancé, ou bien se manifeste dans la vieillesse à longue échéance par des accidents tertiaires.

La syphilis contractée après soixante ans, très discutée autrefois au sujet de son évolution, se rapproche de celle de l'adulte, mais s'en différencie par un certain nombre de caractères qui tiennent à l'âge même du sujet, à l'atrophie des organes qui caractérise la sénilité et à la diminution de résistance du vieillard à l'infection.

ARTICLE I

CONSÉQUENCES CHEZ LE VIEILLARD D'UNE SYPHILIS CONTRACTÉE A L'AGE ADULTE

D'une façon générale, la syphilis contractée à l'âge adulte permet rarement de dépasser soixante ans. Deu (thèse Bordeaux 1900) a recherché, dans un asile de vieillards, la proportion d'anciens syphilitiques et il a trouvé de cinquante à soixante ans 6 syphilitiques sur 74 (soit une proportion de 1/12e), de soixante et un à soixante-dix ans 6 sur 68 (1/11e), de soixante et onze à quatre-vingts ans 3 sur 76 (1/25e), et après quatre-vingts ans 0. La proportion était moindre chez la femme. On peut donc dire que parmi les gens qui ont dépassé soixante ans, une faible minorité a eu la syphilis, et chez ceux-là, la syphilis a été bénigne.

On peut observer cependant chez le vieillard des accidents spécifiques consécutifs à une syphilis contractée non seulement quelques années auparavant, mais à longue échéance. Cette échéance peut être quelquefois considérable : vingt, trente, quarante, cinquante ans, et même davantage après le chancre. FOURNIER a vu un cas où une syphilis contractée à dix-sept ans, a déterminé à soixante-neuf ans une lésion maxillaire et à soixante-douze ans (cinquante-cinq ans après le début de l'infection) une volumineuse gourme de la cuisse. L. BONNET (de Lyon) a présenté récemment à la Société de médecine un vieillard de soixante-dix-neuf ans, présentant des gourmes de l'avant-bras, survenues cinquante-quatre ans après l'accident primitif.

Ces explosions syphilitiques à lointaine échéance sont rares. Sur 3.600 manifestations tertiaires, FOURNIER n'en a observé que 177 seulement ayant apparu au delà de la vingtième année de l'infection. Cette tare augmente avec l'ancienneté : la syphilis s'épuise avec l'âge.

La syphilis, dans ces étapes reculées, se manifeste uniquement par des accidents tertiaires, et presque toujours par des manifestations isolées, affectant tel ou tel système, c'est-à-dire localisées par exemple à la peau, ou au système nerveux, ou au système osseux, ou à tel ou tel viscère. On peut observer toutes les manifestations possibles du tertiarisme ; mais les plus fréquentes sont les lésions cutanées : syphilides tuberculeuses, tuberculo-ulcéreuses, gourmeuses, susceptibles de toutes localisations, se produisant quelquefois à la verge sur le siège même de l'ancien chancre ; puis les affections du système nerveux, soit des accidents syphilitiques proprement dits, soit des accidents parasyphilitiques : tabes et paralysie générale.

Ces manifestations tardives peuvent être précédées de quelques accidents tertiaires survenus antérieurement, à échéance plus précoce ; mais le plus souvent elles ne sont précédées d'aucun accident spécifique, et leur apparition, après un silence de la maladie parfois long, constitue la première entrée en scène du tertiarisme (FOURNIER).

Elles s'observent bien plus souvent chez l'homme que chez la femme, ont pour cause prédominante, l'absence d'un traitement suffisant au début de l'infection. Ce sont presque toujours des syphilis bénignes dans les premières années.

Le pronostic est le même que celui de toutes les manifestations tertiaires : le retard de leur apparition n'empêche pas leur danger. De plus, un accident tertiaire éloigné ne constitue nullement une sauvegarde contre un accident plus éloigné encore.

La thérapeutique doit être le traitement spécifique intensif. Il sera bon également de prescrire aux vieux syphilitiques de faire de temps à autre, malgré l'ancienneté de leur accident primitif, des cures iodurées. C'est le seul moyen d'empêcher le retour toujours possible de nouveaux accidents (FOURNIER).

ARTICLE II

SYPHILIS CONTRACTÉE APRÈS SOIXANTE ANS

Peu de travaux ont été consacrés à l'étude de la syphilis chez les vieillards. Les anciens auteurs avaient à ce sujet des opinions opposées. RICORD avait signalé sa gravité spéciale : « La vérole, dit-il, n'aime pas les vieux, elle leur joue cent tours qu'elle épargne aux jeunes gens ; donc profitez au moins pour cela, du temps où vous êtes jeunes, car plus tard il sera trop tard, et il ne fait pas bon de nouer connaissance avec elle quand on est sur le déclin de l'âge. » LAGNEAU au contraire proclame sa bénignité : « La rigidité des parois, leur peu de vitalité s'opposent au prompt développement des accidents ; telles sont les raisons pour lesquelles chez le vieillard, la maladie vénérienne ne fait pas des progrès aussi rapides que dans un âge moins avancé. » Les faits que nous allons exposer sont en faveur de l'opinion de RICORD.

1° Historique. — Le premier travail d'ensemble sur ce sujet date de 1878, époque à laquelle Sigmund (de Vienne) conclut d'une étude basée sur 118 cas que « les formes de la syphilis dans l'âge avancé sont moins graves que dans le jeune âge et l'issue de la maladie plus favorable ».

Au contraire, Dulac (thèse Paris 1878) signale la fréquence des chancres extragénitaux et conclut à la gravité plus grande de la syphilis chez les vieillards. Quinquaud (1881) également signale la fréquence des syphilides malignes et des localisations viscérales graves. Regoby (th. Paris 1886) montre que chez le vieillard chancre et plaques muqueuses ont une tendance naturelle et presque fatale à devenir ulcéreux. Fournier également insiste sur le facteur de gravité constitué par l'âge avancé : « La syphilis, dit-il, tue certains vieillards, comme elle tue nombre d'enfants et cela ne se trouve pas chez l'adulte. » Gaillerton n'hésite pas à dire que la syphilis contractée au delà de cinquante ou soixante ans, entraîne constamment la mort, soit par lésion viscérale, soit par cachexie.

Renault (1889) résume l'opinion des auteurs. Enfin Lebard (th. Paris 1898) a montré, en même temps que la gravité, les caractères cliniques de la syphilis contractée après soixante ans, qui serait relativement fréquente puisque cet auteur a pu en recueillir douze observations en l'espace d'un an dans le service de Gaucher à Saint-Antoine. Horand, parmi les syphilitiques avec accident primitif entrés à l'hôpital de l'Antiquaille de Lyon, en compte 15 de cinquante à cinquante-huit ans, et 5 de soixante à soixante-huit ans.

2° Symptomatologie. — Il faut envisager séparément les accidents primitifs, les accidents secondaires et les accidents tertiaires.

a. *Accident primitif, son évolution*. — L'incubation du chancre, chez le vieillard, serait plus longue que chez l'adulte; tandis que chez celui-ci, elle est en moyenne, d'après Fournier, de vingt-cinq à trente jours, elle serait chez celui-là de cinq à six semaines.

D'après Dulac, Regoby, Fournier, très souvent chez le

vieillard, le chancre est ulcéreux, et souvent même phagédénique ; quelquefois même, il est tellement ulcéreux qu'on a pu hésiter entre le diagnostic de chancre et celui d'épithélioma (MERKLEN). LEBARD au contraire conclut que chez le vieillard, le chancre est en général petit, non ulcéreux, que la cicatrisation se fait assez rapidement, et que les cas de chancres ulcéreux ou ceux dont la cicatrisation est lente sont l'exception. Pour QUINQUAUD au contraire, le chancre du vieillard est remarquable par la lenteur de son évolution et par sa durée ; la guérison se ferait attendre cinq à six semaines.

L'induration accompagne toujours le chancre ; elle est le plus souvent très prononcée, et persiste un temps assez long après la cicatrisation de l'accident initial. FOURNIER l'a constatée au bout de plusieurs mois.

L'infection ganglionnaire est lente à paraître, mais elle est en général très prononcée ; non seulement les ganglions sont volumineux, mais ils sont atteints dans des régions éloignées du lieu de l'accident primitif, et la tuméfaction ganglionnaire persiste après la cicatrisation du chancre.

La fréquence des chancres extra-génitaux est, chez le vieillard, beaucoup plus grande que chez l'adulte ; elle atteindrait 50 p. 100 d'après les observations de FOURNIER relevées par LEBARD ; elle est de 12 p. 100 pour les observations personnelles de ce dernier auteur (chez l'adulte elle serait de 6 à 7 p. 100 d'après FOURNIER). SIGMUND explique cette fréquence de l'extra-génitalité du chancre par ce fait que dans l'âge avancé, la passion génésique affaiblie est remplacée par des passions « plus raffinées ». Il faut signaler un certain nombre de cas de personnes âgées ayant soigné des syphilitiques, des inoculations faites à leurs grand'parents par des enfants syphilitiques.

Le diagnostic du chancre syphilitique chez le vieillard n'est pas toujours facile. S'il est ulcéré, à bords taillés à pic, il peut en imposer pour un chancre mou. On doit tenir compte alors de l'induration de la base, des caractères de l'atteinte de voisinage, de la durée de l'incubation.

D'autres fois le chancre simule complètement le cancroïde, ou l'épithélioma, surtout quand il siège en dehors des parties

génitales : à la face, sur la pointe de la langue, aux mamelles,
où les tumeurs malignes sont si fréquentes à un âge avancé.
Plusieurs observations (TILLAUX, MERKLEN, SIGMUND) de cas semblables en sont rapportées, et où une opération était décidée,
lorsque l'apparition des accidents secondaires vint en arrêter
la réalisation.

En résumé, on peut poser en principe, que lorsqu'une maladie
prétendue organique, chez un vieillard, présente quelque
anomalie, il faut songer à la syphilis. Une erreur de diagnostic
pourrait avoir en effet des conséquences déplorables en n'accordant pas au malade le bénéfice d'un traitement dont l'efficacité
est presque toujours certaine (RENAULT).

b. *Syphilides secondaires et secondo-tertiaires, manifestations
syphilitiques du côté du système nerveux et de l'appareil de la vision.* — La roséole se montre, en général, trois semaines ou un
mois après le début du chancre, alors que celui-ci termine sa cicatrisation, quelquefois même plus tôt. HORAND cite l'observation
d'un vieillard syphilitique, chez lequel une éruption pustuleuse
se montra quinze jours après l'apparition du chancre. Le plus
souvent maculeuse, elle est quelquefois squameuse, mais
toujours légère, si légère que souvent elle passe inaperçue. Elle
dure trois semaines, un mois, rarement plus et disparaît, sans
laisser aucune trace de son passage. On peut cependant, pendant
un certain temps, la faire reparaître en refroidissant la région,
siège primitif de l'éruption ; souvent même la simple exposition
à l'air extérieur peut être suffisant.

Les *syphilides papuleuses* sont constantes ; le moment de leur
apparition est variable : trois à quatre mois, quelquefois plus
longtemps encore après le début de la syphilis. Ces papules sont
en général assez larges, d'autres fois très petites, ressemblent à
des papules de lichen ; le plus souvent elles sont généralisées.
Il est rare qu'elles manquent à la face, mais elles y sont assez
discrètes ; sur le reste du corps, elles sont confluentes ; quelquefois l'abondance des squames donne à l'éruption l'aspect psoria-
siforme. Un de leurs sièges de prédilection, ce sont les régions
palmaires et plantaires ; elles y sont en général, symétriquement
disposées. Elles ont en ces points une grande ténacité, et réci-

divent fréquemment ; ce sont les dernières qui disparaissent. Il arrive aussi que l'éruption papuleuse prenne en certains points une apparence purpurique, dont les taches peuvent ne pas se localiser aux membres inférieurs, mais gagner le tronc (HORAND).

A côté de ces syphilides papuleuses, coexistant avec elles, ou ne survenant qu'un peu plus tard, on constate des syphilides muqueuses. Ce qui frappe le plus, c'est la rareté de ces plaques muqueuses aux organes génitaux et à la région anale, rareté qui contraste avec leur extrême fréquence sur la muqueuse buccale et surtout sur la muqueuse linguale. Elles sont peu étendues en général, peu profondes, mais le plus souvent multiples. On les voit partout dans la cavité buccale, sur les lèvres, sur la voûte palatine, sur les piliers du voile, sur l'amygdale, sur la langue surtout. Au niveau de l'amygdale et sur les lèvres elles se couvrent parfois d'une fausse membrane qui leur donne un aspect diphtéroïde. Chez certains vieillards, elles guérissent assez facilement, mais récidivent avec une facilité désespérante.

Un autre siège assez fréquent des syphilides secondaires, ce sont les espaces interdigitaux du pied, surtout chez les individus peu soigneux de leur personne. La malpropreté peut provoquer également des papules, et des végétations sur une large étendue de la peau, des squames de forme condylomateuse, des excoriations, des fissures et ulcérations aux bourses, au périnée, sur les cuisses, à l'anus.

En même temps qu'éclosent papules et syphilides muqueuses, l'état général se modifie : au moment même de l'apparition des accidents secondaires, l'asthénie et l'anorexie apparaissent ; tout d'abord le malade se plaint de fatigue, de lassitude, d'insomnie, d'abattement, d'étourdissement, de douleur de tête, dans le cou, la colonne vertébrale, les articulations, des crampes ; il maigrit, perd complètement l'appétit, quelquefois même tombe dans un état de prostration extrême, et se cachectise jusqu'à la mort. Et la preuve que ces phénomènes généraux sont bien sous la dépendance de la syphilis, c'est qu'ils s'atténuent grâce au traitement, c'est que cette atténuation coïncide avec l'amélioration des symptômes cutanés et muqueux.

D'autres fois, ce sont des prodromes d'une maladie aiguë qui précèdent une syphilide confluente, ou bien un véritable état typhique, *typhosyphilis* de QUINQUAUD, ou un aspect et un état général rappelant la cachexie palustre, ou une anémie grave à forme pernicieuse. En un mot, le sujet semble sous le coup d'une intoxication profonde. Puis, au bout de quelque temps, paraît une syphilide et alors l'état général s'amende en même temps que se dissipent les doutes du médecin.

Sans doute, le tableau n'est pas toujours aussi sombre, mais toujours il y a une altération considérable de l'état général qui n'existe jamais à un tel degré dans la syphilis des adultes. QUINQUAUD qui a examiné le sang de plusieurs vieillards atteints de syphilis, a noté constamment un abaissement du nombre des globules rouges au-dessous de 2 millions, une diminution de l'hémoglobine, et des albuminoïdes du sérum, troubles qui diminuaient et disparaissaient sous l'influence du traitement.

Non seulement l'état général des vieillards est gravement atteint par la syphilis, mais leur système nerveux est profondément lésé. LENARD a noté chez ces malades presque toujours des maux de tête très pénibles, durant de longs mois, avec exacerbations nocturnes amenant l'insomnie, quelquefois des vertiges, et des troubles psychiques, de l'inquiétude, de la peur de la mort.

L'œil est également souvent atteint : LENARD signale l'existence d'une iritis syphilitique dans un tiers des cas de syphilis contractée après soixante ans : cette iritis est précoce, survient trois à six mois après le chancre, et dure longtemps, plusieurs mois. Du côté de l'oreille, on a noté des bourdonnements d'oreille, une diminution notable de l'audition, FOURNIER a observé une otite moyenne suppurée.

Fréquemment aussi on observe des lésions secondo-tertiaires cutanées, quelquefois sous forme de syphilides malignes précoces. Elles apparaissent à une époque rapprochée du début de l'affection (deux mois, tandis qu'elles sont plus tardives chez l'adulte). Elles sont ecthymateuses, ulcéreuses : les croûtes qui recouvrent les ulcérations ressemblent à de véritables écailles ; elles ont 4 à 5 centimètres d'épaisseur. Les ulcérations ont une étendue variable ; de la dimension d'une pièce de 50 centimes, en certains points, elles atteignent ailleurs l'énorme dimension d'une paume de main et plus encore. Elles sont tenaces, rebelles au traitement, et récidivent très facilement.

Elles évoluent en même temps que les syphilides papuleuses ; elles coïncident avec un état général très grave, une asthénie considérable, une torpeur intellectuelle extrême. Grâce au traitement elles s'améliorent rapidement, tandis que l'état général s'aggrave, que la cachexie progresse de plus en plus jusqu'à la mort.

Quelquefois cependant ces lésions ecthymateuses plus ou moins disséminées, évoluent plus tardivement, soit dans la première année de la syphilis, soit dans les deuxième ou troisième années. Elles laissent des cicatrices déprimées, blanches à leur centre, pigmentées à la périphérie.

En résumé, on peut dire que la syphilis secondaire chez les vieillards se caractérise par les particularités suivantes (RENAULT) :

1° L'état de gravité général durant le laps de temps qui s'écoule entre l'apparition du chancre et l'éclosion des accidents secondaires, état qui peut être l'occasion de méprises complètes puisqu'il peut simuler une fièvre éruptive au début, une fièvre typhoïde, la cachexie palustre ou une anémie pernicieuse ;

2° Les caractères des syphilides, remarquables par leur confluence, leur ténacité, leur propension à la récidive et leur tendance à revêtir l'aspect des éruptions tertiaires ;

3° Le développement précoce de gommes dermiques que l'on observe à cette période plus souvent que chez l'adulte.

4° La fréquence et la gravité des accidents nerveux et sensoriels, envahissant les différentes sphères du système nerveux central : psychique, sensitive et motrice, atteignant l'œil, l'appareil de l'audition, rappelant enfin les accidents que l'on est habitué à rencontrer à l'époque tertiaire ;

5° Enfin l'anémie profonde et la cachexie excessive, qui sont peut-être les traits les plus frappants de la maladie à cette période.

c. *Accidents tertiaires*. — Les accidents tertiaires se montrent dans un tiers des cas, d'après LENARD, et d'une façon précoce. S'il est des cas où, après la guérison des accidents secondaires, la santé ne laisse rien à désirer, le plus souvent, alors que ces accidents viennent à peine de terminer leur évolution, quelquefois même, alors qu'ils sont encore au milieu de leur marche, on voit apparaître des gommes.

Ces gommes sont précoces. LEBARD les a vu survenir dans la première année de l'infection, au sixième mois de la syphilis. Elles sont souvent multiples, très étendues, à siège très divers, dans l'épaisseur de la peau, la voûte du palais, les ganglions, ou dans les viscères, le foie en particulier. Elles ont une évolution lente, résistant au traitement, elles présentent souvent des poussées successives, à périodes plus ou moins éloignées, guérissant sur un point, récidivant à la phériphérie ou ailleurs (QUINQUAUD).

Enfin on peut observer des lésions graves du système nerveux, périphérique ou central, sur lesquelles le traitement n'a aucune prise. La syphilis cérébrale simule souvent dans ce cas les ramollissements encéphaliques. Des troubles psychiques divers, des troubles sensitifs et moteurs variés, diverses formes de paralysies peuvent s'observer. LEBARD signale une observation de névrite brachiale, et une de myélite avec paraplégie des membres inférieurs et eschares sacrées très étendues, survenue six mois après le chancre. Les gommes cérébrales sont fréquentes : le diagnostic en est toujours très difficile, car les symptômes en sont encore moins nets et plus voilés dans la vieillesse que dans l'âge adulte.

3º Complications. — Les altérations organiques présentées par beaucoup de vieillards peuvent compliquer la syphilis et être la source d'une aggravation du pronostic, et de difficulté du traitement. Le phimosis, le paraphimosis, le rétrécissement uréthral, l'hypertrophie de la prostate, le catarrhe vésical, la pyélite, les hernies, peuvent s'observer et devenir graves chez les vieillards atteints.

Les mauvaises dents, et en général, le mauvais état dentaire, peuvent aggraver les lésions de la langue, et de la muqueuse buccale.

Les hémorrhoïdes, les excoriations et fissures à l'anus avec constipation opiniâtre peuvent entraîner une aggravation de l'état général. S'il y avait une affection cardiaque ou aortique.

une véritable chloro-anémie peut en être la conséquence, empêchant la guérison.

Quinquaud signale comme complication locale, la transformation épithéliomateuse.

4° Diagnostic. — Le diagnostic de la syphilis tertiaire chez
le vieillard est extrêmement important, car il faut à tout prix
intervenir à temps, mais il est souvent hérissé de difficultés parfois insurmontables : tantôt les lésions objectives simulent à s'y
méprendre des lésions de tout autre nature ; tantôt ce sont les
troubles fonctionnels qui se confondent avec ceux dépendant
d'une origine absolument différente.

Dans le cas de syphilis du crâne et de l'encéphale, d'exostose,
de gomme avec ou sans sclérose de la dure-mère, de lésion
vasculaire, la symptomatologie se rapporte soit au ramollissement cérébral et à la démence sénile, soit au tabes cérébro-
spinal, et à la paralysie générale, la syphilis réalisant les lésions
qui peuvent engendrer ces divers types morbides, le diagnostic
peut rester indéchiffrable.

Dans la syphilis cérébrale, l'ictus vrai est une exception, contrairement au ramollissement cérébral, c'est une attaque convulsive, épileptiforme qui ouvre la scène : et aux convulsions
succèdent des paralysies, incomplètes d'abord, mais que le
temps aggrave progressivement, si l'on n'a recours à un traitement énergique.

Mais une thrombose peut se former au niveau d'un point d'artérite spécifique, et donner lieu à un ictus, avec le tableau du
ramollissement vulgaire. Le seul moyen de faire le diagnostic
repose sur les commémoratifs ; indépendamment des renseignements fournis par le malade et des stigmates de la vérole,
il est exceptionnel qu'une artérite spécifique se développe sans
provoquer une céphalée avec redoublements nocturnes.

En cas de troubles psychiques, cette céphalée caractéristique
différenciera aussi la syphilis cérébrale des vieillards avec la
démence sénile. De plus, il existe toujours une ou plusieurs paralysies partielles, en particulier des paralysies oculaires, chute de la
paupière supérieure, ou strabisme, qui ont une importance dia-

gnostique de premier ordre d'après FOURNIER. Le résultat du traitement spécifique indiquera également la nature du processus.

La syphilis cérébrale spinale peut aussi revêtir chez les vieillards le tableau clinique de la paralysie générale ou du tabes, ou de ces deux affections réunies. On sait que l'on admet aujourd'hui l'origine spécifique de ces deux maladies; et ici le diagnostic est moins important, le traitement restant le même. Cependant la paralysie générale et le tabes ordinaire éclatent le plus souvent vers l'âge moyen de la vie. Les formes de syphilis cérébro-spinale chez le vieillard s'accompagnent en outre de phénomènes multiples, cérébraux et médullaires, pouvant se développer quelques mois seulement après l'apparition du chancre, et se disséminant avec une grande rapidité : troubles psychiques variés, phénomènes d'exaltation ou d'excitation cérébrale, ou au contraire phénomènes de dépression avec affaiblissement intellectuel progressif, troubles moteurs divers, attaques épileptiformes, hémiplégie, etc.; tous phénomènes ayant pour caractères leur mobilité, leur multiplicité. Il n'y a guère que la syphilis qui puisse engendrer des formes cliniques aussi complexes, et aussi étendues. Mais le diagnostic ne peut se poser qu'après un interrogatoire minutieux du malade sur ses antécédents pathologiques, après la recherche soigneuse des stigmates de la vérole, et surtout après une observation plus ou moins longue du patient.

C'est aussi dans la vieillesse que la syphilis exerce plus aisément ses ravages du côté du système vasculaire et qu'elle est un des facteurs les plus actifs de la dégénérescence vasculaire. La sénilité est donc pour la vérole un terrain favorable. Il en résulte qu'en présence d'une lésion vasculaire avérée chez un vieillard, d'un anévrysme de l'aorte par exemple, il faut dès l'abord songer à la syphilis, diriger son interrogatoire dans ce sens, ou en rechercher les stigmates si les commémoratifs sont muets, l'iodure de potassium constituant dans ces cas un des agents thérapeutiques les plus efficaces.

Quand la syphilis tertiaire se localise chez le vieillard dans la cavité bucco-pharyngienne, le diagnostic offre souvent des difficultés insurmontables. Tantôt des ulcérations simples peuvent simuler des ulcères spécifiques ; tantôt c'est le cancer, voire même, à titre exceptionnel, la tuberculose, qui peuvent donner le change. Mais ce qui surtout ne doit pas être oublié, c'est que l'on peut rencontrer sur le même sujet un mélange de carcinome et de syphilis, de tuberculose et de vérole (VERNEUIL, OZENNE), hybridité pathologique qui laisse souvent le clinicien dans un cruel embarras.

Le psoriasis lingual offre de nombreuses analogies avec la glossite scléreuse, mais s'en distingue par un aspect blanc, argenté, nacré particulier. Les lésions déterminées du côté de la langue par l'usage prolongé ou l'abus du tabac chez les vieux fumeurs peuvent aussi ressembler singulièrement à la syphilis. Le diagnostic se fait évidemment d'après les commémoratifs. Mais des lésions linguales peuvent tenir à la fois au tabac et à la vérole, le diagnostic de cette glossite métisse (FOURNIER) est le plus souvent impossible.

Les ulcérations simples se différencient de l'ulcère syphilitique par leur superficialité, et surtout par leur siège au point où agit la cause irritante : sur la lèvre inférieure, chez les fumeurs invétérés, à l'endroit où porte le tuyau de la pipe, ou encore au niveau d'un vieux chicot ou d'une dent déviée.

Les ulcérations tuberculeuses, très rares dans la vieillesse, se distinguent par l'existence d'autres lésions bacillaires et surtout par le semis de granulations à leur pourtour.

Les ulcères cancéreux sont extrêmement importants à distinguer des lésions spécifiques analogues, car, en présence d'une lésion prêtant à ambiguïté, en négligeant le traitement spécifique, le médecin proposera une opération qui, si elle porte sur la langue, peut entraîner une mutilation irréparable ; ou au contraire en méconnaissant le carcinome, il retardera une intervention chirurgicale, seule chance de salut pour le malade. Les éléments d'appréciation, comme l'a indiqué FOURNIER, reposent sur la constatation raisonnée des signes objectifs, du siège, du nombre des lésions, des phénomènes subjectifs, des troubles fonctionnels, de l'état des ganglions voisins. L'ulcère cancroïdien généralement unique, est baigné par une sérosité sanieuse, sanguinolente, fétide ; ses bords sont saillants, épais, et son fond repose sur une masse dure et circonscrite; il est toujours extrêmement douloureux, et au bout d'un certain temps s'accompagne toujours d'engorgement ganglionnaire. L'ulcère gommeux au contraire est souvent multiple, il ne saigne pas, n'a pas d'odeur; ses bords sont nettement taillés à pic, et adhérents; il repose sur une base simple, indurée, sans tumeur. Il est relativement bien toléré, et ne s'accompagne jamais de retentissement ganglionnaire. Enfin on tiendra compte aussi des antécédents héréditaires ou morbides, des anamnestiques et de l'effet du traitement que l'on devra toujours faire à titre d'épreuve dans les cas douteux.

Dans quelques cas, il est vrai, le cancer peut être associé à la syphilis (OZENNE); cette hybridité peut revêtir trois formes différentes : cancéro-scléreuse, cancéro-gommeuse, et cancéro-scléro-gommeuse. Le diagnostic en est généralement à peu près impossible; c'est lorsque l'on constate des lésions ambiguës, que l'on doit y songer et essayer le traitement spécifique.

L'hybridité cancéro-syphilitique n'a pas été observée seulement dans la cavité bucco-pharyngienne, on l'a constatée encore au sein chez la femme, au niveau du testicule chez l'homme.

Bien que la syphilis, contractée à un âge avancé, soit le plus souvent à marche rapide et détermine une cachexie, quelquefois rapidement mortelle, elle peut avoir une évolution plus lente et se développer dans les viscères et notamment dans le foie. Or le diagnostic de syphilis hépatique, déjà très difficile dans l'enfance et l'âge adulte, est entouré chez le vieillard de plus d'obscurité encore. La dégénérescence amyloïde peut tout d'abord en être l'aboutissant, mais les deux affections qui chez le vieillard ont avec la syphilis de nombreux points de ressemblance sont la cirrhose alcoolique et le cancer. Le foie syphilitique se caractérise par des bosselures, et des rainures plus ou moins profondes de sa surface; mais ces irrégularités peuvent ne pas être perçues à cause de l'abondance de l'ascite. De plus le diagnostic peut être rendu plus difficile encore par l'existence d'une cirrhose mixte, à la fois alcoolique et syphilitique, impaludique et syphilitique. Il est alors à peu près impossible de déterminer la part qui revient à chacune de ces influences pathogéniques. En tout état de cause, il faut instituer le traitement spécifique, qui seul aura quelque chance d'arrêter la marche de la lésion.

Dans le cancer du foie, les tumeurs marronnées peuvent être impossibles à distinguer des inégalités de la syphilis hépatique. La douleur y est généralement la règle, l'ictère est fréquent, la rate reste normale, et la marche en est rapide. Mais il est bien des cas douteux dans lesquels le traitement spécifique constitue seul la pierre de touche du diagnostic.

Le diagnostic de manifestations cutanées d'origine spécifique peut encore être chez le vieillard l'objet de difficultés très sérieuses. En présence, par exemple, d'un ecthyma chez un individu âgé, la question se pose de savoir s'il s'agit d'une éruption syphilitique ou simplement cachectique ; et ce sujet peut être porteur de lésions reconnaissant la double origine. Dans ce cas, si l'obturation des pustules et leur isolement par des topiques appropriés, ainsi que le régime analeptique, n'amènent pas la guérison, il faut sans hésitation instituer le traitement spécifique, dont l'efficacité sera pathognomonique en faveur de la syphilis.

De même, le tertiarisme engendre de préférence dans la vieillesse des syphilides ulcéreuses. On est alors en droit de se demander s'il s'agit bien de lésions scrofulo-tuberculeuses, cancéreuses, voire même d'ulcérations simples ou variqueuses, comme FOURNIER, BARTHÉLÉMY et BALZER en ont rapporté des observations.

Nous pourrions allonger encore le diagnostic différentiel de la syphilis tertiaire chez le vieillard, tant elle peut se manifester sous des formes multiples. Mais nous avons voulu seulement, en signalant les points les plus importants, indiquer les difficultés que le diagnostic de cette affection présente à cette période de l'existence. Du reste nous possédons actuellement dans la réaction de Wassermann une méthode, qui, quoique encore difficile à réaliser en pratique, pourra cependant, lorsqu'on pourra l'utiliser, rendre de grands services dans les cas douteux.

5° **Pronostic**. — Le pronostic, d'après la grande majorité des syphiligraphes est d'une gravité très grande, car la terminaison fatale peut être à brève échéance l'épilogue de la syphilis contractée après soixante ans. Sans doute, il y a des vieillards qui supportent bien leur syphilis, mais ils sont rares. Car ce qui est dangereux dans ce cas, ce ne sont pas seulement les accidents tertiaires, c'est aussi l'atteinte profonde portée à l'organisme entier, c'est l'asthénie, c'est l'anorexie qui amène une dénutrition rapide. Cette atteinte de l'organisme s'explique très bien par la dégénérescence scléreuse ou athéromateuse des parois vasculaires et par les altérations des principaux viscères de l'abdomen, conséquence non seulement de la sénilité, mais souvent des infections et des intoxications antérieures, en un mot par la débilitation de l'organisme sénile, qui ne peut faire les frais d'une infection aussi grave que la syphilis.

6° Traitement. — Le traitement doit être aussi précoce que possible : il doit être également énergique, tout en ménageant l'appareil digestif du malade pour ne pas favoriser les troubles gastriques et ne pas augmenter l'anorexie et l'asthénie souvent si profondes. Les injections de sels mercuriels remplissent ces indications, en particulier les sels solubles, régulièrement absorbés, dont l'injection est peu douloureuse. LÉBARD préconise le benzoate de mercure, expérimenté avec succès dans le service de GAUCHER, à la dose de 1 et même 2 centigrammes par jour. Le diamidoersenobenzol d'EHRLICH sera peut-être plus efficace.

L'iodure de potassium devra de bonne heure être administré contre les lésions secondo-tertiaires précoces.

Il sera nécessaire aussi de surveiller les effets du traitement : le vieillard, soumis à la médication mercurielle, est particulièrement exposé à la salivation, à la stomatite et à la diarrhée. La présence des chicots, des dents cariées, des érosions de la muqueuse chez le vieillard, prédispose à la stomatite. Il faudra donc exercer de ce côté la surveillance la plus active, et suspendre le traitement à la première alarme. Pendant la médication, le malade entretiendra sa bouche dans un état de propreté minutieuse. Avant même de commencer le traitement, il aura recours au dentiste, s'il y a lieu. Plus tard, il fera un usage journalier de gargarismes émollients et légèrement astringents : guimauve et pavot, chlorate de potasse ou borax.

On préviendra la diarrhée en surveillant la nourriture et en ajoutant, en cas de besoin, quelques astringents à la médication mercurielle.

On ne devra pas négliger le traitement local, dont l'importance est souvent plus grande que chez l'adulte. Les tissus des vieillards ont une très faible vitalité et par conséquent peu de tendance à la réparation. Une asepsie rigoureuse en évitera l'infection. Il sera aussi quelquefois utile d'agir sur eux directement. Les topiques sont nécessaires surtout quand il s'agit de syphilides accompagnées de pertes de substance. Contre les érosions douloureuses, SIGMUND préconise des badigeonnages avec une solution d'acétate de plomb au 1/50ᵉ ou au 1/100ᵉ.

Enfin le terrain jouant ici le rôle prédominant, il faudra tonifier l'organisme en donnant *larga manu* des toniques de toutes sortes : alcool à doses modérées, quinquina, caféine. On devra recommander spécialement une bonne nourriture et une hygiène sévère. L'insomnie sera combattue efficacement par des préparations bromurées.

En cas de combinaison de cancer et de vérole, on doit essayer le traitement mixte, puis l'iodure de potassium, comparer les effets des deux médications et choisir le plus efficace. Mais il faut suspendre les remèdes spécifiques dès qu'ils cessent d'être utiles. Leur usage prolongé outre mesure active l'évolution du cancer, en facilite l'extension, et surtout rend plus incertains les résultats de l'intervention chirurgicale. Car ainsi que l'a fait remarquer VERNEUIL, un néoplasme compliqué de syphilis n'est nullement soustrait à l'action chirurgicale. Il est toutefois utile d'attendre que le traitement spécifique ait produit ses effets, avant d'avoir recours à une intervention opératoire.

Malheureusement trop souvent les efforts de la thérapeutique restent impuissants, et il ne faut pas oublier que la vérole doit être considérée comme une des affections les plus graves de l'âge avancé.

LIVRE IX

MALADIES DE LA PEAU CHEZ LES VIEILLARDS

On peut observer chez les vieillards toutes les maladies de la peau que l'on rencontre chez l'adulte. Mais la plupart ne présentent aucun caractère clinique particulier, et ce serait faire un précis de dermatologie que de les envisager toutes. Nous nous bornerons, après avoir indiqué les modifications de la peau chez les vieillards, à décrire les affections cutanées qui sont absolument spéciales à l'âge avancé et qui revêtent des allures spéciales du fait même de leur développement au cours de la sénilité.

ARTICLE PREMIER

PEAU SÉNILE

C'est au niveau du tégument que l'atrophie qui caractérise la sénilité est la plus marquée et la plus constante. Aussi ses modifications sont-elles connues et étudiées depuis de nombreuses années.

1° **Historique.** — Neumann (de Vienne), Patenostre (*Thèse de Paris*, 1877), Rémy (*Thèse de Paris*, 1878), Brousse (*Thèse d'agrégation*, 1886), Émily (*Thèse de Bordeaux*, 1891), ont étudié en détail les modifications anatomiques subies par les téguments et leurs annexes chez le vieillard. Demange (de Nancy), Kaposi ont consacré des leçons à la description de la peau sénile et de ses altérations.

2° Anatomie de la peau sénile. — La peau subit, chez les vieillards d'importantes modifications. Considérée dans son ensemble, elle s'amincit et s'atrophie comme les autres organes et les autres tissus. Le derme perd sa souplesse, il devient sec, dense, serré, et fournit beaucoup moins de gélatine que dans les âges précédents (BICHAT). Le sang y aborde en moindre quantité, par l'oblitération successive du système capillaire. Le système exhalant et absorbant perd la plus grande partie de son activité. Tous les signes de vitalité abandonnent du reste l'enveloppe extérieure du corps. Les ongles deviennent mats, pâles, rayés longitudinalement et surtout d'une fragilité remarquable; aux orteils, jaunis ou noirâtres, ils revêtent un aspect corné et augmentent d'épaisseur. Les poils blanchissent et tombent. La peau, dépourvue d'élasticité, ne suit plus le retrait des parties sous-jacentes, d'où naissent les rides de la face et des mains surtout. L'épiderme devient rude, sec, reluisant et s'écaille avec une extrême facilité (DURAND-FARDEL).

a. *Derme*. — Le derme est aminci et atrophié (CRUVEILHIER, VIRCHOW, CHARCOT, PATENOSTRE, RÉMY). Cette atrophie du derme est parfois si prononcée que celui-ci laisse facilement apercevoir les tissus et les organes sous-cutanés. Elle porte sur le réseau des fibres conjonctives et des fibres élastiques. PATENOSTRE a vu quelquefois ces fibres dédoublées, fendillées dans le sens de la longueur.

Les fibrilles du tissu conjonctif sont toujours diminuées de volume, grêles, moins transparentes.

Les fibres musculaires lisses du derme subissent aussi des altérations atrophiques. Elles diminuent de nombre et même disparaissent. D'après RÉMY, c'est là la cause de la perte de la tonicité cutanée chez les vieillards. Et en effet, cette tonicité commence à cesser dans les points où l'on rencontre, à l'état adulte, le moins de fibres lisses, la face dorsale des mains et le front.

Le pannicule adipeux a presque toujours complètement disparu, et on ne retrouve plus que quelques vésicules adipeuses amaigries, présentant une enveloppe plissée (Ch. ROBIN).

La région papillaire du derme participe à cette atrophie générale. Les papilles diminuent de volume, elles peuvent même être complètement atrophiées par places. Les vaisseaux capillaires du derme ont presque toujours leurs parois altérées.

KOLLIKER, PATENOSTRE, RÉMY admettent la fréquence de l'athérome cutané, et ils expliquent par des lésions de cet ordre les ecchymoses qui surviennent brusquement et d'une façon si fréquente sur la peau des vieillards.

On observe aussi très souvent, chez les vieillards, une dilatation presque générale du système veineux, accusée surtout aux membres inférieurs.

b. *Épiderme et ses annexes*. — L'épiderme s'amincit chez le vieillard et cette altération paraît porter sur la couche profonde ou de Malpighi, qui diminue d'épaisseur. Les couches supérieures du corps muqueux de Malpighi se confondent souvent en une seule rangée de cellules polygonales. Au contraire, les cellules polyédriques qui constituent les parties profondes de cette couche, existent toujours d'une façon très distincte. Celles qui sont immédiatement en contact avec le derme et qui, chez l'adulte, sont remplies de granulations pigmentaires, sont un peu modifiées. Les unes sont souvent surchargées de ces granulations et, présentant une coloration plus foncée, donnent à la peau du vieillard sa teinte terne et bistrée. D'autres, au contraire, en sont complètement dépourvues.

Il n'est pas rare de voir cette couche pousser des végétations intérieures, véritables involutions tardives renflées en massue. Ces végétations se rencontrent dans les épaississements noirâtres de la peau des vieillards. Elles indiquent, d'après RÉMY, une tendance à la prédominance du tissu épidermique, et sont le prélude des bourgeons cancéreux.

Les différents organes accessoires contenus dans la peau sont tous plus ou moins atteints. Les glandes sudoripares ont diminué de volume et leur tube excréteur est dévié de sa direction. Les cellules du glomérule sont infiltrées de graisse et de pigments.

La sueur est en général très peu abondante chez le vieillard, parfois complètement absente, ce qui explique la sécheresse de la peau sénile qui s'écaille très facilement.

Les glandes sébacées sont souvent atrophiées. Leur contenu est toujours moins liquide qu'à l'état adulte. Les expériences d'ARNOZAN et EMILY, reposant sur la propriété que possède le produit des glandes sudoripares et sébacées d'arrêter les mouvements gyratoires dont sont animés des débris de camphre en suspension dans une eau très propre, ont montré que la sécrétion des matières grasses à la surface de la peau était presque abolie ou du moins notablement diminuée. D'un autre côté, les fibres lisses des muscles releveurs des poils étant atrophiées et ne se contractant plus pour faire sortir les matières sébacées, celles-ci s'accumulent, et il en résulte les kystes, les tannes, les loupes, si communs chez les vieillards.

Les poils sont dans la plupart des cas diminués de volume; ils perdent petit à petit leur pigmentation et deviennent gris, puis blancs. METCHNIKOFF a montré que ce blanchiment s'opérait par l'intermédiaire de cellules migratrices pigmentophages qui s'emparent de la matière colorante et la transportent au dehors du poil. D'autres fois, le corps papillaire s'atrophie ainsi que la papille et le cheveu tombant amène ainsi la calvitie. Au contraire on peut rencontrer des hypertrophies locales des poils, dans les sourcils, sur les lobules du nez, à l'entrée des narines, sur le visage (EMILY).

La diminution de volume des cheveux résulte à la fois de l'atrophie des papilles, de l'altération des capillaires et de l'épaisseur moins grande des cellules épithéliales du corps de Malpighi. Il en résulte que le cheveu se présente avec ses deux couches externes (épiderme et écorce) atrophiées, et avec des cellules centrales incolores. Celles-ci sont en effet progressivement dépourvues des granulations pigmentaires qu'elles contiennent à l'âge adulte.

La sensibilité est parfois notablement diminuée chez le vieillard. Mais on n'a pas étudié les modifications des organes du tact. PARISOT (de Nancy), a constaté que si le réflexe abdominal faisait rarement défaut d'une manière totale dans la vieillesse, il était généralement moins intense qu'à l'âge adulte et s'épuisait rapidement après deux ou trois excitations.

En résumé, c'est une atrophie générale de la peau. Cet amincissement est surtout marqué aux parties découvertes, au visage, au cou, aux mains, aux avant-bras.

ARTICLE II

MODIFICATIONS DU SYSTÈME PILEUX CHEZ LE VIEILLARD

Les changements que subit le système pileux dans la vieillesse sont : l'hypertrichose, la chute des cheveux et les modifications de couleur.

1° Hypertrichose. — L'hypertrichose se voit chez la vieille femme sous la forme de poils plus ou moins nombreux à la lèvre supérieure, au menton, aux joues. Elle commence à la ménopause ou quelque temps après. D'un autre côté on peut aussi observer, surtout chez l'homme sénile, un développement exagéré du système pileux sur tout le corps, en particulier sur les différentes parties de l'oreille, à l'orifice externe des narines (vibrisses), au niveau des sourcils, etc.

Cette hypertrichose ne comporte qu'un traitement cosmétique. Aux sujets qui demandent la disparition rapide de leur système pileux exagéré, on peut leur proposer l'épilation électrolytique.

2° Alopécie sénile. — D'après la plupart des auteurs, l'alopécie sénile est une des manifestations de l'atrophie cutanée sénile. Elle débute à un âge éminemment variable selon les personnes : il y a des sujets qui conservent tous leurs cheveux jusqu'aux limites extrêmes de la vieillesse; d'autres au contraire les perdent par atrophie cutanée simple dès quarante à cinquante ans. Souvent il n'y a pas de concordance à établir entre la sénilité du cuir chevelu et celle du reste de l'économie.

Elle commence presque toujours par le vertex et de là s'étend à tout le sommet de la tête, gagnant en tache d'huile à partir de ce point central. Il est beaucoup plus rare de lui voir dégarnir d'abord les tempes. Elle laisse fréquemment intacte pendant un certain temps une région située vers la partie antérieure et supérieure du crâne, puis cet îlot de cheveux se rétrécit peu à peu et finit par disparaître.

D'ordinaire les poils grisonnent, puis blanchissent, leur bulbe s'atrophie, et ils tombent en laissant à découvert un cuir chevelu qui présente les caractères objectifs de l'atrophie cutanée sénile.

Les autres régions velues du corps peuvent être affectées, mais toujours à un bien moindre degré que le cuir chevelu.

Les follicules pileux sont remplis de débris épithéliaux ; les gaines de la racine du poil sont dégénérées et entourent souvent un follet très grêle. Dans beaucoup de follicules la papille a disparu. Le chorion est aminci, les lobules graisseux n'existent plus, le tissu cellulaire a diminué de volume; il a subi par places la dégénérescence vitreuse ou colloïde ; çà et là se voient des granulations pigmentaires en foyer.

En somme, ce qui caractérise l'alopécie sénile, c'est l'atrophie lente et définitive des follicules pileux, l'aspect lisse, quasi ivoirin du cuir chevelu, l'absence d'affection décalvante nettement définie, sa localisation et l'âge du sujet (Brocq).

Les causes en sont très discutées : elle s'observe plus fréquemment chez l'homme que chez la femme. Elle serait plus précoce chez les goutteux ou les arthritiques. Elle est quelquefois héréditaire et atteint avec exagération les membres d'une même famille.

3° Canitie. — Le blanchiment des cheveux est également un signe de sénilité. Il commence, le plus souvent, aux tempes, puis gagne de là le reste des cheveux, la barbe et finalement tous les poils du corps. Les cheveux prennent une coloration tout d'abord grisâtre, puis blanc pur ou blanc jaunâtre. Ce n'est tout d'abord et pendant quelque temps que quelques cheveux qui changent de couleur, puis finalement tous les poils blanchissent.

La canitie est indépendante des autres signes de la sénilité de l'organisme : elle peut commencer vers trente ou quarante

ans; mais le plus souvent elle se combine avec eux. Elle se
développe tantôt très rapidement, tantôt très lentement.

L'étiologie en est inconnue. Le mécanisme en est très discuté : les cas où le blanchiment des cheveux est survenu d'une
façon brusque, à la suite d'une émotion par exemple, permettent d'invoquer une influence du système nerveux. D'autre
part, METCHNIKOFF a montré que la décoloration du cheveu était
due à des cellules pigmentophages qui transportaient le pigment dans le bulbe pileux et même en dehors du poil, et qui
diminuaient de nombre en même temps que le pigment dispa-
raissait; dans les poils tout à fait blancs, il n'existe plus ni pigment ni pigmentophages.

D'après IMBERT et MARQUÈS, les rayons X empêcheraient cette
dépigmentation en annihilant l'activité de ces cellules migratrices; par un traitement radiothérapique approprié, ces
auteurs seraient ainsi arrivés à rendre aux système pileux sa
couleur primitive.

ARTICLE III

PHTIRIASE CHEZ LE VIEILLARD

La phtiriase s'observe à tout âge. Mais chez les vieillards,
ainsi que chez les cachectiques, ce que l'on observe, ce sont des
phtiriases anciennes et invétérées, dues à des poux de corps,
gris jaunâtres qui déterminent du prurit surtout le soir, avec
des lésions de grattage variées, mais principalement des excoriations linéaires en coup d'ongle, au niveau du ventre, des
cuisses, des épaules et du dos. La peau, sous l'influence de ces
lésions et de ces traumatismes incessants, subit un processus
d'inflammation et d'induration chronique qui la transforme
peu à peu : elle devient dure, un peu épaissie, se lichénifie, puis
se pigmente, prend successivement des teintes café au lait clair,
brunâtres, d'un brun foncé, presque noirâtres au lieu d'élection,
de telle sorte que le malade en arrive à avoir une véritable
mélanodermie.

Il se développe ainsi un état spécial dit « maladie des vagabonds », qui cadre parfois avec une misère physiologique accentuée et qui simule d'autant plus la maladie d'Addison que THIBIERGE a montré que des taches pigmentées existent parfois sur la muqueuse buccale. Elles peuvent disparaître lentement après la désinfection totale.

Il est difficile d'en expliquer la pathogénie; peut-être faut-il admettre avec certains auteurs que les poux de corps sécrètent un venin chromatogène comme les poux du pubis (BROCQ).

ARTICLE IV

PRURIGO SENILIS. — PRURIT SÉNILE

La maladie cutanée la plus commune chez le vieillard est le prurigo.

1° Description. — Ce prurigo est constitué par de petites papules, sans altération de couleur, qui se montrent principalement sur le dos, les épaules, la face externe des membres inférieurs surtout. Un prurit insupportable et comme occasionné par une multitude d'insectes, entraîne un état extrême de malaise, et même de souffrance et d'anxiété; il est augmenté la nuit par la chaleur du lit, et détermine des insomnies que rien ne peut calmer. On a vu des vieillards poussés au suicide par cet état incessant de souffrance et d'irritation (DURAND-FARDEL).

Les malades écorchent les papules en se grattant, et une petite gouttelette de sang desséché y demeure attachée, ce qui donne au prurigo sénile son aspect le plus caractéristique. Quelquefois même, sous l'action répétée des ongles, il se forme des vésicules qui deviennent elles-mêmes le point de départ d'ulcères rebelles. La peau revêt une teinte cachectique et une sécheresse toute particulière qui serait également un caractère spécial du prurigo sénile (BIETT, CAZENAVE et SCHEDEL).

On remarque assez souvent, chez les hommes surtout, la présence d'insectes sur la peau, *prurigo pedicularis*. Le prurit se rencontre quelquefois chez des individus qui n'offrent aucune éruption apparente sur la peau : elle a subi seulement les modifications de la sénilité et parfois elle se pigmente légèrement.

Lorsque le prurigo dure depuis longtemps, et surtout chez les personnes d'un grand âge, les papules deviennent saillantes et dures, la peau brunit et se dessèche : l'épiderme se détache quelquefois sous forme lamelleuse et furfuracée.

Le prurigo se limite quelquefois au pourtour de la vulve, chez les femmes, plus souvent autour de l'anus, chez les hommes surtout. Il paraît s'étendre alors dans le rectum, détermine des fissures ; il s'étend surtout au périnée, au scrotum et à la partie interne des cuisses. Il forme alors sur la peau des taches brunâtres, une sueur visqueuse et fétide se sécrète ; l'épiderme s'épaissit, se gerce, se fendille, se desquame.

Les vieillards affectés de prurigo sont presque toujours mal portants, le teint pâle et plombé, d'une grande maigreur ; les fonctions digestives s'altèrent profondément ; il y a de l'inappétence, de la dyspepsie, de la constipation.

2° Étiologie. — Ce prurigo se développe, en général, chez les individus qui suivent un régime trop stimulant, chez les alcooliques ou chez ceux qui négligent complètement les soins de propreté.

Certaines cachexies, celles, en particulier, qui paraissent liées à une altération profonde des fonctions de l'appareil urinaire, paraissent en favoriser le développement d'une façon toute particulière (DURAND-FARDEL).

3° Diagnostic. — Le prurit sénile *sine materia* devra être distingué de toutes les dermatoses s'accompagnant de démangeaisons : lichen, urticaire, etc., du prurit causé par les parasites, enfin des prurits des maladies générales : diabète, néphrite chronique, leucémie.

4° Pronostic, traitement. — Le pronostic des affections

cutanées est généralement grave chez les vieillards. Ces affections sont toujours rebelles au traitement et souvent complètement incurables.

On essaiera d'abord de remédier aux vices de régime, aux habitudes mauvaises ; le changement d'alimentation, de séjour, les moyens propres à combattre une constipation habituelle, le rétablissement aussi complet que possible des fonctions urinaires par un traitement approprié, les toniques, les amers, les balsamiques chez les vieillards affaiblis ; le petit-lait, les laxatifs, les purgatifs énergiques, chez les individus lymphatiques et catarrheux, les antiseptiques intestinaux, menthol, naphtol, etc., seront les indications principales. Les préparations bromurées, l'antipyrine, l'aspirine, le salol pourront être essayés de même que le chlorure de calcium qui a donné de bons résultats dans l'urticaire rebelle.

Comme traitement local on prescrira des bains chauds ou des lotions chaudes à 47°, des bains d'eau de savon, de gélatine, de sublimé, des bains alcalins et des bains sulfureux seuls ou combinés, des lavages avec des solutions de permanganate de potasse ou d'acide picrique (à 1 p. 2.000), des lotions avec de l'eau vinaigrée (vinaigre simple, de toilette, vinaigre aromatique, ou vinaigre des quatre voleurs), ou de l'eau phéniquée (un verre de la solution à 25 p. 1000 pour une cuvette), suivies de saupoudrage avec des poudres inertes, talc, amidon, etc.

Durand-Fardel recommande contre les démangeaisons du prurigo des lotions un peu concentrées de sublimé. On pourra essayer des frictions avec de l'alcool-éther, du menthol (1 à 2 p. 100), du thymol (0,2 à 0,5 p. 100), de l'acide salicylique (1 à 2 p. 100), ou des pommades avec du tuménol, du menthol, du chloral, du camphre, etc.

Wetkerfield a obtenu de bons résultats de l'emploi du goudron : à l'intérieur, sous forme de capsules contenant 10 gouttes de goudron pur de Stockholm, et à l'extérieur sous forme de pommade ; les jambes sont entourées après l'application de la pommade, d'un bandage que l'on retire tous les deux ou trois jours, pour leur faire prendre un bain d'eau de savon.

BELLINGHAM (de Dublin), recommande la pommade de créosote
(20 gouttes pour 32 grammes d'axonge), et des lotions avec
20 ou 30 gouttes de créosote dans un demi-litre d'eau acidulée
avec l'acide nitrique.

On pourra utiliser l'hydrothérapie chaude ainsi que des saisons prolongées à Néris, Schlangenbad, Plombières, Uriage,
Luchon, Cauterets, etc. Enfin dans ces derniers temps on a
obtenu des résultats dans des cas de prurit sénile rebelle avec
la radiothérapie ou les courants de haute fréquence.

ARTICLE V

PURPURA SÉNILE

On distingue ordinairement deux formes de purpura sénile.
L'une est caractérisée par l'apparition de taches hémorragiques
et parfois de petites papules (lichen lividus) aux extrémités
inférieures des vieillards; elle est produite par des troubles de
la circulation locale (varices), ou générale, après des stations
debout prolongées ou de longues marches, au cours des maladies cachectisantes; elle peut compliquer d'autres processus
(eczéma, phlébite, etc.). Ces taches hémorragiques disparaissent facilement par le repos, en passant par des teintes jaunâtres, puis brunâtres; elles ne s'accompagnent d'aucun
trouble de l'état général; elles sont très probablement d'origine
mécanique.

L'autre forme de purpura sénile (BATEMAN, UNNA, PASINI),
est très spéciale: elle se localise de préférence à une portion de
l'avant-bras ou de la main, plus rarement aux membres inférieurs. Elle est caractérisée par l'éruption, sans cause apparente,
de petites taches rouge brique en nombre variable, qui augmentent rapidement et deviennent confluentes; elles atteignent
la grosseur d'une lentille ou plus, ont une forme irrégulièrement arrondie ou ovale, et des limites plus ou moins bien
marquées. A leur surface et sur leur pourtour, une vascularisation apparaît, qui peut être le siège de nouvelles hémorra-

gies, tandis que le foyer primitif prend les différentes colorations de la résorption du sang; finalement il ne reste plus qu'une tache jaunâtre, qui peut persister plusieurs mois. L'épiderme reste lisse ou desquame. La maladie ne s'accompagne d'aucun trouble subjectif ni d'aucune altération de l'état général; elle survient par attaques irrégulières, chaque fois avec un ou plusieurs foyers.

Elle survient toujours chez des personnes de soixante ans et plus, particulièrement chez celles qui présentent une atrophie plus ou moins marquée de la peau, spécialement chez les hommes qui travaillent au grand air, les manches retroussées. Elle serait plus fréquente chez les femmes.

Histologiquement, on constate des hémorragies avec de la diapédèse et une dégénération plus ou moins intense des éléments de la peau.

Pratiquement, cette affection assez fréquente ne comporte aucun pronostic et on peut rassurer complètement les sujets qui sont toujours effrayés de ces taches hémorragiques.

A côté de cette dermatose se place le *purpura factitia senilis* des Allemands (JADASSOHN). On peut en effet chez certains vieillards qui ont une peau très fragile au niveau de l'avant-bras, produire très facilement des taches hémorragiques par un coup avec un instrument contondant. Chez de tels sujets, ceci ne réussit pas au niveau du tronc ou des membres inférieurs, ni même sur toute l'étendue de l'avant-bras. Cela prouve que la dégénérescence de la peau est la principale cause de ce purpura; il est dû vraisemblablement aux modifications des fibres élastiques de la peau, qui ne soutenant plus les vaisseaux altérés eux aussi, laissent produire des hémorragies au moindre choc.

ARTICLE VI

PEMPHIGUS DES VIEILLARDS

CANSTATT, NEUMANN ont décrit le pemphigus des vieillards. C'est une affection rare, à évolution chronique, caractérisée par le développement de bulles, n'aboutissant ni à la desquamation en larges nappes, ni à la production de végétations (THIBIERGE).

1° Description. — L'apparition du pemphigus est généralement précédée de phénomènes morbides du côté de l'appareil urinaire, douleurs lombaires, s'étendant quelquefois le long des uretères, dysurie, urines rougeâtres, troubles, déposant un sédiment épais, excrétées par saccades.

L'éruption peut être précédée d'un peu de fièvre. Elle se montre d'abord aux mains ou aux pieds et s'étend ensuite sur les membres. Un liquide rougeâtre, transparent d'abord, puis opaque, soulève l'épiderme sous forme de bulles et présente quelquefois une odeur urineuse.

Les femmes y sont un peu plus sujettes que les hommes, contrairement au prurigo qui affecte plus souvent le sexe masculin.

Le pemphigus paraît toujours pouvoir être rattaché à quelque altération profonde de l'organisme, le plus souvent de l'appareil urinaire, quelquefois de l'appareil digestif et de ses annexes. Quelquefois on a cru pouvoir le rattacher à l'existence d'une dyscrasie goutteuse.

Il peut succéder au prurigo. Les individus qui en sont atteints étaient quelquefois sujets à des érysipèles ou à des sueurs âcres et abondantes des pieds et des aisselles. Toutes les influences qui favorisent l'altération générale des humeurs, l'intempérance, l'abus des mets salés, les causes morales paraissent en favoriser également le développement. Le pemphigus des vieillards, d'après CANSTATT, s'observerait plus souvent en Angleterre et en Allemagne, pays où la goutte est plus fréquente qu'en France et dans les contrées méridionales.

Le pemphigus chronique suit une marche irrégulière, revenant pendant plusieurs années de suite à certaines saisons, fort difficile à guérir. NEUMANN le considère comme l'indice d'une mort imminente chez les individus très âgés.

Mais la gravité du pemphigus consiste surtout dans l'existence d'altérations organiques ou fonctionnelles qu'il accompagne presque toujours. Aussi la plupart des individus qui en sont affectés meurent-ils dans l'épuisement et le marasme.

On a vu quelquefois les bulles du pemphigus s'exulcérer, sécréter un liquide excessivement âcre et revêtir même un caractère gangréneux, malin.

2° Traitement. — Le traitement est le même que celui du prurigo.

ARTICLE VII

CORNES SÉNILES

Les cornes cutanées sont des tumeurs formées principalement de tissu épidermique corné, peu étendues, mais très saillantes, et formant des proéminences qui rappellent plus ou moins les cornes des ruminants. Les cornes vraies ou séniles, par opposition aux cornes juvéniles, constituent une des formes de ces productions que les dermatologistes rapprochent des épithéliomes.

1° Symptômes. — Elles peuvent se former d'emblée sur la peau saine, aussi bien chez l'homme que chez la femme, mais le plus souvent elles prennent naissance sur une peau qui a déjà subi diverses altérations : elle apparaît alors sur le coin d'une plaque de kératome sénile. Plus rarement elle naît sur une peau sénile et atrophique, sur la paroi interne d'un kyste sébacé ou folliculaire, sur une loupe ou un kyste épidermique du cuir chevelu, enfin directement sur un épithéliome déjà bien constitué, et dans ce cas elle siège en un point quelconque du corps : face, cuir chevelu, cou, scrotum, prépuce et gland.

On en distingue deux variétés (Baoco) : la *corne filiforme* ou *fibro-kératome d'Unna*, et la *corne ordinaire* ou *typique*.

La corne filiforme a l'aspect d'une sorte de petit morceau de bois de 5 à 10 millimètres de long sur 1 à 2 de diamètre. Elle siège surtout aux paupières. Elle s'implante sur les téguments par une base rosée, arrondie, un peu étranglée par son point d'insertion. Son extrémité est d'ordinaire cornée, rugueuse, inégale, grisâtre. Elle est indolente, et ne s'accroît qu'avec la plus grande lenteur.

La corne cutanée proprement dite (DUBREUILH) a un diamètre moyen de 5 à 15 millimètres. Elle forme une saillie abrupte au-dessus du niveau des téguments sur lesquels elle s'implante à angle droit ou presque droit. Sa coupe est celle d'un cylindre ou d'un prisme irrégulier. Elle peut être droite lorsqu'elle est courte ; à mesure qu'elle augmente de longueur, elle a de la tendance à s'infléchir dans un sens, parfois même elle se contourne en hélice ou en spirale comme une corne de bélier. Sa consistance est dure, cornée ; sa couleur gris jaunâtre ou noirâtre.

Elle est toujours mobile sur les parties profondes. Sa base d'implantation, souvent molle et rosée, est arrondie ou ovalaire ; autour d'elle le derme forme une sorte d'anneau.

Le volume des cornes séniles est fort variable : on en a vu qui avaient jusqu'à 3 centimètres de diamètre et 30 centimètres de long. Elles peuvent être uniques ou multiples chez un même sujet ; parfois deux ou trois cornes naissent sur une même base.

Elles croissent avec une extrême lenteur ; parfois cependant elles poussent avec rapidité en quelques mois.

Elles peuvent se rompre ou s'arracher sous l'influence des traumatismes. Parfois elles tombent spontanément ; elles repoussent presque toujours. Leur point d'implantation peut s'enflammer et même suppurer.

2° Anatomie pathologique. — Comme la verrue vulgaire, la corne est formée d'un groupe de longues papilles vasculaires très minces, noyées dans une néoplasie épithéliale qui évolue de la base vers le sommet, c'est-à-dire que sa couche génératrice est située en bas au contact du derme et des papilles. Les papilles sont formées d'une ou plusieurs anses capillaires relativement assez volumineuses, entourées d'une faible quantité de tissu conjonctif très délié, avec des cellules étoilées et fusiformes assez nombreuses, et quelques mastzellen, mais pas de tissu élastique. Elles sont ramifiées et contournées de la façon la plus irrégulière.

La masse épithéliale qui constitue essentiellement la corne

est remarquable par son irrégularité et les nombreuses altérations de dégénérescence qu'elle présente. Vers la base des papilles elle offre l'aspect d'un épithéliome.

La surface est toujours plus dure que l'intérieur. La substance interne est friable et toujours plus ou moins grasse ou humide, et offre une odeur butyrique fétide. Elle présente un aspect fibrillaire ou fasciculé, comme si elle était formée de colonnes agglutinées; chaque colonne est formée de couches cornées, entassées comme une série de cornets emboîtés les uns dans les autres (DUBREUILH).

3° Diagnostic. — Il s'impose dans la majorité des cas. Parfois cependant un épithéliome végétant peut se recouvrir d'une croûte cornée, simulant une corne au début; cette croûte se détache toujours assez facilement, et l'on trouve au-dessous les lésions caractéristiques.

4° Pronostic. — La corne cutanée sénile est d'ordinaire bénigne, quoique fort disgracieuse et gênante. Elle peut cependant, dans quelques cas rares, se transformer en épithéliome, et cette transformation est facilitée par les traumatismes, les arrachements (DUBREUILH).

5° Traitement. — Le seul traitement rationnel consiste dans l'extirpation totale de la corne et de la partie des téguments sur laquelle elle s'implante; souvent on la voit se reproduire.

Il faut éviter les cautérisations, car elles peuvent favoriser le développement d'un cancroïde.

ARTICLE VIII

VERRUES SÉNILES

Les verrues séniles sont extrêmement fréquentes; elles deviennent de plus en plus banales à mesure que les sujets sont plus âgés.

1° Symptômes. — Elles sont essentiellement constituées à

l'état adulte par des saillies papillaires groupées, formant dans
leur ensemble des sortes de disques arrondis ou ovalaires, parfois un peu irréguliers de contours, sessiles, faisant une légère
saillie, surtout marquée au centre, moins vers les bords où ils
descendent en mourant vers les téguments, posés comme des
« macarons sur la peau saine » (Brocq) ; leurs dimensions varient
du volume d'un pois à celui d'une pièce de 1 franc. Elles sont
recouvertes d'une couche de matière sébacée assez adhérente,
molle, d'un gris jaunâtre, brunâtre ou noirâtre ; elles sont parfaitement indolentes. Parfois la saillie qu'elles font est plus marquée, et elles sont comme légèrement pédiculées vers leurs
bords, affectant la forme d'un champignon.

Si l'on détache l'enduit sébacé par un savonnage ou par une
friction avec de l'éther, la surface apparaît hérissée de papilles
séparées par des sillons profonds.

Chez les malades qui se savonnent fréquemment, comme cela
arrive à la face dorsale des mains, les verrues séborrhéiques
sont aplaties, lisses et comme luisantes, paraissent à peine
mamelonnées, sauf à la loupe.

A la figure, elles sont fréquentes chez les vieillards ; on les
observe surtout vers les tempes, les parties latérales des joues,
autour des yeux, vers le front. Elles y sont d'ordinaire multiples.

Sur le tronc, elles sont dans la majorité des cas extrêmement
nombreuses ; on en trouve plusieurs centaines chez les sujets qui
en sont atteints.

Elles couvrent le cou, les épaules, le dos, les parties latérales
du tronc, l'abdomen. On les observe surtout chez les femmes.
Elles coexistent souvent avec de petits éléments de molluscum pendulum situés au cou et sur le haut de la poitrine. Elles arrivent
parfois chez elles, surtout au niveau du corset, à constituer, par
quasi-confluence, tant elles sont nombreuses, une sorte de revêtement des téguments d'un jaune brunâtre. L'homme peut être
atteint de la même manière.

Les verrues séniles peuvent s'accompagner de diverses dermatoses : prurit sénile, cornes cutanées, nœvi vasculaires, eczéma
chronique, psoriasis, état angioséborrhéique de la peau du
visage, séborrhée, kératome sénile, épithélioma.

A la surface des verrues séniles, Sprecher a trouvé le bacille bouteille de Malassez, le bacille dit séborrhéique, des bacilles divers, des grains ronds un peu plus gros que des staphylocoques.

2° Anatomie pathologique. — La verrue séborrhéique est essentiellement constituée par des prolongements épidermiques irréguliers et contournés qui s'enfoncent dans le derme, s'anastomosant en un réseau de travées épithéliales minces dont les mailles sont occupées par des îlots conjonctifs correspondant à des papilles contournées. Ces travées sont formées par la couche filamenteuse de l'épiderme, mais on y trouve souvent, et à toutes les hauteurs, de petits globes cornés isolés ou en communication avec la surface (Dubreuilh). Les papilles sont très développées et très déformées, surtout au centre de la verrue. Le corps muqueux est aussi très notablement épaissi.

3° Traitement. — Il est fréquent de voir les verrues évoluer spontanément vers la guérison après un laps de temps variable de développement et d'état; elles disparaissent dans ce cas sans laisser de traces, et sans que l'on ait institué de médication.

a. *Traitement interne*. — Certains médicaments sont regardés comme spécifiques des verrues : la magnésie, 1 gramme par jour, l'eau de chaux, la teinture de thuya occidentalis, 60 à 80 gouttes par jour, l'arsenic sous forme de liqueur de Fowler ou d'arséniate de soude.

b. *Traitement local*. — On pourra utiliser, mais toujours avec précaution chez le vieillard, tous les caustiques employés pour les verrues ordinaires : le nitrate d'argent, l'acide lactique cristallisable, l'acide chromique, l'acide phénique, l'acide chlorhydrique, l'acide azotique, etc., le savon noir, les collodions salicylés.

La chrysarobine en pommade a donné de bons résultats à Dubreuilh. Broco recommande les pommades fortes pour acné d'après la formule suivante :

Camphre	1 gramme.
Résorcine . . . . 1 à 5	—

Soufre précipité . . . . 2 à 4 grammes.
Savon noir . . . . 1 à 3 —
Craie préparée . . . . 4 —
Vaseline pure . . . . 10 —

On gradue les doses de résorcine, de soufre et de savon noir suivant l'irritabilité des téguments en commençant par les doses les plus faibles. On applique cette pommade le soir avant de se coucher, sur les parties malades, on laisse en place de cinq à trente minutes, jusqu'à ce que l'on éprouve une cuisson assez vive, puis on l'enlève avec de la vaseline et on la remplace pour la nuit, par une pâte à l'oxyde de zinc renfermant 1/75° d'acide salicylique.

Vid=== a préconisé l'acide orthophénolsulfurique, plus connu sous le nom d'aseptol ou de sulfocarbol, avec lequel on traite les verrues une ou deux fois par jour.

<h3 style="text-align:center">ARTICLE IX</h3>

<h2 style="text-align:center">ENGELURES SÉNILES CHRONIQUES</h2>

DUBREUILH (de Bordeaux) et ses élèves MENEAU et BOUGENAULT ont décrit une forme d'engelure chronique spéciale à l'âge avancé, très différente de l'engelure juvénile classique et qui se rapproche par certains côtés, des troubles trophiques des extrémités de la maladie de Raynaud. AUDRY (de Toulouse) a publié 2 cas d'engelures mutilantes des vieillards.

1° Symptomatologie. — L'engelure sénile chronique est caractérisée par un état asphyxique des extrémités, accompagné de troubles trophiques à marche chronique et se produisant sous l'influence du froid.

Tous les doigts, et même les pouces, sont généralement tuméfiés, comme boudinés, la peau est rarement dure, souvent même d'une mollesse anormale, les plis sont effacés, l'épiderme est aminci et comme étalé. La couleur des doigts est d'un rouge violacé devenant presque bleuâtre sous l'influence du froid ; du reste, la teinte n'est pas toujours uniforme, et l'on y distingue des marbrures, des macules mal limitées, d'une teinte pourprée plus accusée.

Ce gonflement, cette teinte cyanotique, plus marquée à l'extrémité, occupent toute la longueur des doigts et s'étendent de même dans une certaine mesure sur la face dorsale de la main.

La peau est constamment froide au toucher et les malades sentent leurs mains « gourdes ».

Les doigts sont demi-fléchis; leur motilité est restreinte, et tout ouvrage un peu délicat est rendu impossible.

Cet état s'accuse dès le commencement de l'hiver, s'atténue aux premières chaleurs et disparaît plus ou moins complètement en été.

A ce trouble circulatoire fondamental, viennent s'ajouter diverses lésions accessoires. Il se produit parfois des érosions, sur les saillies articulaires notamment; elles sont moins profondes et beaucoup moins fréquentes que les ulcérations consécutives aux engelures chez les jeunes gens.

A l'extrémité de la pulpe, on observe parfois de petits abcès sous-épidermiques qui sont extrêmement douloureux, qui aboutissent à des ulcères lenticulaires et à de petites cicatrices déprimées, analogues à celles qui se voient dans la maladie de Raynaud. Parfois on peut observer de véritables mutilations, comme dans les cas rapportés par Auday où un certain nombre de phalangines étaient réduites à l'os et recouvertes par un épiderme tendu, grossier et bleuâtre.

Les ongles sont raccourcis, quelquefois plus larges que longs, striés de cannelures longitudinales, déchaussés sur les bords, décollés à l'extrémité, parfois sur une assez grande étendue. Ce décollement se manifeste par l'apparition de zones blanches ou brunes qui tranchent sur la couleur habituelle.

La sensibilité est conservée, et si on la trouve quelquefois émoussée, cela peut tenir souvent à l'âge des malades.

Il y a peu de démangeaisons comme dans les engelures juvéniles, mais on observe bien plus souvent des douleurs comme celles que causent les abcès superficiels de la pulpe ou analogues à celles de l'onglée et se produisant sous l'influence de la chaleur.

Quand l'acroasphyxie diminue par suite du changement de saison, les douleurs disparaissent, le gonflement diminue, la teinte violacée s'atténue, mais les ongles restent déformés et les doigts restent toujours un peu froids.

Une fois la maladie établie, elle n'a guère de tendance à diminuer; elle continue à reparaître tous les hivers, cependant dans quelques cas, l'amélioration de l'état général a eu pour conséquence une diminution de la gravité des attaques hivernales.

Ce sont les mains qui sont le plus souvent atteintes ; les pieds au contraire le sont beaucoup moins, et si on y trouve un certain degré de cyanose et de refroidissement, ces phénomènes sont moins marqués qu'aux mains, et les malades ne s'en plaignent pas. Quelquefois les oreilles peuvent présenter aussi des lésions analogues aux engelures chroniques séniles, et s'accompagnent à la longue, non seulement d'atrophie cicatricielle de la peau, mais encore de calcification du cartilage du pavillon.

2° Étiologie. — Les engelures séniles chroniques sont dues au froid et surtout au froid humide. Mais pour que le froid produise des engelures, il faut que l'organisme soit prédisposé.

Parmi les vieillards sujets aux engelures, les uns, constamment débilités, ont eu des engelures dans leur enfance, dans l'âge mûr et continuent à en avoir dans leur vieillesse ; les autres sont atteints aux deux périodes extrêmes de leur existence ; chez tous ceux-ci la prédisposition est évidente ; d'autres enfin n'ont jamais eu d'engelures, et en sont atteints à un âge avancé.

La nature même de la peau des vieillards, son atrophie, l'athérome des vaisseaux périphériques, le ralentissement de la circulation des extrémités, sont autant de conditions des plus favorables pour faciliter les atteintes du froid.

La misère et la mauvaise alimentation sont en cause dans tous les cas : dans des conditions de confort suffisant, la maladie est inconnue ; par contre si un sujet change de milieu, s'il est soumis à un régime moins conforme à ses besoins, on peut la voir apparaître.

L'épilepsie serait fréquemment l'origine de ces engelures séniles d'après BOUGENAULT.

3° Diagnostic. — A part la notion d'âge les engelures séniles chroniques diffèrent de l'engelure classique juvénile en ce qu'elles sont toujours diffuses d'emblée, ne s'accompagnent pas de phlyctènes, rarement d'ulcérations ; qu'il n'y a pas de démangeaisons ; de plus, elles affectent un caractère de plus grande chronicité, elles durent tout l'hiver et s'atténuent en été, le plus souvent sans disparaître complètement.

Le lupus érythémateux se rencontre également chez les sujets jeunes ; il forme des plaques blanc grisâtres, écailleuses, à centre un peu déprimé, à zone périphérique saillante, douloureuse et tendant à l'atrophie cicatricielle ; de plus, il ne se cantonne presque jamais aux doigts, il envahit le plus souvent les membres et la face.

La sclérodermie peut débuter par des attaques de sclérodactylie apparaissant en hiver ; mais à ces attaques d'asphyxie locale succèdent rapidement les altérations de la peau qui devient adhérente aux plans profonds, dure, et ces lésions s'étendent sans limites distinctes sur la main, sur l'avant-bras et même plus haut.

La maladie de Raynaud, ou asphyxie locale des extrémités, qu'on peut observer chez les vieillards, présente avec l'engelure quelques analogies, et certains auteurs ont voulu considérer cette dernière comme un premier stade de cette maladie. Cependant ce qui la caractérise, ce sont les attaques paroxystiques d'asphyxie locale provoquées rapidement par des circonstances occasionnelles, variations de température, troubles nerveux ou autres, et par la succession le plus souvent assez nette des trois stades successifs : de syncope locale, d'asphyxie locale et de gangrène symétrique. Mais il faut bien savoir qu'il y a des cas d'acroasphyxie prolongée, avec accès surajoutés, qui établissent une sorte de transition entre les engelures chroniques et la maladie de Raynaud typique.

L'érythromélalgie ou syndrome de Weir Mitchell est plus fréquente chez les jeunes, atteint de préférence les membres inférieurs, s'accompagne de douleur pulsatile parfois très violente, de coloration rouge sombre, et d'élévation notable de température, enfin survient par crises.

4° Traitement. — Le traitement est le même que celui des engelures des jeunes : bains astringents, application de pommades camphrées ou mentholées.

On y joindra, chez les vieux athéromateux, le traitement général, en particulier les préparations iodurées. Les sujets prédisposés préviendront le développement des engelures en recourant à des bains astringents, en portant des gants suffisamment chauds, et en évitant l'exposition à toutes les sources directes de calorique.

ARTICLE X

ANGIOMES SÉNILES

L'angiome sénile est une lésion extrêmement fréquente, qui se rencontre chez les gens ayant dépassé la quarantaine. VERGNE (thèse de Bordeaux, 1900) en a résumé les différents caractères.

1° Étiologie. — Ces angiomes sont plus nombreux chez l'homme que chez la femme. Les campagnards paraissent en présenter davantage que les citadins; ils seraient surtout fréquents chez les gens qui sont exposés à toutes les variations de température, qui sont mal protégés contre les intempéries des saisons.

2° Symptomatologie. — L'angiome sénile se présente sous la forme d'une petite tache rouge écarlate, légèrement saillante, très souvent circulaire, et dont les diamètres ne dépassent guère cinq ou six millimètres, au maximum.

Il ne se rencontre jamais à la paume des mains, ni à la plante des pieds. Il siège de préférence sur le thorax et l'abdomen, assez souvent sur les cuisses, et les membres supérieurs ; quelquefois sur le scrotum.

Il est rare au visage ; Pasini a décrit *l'angiome sénile du bord libre des lèvres* siégeant sur le bord libre de la lèvre inférieure, le plus souvent vers la ligne médiane.

Ordinairement, il est peu étendu en surface ; très souvent il est punctiforme ou de la grosseur d'un grain de mil ; il atteint assez rarement le volume d'une graine de chènevis ou d'une lentille. Il reste des années stationnaire dans son évolution. Le plus souvent unique, il peut s'accompagner d'un grand nombre de formations semblables chez le même individu.

Il se développe d'une façon tout à fait insidieuse ; les vieillards ignorent presque toujours sa présence, car il ne donne lieu à aucun symptôme pouvant attirer leur attention ; à moins que l'on ait affaire, ce qui est très rare, à des angiomes très saillants donnant, à la palpation, la sensation d'un molluscum pendulum ou d'une verrue.

L'angiome sénile est légèrement saillant ; cette proéminence qui est plus ou moins accentuée suivant les sujets, est également très variable sur le même individu. Mais même punctiforme, il fait toujours une saillie appréciable au doigt.

Ses bords sont le plus souvent très nets, grâce à la différence de couleur qu'il présente avec les téguments, ce qui le distingue des pustules d'acné ou des syphilides papuleuses par exemple. Quelquefois, les bords ne sont pas très réguliers, ils sont dentelés, présentent des échancrures, et on peut voir assez souvent de petits tractus très fins, de coloration rouge, ressemblant à de courts vaisseaux, aller se jeter dans la petite tumeur sanguine.

A la pression, l'angiome s'affaisse très peu, il ne disparaît pas complètement et c'est à peine s'il pâlit. Volumineux, il présente quelquefois une surface mamelonnée, due à la présence de petits tractus de tissu fibreux, de couleur opaline, qui divisent sa surface en lobules plus ou moins irréguliers.

Si on le pique avec une épingle, on ne voit pas le sang jaillir ainsi que cela se produit avec les angiomes stellaires ; au contraire, il faut attendre quelques minutes pour voir sourdre une très fine gouttelette de sang au niveau de la piqûre, ce qui prouve l'origine veineuse et la structure caverneuse des angiomes séniles.

3° Diagnostic. — L'angiome sénile ne peut être confondu avec beaucoup de tumeurs vasculaires : il diffère des angiomes congénitaux par son apparition tardive, par leur multiplicité, par leur petit volume, et par leur couleur d'un beau rouge écarlate.

Les angio-kératomes sont localisés aux mains et aux pieds, sont consécutifs aux engelures, se rencontrent chez les jeunes gens et présentent un revêtement corné.

Les angiomes stellaires présentent une coloration plus pâle, ont une forme étoilée avec des prolongements plus ou moins considérables, et apparaissent dans la jeunesse ; si on les pique avec une épingle, on a un jet de sang indiquant leur origine artérielle.

4° Anatomie pathologique. — L'angiome sénile est formé d'une petite masse de tissu caverneux qui se loge dans la couche vasculaire sous-papillaire du derme, il est entouré par le derme et recouvert par l'épiderme qui sont absolument sains au niveau de la petite tumeur, c'est une lésion essentiellement vasculaire.

Les vaisseaux dilatés qui le constituent ont un contour bien délimité et sont tapissés par un revêtement endothélial plat. Leur paroi est formée de tissu conjonctif fibreux, complètement dépourvu d'éléments musculaires et très pauvre en fibres élastiques. On n'y trouve qu'un très petit nombre d'éléments cellulaires : des cellules fixes du tissu conjonctif et quelques mastzellen. La lumière des vaisseaux est généralement assez régulière, parfois tout à fait circulaire sur les coupes transversales. Dans les pièces recueillies sur le cadavre, les vaisseaux sont remplis de globules rouges et de très nombreux globules blancs, par suite du ralentissement de la circulation.

Le tissu caverneux forme une masse compacte et bien limitée, séparée de l'épiderme par une couche conjonctive continue et d'une épaisseur notable, immédiatement entourée sur les côtés et au-dessous par le tissu dermique normal.

5° Pronostic. — L'angiome sénile est d'un pronostic extrémement bénin, il ne donne lieu à aucun accident. Trélat a prétendu que ces petites tumeurs étaient symptomatiques de tumeurs malignes. Mais il n'y aurait qu'une simple coïncidence d'angiome et de tumeur maligne sans qu'il y ait de relations entre ces deux tumeurs qui, toutes les deux, apparaissent de préférence après la quarantaine (Vergne).

6° Traitement. — Etant donnée la grande bénignité de la lésion, il est inutile d'instituer un traitement quelconque. Néanmoins, l'électrolyse, la cautérisation au galvanocautère ou au thermocautère, la radiothérapie, en auraient facilement raison.

ARTICLE XI

LENTIGO MALIN DES VIEILLARDS

En 1892, Hutchinson décrivit à la société de médecine de Londres une maladie de la peau particulière aux gens âgés, constituée par des taches mélaniques de la face et des paupières suivies de tumeurs malignes ; il conclut à une forme spéciale de mélanose, et pour la distinguer du lentigo vulgaire, la désigna sous le nom de « lentigo infectieux des vieillards ».

1° Historique. — Lassar et Meissner (de Berlin) observèrent des cas semblables. Gaucher en fit une forme particulière de dermatose pigmentaire. Dubreuilh de Bordeaux la différencie du xeroderma pigmentosum et son élève Boussion, dans sa thèse, (Bordeaux, 1903) en réunit les observations publiées et en compléta la description sous le nom de « lentigo malin des vieillards ».

2° Étiologie. — On ne sait rien sur les causes qui influent sur l'apparition et le développement de ces tumeurs. On a incriminé assez fréquemment le traumatisme.

L'âge est une cause efficiente importante ; la plupart des observations publiées ont trait à des malades qui ont dépassé la soixantaine. Les deux sexes sont également atteints, avec une légère majoration en faveur des femmes.

3° Description. — La marche de cette affection a été résumée par HUTCHINSON de la façon suivante : « Ce sont de véritables taches de rousseur, telles qu'on en observe chez les personnes âgées, mais de teinte beaucoup plus foncée : on les voit s'étendre et évoluer lentement ; en dernier lieu, se montre dans leur voisinage une tumeur parfois pigmentée et dont l'évolution rapide et la tendance à l'ulcération révèlent la nature maligne. »

Il y a donc deux périodes bien distinctes :

1° *Une période de début*, essentiellement latente, caractérisée par l'apparition d'une tache mélanique.

2° *Une période terminale* dans laquelle se développe une tumeur plus ou moins maligne.

a. *Période de début*. — Le point de départ est une tache noire unique, ou entourée d'un groupe de macules, à début silencieux : elle passe même souvent inaperçue pendant longtemps, et c'est presque toujours le hasard qui attire sur elle l'attention.

Elle a une prédilection marquée pour la face, où elle siège plus volontiers au voisinage des orifices naturels, aux joues, aux ailes du nez, aux paupières. Elle se rencontre aussi fréquemment sur les muqueuses, la cornée et la conjonctive.

La tache principale débute soit avec son volume définitif, soit par un petit point noir imperceptible qui se développe lentement, pendant des années, pour atteindre le volume d'une pièce de cinquante centimes en moyenne. Sur la conjonctive, la pigmentation a généralement des dimensions plus restreintes, d'un grain de mil ou d'un pois chiche.

Ces taches présentent une coloration toujours foncée au début et qui varie du brun sépia au noir très accentué : on les a comparées à des taches d'encre de Chine ou de nitrate d'argent. Elles ont pour particularité d'avoir une certaine tendance à changer de coloration, de forme, d'étendue et même de place. En les suivant de près pendant quelques années et même quelques mois seulement, on peut les voir présenter toutes sortes de modifications.

Pendant cette période, les symptômes fonctionnels font totalement défaut. Sa durée est très variable et difficile à apprécier d'une façon absolue : HUTCHINSON l'évalue approximativement à une dizaine d'années, on l'a vu dépasser vingt-cinq et trente ans dans quelques cas.

b. *Deuxième période*. — A ce moment la tache fait place à une tumeur. C'est quelquefois une simple saillie noirâtre qui s'étend assez rapidement avec des tendances à s'ulcérer, formant une petite élevure à peine appréciable ; ou bien ce sont des tumeurs qui apparaissent sur la tache même et le plus généralement dans son voisinage.

Son volume est souvent comparable à celui d'un pois chiche ou d'une noisette ; quelquefois il atteint les dimensions d'une mandarine ou même d'une orange.

Cette tumeur n'est pas toujours unique, on en a compté jusqu'à huit autour d'une tache noire de la conjonctive. On voit alors, auprès d'une tumeur principale, des tumeurs multiples, de volume généralement un peu inférieur. Au début, ces tumeurs sont peu volumineuses, difficiles à mobiliser et assez consistantes ; quelquefois, on en trouve d'élastiques et même de rénitentes. A ce moment-là elles ne sont le siège d'aucune douleur, et le hasard seul les fait découvrir ; mais leur évolution ne tarde pas à s'accentuer et à prendre des allures tout à fait malignes. Les dimensions, après être restées longtemps les mêmes, se mettent tout d'un coup à augmenter très rapidement.

Quelquefois on voit s'excorier une de ces tumeurs ; l'ulcération qui en résulte serait plutôt le résultat de frottements continuels, car elles siègent surtout dans des parties qui y sont assez exposées.

Au début et pendant même assez longtemps, les ganglions restent indemnes. Mais lorsque la tumeur a évolué et que son volume s'est accru sensiblement, il vient un moment où les phénomènes s'aggravent beaucoup. La douleur et les troubles fonctionnels apparaissent et s'accompagnent d'inflammation locale avec retentissement ganglionnaire. C'est la dernière période qui aboutit très vite à une terminaison fatale.

c. *Forme avec localisation oculaire.* — Le lentigo malin peut se localiser au globe oculaire, ses caractères sont alors semblables à ceux des accidents cutanés, mais avec quelques particularités.

La pigmentation siège de préférence à l'angle interne de l'œil, sur la conjonctive bulbaire et en particulier au niveau du limbe scléro-cornéen et sur la caroncule. Elle n'est pas rare au bord ciliaire et à la conjonctive palpébrale. La lésion de la face peut envahir l'œil, de même que la pigmentation peut s'étendre de la conjonctive bulbaire aux paupières et jusqu'à la joue. Les taches qui affectent l'œil sont de teinte très foncée, plus petites et peut-être aussi plus régulières. Leur évolution ne diffère en rien de celles de la peau.

Comme sur la face, la période de bénignité persiste de longues années ou même indéfiniment. Le plus souvent elle donne naissance à une tumeur qui s'accroît rapidement et ne tarde pas à gêner l'occlusion des paupières. Elle peut être pédiculée ou même implantée dans l'épaisseur de la conjonctive ; en tout cas elle adhère intimement à sa base d'implantation. Elle récidive presque toujours après l'intervention.

4° Anatomie pathologique. — Peu d'examens histologiques ont été pratiqués ; dans ces cas, les tumeurs ont été trouvées comparables aux tumeurs mélaniques développées sur des nœvi, et dont la nature épithéliomateuse ou sarcomateuse a été interprétée suivant l'opinion personnelle des auteurs. Ce sont en général des cellules irrégulières, volumineuses, parfois fusiformes ou rameuses, avec des amas de pigments dans le protoplasme, semées sans ordre dans un stroma conjonctif mince plus ou moins abondant.

5° Diagnostic. — Au début, alors que la pigmentation est le seul phénomène observé, on peut confondre les taches séniles lenticulaires avec des nœvi pigmentaires. Les nœvi sont des taches de coloration moins foncée, souvent chamois ou jaunâtre, de teinte uniforme, disséminées sans ordre un peu partout, apparaissant surtout dans l'enfance, sans aucune tendance à se déplacer.

Au moment où la tumeur se développe, le diagnostic se pose avec les nœvi dégénérés et le xeroderma pigmentosum. Dans ce dernier cas, les taches, plus nombreuses, sont plus étendues, disséminées sur le visage et les membres, et présentent une teinte bistrée plus foncée; la peau à leur niveau est atrophiée, et présente de nombreuses dilatations vasculaires.

6° Pronostic, traitement. — Tant que le lentigo ne s'accompagne d'aucune tumeur, le pronostic est bénin, et l'on ne doit pas y toucher. Mais au contraire, lorsque la tache noire s'accompagne d'une tumeur à développement rapide, la malignité s'affirme; une intervention large et radicale s'impose; la guérison n'est qu'à ce prix.

ARTICLE XII

ÉPITHÉLIOMATOSE MULTIPLE SÉNILE. KÉRATOME SÉNILE

On a désigné cette affection sous le nom de *kératose précancéreuse sénile*, *crasse des vieillards*, *acné sébacée concrète*, *acné sébacée partielle* (CAZENAVE), *acné sébacée concrète transformée en cancroïde* (AUDOUARD), *noli me tangere*, *kératome sénile* (DUBREUILH).

1° Symptômes. — Le début se fait soit par de petites plaques jaunâtres ou jaune rougeâtres, sèches, soit par des verrues séborrhéiques plates plus ou moins développées, qui finissent par devenir saillantes, papillomateuses, soit par des plaques d'un rouge plus ou moins brunâtre, peu régulières de forme, à contours assez nets, parfois légèrement saillantes. Cette surface rouge est constituée quand on la regarde de près par une sorte de petit piqueté blanchâtre avec lacis d'un rouge vif. Elle est recouverte de croûtes assez molles, graisseuses. Leur ablation détermine parfois un léger suintement sanguinolent, car elles peuvent être fort adhérentes.

Ces plaques rouges siègent surtout sur la face, en particulier dans la région naso-jugale, et aux mains. Elles peuvent persister longtemps sans modification ; mais souvent, surtout chez les personnes âgées et sous des influences qu'il est difficile de préciser, à la suite d'irritations répétées par exemple, elles prennent les caractères nets de l'épithéliome : elles s'étendent, leurs bords deviennent plus franchement perlés, les tissus s'indurent, s'exulcèrent, saignent facilement.

2° Anatomie pathologique. — L'histologie des premiers stades a été faite par DUBREUILH qui a trouvé la couche cornée épaissie, irrégulière, munie sur sa face inférieure de prolongements coniques ; les couches vivantes de l'épiderme sont généralement peu développées ; le corps muqueux est infiltré de nombreuses cellules ; de minces cordons épithéliaux pénètrent profondément dans le derme et deviennent le point de départ de la néoformation épithéliomateuse, laquelle peut aussi provenir de bourgeons courts et gros plus superficiels.

D'après DARIER, la forme clinique et anatomique des épithéliomes qui se forment aux dépens de la kératose sénile, n'a rien de constant ; on peut observer parfois chez un même malade l'épithéliome papillaire, l'épithéliome lobulé à globes épidermiques à marche lente, ou à tendance térébrante et destructive, ou l'épithéliome plan cicatriciel.

3° Diagnostic. — Il peut être difficile de distinguer cette variété d'épithéliomatose cutanée avec une verrue plane séborrhéique, ou avec un lupus érythémateux au début. Cependant la marche plus lente, la rougeur moins vive, la friabilité, et la tendance à saigner plus grandes, l'âge du malade, la font généralement reconnaître. Dans les cas douteux, il ne faut pas hésiter à pratiquer une biopsie.

4° Traitement. — Autrefois, la cautérisation ignée en était le seul traitement ; mais la transformation cancéreuse en était souvent la conséquence, et l'abstention fut érigée en règle par plusieurs chirurgiens (d'où le nom de *noli me tangere*). Aujourd'hui on possède dans la radiothérapie un moyen efficace auquel il faudra recourir toutes les fois qu'il n'y a pas de contre-indication formelle à cette méthode. Les rayons X déterminent le plus souvent la régression lente et progressive de ces néoplasies épithéliales.

Cependant, d'après Broco, il arriverait parfois que chez le même individu, certaines de ces productions disparaissent avec facilité par la radiothérapie ; d'autres, en moins grand nombre, résistent à cet agent thérapeutique. Dans ce cas, dès qu'il y a transformation épithéliomateuse, l'ablation large s'impose.

On a vanté aussi les bons effets de la radiumthérapie (Barcat).

LIVRE X

MALADIES DES ORGANES DES SENS

Les organes des sens, l'œil et l'oreille, chez le vieillard, peuvent présenter toutes les affections qu'on rencontre chez l'adulte. Nous nous bornerons à étudier les modifications de ces organes propres à la sénilité, et en particulier les lésions que l'on reconnait avoir pour origine l'artériosclérose et qui sont encore peu connues.

CHAPITRE PREMIER

ŒIL

La sénilité entraine des modifications dans toutes les parties constituantes du globe oculaire. Il en résulte des changements dans l'acuité visuelle qui se manifestent bien souvent avant l'âge de cinquante ans.

Après avoir indiqué ces altérations, nous étudierons l'artériosclérose oculaire et la cataracte sénile sans entrer dans de grands détails pour cette dernière, renvoyant aux traités d'ophtalmologie où elle est complétement décrite.

ARTICLE PREMIER

ŒIL SÉNILE

Les altérations anatomiques et physiologiques séniles de l'œil ont été étudiées par Boussuge (thèse Lyon, 1904) sous la direction du professeur Rollet, et Bosment (thèse Nancy, 1905).

1° Modifications anatomiques. — Il faut les envisager au niveau de chacune des parties constitutives du globe oculaire.

a. *Paupières*. — Sous l'influence de l'âge, les paupières peuvent être le siège d'une bouffissure plus ou moins marquée, résultat d'une dégénérescence graisseuse du tissu conjonctif particulièrement abondant à la paupière inférieure. Par suite du relâchement de la peau et du tissu, et du manque de tonicité du bord palpébral, la paupière inférieure peut s'éverser : *ectropion sénile*, ou se renverser en dedans vers l'œil : *entropion sénile*. Ces lésions entraînent du larmoiement ; en même temps l'atrophie des glandes de Meibomius et des glandes ciliaires, qui est un fait presque constant chez le vieillard, facilite l'écoulement des larmes sur la face libre des paupières par l'absence de la sécrétion de ces glandes sur le bord ciliaire. Pour Giraud, le larmoiement serait un symptôme d'artériosclérose au début, ou en voie d'évolution prononcée.

b. *Conjonctive et sclérotique*. — La conjonctive des vieillards est souvent très vascularisée ; cette vascularisation relève des mêmes causes que le larmoiement.

La teinte de la sclérotique se modifie, bleue chez l'enfant, blanche chez l'adulte, elle devient plus ou moins jaune chez le vieillard. Cette couleur est due au tissu épiscléral qui s'est chargé d'une certaine quantité de petits pelotons adipeux, dont la couleur transparaît à travers la conjonctive. La sclérotique disparaît également avec l'âge (Jensen).

c. *Cornée*. — Indépendamment de reliquats de lésions antérieures, la cornée sénile est caractérisée par l'apparition de *l'arc sénile périkératique* ou *gérontoxon*. C'est une opacité annulaire, ou n'occupant que le segment supérieur ou inférieur de la cornée, laissant un intervalle de tissu cornéen transparent entre elle et le limbe scléro-cornéen ; très variable en étendue, elle peut s'avancer, dans quelques cas rares, jusqu'à 1 millimètre et demi à 2 millimètres du centre de la cornée. D'autant plus marquée que l'âge est plus avancé, elle est à peu près constante après soixante ans.

Elle est due à une dégénérescence graisseuse de la substance propre de la cornée (Canton, Parsons).

JACQUEAU, AUBAND (de Lyon) ont signalé dans le même ordre d'idées, un trouble opalescent des deux cornées, dû à la présence d'un pointillé grisâtre interstitiel très peu régulier, laissant intacts les épithéliums antérieur et postérieur de cette membrane.

d. *Chambre antérieure*. — La chambre antérieure serait souvent diminuée de profondeur ; cette diminution serait due, pour PANAS, à une moindre sécrétion de l'humeur aqueuse, pour ROHMER, à l'augmentation de volume du cristallin qui repousse l'iris en avant.

e. *Iris*. — L'iris est le siège d'une sclérose vasculaire et d'une atrophie de ses fibres musculaires semblables à celles des autres tissus de l'organisme du vieillard. Il en résulte une moins grande élasticité du tissu irien.

f. *Cristallin*. — Le cristallin sénile, examiné tant à l'éclairage latéral qu'à la lumière du jour, semble souvent opaque, de couleur jaune d'ambre ou vert bouteille, sans que sa transparence soit altérée (BOUSSUCK). De plus, il présente une augmentation progressive de ses rayons de courbure, en même temps qu'il perd peu à peu son élasticité.

Extrait du cadavre, alors que chez les jeunes, il se laisse décomposer en une série de couches stratifiées comme celles d'un oignon, et que l'on arrive progressivement à le ramener à un volume très réduit, le cristallin sénile a un noyau dur comme de la corne ; il est difficile d'en cliver les couches superposées.

Le cristallin se déshydrate au fur et à mesure qu'il devient plus vieux (DEUTSCHMANN) ; de plus, il devient plus riche en sels calcaires et particulièrement en carbonate de chaux. Enfin, les cristallines solubles entrant dans sa composition se transforment dans le cours de la sénilité en albuminoïdes insolubles, avec mise en liberté de tyrosine. Par suite de l'oxydation de cette dernière substance, la coloration du cristallin devient de plus en plus noire en commençant par être ambrée, puis brune (L. DOR).

La cataracte augmente de fréquence avec l'âge, comme le prouvent toutes les statistiques des auteurs (GALEZOWSKI,

Schwitzer, etc.). Mais si, par suite des modifications que nous venons d'indiquer, le processus des différentes sortes de cataracte est un peu différent sur des cristallins séniles de ce qu'il est sur des cristallins jeunes, la sénilité par elle-même n'aboutit qu'à la cataracte noire, et en dehors de cette dernière, les cataractes séniles ne sont que des cataractes diathésiques des personnes âgées (L. Dor).

g. *Corps vitré*. — Par l'examen au miroir plan, on trouve quelquefois de petits corps flottants.

h. *Fond d'œil*. — La papille est souvent peu nette, un peu plus rouge ou plus blanche qu'à l'état normal. La rétine est parcourue par des vaisseaux très minces, à trajet parfois sinueux ; les artères sont presque filiformes, mais les veines sont toujours plus grosses et faciles à différencier des artères. Il est fréquent de constater un halo péripapillaire, *cercle péripapillaire* de Roller, dû à une zone d'atrophie choroïdienne légère.

2° Modifications physiologiques. — Elles portent sur la pupille, le sens chromatique et sur la réfraction.

a. *Pupille*. — La pupille est parfois déformée, le plus souvent elle est petite, punctiforme, ce qui résulte d'une rupture d'équilibre entre les muscles ciliaires et le sphincter irien (Rommer) ; en même temps, par suite de la sclérose de l'iris, elle réagit moins bien à la lumière et à l'accommodation.

b. *Sens chromatique*. — Le sens chromatique des vieillards serait souvent altéré : ils confondent le bleu avec le vert, le blanc avec le jaune clair, le vert clair avec le jaune. Ceci expliquerait, d'après Angelucci, la « manière sénile » des peintres consistant dans l'usage excessif du jaune, la prédominance du violet, la substitution du bleu au vert, et la défectuosité des blancs lumineux et des clairs-obscurs, mais d'autre part Polak a attiré l'attention sur les très nombreux peintres coloristes qui ont conservé jusqu'à la fin de leur extrême vieillesse toute la finesse dans la perception des couleurs.

c. *Vices de réfraction*. — L'acuité visuelle subit une diminution progressive avec l'âge ; Boerma et Walther, Cohn, Boussuge après examen de 200 vieillards, indiquent les chiffres suivants :

Age.	Acuité visuelle à 5 mètres.
60 à 64 ans	0,75
65 à 69 —	0,66
70 à 74 —	0,58
74 à 79 —	0,52
80 à 84 —	0,45
85 à 90 —	0,32

Bosment a trouvé le champ visuel légèrement diminué chez environ 20 p. 100 des sujets qu'il a examinés.

Le fait le plus constant, celui qui caractérise l'œil sénile, c'est l'apparition et le développement de la presbytie (πρεσβύς vieillard).

L'élasticité du cristallin diminue d'une façon régulière depuis l'enfance jusqu'à la mort ; il en résulte que le point le plus rapproché où la vision est encore possible s'éloigne de l'œil progressivement. Au moment où ce point s'est éloigné au delà de 30 à 35 centimètres, la lecture devient difficile sans le secours de verres convexes, et ces verres devront être augmentés au fur et à mesure que le punctum proximum s'éloigne à 40, 45, 50 centimètres. Naturellement, s'il existe soit de l'hypermétropie, soit de la myopie, simultanément le verre correcteur sera augmenté ou diminué d'autant ; il peut même arriver à des myopes de n'avoir jamais besoin de verres ; il suffit que le degré de leur myopie soit supérieur à 4 dioptries. Du fait que l'on corrige aussi bien l'hypermétropie que la presbytie par des verres convexes, il résulte que l'on confond souvent ces deux affections fort différentes. L'hypermétropie est l'état de l'œil trop court et est un défaut congénital, la presbytie se développe par suite de la diminution d'élasticité du cristallin.

ARTICLE II

ARTÉRIOSCLÉROSE OCULAIRE

La vascularisation oculaire dépend, comme on le sait, de la vascularisation cérébrale. Nous avons vu, d'autre part, la fréquence de l'artériosclérose cérébrale chez le vieillard. Ces deux localisations marchent souvent de pair.

1° Historique. — Dès 1855, DONDERS et MULLER avaient entrepris des recherches microscopiques sur l'œil sénile. En 1888 KERSCHBAUMER étudie les altérations séniles de l'uvée et KUHNT (1882) celles de la rétine. LORING, NETTLESHIP, GALEZOWSKI, HAAB, STREIFF signalent la dégénérescence athéromateuse des vaisseaux de la rétine.

DELALANDE (thèse Paris, 1887), KOENIG (thèse Paris, 1890) ont étudié les manifestations oculaires de l'artériosclérose. Enfin plus récemment, ROHMER (de Nancy) y a consacré un important rapport au Congrès de la Société française d'ophtalmologie (1906).

2° Anatomie pathologique. — La vieillesse amène sur les vaisseaux centraux de la rétine, pour la veine, une sclérose diffuse avec dégénérescence hyaline des parois, qui diminue leur élasticité, les rend rigides, et pour l'artère une endosclérose avec prolifération de l'endothélium ; la membrane élastique est le plus souvent intacte, tandis que la couche moyenne et l'externe sont épaissies. Cette sclérose et cette dégénérescence hyaline se retrouvent sur les plus fins vaisseaux rétiniens (HERTEL, STREIFF).

L'artériosclérose doit jouer un rôle dans la production de la cataracte sénile, soit par lésion même des vaisseaux rétiniens, soit par l'athérome de la carotide (MICHEL), soit par l'intermédiaire de la néphrite interstitielle (FRENKEL, GRILLI).

Des anévrysmes des vaisseaux de la rétine ont été signalés chez des malades atteints d'artériosclérose généralisée (UHTHOFF, SCHMALL, RÆHLMANN).

3° Symptômes, formes cliniques. — Dans un certain nombre de cas d'artériosclérose généralisée (la moitié pour GROENOUW), on trouve des altérations des vaisseaux rétiniens visibles à l'ophtalmoscope : les vaisseaux sont rétrécis, serpentant, animés de pulsations, sans qu'il y ait de troubles de l'acuité visuelle.

D'une façon générale, on peut dire que si à l'ophtalmoscope on perçoit ces altérations, c'est que le processus est très avancé (ROHMER).

Dans un stade avancé de la sclérose, les vaisseaux artériels sont finalement transformés en filaments blancs dans lesquels la colonne sanguine fait défaut. Parfois on voit, le long des parois, de petits dépôts brillants formés par des incrustations de chaux ou de cholestérine. Finalement, la papille optique peut prendre un aspect atrophique, gris-blanchâtre (GROENOUW).

On voit souvent à l'ophtalmoscope une sclérose des vaisseaux choroïdiens, transformés en cordons blancs (SIEGRIST).

L'artériosclérose des vaisseaux rétiniens peut, secondairement, donner lieu à une thrombose de l'artère centrale ou d'une de ses branches, thrombose qui présente l'aspect clinique habituellement attribué à l'embolie (GROENOUW).

a. *Hémorragies rétiniennes.* — Par suite de l'augmentation artérielle exagérée dans l'artériosclérose généralisée, on peut observer, au niveau de la rétine, des hémorragies favorisées par les altérations des parois de ses vaisseaux (ABADIE, PANAS, AUSCHER, LEDUC, thèse Lille, 1895, ARTIGALAS, etc.).

Ces hémorragies rétiniennes ont une valeur séméiologique importante, en permettant de soupçonner un état pathologique des vaisseaux de l'encéphale et de prévoir la menace d'une hémorragie cérébrale. BERTHOLD rapporte l'observation d'une femme atteinte d'apoplexie de la rétine qui succomba pendant l'examen ophtalmoscopique à une hémorragie cérébrale. DE LAPERSONNE a vu un homme de soixante-dix-huit ans, athéromateux, présentant une double névro-rétinite avec hémorragies rétiniennes autour de la papille, mourir quelque temps après à la suite d'une hémorragie cérébrale. RAYMOND a eu deux fois l'occasion de prédire la fin prochaine de malades atteints subitement et sans cause appréciable de vastes épanchements sanguins rétiniens, et deux fois l'événement lui a donné raison dans l'année. Enfin, pour GROENOUW, toute personne âgée de plus de soixante-cinq ans, qui est souvent atteinte de ces sortes de petites hémorragies, meurt fréquemment dans l'espace de quelques années d'hémorragie cérébrale.

Ces hémorragies ont pour siège de prédilection la couche des fibres nerveuses, au voisinage des vaisseaux et dans l'interstice des fibres optiques ; de là elles peuvent se propager en arrière jusque près de la couche des grains externes, et en avant jusque dans le vitré. Le sang épanché refoule les éléments rétiniens qu'il comprime, se creuse en quelque sorte une loge complète à parois compactes où on le retrouve à divers degrés d'altération.

Le début en est, en général, rapide, brusque même. Il se produit une diminution notable ou même une disparition de la sensibilité lumineuse et de l'acuité visuelle, en même temps que l'examen du champ visuel indique la présence d'un scotome central, plus ou moins circulaire, quand la macula est envahie. L'ophtalmoscope permet de reconnaître l'hémorragie, mais leur volume, de même que leur siège et leur aspect, est variable ; on les divise en hémorragies en *pointillé*, *en flammèches* ou *en flaque*.

b. *Obstruction des vaisseaux du fond de l'œil.* — L'obstruction des vaisseaux du fond de l'œil peut être un accident de l'artériosclérose généralisée. Depuis GRÆFE (1859), on avait admis qu'il s'agissait d'embolies des artères rétiniennes, mais les recherches récentes (RÆHLMANN, WAGENMANN, HAAB, KERN, STREIFF, REIMAR, WELT, GALEZOWSKI, HARMS), ont montré que l'embolie était exceptionnelle, sinon impossible, et que seule la thrombose consécutive à l'endo-artérite proliférante était le plus souvent en cause.

L'amaurose est subite, souvent précédée de cécité passagère. A l'ophtalmoscope, on constate une étroitesse extrême des artères et des troubles blanchâtres de la rétine autour du nerf optique et de la macula, liés à une tache rouge cerise au niveau de la macula. Si une branche artérielle tout entière est oblitérée, il peut en résulter une atrophie du nerf optique. L'obstruction peut ne porter que sur une branche collatérale ; dans ce cas les altérations précédentes, en particulier la coloration blanc laiteux de la rétine, ne se produisent que dans le département rétinien privé de la circulation. Rarement l'obstruction porte sur les deux yeux.

Il est difficile de se rendre compte sur le vivant de la nature de l'obstruction ; mais chez le vieillard, la sclérose des vaisseaux rétiniens est le plus souvent en cause et, d'après HUTCHINGS, HERTEL, cette lésion des vaisseaux oculaires indique certainement un état semblable des vaisseaux cérébraux.

c. *Glaucome*. — Plusieurs auteurs ont constaté la présence de l'artériosclérose sur un certain nombre d'yeux glaucomateux. Déjà en 1884 MEURER cite 18 observations dans lesquelles il a toujours relevé des lésions athéromateuses, au niveau des grosses et des moyennes artères. JACOBSON, MICHEL, DELALANDE, KOENIG, DE BOURDON rapportent plusieurs cas attribués à l'artériosclérose généralisée. HIRT, sur 69 glaucomes en trouvait 62 présentant de l'athérome des carotides. TERSON et CAMPOS envisagent les rapports du glaucome avec l'hypertension artérielle. JOSEPH (thèse Paris, 1904) relate 18 observations de glaucome primitif, chez lesquelles il a toujours trouvé des symptômes d'artériosclérose, portant soit sur l'appareil cardio-vasculaire, soit sur les reins. Sur 70 cas d'artériosclérose oculaire rassemblés par HARMS, 40 fois il y eut des accidents glaucomateux bien confirmés.

Mais si l'action de l'artériosclérose, aussi bien locale, oculaire, que l'artériosclérose généralisée avec ses conséquences sur le système circulatoire, est incontestable, elle est aussi très complexe. On a invoqué un obstacle à l'écoulement des liquides au niveau des veines ciliaires (ROSER, FUCHS, BIRNBACHER et CZERMAK), une modification de la composition des liquides de l'œil (STÖLTING), l'hypertension artérielle (JOSEPH, TERSON et CAMPOS), l'œdème du vitré qu'on a comparé à l'œdème aigu du poumon (TERSON). La question est loin d'être élucidée.

d. *Rétinite circinée*. — Quelques auteurs (GOLDZIEHER) ont attribué à l'artériosclérose une forme rare de rétinite, la *rétinite circinée* que l'on rencontre de préférence chez les individus ayant dépassé cinquante ans. Elle est caractérisée par des taches blanches, disposées le plus souvent en arc de cercle autour de la macula, et faisant saillie au-dessus du niveau de la rétine ; elle s'accompagne le plus souvent d'hémorragies étendues. Il y a presque toujours une altération de la vision, consistant en un scotome central qui, avec le temps, devient absolu. La marche en est chronique, la lésion reste stationnaire pendant des années. L'examen anatomique d'un cas a montré à AMMANN qu'il s'agissait d'une accumulation de cellules graisseuses à l'endroit où siégeraient les hémorragies dans la couche des graisses intermédiaires.

ARTICLE III

CATARACTE SÉNILE

La sénilité est évidemment une grande cause de la cataracte ; beaucoup de sujets atteints ne présentent d'autres causes de déchéance que la vieillesse ; elle apparaît d'habitude vers l'âge de cinquante ans ou après, atteint les deux yeux, mais rarement en même temps et au même degré. Sa fréquence augmenterait jusqu'à quatre-vingts ans et diminuerait ensuite (GENOK).

1° Etiologie — Des causes diverses ont été invoquées pour expliquer cette cataracte sénile. DEUTSCHMANN a invoqué l'albuminurie. MICHEL une dégénérescence athéromateuse de la carotide, mais ces opinions n'ont pas été confirmées par les statistiques. Il est probable que l'opacité sénile du cristallin doit être attribuée à des causes purement locales, entraînant une perturbation dans la marche de la sclérose physiologique des fibres du cristallin après cinquante ans.

Quelques auteurs ont incriminé les poisons de l'organisme. Pour FRENKEL (de Toulouse), la cataracte sénile est la conséquence d'une auto-intoxication d'origine rénale. ROHMER a cherché à établir que la cataracte était le résultat de la rétention par l'œil de cytotoxines ; l'opacification de la lentille serait attribuable à l'action toxique de poisons spécifiques. L. Don incrimine des poisons vaso-constricteurs provenant de l'organisme ; ces poisons provoqueraient des altérations des cellules épithéliales du corps ciliaire, et des cellules sous-capsulaires du cristallin et permettraient la pénétration dans ce dernier de ferments hydratants ou cytolytiques contenus dans le sérum ; ainsi seraient produits l'hydratation du cristallin et le départ des albumines solubles, caractère de toute cataracte acquise.

2° Anatomie pathologique. — La cataracte sénile est une cataracte dure (*phacosclérose*). La marche est lente, chronique du centre à la périphérie ; quelquefois, la sclérose est complète au centre alors qu'il existe des couches corticales assez transparentes pour permettre une bonne vision.

La couleur varie, tantôt jaune clair, tantôt gris foncé, tantôt noire (cataracte noire) ; cette variété paraît due à des éléments hématiques immigrés dans le cristallin (ARMAIGNAC et DELTHEIL), ou à l'oxydation des produits de décomposition des albumines (GATTI).

Les modifications chimiques subies dans la phacosclérose ordinaire portent surtout sur la leucine qui, de 0,03 p. 100 monte à 4,5 p. 100, la cholestérine qui va de 0,62 à 6,22. Les matières extractives et les sels augmentent aussi dans de grandes proportions (CAHN).

MAWAS (1909), ayant eu l'occasion d'examiner un œil énucléé par le professeur ROLLET, pour sarcome choroïdien avec cataracte sénile au début, y constata des lésions avancées du corps ciliaire : sclérose très avancée, dégénérescence vasculaire du protoplasme de l'épithélium avec noyaux pycnotiques et vacuolisés. Le rôle du corps ciliaire, dans la pathogénie des diverses cataractes, et de la cataracte sénile en particulier, ne serait donc pas négligeable.

3° Symptômes. — Les symptômes de la cataracte sénile sont communs à toutes les variétés de cataracte.

L'acuité visuelle diminue progressivement, mais la diminution est surtout marquée en plein jour ; le malade voit mieux avec une faible lumière permettant à la pupille de se dilater plus qu'en plein jour.

Au début, à l'éclairage oblique ou avec le miroir plan, on aperçoit des opacités partielles autour du noyau ou quelquefois dans la région équatoriale (*arc sénile du cristallin, cataracte commençante*).

A ce moment peuvent se produire de la presbytie consécutive à la diminution de l'élasticité du cristallin, et de la myopie (1 à 2 dioptries) qui doit être mise sur le compte de l'exagération de l'indice de réfraction de la lentille.

En progressant, la cataracte gonfle ; la chambre antérieure tend à s'effacer ; au lieu de stries et d'opacités partielles, on aperçoit au miroir plan une opacité très étendue, intéressant environ les trois quarts du cristallin (*cataracte intumescente ou demi-mûre*). Tuméfié, le cristallin est blanc, bleuâtre. On constate encore l'ombre portée de l'iris sur le cristallin.

Après cette période d'intumescence la cataracte arrive à maturité (*cataracte mûre*). Il n'y a plus d'ombre portée, le cristallin prend une teinte gris mat.

A ce moment, le cristallin a la propriété de se laisser facilement séparer de la capsule à cause de la dégénérescence complète des fibres cristalliniennes. Le cristallin est dans sa capsule comme un fruit dans sa coque (ARLT). C'est le moment de choix pour opérer.

En mûrissant, la cataracte tend à se déshydrater, mais lorsque l'opacification est très ancienne, la déshydratation cesse et la masse cristallienne peut se ramollir et se diviser en petits fragments. Les couches périphériques peuvent aussi se liquéfier (*cataracte ultra-mûre, liquide,* ou *cataracte de Morgagni*). Le noyau seul reste solide et on peut le voir suivre les changements de position de la tête du malade.

Ou bien les masses corticales se durcissent, se condensent et adhèrent fortement à la capsule puis à l'iris, il se forme alors une cataracte inflammatoire.

4° Évolution. — La durée de chacun de ces différents stades est extrêmement variable suivant les cas. Tantôt l'évolution est très rapide, en quelques mois, quelques jours même ; tantôt, au contraire, elle est très lente, et la cataracte met quinze à vingt ans avant d'être totale. Quelquefois elle peut rester stationnaire à un des stades de début. Enfin, dans des cas exceptionnels elle peut guérir spontanément : ZUTKEWITZ a observé une malade qui était aveugle à l'âge de soixante-dix ans et dont le cristallin se résorba à cent ans de sorte que la vision se rétablit [1].

5° Traitement. — Au début, le traitement de la cataracte sénile sera médical. On essaiera des collyres ou des bains iodurés recommandés en 1863 par MARTIN (de Marseille) et repris dernièrement par BADAL, CHEVALLEREAU, DUFOURT, ETIÉVANT, etc. (iodure de potassium $0^{gr},25$, eau distillée 10 grammes : 2 gouttes matin et soir; ou iodure de potassium $7^{gr},50$, eau distillée 300 grammes en bains oculaires, 3 fois par jour). VERDEREAU a employé l'iodure de potassium en injections sous-conjonctivales à 2 p. 100 avec adjonction de 1 p. 100 d'acoïne; ces injections auraient une action manifestement régressive sur l'opacification des fibres du cristallin.

A la période de maturité, le seul traitement est l'extraction.

Nous ne décrirons pas ici le manuel opératoire donné dans les traités d'ophtalmologie. Nous dirons seulement que spécialement chez les vieillards on doit se préoccuper de la préparation du malade. S'il est albuminurique ou diabétique, on traitera ces affections; s'il est bronchitique, emphysémateux, on calmera, autant que possible, la toux; si l'œil lui-même est malade, s'il existe du larmoiement, de la dacryocystite, etc., on ne négligera pas de les guérir avant l'opération.

[1] Voy. H. et L. DOR, AFFECTIONS DU CRISTALLIN, *in Encyclopédie française d'ophtalmologie.*

OREILLE

La diminution de l'acuité auditive est fréquente après soixante ans. Malgré cette fréquence les lésions causales en sont encore peu connues.

Nous exposerons les quelques détails que l'on connaît sur les modifications de l'oreille au cours de la sénilité et nous nous bornerons à étudier ensuite rapidement les troubles auditifs que quelques auteurs ont mis sur le compte de l'artériosclérose.

ARTICLE PREMIER

OREILLE SÉNILE

Les altérations que l'âge fait subir aux différentes parties de l'organe auditif ont été peu étudiées. On a discuté seulement les causes de la surdité sénile.

1° Historique. — Certains auteurs (PINEL, ITARD, KRAMER, BONNAFONT) incriminent des altérations de l'oreille interne et du nerf auditif; d'autres (POLITZER, GRAZZI, SEXTON) accusent des lésions chroniques de la caisse, sclérose ou otite hyperplastique; d'autres enfin (TOYNBEE, FERRARI) ne trouvent que des lésions primitives de l'oreille moyenne, de la chaîne des osselets en particulier. DEPOUTRE (*Thèse Paris*, 1904) a cherché à préciser sur 54 vieillards les caractères de l'oreille sénile.

2° Modifications anatomiques. — Le conduit auditif externe est fréquemment obstrué par des bouchons de cérumen; la peau en est comme relâchée et souvent atteinte d'eczéma sec. Dans beaucoup de cas, on constate une hypertrophie notable de l'os de la gouttière tympanale, surtout dans sa partie externe.

Le tympan est rarement normal; il présente presque toujours des opacités tantôt diffuses, tantôt partielles, ombilicales ou marginales; ces dernières ont pu être comparées à l'arc sénile de la cornée. Le tympan peut présenter des plaques calcaires, ou être très atrophié avec une transparence augmentée permettant de distinguer nettement la longue apophyse de l'enclume.

Au niveau de la caisse, on constate très fréquemment la diminution de la mobilité de l'articulation du marteau et de l'enclume, l'ankylose de l'étrier dans la fenêtre ovale, résultat pour POLITZER d'une phlegmasie de la muqueuse de l'oreille moyenne, due, pour TOYNBEE, TROLTSCH, VOLTOLINI, à la dégénérescence calcaire du ligament annulaire de l'étrier. On peut rencontrer aussi une atrophie marquée des osselets, ou des adhérences de ces osselets avec les parois de la caisse.

L'antre est ordinairement agrandi, son toit est plus épaissi et éburné, plus résistant que chez l'adulte.

L'apophyse mastoïde est tantôt compacte, sans trace de cavités autres que l'antre, *apophyse éburnée*, tantôt très pneumatique, présentant surtout dans sa moitié inférieure, de grandes cellules, plus grandes que chez l'adulte, avec un épaississement du tissu osseux de la périphérie. Les cellules mastoïdiennes postérieures, prépariétales et préoccipitales sont généralement agrandies.

Les lésions de l'oreille interne sont encore mal connues. D'après PINEL, la cavité et les canaux semi-circulaires du labyrinthe seraient moins amples et plus ou moins desséchés, les nerfs auditifs plus ténus. ITARD assure que l'aqueduc du vestibule disparaît quelquefois en entier. Suivant SCARPA, la fenêtre ronde se rétrécit et dans quelques cas, s'affaisse à l'intérieur. Enfin, pour POLITZER, le nerf acoustique serait atrophié et dégénéré.

3° Modifications physiologiques. — La diminution de la puissance auditive est constante chez le vieillard; elle peut

aller jusqu'à la surdité relative ou absolue. Ses causes en ont
été diversement interprétées, et on a incriminé les divers éléments de l'appareil auditif : le tympan, l'oreille moyenne,
l'oreille interne, le nerf auditif. Les altérations de la caisse du
tympan semblent être les plus importantes (DEPOUTRE) ; les processus adhésifs de la caisse, la rigidité articulaire des osselets
et surtout l'ankylose de l'étrier suffisent en général à expliquer
les troubles fonctionnels de l'oreille sénile : POURZER a constaté
que les lésions de la chaine des osselets produisent d'abord la
surdité pour les sons bas, lesquels déterminent moins de
secousses de la chaine que les sons de tonalité moyenne ou élevée ; c'est ce qui arrive chez les vieillards qui entendent peu les
sons bas, mais encore assez bien les sons élevés.

Parmi ces lésions, les unes, comme l'ankylose de l'étrier, sont
irrémédiables ; les autres, comme les synéchies, les processus
adhésifs, l'ankylose du marteau et de l'enclume peuvent être
dans certains cas améliorés par divers procédés thérapeutiques,
tels que le massage de la chaine des osselets, les insufflations
d'air dans la trompe d'Eustache, les injections d'huile de vaseline ou autre dans la cavité de la caisse.

L'étude de la région mastoïdienne chez le vieillard, nous
explique aussi certaines particularités cliniques (DEPOUTRE) ; les
suppurations chroniques de l'oreille moyenne sont ordinairement
d'autant moins à craindre que le sujet qui en est atteint est plus
avancé en âge, par suite de la condensation osseuse de la cavité
centrale qui empêche la propagation de la suppuration aux
régions voisines. Par contre, dans les suppurations aiguës, les
grandes cellules de la pointe, la faiblesse de la coque osseuse
dans la rainure digastrique, ouvrent à la suppuration la voie du
cou et favorisent la production d'une *mastoïdite de Bezold*. Enfin,
l'agrandissement des cellules postérieures, qui existent parfois
alors que le reste de la mastoïde est diploïque, explique la prolongation des phénomènes infectieux alors que le chirurgien
aura limité son action à l'antre ou à la pointe ; aussi, lorsqu'on
trépanera une apophyse sénile, il sera prudent d'ouvrir largement la table osseuse jusqu'au pariétal et à l'occipital, on préviendra ainsi dans un certain nombre de cas, une méningite ou

une thrombophlébite du sinus latéral, qui évolueraient sournoisement après une opération incomplète.

ARTICLE II

ARTÉRIOSCLÉROSE DE L'OREILLE

La plupart des auteurs admettent actuellement l'origine artérioscléreuse d'un certain nombre de troubles auditifs que l'on peut rencontrer chez le vieillard (SOULEYRE). Cette otosclérose, dans laquelle la membrane du tympan est absolument normale (LERMOYEZ), se manifeste par une surdité progressive ; elle débute par des bourdonnements et s'accompagne de vertige, de céphalée et d'hyperesthésie de l'audition (POLITZER). Les épreuves acoustiques démontrent les altérations des fonctions auditives du labyrinthe et l'intégrité absolue ou relative de la caisse.

STEIN (de Vienne) affirme que la précocité des troubles auditifs otoscléreux qui accompagnent le développement de l'artériosclérose devrait servir souvent d'élément contributif à son diagnostic hâtif.

ESCAT (de Toulouse), parmi les otoscléroses labyrinthiques, en admet un groupe d'origine *hémogène* se rencontrant le plus souvent chez les artérioscléreux, et « n'étant qu'un épisode au cours d'une affection à tendance sclérogène générale ».

LAFITE-DUPONT admet l'existence d'une forme d'otite à hypertension directement causée par l'artériosclérose. Le spasme angiotonique artériel, caractéristique de celle-ci, déterminerait l'hypertension labyrinthique qui serait l'origine des troubles fonctionnels observés : hyperesthésie labyrinthique se manifestant du côté du vestibule et des canaux par du vertige, du côté du limaçon par des bourdonnements et de la surdité.

Le diagnostic se fonde sur la présence des signes d'une triple hypertension : artérielle, labyrinthique et céphalorachidienne. LAFITE-DUPONT et MAUPETIT (de Bordeaux) ont démontré, en effet, qu'il existait des relations constantes de pression entre les liquides labyrinthique, céphalorachidien et sanguin.

Le traitement local consiste en massages vibratoires destinés à chasser le liquide labyrinthique par ses voies d'accès — aqueduc du vestibule, gaine des nerfs — vers les grands réservoirs céphalo-rachidiens. La thérapeutique générale s'adresse à l'hypertension artério-scléreuse sous forme de régime lacto-végétarien, injections de pilocarpine, sérum de Trunecek, ponction lombaire et courants de haute fréquence.

LIVRE XI

MALADIES DES OS ET DES ARTICULATIONS

Comme toutes les autres parties de l'organisme, le squelette participe à l'atrophie qui est la caractéristique générale de la sénilité. Par suite de la difficulté de la circulation, par suite de l'insuffisance des matériaux d'apport, il se produit une raréfaction progressive du tissu osseux. Cette raréfaction nous explique d'une part les modifications dans la statique même du squelette chez le vieillard en dehors de toute maladie, d'autre part la fragilité des os et la fréquence de certaines fractures, comme celles du col du fémur. Il en découle aussi la possibilité d'apparition de certaines maladies propres au vieillard, comme la maladie osseuse de Paget et l'ostéomalacie sénile. Il en résulte enfin certaines particularités du tableau clinique au cours de certaines maladies plus fréquentes dans l'âge adulte, l'ostéomyélite et la tuberculose osseuse. Nous aurons donc à envisager chacune de ces affections dans ce qu'elles ont de particulier après soixante ans.

ARTICLE PREMIER

SYSTÈME OSSEUX ET CARTILAGINEUX DU VIEILLARD

Nous avons à envisager les modifications séniles du système osseux et cartilagineux, puis les déformations du squelette que ces modifications entraînent.

1° Modifications anatomiques du système osseux et cartilagineux. — Les os du vieillard deviennent plus secs, plus terreux, plus légers et plus friables ; ce qui tient à l'imperméabilité graduelle et sans cesse croissante des pertuis qui permettent aux vaisseaux sanguins de s'introduire dans l'intérieur du tissu osseux (Durand-Fardel).

L'augmentation de la densité du tissu osseux se fait, non pas par l'augmentation de la quantité de gélatine que Nélaton a montré rester proportionnellement la même chez l'enfant, l'adulte et le vieillard, mais par l'augmentation en nombre des molécules osseuses qui envahissent en grande partie les canalicules osseux et rétrécissent les vaisseaux de l'os. Il se produit en même temps une raréfaction progressive du tissu osseux, les lamelles osseuses étant beaucoup plus minces chez le vieillard que chez l'adulte, ce qui expliquerait l'augmentation de la fragilité (Nélaton).

Les os des vieillards s'amincissent, ceux du crâne surtout, dans lesquels le diploé finit par disparaître et les deux tables par se confondre en une seule. Tenon et Dupuytren ont reconnu que le poids du crâne diminuait dans la vieillesse. Barth, Durand-Fardel ont vu chez les vieillards amaigris et décrépits la voûte du crâne réduite par places à une couche mince de substance compacte et translucide. Soemmering a même montré que cette atrophie, proprement dite, pouvait aller jusqu'à perforer le crâne de fentes et de trous véritables. L'amincissement des côtes n'est pas moins caractérisé (Barth).

La substance spongieuse des os paraît se raréfier. Mercier a remarqué que les os du tronc renfermaient une matière rouge, sanieuse, quelquefois aussi foncée que le tissu splénique. Cruveilhier a trouvé que, chez les vieilles femmes, le tissu compact des os longs devenait spongieux. La proportion de matière médullaire contenue dans la cavité médullaire des os augmenterait, d'après Soemmering et Dupuytren. Le canal médullaire s'élargit (Dunoyer), il s'allonge également et finit par empiéter sur la région épiphysaire.

Les modifications de la composition chimique des os au cours de la sénilité sont encore discutées. Bichat, Frerichs, Davy admettent un accroissement des matériaux calcaires ; pour Nélaton, Lehman, Frémy, il y a persistance des relations physio-

logiques de la substance organique et de la matière minérale ;
enfin d'après SAPPEY et KÖLLIKER, il y aurait accroissement de
l'élément organique et diminution de l'élément calcaire.

Cette raréfaction du tissu osseux constitue ce que l'on a
appelé l'*ostéoporose sénile*, qui peut parfois atteindre un véritable degré pathologique, s'accompagner de fragilité des os
avec fractures multiples, mais qu'il ne faut pas confondre,
comme l'ont fait certains auteurs (CORNIL et RANVIER) avec
l'ostéomalacie. Elle s'en différencie par l'absence de douleurs
et de déformations. Toutes deux se manifestent par la transparence aux rayons X ; c'est ainsi que BARJON, examinant un certain nombre de vieillards au radioscope, a pu dire que tous
étaient ostéomalaciques, qu'à peine 8 p. 100 seulement étaient
normaux. Mais ce n'est ici que de l'atrophie osseuse sénile simple,
et l'on ne fait que créer une confusion, en en faisant de l'ostéomalacie, qui est un processus pathologique.

C'est à cette altération générale du tissu osseux qu'il faut
attribuer la diminution du poids du corps des vieillards, diminution telle que, suivant FISCHER, on voyait autrefois, dans la
question de l'eau, le corps des gens âgés surnager, tandis que
celui des jeunes gens coulait au fond.

Les cartilages participent à l'altération des os et deviennent
plus secs et plus fragiles. Les cartilages non articulaires s'ossifient même, comme ceux du larynx et de la trachée. Il n'est
pas rare de rencontrer de nombreux points d'ossification sur
les parois des bronches, dans l'intérieur des poumons.

2° Déformations du squelette. — D'une façon générale,
les os perdent leur forme arrondie chez la femme, et les sque-
lettes des femmes âgées deviennent plus difficiles à distinguer
de ceux des hommes.

Du côté du crâne, on constate l'oblitération progressive de
toutes les sutures ; la soudure commence en général par la table
interne des os et se manifeste d'abord au niveau des sutures
postérieures : la suture bipariétale se ferme la première, puis
les sutures coronale et lambdoïde, puis les sutures sphénoïdale
et écailleuse, la suture médio-frontale est le plus longtemps

épargnée[1]. Il se produit en même temps des troubles trophiques plus ou moins accentués, un élargissement des cellules du diploé avec résorption progressive et rapprochement des deux tables de l'os, qui aboutissent à des altérations que l'on a décrites sous le nom de crâne ostéomalacique (voir *Ostéomalacie*, p. 841). Tourdes (1871) a montré l'influence de l'âge sur le poids spécifique des os de la voûte du crâne : dans l'âge avancé D = 1636 (dans l'enfance D = 1514, dans l'âge moyen D = 1726).

A la face, les modifications portent surtout sur la région maxillaire. C'est tout d'abord la chute progressive des dents (voir *Bouche chez le vieillard*, p. 500). Les rebords alvéolaires s'atrophient et disparaissent, la face antérieure, verticale du maxillaire inférieur, s'incline de bas en haut et d'avant en arrière, d'où une diminution d'ensemble du diamètre vertical de la face et la saillie en avant de la pointe du menton. Les cavités glénoïdes sont en général moins profondes que chez l'adulte.

La colonne vertébrale perd de sa flexibilité. Les fibro-cartilages intervertébraux s'affaissent, d'où résulte le raccourcissement de la taille signalé par Quètelet et Seiler. Les vertèbres elles-mêmes peuvent se souder entre elles : ces soudures se font tantôt par une ossification du fibro-cartilage, tantôt, mais plus rarement, par des jetées osseuses. La réunion du corps des vertèbres est fréquente ; celle des apophyses articulaires l'est moins et celle du canal vertébral en totalité est très rare. Pigné (1836) a noté 10 fois sur 60 cas la soudure de la deuxième et de la troisième vertèbres. La cyphose peut être plus ou moins accusée, surtout chez les gens qui ont travaillé courbés (*duplicature champêtre* des vieux cultivateurs). Dans ce cas la compensation se fait par les segments inférieurs mobiles. Lane

---

[1] Sauvage (1870) a établi la règle suivante qui peut servir en médecine légale : si aucune suture n'est fermée, le sujet a environ trente-cinq ans. Le point sagittal postérieur commence à se fermer vers l'âge de quarante ans. La suture coronale s'ossifiant au voisinage du bregma indique l'âge de cinquante ans au plus. Quand la suture temporale est fermée, le sujet en a soixante-dix ou au-dessus.

insiste sur ce fait que les voussures séniles très accusées d'origine professionnelle sont compensées uniquement par des mouvements qui se passent dans les articulations coxo-fémorales. Sur 590 vieillards de l'hospice du Perron examinés par RHENTER et REBATTU, 170 présentaient des déviations de la colonne ; sur ce nombre 144 avaient une cyphose.

La cavité thoracique est notablement modifiée dans son ensemble ; on remarque un aplatissement latéral supérieur qui, dans quelques cas, produit une gouttière semblable à celle que l'on remarque chez les rachitiques (DURAND-FARDEL). La courbure postérieure des côtes est augmentée et fait une forte saillie de chaque côté de la colonne vertébrale : cette saillie est quelquefois plus considérable d'un côté que de l'autre, surtout du côté droit, d'après DURAND-FARDEL.

A la partie antérieure, les côtes s'allongent et portent le sternum en avant. Les pièces qui composent ce dernier se soudent entre elles. Les cartilages costaux s'ossifient ou plus souvent se dessèchent et durcissent, de manière à ne plus se prêter au mouvement de torsion qui permet aux côtes de se soulever et au thorax de s'agrandir transversalement. D'après DUPUYTREN, l'angle de torsion reste cependant plus ouvert qu'il ne l'est ordinairement chez l'adulte, parce que l'ossification se fait dans la position qu'affectent les côtes lors de l'inspiration, ce qui conserve un diamètre plus considérable à la cavité thoracique.

Enfin, par suite de la diminution de hauteur des espaces intercostaux et l'inclinaison du tronc en avant, les espaces intercostaux se rétrécissent et le bord inférieur de la cage thoracique se rapproche de la crête iliaque, ce qui entraîne des déformations plus ou moins accentuées de la poitrine.

Les déformations séniles du squelette peuvent parfois prendre un développement tel qu'elles constituent un véritable syndrome morbide (voir p. 836).

Aux mains, PARISOT et ETIENNE ont rencontré chez la plupart des vieillards des déformations des articulations phalangiennes qu'ils considèrent comme le type des doigts séniles. Cette déformation consiste essentiellement en un épaississement de la base des articulations phalanginiennes, formant une sorte de plateau saillant. Le maximum siège habituellement au niveau des articulations phalango-phalangiennes, puis phalangino-phalangettiennes et autour du médius, puis à l'index et à l'annulaire. Parfois, la déformation de la phalangette produit une sorte d'étalement; d'autres fois la phalangette prend une forme nettement cylindrique. L'aspect est rendu plus frappant lorsqu'il coïncide avec un amaigrissement du corps des doigts, mais il en est indépendant. Il n'y a aucune déviation ni aucune douleur dans les doigts ni dans les mains. A l'examen radiographique on constate que les épiphyses sont hypertrophiées, élargies, avec petites proliférations osseuses sur le pourtour des extrémités, épaississements périarticulaires et parfois au niveau des bords des phalanges, des irrégularités indiquant que le bord de l'os a subi une prolifération d'origine périostique. Il y a souvent des irrégularités dans la transparence osseuse, avec opposition relative entre l'état de raréfaction osseuse au niveau des épiphyses et celui de condensation osseuse dans les diaphyses.

ARTICLE II

MALADIE OSSEUSE DE PAGET

La maladie de PAGET ou ostéite déformante n'est pas à proprement parler une maladie des vieillards; mais débutant toujours dans l'âge mûr, elle se développe avec lenteur et insidieusement, et c'est généralement chez des individus âgés que l'on observe son complet développement.

1° Historique. — En 1876, sir JAMES PAGET décrivit le premier une maladie du système osseux dont les caractères, la marche constituaient une nouvelle entité pathologique. En 1883, LANCEREAUX étudie la question au point de vue pathogénique. En 1885, VINCENT POZZI attire en France l'attention sur ce sujet encore presque totalement ignoré. Depuis, les travaux se sont multipliés; les thèses de RICHARD (Paris, 1887), de JONCHERAY (Paris, 1893), la revue de THIBIERGE (1890), les observations de GILLES DE LA TOURETTE, MAGDELAINE et MARINESCO, MEUNIER, A. ROBIN, PIC, HUDELO et HEITZ, les thèses de HILLEREAU (Paris, 1901), CADET (1901), BARTHELÉMY (Lyon, 1901), NÉGELLEN (Paris, 1903), VINCENT (Paris, 1904), etc., ont contribué à la connaissance de cette maladie.

2° Etiologie. — La maladie de Paget, si elle n'est pas un pseudo-rachitisme sénile, comme le voulait POZZI, est une maladie de l'âge mûr, elle débute vers cinquante ans (RICHARD), entre quarante et soixante-cinq ans (THIBIERGE) ; elle peut commencer plus tôt. MOIZARD et BOURGES ont publié l'observation d'un homme de soixante-treize ans, chez qui la maladie avait débuté à vingt et un ans.

Le sexe masculin semblerait un peu plus frappé que le sexe féminin.

La plupart du temps, il s'agit d'hommes obligés par leur travail à être longtemps debout et à fatiguer leurs membres inférieurs. Dans quelques cas, l'exposition au froid et à l'humidité (GILLES DE LA TOURETTE), un traumatisme (MOIZARD et BOURGES) ont peut-être joué un rôle, au moins pour la détermination du début par tel ou tel membre.

Pour les antécédents personnels du malade, on a cité toutes les maladies arthritiques ; de même que pour les antécédents héréditaires où on a signalé en outre le cancer (PAGET). La syphilis a été incriminée par LANNELONGUE, MÉNÉTRIER, NÉGELLEN, etc.

La maladie de Paget peut être familiale et héréditaire (OErTINGER et AGASSE-LAFONT).

3° Symptomatologie. — Le plus souvent le début, toujours insidieux, est marqué par des douleurs parfois sourdes et considérées comme rhumatismales, parfois continues et avec paroxysmes, pouvant en imposer pour des douleurs fulgurantes de l'ataxie.

Si les douleurs font défaut, le malade s'aperçoit accidentellement d'un trouble de la marche, dû à une déformation d'un des membres inférieurs, ou bien de l'augmentation de volume de sa tête, du changement de sa taille qui diminue, ou encore de la courbure anormale de son dos.

La plupart du temps, après les douleurs pseudo-rhumatismales, surviennent les lésions d'un tibia, puis de l'autre, des fémurs, des os des membres supérieurs, de la face.

Au début, la longueur des membres inférieurs est accrue, par suite de l'hyperostose des diaphyses, surtout des tibias ; rarement ce fait entraîne l'augmentation de la taille, à cause du tassement simultané de la colonne vertébrale. Mais ce phénomène est inconstant et en tout cas passager : l'hyperostose s'accompagnant d'une sorte de ramollissement inflammatoire du tissu osseux, les os ploient sous le poids du corps, et perdent par leurs inflexions ce que l'hyperostose aurait pu leur faire gagner en longueur, si bien qu'en définitive, la stature ne tarde pas à diminuer aussi bien du fait de la lésion des membres inférieurs que de celle de la colonne.

Les os des membres inférieurs acquièrent graduellement une double courbure, à convexité antérieure et externe, et arrivent à former par leur ensemble la figure d'une parenthèse, les genoux étant écartés, et les malléoles en contact (genu varum double) ; la courbure s'exagérant encore, la déformation devient telle que les jambes finissent par se croiser en X, l'une des jambes passant au-devant de l'autre, les deux pieds n'appuyant plus sur le sol que par leurs bords externes. L'habitus général fait penser à celui d'un singe (PAGET).

Les téguments sont formés par une peau amincie, parfois squameuse et semblable à celle des vieux variqueux, parsemée de veinosités ; elle est quelquefois le siège d'un ulcère ; les muscles peuvent être atrophiés. Il peut y avoir un peu d'œdème douloureux à la pression au milieu du tibia. Les jambes ont la même grosseur immédiatement au-dessus des malléoles qu'au niveau des mollets (fig. 77). Les faces du tibia présentent à la palpation des rugosités ; la crête n'existe plus et est remplacée par une véritable face (fig. 78) ; les saillies normales sont exagérées ; le péroné se délimite mal et se confond avec l'os voisin. La rotule est volumineuse. Les grands trochanters sont élargis et portés en dehors par suite de la diminution d'inclinaison du col, ce qui augmente le diamètre transversal apparent du bassin. Les fémurs sont augmentés de volume, courbés en dehors.

Examinés à la radioscopie et sur des radiographies, les os longs apparaissent déformés et comme boursouflés dans toute la longueur de la diaphyse, tandis que les extrémités articulaires sont relativement à peine altérées; de plus le tissu osseux est devenu imperméable aux rayons de Rontgen (Béclère). Les os des membres supérieurs sont moins atteints : leur volume, examiné attentivement, paraît souvent augmenté : mais n'ayant pas à supporter le poids du corps, ils se déforment moins ; aussi leurs altérations demandent-elles à être cherchées ; on trouve souvent alors, que les diaphyses et les épiphyses sont augmentées de

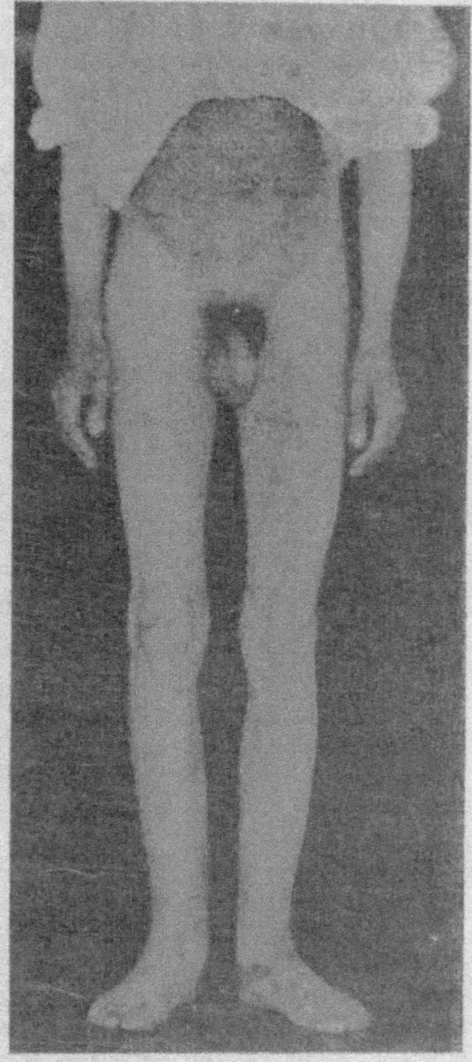

Fig. 77.
Maladie osseuse de Paget.

volume, les courbures anormalement prononcées; que les clavicules présentent des altérations analogues à celles des os et
des avant-bras; que l'omoplate a ses apophyses plus saillantes
que normalement. La colonne vertébrale présente une augmentation de ses courbures normales. Le thorax est globuleux,

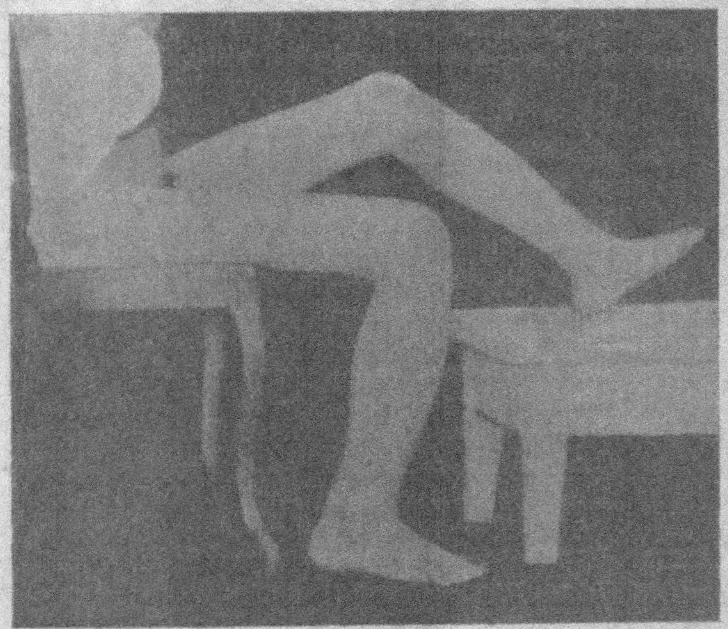

Fig. 78.
Maladie osseuse de Paget.

comme celui d'un emphysémateux, aplati latéralement, saill-
lant en haut et en avant, les côtes peu mobiles, leurs extrémités augmentées de volume; il semble descendre « en lor-
gnette » dans le bassin (DIEULAFOY). Le ventre est volumineux;
les crêtes iliaques sont épaissies, le bassin est élargi, les os
coxaux affectent dans leur ensemble « la forme d'un vase qui
recevrait dans son orifice le thorax trop petit pour son ouver-

ture » (P. Marie). Le tronc et le cou sont portés en avant ; on a
pu comparer l'attitude soudée de la nuque à celle des paralytiques agitants.

Le visage est amaigri, les pommettes saillantes, le front est
bombé, quelquefois énorme, comme olympien ; dans les cas
légers ou douteux, on s'apercevra facilement de l'augmentation
du volume du crâne en palpant la région temporale ; les fosses
temporales sont remplacées par un méplat ou même par une
saillie osseuse ; les pariétaux et l'occipital sont saillants ; les
arcades sourcilières et les apophyses orbitaires font une saillie
anormale. Ces lésions peuvent être symétriques, le plus souvent il existe entre les deux côtés une asymétrie légère.

Comme troubles fonctionnels, on note surtout ceux de la
marche. Au début, si l'hyperostose est symétrique, le malade se
plaint seulement d'un peu de pesanteur, de gêne dans la marche. Si un seul tibia est pris, de même lorsque le genu varum
est très accusé, l'usage des béquilles devient nécessaire ;
lorsque la déformation acquiert le degré extrême, la forme en
X, la marche même avec les béquilles peut devenir presque
impossible.

Du côté de la tête, les troubles fonctionnels sont ordinairement minimes ou nuls ; pas de signes de compression cérébrale,
facultés intellectuelles intactes, pas de douleurs, rarement un
peu de céphalée, vue et ouïe à peine modifiées. Cependant
Joncheray note comme complications fréquentes des troubles
cérébraux, des troubles de la vue et de l'ouïe.

Les douleurs des membres sont minimes en général, mais
peuvent être plus accusées ; Joncheray décrit même deux
formes cliniques : une forme non douloureuse et une douloureuse. Ces douleurs, d'après lui, reconnaissent deux causes
principales, au début la distension du périoste, et plus tard, la
compression de la moelle et des nerfs.

La marche est envahissante, relativement symétrique (Tim-
bierge), mais non parallèle.

La durée est difficile à évaluer, cinq à quinze ans en général ;
les malades succombent à une affection intercurrente, ou à
quelque complication pulmonaire en relation indirecte avec

l'ostéite déformante, par l'intermédiaire des changements survenus dans les diamètres du thorax, et la capacité respiratoire; d'où la fréquence de l'emphysème, des bronchites à répétition, des bronchopneumonies, de la dilatation du cœur droit.

Exceptionnellement la lésion des côtes a pu provoquer une gène respiratoire suffisante pour entraîner la mort. La plupart de ces malades meurent cardiaques ou cardiorénaux (RICHARD), parallèlement, on note constamment de l'athérome ou de l'artériosclérose, auxquels on a voulu faire jouer un rôle pathogénique. On a signalé également la fréquence du cancer comme terminaison (PAGET).

4° Anatomie pathologique. — Si on examine les os d'un malade atteint d'une maladie de Paget, on constate que le périoste est épaissi, vascularisé, que la surface externe des os est bosselée ; que les os présentent une augmentation considérable de poids à l'état frais, moins considérable à l'état relativement sec.

A la coupe, on note une hyperostose sous-périostée, il y a formation anormale de tissu compact; de plus, le canal médullaire est rétréci ; un tissu compact s'est formé également aux dépens de la moelle osseuse. En certains points, les deux os de nouvelle formation, périostique et médullaire, sont réunis par des jetées d'os compact, comme éburné. En d'autres points, le tissu osseux est raréfié, rouge. Ce mélange d'ostéite condensante et d'ostéite raréfiante donne à l'ensemble de la coupe un aspect marbré ; les taches blanc jaunâtre correspondent à l'ostéite condensante qui se détache sur le fond rouge de l'ostéite raréfiante. Quoique très épais et très lourds, les os sont facilement sciés ; ils ne peuvent toutefois être entamés par le bistouri. La moelle osseuse est rouge.

Les lésions sont à leur maximum au niveau des tibias et des fémurs; ceux-ci offrent en général une double courbure très nette, l'une à convexité antérieure, l'autre à convexité externe ; le col fémoral fait un angle droit avec la diaphyse; l'angle de déclinaison formé par l'intersection entre le plan du fémur et le plan du col, normalement ouvert en avant et en dedans

(Jaboulay), a disparu. On a noté une fusion partielle du tibia et du péroné (Hudelo et Heitz).

A la colonne vertébrale, les apophyses transverses sont souvent réunies les unes aux autres par des jetées osseuses ; les apophyses épineuses sont souvent hyperostosées. Au bassin, les os iliaques offrent des crêtes augmentées d'épaisseur ; les diamètres ne sont pas sensiblement modifiés.

Au thorax, les cartilages costaux sont ossifiés ; l'épaisseur des côtes est accrue, la largeur des espaces intercostaux diminuée d'autant.

Au niveau de la tête, la face est indemne, tandis que les os du crâne ont acquis une épaisseur considérable, les deux tables ont perdu de leur netteté ; à la coupe, on trouve un tissu très congestionné, partiellement spongieux, partiellement compact ; en certains points, le tissu compact forme des traînées réunissant l'une à l'autre les deux faces de l'os.

La calotte crânienne, en particulier, a un poids et une épaisseur considérables ; à sa face interne, les sillons vasculaires sont profondément creusés. La base du crâne est souvent atteinte : les apophyses clinoïdes et ptérygoïdes sont augmentées d'épaisseur ; mais les trous de la base ne sont pas rétrécis ; on ne constate pas d'augmentation de volume de la glande pituitaire.

Au microscope, la moelle osseuse apparaît très vasculaire : sur les coupes, on voit de très nombreuses cellules médullaires embryonnaires, de très nombreux capillaires, quelques myéloplaxes, mais nulle part, de vésicules adipeuses, comme dans la moelle osseuse normale.

Dans le tissu osseux lui-même, les canaux de Havers sont ectasiés (Buttin), contenant beaucoup de cellules lymphatiques et de cellules de morphologie variées, comme dans la moelle osseuse en voie d'accroissement ; jamais il n'y a de zones de décalcification. En somme la maladie de Paget est une ostéite, du genre des ostéites prolifératives, de la variété dite ostéite ossifiante diffuse, d'autant plus condensante qu'elle est plus ancienne (Richard).

Dans un grand nombre d'observations on a noté de l'athérome et de l'artériosclérose très accentuées.

5° Pathogénie. — La nature de cette affection osseuse est loin d'être complètement élucidée. Autrefois Pozzi en faisait une variété de rachitisme, Vimont une espèce d'ostéomalacie.

Mais Lancereaux, puis Vulpian et Philippeaux ont émis l'opinion que les maladies du système nerveux jouaient un rôle dans la genèse de l'ostéite déformante. Cependant ce n'est qu'en 1895 que Gilles de la Tourette et Marinesco ont montré une lésion de la moelle épinière, consistant dans un peu de sclérose de la partie médiane des cordons postérieurs et de la zone radiculaire postérieure, ainsi que de l'œdème des nerfs périphériques des membres avec sclérose de leur gaine lamelleuse. Lévi, Hudelo et Heitz ont retrouvé chez leur malade des lésions médullaires semblables ; pour eux ces lésions, que du reste on n'a pas retrouvées dans plusieurs observations, ne sont autres que des lésions ordinaires de la moelle sénile, tenant à l'artériosclérose.

Beclère, sur un malade de Gaillard, ayant constaté à la radiographie, des altérations athéromateuses intenses des artères des membres que l'on distinguait, sinueuses, annelées jusqu'aux arcades palmaire et plantaire, a émis l'hypothèse que les altérations osseuses tenaient sans doute à une mauvaise nutrition de l'os, sous la dépendance de l'état athéromateux de l'artère nourricière. Ceci expliquerait la coexistence constante des lésions osseuses de Paget avec l'artériosclérose généralisée, et l'irrégulière distribution des lésions qui atteignent un os et épargnent le voisin.

Mais si les cas d'artériosclérose généralisée sont fréquents, les cas de maladie de Paget sont très rares. Aussi faudrait-il avec Hudelo et Heitz, ajouter à la nécessité de l'état athéromateux de l'artère nourricière de l'os comme cause de la lésion osseuse, celle d'une névrite interstitielle d'origine vasculaire (hyperplasie de la gaine lamelleuse, augmentation du tissu conjonctif intra-fasciculaire, état légèrement clairsemé des fibres nerveuses), qui existait dans le cas de ces auteurs, ainsi que chez les malades de Gilles de la Tourette et de Lévi. Ainsi d'après ces auteurs, l'état athéromateux de l'artère nourricière rend compte de l'ostéoporose sénile, du processus de raréfaction, le trouble de l'innervation explique et le travail de néoformation et le bouleversement complet de l'architecture qui est le trait dominant des lésions osseuses.

LANNELONGUE rapprochant les déformations de la maladie de Paget des déformations osseuses de la syphilis héréditaire tardive, fait de cette maladie une affection parasyphilitique ; dans ce cas, même prédilection pour certains os, en particulier le tibia, même tendance à la multiplicité habituelle des lésions, même stade douloureux prémonitoire précédant les déformations osseuses, même caractère hyperostosant, même intensité de déformation. Cependant les antécédents syphilitiques n'ont été relevés que dans un petit nombre d'observations, la syphilis héréditaire même tardive ne débute pas à un âge aussi avancé que celui où commence d'habitude la maladie de Paget ; enfin le traitement spécifique, s'il a pu amener quelques améliorations symptomatiques, n'a aucun résultat curatif dans cette affection.

6° Diagnostic. — Lorsqu'à la période d'état tous les signes sont réunis, on peut dire que le diagnostic s'impose d'emblée ; comme il y a un faciès acromégalique, il y a un aspect caractéristique de la maladie de Paget. De plus, si on l'observe chez un vieillard, l'âge avancé permet d'éliminer un certain nombre d'affections, comme le rachitisme, l'ostéomyélite prolongée.

Les malades atteints d'acromégalie dépassent rarement soixante ans. Chez eux, du reste, ce sont les os des extrémités et les extrémités des os qui sont atteints.

Dans l'ostéopathie hypertrophiante pneumique de MARIE, il y a des lésions articulaires caractéristiques.

Dans le léontiasis ossea de VIRCHOW, les os de la face sont pris exclusivement ; l'origine hérédo-syphilitique semble probable d'après KALINDERO et CRITZMANN ; l'affection débute du reste dans la jeunesse.

L'ostéoporose sénile est un état anatomopathologique et non une vraie maladie ; les os ne sont ni hyperostosés, ni douloureux, ils sont de plus très fragiles, ce qui n'existe pas dans l'ostéite déformante.

L'ostéomalacie se reconnaîtra au caractère sinistre de ses douleurs, au défaut de résistance beaucoup plus accusé des os ; aux déformations qui ne se font pas suivant des courbes régulières, mais avec des coudures ou des fractures angulaires, à la prédominance des lésions au niveau de la colonne, des côtes, du bassin, ce qui est l'inverse dans la maladie de Paget.

Dans la spondylose rhizomélique, il existe une courbure plus ou moins accentuée de la colonne vertébrale avec soudure complète du rachis et ankylose plus ou moins prononcée des membres, mais il n'y a aucune déformation osseuse.

Ces déformations osseuses caractéristiques, et surtout leur généralisation au crâne en particulier, feront facilement éliminer les gommes osseuses dans la syphilis tertiaire tardive avec hyperostoses syphilitiques, l'éléphantiasis, les déformations purement diaphysaires du rhumatisme déformant.

7° Traitement. — Jusqu'ici la thérapeutique a dû se borner à un traitement palliatif des accidents.

Il sera toujours indiqué de combattre autant que possible les déformations. Comme traitement général, le lait, l'hygiène semblent indiqués.

ARTICLE III

SYNDROME PSEUDO-PAGET
DÉFORMATIONS SÉNILES DU SQUELETTE SIMULANT LA MALADIE DE PAGET

P. MARIE et ses élèves MOCQUOT et MOUTIER ont décrit sous le nom de syndrome pseudo-Paget, des déformations séniles du squelette atteignant un véritable degré pathologique, simulant la maladie de Paget, et que nous décrirons d'après ces auteurs. Ce syndrome, qui s'observe chez des individus de soixante-dix à quatre-vingts ans, serait assez fréquent, 1 à 3 p. 100 dans les asiles de vieillards.

1° Symptômes. — Debout, les vieillards ont une attitude

spéciale : ils présentent une voussure marquée du dos ; la tête est portée en avant, mais le malade redresse le cou pour regarder devant lui ; le tronc est tassé, l'abdomen présente des plis transversaux, les genoux sont légèrement fléchis, les condyles fémoraux plus ou moins écartés, les bras sont maintenus un peu éloignés du tronc. Assis, le malade se tient assez fortement penché en avant, les mains habituellement appuyées sur les genoux qui sont très écartés, et la voussure dorsale s'accuse.

Les déformations portent surtout sur le tronc et les membres inférieurs. Les altérations du thorax sont multiples, il est tourmenté; le sternum convexe à sa partie supérieure, se creuse au-dessous en cuvette; le rebord cartilagineux des fausses côtes se déjette en dehors. Le thorax, par sa partie inférieure, semble rentrer dans l'abdomen ; la poitrine est bombée en haut, à la partie supérieure existe une saillie transversale formée par l'angle des deux premières pièces sternales qui se projette en avant. De chaque côté, cette saillie, généralement plus accusée d'un côté que de l'autre, est prolongée par le relief des deuxièmes cartilages costaux et de l'extrémité interne des deuxièmes côtes. Il y a un soulèvement général des cartilages costaux au voisinage du sternum, surtout marqué au niveau des articulations chondro-costales.

Parfois les articulations chondro-costales font une saillie moindre, on a alors une dépression longitudinale, en vallée ; parfois la voussure épigastrique manque et la dépression, s'élargissant en bas entre les deux côtés de l'angle xiphoïdien, prend un aspect triangulaire ; sa limite inférieure est indécise.

Les cartilages des fausses côtes semblent augmentés de volume et sont soulevés en avant et en dehors. Il y a un aplatissement latéral très marqué du thorax, lié à l'amoindrissement de ses dimensions transversales. La courbure des côtes suivant leurs faces, est fréquemment diminuée ; ces os sont d'ailleurs très obliques en bas et en avant. Les dernières côtes plongent dans le bassin.

Ce tassement du tronc amène une diminution de hauteur de la région abdominale, surtout à la partie supérieure où existent deux ou trois plis tranversaux allant d'un hypocondre à l'autre. La région épigastrique forme une voussure limitée en bas par le plus élevé des plis.

De chaque côté de l'abdomen, l'hypocondre s'enfonce profondément au-dessous de la saillie formée par les cartilages costaux déjetés en avant et en dehors. La région du flanc n'existe pour ainsi dire plus, puisque, sur les côtés, le bord inférieur du thorax est au niveau ou même au-dessous des crêtes iliaques; l'espace ilio-costal a disparu. Souvent la région hypogastrique est projetée en avant.

La colonne vertébrale présente dans la région dorso-lombaire une courbure unique à convexité postérieure. La cyphose est surtout marquée au niveau des vertèbres dorsales supérieures et la déformation rachidienne est quelquefois si accusée que la partie supérieure du dos prend une direction presque horizontale. Le sacrum subit un véritable renversement, le coccyx est porté en avant, la crête sacrée est facilement appréciable dans toute son étendue, même à sa partie supérieure.

La courbure cervicale reste le plus souvent à peu près normale; lorsque la voussure du dos est très accusée, la face postérieure du cou, comme la région dorsale supérieure, se rapproche de l'horizontale.

La mobilité des différents segments du rachis est habituellement diminuée; les mouvements de flexion se font assez bien, surtout dans la région cervicale et lombaire, la région dorsale reste presque immobile. Mais l'extension complète est impossible; le malade peut bien se redresser légèrement, mais il se fatigue rapidement et reprend bientôt son attitude habituelle.

Le bassin est aplati d'avant en arrière; l'élargissement des hanches augmente cette déformation. Les trochanters sont très saillants en dehors; la cuisse, a sa partie supérieure, présente une largeur exagérée, sa face antérieure au niveau du triangle de Scarpa est aplatie et se continue, souvent en haut, sans ligne de démarcation appréciable, avec la face antérieure de l'abdomen.

Au niveau des membres inférieurs, on note, le sujet étant debout, et joignant les talons, un écartement plus ou moins considérable des condyles fémoraux internes ; les membres sont arqués dans leur ensemble.

Il n'y a pas de déformation des membres supérieurs.

Au crâne, on note seulement une saillie anormale des deux temporaux au-dessus du pavillon de l'oreille, et le relief de la racine postérieure de l'arcade zygomatique en arrière et au-dessus du conduit auditif externe.

Il n'y a aucune douleur à la pression des os, aucune altération des extrémités, aucune contracture musculaire, aucune hyper-ostose.

Tel est le syndrome pseudo-Paget type. Il peut exister chez la femme, comme chez l'homme, cependant il y est moins net parce que la conformation normale du corps en atténue et en masque certains détails.

Chez certains vieillards les déformations existent, mais moins accusées ; ce sont des *formes en évolution*, capables de s'accentuer plus tard.

D'autres présentent seulement quelques-unes de ces déformations ; ce sont des *formes incomplètes* ; tantôt le thorax est seul déformé, tantôt une déviation nette du rachis existe seule.

L'examen radioscopique révèle une diminution de l'opacité des os un peu supérieure à ce qu'elle est normalement chez le vieillard.

L'évolution de ces déformations est très lente, elles ne paraissent pas s'accompagner d'altérations de l'état général ; quelquefois cependant il y a un amaigrissement plus ou moins marqué.

Elles n'ont aucune influence sur la durée de la vie et la mort est due à une affection intercurrente sans rapport avec le syndrome qui nous occupe.

En dehors de la sénilité, on ne relève aucune circonstance étiologique constante.

2° **Anatomie pathologique**. — Mocquot et Moutier ont pu pratiquer trois fois l'examen histologique des os de leurs malades. Certains os semblent normaux à l'œil nu, d'autres, le fémur en particulier, sont fragiles et friables, la couche compacte de la diaphyse est parfois nettement diminuée d'épaisseur.

Au microscope, ces auteurs ont noté l'élargissement parfois très accusé des canaux de Havers, la diminution de la couche compacte de l'os, et la raréfaction du tissu spongieux. Sur les os ne présentant pas une raréfaction poussée trop loin, on voit autour des canaux de Havers en voie d'élargissement une zone qui renferme de petits ostéoblastes aplatis, presque méconnaissables, au voisinage immédiat du canal central du système. En somme, ce sont là des lésions d'ostéoporose sénile, d'atrophie osseuse simple.

3° Diagnostic. — A première vue, il est facile de prendre pour de vrais malades de Paget, les vieillards qui présentent de telles déformations. Cependant bien des différences les séparent. Tandis que la vraie maladie de Paget débute à un âge encore peu avancé, et qu'avant toute déformation il existe une assez longue période de douleurs, le syndrome pseudo-Paget n'apparaît guère que vers soixante ans au plus tôt et ne présente pas de périodes prodromiques. Si dans ce dernier cas l'attitude générale est celle d'un vrai malade de Paget, l'exploration des os évite la confusion : il n'y a pas d'hyperostose des tibias, pas de déformations des clavicules, d'altérations des membres supérieurs, ni d'épaississement du crâne.

Il sera facile, par les antécédents, par l'examen de la colonne vertébrale, de distinguer ce syndrome des cyphoses professionnelles séniles; dans ce cas le redressement, sinon spontané, du moins provoqué, est toujours possible. Cependant les métiers pénibles peuvent avoir une influence prédisposante à longue échéance sur les déformations du syndrome pseudo-Paget.

L'ostéomalacie sénile, comprise comme le fait DEMANGE, comme l'ostéomalacie développée chez les vieillards, en diffère par les douleurs, la flexibilité du squelette, et les symptômes généraux; le processus histologique en est également différent.

L'ostéoporose sénile se caractérise par la fragilité osseuse. Cependant au point de vue histologique, l'ostéoporose de même que l'ostéomalacie selon les idées de CORNIL et RANVIER, c'est-à-

dire le processus de raréfaction osseuse qu'on rencontre chez le
vieillard, se rapprochent évidemment des lésions osseuses
macroscopiques du syndrome pseudo-Paget. Mais ces altérations
osseuses, qui tiennent toutes de l'atrophie osseuse sénile, se
distinguent les unes des autres au point de vue clinique en tant
que syndromes, s'accompagnant de déformations caractéristiques et de symptômes particuliers à chacun d'eux.

ARTICLE IV

OSTÉOMALACIE SÉNILE

Nous ne décrirons, comme ostéomalacie sénile, que les cas
véritablement pathologiques de ramollissements osseux avec
déformations et surtout douleurs, et qu'il ne faut pas confondre
comme nous l'avons déjà dit, avec la simple ostéoporose
sénile.

1° **Historique** — En 1835, HOURMANN et DECHAMBRE publiè-
rent la première observation d'ostéomalacie sénile chez une
femme de soixante et un ans. Mais c'est CHARCOT et VULPIAN
(1863) qui attirèrent les premiers l'attention sur cette forme
particulière de ramollissement des os chez les vieilles femmes
de la Salpêtrière.

Depuis, plusieurs observations semblables ont été publiées,
mais les auteurs ne sont pas d'accord sur la nature même de
ce ramollissement. TROUSSEAU relate un cas d'ostéomalacie
aiguë survenue chez une femme de soixante-dix ans, et la rapporte au rachitisme.

DEMANGE, BOULEY (1874), GRAJON (1892), MESLAY (1896),
GAYET et BONNET (de Lyon), avec CHARCOT et VULPIAN en font
une forme d'ostéomalacie évoluant différemment chez le vieillard. RECKLINGHAUSEN, CORNIL et RANVIER la rattachent à l'ostéoporose. RIBBERT, PIÉRART la considèrent comme un intermédiaire entre l'ostéomalacie vraie et la résorption osseuse.

Plusieurs cas ont été rapportés à Lyon par PAVIOT, COUR-

MONT, MOLLARD, CHAPPET et MOURIQUAND. PAVIOT a eu le mérite de mettre en lumière la forme nerveuse, étudiée dans la thèse de DUVAL (Lyon, 1902).

2° Étiologie. — L'ostéomalacie sénile masculine ou féminine, est rare, comparée à l'ostéomalacie vraie. PIÉRART, en réunissant les observations publiées jusqu'en 1904, a trouvé 22 cas ayant débuté après quarante-cinq ans contre 225 dont le début était antérieur à cet âge. Cependant, dans les asiles de vieillards, l'ostéomalacie, surtout si l'on admet son assimilation avec l'ostéoporose, serait beaucoup plus fréquente qu'on ne le croit généralement (BARSON, PAVIOT).

L'étiologie n'a rien de spécial chez le vieillard ; l'état puerpéral est hors de cause ; les maternités antérieures n'ont aucune influence sur l'apparition de la maladie dans l'âge avancé.

Plusieurs malades font remonter le début de leur maladie à un traumatisme, sans qu'on puisse dire si ce dernier a pu jouer le rôle de cause déterminante.

Une poussée ostéomalacique peut coïncider avec une poussée inflammatoire au niveau des viscères ou avec une poussée tuberculeuse (PAVIOT et MOURIQUAND).

Tandis qu'à l'âge adulte le sexe féminin est infiniment plus sujet à l'ostéomalacie, dans l'âge avancé on retrouve à peu près autant d'hommes que de femmes atteints de cette affection.

Un fait particulier est la coexistence assez fréquente de l'ostéomalacie avec des affections nerveuses et mentales, chez des vieux aliénés (GRAJON).

3° Symptomatologie. — Le début de l'affection peut survenir à un âge avancé, à soixante-dix ans et au delà ; il peut remonter à l'âge adulte, et la maladie a suivi une évolution lente et progressive jusqu'au moment où survient une poussée aiguë qui termine la scène.

La maladie débute habituellement par des douleurs siégeant plus particulièrement dans la colonne vertébrale, les côtes, le sternum, ce n'est que plus tard qu'elles envahissent le bassin et parfois les membres inférieurs. Ce sont des douleurs vagues, mal définies, parfois très violentes ; elles sont considérées tout d'abord comme de simples névralgies, ou comme des douleurs rhumatismales. Cependant elles n'ont pas un point d'élection bien circonscrit, elles ne sont point unilatérales ; elles surviennent surtout quand le malade veut faire un mouvement, un effort musculaire ; elles sont provoquées par la marche ; elles siègent sur les os, et non sur le trajet des nerfs. Instinctivement, le vieillard se tient immobile, assis dans un fauteuil ou couché sur son lit. LATZKO attribue une grande importance à « la contracture des muscles adducteurs, avec impossibilité de placer les cuisses en abduction ».

Ces douleurs peuvent exister seules longtemps avant les déformations. Celles-ci se localisent également de préférence en certains points : ce sont les vertèbres qui s'aplatissent généralement les premières, entraînant un raccourcissement de la taille et une voussure dorsale avec déformation du thorax ; la poitrine s'écrase, se déforme en carène, les côtes s'affaissent, en redressant leurs courbures, le sternum se plie en deux et fait saillie en avant ; l'affaissement du thorax peut être tel que les côtes inférieures et la pointe du sternum reposent presque sur le plateau du bassin, le malade « se télescope ».

Les os des membres inférieurs peuvent subir un certain degré de ramollissement, mais jamais on n'y a noté les déformations observées dans l'ostéomalacie des adultes. Souvent on observe des fractures des os longs, simples ou multiples et qui ne se consolident jamais complètement. CHARCOT et DEMANGE ont signalé une déformation en baguette de tambour de l'extrémité des doigts. Aux rayons X, les os ont perdu leur opacité normale.

L'ostéomalacie sénile peut rester indéfiniment localisée à quelques os, notamment aux vertèbres. PAVIOT a cité l'observation d'une vieille albuminurique chez laquelle la lésion osseuse était localisée aux deux derniers corps vertébraux dorsaux et aux trois premiers lombaires.

Peu à peu le malade s'affaiblit, il a une crainte excessive de se mouvoir ; la moindre pression sur les saillies osseuses est douloureuse ; la marche devient impossible sans qu'il y ait ni paralysies, ni contractures, et finalement, il reste sur son lit, les jambes étendues, le dos plié en deux, la tête fortement relevée par des oreillers empilés. Longtemps les digestions se font régulièrement, puis la diarrhée survient, et emporte le patient dans le marasme, a moins qu'une bronchite ou une pneumonie ne soit venue devancer l'issue fatale.

L'ostéomalacie sénile peut quelquefois s'accompagner de phénomènes médullaires, tels que contractures (KILLIAN, LATZKO), exagération des réflexes et même clonisme du pied et trépidation épileptoïde, exagération du tonus musculaire, atrophie musculaire, phénomènes pupillaires. On a alors la *forme nerveuse* individualisée par PAVIOT, et simulant une lésion spinale.

La marche de l'affection est très variable, elle peut durer de quelques mois à plusieurs années, la moyenne de la durée est de trois ans et demi (GRAJOX) ; l'évolution se fait généralement par poussées.

4° Anatomie pathologique. — L'ostéomalacie est essentiellement caractérisée par une lésion de nutrition des os qui a, comme terme, la dissolution des travées osseuses, après résorption des sels calcaires. Le processus est à peu près le même chez le vieillard que chez l'adulte.

Au début, l'os devient plus friable et plus cassant qu'à l'état normal. Plus tard, la charpente osseuse ayant perdu toute consistance, le tissu osseux a complètement disparu et est devenu complètement mou ; ces deux étapes correspondent aux deux formes *fracturosa* et *cerea* de KILLIAN.

Tant que l'ostéomalacie n'est pas arrivée à sa période extrême, l'os conserve en général sa forme et ses dimensions normales. Extérieurement il ne présente rien de particulier. En général, les os longs sont, une fois débarrassés de leur périoste, de coloration blanc grisâtre. Les os courts ont le même aspect, mais quelquefois en détachant le périoste, on constate que la surface de l'os est perforée d'une infinité de petits trous.

Le périoste présente, suivant les cas, des aspects variables : tantôt il est mince, presque spontanément décollé de l'os, dont il est séparé alors par une matière visqueuse rosâtre ; tantôt au contraire, il est très épaissi et adhère intimement à l'os au point qu'on arrache des parcelles osseuses en le ruginant.

L'os sectionné transversalement, la cavité médullaire apparaît toujours augmentée de dimension. La paroi du cylindre osseux est plus ou moins amincie suivant que la maladie a

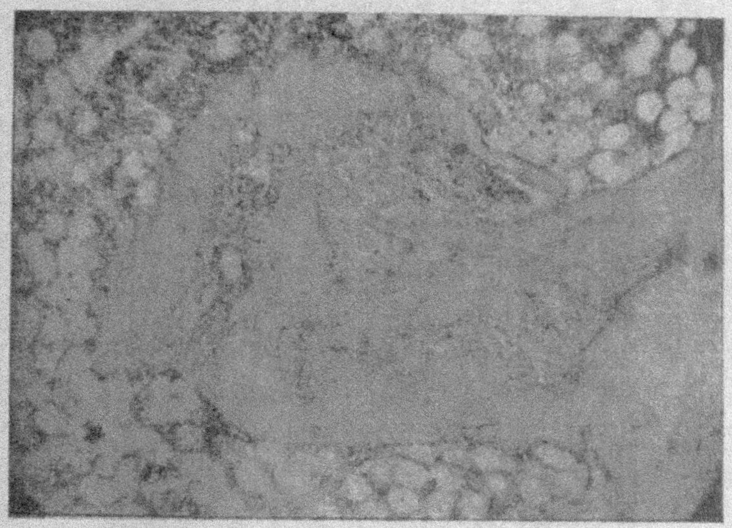

Fig. 79.
Ostéomalacie sénile (d'après GAYET et BONNET).
Transformation fibreuse de la substance fondamentale.

duré plus ou moins longtemps. Débarrassé de sa moelle, l'os apparaît anfractueux, très irrégulier de surface, mais toutes les travées osseuses ont disparu pour faire place à la moelle.

Cette résorption, dans l'ostéomalacie sénile, est, comme les douleurs et les déformations, le plus souvent localisée à la colonne vertébrale et au thorax, mais peut s'étendre au bassin et aux membres inférieurs, et peut même, quoique rarement, se généraliser. Le crâne peut être atteint (AUDRY, PAVIOT et MOURI-QUAND) ; c'est tantôt un ramollissement total avec état spongieux vésiculaire du diploé, et disparition des sutures, tantôt un amincissement avec épaississement autour de la région amincie,

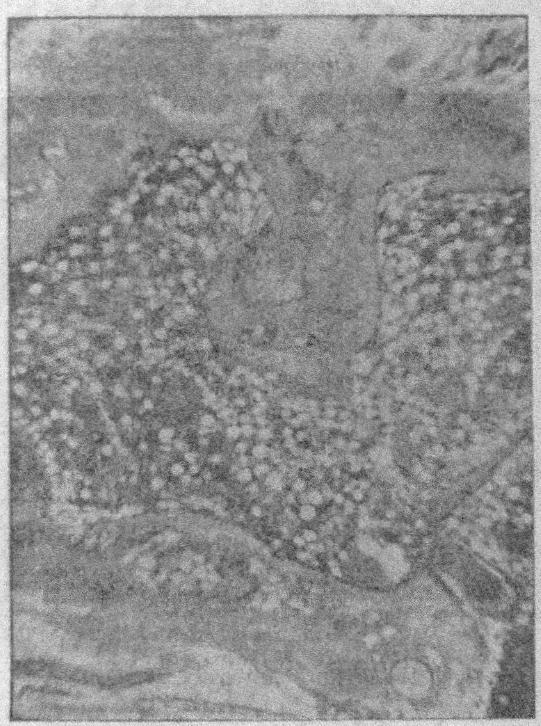

Fig. 80.

Ostéomalacie sénile (d'après GAYET et BONNET).

Transformation fibreuse de la substance fondamentale.

localisé à la région temporale ou pariétale et le long des vaisseaux.

La moelle osseuse se présente sous différents états : rarement elle est normale ; tantôt et le plus souvent elle revêt l'aspect d'une bouillie brunâtre tirant plus ou moins sur le rouge violacé et que l'on a comparé à la pulpe splénique ; quelquefois aussi elle prend une coloration jaunâtre ou grisâtre. Sa consistance est en général un peu moins ferme que celle de la moelle normale, elle peut même arriver à être assez fluide pour s'échapper de l'os dès qu'il est rompu.

Au point de vue histologique, la lésion osseuse de l'ostéomalacie sénile est la même que celle de l'ostéomalacie de l'adulte ; elle est caractérisée essentiellement par la raréfaction du tissu osseux qui se transforme en tissu fibreux et conjonctif (fig. 79 et 80) avec prolifération des vaisseaux, et par l'augmentation considérable des cellules embryonnaires dans la moelle osseuse. Celle-ci peut présenter des signes de reviviscence (SPILLMAN et PERRIN, PAVIOT). Tandis que la plupart des auteurs (DEMANGE, CHARCOT et VULPIAN) rangent ces lésions dans le cadre ordinaire des altérations ostéomalaciques, d'autres avec CORNIL et RANVIER y voient le degré ultime de l'ostéoporose ; quelques-uns avec RIBBERT, PIERART admettent que l'ostéoporose sénile et l'ostéomalacie peuvent coexister : ces auteurs ont trouvé, dans les cas qu'ils ont étudiés, les mêmes lésions histologiques du tissu osseux, mais dans l'ostéomalacie sénile, il y aurait grande prédominance des phénomènes de résorption sur les phénomènes d'apposition.

Dans la forme nerveuse, PAVIOT a trouvé des lésions médullaires récentes : petites cellules rondes le long des vaisseaux, léger degré de chromatolyse dans les cellules des cornes antérieures, lésions ne pouvant expliquer les phénomènes nerveux observés depuis longtemps chez les malades.

5° Pathogénie. — La nature même de l'ostéomalacie sénile n'est pas mieux élucidée que celle de l'âge adulte.

Comme pour cette dernière, on a invoqué, sans plus de raison, un vice de nutrition ayant sa source dans une alimentation insuffisante ou privée de sels minéraux (LOBSTEIN), une solubilisation des sels de chaux par l'acide acétique contenu en quantité anormale dans la moelle osseuse (BOUCHARD), ou par l'acide carbonique contenu en excès dans le sang (RINDFLEISCH), une infection microbienne (PETRONE), une auto-intoxication (COMBY), une viciation des produits de sécrétion interne des ovaires ou des testicules, une lésion du système nerveux central. Récemment PONCET et LERICHE sont arrivés à la conception d'une ostéomalacie d'origine tuberculeuse.

6° Diagnostic. — Le diagnostic de l'ostéomalacie sénile est très difficile, à moins que la maladie ne soit assez avancée. On peut même dire que le diagnostic de la période de début n'est jamais fait que d'une façon rétrospective, les douleurs dont se plaignent les malades étant presque toujours rapportées à d'autres maladies. Cependant l'examen aux rayons X, montrant la transparence osseuse, pourra rendre de grands services.

Les douleurs de la syphilis tertiaire peuvent donner lieu à confusion, surtout s'il existe des arthralgies syphilitiques avec de l'empâtement des extrémités osseuses. Ces douleurs sont cependant caractérisées par leur exacerbation nocturne, et surtout sont calmées par le traitement spécifique.

Plus souvent on soupçonnera pendant un certain temps des manifestations de rhumatisme chronique avec ou sans poussées aiguës. Mais le rhumatisme chronique attaque surtout les petites jointures, les doigts de la main et du pied, qui sont recouverts d'une peau rouge, brillante, tendue ; le moindre mouvement exaspère la douleur.

L'ostéomalacie localisée à la colonne est souvent diagnostiquée rhumatisme vertébral (LÉPINE) ; mais le rhumatisme vertébral est rare chez les vieillards ; dans ces cas les divers médicaments antirhumatismaux sont sans action, et bientôt apparaissent les autres localisations de l'ostéomalacie.

Une erreur fréquente est aussi de prendre les premières douleurs ostéomalaciques pour une crise de goutte. Mais la douleur de l'ostéomalacie n'est pas si vive que celle des paroxysmes de goutte. Celle-ci se localise également de préférence aux petites articulations et laisse après son passage des traces indélébiles. De plus la goutte est aussi rare chez la femme que l'ostéomalacie l'est chez l'homme.

Parfois l'ostéomalacie débute par des douleurs qui rappellent à s'y méprendre la névralgie sciatique. Il est même possible que certains points du bassin déjà ramolli compriment ce nerf à son passage au contact de l'os. Le diagnostic est alors très difficile entre les deux affections et ne peut être fait qu'en recherchant soigneusement les points douloureux osseux sur le thorax ou le bassin. Il en est de même de la névralgie intercostale à laquelle on rapporte souvent au début les douleurs thoraciques de l'ostéomalacie.

Enfin le diagnostic des douleurs ostéomalaciques avec celles du tabès est très difficile : mêmes irradiations dans la continuité des membres, mêmes paroxysmes sans cause apparente, même possibilité de fractures spontanées. Il faudra rechercher les signes du tabès : le signe de Romberg, l'ataxie, les signes de Westphall, d'Argyll-Robertson qui lui sont propres. Dans certains cas, on a pu voir évoluer simultanément tabès et ostéomalacie ; ce n'est que l'évolution des deux maladies qui permettra de reconnaître ce qui appartient à l'une et l'autre affection.

La forme nerveuse de l'ostéomalacie sera confondue avec des affections de la moelle épinière, sclérose latérale amyotrophique, mal de Pott avec compression de la moelle, myélite chronique.

A la période des déformations, le diagnostic est beaucoup plus facile. La longue période de douleurs osseuses qui a précédé ces déformations permettra d'éliminer le rachitisme tardif, de même que les manifestations d'une affection quelconque du système nerveux central, la syringomyélie en particulier. C'est surtout avec le cancer des os que l'on pourra alors confondre l'ostéomalacie ; mais alors la marche très rapide de la maladie, la rougeur puis l'ulcération de la peau, la constatation de l'envahissement ganglionnaire et la forme particulière de la maladie feront penser à la tumeur maligne.

7° **Pronostic**. — Le pronostic est d'une extrême gravité. Si dans quelques cas exceptionnels, on a pu assister à un arrêt prolongé de la maladie, ces rémissions sont le plus souvent de courte durée ; jointes à l'inutilité de pratiquer chez la vieille femme une ovariotomie, elles ne laissent pas de place à l'espoir d'une guérison définitive.

8° Traitement. — On essaiera, malheureusement sans espoir, les divers traitements qui ont été proposés contre l'ostéomalacie chez l'adulte. Pour s'opposer à l'extension de la maladie on a préconisé les douches et les bains sulfureux, le massage, l'exercice, les changements de climat ; on a donné à l'intérieur de l'huile de foie de morue, les alcalins, le phosphate de chaux, les glycérophosphates, le phosphure de zinc, le phosphore.

On pourra utiliser l'adrénaline qui a donné récemment des succès (L. BERNARD) dans l'ostéomalacie de l'adulte.

Les douleurs seront calmées par les narcotiques, en particulier par la morphine en injections sous-cutanées, si elles deviennent trop intenses.

L'immobilisation, qui s'impose d'ailleurs généralement de bonne heure, rendra de réels services, bien qu'on ne puisse l'appliquer qu'imparfaitement, ces malades supportant difficilement les différents appareils immobilisateurs.

On surveillera avec soin les fonctions digestives, on soutiendra les forces du malade en se bornant en somme à une médication symptomatique.

ARTICLE V

OSTÉOMYÉLITE AIGUE DES VIEILLARDS

L'ostéomyélite infectieuse aiguë est l'apanage presque exclusif des jeunes sujets, et il est rare de la rencontrer une fois la période de croissance terminée. Cependant elle peut s'observer à toutes les périodes de la vie ; et chez les vieillards elle revêt des formes symptomatologiques un peu particulières.

1° Historique. — LANNELONGUE a établi l'existence possible de l'ostéomyélite chez le vieillard au même titre que chez l'enfant et l'adolescent. GARRÉ, KRASKÉ ont montré que l'ostéomyélite, après cinquante ans, était loin d'être une rareté. PAUL (thèse Lyon, 1896) élève de PONCET, en a réuni 12 observations, et en a étudié les formes cliniques.

2° Étiologie. — La prédominance de l'ostéomyélite chez les garçons, ne se retrouve plus pour l'ostéomyélite sénile : les femmes sont aussi atteintes que les hommes (PAUL).

On ne peut non plus, chez le vieillard, de même que chez l'adulte, donner au traumatisme l'importance étiologique qu'il occupe dans l'ostéomyélite de l'adolescence.

Les privations, l'état de misère physiologique, les fatigues excessives, le surmenage, le froid, jouent le rôle le plus important dans l'étiologie de l'affection. Très souvent il y a absence complète d'étiologie.

On ne peut incriminer chez les vieillards l'irritation physiologique de la croissance de l'os. Dans quelques observations on note un anthrax, un panaris, comme la porte d'entrée de l'agent infectieux.

Au point de vue du siège, le tibia serait le plus souvent pris, puis le fémur et l'humérus. L'ostéomyélite frappe surtout l'épiphyse, mais chez le vieillard la diaphyse serait plus souvent atteinte que chez l'adolescent.

3° Symptomatologie. — On peut observer, après soixante ans, des récidives d'ostéomyélite, ayant débuté pendant le jeune âge : *ostéomyélites prolongées* qui ne présentent aucun symptôme particulier à l'âge avancé.

Mais l'ostéomyélite aiguë primitive revêt chez le vieillard un tableau clinique bien spécial. PAUL en décrit deux formes : une forme suraiguë, la plus fréquente, et une forme aiguë ou subaiguë.

a. *Ostéomyélite sénile suraiguë*. — Le début en est variable. Dans un premier cas, lorsque l'affection succède à un traumatisme, les phénomènes locaux débutent les premiers sans réaction notable de l'état général. Le symptôme dominant est la douleur au niveau du point traumatisé ; cette douleur peut n'apparaître que plusieurs jours, plusieurs mois même, après le traumatisme, elle est d'abord sourde, profonde, intermittente, nocturne, exagérée par la station debout et la marche, puis bientôt elle devient lancinante, continue, insupportable, atroce ; la moindre pression l'exaspère. Les symptômes généraux apparaissent alors avec une grande intensité.

Dans un second cas, l'ostéomyélite sénile suraiguë débute par des phénomènes généraux intenses : la fièvre est violente, 40°, 41° ; le pouls est accéléré et faible ; le malade est oppressé ; il se plaint d'une céphalalgie intense qui ne lui permet aucun repos. Son anxiété est extrême ; son faciès revêt une expression de stupeur et d'obnubilation analogue à celle d'un typhique. Le malade délire, pousse des cris continus ou, au contraire, est plongé dans une adynamie profonde. Le corps est couvert de sueurs froides ; la langue est rôtie, l'anorexie complète ; une diarrhée rebelle apparaît, le malade se cachectise rapidement et la mort arrive au bout de quelques jours, avant que la suppuration ait eu le temps de s'établir complètement.

Si le malade résiste à cette grave infection, les douleurs s'apaisent et on voit apparaître du gonflement au niveau de la localisation inflammatoire. La tuméfaction augmente rapidement de volume, elle devient rouge ; le gonflement est parfois considérable. Si l'on intervient alors, on donne issue à un pus ordinairement phlegmoneux, mais qui, au bout de peu de temps, deviendra sanieux, fétide, noirâtre et renfermera des globules huileux.

Dans cette forme suraiguë, les complications articulaires des jointures voisines ou éloignées du foyer ostéomyélitique sont fréquentes ; elles sont spéciales à l'ostéomyélite de l'adulte et du vieillard. Elles sont le fait de la disparition de l'obstacle naturel créé par le cartilage de conjugaison à l'extension du processus inflammatoire (PAUL).

b. *Ostéomyélites séniles aiguës et subaiguës.* — Dans ces formes, l'affection a une marche plus lente, des symptômes généraux moins graves, et se rapproche beaucoup plus du type clinique de l'ostéomyélite des adolescents. Elle présente cependant une intensité moindre, des symptômes moins accentués, une marche moins rapide que dans ce dernier type.

La suppuration s'établit plus lentement et dure presque indéfiniment ; l'élimination des séquestres se fait tardivement. Ces séquestres ne présentent pas la forme gothique caractéristique du séquestre ostéomyélitique des adolescents ; ils peuvent être très volumineux, ou bien au contraire s'éliminer sous forme pulvérulente par des fistules multiples en pomme d'arrosoir. Les pertes de substance sont souvent considérables, et ne se comblent qu'avec une lenteur désespérante. La réparation n'est jamais complète, car, chez le vieillard, le travail normal d'hyperostose n'existe pas comme chez l'adolescent.

4° Complications. — Les complications peuvent être *locales* ou *générales*.

a. *Complications locales*. — L'arthrite en est la plus fréquente. Elle est secondaire le plus souvent à la propagation du pus du canal médullaire à travers l'épiphyse, après ulcération lente et perforation des cartilages diarthrodiaux. D'autres fois, cette perforation peut se faire par les parties molles, par simple perforation des culs-de-sac synoviaux. Ces complications articulaires apparaissent parfois dès le début de l'affection et en masquent l'origine réelle. Elles aggravent singulièrement le pronostic non seulement par les dangers de l'infection, mais parce qu'elles propagent les lésions aux os voisins. Elles peuvent entraîner des luxations spontanées et ont pour conséquence éloignée l'ankylose vicieuse presque complète.

Les décollements épiphysaires peuvent survenir dès les premiers temps de l'affection. Leur siège le plus fréquent dans l'ostéomyélite sénile est l'extrémité supérieure de l'humérus ; ils ne sont pas si précoces que dans l'ostéomyélite du jeune âge. On les observe plutôt dans les cas à marche lente.

Les fractures spontanées semblent être plus rares que chez l'adolescent.

Chez le vieillard, au contraire, il est fréquent d'assister à l'extension du processus inflammatoire à la totalité de l'os, à une panostéite, de même qu'à des fusées purulentes dans les gaines tendineuses, dans les espaces inter-musculaires.

b. *Complications générales*. — Dans les formes suraiguës surtout, on observe des complications viscérales provenant d'une septicémie d'origine osseuse : endocardite, épanchements pleuraux purulents, abcès métastatiques dans le foie, la rate, le cerveau, et surtout les poumons et les reins.

5° Anatomie pathologique. — Les lésions des formes subaiguës de l'ostéomyélite du vieillard diffèrent peu de celles des adolescents ; le seul point particulier est la lenteur du travail de réparation, l'absence de néoformations osseuses qui tient au défaut de vitalité de l'os sénile, à la vascularisation moins grande de la moelle osseuse et du périoste. Les séquestres, très longs à s'éliminer, sont de petites dimensions et ne présentent que rarement les formes gothiques de l'ostéomyélite des adolescents.

Dans les formes suraiguës, les lésions ont des caractères assez nets ; le périoste est décollé sur une large étendue tout autour des foyers osseux, quelquefois sur toute la longueur de l'os ; il est soulevé par une sorte d'œdème inflammatoire qui, rapidement, devient purulent ; il est épaissi, infiltré, congestionné et, dans les formes graves, est réduit à l'état de cartilage noirâtre, gangrené : c'est une véritable périostite gangréneuse ; le pus est alors couleur marc de café, contenant des gouttelettes huileuses.

Le tissu spongieux est ordinairement infiltré de pus, ainsi que le canal médullaire dans toute sa longueur ; le pus traverse les canaux de Havers jusque sous le périoste ; la substance osseuse proprement dite est dans un bain de pus sanieux. Ces désordres se reproduisent sur toute la longueur de la diaphyse osseuse dans les cas graves et les complications emportent le malade avant que les parties frappées de nécrose se séparent des parties restées saines.

6° Diagnostic. — Le diagnostic de l'ostéomyélite sénile a donné lieu à de nombreuses erreurs, par l'ignorance de la possibilité de son existence, la véritable nature des lésions n'a souvent été reconnue qu'à l'autopsie.

C'est généralement avec le rhumatisme articulaire aigu que l'erreur est le plus souvent commise. Cependant le rhumatisme est polyarticulaire, ne s'accompagne pas d'œdème du membre ; en soulevant le membre, les mouvements imprimés sans douleur permettent de l'éliminer ; enfin l'échec de la médication anti-rhumatismale a la plus grande valeur.

Dans le cas de panostéite du fémur, on a pensé à une *phleg-*

malia alba dolens, mais il n'y a pas alors de cordon induré caractéristique sur le trajet d'une grosse veine.

L'ostéite tuberculeuse aiguë, que l'on peut rencontrer chez les vieillards, n'évolue jamais avec l'intensité si grande de l'ostéomyélite sénile ; le gonflement, la douleur en sont caractéristiques.

Très fréquemment en présence d'un gonflement avec suppuration, on pense à un simple phlegmon diffus, et on se contente d'une simple incision pour donner issue au pus. Mais dans ce cas les phénomènes généraux sont bien moins intenses, la douleur n'est pas osseuse, et le pus n'a pas les mêmes caractères.

Enfin, surtout chez les vieillards, la forme de l'ostéomyélite a pu être confondue avec un ostéosarcome, mais l'apparition de la suppuration, des phénomènes généraux, font reconnaître la véritable affection.

7° Pronostic. — Le pronostic des formes suraiguës est des plus graves, d'autant que la lésion est souvent méconnue. Sur 7 observations réunies par PAUL, une seule a été sauvée par l'amputation. Les malades succombent à une infection générale, à une septicémie, qui peut être d'emblée ou consécutive à une suppuration prolongée ou aux complications articulaires.

Le pronostic immédiat est moins grave dans les formes aiguës ou subaiguës : ce qui domine ici, c'est la lenteur désespérante de la réparation osseuse. Chez les vieillards, la guérison est rarement complète ; même après une intervention minutieuse, la suppuration se prolonge des mois et des années : il se forme plusieurs fistules qui donnent issue à un liquide séropurulent ; à leur niveau, les parties molles sont épaisses, œdématiées, adhérentes aux parties profondes, la température locale est élevée, l'impotence fonctionnelle est presque absolue et les malades sont exposés à de nouvelles poussées d'ostéomyélite subaiguë ou chronique, à des abcès, à des nécroses. Souvent enfin le malade épuisé par cette suppuration intarissable peut être obligé de sacrifier le membre suppurant.

8° Traitement. — Le traitement de l'ostéomyélite infectieuse

sénile est le même que celui de cette maladie quel que soit l'âge
du sujet. Il doit être essentiellement chirurgical, et en raison
des désordres rapides du côté du squelette et des complications
si fréquentes, il doit être aussi précoce que possible.

L'opération doit être aussi hâtive que complète : longue incision, débridement, trépanation large du foyer infectieux (Poncet).

Dans les cas les plus graves, l'amputation d'emblée ou à une
date éloignée pourra être la seule ressource possible.

ARTICLE VI

TUBERCULOSE OSSEUSE ET OSTÉO-ARTICULAIRE CHEZ LES VIEILLARDS

Il est de notion courante que la tuberculose osseuse et ostéo-
articulaire est rare chez les vieillards. Cependant de même
qu'on a reconnu que la tuberculose d'une façon générale était
plus fréquente qu'on ne le croyait à un âge avancé, de même
certains auteurs GANGOLPHE, POLLOSSON, VIGERIE (thèse Lyon,
1893), MORET (thèse Paris, 1900), MORUCCI (thèse Montpellier,
1903) ont montré qu'on pouvait rencontrer assez souvent la
tuberculose osseuse et ostéo-articulaire après cinquante ans.
WIDAL (1898) au quatrième congrès pour l'étude de la tuberculose, après avoir rapporté l'opinion courante, signale qu'il a pu
cependant recueillir dix observations de tuberculose osseuse et
cutanée chez des individus âgés de soixante-dix à soixante-dix-
huit ans. APERT (1900) décrit une forme spéciale de tuberculose
osseuse sénile à petits foyers multiples.

1° **Etiologie**. — La fréquence de la tuberculose osseuse et
articulaire chez les vieillards est affirmée par la statistique de
MORET portant sur 3.925 malades et relevant sur 178 cas de cette
affection, 54 de cinquante à soixante ans, 40 de soixante à
soixante-dix, et 6 de soixante-dix à quatre-vingts ans.

Toutes les causes du développement de la tuberculose se

retrouvent aussi bien pour les vieux que pour les jeunes gens, on note les causes banales de tuberculisation, hérédité, contagion, surmenage, excès, misère morale, misère physiologique, traumatisme. L'intoxication alcoolique joue évidemment un grand rôle.

Mais la plupart des sujets qui en sont atteints sont soit d'anciens tuberculeux guéris, soit des tuberculeux pulmonaires avec des poussées actuelles ; et beaucoup sont ou deviennent ensuite porteurs d'une tuberculose viscérale quelconque.

WIDAL signale chez eux une sorte d'hérédité rétrograde : leurs enfants avaient été frappés de tuberculose de longues années avant que l'on ait pu constater chez eux la première manifestation tuberculeuse apparente.

2° Symptômes. — Les symptômes, variables suivant le siège de la lésion, sont absolument semblables à ceux que présentent les adultes.

L'évolution se fait sous deux formes : dans la première, la marche des accidents est relativement lente et progressive. Ce serait la plus fréquente pour GANGOLPHE et MONET ; dans la seconde, que l'on rencontrerait au contraire le plus souvent d'après VIGNARD, la tuberculose a une marche aiguë, soit que des lésions existant déjà aient pris brusquement une allure rapide, soit que d'emblé elles aient revêtu une marche aiguë.

Comme ordre de fréquence, les régions les plus souvent atteintes seraient le pied, les côtes, le genou, le sternum, le poignet, la main, la colonne vertébrale. La multiplicité des lésions est fréquente.

A. FORMES LOCALISÉES. — Ces formes diffèrent suivant la localisation :

a. *Tuberculose du pied*. — Cette localisation est la plus fréquente. MOLLIÈRE en cite deux cas. On peut observer la forme rhumatismale aiguë avec envahissement immédiat de toutes les articulations du pied, et des formes chroniques évoluant avec une assez grande lenteur, n'en aboutissant pas moins à des lésions très étendues.

Le début peut être osseux ou synovial. Dans les formes où le début est osseux, le tubercule initial a pour siège le cuboïde, l'astragale, les malléoles, et presque toujours il existe en des points très limités. Audry (thèse Lyon, 1891) en rapporte deux observations chez des vieillards de soixante-deux et soixante-trois ans où la lésion était localisée au calcanéum et à la malléole interne.

La forme synoviale pure est assez fréquente chez le vieillard. Dans ce cas, les mouvements ont conservé leur amplitude ordinaire, mais il y a une tuméfaction marquée, les ligaments se relâchent et on a alors la tumeur blanche vraie.

Dans la grande majorité des cas, les malades se présentant alors que l'envahissement des tissus est déjà fort prononcé, il est fort difficile de déterminer la région qui a été le siège du tubercule initial.

L'évolution en est généralement rapide, et l'affection retentit de bonne heure sur l'état général du vieillard, et il importe de ne pas s'attarder à employer un traitement conservateur.

b. *Tuberculose du genou*. — Les signes sont les mêmes que chez l'adulte, cependant chez le vieillard le gonflement serait souvent plus considérable, et les lésions atteignent souvent chez lui avec une grande rapidité, une gravité telle que l'on doit avoir recours d'emblée à un traitement radical supprimant le foyer dangereux.

c. *Tuberculose de la hanche*. — La coxalgie est exceptionnelle chez les vieillards; peut-être cette rareté est-elle due à des erreurs de diagnostic que l'on commet en prenant pour un *morbus coxæ senilis* ou pour un rhumatisme une ostéo-arthrite tuberculeuse de la hanche.

Ce qui la caractérise chez le vieillard, c'est sa gravité. Le traitement est le plus souvent impuissant. La résection ne donne que très rarement de bons résultats, cependant la coxalgie du vieillard ne guérit presque jamais sans intervention. De plus, Kœnig qui a réséqué avec succès un homme de cinquante-six ans a observé souvent, à la suite de ces cas, une tuberculose miliaire.

d. *Tuberculose du poignet*. — Les symptômes et l'évolution sont ici les mêmes que chez les autres sujets, quel que soit leur âge.

Les articulations du carpe paraissent être atteintes de préférence.

Le traitement conservateur ne donne que des résultats fort incertains. Dans deux cas GANGOLPHE a cependant obtenu de bons résultats, mais après soixante ans, c'est l'amputation qui devra être le plus souvent pratiquée.

e. *Tuberculose du coude*. — L'articulation du coude est fréquemment atteinte de tuberculose chez les vieillards, et les lésions peuvent y atteindre une étendue souvent fort considérable.

Les symptômes et l'évolution sont les mêmes que chez les jeunes sujets. Cependant ici le traitement conservateur a donné de bons résultats. OLLIER, PONCET ont pratiqué avec grand succès des résections chez des vieillards de soixante-neuf et de soixante-douze ans présentant des lésions osseuses multiples et dont la santé générale laissait fort à désirer.

f. *Tuberculose vertébrale*. — (Voy. l'article suivant).

B. FORME A PETITS FOYERS MULTIPLES. — APERT a décrit une forme particulière de tuberculose osseuse sénile qui porte à la fois sur plusieurs points du squelette. Un vieillard, bien portant jusque-là, se met sans cause appréciable, ou à l'occasion d'influences déprimantes, de chagrins, à maigrir, à s'affaiblir; son caractère se modifie. Ces troubles persistent un certain temps et vont en s'accentuant, lorsque, à un moment donné, apparaissent des foyers tuberculeux. Ceux-ci affectent de préférence les os courts, les vertèbres, les côtes, les os plats du crâne, l'omoplate, les petits os des extrémités.

Dans les régions accessibles, ces petits foyers se manifestent par des tuméfactions apparaissant insidieusement, parfois indolores; elles ne tardent pas à se ramollir au centre, et comme signes physiques ne diffèrent pas des tuberculoses osseuses de même localisation chez l'enfant. Dans les régions profondes et surtout dans les vertèbres, ces petits foyers peuvent rester absolument latents et être une trouvaille d'autopsie; d'autres fois ils causent des douleurs très vives, simulant selon la localisation une sciatique, un lumbago, une pleurodynie.

La marche de la maladie est plus rapide que celle des tuberculoses osseuses du jeune âge; le malade s'affaiblit rapidement.

s'émacie ; il existe un peu de fièvre variant de 37°,5 à 38° ; quelquefois il existe une véritable atrophie musculaire localisée sur certains groupes de muscles. Finalement le malade devient gâteux, et meurt par cachexie, lorsqu'il n'est pas emporté par une de ces pneumonies bâtardes si fréquentes chez le vieillard affaibli.

3° Anatomie pathologique. — Les lésions de la tuberculose osseuse et ostéo-articulaire sont les mêmes chez les vieillards que chez les jeunes. Cependant le début se ferait plus fréquemment chez eux au niveau de la synoviale (VIGERIE).

Mais les lésions osseuses sont toujours très étendues, il n'existe pas ici de cartilage de conjugaison qui crée une véritable barrière aux tubercules, et ceux-ci s'étendent très loin dans le corps de l'os, l'envahissent dans des proportions considérables. Ce fait est une preuve de l'inutilité de la résection dans beaucoup de cas de tuberculose ostéo-articulaire sénile, car on n'est jamais sûr de tout détruire.

Dans la forme à petits foyers multiples, ce sont de petits foyers de la dimension d'une noisette, d'un pois, d'un noyau de cerise ; ils siègent non dans l'os, mais à la surface de l'os entre celui-ci et le périoste ; ce dernier est soulevé, et l'abcès tuberculeux forme à ce niveau une saillie ramollie en son centre ; l'os lui-même est à peine érodé. Aux côtes, c'est à la face interne que siègent ces abcès ; on peut voir des traînées de lymphangite tuberculeuse suivre la plèvre pariétale, le long des espaces intercostaux. La propagation de cette tuberculose semble se faire par les lymphatiques du périoste et des parties fibreuses périosseuses, et n'atteindre l'os que secondairement (AFRAT).

4° Diagnostic. — Au début de la maladie, le diagnostic en est bien rarement fait ; avant que le gonflement soit considérable, on songe à du rhumatisme et l'on perd un temps précieux à faire une thérapeutique impuissante. L'erreur vient le plus souvent de ce que, partant de cette idée fausse que la tuberculose osseuse est rare chez le vieillard, on diagnostique une autre affection, bien moins fréquente en réalité.

Quand la maladie est plus avancée, qu'il y a tuméfaction énorme, ou abcès, ou fistule, le diagnostic devient simple : la forme de l'articulation, l'exploration de la fistule au stylet, l'aspect des bords de la fistule, et, s'il y a doute, l'inoculation du pus, ou l'examen des fongosités montrent vite la nature de la lésion.

L'ostéomyélite, qu'on peut rencontrer chez le vieillard, s'accompagne de phénomènes généraux graves ; le gonflement, la douleur y sont moindres, le pus y contient des gouttelettes huileuses caractéristiques.

L'ostéosarcome, auquel on songe toujours chez les vieillards, a une marche beaucoup plus rapide ; il est souvent animé de battements et donne parfois à la palpation une crépitation parcheminée qui lui est propre.

La syphilis osseuse tertiaire, outre les antécédents syphilitiques que l'on peut déceler, s'améliore par le traitement et elle n'amène pas aussi facilement de la suppuration et de la nécrose.

L'actinomycose pourrait être facilement confondue ; la localisation à la mâchoire devra éveiller l'attention, et l'examen du pus empêchera l'erreur.

Le rhumatisme déformant pourrait se confondre avec un début de tuberculose, et l'erreur est fréquente, mais il s'accompagne de multiples manifestations de la lésion, de déformations caractéristiques. De même le rhumatisme subaigu ou chronique, où en outre on n'aura ni le point douloureux osseux caractéristique de la tuberculose osseuse, ni le gonflement de la tumeur blanche, mais au contraire des craquements dans les mouvements qui ne seront pas douloureux ; d'ailleurs les recherches de Poncet ont démontré que, bien de ces soi-disant rhumatismes, dans une proportion qui n'a pu encore être déterminée à l'heure actuelle, n'étaient autres que des formes synoviales, superficielles et fugaces de bacillose articulaire.

5° Pronostic. — La tuberculose osseuse chez les vieillards est toujours grave, tant par l'impotence à laquelle elle peut condamner le malade que par les mutilations qu'elle peut amener, et aussi par la menace perpétuelle, sinon de la généralisation aiguë de l'infection, du moins de l'apparition toujours possible d'autres foyers osseux ou viscéraux.

Le pronostic dépend de l'état social du malade et des soins qu'il pourra prendre de sa santé, ainsi que du siège de la lésion. La coxalgie, le mal de Pott sont toujours très graves ; la tuberculose des membres inférieurs doit être considérée comme plus grave que celle des membres supérieurs, car elle immobilise le sujet.

Il faut tenir compte aussi des affections viscérales (néphrites, cardiopathies), en rapport ou non avec l'affection osseuse, de l'artériosclérose et de ses manifestations qui compliquent souvent la situation.

Traitement. — Chez les vieillards, les opérations conservatrices, de règle chez les enfants, doivent être proscrites ; le traitement d'ailleurs variera selon l'état général du sujet et selon la région lésée. On devra d'abord s'assurer que le malade est en état de supporter une opération ; on devra de plus être très prudent quand il s'agira de lésions costales ou vertébrales ou de lésions du bassin, car souvent la symptomatologie n'est nullement en rapport avec l'étendue des lésions.

On sera autorisé à agir lorsque l'examen local attentif aura démontré qu'on ne sera pas entraîné à des délabrements trop importants, sinon on emploiera les pointes de feu, l'héliothérapie, sans oublier le traitement général de la bacillose.

Dans le cas de tuberculose des os du crâne ou de la face, si les lésions sont bien localisées, on pourra intervenir.

Quant au traitement des tuberculoses osseuses des membres, il devra être radical : l'amputation est le procédé de choix, à condition toutefois que les lésions ne soient pas multiples (GANGOLPHE).

ARTICLE VII

TUBERCULOSE VERTÉBRALE DES VIEILLARDS

La tuberculose de la colonne vertébrale constitue une des tuberculoses osseuses localisées que nous avons étudiées dans le chapitre précédent. Elle est beaucoup plus fréquente chez le vieillard qu'on ne se l'imagine généralement, et mérite de ce fait, une étude spéciale.

1° Historique. — Pott (1778), en décrivant la maladie qui porte son nom, déclarait qu'il ne l'avait jamais observée au delà de quarante ans. Paget (1867) est le premier qui montra que la tuberculose osseuse vertébrale, en particulier, pouvait se rencontrer chez les vieillards. Un certain nombre d'observations en ont été publiées : Leyden, Marsh, Gowers, Quénu, Jaccoud, Delbet, Gangolphe. Apert (1900). Clément (thèse Lyon, 1900) en envisage dans un travail d'ensemble les caractères particuliers et les différentes formes cliniques qu'elle peut présenter.

2° Symptômes. — La tuberculose vertébrale sénile se présente sous trois formes cliniques : une *forme classique* de mal de Pott, analogue à celui de l'adulte, mais empreint du cachet de la vieillesse, une *forme nerveuse* et une *forme latente* spéciale à l'âge avancé.

a. *Forme classique*. — Cette forme présente les mêmes symptômes que le mal de Pott infantile, mais modifiés par la sénilité.

La période initiale, au lieu d'être plus ou moins vague comme dans l'enfance, est plutôt brusque. C'est une douleur locale sur la colonne vertébrale, c'est une névralgie intercostale ou sciatique qui se révèle subitement, quelquefois c'est une paralysie que rien n'explique et qui précède les douleurs de plusieurs années ; d'autres fois un abcès énorme apparaît sans symptômes précurseurs. Gowers cite le cas d'une vieille femme chez laquelle de vifs picotements dans une jambe suivirent instantanément de très violents éternuements, et ces symptômes marquèrent le début d'un mal de Pott. En somme un développement lent et torpide est caractéristique de la tuberculose vertébrale sénile.

Les signes physiques présentent également quelques particularités : la gibbosité est plus arrondie, la courbe de la déformation est d'un plus grand rayon que chez l'enfant, parce que les lésions sont plus étendues, plus diffuses et les diverses parties de la colonne osseuse plus solidaires les unes des autres. Les courbures de compensation, pour les mêmes raisons, n'existent pas. La gibbosité se forme le plus souvent sans douleur, quelquefois même sans que le malade s'en doute. L'abcès par congestion est presque toujours ignoré ; il échappe à l'exploration, car il s'entoure d'une coque fibreuse, et au lieu de fuser, il demeure appendu le long de la colonne osseuse ; son développement est également indolore.

Si la douleur fait défaut localement, le vieillard a cependant des souffrances éloignées souvent très fortes ; elles présentent tous les degrés d'intensité possible, depuis le simple fourmillement jusqu'aux douleurs fulgurantes des membres, jusqu'aux névralgies intercostales qui leur étreignent la poitrine et leur arrachent des cris déchirants. La rigidité de la colonne n'a plus la valeur symptomatique qu'elle avait chez l'enfant. Les phénomènes médullaires peuvent exister seuls ; ils constituent alors la forme suivante.

b. *Forme nerveuse.* — Cette forme est caractérisée par des phénomènes de myélite transverse et de névrite radiculaire. Il n'y a pas de gibbosité, pas de signes d'abcès. Des névralgies intenses, gagnant de proche en proche de nouveaux territoires nerveux, des paralysies des membres, de la vessie et du rectum, survenant parfois brusquement, des troubles trophiques nombreux sont les seules manifestations de cette variété de bacillose vertébrale.

Chacun de ces symptômes peut, chez le vieillard, constituer à lui seul tout le tableau clinique.

L'action réflexe, souvent amoindrie, peut disparaître complètement du fait de la sénilité, et contribue encore à égarer le diagnostic.

c. *Forme latente ou anatomique.* — Quelquefois la tuberculose vertébrale chez les vieillards ne se manifeste par aucun symptôme ou seulement par des troubles insignifiants pendant la vie. C'est la véritable forme sénile, traduction fidèle du défaut de réaction de l'organisme vieux (CLÉMENT).

Enfin un certain nombre de scolioses qu'on observe chez le

vieillard, qu'elles se soient développées dans l'adolescence, ou qu'elles soient apparues tardivement, doivent être rapportées à la tuberculose. Elles coïncident presque toujours avec des lésions pulmonaires généralement atténuées; de plus, chez ces sujets les réactions de laboratoire sont fréquemment positives (RUENTER et RENATTU).

3° Terminaisons, pronostic. — La réparation des lésions osseuses ne peut se faire à un âge avancé. Aussi, chez le pottique âgé, où la suppuration est la régle, le pronostic est sombre, et la terminaison est presque toujours fatale.

Le vieillard atteint de tuberculose vertébrale succombe par cachexie, épuisé par une suppuration interminable, ou bien une complication se produit, la tuberculose se généralise aux poumons, au péritoine, aux reins, ou aux méninges.

D'autres fois, la terminaison est presque subite, par exemple après une altération d'un vaisseau suivie d'une hémorragie foudroyante; dans certains cas, aucune cause apparente n'explique cette mort brutale.

4° Diagnostic. — Lorsqu'existe la triade classique : gibbosité, abcès par congestion, phénomènes médullaires, le diagnostic du mal de Pott chez le vieillard, semble facile. Cependant, il faut savoir que la forme insolite de ces symptômes peut conduire aux hypothèses parfois les plus invraisemblables : IMBERT DIS cite le cas d'un mal de Pott pris pour une hernie inguinale chez un vieillard de soixante ans ; une autre fois, on conclut à un cancer de l'estomac ; VERNEUIL, PAULET ont noté la confusion possible avec la lithiase urique accompagnée de coliques néphrétiques.

Le mal de Pott syphilitique peut se rencontrer chez le vieillard, il ne se diagnostique que par la coïncidence d'autres lésions de même nature et l'efficacité du traitement (observation de BOUVERET citée par CLÉMENT).

Le cancer de la colonne, surtout chez les individus âgés, peut prêter à confusion ; il s'accompagne également de déformations et de troubles de compression. Cependant il est rarement primitif, s'accompagne d'une cachexie et d'un amaigrissement plus intenses et d'une évolution plus rapide.

Dans la forme nerveuse, le diagnostic est d'autant plus difficile que, chez le vieillard, en présence de troubles médullaires, on ne songe pas au mal de Pott. Dans une observation de GROGNOT, on a hésité entre une sclérose latérale amyotrophique, une sclérose en plaques, la neurasthénie et la névrite périphérique.

Au début, les douleurs peuvent simuler un tabes incipiens ; cependant il n'y a pas les autres signes de l'ataxie locomotrice.

Dans les différentes scléroses médullaires, sclérose latérale, sclérose en plaques, le tremblement, les troubles sensitifs, les paralysies, les troubles de la parole, les troubles encéphaliques viennent presque toujours en indiquer la nature.

D'une façon générale, dès qu'on verra chez un vieillard des phénomènes médullaires difficiles à expliquer, il faudra penser à une lésion de la colonne vertébrale. La radiographie, que l'on devra faire toutes les fois qu'on le pourra, rendra de grands services, même dans les formes latentes, alors qu'un symptôme isolé mais persistant semblera insolite.

5° Traitement. — Le traitement de la tuberculose vertébrale chez le vieillard devra se borner à l'immobilisation, à l'ouverture des abcès, au soulagement des douleurs, à une hygiène sévère, et à l'administration de toniques généraux.

ARTICLE VIII

FRACTURES DU COL DU FÉMUR

On peut observer chez le vieillard toutes les sortes de fracture, mais la fracture intra-capsulaire du col du fémur appartient tout particulièrement à la vieillesse, et s'observe presque toujours après soixante ans.

1° Étiologie. — La grande fragilité du col à l'intérieur de la capsule, due non seulement à l'absorption de la substance spongieuse située entre les deux lames compactes, mais aussi à la résorption de la substance osseuse, en est la cause anatomique la plus importante.

On a incriminé également les changements de direction de l'axe et de la longueur du col qui se feraient chez les vieillards.

Ces fractures ont une prédominance marquée pour le sexe féminin.

Elles sont produites par des causes indirectes et souvent minimes, ce sont ordinairement des chutes sur les pieds, les genoux, la hanche ; ces chutes n'ont pas besoin de se produire d'un lieu élevé : un faux pas le long du bord d'un trottoir, une chute sur les genoux de la hauteur du sujet suffit à déterminer la fracture.

Elle peut même être produite par la simple contraction musculaire, comme dans le cas où elle siège du côté opposé à celui où s'est fait la chute (RIEDINGER).

2° Anatomie pathologique. — Le trait de fracture divise le col et la synoviale, en dedans des limites de la capsule, très près de la tête, et peut même entamer cette dernière. Dans quelques cas, la capsule et le périoste sont intacts ; il n'y a alors aucun déplacement ; mais le plus souvent ils sont déchirés sur une plus ou moins grande étendue.

La facture intra-capsulaire est en général un peu oblique, et sa direction ordinaire est de haut en bas et de dedans en dehors ; elle est quelquefois transversale et perpendiculaire à l'axe du col. Il peut exister aussi une sorte de pénétration, la partie inférieure du col entrant dans le tissu spongieux de la tête.

Le fragment inférieur se déplace en haut et en arrière, et de dedans en dehors.

3° Symptomatologie. — C'est presque toujours un vieillard qui, après une chute de minime importance, est dans l'impossibilité de se relever. On constate alors l'impotence fonctionnelle absolue du membre fracturé : le blessé ne peut imprimer aucun mouvement à son membre et en particulier le mouvement de rotation en dedans et l'élévation du talon au-dessus du plan du lit.

Dans quelques cas rares cependant, la conservation des tissus fibreux et l'engrènement solide des fragments ont permis au malade de se servir quelque temps du membre pour marcher ou faire quelques mouvements.

L'existence ou l'absence du raccourcissement dépend de l'existence et du degré de pénétration des fragments et de leur déplacement dans le sens de la diaphyse du fémur. Il peut exister d'emblée, ou être nul au début et ne se prononcer qu'après quelques jours, lorsque l'action musculaire ou la pression du tronc sur le membre ont déterminé la séparation et le déplacement des fragments. Il dépasse rarement deux centimètres et demi. Il est d'autant plus prononcé que la rotation en dehors est plus complète ; il diminue quand on fait cesser cette rotation et ne disparaît par l'extension du membre que si la pointe du pied est ramenée en avant, pour se reproduire dès que le membre est abandonné à lui-même.

La rotation du membre en dehors est presque constante à un certain degré ; elle apparaît immédiatement ou se prononce peu à peu avec le déplacement des fragments.

L'ascension du grand trochanter vers la crête iliaque, son déjettement en arrière, sont des signes incertains et difficiles à constater. La crépitation et la mobilité anormales sont exceptionnelles, et ne doivent pas être recherchées avec insistance, car les manœuvres pour les provoquer sont douloureuses et peuvent être dangereuses en risquant d'écarter les fragments osseux.

La douleur, peu marquée au repos, est réveillée par la pression et les mouvements communiqués, et surtout ceux d'adduction et de flexion ; elle peut être aussi provoquée par une pression sur le grand trochanter ou une percussion sur le talon. Elle siège au pli de l'aine au niveau du foyer de la fracture.

4° Marche, terminaisons. — Dans un grand nombre de cas (24 fois sur 60 cas, Smith), après la production de leur fracture, les vieillards condamnés au lit, brusquement troublés dans leurs habitudes d'existence et d'exercice, succombent au bout de quelques jours ; ils sont pris de fièvre, de sécheresse de la langue, d'inappétence ; ou bien ils sont atteints de congestion pulmonaire, de pneumonie ou de broncho-pneumonie. Plus tardivement, peuvent apparaître des escharres au sacrum et aux talons, ou de la rétention d'urine, et le malade s'éteint dans le marasme.

Un accident fréquent est l'arthrite coxo-fémorale, qui se traduit par des douleurs spontanées et provoquées très vives, pouvant persister avec une grande ténacité.

Mais ce que la fracture intra-capsulaire du col a de caractéristique, c'est son absence ordinaire de consolidation : il ne se produit pas de cal osseux. Ceci s'explique par la raréfaction du tissu osseux, caractéristique de l'ostéoporose sénile, qui a préparé la fracture. Après celle-ci, le plus souvent le fragment cotyloïdien continue à s'atrophier et à se résorber, et dans quelques cas on a vu la tête du fémur disparaître complètement après une fracture du col. Le fragment inférieur se recouvre d'une incrustation cartilagineuse ou devient éburné, quelquefois il présente des aspérités qui creusent la tête et il s'établit entre ces deux parties un rapprochement réciproque, parfois même une fausse articulation entre les deux fragments.

Enfin, les muscles de la hanche et de la cuisse du membre impotent présentent toujours un degré plus ou moins considérable d'atrophie.

5° Pronostic. — Le pronostic des fractures intra-capsulaires du col est toujours grave. Quand le malade ne succombe pas aux complications qui peuvent survenir les premiers jours ou qui résultent du séjour prolongé au lit, il est condamné à la claudication pour le reste de ses jours, et quelquefois même à la perte des fonctions du membre, obligé de se confiner au lit ou dans un fauteuil, ou de se traîner avec des béquilles.

6° Diagnostic. — L'âge du malade, son impotence fonctionnelle après une chute, feront facilement porter le diagnostic de fracture du col du fémur.

On peut cependant la confondre chez le vieillard avec une simple contusion de la hanche, qui s'accompagne également pendant quelque temps d'impotence du membre, de raccourcissement, et de rotation en dehors. Mais au bout de quelques jours, les symptômes suivent une marche inverse, et dans le cas de contusion, les mouvements d'abord limités, reviennent petit à petit.

7° Traitement. — La première indication est fournie par l'âge et l'état général du blessé; le traitement de la fracture vient ensuite.

S'il s'agit de blessés très âgés, débilités, ne pouvant supporter le séjour au lit, et chez lesquels il n'est pas possible ni nécessaire d'espérer une consolidation utile, on les gardera dix ou quinze jours au lit, pour laisser éteindre les phénomènes inflammatoires, et au bout de ce temps, même plus rapidement s'il le faut, on les fera asseoir d'abord, puis on les fera marcher avec des béquilles en augmentant de jour en jour la dose de marche et de mouvement.

Chez des blessés moins âgés, moins débiles, on préviendra l'augmentation du raccourcissement et de la rotation en dehors provoqués par la marche et le poids du corps en les gardant couchés sur un lit dur, avec une planche sur le matelas, ou dans une gouttière Bonnet. On pourra appliquer une longue attelle externe étendue depuis le pied jusqu'à la moitié du tronc, solidement matelassée, et maintenue par des bandes de diachylon, en surveillant qu'il n'y ait nulle part de pressions ni d'excoriations douloureuses, et en l'enlevant si on aperçoit la moindre escharification. L'extension continue est inutile chez le vieillard : elle est la cause de douleurs, d'escharification, et peut être plus nuisible qu'utile.

TABLE DES MATIÈRES

LIVRE III

MALADIES DE L'APPAREIL RESPIRATOIRE

LIVRE IV

MALADIES DU SYSTÈME NERVEUX

LIVRE V

MALADIES DU TUBE DIGESTIF ET DE SES ANNEXES

LIVRE VI

MALADIES DE L'APPAREIL GÉNITO-URINAIRE

LIVRE VII

MALADIES DU SANG
DES ORGANES HÉMATOPOIÉTIQUES
ET DES GLANDES VASCULAIRES SANGUINES

LIVRE VIII

MALADIES DYSCRASIQUES, MALADIES INFECTIEUSES SYPHILIS

LIVRE IX

MALADIES DE LA PEAU CHEZ LES VIEILLARDS

LIVRE X

MALADIES DES ORGANES DES SENS

LIVRE XI

MALADIES DES OS ET DES ARTICULATIONS

INDEX ALPHABÉTIQUE

ÉVREUX, IMPRIMERIE CH. HÉRISSEY, PAUL HÉRISSEY, SUCC^r